国家级名老中医临证必选方剂 系列丛书

妇科国医圣手时方

总主编：彭清华

主　编：雷　磊

副主编：李慧芳　李伟莉　　马惠荣

编　委：马惠荣　邓　颖　邓小雨　邓丹萍　田赛男

　　　　刘　婷　李慧芳　李伟莉　张彦辉　罗英姣

　　　　夏　斌　雷　磊　魏歆然

U0247905

CTS K 湖南科学技术出版社

国家一级出版社　全国百佳图书出版单位

·长沙·

编写说明

为了传承近现代全国中医各科名家的临床治疗经验，整理其临床有代表性的经验方，由湖南中医药大学牵头，组织20余所中医药院校及附属医院的专家，编写了《国家级名老中医临证必选方剂》丛书，包括《内科国医圣手时方》《外科国医圣手时方》《妇科国医圣手时方》《儿科国医圣手时方》《皮肤科国医圣手时方》《眼科国医圣手时方》《耳鼻咽喉口腔科国医圣手时方》《肿瘤科国医圣手时方》《疑难杂症国医圣手时方》共9个分册，力争编写成为继《方剂大辞典》和高等中医药院校教材《方剂学》之外的经典、权威的方剂工具书。本丛书由湖南中医药大学副校长彭清华教授担任总主编，欧阳云博士、周亚莎硕士担任学术秘书。

本丛书国医圣手的遴选标准为：国医大师，近代著名老中医（已去世，如岳美中、蒲辅周、李聪甫、陈达夫等），经原国家人事部、原国家卫生部、国家中医药管理局认可的全国老中医药专家学术经验继承工作指导老师，并在国内有较大影响的的临床一线专家。时方遴选标准为：选择出自以上名家的有代表性的经验方，配方科学、安全性高；所收录的经验方要有系统的研究论证，并在业内正规刊物上公开报道、发表论文或正式出版的；本丛书编者在临床上有过验证。文献引用期刊标准为：具有正规刊号的学术期刊（统计源期刊、核心期刊）或正式出版的著作。

为确保本丛书质量，各分册主编、副主编遴选标准为：相应专科临床一线专家；具有高级职称，本单位本科室学科带头人；各个分册主编、副主编，每个单位原则上只有一位专家；每个分册参编专家在10所本科院校以上。因此，9个分册的主编、副主编遍布全国各大本科及以上层次的中医药院校及其附属医院，体现了本丛书的权威性、公允性和代表性。

本丛书的编写，得到了湖南中医药大学、湖南科学技术出版社及各分册主编、副主编和编委所在单位的大力支持，在此一并致以衷心感谢！

彭清华

于长沙

前　　言

　　《妇科国医圣手时方》是《国家级名老中医临证必选方剂系列丛书》之一，共收录226位在中医妇科方面有较高造诣的国医大师、近代著名老中医、全国名老中医等共计833首临床经验方，全面反映了近现代医家治疗中医妇科常见疾病的辨证治疗思想和用药经验。本书按经、带、胎、产、杂分类整理，共6章，方剂按方剂出处、组成、功效、主治、加减、方解、注意事项、现代研究、用方经验等依次排列。

　　本书旨在继承近现代中医妇科名家宝贵的临床经验，并为临床医生治疗妇科疾病扩展思路、提高疗效提供帮助。本书所录经验方均来自具有正规刊号的学术期刊或正式出版的著作，且经临床多次反复验证，疗效可靠，使用安全。

　　本书内容丰富，易学易用，力求做到收录标准严格统一、内容科学、编写规范，可供中医及中西医结合临床医生、中医药院校临床专业研究生使用和广大中医药爱好者参考。

湖南中医药大学

雷　磊

目 录

妇科国医圣手时方

第一章 月经病

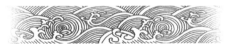

第一节 排卵障碍性异常子宫出血（崩漏）

滋阴固气汤（罗元恺经验方）

【组成】熟地黄20 g，续断15 g，菟丝子20 g，党参20 g，黄芪20 g，制首乌30 g，白芍12 g，鹿角霜24 g，白术15 g，阿胶12 g，炙甘草10 g，牡蛎30 g，岗稔30 g，山茱萸15 g。

【功效】滋养肝肾，固气止血。

【主治】崩漏，脾肾虚损，冲任不固，经血漏下不止。症见崩漏下血，淋漓不止。或暴崩之后，出血减少，而成漏下者，症见阴道出血量少，色淡红，质稀，腰膝酸软，头晕耳鸣，口淡纳差，面色无华，舌淡胖，苔白，脉沉细。

【加减】出血多者，加棕榈炭10 g、赤石脂10 g、益母草12 g，并重用参、芪、术等健脾药补气摄血，同时艾灸隐白、大敦、三阴交，共奏止血之功；血止后减轻补气健脾药物，加入枸杞子10 g、补骨脂10 g、巴戟天10 g、淫羊藿10 g、杜仲10 g等温肾养血的药物；如经色暗红，有血块，下腹疼痛者，为夹瘀之象，可加益母草12 g、蒲黄炭10 g以祛瘀止血。

【方解】本方治证乃因肾阴不足，冲任不固，并兼脾虚不摄所致。病在脾肾，属"阴虚阳博"之证，故立滋肾水，调冲任，补脾气，固崩漏之法治疗。如《傅青主女科》所曰："必须于补阴之中行止崩之法。"方中熟地黄、菟丝子、山茱萸滋补肝肾，兼以固涩；党参、黄芪、白术、炙甘草健脾补气，一则补气以促血生，二则健脾以摄血归脾，此即止血必先固气之意。阿胶、岗稔补血止血；何首乌、白芍养血和肝；鹿角霜补肾收敛以止血固崩；续断补益肝肾，兼以止血，牡蛎镇摄收敛。诸药合用，脾肾并治，既滋阴，又补气，以达固崩止漏之效。

【注意事项】脾胃运化乏力者慎用；血热妄行之崩漏不宜使用。如出血缓解后，应以补肾养血为主，促进月经周期恢复。

【用方经验】①辨证要点：经血非时而下，出血量少或多，淋漓不断，血色鲜红，质稠，头晕腰酸，体倦气短，舌淡红。脉细弱。②适用范围：崩漏、月经量多、经期延长等，排卵障碍性异常子宫出血、子宫内膜异位症等，辨证属阴虚气弱者。③罗氏根据张山雷《沈氏女科辑要笺正》"当归一药，富有脂液，气味俱厚……其气最雄，走而不守，苟其阴不涵阳而为失血，则辛温助阳，实为大禁"及《本草正》曰当归"气辛而动。故欲其静者当避之""而芎之散动，尤甚于归"。因此，主张出血期间不宜用当归、川芎。用之反而增加其出血程度加重疾病。

二稔汤（罗元恺经验方）

【组成】岗稔30～50 g，地稔根30 g，续断15 g，制何首乌30 g，党参20～30 g，白术15～20 g，熟地黄15～20 g，棕榈炭10～15 g，炙甘草9～15 g，桑寄生15～30 g，赤石脂10 g。

【功效】补气摄血，固本止崩。

【主治】崩漏，因脾虚不能摄血，经血暴下如崩，头晕，肢冷，面色苍白，舌淡胖，苔白，脉虚大。

【加减】血量特多者，加五倍子10 g，阿胶12 g，并炖服人参（或高丽参）10 g。有血块者，加益母草15～30 g。经色淡而小腹冷痛者，加艾叶15 g，或以姜炭易棕炭。经色鲜红者，加墨旱莲20～25 g，紫珠草30 g。

【方解】方中岗稔、地稔为华南地区常用的草药，性味均属甘、涩、平，具有补血摄血的作用。何首乌养肝肾而益精血，药性温敛，滋而不腻，补而不燥，是妇科出血症补血的理想药物。桑寄生补肝肾而益血，续断补肝肾而止崩，兼有壮筋骨的功效，故能兼

妇科国医圣手时方

治腰膝酸痛。熟地黄补血滋肾，党参、白术、炙甘草均能补气健脾，取其补气以摄血。棕榈炭、赤石脂均能敛涩止血，以收塞流之效。诸药合用，共有补气摄血补血止血之功。

【现代研究】甘草含甘草次酸，具有肾上腺皮质激素作用，对月经病、艾迪生病、尿崩病等均有疗效。

【用方经验】除服药外，同时艾灸（悬灸15～20分钟或直接灸7～11壮，隐白或大敦（均双穴，可交替使用）和三阴交，以收止血之效。

补肾固血汤（罗元恺经验方）

【组成】党参30 g，鹿角用霜20 g，补骨脂20 g，菟丝子20 g，阿胶12 g，续断15 g，姜炭10 g，白术20 g，杜仲20 g。

【功效】补肾温经，益气固崩。

【主治】肾虚之崩漏。症见经来无期，月经过多，漏下不止，经色淡红或暗淡，质清，面色晦暗，小腹空坠，腰脊酸楚，舌淡，苔白润，脉沉弱。

【加减】肾阳不足而见肢冷，小腹疼痛，得温则减者，加炮附子10 g、肉桂6 g以温肾散寒；阴阳俱虚而见头昏、咽干、耳鸣者，加龟甲12 g、熟地黄9 g、山茱萸9 g以调养阴阳。

【方解】本方治证乃因青年肾气未盛，或中年肾气虚衰，封藏不固，冲任不能约制经血所致。治宜补肾温经，固崩止血，佐以益气健脾。方中补骨脂辛温入肾，大补命门之火，温肾助阳；菟丝子补益肾气，兼以收敛固涩；鹿角霜补肾温经，收敛固崩；续断、杜仲补益肝肾，使肾气封藏而起固崩之效；阿胶补血止血，既可补充阴血之不足，又可加强固崩止血之效；姜炭收敛止血，配阿胶止血力更优；出血过多，每兼脾气虚弱，故配用党参、白术健脾益气，以资气血化生，又可使气旺血有所依附。诸药合用，重在温肾固涩，兼顾补气摄血、生血，使肾气充足，精血内藏，脾气健运，血有所归，则崩漏可止。

【注意事项】血瘀内阻或血热妄行之崩漏，均不宜使用本方。

【用方经验】使用本方的辨证要点是：月经过多，或崩中漏下，经色淡质清，腰脊酸楚，舌淡苔白润，脉沉弱。本方亦可用治人工流产术后出血、慢性盆腔炎属肾虚者。

清热止崩汤（罗元恺方经验方）

【组成】茜根15 g，海螵蛸15 g，地榆15 g，黄芩12 g，女贞子20 g，墨旱莲20 g，太子参30 g，生地黄15 g，麦冬15 g，五味子6 g，陈棕炭10 g。

【功效】滋阴清热，凉血止血。

【主治】崩漏证属阴虚血热，冲脉不固者。症见经血非时突然而下，量多势急或量少淋漓，血色鲜红而质稠，心烦潮热，口燥咽干，小便黄少，大便干结，舌红，苔少，脉细数。

【加减】气阴两虚者，太子参可易人参，或加党参10 g、黄芪10 g、白术10 g；兼气滞者，加香附10 g、枳壳10 g、青藤香10 g。

【方解】本方所主之证为阴虚内热所致。阴虚失守，冲任不固；阴虚血热，热迫血行，故经血非时妄下，血色鲜红而质稠。阴虚明显者血量可少，热炽则血量增多。热扰心神，故心烦潮热；热灼津伤，故口干燥，尿黄少，便干结。舌红，苔少，脉细数，均为虚热之象。治宜滋阴清热，固冲止血。方中太子参、麦冬、五味子有生脉散之寓意，取其气阴双补；女贞子、旱莲墨乃二至丸之组成，功专滋肾阴而清虚热。二方配伍，滋阴清热之力倍增。佐以黄芩清热泻火；地榆、生地黄凉血止血；海螵蛸、陈棕炭收敛止血；茜根化瘀止血，可使诸止血药无留瘀之弊。诸药合用，成滋阴清热，凉血止崩之剂，使肾水得滋，虚火得降，血热得消，血不妄行，则崩漏自止。

【注意事项】脾虚血寒者忌用。

【用方经验】①辨证要点：经血非时突然而下，量多势急或量少淋漓，血色鲜红而质稠，舌红，苔少，脉细数。②适用范围：月经先期、月经过多、崩漏、胎漏、产后恶露不绝等，排卵障碍性异常子宫出血、先兆流产、产后子宫复旧不全，辨证属阴虚火旺者。

补气摄血汤（罗元恺经验方）

【组成】党参30 g，炙黄芪25 g，生白术2 μg，阿胶12 g，血余炭12 g，祈艾15 g，乌梅10 g，炙甘草9 g。

【功效】补气健脾，收敛摄血。

【主治】脾虚失摄之崩漏。症见月经提前而至，量多色淡红，质稀无血块，体倦乏力，面色萎黄，饮食减少，气短懒言，舌淡苔薄白，脉虚弱。

【加减】如血脱及气，而见突然晕倒，不省人事者，党参改为高丽参，并加重黄芪用量，以补气固脱；兼肾虚而见腰酸脚软、眩晕耳鸣者，加杜仲9 g、续断9 g、补骨脂9 g以壮腰健肾；兼心血虚而见失眠心悸者，加龙眼肉9 g、酸枣仁9 g、柏子仁9 g以养心安神。

【方解】本方治证乃因脾气虚弱，统摄无权，使子宫之血不按期蓄溢所致。治宜补益脾气以复统摄之权，养血收敛以止血固崩。方中重用党参、黄芪大补脾气，一则可使脾气健旺，血归脾统而崩漏止，二则裕气血生化之源，促进血液生成；白术、炙甘草补中益气以助参芪；以上四药共为培元固本的组成部分。阿胶补血止血；乌梅、血余炭收敛止血；祈艾温经止血；以上四药配伍，共成塞流止血治标的组成部分。诸药合用，既能补气健脾以摄血，又能养血收敛以止血，共成标本兼顾，培元塞流之良方。

【注意事项】阴亏有热或瘀热内阻之月经过多者，不宜使用本方。

【用方经验】使用本方的辨证要点是：月经量多，色淡质稀，面色萎黄，气短食少，舌淡苔白，脉虚弱。本方亦可用治人工流产或产后出血过多属脾气虚弱者。

化瘀止崩汤（罗元恺经验方）

【组成】五灵脂（炒）10 g，蒲黄（炒）5 g，续断15 g，荆芥炭10 g，贯众20 g，党参20 g，益母草30 g，鸡血藤30 g，桃仁12 g。

【功效】活血化瘀，固崩止血。

【主治】瘀滞内阻之崩漏。症见经血淋漓不断，或骤然下血量多，或乍来乍止，或经闭数月又忽然暴下，经色暗而质稠，夹有血块，小腹疼痛，血块排出后痛减，舌质暗红或边有瘀点，脉沉涩。

【加减】兼肝气郁结而胸胁疼痛、乳胀者，加柴胡10 g、白芍10 g以疏肝解郁；寒凝血瘀而见小腹冷痛、得温则舒者，加祈艾10 g、三七6 g以温经化瘀止血。

【方解】本方治证乃因瘀血停积，阻滞经脉，血不循经，溢而妄行所致。治宜化瘀活血，固冲止血。方由失笑散加味组成。方中五灵脂、蒲黄（即失笑散）活血化瘀，散结止痛；桃仁、益母草化瘀通脉，活血调经，以助失笑散消除经脉中之瘀滞；鸡血藤活血化瘀，养血通络，其用既可增强化瘀之力，又兼补血扶正之功，使化瘀而不伤正气；党参益气健脾，使气旺则血有依附，且防化瘀药伤正之弊；续断补肾固经止血；荆芥炭、贯众收敛止血，寓收敛于祛散之中，散收并用，相辅相成。诸药合用，重在祛瘀行滞，兼以扶正收敛，使瘀散脉通，经血循行复常而不致妄行外溢，则崩漏可愈。

【注意事项】脾虚气弱之崩漏、孕妇，均不宜使用本方。

【用方经验】使用本方的辨证要点是：崩中漏下，色暗质稠，夹有血块，小腹刺痛，舌黯脉涩。本方亦可用治产后出血、原发性痛经、慢性盆腔炎属瘀血内阻者。

崩漏固冲汤（刘云鹏经验方）

【组成】人参15 g，生黄芪15 g，白芍15 g，生地黄15 g，酸枣仁15 g，枸杞子15 g，麦冬25 g，阿胶（单包）25 g，杜仲10 g，续断10 g，棕榈炭10 g，山茱萸10 g，五味子5 g，炒芥穗5 g。

【功效】补脾固肾止血。

【主治】崩漏下血量多而不止，面白少华，心悸气短等。

【加减】有热象者，加地榆炭15 g，槐花15 g。

妇科国医圣手时方

【方解】方中人参、黄芪大补脾肾之气以资化源，白芍、麦冬、生地黄、枸杞子滋肾，益阴养血，酸枣仁、山茱萸、五味子滋补肝肾收敛固涩，杜仲、续断补肝肾、行血脉，阿胶养血补血止血，炒芥穗、棕榈炭止血。诸药合用，益气养血止血，使脾胃得健，冲任得固，诸症悉除。

【用方经验】脾主统血，脾志思，思伤脾，若思虑过度或劳损伤脾，中气虚衰，以致脾不统血，血海不固，经血崩漏而下。刘氏治疗斯疾，颇重脾肾，主张补脾固肾止血，该方构思严谨，用药得宜，故疗效颇著。

加减黄土汤（刘云鹏经验方）

【组成】黄芩9 g，白术9 g，地黄炭9 g，白芍12 g，甘草3 g，阿胶（兑）12 g，姜炭6 g，赤石脂30～60 g。

【功效】健脾坚阴，固涩冲任。

【主治】崩漏下血，量多色红，口干、纳差，四肢无力，脉虚数，或沉软，舌质红而干，或淡红，舌苔黄。

【加减】畏寒腹痛者，加艾叶炭9 g，以温经止血；下血量多者，可选加棕榈炭9 g，牡蛎18 g，龙骨9 g等，以固涩冲任；舌质红，脉细数，或手脚心热者，是阴虚之候，可加女贞子15 g，墨旱莲15 g，滋阴清热止血；腰痛者，加杜仲9 g，续断9 g，以补肾止血；气虚者，加党参15 g，以益气摄血。

【方解】脾为统血之脏，脾虚不能摄血，故血外溢，日久肝肾阴伤，冲任不固，则为崩漏下血量多。本方是治疗脾虚阴伤，崩漏下血的良方。方中黄芩苦寒坚阴，阿胶、地黄炭养血滋阴止血，白芍养血敛阴，姜炭、赤石脂涩血固冲任，白术、甘草健脾益气。全方养血敛阴，健脾摄血，固涩冲任，多用于老年血崩。

活血化瘀方（刘云鹏经验方）

【组成】蒲黄炭9 g，赤芍9 g，泽兰9 g，川芎9 g，桃仁9 g，红花9 g，莪术9 g，卷柏9 g，续断9 g，炙甘草6 g。

【功效】活血化瘀。

【主治】血瘀崩漏，阴道出血或多或少，或有血块，腹痛拒按，下血后腹痛减轻，脉沉弦，舌质黯，或有瘀点，苔薄。

【加减】腹痛甚者，加五灵脂9 g，或三七末（冲服）3 g，以活血祛瘀，止血止痛；腹胀是兼有气滞者，可加香附12 g，枳壳9 g，以理气行滞；兼有热象者，可选加黄芩9 g，炒栀子9 g，牡丹皮9 g，以清热凉血；兼有寒象者，可加姜炭6 g，艾叶炭9 g，以温经散寒，通络止血；补血止血加阿胶（兑）12 g，棕榈炭9 g等；气虚者，加黄芪18 g，党参12 g，以益气摄血。

【方解】本方是活血祛瘀、通因通用的方剂，用以治疗瘀血阻滞脉络，血不循经的崩漏症，用益气摄血法无效者，采用本方往往有效。方中川芎、赤芍、桃仁、红花、泽兰、莪术等皆为活血化瘀之要药，续断治腰痛补肾而止血，蒲黄炭、卷柏活血化瘀而止血，炙甘草调和诸药。整个方剂以活血祛瘀为治，是治疗血瘀崩漏的验方。

逐瘀止崩汤（徐志华经验方）

【组成】当归15 g，川芎10 g，三七9 g，没药6 g，五灵脂6 g，牡丹皮炭9 g，炒丹参12 g，炒艾叶9 g，龙骨10 g，牡蛎10 g，海螵蛸6 g。

【功效】活血祛瘀，固冲止血。

【主治】崩漏证属血瘀者。症见经血非时而下，量多或淋漓不净，血色紫暗有块，小腹疼痛拒按，血块下后则痛减，舌紫暗，或有瘀点，脉涩或弦涩有力。

【加减】出血量多者，加地榆炭10 g、棕榈炭10 g，或用焦栀子10 g、香附炭10 g以收涩止血；出血瘀块多，小腹刺痛者，去龙骨、牡蛎，加蒲黄10 g、茜草10 g以化瘀止血。

【方解】本方所治之证皆因瘀血阻滞所致。瘀滞冲任，血不循经，故经血非时而下，量多或淋漓不断；冲任阻滞，经血运行不畅，故血色紫暗有块；"不通则痛"，故小腹疼痛拒按。舌紫暗或有瘀点，脉涩或弦涩有力，也为血瘀之征。治宜化瘀止血。方中当归、炒丹参活血养血，使血行则瘀去，瘀去则血得归经，为君。牡丹皮炭、三七、炒艾叶、川芎活血调经止血，牡丹皮用炭，艾叶炒用，则止血之力增强，齐助君药活血止血而止崩，为臣。没药、五灵脂活血祛瘀；龙骨、牡蛎、海螵蛸收敛止血，相反相成，同为佐药。全方活血化瘀药与收敛止血药同用，治本与治标同施，共成澄源塞流之剂。

【注意事项】证属气虚或血热者忌用。

【用方经验】①辨证要点：经血非时而下，量多或淋漓不净，经色紫暗，舌黯，脉涩或弦涩有力。②适用范围：崩漏、月经过多、经期延长、产后恶露不尽等，子宫内膜异位症、排卵障碍性异常子宫出血、胎盘残留等，辨证属血瘀者。

固经汤（徐志华经验方）

【组成】墨旱莲 30 g，仙鹤草 30 g，红茜草 20 g，侧柏炭 20 g，地榆炭 20 g，生地黄 15 g，阿胶 15 g，黄芩 15 g，白芍 12 g，牡丹皮 10 g，乌梅肉 10 g。

【功效】清热凉血，止血调经。

【主治】排卵障碍性异常子宫出血。中医辨证属血热证。

【加减】肝郁热盛者，加炒栀子 15 g，贯众炭 15 g，大黄炭 8 g；脾虚气陷者，加炙黄芪 20 g，党参 12 g，白术 10 g，升麻炭 10 g；气血两虚者，加炙黄芪 15 g，党参 12 g，熟地黄 12 g，当归身 10 g，肾阳虚者，加覆盆子 15 g，淫羊藿 15 g，赤石脂 15 g，补骨脂 10 g；肾阴虚者，加山茱萸 12 g，熟地黄 12 g，女贞子 10 g，黄柏 6 g，知母 6 g；血瘀甚者，加桃仁 10 g，红花 10 g，生蒲黄 12 g，五灵脂 9 g，三七粉（冲服）6 g；虚寒甚者，加艾叶炭、炮姜炭各 9 g，吴萸炭 6 g；气滞甚者，加香附 10 g，枳壳 10 g，木香 9 g。

【方解】固经汤是针对血热病机而设。方中黄芩、牡丹皮清热凉血；地榆炭、侧柏炭、红茜草、墨旱莲、仙鹤草凉血止血；生地黄、白芍养阴益血；阿胶、乌梅止血固冲。合而用之，具有清热凉血，止血调经之功。

清化固经汤（徐志华经验方）

【组成】生地黄 10 g，白芍 10 g，牡丹皮 10 g，墨旱莲 10 g，生卷柏 10 g，紫珠草 10 g，仙鹤草 10 g，茜草 10 g，重楼 10 g，生地榆 10 g，贯众 10 g，蒲黄 10 g，槐花 10 g，大蓟 10 g，小蓟 10 g。

【功效】清热养阴，化瘀凉血。

【主治】血热崩中，出血量多。

【方解】方中生地黄、牡丹皮、墨旱莲、生卷柏清热凉血、养阴敛阴；贯众、重楼既可清热解毒，又可止血；紫珠草、仙鹤草、茜草、槐花；大蓟、小蓟收敛止血。诸药合用，共奏清热养阴，化瘀止血之功。

【用方经验】崩漏的治疗大法，首当控制出血，正如古代医家所说"留得一分自家之血，即减一分上升之火"。崩漏属热，徐氏认为，常与肝肾阴虚，相火亢盛，扰动血海有关，因此在治疗中宜用清滋之品，如生地黄、生地榆、牡丹皮之类，并且在清热凉血的同时，往往还需要参之以滋水涵木法，以使肝木得养，藏血守职。为防肝之升发太过，动血散血，尚需伍以清肝柔润之品，如白芍、墨旱莲等。本方最适宜于因热而致的崩中漏下，对于因寒、因虚、因瘀所致者，则不可用之。

凉血固经汤（徐志华经验方）

【组成】墨旱莲 10 g，生地黄 12 g，牡丹皮 10 g，炒侧柏叶 10 g，阿胶 10 g，乌梅 10 g，红茜草 10 g，白芍 10 g，炒地榆 12 g，黄芩 10 g，仙鹤草 10 g。

【功效】清热凉血止血。

【主治】崩漏血热证，月经先期，量多，经行吐衄。

【加减】血热而气阴不足者，加北沙参 10 g；经行吐衄者，加川牛膝 10 g。

【方解】生地黄、白芍养阴止血；黄芩、牡丹皮清热凉血；地榆、侧柏叶、茜草、墨旱莲、仙鹤草凉血止血，阿胶和乌梅止血固冲。

妇科国医圣手时方

妇科国医圣手时方

【病例】李××，女，33 岁，未婚。月经期长 10 日，月经过多，量先少，1 周后逐渐增多，色红有块，下腹隐痛，腰酸，29 日未净，经多方治疗无效。伴有头晕目眩、心烦口渴，脉弦数，舌红苔薄黄。证属火热偏盛，迫血妄行。初诊给予上方加海螵蛸 10 g，3 剂。复诊，药后流血止，仍以原方 3 剂，以巩固疗效。三诊，经净 7 日，头晕目眩，心悸浮肿，苔薄白，脉浮数，治以八珍汤加枸杞子、巴戟天、肉苁蓉、山药，5 剂。每月经期服凉血固经汤 5 剂，经后服加味八珍汤 10 剂，连服 3 个月，月经周期渐趋正常。观察 1 年未见复发。婚后分娩 1 女婴。

圣愈胶艾汤（徐志华经验方）

【组成】黄芪 12 g，党参 12 g，当归 10 g，白芍 10 g，川芎 5 g，生地黄 12 g，阿胶 10 g，炒艾叶 3 g，升麻炭 3 g，炮姜炭 3 g，炒荆芥 6 g。

【功效】升阳补气，养血固经。

【主治】崩漏气虚证，月经先期，量多。

【加减】经量过多者，可去川芎，加乌梅 10 g。

【方解】胶艾四物益血调经；参、芪补气摄血；升麻、炮姜、荆芥炭具有升阳止血的作用。全方具有补气升阳，养血固经的功能。

桃红二丹四物汤（徐志华经验方）

【组成】桃仁 10 g，红花 10 g，牡丹皮 10 g，丹参 10 g，当归 10 g，白芍 10 g，生地黄 10 g，炒蒲黄 10 g，益母草 10 g，川芎 5 g，血余炭 3 g。

【功效】化瘀止血。

【主治】瘀血阻滞所致经期延长淋漓不净。症见行经期延长，经色紫暗，淋漓不净。或月经中期流血。

【加减】淋漓日久不止者，加乌梅 10 g，以收敛止血；下腹痛者，加延胡索；腰酸痛者，加川牛膝；淋漓不止者，加红重楼。按：本方对行经期延长，月经淋漓不净者，一般服药 3～6 剂，流血即停止。对放置节育环后

的经期延长，疗效显著。

【方解】本方以桃红四物汤加味而成。四物汤为调经和血之祖方，加之桃红功以活血化瘀。月经乃妇女之生理，经血乃离经之血，离经之血俱为瘀血。今量少紫暗、黏稠，更当断为瘀滞无疑，如纯以温化，恐有温助血行或助瘀化热之弊，或纯以固涩，又必有留滞助邪之虑，徐氏治以活血化瘀，拟药寒温并行，牡丹皮、益母草凉血祛瘀；丹参降而行血；炒蒲黄、血余炭化瘀调经，炒炭后祛瘀止血。全方旨在通瘀，瘀去新生，气血流畅，出血自止。

【病例】丁×，30 岁。经行 46 日未净。近两年来，行经期延长，月经 15～20/24 日。经量先多后少，色紫有块，淋漓不净，下腹隐痛，腰膝酸楚。足产 1 胎，5 岁。宫腔放置节育环 2 年余。舌质淡红苔白，脉象沉弦。为瘀血阻滞，新血不守。方以桃红二丹四物汤加重楼 10 g。服药 3 剂，月经干净。带下白黄色量多，外阴不痒。方以止带方（《世补斋·不谢方》）加重楼、白花蛇舌草。5 剂，嘱下次月经期再服桃红二丹四物汤 5 剂，以巩固疗效。观察 3 个月，行经期渐趋正常。

生地黄龙牡汤（裘笑梅经验方）

【组成】大生地黄 30 g，煅龙骨 15 g，煅牡蛎 30 g，墨旱莲 12 g，桑叶 30 g，蒲黄炭 9 g。

【功效】养阴清热，固涩止血。

【主治】崩漏日久伤阴。

【方解】妇女以血为本，血为阴液，崩漏日久，必耗阴分，故在病势已趋好转之际，用生地黄龙牡汤以滋阴清热固涩，而杜覆辙。方中重用生地黄以滋阴养血；牡蛎、龙骨镇潜固涩；合墨旱莲、桑叶清热凉血，益肾止血；重用桑叶者，仿《傅青主女科》"清海丸"之意，补阴而无浮动之虑，凉血而无寒凉之苦，使胞宫清凉，血海自固；加蒲黄炭有祛瘀止血之力。

补阳益气固冲汤（裘笑梅经验方）

【组成】熟地黄 20 g，山药 15 g，白术

15 g, 巴戟天 15 g, 菟丝子 15 g, 续断 15 g, 桑寄生 15 g, 黄芪 15 g, 海螵蛸 25 g, 炒地榆 50 g。

【功效】补阳益气, 固冲止血。

【主治】脾肾阳虚之崩漏。症见月经初则淋漓不断, 久之大下, 色淡质稀薄, 臭腥; 或带下量多, 腹中冷痛, 喜温喜按, 眩晕健忘, 腰酸腿软, 小便频数, 大便溏薄, 或肢体浮肿, 舌淡苔润, 脉沉弱。

【加减】脾虚偏甚而见气短、食少者, 加人参 10 g、茯苓 10 g 以补气健脾; 肾虚偏重而见腰酸、尿频者, 加炮附子 10 g、鹿角胶 10 g、杜仲 10 g 以补肾温阳。

【方解】本证或因素禀阳虚, 或偏嗜生冷, 或久居阴湿之处, 或房事过度, 命门火衰, 冲任不固所致, 治宜贵在补脾肾之阳, 佐以收敛固冲、方中重用黄芪补中益气, 摄血生血; 巴戟天温养命门, 补阳益肾; 熟地黄滋阴补肾, 使阴生阳长, 其用有如张景岳谓"善于补阳者, 必于阴中求阳, 则阳得阴助而生化无穷"。山药补脾益肾, 固涩收敛; 菟丝子、桑寄生、续断补益肝肾, 缓补肾中之气; 白术健脾补气以助黄芪; 海螵蛸、炒地榆收敛固冲以止血。诸药配伍, 共达脾肾兼治, 补阳益气, 固冲止血之效。

【注意事项】肝肾阴亏或湿热内蕴之月经不调、崩漏, 均不宜使用本方。

【用方经验】①辨证要点: 经来淋漓不尽或暴下, 色淡质稀, 臭腥, 腹中冷痛, 腰酸肢冷, 舌淡苔润, 脉沉弱。②本方亦可用治慢性盆腔炎、月经间期出血属脾肾阳虚者。

益气养血汤 (韩百灵经验方)

【组成】人参 15 g, 黄芪 15 g, 熟地黄 20 g, 白芍 25 g, 当归 15 g, 白术 15 g, 茯苓 15 g, 五味子 15 g, 远志 10 g, 甘草 10 g。

【功效】气血双补, 助肾纳气。

【主治】崩漏气血两虚证。症见月经淋漓不断, 或突然大下, 血色浅淡清稀, 腹无胀痛, 头眩心悸, 汗出气短, 倦怠懒言, 失眠健忘, 视物昏花, 眼角干涩, 皮肤不润, 四肢不温, 面唇指甲浅淡或淡白, 舌淡, 脉微弱或虚涩。

【方解】多由思虑过度, 饥饱劳役, 或产多乳众, 损伤脏腑气血而致。古人治疗此证, 有合四物与四君而为八珍者, 有径用归脾者。临证体会八珍、归脾中, 有川芎燥而行血, 白术燥而生热, 气血两虚者多不宜久用。故仿八珍、归脾之剂, 去芎、术, 加五味、黄芪, 可收气血双补、助肾纳气之效。单纯补中气, 不如同时补宗气、纳肾气效果稳定。即肺、脾、肾三气兼顾之谓。

调气活血汤 (韩百灵经验方)

【组成】当归 15 g, 白芍 15 g, 牡丹皮 15 g, 川楝子 15 g, 枳实 6 g, 柴胡 10 g, 川牛膝 15 g, 生地黄 15 g, 青皮 15 g, 甘草 6 g。

【功效】调气活血。

【主治】崩漏气滞血瘀证。症见月经淋漓不断, 涩滞难下。量少, 色紫黑, 或突然大下, 夹有血块, 小腹胀坠疼痛, 面色青黯, 两颧深红, 唇舌紫暗而有瘀斑, 无故多怒, 头眩, 善太息, 心烦多梦, 皮肤干燥无泽, 大便秘结, 小便短赤, 舌苔微黄, 脉象弦涩有力。

【加减】小腹刺痛者, 可酌加延胡索 10 g 以行瘀止痛; 小腹胀痛者, 加乌药 10 g 以行气除胀; 血瘀难下, 大便秘者, 加大黄 6 g 行瘀血, 荡郁垢; 突然大下血块, 血色由深变浅者, 加炒地榆 10 g、蒲黄炭 10 g 以塞其流。

【方解】本证多由情志不遂, 积思郁怒, 或经期产后, 余血未尽, 感寒涉水, 过食生冷, 不禁房事, 余血停滞, 瘀阻冲任。新血不得归经, 而致崩中漏下。故用当归、白芍、生地黄、牡丹皮养血活血, 凉血止血; 川楝子、枳实、柴胡、青皮疏肝调气。

【用方经验】临证时尚须审因论治, 气病及血者, 以调气为主, 活血为辅; 血病及气者, 以活血为主. 调气为辅。

育阴止崩汤 (韩百灵经验方)

【组成】熟地黄 15 g, 山药 15 g, 续断 15 g, 桑寄生 15 g, 海螵蛸 30 g, 龟甲 20 g,

牡蛎20 g，白芍20 g，炒地榆50 g。

【功效】育阴补肾，收敛止血。

【主治】肝肾阴虚之崩漏。症见经来无期，淋漓不断，或暴下不止，色鲜红，小腹无胀无痛，面色潮红，眩晕耳鸣，潮热盗汗，手足心热，腰酸乏力，舌红苔少，脉细弦数。

【加减】阴虚内热而潮热盗汗者，加黄柏10 g、地骨皮10 g、知母以降火退热；出血多者，加陈棕炭10 g、蒲黄炭10 g以收敛止血；气陷而见气短、便溏者，加黄芪10 g、升麻6 g以补气升阳。

【方解】本方治证的发生，多因青春少女先天尚未充实，肾气未充，肝失濡养，或早婚贪房而耗损阴精；或中年时期因经、孕、产而过伤阴血，以致肾失封藏，肝失条达所致。治法则非育阴不能澄源，非潜阳不能塞流，标本同治，阴阳平调，才能收源清流止之效。方中熟地黄滋养肝肾，育阴填精；龟甲滋阴潜阳，强壮腰膝，兼退虚热；山药补脾益肾，育阴固精；白芍养肝和营，敛阴调经；四药配伍，重在滋肝肾之阴以正其本。桑寄生、续断补益肝肾，强壮腰膝，其中续断兼能固肾止血；牡蛎、海螵蛸收敛止血，并能吸纳肝肾泛滥之虚阳；炒地榆收敛止血以助海螵蛸塞流以治其标。诸药合用，育阴澄源，固涩塞流，正本清源，则不治血而血自止。

【注意事项】脾肾阳虚，或瘀热内郁者不宜使用。

【现代研究】熟地黄醇提取物能促进血凝而止血；炒地榆含鞣质，具有收敛、凝血、抗感染之功；续断含续断碱，能够止血、镇痛；海螵蛸、牡蛎含碳酸钙，其Ca^{2+}能增加毛细血管致密度，降低其渗透性，可减少出血；另外，还含胶质和有机酸，能在出血部位形成保护膜，使出血趋于凝结，而有止血作用；赤芍、牛膝含芍药苷，能对抗乙酰胆碱、组织胺引起的子宫收缩，而起镇痛作用。综上所述，本方有制止子宫出血，缓解疼痛，改善贫血、消瘦等营养不良症状，调节血循环，增强机体功能活动，从而达到治疗子宫出血的目的。

【用方经验】①辨证要点：经来淋漓不止，色鲜红，腹无痛，潮热颧红，五心烦热，舌红苔少，脉细滑数。②本方亦可用于产后贫血、绝经综合征属肝肾阴虚者。

安冲调经汤（刘奉五经验方）

【组成】山药15 g，白术9 g，莲子9 g，续断9 g，椿皮9 g，炙甘草6 g，熟地黄12 g，海螵蛸12 g，生牡蛎30 g。

【功效】平补脾肾，调经固冲。

【主治】脾肾不足，夹有虚热所引起的月经先期、月经频至，或排卵障碍性异常子宫出血。

【方解】本方主要由健脾、补肾、清热固涩三个药组而组成。其中山药、白术、炙甘草健脾；续断、熟地黄补肾；莲子、椿皮、生牡蛎、海螵蛸清热固涩。平补脾肾，补而不燥，清热固涩又不伤正，是本方的主要特点。在补脾肾药中不用人参、黄芪，而以山药为主，取其味甘入脾，液浓益肾，性平可以常服。续断苦而微温，既能补肾，又为治崩漏带下之要药。清热药中选用莲子，系其性苦偏寒，既能清热，又有健脾补肾之功；椿皮性寒凉血止血，又有固涩之效。固涩药中重用牡蛎，既能育阴清热，又能收涩止血。若血量较多则用煅牡蛎，血量少或无血时则用生牡蛎。总之，本方平补脾肾，脾气充则能统血，肾气足则能闭藏，清热收涩，清补兼施，气血调和而经水自安。

益气固冲汤（刘奉五经验方）

【组成】黄芪24 g，党参12 g，焦白术12 g，炙甘草9 g，远志9 g，龙眼肉9 g，炒酸枣仁9 g，续断12 g，熟地黄12 g，煅牡蛎30 g，海螵蛸12 g，阿胶（烊化）15 g，棕榈炭12 g，侧柏炭9 g，地榆炭9 g，三七粉（分冲）1.5 g。

【功效】健脾补肾，益气固冲。

【主治】月经量多，行经日久。

【加减】气短无力，眠差，舌质淡，脉沉弱者，加山药10 g、菟丝子10 g、五味子6 g、首乌藤10 g；面肢浮肿，四肢发胀者，加茯苓 10 g、蒿本 10 g、防风 10 g；

【方解】所以方用归脾汤加续断、熟地黄、阿胶补肾养血；煅牡蛎、海螵蛸养阴固冲以治其本；棕榈炭、侧柏炭、地榆炭、三七粉凉血止血治其标。重用健脾补肾养心安神。

化瘀调经方（刘奉五经验方）

【组成】当归 9 g，川芎 4.5 g，桃仁 3 g，红花 3 g，益母草 6 g，泽兰 6 g，丹参 6 g，赤芍 6 g，没药 4.5 g，柴胡 3 g，炒荆芥穗 6 g，蒲黄炭 6 g。

【功效】养血活血，化瘀调经。

【主治】血虚血瘀，冲任失调。

【方解】方中当归、川芎、益母草、没药、泽兰、桃仁养血活血，去瘀生新；红花化瘀，少用则养血；赤芍、牡丹皮凉血活血化瘀，蒲黄炭活血化瘀而止血，柴胡、荆芥穗既能升阳除湿，又能疏解血热。

养阴安冲汤（刘奉五经验方）

【组成】青蒿 9 g，地骨皮 9 g，黄芩 9 g，牡丹皮 9 g，白芍 9 g，墨旱莲 9 g，椿皮 9 g，煅牡蛎 9 g，阿胶（烊化）15 g，侧柏炭 9 g。

【功效】养阴清热，安冲调经。

【主治】阴虚血热，冲任不固。

【方解】本方以清经汤为主，去熟地黄、茯苓，黄柏易黄芩，加墨旱莲补肝肾之阴，阿胶块补血固经；椿皮、煅牡蛎、侧柏炭养阴固冲任。

将军斩关汤（朱小南经验方）

【组成】大黄炭 3 g，巴戟天 10 g，仙鹤草 18 g，茯神 10 g，阿胶珠 10 g，黄芪 5 g，炒当归 10 g，白术 5 g，生地黄 10 g，熟地黄 10 g，焦谷芽 10 g。另用：藏红花 0.3 g，三七末 0.3 g。

【功效】化瘀生新.固本止血。

【主治】崩漏血瘀证。经血非时而下，时多时少，血色紫黑，有块；小腹胀痛，大便秘结，易发急躁，夜半咽干；舌质绛暗，或尖边瘀斑；脉沉弦或涩。

【加减】体实瘀甚，小腹绞痛者，去生地黄、熟地黄、阿胶，加赤芍 10 g、桃仁 10 g、大黄炭 10 g 加量；血块大而紫黑者，去黄芪、生熟地黄，加山楂炭 10 g、五灵脂 10 g；畏寒、腹冷痛者，加附片 10 g、艾叶 10 g。

【方解】本方用药可分三组：一为大黄炭、阿胶珠、当归、藏红花、三七末、炒谷芽、仙鹤草，此八味活血止血，可化冲任之陈瘀，散胞脉之积滞，瘀化滞通而血循常道，出血可止。尤妙在大黄用炭，既取下行逐瘀之功，又有收涩止血之能；蒲黄炒阿胶，化瘀止血之效增，而化瘀耗血之弊除。二为熟地黄、生地黄，此二药滋肾补肝，益血养阴，可补久漏所耗之阴血。三为巴戟天、黄芪、白术、茯神，四药温肾健脾，宁心安神，使肾之封藏复职，脾之统摄有权。巴戟天与熟地黄相配，阴阳并补；黄芪、白术与阿胶、当归相伍，气血双补。诸药配合，活血化瘀止血与温阳益气养血并行，瘀化虚补则诸症消失。方中大黄有"将军"之称，能"斩关"夺将，故名"将军斩关汤"。

【注意事项】大黄炭应炮炙得法，其所谓炭并非以黑止血，面目皆非，而是要烧灰存性。阿胶珠则自有妙用，以含动物胶、蛋白、氨基酸等的阿胶与含脂肪油、游离硬脂肪油的蒲黄共炒于一体则其效更佳。用红茶汁送服藏红花、三七末可谓生新血，祛旧血的最好选择。因此，须按法煎煮药物，方保疗效。临床禁忌：崩漏属虚而无瘀者不宜使用。

【用方经验】①辨证要点：崩漏日久，色暗有块，面色不华，腰酸，舌淡或黯，脉虚细而涩；

②适用范围：崩漏、月经过多、经期延长、产后恶露不尽等，排卵障碍性异常子宫出血、胎盘或胎膜残留等，辨证属血瘀兼阳虚血亏者；

③本方以崩漏色黯红有小瘀块，面色不华、眩晕纳逊腰酸、脉虚细而涩为辨证要点。藏红花价昂，可以蜜炙杜红花（3 g）代之。

妇科国医圣手时方

加味固本方（朱小南经验方）

【组成】潞党参9g，焦白术9g，大熟地黄9g，茯苓9g，牛角腮9g，杜仲9g，五味子4.5g，淡远志9g，陈阿胶9g，炒贯众9g，海螵蛸9g。

【功效】填补肝肾，塞流固本。

【主治】肝肾虚亏，固摄无权之经水淋漓不止，有时量多如冲，严重时卧床浸透棉垫。质稀薄如清水，头眩目花，嗜睡乏力，面目浮肿，两目虚肿如卧蚕，唇色淡白，时常眼前发暗，头晕腰酸，脉细软，舌苔薄白。

【加减】久病者脾胃必差，所以加入健脾和胃帮助消化之品，可避免虚不受补的流弊。

【方解】肝血虚亏，肾气不固非峻补不能获效。治以傅青主固本汤（人参、白术、熟地黄、当归、茯苓、甘草、杜仲、山茱萸、远志、五味子）为主。其间用参、术、苓、草以补气健脾；增加摄血能力；以杜仲、山茱萸、五味子补肾固涩，堵塞其流；用归、地以补血；用远志不仅可以安心宁神。傅氏自称："此方固气而兼补血，已去之血可以速生，将脱之血可以尽摄，凡气虚而崩漏者，此方最可通治。"但单用固本汤治上症，力尚薄弱。因崩漏如此之久，肝肾均亏，八脉空虚，纯用草木、矿石药，效力缓慢，必须增入血肉有情厚味胶质之品，填补冲任，所以加牛角腮、海螵蛸、阿胶等药。

【用方经验】远志有止胞宫出血的功能。贯众，对于胞宫出血亦有卓效，与远志同用，效验显著。当归易动血，因此不用。逢此类久崩久漏者，每嘱其于隆冬封蛰之际，重用厚味胶质以峻补，如以阿胶、龟甲胶、黄明胶、牛角腮等为主，加入补养止血、健脾和胃等品熬成膏滋药，每日进服。崩漏已止者，可以巩固疗效；未止者可以截止，获效确实。

加味震灵丹（朱小南经验方）

【组成】潞党参9g，归身6g，生地黄9g，白芍9g，山茱萸9g，女贞子9g，焦白术6g，青蒿6g，盐水炒黄柏9g，蒲黄炭

9g，大黄炭3g，陈皮6g。

【功效】壮水制火。

【主治】崩漏阴虚火旺证。经水淋漓，头眩心虚，腰酸肢楚，内热口燥，望其面色，颧红目肿，切脉芤而带数，舌苔黄腻。

【方解】《素问·阴阳别论》曰"阴虚阳搏谓之崩。"阴虚则阳亢，阳亢盛则迫血妄行，下注成崩，崩漏日久，流血日多，固未有不气血亏损、奇经不固者，此时应补养固脱为主，以补充气血、巩固奇经，增强摄血能力，塞流止血。在《济阴纲目》眉批中谈及治崩漏要法："愚谓止涩之中，须寓清凉，而清凉之中，又须破瘀解结。"选用大黄炭、蒲黄炭、震灵丹（禹余粮、紫石英、赭石、赤石脂、乳香、没药、五灵脂、朱砂）、益母草、三七末等药，阴虚血少，身体虚弱，内热口燥，颧红潮热，脉象虽芤而数，舌苔黄腻。所以用党参、白术、陈皮补气健脾；归、地补血，白芍、山茱萸、女贞子滋养肾阴外，复用青蒿、黄柏清其余热，蒲黄、大黄炭清热祛瘀，攻补兼施，候内部已无余邪，始用补养之品调理。巩固疗效，并恢复健康。

【用方经验】但往往久病用此法无效者，其关键即在是否尚有残瘀未清；如有瘀邪，纵用补涩法，无济于事，必须于补涩之中酌加清理瘀热之品，方能中鹄。其中尤以大黄炭的疗效最佳。大黄有将军之称，因其取效峻快，力猛性霸，不敢轻用于体质较弱者，此乃指生锦纹而言。至于大黄炭用量从0.3～3g，有清热凉血、祛瘀行滞的功能，能推陈致新，引血归经，而并无腹痛便泻的副作用。张璐《张氏医通》中，其止血所用十灰散，即以本品为君，极有卓见。朱老常于崩漏日久而身体虚弱，尚有瘀热残邪未清，用补涩药无效者，乃于补养药中加入大黄炭一味，（患者兼有便秘者可用至4.5g）每能应手而止。

暴崩昏厥方（朱小南经验方）

【组成】党参9g，白术6g，陈皮6g，白芍6g，地榆炭12g，熟地黄9g，巴戟肉9g，仙鹤草12g，地锦草12g，蒲黄炭12g，归身

炭9 g，新会皮6 g，炒莲房9 g，震灵丹（包）6 g，十灰丸（包）9 g。

【功效】益气养血，祛瘀止崩。

【主治】血瘀暴崩。症见突然暴崩，血多如注，并夹有血块，持续不止，头眩目花，身不能支，旋即不省人事，昏厥床上，面色㿠白，心虚气促，腹部隐痛，头晕心荡，腰酸肢软，身体虚弱，精神委顿，脉弦数，舌苔薄黄。

【方解】暴崩血瘀证，原以祛瘀为主，但血如山崩，非止其血，不能挽其脱。在血脱气陷的紧急情况下，古人有独参汤之说，但参价昂贵，而且倘若用量太轻或质地较差，则功效力逊，因此用党参、黄芪、阿胶、仙鹤草、地榆炭、蒲黄炭煎浓汤灌服。如血势过猛者，另用三七适量，研粉末先服，能挽阳止脱。崩血稍缓，必须治本，也就是所谓"澄源"。因有血瘀，所以用养血祛瘀法，瘀去而血停。崩血虽停，由于已有大量出血，身体必然虚弱，非调养不能复其源。后用健脾补气血法，恢复其健康，也就是最后"复旧"一法。

【注意事项】经期中禁忌行房，中医学在古代文献中，早已谆谆告诫，不应犯禁。宋代陈自明《妇人大全良方》曰："妇人月水不断、淋漓腹痛……或因经行而合阴阳，以致外邪客于胞内，滞于血海故也。""合阴阳"作行房解。惟年轻夫妇，每不能抑制，以致引起疾患。

【用方经验】在急救方中，最强壮兼摄血之品，有仙鹤草和地锦草二味，并不逊于前者。地锦草又称接骨仙桃草，赵学敏《本草纲目拾遗》记载颇详。苏州某老药铺出售治劳伤肺病咯血的"虫草膏"，即用本品单味熬成膏剂。采集本品必须在芒种前后，选择带有虫瘿，内含小甲虫者有效。过时甲虫成长飞去，效力减弱，所以草药医生又称芒种草，性温味甘淡，能补虚损劳怯，健脾胃，活血，凡外伤出血、肺病咯血以及崩漏等症，均可应用。笔者常同仙鹤草合用，颇俱功效，用量以12 g为宜。祛瘀方中，除大黄炭外，震灵丹亦为笔者常用之药，如有残瘀而腹痛者，此药在必用之例。祛瘀亦即为止血，《济阴纲目》眉批中曰"震灵丹能止能行"，盖即在止血药中寓祛瘀之品，瘀去则血止之意。

加减地黄饮子（王渭川经验方）

【组成】熟附片（先熬2小时）24 g，枸杞子12 g，党参24 g，生黄芪60 g，麦冬9 g，明天麻24 g，升麻（炒）24 g，山茱萸12 g，杭巴戟12 g，鹿角胶15 g，阿胶珠9 g，焦艾叶9 g，棕榈炭9 g，炮姜炭9 g，补骨脂12 g。

【功效】温肾通阳。

【主治】崩漏之属阳虚证者。症见面色萎黄，少腹寒冷，畏寒喜热，背脊酸痛，经血色淡，质稀。

【加减】崩中持续不止，加仙鹤草10 g、海螵蛸10 g；气虚下陷，加鹿茸（嚼服）10 g；自汗不止，加龙骨20 g、牡蛎20 g、浮小麦20 g。

【方解】本方以地黄饮子去熟地黄以免滋腻，熟附片返真元之火，山茱萸温肝固精，鹿角胶温煦荣血，通阳补肾，本方并配用了补中益气汤，防止大量自汗。

加减一贯煎（王渭川经验方）

【组成】沙参9 g，麦冬9 g，川楝子9 g，生地黄12 g，白蒺藜9 g，女贞子24 g，墨旱莲24 g，桑寄生15 g，菟丝子15 g，枸杞子12 g，白及9 g，仙鹤草60 g。

【功效】滋肾柔肝。

【主治】崩漏于阴虚证。症见头晕耳鸣，潮热或咽喉干痛，腰腿酸胀而软，筋骨疼痛，经血色殷红，甚则胁痛，肋间胀痛。

【加减】津亏过甚，加糖参10 g、天冬（炖服）10 g；脾阳弱10 g，加高丽参10 g或吉林参10 g；口苦而燥，加黄连10 g；心悸气短，加山茱萸10 g；心气弱兼腹部隐痛，加鸡血藤膏10 g；颧红潮热，加地骨皮10 g、五味子10 g；胁痛较剧兼胃胀，加蜜炙柴胡10 g、九香虫10 g、鸡内金10 g（柴胡易升动浮阳，投一二剂即停用）；眩晕甚，加天麻10 g、钩藤10 g；潮热，加玉竹10 g、鳖甲10 g、龟甲10 g、知母10 g；崩漏持续不断，

妇科国医圣手时方

时有污血块，加三七粉（吞服）6 g、蒲黄炭10 g、血竭 3 g。

益气清湿方（王渭川经验方）

【组成】潞党参 60 g，鸡血藤 18 g，生黄芪 60 g，桑寄生 15 g，菟丝子 15 g，仙鹤草60 g，夏枯草 30 g，蒲黄炭 10 g，血余炭10 g，大血藤 24 g，蒲公英 24 g，鱼腥草24 g，琥珀末 6 g，小槟榔 6 g，炒北五味子12 g，龙眼肉 24 g，鸡内金 10 g，广藿香 6 g，山楂 10 g。

【功效】益气清湿，佐以调冲。

【主治】月经先期，量多，带下。

【方解】方中参芪重在益气生血；鸡内金、山楂健脾，仙鹤草合夏枯草起止血作用，特别是夏枯草有降压作用和抗菌作用。患妇科病兼带下具有炎性者，或肾虚肝旺者都可配用。五味子是生脉散中的要药，合鸡血藤、龙眼肉调节心衰极佳。

【注意事项】治疗崩漏四要素：①青年血崩，其病因为七情所扰，肝郁气滞，导致崩中。治疗宜柔肝解郁，凉血安神。②老年血崩，系老年妇女月经未断或已断，忽然暴发崩中，其病因多为肾气渐衰，冲任失固。因老年妇女中气虚弱，脾失其统，肝失其藏，损及肾气及冲任。治宜固气滋肾，调气和冲。③胎前崩漏，其病因为肝肾郁热，血失常度而致崩。治宜澄源塞流。即针对病因，紧急止血安胎。④产后崩漏，其病因为产后调养失宜，或劳动太过，或房事不慎，治宜调气固血，速塞其流，防止气随血脱。

崩下方（王渭川经验方）

【组成】潞党参 30 g，鸡血藤 18 g，焦白术 10 g，槟榔 10 g，生黄芪 60 g，鸡内金10 g，夏枯草 30 g，山楂 10 g，仙鹤草 60 g，桑寄生 10 g，蜈蚣 2 条，乌梢蛇 19 g，鹿角胶15 g，蒲黄炭 10 g，糯米草 60 g，炒北五味子 2 g。

【功效】补脾益气，祛风止血。

【主治】脾虚失统，冲任不固，湿滞关节

所致崩下，关节痛。症见暴崩下血，2 周未止，色淡质薄，面色苍白，四肢冷，大便溏，关节痛，苔薄白，脉细无力。

【病例】孙×，女，39 岁，1974 年 12 月18 日初诊，暴崩下血，2 周未止，色淡质薄，面色苍白，足浮肿，四肢冷，倦怠，纳少，胸闷心悸，大便溏，关节痛，血沉高，苔薄白，脉细无力。辨证属脾虚失统，冲任不固，湿滞关节，用上方连服 14 剂。1975 年 1 月 10日二诊血已逐步渐止，尚有点滴淋漓，肿消，四肢冷感消失，关节痛减。食欲增进，大便不溏，但胃部隐痛，自汗，苔薄白。前方去夏枯草，加九香虫 10 g，金樱子 10 g，连服14 剂。1 月 25 日三诊诉服 12 剂后，淋漓之血全止。嘱服归脾丸、香砂六君子丸，间日换服。连服 14 日，3 月 28 日四诊，丸药服了1 个月后，因工作繁忙，遂停服。月经已行 2次。俱按周期，量色正常。但胃部仍有隐痛，查大便有隐血，要求服成药。嘱服云南白药少量，每周 1 瓶分服，连服 2 个月，各症痊愈。曾来问：可否继服？嘱她完全停药。

补益肝肾化瘀汤（班秀文经验方）

【组成】鸡血藤 20 g，丹参 15 g，当归10 g，川芎 6 g，白芍 10 g，熟地黄 15 g，续断 10 g，益母草 10 g。

【功效】补益肝肾，调理冲任，活血化瘀。

【主治】排卵障碍性异常子宫出血，属肝肾亏损，虚瘀夹杂，冲任失调者。症见形体丰腴，面色苍白，神情疲惫，舌体淡红，舌边尖红，苔薄白，脉细。

【方解】方中鸡血藤、丹参、当归、白芍、川芎、益母草养血活血，化瘀生新，补中寓攻，行中有补；熟地黄、继断补肾壮腰，滋阴固本。诸药合用，共奏补益肝肾，调理冲任，活血化瘀之功。

【用方经验】《医学正传·妇人科》曰："月经全借肾水施化。"肾主生殖，为天癸之源，冲任之本。下列医案初潮即经行不规则，显系先天肾气不足。婚后房室劳损，肾精日耗，肾主水，封藏失职，冲任失调，故尔崩漏；离经之血不能复归故也，瘀阻胞络冲任，不通则痛。肾虚血瘀，瘀积胞中，则不能摄精成孕。一诊、四诊均为行经期，治用补肾活血，以利经血之通行。二诊、五诊为经后期，治重温肾养肝，调理冲任。方用三子滋肾固精；二仙温肾养阴，党参、白术、当归、熟地黄、白芍、鸡血藤等益气养血，其中苎麻根乃摄精止血之要药。全方阴阳并补，气血同治，从而使肝肾得养，气血阴阳调和，月事循常，经调而受孕。

【病例】韦×，女，25 岁，工人。1991 年 4 月 5 日初诊。

主诉：月经紊乱 7 年。13 岁月经初潮，经期前后不定，量多少不一，甚则出现闭经。1984 年无明显诱因出现月经周期紊乱，时而一月两行，时而数月一行；经量多则如崩，少则淋漓，持续数月不净。曾用西药己烯雌酚、黄体酮周期治疗，效果不显。1988 年结婚，婚后夫妻同居，未避孕迄今不孕。同年 10 月月经紊乱加重，经前经中出现少腹剧痛，每届经期则坐立不安，不能坚持工作，必服止痛片才缓。3 次因月经量多、小腹剧痛而晕厥，在当地医院抢救诊刮止血。西医诊为"排卵障碍性异常子宫出血"，经多方求医无效，医院动员其手术切除子宫。患者抱一线希望，慕名来诊。刻诊正值经期第 5 日，量多如涌（已用卫生纸 1～1.5 kg），色鲜红，伴小腹阵发性剧痛，头晕目眩，精神萎靡。

检查：形体丰腴，面色苍白，神情疲惫。舌体淡红，舌边尖红，苔薄白，脉细。病理检查子宫内膜呈不典型增生样改变。

诊断：排卵障碍性异常子宫出血，肝肾亏损，虚瘀夹杂，冲任失调者。

治疗：补益肝肾，调理冲任，活血化瘀。

4 月 9 日二诊：药后少腹疼痛消失，月经于昨日干净。但仍觉头晕，余无不适。舌淡红，苔薄白，脉细缓。守上方去续断加香附 6 g，白术 10 g，以舒气健脾。水煎服，连服 7 剂。4 月 23 日三诊：精神较佳，自测基础体温为单曲线。性交时精液外溢较多。舌淡红，苔薄白，脉细。拟用温肾养肝，调理冲任之法。处方：菟丝子 20 g，枸杞子 10 g，覆盆子 10 g，芜蔚子 10 g，归身 10 g，仙茅

10 g，淫羊藿 15 g，党参 15 g，鸡血藤 20 g，苎麻根 10 g，水煎服，连服 7 剂。5 月 7 日四诊：今为经行第 3 日，量多，色红，夹块，小腹胀痛，但疼痛较前明显减轻，舌淡红，苔薄白，脉细略数。继用养血活血化瘀之法。守 4 月 5 日方去川芎之辛温动血，加蒲黄炭 10 g，荆芥炭 10 g 化瘀止血。5 月 17 日五诊：本月行经 4 日干净。无何不适，舌脉如平。拟用温养以固其后。处方：当归 10 g，熟地黄 15 g，白芍 10 g，党参 15 g，白术 10 g，菟丝子 20 g，枸杞子 10 g，覆盆子 10 g，路路通 6 g，仙茅 6 g，苎麻根 10 g，红花 10 g，水煎服，连服 4 剂。6 月 21 日复诊：末次月经 5 月 5 日，现已停经 47 日。经尿妊娠试验检查诊为早孕。乏力，纳少，舌淡红，苔薄白，脉细滑。继予补益肝肾，养血安胎之剂。

养血化瘀汤（班秀文经验方）

【组成】鸡血藤 20 g，丹参 15 g，当归 10 g，白芍 10 g，土茯苓 20 g，小蓟 10 g，益母草 10 g，白术 10 g，炒山楂 10 g，蒲黄炭 10 g，炙甘草 6 g。

【功效】养血化瘀。

【主治】排卵障碍性异常子宫出血，属瘀血内阻者。症见月经周期不正常，或经期延长，其间时流时止，月经量较多，色暗红，经期小腹胀，舌淡红，苔薄白，脉弦细。

【方解】方中用当归芍药散中的当归、白芍、茯苓、白术养血活血，健脾益气；加入鸡血藤、丹参补中有化，既能养血，又能化瘀；益母草、炒山楂活血祛瘀；蒲黄炭、小蓟止血以治其标；甘草调和方中诸药。诸药合用，共奏养血化瘀之功。

【用方经验】下列医案患者，行经时间延长已两载，长期耗气失血，必有脾虚血亏。脾虚则统摄无权，血离经脉，《血证论·瘀血》曰："吐衄便漏，其血无不离经。……然既是离经之血，虽清血鲜血，亦是瘀血。"瘀血内停阻滞胞脉，新血不得归经而妄行，故月经淋漓延期不净，经量增多。治疗以养血化瘀为原则，方用当归芍药散加减。对于炭药的应用，班氏认为：炭用之不当，往往

妇科国医圣手时方

妇科国医圣手时方

有留瘀之弊，故以少用或不用为佳，非用不可时，也要根据病情的寒热虚实，使用不同性质的炭药。本案止血只用了一味蒲黄炭，既可止血，又能化瘀。血止之后，其又结合现代医学的检查结果，根据子宫内膜轻度腺型增生过长的病理变化，经行之时又改用养血调经之法，重在缩短经期，使达正常范围。经后气血亏耗，则以健脾益气养血法，治气血之化源，使血有所统而不致妄行。由于辨证与辨病相结合，分期论治，标本兼顾，虚实并调，其效乃彰。

【病例】卢×，女，46岁，干部。1990年11月12日初诊。

主诉：经期延长2年余。14岁月经初潮，既往月经期、色、量基本正常。近2年来月经周期尚正常，但经期延长，每次经行15～20日方净，其间时流时止，月经量较多，色暗红，经期小腹胀。曾服中西药治疗，效果不满意。在某医院做人工周期治疗，当时效可，停药后再发。平时带下量或多或少，饮食二便正常。末次月经11月18日，现为经行第3日，经量多，色暗红，伴小腹胀。

检查：1990年11月9日子宫腔刮出物病理活检报告子宫内膜轻度腺型增生过长。舌淡红，苔薄白，脉弦细。

诊断：排卵障碍性异常子宫出血，瘀血内阻者。

治法：养血化瘀。

11月27日二诊：药已，经水已净，腹胀已消，纳寐可，二便调，舌淡红，苔薄白，脉细缓。仍守前法，兼软坚散结。上方去小蓟、蒲黄炭，加生牡蛎（打，先煎）30g，猫爪草10g，水煎服，连服7剂。12月4日三诊：药已，无何不适，纳寐二便常。舌淡红，苔薄白，脉细缓。改用养血活血，化瘀软坚之法。处方：生牡蛎（打，先煎）30g，丹参15g，赤芍10g，鸡血藤20g，红花6g，海藻10g，刘寄奴10g，泽兰10g，凌霄花10g，夏枯草10g，莪术10g，水煎服，连服7剂。12月11日四诊：药已，无不适，舌淡红，苔薄白，脉缓。仍宗前法，兼以健脾利湿，以当归芍药散加味。处方：当归10g，川芎6g，白芍10g，土茯苓20g，白术10g，

泽泻10g，生牡蛎（打，先煎）30g，夏枯草10g，鸡血藤20g，丹参15g，炙甘草5g，水煎服，连服7剂。12月18日五诊：末次月经11月18日，现经水未行，无何不适，纳便正常，舌淡红，苔薄白，脉缓。因经期已至，改用养血疏肝之法。处方：柴胡6g，当归10g，白芍10g，云苓10g，白术10g，生牡蛎（打，先煎）30g，鸡血藤20g，丹参15g，薄荷（后下）5g，炙甘草6g，水煎服，连服7剂。12月25日六诊：昨日经行，量一般，色稍暗，无血块，无腹胀痛等症；纳可，寐好，大小便正常。拟养血调经，补养肝肾。方用：当归10g，川芎6g，白芍10g，熟地黄15g，鸡血藤20g，丹参15g，续断10g，益母草10g，墨旱莲20g，女贞子10g，水煎服，连服3剂。12月28日七诊：今日月经干净，本次经行5日，经量正常，现无不适，舌淡红，苔薄白，脉细缓。改用健脾益气养血之法。处方：当归10g，白芍10g，党参15g，白术10g，云苓10g，陈皮5g，鸡血藤20g，丹参15g，益母草10g，生牡蛎（打，先煎）30g，水煎服，连服7剂。按上法调理2个月经周期，1991年元月25日经行，7日干净。后随访3个月，月经不潮，尿孕试验排除妊娠，纳食二便均正常。

益气化瘀方（哈荔田经验方）

【组成】紫丹参15g，茜草9g，三棱9g，海螵蛸9g，桑寄生12g，续断12g，鹿角霜9g，刘寄奴10g，炒杜仲10g，山茱萸15g，生黄芪15g，醋柴胡9g，五倍子8g，炒地榆10g。

【功效】调经养血，固摄冲任，益气化瘀。

【主治】属脾肾两虚，冲任亏损兼有瘀滞证。

【加减】经行量少，乏力，纳谷不香者，去柴胡、三棱、丹参，加紫厚朴10g、法半夏10g、杭白芍10g、蒲黄10g。

【方解】患者脾肾不足，肾虚则冲任不固，脾虚则摄血无力，遂致经水延期量多。因虚致瘀，故血中夹块大如鸡卵。先后天俱

损，精气血皆亏，则见心悸、气短、眩晕。治用桑寄生、续断、杜仲、山茱萸、鹿角霜补肾固冲任；黄芪健脾摄阴血；丹参、茜草、刘寄奴、三棱活血化瘀，俾瘀血去，新血得以归经而不妄行；并以海螵蛸、五倍子、炒地榆收涩塞流。

凉肝煎（哈荔田经验方）

【组成】续断10g，桑寄生10g，炒杜仲10g，墨旱莲10g，女贞子12g，细生地黄12g，杭白芍12g，北刘寄奴12g，川茜草10g，紫丹参、炒地榆各12g，牡丹皮9g，荸荠5g，小甘草5g。

【功效】补肝益肾，凉血化瘀。

【主治】主治肝肾两损，血热血瘀之崩漏。

【加减】经净后则改服六味地黄丸或二至丸，并配合女科金丹或得生丹、加味逍遥丸之类。

【方解】以女贞子、墨旱莲、续断、桑寄生、杜仲等补肝益肾。滋水涵木；生地黄、牡丹皮、茜草、地榆等清热凉血，兼以止血；丹参、北刘寄奴、荸荠活血化瘀，通经止痛；白芍柔肝舒郁，合甘草缓急定痛。全方以养阴涵阳为主，而不用香燥气药。是治本不治标，仿魏玉璜一贯煎之法。加佩兰、陈皮，醒脾和胃，用启化源，次于丸药亦补亦调，缓急相济。始终恪守益肝肾、调冲任之法，故得经顺而孕。

清热固冲汤（王子瑜经验方）

【组成】炒黄柏10g，生地榆15g，生地黄20g，白芍15g，犀角粉（吞，现用水牛角片15g代之）6g，牡丹皮10g，茜草炭12g，炒槐花15g，侧柏叶10g，山茱萸10g，小蓟12g。

【功效】清热凉血，固冲止血。

【主治】血热之崩漏或月经先期。症见月经先期而至，或经行无定期，忽然大下，或淋漓不尽，色鲜红而质稠，口渴心烦，舌红绛，苔黄，脉洪数。

【加减】如兼瘀而见腹中刺痛、血块较多者，白芍改为赤芍10g，加蒲黄10g、五灵脂10g以活血化瘀；如兼阴虚而见潮热、口渴者，加地骨皮10g、知母10g以养阴退热。

【方解】本方治证乃因热盛于内，损伤冲任，血海沸腾，迫血妄行所致。治宜清解血分热毒，固摄冲任二脉，方由《备急千金要方》犀角地黄汤加减化裁而成，方中以犀角（现用水牛角代）清热凉血，清心解毒为主，辅以生地黄、牡丹皮清解血热，养阴化瘀，意在凉血与散瘀并用，以防瘀热郁结，使病缠延难解。此用亦体现了叶天士所说"入血就恐耗血动血，直须凉血散血"之意。再配黄柏清热解毒以除实火；茜草、地榆、槐花、侧柏叶、小蓟清热凉血以止崩漏；山茱萸敛阴固涩以加强止漏之力；白芍养肝和营，敛阴补血，以防出血过多而伤阴血。诸药合用，既凉血化瘀，又固冲止漏，澄源塞流，故崩漏可愈。

【注意事项】脾肾两虚或虚寒性崩漏、月经过多，均不宜使用本方。

【用方经验】使用本方的辨证要点是：经来无定期，经血量多如崩，色鲜红而稠，心胸烦热，舌红绛，苔黄，脉洪数。本方亦可用治子宫内膜增殖症、急性白血病之出血属血热者。

化瘀止崩汤（王子瑜经验方）

【组成】炒当归10g，川芎10g，生炒蒲黄10g，五灵脂10g，炒丹参15g，海螵蛸15g，花蕊石15g，制大黄炭10g，益母草15g，三七粉（吞）5g。

【功效】活血化瘀，凉血止血。

【主治】崩漏血瘀证。

【加减】偏热者加茜草炭10g、藕节炭10g，偏寒者加炮姜炭10g、艾叶炭10g。

【方解】方中佛手散（当归、川芎）合失笑散加丹参，活血祛瘀；海螵蛸、花蕊石、三七粉，化瘀止血；制大黄炭，有凉血祛瘀止血之功；益母草，祛瘀生新，并有收缩子宫止血之效。

17

生脉四草龙牡汤（肖承惊经验方）

【组成】太子参30 g，麦冬15 g，五味子12 g，煅龙骨（先煎）30 g，煅牡蛎（先煎）30 g，仙鹤草15 g，益母草15 g，鹿衔草15 g，墨旱莲15 g。

【功效】益气，敛阴止血。

【主治】气阴两伤所致崩漏证。症见出血量多，出血时间长，阴血丢失严重。

【方解】本方所治因气阴两伤所致崩漏证。方中太子参性平而不燥，益气而不动血，止血而不化热但用量要大，可达补气摄血之目的。麦冬滋养阴液，五味子敛阴止血，二药均有生津作用，配合太子参共奏增补气阴之效。仙鹤草、益母草均有收缩子宫的作用，止血而不留瘀。鹿衔草及墨旱莲，均能益肾止血；煅龙牡收敛益阴，固涩止血。全方守而不走，旨在益气敛阴，使冲脉恢复摄血之能。

【加减】为了加强止血的效力，可在此方的基础上随症投入几味炭类药，如凉血选用贯众炭12 g，补脾选用莲房炭12 g，益肾选用杜仲炭12 g，祛瘀可选用蒲黄炭12 g。一定要根据辨证和药物归经选用炭类药，切不可多用，以防留瘀。若患者出血时间较长，可于主方中加金银花15 g。清热解毒以预防感染。出血甚多且有欲脱之势者，可急服西洋参10 g，以益气养阴，救急固脱。

清热固经汤（王智贤经验方）

【组成】生地黄20 g，生地榆30 g，黄芩炭20 g，小蓟20 g，焦栀子10 g，藕节20 g，侧柏炭20 g，仙鹤草20 g，甘草3 g。

【功效】清热凉血，固崩止漏。

【主治】崩漏血热证，症见月经出血量多或突然大下，或淋漓不断，日久不止，色深红。兼有心烦、口渴、大便秘结、小便色黄、舌质红、苔黄燥、脉滑数有力等实热表现。或漏下日久，时多时少，血色鲜红或淡红，口干唇红，午后发热，头晕耳鸣，心烦不寐，舌红少津，脉细数等虚热表现。

【加减】因虚热出血者，加墨旱莲30 g，女贞子10 g，地骨皮10 g，龟甲胶10 g。

【方解】本方乃清热凉血，止血固经之剂。方中生地黄养阴清热，凉血止血。黄芩炒炭，可清热止血，对迫血妄行之热症甚效。生地榆凉血止血，为治疗下焦各种出血之常用药，对其他部位出血其效果亦很显著，本品有抑制多种细菌之作用。王氏体会生地榆在热症出血中其止血作用不亚于炒炭之效，本品用量大至30 g，方有著效。焦栀子清三焦之火，利肝胆湿热，凉血止血作用亦较显著。藕节甘平，为止血专品，常与其他止血药伍用，藕节可用至30 g，止血效著。侧柏炭为凉血止血之品，对热证引起之多种出血有效，如崩漏、尿血、咯血、便血等。仙鹤草止血作用甚好，无论何种原因引起之出血均效，用量宜在30 g以上，亦可单味应用，墨旱莲是一味既养阴清热，又凉血止血之药，凡因虚热迫津外泄、迫血妄行者用之均效，本药与女贞子伍用养阴清热，止血之效更佳。龟甲胶功专止血补血，养阴清热。地骨皮能清虚热，凉血止血。

【现代研究】现代研究本品有加快凝血时间，增加血小板的作用。小蓟为凉血、止血、解毒、利尿之佳品，对各种出血均效，更长于治尿血，但在热证崩漏中亦有效。现代研究小蓟有利胆，降低血压，收缩血管、缩短凝血时间，降低血中胆固醇等作用。

【病例】刘×，女，38岁。2年来月经不调，月经周期逐渐缩短，经期延长，血量增多。近半年，每次经潮如崩，暴注不止，色鲜红，持续2月余，又淋漓七八日方止。常有头晕目眩，五心烦热，夜寐不宁，口渴咽干，尿黄便秘等症。一日暴崩下血，日余不止，应邀往治，患者卧床不起，语声无力，舌淡红，无苔少津，脉细数。立即给地榆30 g，苦酒250 g，加水适量煎服，并配合针灸，是夜出血大减，只下淋漓，拟清热凉血之剂，以本方去仙鹤、藕节，加墨旱莲20 g，龟甲胶10 g，2剂服后第6日血止，烦热不寐之状减轻。二诊，经后23日突然下血，仍有崩冲之象，但血量较前为少，仍用原方原法治疗，见效显著，5日后经止。考虑长期多次下血，有虚热之一面，宜澄源复旧治本，经后拟清热凉血，养阴益气之剂，方用生地黄20 g，生黄芪20 g，山药20 g，山茱萸10 g，墨旱莲20 g，龟甲胶10 g，女贞子10 g，白芍10 g，地骨皮10 g，黄芩10 g，栀子10 g，生地榆30 g，生甘草3 g，3剂。三诊，本次月经已延至27日方潮，量虽多，但无暴注之象，且虚热之证已基本消失。脉仍细数，舌红少苔。去栀子，3剂，自此每月一行，经量虽多，再无崩漏发生，7个月后方归正常。

养阴止崩汤（蔡小荪经验方）

【组成】生地黄12 g，炙龟甲10 g，煅牡蛎30 g，牡丹皮炭10 g，墨旱莲20 g，熟女贞子20 g，白芍12 g，潞党参12 g，黑芥穗10 g，生蒲黄（包煎）15 g。

【功效】化瘀生新，化瘀止崩。

【主治】阳崩。经量过多如注，色鲜无块，或淋漓日久，颧红潮热，咽干口燥，腰酸头晕，舌质红少苔，脉细数或细弦。

【方解】生地黄、龟甲益肾滋阴，凉血清热；白芍、牡蛎酸收固涩，以收下焦相火；牡丹皮、蒲黄清热凉血，祛瘀生新，以防热盛煎熬，血稠成瘀；墨旱莲、熟女贞子补益肝肾，滋阴止血；配潞党参益气培元，此所谓"常泄者虑其气脱"。血虚易生风，风盛热更炽，配黑芥穗宣散肝经之气，又祛血中之风，祛风即能止血。本方以"热者清之，虚者补之"为治疗原则，方中炙龟甲、生地黄炭益肾滋阴，牡蛎滋阴潜阳，固涩止血。鉴于时有腹痛，防其尚存残瘀，参以当归、蒲黄祛瘀止痛，墨旱莲、白芍养阴柔肝育肾，方药着重于养阴止崩，养阴即所以抑阳，阴阳平衡，冲任乃固，血崩自止。

【用方经验】崩漏的病因众多，病情错综复杂，蔡氏主张"求因为主，止血为辅"。止血不留瘀，崩则不专止涩，用药深谙药性，崩漏止后，经水甫净，气血大亏，急需补气血，增加营养的调理，使气血旺盛则循环而行，崩漏自愈。

温阳止崩汤（蔡小荪经验方）

【组成】潞党参12 g，生黄芪20 g，炒当归10 g，熟附片10 g，牛角腮10 g，生地黄炭30 g，炮姜炭3 g，白芍12 g，煅牡蛎30 g，仙鹤草30 g，生蒲黄（包煎）15 g，阿胶（烊冲）10 g。

【功效】化瘀生新，化瘀止崩。

【主治】阴崩。经行量多，色淡，质稀薄，经期延长，面色苍白，头晕气短，乏力畏寒，大便欠实，舌淡苔薄，或边有齿印，脉细软或虚。

【方解】本方由四物汤合当归补血汤化裁组成，原方去川芎，因该药走而不守，有动血之弊。阳虚崩漏大多为久崩久漏所致，始则血虚，气亦随亏，久而阳虚，用养血止崩剂多无效。有形之血不能速生，无形之气所当急固，故以参、芪益气固脱；熟附片、炮姜炭温阳以助益气摄血之力；当归为血中之气药，以其养血而无留瘀之弊；牛角腮苦温，能止血化瘀，仙鹤草止血补虚，两者以佐当归则相得益彰；生地黄与炮姜同用，可互制偏胜，而炮姜存性，又能增强止血之功；经量过多，质稀色淡，为气血两亏、阳虚无瘀之征，用煅牡蛎、白芍敛阴固涩，与温阳之剂互为制约；生蒲黄化瘀止血，配阿胶血肉有情之品养血止崩，其效益显。

【注意事项】阳虚阴盛之崩漏，大胆而正确地使用附子温阳止崩，尤为重要，因附子辛甘大热且有毒，用于体虚崩症，恐其动血劫阴，故处方下药时就不无顾忌，但若确系阳虚血崩，则又属必用之剂。然益气温阳之法，需确诊为阳虚，否则不宜轻用。温燥之剂毕竟有动血之虞，一旦症势好转，附子亦当减量或除去。故用附子治阳虚血崩需大胆细心，审证明辨，正确使用，方可无虞。

化瘀止崩汤（蔡小荪经验方）

【组成】当归10 g，生地黄10 g，白芍10 g，制香附10 g，生蒲黄（包煎）30 g，花蕊石15 g，丹参10 g，熟大黄炭10 g，三七末

妇科国医圣手时方

妇科国医圣手时方

（吞服）2 g，震灵丹（包煎）12 g。

【功效】活血调经，化瘀止血。

【主治】崩下色红或紫，质黏稠夹有瘀，少腹疼痛，瘀块下则痛减，或出血淋漓不绝，舌质红或紫暗或有瘀斑，脉弦而沉或涩。

【方解】方中生地黄、当归、白芍、香附清热养血，理气调经；丹参、三七末、蒲黄、震灵丹活血祛瘀生新，寓功于通；熟大黄炭能入血分，除血中伏热，以凉血化瘀止血；花蕊石行瘀止血，专入肝经血分，下死胎胞衣，对于子宫内膜增生过度的排卵障碍性异常子宫出血颇为效验。本方侧重于清热化瘀，理气行滞，使瘀滞能化蕴热得清，络脉通畅，血能归经，阴阳平复，冲任乃固。

育肾固冲汤（蔡小荪经验方）

【组成】生地黄12 g，炙龟甲9 g，煅牡蛎30 g，牡丹皮炭9 g，墨旱莲20 g，白芍12 g，党参12 g，黑芥穗9 g，生蒲黄（包）15 g。

【功效】育肾滋阴，清热止崩。

【主治】经期提前，或经行量多色鲜如注，或月经淋漓日久不止，颧红潮热，或手心灼热，咽干口燥，腰酸头晕，舌红少苔，脉细数，或细弦。

【方解】方中生地黄、龟甲益肾滋阴，凉血清热；煅牡蛎酸收固涩以敛相火；牡丹皮、生蒲黄清热凉血，祛瘀生新；墨旱莲、白芍补益肝肾，配党参以扶正；血虚易生风，风胜热更炽，配黑芥穗以祛血中之风，祛风即能止血。

久崩汤（蔡小荪经验方）

【组成】吉林参10 g，炙黄芪15 g，炒白术10 g，归身炭10 g，蒲黄炒阿胶10 g，生地黄炭30 g，焦白芍10 g，陈棕炭10 g，血余炭10 g，香附炭10 g，藕节炭30 g。

【功效】益气养营，固摄止崩。

【主治】崩漏日久，症见营血亏耗，元气大损，如面色苍白，气短肢软，神疲乏力，脉虚细，舌淡。

【加减】血热用侧柏炭10 g、牡丹皮炭10 g、地榆炭10 g、荆芥炭10 g；肝旺用黄芩炭10 g、柴胡炭10 g；虚寒用别直参10 g、附片10 g、炮姜炭10 g、陈艾炭10 g；固涩用煅龙牡10 g、赤石脂10 g；气虚下陷用升麻炭10 g、柴胡炭10 g。

治多囊卵巢综合征致崩漏方（柴松岩经验方）

【组成】北沙参20 g，车前子10 g，茜草10 g，月季花6 g，益母草10 g，夏枯草10 g，泽兰10 g，女贞子20 g，柴胡3 g，生牡蛎20 g，椿皮10 g，百合20

【功效】补肾活血安冲。

【主治】主治多囊卵巢综合征致崩漏肾虚血瘀，血海不安。症见阴道不规则出血，血色紫暗，无周期性增多，无腹痛。纳可，眠佳，二便调。舌暗红，形体肥胖，体毛重。脉沉细滑。

【加减】瘀而化热者，去活血药，加用寒水石30 g、大蓟10 g、小蓟10 g、莲子心6 g清热；血少色黑，淋漓出血，有瘀滞存在，可加川芎4 g，以养血排瘀，而不用牛膝引血下行，恐动血海。

【方解】方中以女贞子为君补肾养阴；以北沙参、百合、茜草、月季花、益母草、泽兰为臣，北沙参、百合辅助君药，补肺胃之阴以滋肾阴，茜草、月季花、益母草、泽兰活血化瘀；佐用柴胡、夏枯草、生牡蛎、椿皮。柴胡、夏枯草理气，气行则血畅，生牡蛎、椿皮固冲，佐治活血化瘀之品以防其过。全方活血化瘀，养阴补肾，攻补兼施。

【注意事项】①出血期大于25日，将至下次月经来潮日起，主张不用药，到下次月经期第2日服出血期用药方。②月经周期小于22日，平时方中加生牡蛎20 g，服药20日，不再服药，以期达到推迟周期之效。③月经错后，带经日久，经净后加益母草10 g，服药20日停药，以观察周期变化情况。④月经量多，带经日久，周期正常，于月经第2日晚间服药。⑤先淋漓数日后出血，以其月经量多的日期为第1日，经前15日固涩，如果能观察基础体温则更为有利，待近经期时加入调经养血药。患者不宜食海米、羊肉、狗肉及辛辣食品，以防燥热动血。

【用方经验】首先应根据的舌、脉、症进行病证、病位的辨别。本案患者有瘀血病证，瘀血不去则新血不得归经，此时单纯收敛止血，反而会加重瘀血的情况，出血难止。治疗在补肾的基础上活血化瘀，药用茜草、月季花、益母草、泽兰化瘀。

治子宫内膜增殖症致崩漏方（柴松岩经验方）

【组成】太子参15 g，黄芩10 g，覆盆子20 g，大蓟20 g，小蓟20 g，益母草12 g，荷叶12 g，藕节30 g，柴胡5 g，生牡蛎30 g，仙鹤草15 g，玉竹10 g，墨旱莲12 g，香附10 g，金银花15 g。

【功效】健脾补肾，凉血止血。

【主治】子宫内膜增殖症致崩漏脾肾不足，热扰冲任证。症见无诱因阴道不规则出血，诊刮病理为"子宫内膜单纯性增生伴非典型增生"，术后阴道出血持续未净，阴道仍有少量出血，无腹痛。纳可，眠佳，二便调。舌肥暗淡，苔黄干，脉细滑。

【加减】出血量多，加三七粉（分冲）3 g；大便溏，加泽泻10 g；失眠，加何首乌10 g，以养血安神；舌淡，脉细弱无力，加菟丝子5～10 g，以补肾气；月经周期小于25日，加生牡蛎30 g，以调整周期。

【方解】方中以太子参为君，健脾益气。太子参味甘，微苦，性微寒，为清补之品，既能益气，又可养阴，用于此证，补而不燥。以覆盆子、墨旱莲、黄芩、大蓟、小蓟、藕节为臣。覆盆子甘温补益，酸以收敛，补肾同时又能固涩止血；墨旱莲酸寒凉血止血，甘寒益肾养阴，二者合用于此既补肾又可固涩清热止血；藕节收敛止血，兼能化瘀，止血而无留瘀之弊；黄芩、大蓟、小蓟清血海伏热，凉血止血。以益母草、荷叶、柴胡、生牡蛎、香附、玉竹、金银花共为佐药。益母草祛瘀生新，瘀血不祛，新血不生。生牡蛎益阴潜阳，收敛固涩，辅佐臣药益阴固冲止血；柴胡、金银花、荷叶辅佐臣药清热；

玉竹养阴；香附理气血，佐制固涩药以防收敛太过而留邪。全方君、臣、佐。众药相互协调，静中有动，补而不燥，共奏健脾补肾，凉血止血之功。

【注意事项】禁食羊肉、辛辣刺激性食物。

【现代研究】现代药理研究证明，益母草煎剂对动物子宫有兴奋作用，可促进子宫收缩。

【用方经验】子宫内膜增殖可发生于任何年龄，青春期、生殖期、围绝经期或绝经后期均可发生，但常见于35岁以上中年妇女。对绝大多数此症患者而言，子宫内膜增殖是一种可逆性病变，或保持一种持续性良性状态。有少数患者如治疗不当，在较长时间间隔以后或有发生子宫内膜变性之风险。月经失调是子宫内膜增殖的突出症状之一，常表现为阴道不规则出血，月经稀发，闭经或闭经一段时间后出血不止，一般称为排卵障碍性异常子宫出血。柴松岩在继承前人经验之基础上，经多年临证探索，对崩漏治则提出标本同治的独到见解，即：出血之症为标，致病之机乃本，随病情演变阶段不同，治则虽可有不同侧重，然应标、本并重，不可顾此失彼，当同时兼顾。此方，健脾补肾，清热止血一贯始终，乃标本同治之法。然值出血期，治则侧重固冲止血，重点治其标；至血止期，侧重补养阴血，重点治其本；如病程日久，必有肝郁，则施以疏肝解郁；同时，参照基础体温之变化，制订方案，实有助于扩展治疗思路。柴老治疗崩漏之用药，则遵循静中有动、动中有静、补而不燥、补而不腻之原则。所谓静中有动，即出血期，固冲止血，必佐以化瘀理气之法，固而不滞，常以生牡蛎、仙鹤草、墨旱莲、覆盆子、藕节与香附或益母草相互组合成药对固涩收敛与活血化瘀。所谓动中有静，即经前期，养血理气，必佐固冲止血之法，以防出血不止，常以益母草、当归、牛膝、川芎、香附与生牡蛎或仙鹤草相互组合成药对，理气活血化瘀与固冲止血。以上静中有动与动中有静用药之法，看似用药相同，然出血期与血止期组方用药药味选择侧重不同、药量不同，致

妇科国医圣手时方

理法、功效不同,从而亦产生不同的治疗结果,其中细腻的药物组合,耐人寻味。所谓补而不燥,即健脾,对阴血本已不足之证,若选择其性多偏温燥之品,如人参、党参、白术、黄芪等,虽药力甚强,但恐用之更加耗伤阴血,亦可弃之不用,而改清补之品,如太子参代之,益气而不伤阴。所谓补而不滞,即养阴血应防养阴药过于滋腻之弊而需佐理气化浊之品。如本方治疗,药用女贞子、桑椹、白芍养阴血同时,佐砂仁、陈皮理气化浊。如此理法、用药,患者终崩漏止,并月经恢复如常,经期稳定,带经时间正常,经前基础体温近典型双相,排卵恢复,疗效可判定痊愈。

清热固冲方(柴松岩经验方)

【组成】生牡蛎30 g,寒水石10 g,黄芩10 g,白茅根30 g,莲子心3 g,藕节30 g,川贝母10 g,黄柏10 g,益母草10 g,牡丹皮10 g,柴胡5 g,大蓟20 g,小蓟20 g。

【功效】清热固冲,化瘀止血。

【主治】热扰冲任,血海不安崩漏。症见月经周期、经期紊乱,经量多。诊刮病理为"子宫内膜腺瘤样增生",伴燥热,手足心热,纳可,眠佳,二便调。舌质红,苔薄黄,面色苍白,脉细滑稍数。

【加减】出血量多,轻微腹痛者,加三七粉(分冲)3 g,以化瘀止血;大便干结者,加瓜蒌20 g,以养阴通便止血。

【方解】方以生牡蛎为君,收敛固涩,固冲止血,软坚散结。藕节、大蓟、小蓟、柴胡共为臣药,藕节收涩止血,兼能化瘀,辅助君药止血而不留邪;大小蓟性凉清热凉血止血,苦泄破血消肿,兼有甘味,《本草备要》有"行而带补"之说,实为祛瘀生新之功;柴胡升提举陷,辅助君药固冲止血。寒水石、黄芩、白茅根、莲子心、川贝母、黄柏、益母草、牡丹皮同为佐药,寒水石、黄芩、白茅根、莲子心、黄柏、牡丹皮各药辅佐君药清热、泄火、凉血、止血;川贝母入肺经补肺气,调理气机,开郁散结,佐制君药,以防收敛固涩太过;益母草利水消肿,

减缓内膜增生,活血祛瘀亦不留邪。全方各药固冲止血,亦顾软坚散结,化瘀消肿,多效并举,对改善异常增生之内膜有促进作用。

【用方经验】明代,方约之在《丹溪心法附余》中首次明确提出:"初用止血以塞其流,中用清热凉血以澄其源,末用补血以还其旧。若只塞其流不澄其源,则滔天之势不能遏;若只澄其源不复其旧,则孤子之阳无以立。故本末无遗,前后不紊,方可言治也。"这一论述,为后世医家治疗崩漏奠定了理论基础,所谓"塞流""澄源""复旧"三法已成为现代医家治疗崩漏的基本大法。老师认为:方氏之论述,指出了治"崩"之法,亦阐明了"治崩三法"间的相互关系。崩漏既为出血性月经病,则其治疗当以止血为首务,故"初用止血以塞其流";若血势已缓或出血已止,则宜正本清源,即辨证求因,审因论治,治病求本,以防病情反复,此所谓"中用清热凉血以澄其源";恢复正常月经是最终目的,故在澄源治本的基础上,调补虚损以复其常,即"末用补血以还其旧"。但是,所谓"治崩三法",并非治疗崩漏的三种具体方法,实乃针对崩漏不同阶段所采取的三个治疗步骤,因此在具体运用时,同是出血,疾病不同阶段,病症不同,病机不同,应依据症、舌、脉之变化不同,随时辨证,调整治则。柴老认为:①塞流当分缓急、轻重。"暴崩多虚,久漏多瘀"。当经血非时而下之际,多为肾失封藏、脾失统摄而气不摄血,不仅可使气血骤虚而正气耗损,甚则每有气随血脱、阳随阴亡之虞。若见突然出血量多,法当固冲摄血、收敛止血,以迅速止血或控制出血,常药用生牡蛎、侧柏炭、大蓟、小蓟、仙鹤草等;若属久漏量少、淋漓不净,则每多兼有瘀血,所谓"瘀血不去,新血不能归经",则可在辨证用药基础上,加用茜草炭、益母草、炒蒲黄、三七粉等。此亦所谓"急则治其标"。②澄源当辨寒、热、虚、实。属阴虚内热者,治以养阴清热,常用药物女贞子、墨旱莲、地骨皮、栀子、白芍、枸杞子、侧柏炭、大蓟、小蓟等,以滋阴凉血、止血调经;属瘀血内阻者,治以化瘀止血,常用药物郁金、月季花、桃仁、苏

木、茜草炭、益母草、炒蒲黄、当归等，以祛瘀止血调经；属湿热蕴结者，治以清热利湿、固冲调经，常用药物荷叶、黄连、莲须、椿皮、茵陈、白扁豆等；属肝郁化火者，治以清肝解郁、止血调经，常用药物柴胡、夏枯草、川楝子、黄柏、玫瑰花等；属气虚不固者，治以益气摄血、止血调经，常用药物生黄芪、太子参、白术、山药等；属以上诸证相互兼夹者，则宜合法合方、灵活化裁以治。③复旧重在补肾、调肝、益脾，调补冲任气血。肾主封藏、为月经之本，肝藏血、主疏泄，二者主持并调节冲任、胞宫之蓄溢开阖；脾为气血生化之源，主统摄冲任气血。故复旧多以补肾、调肝、健脾，调补冲任气血之法，因宜选方，随证加减。④对于子宫内膜增殖症引起阴道异常出血的治疗，止血同时，亦应不忘软坚散结、利水消肿、活血化瘀，唯此，可期减缓子宫内膜异常增生，改善局部病变。

治排卵障碍性异常子宫出血方（柴松岩经验方）

【组成】柴胡5 g，生牡蛎20 g，覆盆子10 g，黄柏5 g，墨旱莲20 g，地骨皮12 g，百合12 g，椿皮15 g，大蓟20 g，小蓟20 g，益母草5 g，白茅根20 g，莲子心3 g，荷叶10 g，藕节30 g。

【功效】养阴清热，固冲止血。

【主治】血海伏热，冲任不固崩漏，症见青春期无诱因阴道出血，有周期性增多，出血量多，无腹痛，口渴，眠佳，二便调。平素喜食羊肉。舌红，苔白干，脉细滑稍数。

【加减】①月经周期小于22日，平时方中加生牡蛎30 g以补肾固涩。月经周期大于40日，平时方中加丹参10 g。②大便干燥，加瓜蒌20～30 g，以宽中下气，养阴通便。③失眠，心烦，加莲子心3 g，远志6 g，以交通心肾。④腰痛，加山茱萸10 g，熟地黄10 g，牡丹皮6 g，以补肾气，清热除血滞。

【方解】方中以白茅根、大蓟、小蓟为君，清热凉血止血；侧柏炭、白芍、五味子、地骨皮、莲子心、生地黄共为臣药。侧柏炭辅君药清热止血，白芍、五味子敛阴止血、固冲任，地骨皮清下焦虚火，莲子心、地黄清热凉血止血。佐以黄柏、棕榈炭、益母草、泽泻、黄柏燥湿除热，棕榈炭收敛止血，益母草化瘀止血，用之促进宫缩。

【用方经验】柴松岩妇科临证，善用生牡蛎配生地黄治疗青春期排卵障碍性异常子宫出血，常致奇效。牡蛎味咸、涩，有收敛固涩之效；其性寒质重，又具益阴潜阳之功。《本草备要》曰其可"治遗精崩带"，《药性论》曰生牡蛎"主治女子崩中，止盗汗，除风热，止痛"。《医学衷中参西录》之安冲汤，用牡蛎配黄芪、白术、海螵蛸治脾虚之漏下；《妇科证治约旨》之加味固阴煎，以牡蛎配伍知母、黄柏、生地黄治疗阴血内热之崩中漏下。生地黄味甘、苦，性微寒，具有滋阴清热凉血补血之功效。《日华子》曰其可治"妇人崩中血晕"，《别录》曰其主"女子伤中，胞漏下血"。《圣济总录》中之地黄汤，用之与黄芩、当归、艾叶配伍，治疗妇女阴虚血热，崩漏不止。以生地黄与生地黄相配治疗青春期出血性疾病，生牡蛎益阴潜阳、收敛固涩，生地黄滋阴清热凉血补血，二药合用，一涩一补，相辅相成，即清热凉血固涩止血，又补充出血所耗之阴。生牡蛎与地黄药量比例以2∶1为宜，若出血量多，药量相应增加；若出血量少，药量相应减少，但二者总体比例始终不变。此外，应用生牡蛎治疗妇科出血性疾病，还应因人、因证、因病、因不同月经时期，而有不同使用方法，并有以下经验。①因生牡蛎敛性较强，对无卵泡、无排卵患者，一般不提倡使用。若遇阴道不规则出血者必须以生牡蛎止血，亦需同时配香附以行气通滞，使其固而不滞。②对于月经周期过短之患者，经血刚净之时可乘势加大生牡蛎使用剂量，专取其收敛固涩之性，以期推迟排卵，延长月经周期。③带经日久者，可用生牡蛎止血，但须把握用药时机，一般选择在月经第5日开始用药，以免影响正常行经；④淋漓出血者，接近月经期不可用生牡蛎，避免其固涩收敛之性干扰正常月经周期。

妇科国医圣手时方

四草汤（夏桂成经验方）

【组成】马鞭草 15～30 g，鹿衔草 30 g，茜草 15～30 g，益母草 15～30 g。

【功效】清热化瘀，凉血止血。

【主治】崩漏证属血热夹瘀者。症见经血非时而下，或暴下量多，或淋漓不净，色紫红质稠，夹有血块，小腹疼痛，口渴心烦，舌暗红，苔黄，脉弦数。

【加减】如出血较多者，可加炙龟甲 10 g、大蓟 10 g、小蓟 10 g、炒续断 10 g、生地黄 10 g，止血之效尤捷，如血瘀为主之崩漏，加黑当归 10 g、赤芍 10 g、失笑散 10 g、制香附 10 g、花蕊石 10 g、血竭 3 g 等，疗效颇佳。但脾胃虚寒者，当佐健脾和胃之品。

【方解】本方所治之证皆由瘀热互结所致。实热内蕴，热灼血液成瘀。瘀热迫血妄行，故经血非时而下，色紫红，质黏稠，有血块；瘀阻胞宫，不通则痛，故小腹疼痛。余证候均为瘀热互结之征。治宜清热凉血，化瘀止血。方中马鞭草味苦性凉，清热解毒，化瘀止血；茜草苦寒，清热凉血，化瘀止血，二药相伍，清热化瘀止血之力倍增。鹿衔草长于活血调经，固崩止血，夏氏认为其有清热作用，对瘀热互结之崩漏较为适宜；益母草善于活血祛瘀调经。四药合用，清热凉血，化瘀止血。本方药少量大力专，清热无凉遏之弊，化瘀无动血之忧，止血而不留瘀，故对血热夹瘀之妇科出血用之颇宜。

【注意事项】崩漏属脾胃虚寒或肾虚所致者，不宜使用；妊娠期出血，虽有瘀热，亦当慎用。

【用方经验】①辨证要点经血非时而下，色紫红，有血块，口渴心烦，舌暗红，苔黄，脉弦数。②适用范围月经过多、经期延长、崩漏、产后恶露不绝、排卵障碍性异常子宫出血、产后子宫复旧不良等，辨证属血热夹瘀者。

补中升清汤（祝谌予经验方）

【组成】黄芪 30 g，党参 10 g，柴胡 10 g，黑升麻 10 g，黑芥穗 10 g，白术 10 g，当归 6 g，艾叶 10 g，生地黄 15 g，熟地黄 15 g，阿胶 10 g，甘草 6 g

【功效】补中益气，升清摄血。

【主治】脾气虚之崩漏。症见经来无期，初崩中继而淋漓不尽，经色淡而质稀薄，面色㿠白，气短懒言，神疲乏力，饮食减少，大便溏薄，舌胖苔白，脉虚弱。

【加减】血脱及气而见眩晕、不省人事者，党参改为人参，并加重黄芪用量，以补气固脱；兼心血少而见心悸、失眠者，加酸枣仁 10 g、龙眼肉 10 g、茯神 10 g 以养心安神。

【方解】本方治疗乃因脾气不足，气机下陷，统摄无权所致。治宜补气健脾，升举阳气，固冲摄血。方由《脾胃论》之补中益气汤加减组成。方中黄芪、党参补中益气以裕后天之本，使脾气充而清阳上升；白术、甘草补气健脾以助党参、黄芪；升麻、柴胡升举阳气，与黄芪合用，共收补气升阳之功；熟地黄、当归养血补虚；生地黄养阴增液；阿胶补血固冲而止血；艾叶、黑芥穗温经收敛止血。诸药合用，一是补气健脾以治气虚之本，二是升提下陷阳气以求升清摄血，共达补气升阳，养血固冲之效。

【注意事项】瘀热郁结或阴亏有热之崩漏、月经过多者，均不宜使用本方。

【用方经验】使用本方的辨证要点是：经来无期，量多或漏下不止，经色淡而质薄，面色㿠白，神疲气短，舌胖而苔薄，脉虚弱。本方亦可用治功能失调性子宫出血（简称功血）、子宫脱垂、胃黏膜脱垂并出血、再生障碍性贫血等属脾虚气弱者。

自拟固经汤（马龙伯经验方）

【组成】桑寄生 30 g，续断 12 g，海螵蛸 12 g，生龙骨 20 g，生牡蛎 20 g，绵黄芪 20 g，焦白术 20 g，生地黄 20 g，炒白芍 10 g，醋柴胡 6 g，炒茜草 6 g。

【功效】补气血，养肝肾，固冲任。

【主治】肝气郁滞所致之崩漏（排卵障碍性异常子宫出血，带环后、刮宫后出血，子宫黏膜下肌瘤出血)。

【加减】血块多者，加益母草、蒲黄炭；血色鲜红者，去生黄芪、白术，加墨旱莲10 g、地榆10 g、贯众炭10 g；出血量多者，加赤石脂10 g、阿胶10 g、仙鹤草10 g、三七6 g；肾阴虚、肝阳偏旺者，去生黄芪、白术，加女贞子10 g、墨旱莲10 g、何首乌10 g；肾阳不足加菟丝子10 g、仙茅10 g、淫羊藿10 g。

【方解】方中芪术、柴胡补气升提；地黄、白芍、龙骨、牡蛎以滋阴潜阳，白芍养阴以柔肝；再配桑寄生、续断补肾固冲，海螵蛸、茜草、生龙骨、生牡蛎收敛止血，安愁其血不止，其经不调?

龟甲清阴三草汤（马龙伯经验方）

【组成】炙龟甲30 g，生地黄20 g，墨旱莲15 g，鹿衔草20 g，生阿胶12 g，仙鹤草30 g，生龙骨20 g，生牡蛎20 g，海螵蛸12 g，焦白术20 g，白芍炭12 g，炒茜草10 g，炒黄芩10 g，柴胡6 g，三七粉（分冲）3 g。

【功效】滋阴清热，固崩止血。

【主治】阴血虚，热偏盛导致之崩漏，下血血量少，但长期淋漓不止。

【加减】阴虚内热甚而见潮热盗汗者，去柴胡、白术，加知母10 g、黄柏10 g以坚阴降火；经久淋漓不断者，加地榆炭10 g、侧柏炭10 g以收敛止血。

【方解】本方治证多因先天未充，肾气不足，或房室过度，暗耗肾精，以致肝肾阴亏，虚火内扰所致。治疗以平补肝肾为主，使阴水充足以制约虚火；以塞流止血为辅，以达澄源塞流之效，方中重用龟甲滋养肾阴，潜阳降火；生地黄、墨旱莲益阴清热，凉血止血；阿胶、白芍炭养血固冲止血；仙鹤草、鹿衔草、海螵蛸、三七收敛，止血；生龙骨、生牡蛎育阴潜阳，兼能收敛固涩止漏；茜草清热凉血以止血，炒用其止血力更强；黄芩清热泻火以止血，漏下不止，又每见脾虚，故配焦白术健脾益气以摄血；柴胡疏肝清热，调畅气机。诸药配伍，既能平补肝肾，协调

阴阳，又能清降虚火，固崩止血，共成培本澄源，塞流止崩之良方。

【注意事项】虚寒或瘀滞寒凝之崩漏，均不宜使用本方。

【用方经验】使用本方的辨证要点是：崩漏不止，色红质稠，形瘦颧红，腰酸耳鸣，潮热心烦，舌红苔少，脉细数。本方亦可用治功能性低热、肺结核咯血属肝肾阴亏者。

自拟加减止漏汤（时逸人经验方）

【组成】全当归15 g，炒白芍15 g，地榆炭9 g，阿胶珠12 g，牡蛎12 g，大生地黄9 g，白茯苓9 g，益母草9 g，血余炭9 g。

【功效】养血止血。

【主治】漏证下血淋漓不断，其色或深紫，或浅淡，或腥臭，或秽浊，亦有血色如常者，其全身症状有头晕心悸，腰酸腹胀，或潮热烦闷，少眠少食，精神委困，形体瘦削。

【加减】内有瘀结者，加桃仁10 g、川红花10 g；内热者，加炒栀子10 g、酒黄芩10 g、生龟甲10 g、生鳖甲10 g；内寒者，加炮姜炭6 g、蕲艾叶10 g、鹿角胶10 g；腹满者，加厚朴10 g、砂仁6 g；腹痛者10 g，加乌药10 g、川楝子10 g；漏下不止者，加棕榈炭10 g、黄芪10 g、党参10 g、煅龙骨10 g。

【方解】当归、白芍、生地黄养血；地榆炭、血余炭止血；益母草调经止血，阿胶养血止血，全方共奏养血止血之功。

调经Ⅱ号方（王玉玲经验方）

【组成】熟地黄10 g，白芍10 g，阿胶（烊化）10 g，茜草10 g，蒲黄炭（包煎）10 g，海螵蛸30 g。

【功效】养阴清热，固冲止崩。

【主治】崩漏。

【加减】气虚者，加党参10 g、黄芪10 g、白术10 g；瘀血所致者，加川芎10 g、赤芍10 g、牛膝10 g；阴虚血热者，加炙龟甲10 g、生地黄10 g；偏肾阴不足者，加女

贞子 10 g、墨旱莲 10 g；肝郁化火，血热妄行者，加牡丹皮 10 g、焦栀子 10 g、黄芩 10 g、小蓟 10 g；出血量多或时间过长者，加仙鹤草 10 g、煅龙骨 20 g、煅牡蛎 20 g；腹痛者，加木香 10 g；腰痛者加续断 10 g、杜仲 10 g。

【方解】崩漏发生的主要机制在于冲任气血的失约，其出血的原因责之于虚、热、瘀。虚者，有血虚、气虚、阴虚；热者，有虚热、实热，以阴虚血热为多；瘀者，指血瘀，所谓行经之后，余血未净，瘀血内阻，恶血不去，新血不得归经。法宜养血固冲。方中熟地黄、白芍补血养血，阿胶补血止血，茜草、海螵蛸止血，蒲黄炭止血为主，稍有行瘀之功。若瘀血为患，则可加入牛膝、川芎、赤芍之品，然须中病即止，孟浪逐瘀必耗气伤阴。

养阴止血方（金季玲经验方）

【组成】茜草 10 g，蒲黄炭 10 g，女贞子 10 g，墨旱莲 20 g，海螵蛸 20 g，三七粉（冲服）3 g，荆芥炭 15 g，仙鹤草 15 g，鹿衔草 15 g，煅牡蛎 15 g，贯众炭 12 g，山茱萸 12 g，阿胶（烊化）12 g。

【功效】养阴清热，化瘀止血。

【主治】青春期排卵障碍性异常子宫出血。

【加减】基础体温低相，有少量白带，偶见腰酸，口干，舌质仍略偏红、苔薄白，脉细。治以补肾调周促排卵。处方：地骨皮 10 g、生地黄 10 g、牡丹皮 10 g、麦冬 10 g、白芍 10 g、玄参 10 g，药后诸症皆轻，查基础体温双相，诊时为基础体温升高第 2 日。守方加淫羊藿 12 g，7 剂。首方加棕榈炭 15 g、荆芥炭 12 g，经期第 4 日服。药后于 6 月 10 日经血止。守以上加减诸方调治 3 个月经周期，服药期间基础体温双相，月经周期规则，行经 5～7 日。停药后随访 3 个月，月经规则，经色、量正常。

【方解】青春期患者，肾气虚冲任不固以致经血淋漓不净。漏下日久则肾阴亏损，阴虚血热，迫血妄行，血受灼而瘀。治当养阴清热，化瘀止血。方中女贞子、墨旱莲养阴清热；煅牡蛎、海螵蛸固摄冲任；鹿衔草、山茱萸益肾养血，酸收止血；仙鹤草、荆芥炭收敛止血；阿胶止血；茜草、蒲黄炭、三七粉活血止血，使血止而不留瘀。贯众炭防止阴虚火动，凉血以止血。诸药合用，塞流、澄源并举，既不专事固涩，又不错过治本之机而唯图治标。血止后以补肾，女贞子、地骨皮、生地黄、牡丹皮、麦冬、白芍、阿胶（烊化）、山茱萸、玄参、墨旱莲调周促排卵，建立规律月经周期为要。经后期阴血渐盛，至经间期阴血盛极而转阳，出现排卵，故经后治以益肾滋阴养血，至经间期佐以益肾助阳之品助排卵，以达平衡阴阳，补肾调周功效。

【现代研究】排卵障碍性异常子宫出血治疗的目的：主要是预防出血过多，过频，逐渐进入绝经，过快的进入绝经将出现较多的绝经症状，过慢的进入绝经，止血阶段长，对患者不利。止血的原理：用孕激素使宫内膜变为分泌期后脱落止血。用雄激素能抑制下丘脑垂体促卵泡素，以至影响卵泡的发育与成熟。又有抗雌激素及增强子宫肌肉与血管张力的作用，可治疗雌激素过剩所致的出血，并能加速卵泡与子宫内膜的退化。配伍中药，能辨证施治，活血止血，达到治疗的目的。

【用方经验】①重视调理冲任二脉：冲任，即冲脉、任脉之意，属于奇经八脉中的二脉，与妇女经、带、胎、产有着密切的关系。冲为要冲之意。冲任通盛是月经正常来潮的保证，各种致病因素（三因）可直接损伤冲任而影响脏腑、气血和其他经络而产生月经失调。②重视调理肝脾肾：金氏治疗月经病，强调肝、脾、肾三脏的调理。肝藏血，司血海，肝主疏泄，调节血量。如果肝藏血不足，则血海不盈，出现月经减少，经期延后，闭经等病症；肝的疏泄功能失常，则影响气机、气血、经络，因而会出现月经不调、闭经、痛经、经行乳胀、经行头痛、经行眩晕等症。脾为后天之本，是气血生化之源，脾气旺盛，运化水谷功能正常，后天水谷之精微可更充养天癸，使天癸成熟，更好地发

妇科国医圣手时方

揮作用。③重視調理月經周期：調周療法根據月經各期的生理、病理特徵，陰陽轉化規律，提出了相應的治療大法及選用藥物，金氏根據月經各階段的生理變化特點，及各階段的陰陽變化規律，將月經周期分為4期，即行經期、經後期、排卵期、經前期。她認為行經期的特點是排出經血，去舊生新，屬於重陽轉陰的變化階段，故重在活血調經，根據月經期、量、色、質的不同，治法又分為一般調經法、活血化瘀法、逐瘀通經法及化瘀止血法，具體可用四物湯養血調經，還可用血府逐瘀湯、桃紅四物湯、加味失笑散活血化瘀。

急挽崩漏湯（丁光迪經驗方）

【組成】炒防風10 g，荊芥炭10 g，白芷15 g，藁本15 g，羌活10 g，獨活10 g，白術10 g，升麻5 g，柴胡5 g，炙黃芪15 g，炙甘草10 g，當歸10 g。另：紅參20 g（或炒黨參100 g），煎濃湯頻飲。幹蓮蓬2個，炙炭存性，參湯調服。

【功效】升陽固奇，益氣攝血。

【主治】血崩突發，或反復發作，或漏下與崩中交替出現，腹不痛，腰脊酸墜，頭目昏沉，四肢無力，面色萎黃，膚涼畏寒，或時躁熱。脈細，按之微弦，甚時芤大，舌微胖，苔薄。

【加減】氣虛血脫，衝任大損，見經血鮮紅，加陳阿膠15 g、艾葉炭10 g；氣虛兼血瘀，加炒紅花10~15 g，炮薑10~15 g。

【方解】方中取黃芪益氣攝血，防風、荊芥、升麻、柴胡、藁本、羌活、獨活、白芷等升發藥，以升舉下陷之陽氣，調治奇經。更以大劑紅參，或黨參溫陽益氣之藥，大補元氣，回陽補脫；幹蓮蓬炭澀血止血。此方意在溫陽升陷，固奇止脫，急挽崩漏。

【注意事項】出血過多而不止者，可配合輸血、輸液。如屬血瘀或血熱之崩漏者，均不宜使用本方。

【用方經驗】①使用本方的辨證要點是：血崩突發，腰脊酸墜，突然暈倒，四肢乏力，舌淡胖，脈微細。②本方亦可用治功血、產後血暈、小產出血過多而屬氣虛血脫者。

舉經湯（丁光迪經驗方）

【組成】防風（炒）10 g，荊芥炭10 g，白芷10 g，藁本10 g，柴胡5 g，白芍（炒）10 g，炙甘草5 g，當歸（炒）10 g，白術10 g，茯苓10 g，木香5 g，鮮藕（打）250 g。

【功效】升陽舉陷，調理肝脾。

【主治】脾虛肝郁，陽氣下陷之崩漏。症見月經不調，或先或後，經血量多，經期延長，淋漓不斷，腰酸下墜，胸脅微脹滿，飲食減少，頭昏乏力，舌苔薄白，脈弦細而弱。

【加減】氣虛下陷明顯而見氣短、汗出、便溏者，加黃芪10 g、黨參10 g以補氣升陽；兼腎虛而見腰痛、耳鳴者，加杜仲10 g、續斷10 g以補腎壯腰；兼血瘀而見血多紫塊者，加紅花10 g、炮薑10 g以溫經化瘀。

【方解】本方治證乃因中焦不足，陽氣下陷，兼肝脾不和，血海失固所致。治法宗李東垣之"宜大補脾胃，而升舉血氣"之意，重在補氣升陽，兼以和肝養血，調理衝任，使脾氣旺而升陽攝血，肝脾和而衝任安和。方中炒防風、黑荊芥、白芷、藁本升陽調氣，調治奇經，治崩漏而止血，即陷下者舉上之義；輔以當歸、白芍養血和營，柔肝調經，白術、茯苓健脾補氣，四藥意在調理肝脾；柴胡既可疏肝氣，又能升陽氣，用之至妙；木香理氣行滯，使氣機暢行而升降復常；重用鮮藕養血活血，化瘀止血；炙甘草補脾調和諸藥。諸藥合用，柔合歸脾、逍遙、補中益氣三方之法，共達扶脾調肝，舉經止漏之效。

【注意事項】陰虛血熱或熱毒內蘊之崩漏、月經過多者，不宜使用本方。

【用方經驗】使用本方的辨證要點是：月經不調，經血量多，或淋漓不斷，面色㿠白，腰酸下墜，脅肋煩躁，苔白，脈弦細弱。本方亦可用治子宮內膜增殖症、子宮肌瘤之月經過多、子宮息肉出血、重度宮頸糜爛等屬脾虛肝郁，氣機下陷者。

第一章 月經病

婦科國醫聖手時方

妇科国医圣手时方

栀母霜汤（胡玉荃经验方）

【组成】炒栀子15 g，鸡血藤30 g，益母草30 g。红花炭9 g。川楝子炭12 g，鹿角霜10 g，生甘草12 g，白茅根30 g。

【功效】补肾养血，清热疏肝调经。

【主治】排卵障碍性异常子宫出血。

【加减】脾气虚者，加党参15 g，黄芪15 g；瘀血症状明显者，加三棱6～9 g，莪术6～9 g，海螵蛸15 g；平时出血量少伴带下量多兼有湿热现象者，加黄柏9～15 g，墓头回15 g，牡丹皮10 g，赤芍10 g；伴见发热者，加金银花15～30 g，蒲公英15～30 g，败酱草15～30 g；肾虚明显者，加女贞子10～15 g，菟丝子10～15 g，淫羊藿10～15 g；出血停止后，去红花炭，加逐瘀清热补肾药如三棱、莪术、黄柏、墓头回、淫羊藿、女贞子等，服至经前3～7日停药。

【方解】本方以鹿角霜补益肾气，温补肾阳，并能止血，以达到补肾调冲任的目的；崩漏日久不愈，血亏气弱，致血行不畅，瘀血不去，新血不生，所用鸡血藤、益母草、红花炭既可养血活血，又可逐瘀止血；血失过多，肝血不足，肝气易于郁滞，日久郁而化热，故以炒栀子、川楝子炭理气止血，疏肝清热；生甘草清热解毒，补益脾胃，调和诸药；白茅根清热凉血止血，并有清利甘草壅滞水湿的功能。

益气清宫汤（胡玉荃经验方）

【组成】党参15 g，黄芪15 g，黄柏15 g，炒栀子15 g，巴戟天15 g，川楝子12 g，金银花30 g，蒲公英30 g，白花蛇舌草30 g，炒薏苡仁30 g，益母草30 g，淫羊藿10 g，香附10 g，炮姜10 g，甘草6 g。

【功效】健脾益气，补肾温阳，清热解毒，调经止血。

【主治】带环所致的月经过多（带环崩漏）。

【方解】带环导致月经量多，临床比较常见。常有月经先期、经量较多、面色萎黄、心烦易怒等证候，究其病因病机，常与脾肾不足，瘀血热毒搏结于胞宫所致，故治疗当益气健脾、益肾温阳、清热解毒、活血止血为大法。党参、黄芪、甘草健脾益气，气旺则能摄血统血；巴戟天、淫羊藿、炮姜温阳补肾；黄柏、炒栀子、金银花、蒲公英、白花蛇舌草、炒薏苡仁、益母草、香附清热解毒、调经止血。本方验之于临床，疗效显著。

【注意事项】水煎服，每日1剂。待血止后，再于经后服药10剂。连续治疗2个周期以上。

【用方经验】临床应用妇女带环出血、腹痛者，需排除节育环环位下移、流产、子宫黏膜下肌瘤、子宫恶性病变等。子宫出血、腹痛停止后仍需巩固服药，以7～10日为佳。

参乌合剂（李衡友经验方）

【组成】党参20 g，制何首乌12 g，墨旱莲12 g，仙鹤草12 g，山药15 g，白及10 g，续断10 g，女贞子10 g，蒲黄炭10 g，生甘草6 g。

【功效】益气养阴。

【主治】气阴两虚之青春期崩漏。

【加减】出血过多者，加阿胶12 g，三七末3 g；气虚较甚者，加黄芪15～20 g；肝火甚者，加白头翁10 g，秦艽6 g。

【方解】方中重用党参益气，制何首乌、女贞子、墨旱莲养阴，再加山药、续断健脾固肾，白及、仙鹤草、蒲黄炭止血化瘀，甘草调合诸药，合而用之，共奏益气养阴，固肾止血之功。

【用方经验】崩漏的病因病机较为复杂，有虚有实，或虚实杂见，但以虚证为多。故治法多以补虚为主，《傅青主妇科·血崩》曰："必须于补阴之中行止崩之法。"古人之经验，对于临床具有重要的指导意义。因下血量多，热随血去，气随血泄，一般都有不同程度的气虚表现，本方治重益气养阴，可谓深得治崩之要旨。方中所用诸药，既有滋补肝肾之药，又有健脾益气之品，伍以固涩止血之药，脾、肝、肾三脏兼治，因而有益气养血的良效。

清热止血汤（陈玉峰经验方）

【组成】炙龟甲25 g，炒椿皮25 g，炒黄柏15 g，炒黄芩15 g，炒白芍20 g，海螵蛸20 g，炒香附10 g。

【功效】平肝清热，固经止血。

【主治】血热经漏。出血量多，色鲜红，面赤口干，烦躁少寐，舌红苔黄，脉洪数。

【方解】方中龟甲10 g、黄柏10 g、白芍10 g柔肝滋阴，黄芩10 g、香附10 g、椿皮10 g、海螵蛸10 g清热固经，合而用之，而有清热平肝，固经止血之效。

【用方经验】肝主疏泄，性喜条达，肝体阴而用阳，主藏血。若情志不舒，肝郁化火，灼伤阴血，则致血失所藏，导致崩漏。陈氏主张平肝清热固经止血。使肝经之热得除，肾阴得滋，其血可止。此方用药精炼，构思精巧，虽为寻常之品，但疗效颇佳，所谓寻常之中显功夫。陈氏治崩，注意治肝，是其一大特色。足以启迪后学。

止崩汤（韩玉辉经验方）

【组成】生地黄30 g，当归15 g。炙龟甲12 g，白芍15 g，牡丹皮12 g，枳壳6 g，黄柏炭9 g，贯众炭9 g，大黄6 g。

【功效】益肾养阴，清热凉血，去瘀生新，理血止血。

【主治】青春期及更年期功血（无排卵型）。症见月经周期不定，经行量多，色紫黑有血块。自觉血热，五心烦热，口干，烦躁易怒，有时下肢胀痛，脉沉弦。舌质红，苔薄白。证属肝肾阴虚之崩证。

【加减】兼有气虚者，加生芪30 g，党参12 g，白术20 g，山药20 g，炙甘草9 g，或与补中益气汤合方。肝郁甚者，与逍遥散合方或加柴胡9 g，陈皮6 g。肾虚者，加何首乌30 g，墨旱莲30 g，加止血药黑芥穗10 g，鸡冠花20 g，杜仲炭20 g。血止后，根据临床辨证，可用养血归脾丸、逍遥散或补中益气丸与六味地黄丸或知柏地黄丸合治以固本。

【方解】此方即《傅青主女科》逐瘀止血汤加减而成。原方以活血止血为主，韩老以养阴止血为主，故去赤芍、归尾、桃仁，加白芍、贯众炭、黄柏炭，治疗阴虚血崩，其义自明。

【用方经验】平时非出血期不可用大补气血之剂如人参养荣丸、十全大补丸、参芪补浆等品。一定要平补气血，同时养阴益肾，故多选用六味地黄丸。若平时应用大补气血之品，下次行经仍然会大出血，故必须慎之。

止血方（郑惠芳经验方）

【组成】马齿苋30 g，益母草30 g，生蒲黄9 g，茜草12 g，仙鹤草18 g，地榆30 g，升麻9 g。

【功效】凉血活血，升提止血。

【主治】排卵障碍性异常子宫出血。

【加减】气虚者，加人参12 g。血热者，加生地黄15 g。肝郁者，去升麻，加柴胡6 g。肾阳虚者，加补骨脂12 g。血瘀者，加三七粉3 g。

【方解】方中马齿苋、益母草、茜草、地榆、升麻、蒲黄均性寒，能凉血活血止血。本方除升麻外，皆归肝经，肝主藏血，司血海，热则血海不宁，血易妄行。血遇寒则凝，诸药性寒故能凉血止血，且能活血，使血止而不留瘀。升麻长于升举脾胃清阳之气，不使血随气陷。仙鹤草、地榆皆属凉血止血常用之品。全方能凉血、活血、升提止血，使血止而无留瘀之弊。根据现代药理研究，马齿苋、益母草、生蒲黄均有促使子宫收缩作用，尤其马齿苋其作用超过麦角新碱。由于子宫收缩力加强，子宫内膜剥脱迅速，故流血时间短，出血量少。茜草能缩短凝血时间，生蒲黄除能促使宫缩外，还能缩短凝血时间。仙鹤草能使凝血时间缩短，血小板计数增加，三七亦有同样止血作用。地榆、生地黄等也能使出凝血机制得到改善，而起到止血作用。

白地汤（施先庚经验方）

【组成】白头翁90 g，地榆炭60 g，白糖60 g。

妇科国医圣手时方

【功效】清热凉血，止血收敛，祛瘀生新，调和脾胃。

【主治】排卵障碍性异常子宫出血。

【加减】出血过多者，加生天冬（鲜品，不去皮）120 g（干品为30 g），血余炭10 g，棕榈炭30 g；气虚者，加棉花根120 g（或黄芪30 g）；月经先期者，加生地黄炭30 g；月经后期者，加艾叶炭30 g；月经不定期者，加柴胡15 g；疼痛甚者，加延胡索15 g；血色黑有块者，加炒五灵脂12 g（或益母草30 g）；体虚者，加牛筋草30 g；出血反复发作者，加生白芍30 g。

【方解】据《济阴纲目》崩漏门眉批曰"止涩之中，须寓清凉，而清凉之中，又须破瘀解结"之旨，选用白头翁、地榆、白糖三药组以治崩漏。盖白头翁味苦，性寒，逐瘀血，清热凉血；地榆味苦，性微寒，沉降入下焦，清热凉血，炒炭可收敛止血；白糖味甘，微温，有调和脾胃、行血化瘀之功。药虽三味，共奏清热凉血、止血收敛、祛瘀生新、调和脾胃之功。

经漏验方（李玉奇经验方）

【组成】海螵蛸20 g，莲房炭50 g，生地黄炭40 g，当归10 g，胡黄连10 g，知母15 g，升麻10 g，白芍20 g，木香10 g，牡蛎20 g，甘草20 g，大枣10枚。

【功效】滋阴敛血，和胃益气。

【主治】功血。出血淋漓不断，色鲜红，头晕耳鸣，五心烦热，倦怠乏力，舌红少苔，脉细数无力。

【方解】用海螵蛸、莲房炭、生地黄炭清热止血；当归、胡黄连、知母滋阴清热，热去则血静；白芍、牡蛎敛阴养血；取木香行气，使养血药补而不滞；用升麻、甘草、大枣升提中气，固经止血，调理脾胃以固后天之本。全方融塞流、澄源、固本为一体，起到滋阴敛血，和胃益气之功效。

益气摄血汤（刘茂林经验方）

【组成】红参10～20 g，白术12 g，醋柴胡10 g，山药30 g，黄芪30～60 g，当归12 g，白芍12 g，海螵蛸12 g，生牡蛎（先煎）20 g，茜草12 g，枳壳10 g，血余炭（冲服）5 g，甘草5 g。

【功效】调理脾胃，止血。

【主治】崩漏脾胃虚弱证。

【加减】出血量多，色鲜红，有小血块，烦热口渴，溲黄便干，舌红苔黄，脉数者，加生地黄30 g，藕节30 g，炙龟甲（先煎）20 g，大黄炭6 g；血中夹有血块，行而不畅者，加生山楂15 g；流血日久不止者，加炒蚕沙10 g，棕榈炭12 g。

【方解】方中红参、黄芪、白术、山药、甘草补脾益气；当归养血补血；白芍收敛止血；柴胡开提中气；海螵蛸、生牡蛎固涩止血；血余炭、茜草止血活血；枳壳行气宽中，使补而不滞，并可载诸药入冲任子宫。全方以健脾益气药物为主，佐以补血养血，升提固涩行气之品，静中有动，补中有行，合奏益气摄血之效。

【用方经验】刘氏认为，导致青春期崩漏的主要原因是天癸不足，论其治则应着眼于脾肾。基于这种认识制益气摄血汤、促天癸汤二方，先用前方塞流、澄源，使气虚明显恢复，继以后方复旧，以绝复发之虞。

崩漏止血通用方（李广文经验方）

【组成】黄芪30 g，党参30 g，益母草30 g，马齿苋30 g，仙鹤草30 g，生地黄炭30 g，墨旱莲30 g，煅龙骨30 g，煅牡蛎30 g，升麻9 g，炒白术9 g，生蒲黄9 g，小蓟9 g，续断15 g，黑芥穗9 g，炙甘草6 g。

【功效】补气止血，活血祛瘀。

【主治】崩漏于出血期间。

【加减】阴虚血热者，去炒白术，参、芪量各减半，加女贞子12～15 g；有肝郁征象者，去升麻，参、芪量减半，加柴胡9 g；胃呆纳少者，加山楂炭15 g；失眠多梦者，加炒酸枣仁15 g。

【方解】此方用于崩漏出血期，是在举元煎基础上，加用活血祛瘀药、固涩药、益肾药而成。方中升麻、党参、白术，益气健脾以摄血；生地黄炭、马齿苋、墨旱莲，滋阴清热，凉血止血；仙鹤草、小蓟功专止血；煅龙骨、煅牡蛎固涩止血；续断益肾，双补阴阳，亦有止血作用；黑芥穗入血分，既可去血中之风热，又可去血中之风寒，为止血之妙药；炙甘草调和诸药。

【用方经验】本方亦可用于预防和治疗月经过多及经期延长。作预防药物使用时，于月经正式来潮（血量增多）时开始，每次日1剂，共服3剂。服药后血量减少，经期缩短。

石英毓麟汤（李广文经验方）

【组成】紫石英15～30g，花椒1.5g，川芎6g，续断12～15g，川牛膝12～15g，淫羊藿12～15g，当归12～15g，菟丝子9g，枸杞子9g，香附9g，赤芍9g，白芍9g，肉桂9g，牡丹皮9g。

【功效】温补肝肾，调经止血。

【主治】崩漏血止后，以治其本。

【方解】方中紫石英为主药，用以温补肝肾；淫羊藿补肾壮阳；花椒专入督脉，温肾补火；菟丝子、续断补肝肾，调阴阳；枸杞子补肾养肝而生精血；当归、白芍补血养阴；川芎、赤芍养血活血；加香附理气；用肉桂补阳温中通经脉；配牡丹皮凉血活血祛瘀，且制约温热药之燥性；伍川牛膝活血通经，功专于下。诸药合用，共奏温肾养肝调经之效。

【用方经验】每日服1剂，连服3剂，停药7日，发现基础体温升高（已排卵）之后停药。14日左右，月经即可来潮。若基础体温不上升，上方可继续服用，并加用活血祛瘀药丹参、桃仁、红花之类。

戴氏化瘀止漏汤（戴慧芬经验方）

【组成】五灵脂10g，蒲黄（生、炒各半）10g，炒川楝子10g，醋炒延胡索10g，当归10g，桃仁6g，乳香6g，没药6g。

【功效】活血化瘀，疏肝达郁，通畅冲任血脉。

【主治】经血非时而下，时下时止，淋漓难净，长者可达数十日之久，按常法治之无效，脉涩，舌质偏红或紫暗，或有瘀斑，小腹疼痛，或胀痛，经色紫黑成块，心烦等。

【方解】此方乃戴氏家传经验方，本"崩立止血，漏宜祛瘀"和"通因通用"之旨而设。一般情况下，血崩与经漏可以同治。但对经漏，有时需要考虑瘀血问题。因瘀阻则冲任血脉凝滞，血不归经。本方妙在蒲黄生、炒并用，盖生者能化瘀，醋炒者能止下渗之血，合用则化瘀止血；川楝子疏肝达，导热下行；延胡索调血中滞气；当归养血活血；桃仁去瘀生；乳、没化瘀理血，宣通脏腑经络。诸药协同，共奏活血化，疏肝达郁，通畅冲任血脉而收止漏之效。

安经汤（白仲英经验方）

【组成】贯众18g，生龟甲18g，生地黄12g，生白芍9g，地骨皮9g，生地榆9g，黄芩9g，知母6g，黄柏炭6g，炙甘草0.5g。

【功效】养阴清热止血。

【主治】月经量过多。

【加减】崩漏初起，胸闷不适者，加制香附10g；小腹疼痛拒按者，加川楝子10g、延胡索10g，甚者加失笑散10g；夹风热者，加荆芥炭10g、生白薇10g等；崩漏持续旬余，量多不断，加黄芪10g、阿胶10g、侧柏炭10g等。

【方解】本方取丹溪大补阴丸之意，用龟甲、生地黄为主药以育阴潜阳，辅生白芍、地骨皮凉血养阴，佐地榆、黄芩、知母、黄柏、贯众，不仅清热，且能止血，炙甘草调和诸药。

益气清营固冲汤（姚寓晨经验方）

【组成】炙黄芪30g，太子参24g，熟女贞子12g，墨旱莲30g，生地黄15g，阿胶12g（烊冲），炒白芍10g，枸杞子15g，炒黄芩12g，重楼30g，炒续断15g。

【功效】补益气阴，清营固冲。

【主治】气阴两亏，营热扰冲。

【加减】因久漏多瘀热或夹湿热为患，对瘀热偏重者，多以马鞭草、赤芍、牡丹皮清热化瘀，活络畅冲。而湿热偏重者，则用大血藤、桃仁、生山楂、益母草通利并进，以清热理冲。崩漏腹痛，血块频作瘀血重证，常重用琥珀粉配失笑散化瘀止血。如瘀滞已除，则佐入煅龙骨、煅牡蛎、仙鹤草止理血冲。

【方解】药选炙黄芪配太子参益气摄血而不过腻，炒黄芩配生地黄清营凉血而无损真阴。

【用方经验】姚氏认为其通中寓有塞意；塞中必寓清通，治之大法总不离通塞互参。

固气化瘀汤（姚寓晨经验方）

【组成】炙黄芪30 g，潞党参15 g，焦白术10 g，煅花蕊石15 g，煅紫石英20 g，失笑散（包煎）12 g，紫丹参12 g，三七末5 g。

【功效】益气散瘀。

【主治】排卵障碍性异常子宫出血（崩漏）。症见月经血淡红夹血块，淋漓不净，气短心悸，神疲乏力，苔薄舌淡或暗夹瘀点，脉细涩。

【方解】崩漏一证，主要系脏腑失调，冲任失约，而漏下更因反复持续出血，气虽虚而瘀已成，大多为虚实夹杂之候。其辨治要点：出血时间较长，色淡红，夹有血块伴全身虚弱症状。其治法益气散瘀并举。方中参芪益气固经；花蕊石配参三七散瘀止血；煅紫石英镇固奇经。暖宫促进瘀行，而收攻不伤正，止不留瘀的效果。

【用方经验】将煅花蕊石、煅紫石英先煎30分钟后入其他药物，再煎煮30分钟，每剂煎2次。出血期每日1剂，早晚各服1次，并同时吞服三七末，连服5剂。

【病例】常××，女，31岁。患者近半年来，月经每每淋漓难净，此次经来漏下已近2个月。子宫内膜病理学检查，黄体萎缩不全，提示排卵障碍性异常子宫出血。出血色暗淡，质较稀，有瘀块。头昏心悸，胸闷气短，小腹隐痛，按之甚。苔薄质暗红，有瘀点边有齿印，脉沉细而涩，予固气化瘀汤，服药3

剂，漏止。嘱下次月经第1日开始继服上方直至月经净。如法调治3个月，2年后随访漏下未再发。

补脾益肾固冲汤（姚寓晨经验方）

【组成】炙黄芪30 g，潞党参10 g，苍术10 g，白术10 g，茯苓10 g，泽泻10 g，菟丝子15 g，炒续断15 g，仙鹤草15 g，煅牡蛎（先煎）30 g，赤石脂10 g，藕节炭12 g。

【功效】补脾益肾，固冲止血。

【主治】脾肾虚损之崩漏。

【加减】气陷腹胀坠者，加升麻6 g、柴胡10 g；兼夹寒象者，加炮姜炭10 g、艾叶炭10 g。

【方解】肾主先天，脾统后天，人体血液生化于脾肾。脾肾虚损，不仅生化失度，血衰气怠，甚则影响统摄、固藏职能，发生各种出血。漏下责之脾肾气虚，血失统藏。方中用参、术、芪温补脾气；菟丝子、续断养益肾气，着意其藏职称职；苍术、茯苓、泽泻健脾利湿；煅牡蛎、仙鹤草、赤石脂等固冲止血。

【病例】凌×，女，40岁。经事淋漓50日未净，色红质稀块小，面色少华，形胖肢浮，头昏胸闷，气短易汗，腰楚肢乏，舌淡红苔薄腻边有齿印，脉细。证属脾肾两亏，血失统藏。治宜补脾益肾，固冲止血。用补脾益肾固冲汤，前后服药10剂，漏下即止。继予归脾汤加减，调补善后。

清热化瘀固冲汤（姚寓晨经验方）

【组成】黄连3 g，炒黄芩（后下）12 g，马鞭草12 g，制香附12 g，生地黄15 g，赤芍10 g，白芍10 g，茜草炭15 g，煅花蕊石15 g，三七末（另包，分冲）5 g。

【功效】清热化瘀，止血固冲。

【主治】瘀热蕴结血室之崩漏。

【方解】"瘀结占据血室而致血不归经"，每见于经行产后，其证时崩时止，淋漓不净，经血夹块，小腹疼痛拒按，舌质紫暗或边有瘀点，脉沉涩或弦。此当以和络消瘀为治。

若误投炭类止涩，虽多取效一时，每随止随发，且难免有"闭门留寇"之弊。本方用黄连、黄芩清热泄火；制香附、马鞭草、赤芍调气活血；茜草炭、煅花蕊石、三七末化瘀止血；生地黄、白芍滋阴养血。全方紧扣瘀热病机，寓清化之中佐以养益，使邪去而正不伤，共奏血止之效。

【病例】王×，女，34岁。经血非时而下5日，色红量多夹大血块，小腹疼痛且胀，头昏腰楚，心烦口苦，舌暗红苔薄黄，脉细弦数。证属瘀热蕴结，血不归经。治宜清热化瘀，止血固冲。方用清热化瘀固冲汤，连服4剂，阴道下血即止，唯带下绵注，色黄气腥，头昏腰楚。改予补肝肾、清湿热、束带脉法，以知柏地黄汤加减治疗而获痊愈。

平肝潜阳凉冲汤（姚寓晨经验方）

【组成】生牡蛎（先煎）30 g，石决明（先煎）30 g，夏枯草15 g，黄芩12 g，钩藤（后下）20 g，白蒺藜10 g，枸杞子12 g，菊花12 g，生地黄15 g，白芍12 g，生地榆15 g，竹茹6 g。

【功效】平肝潜阳，泄热凉冲。

【主治】血热肝旺之崩漏。

【方解】肝主藏血，与崩漏关系密切。血热肝旺则祸及收藏，每致冲脉不固，经血妄行，崩中不止。此证治疗当平肝、泄肝、柔肝并举，集"塞流、澄源、复旧"止血三法于一体。本方重用生牡蛎、石决明介类潜阳平肝；夏枯草、钩藤、黄芩、菊花、白蒺藜清热泄肝；枸杞子、生地黄、白芍滋养柔肝；生地榆凉冲止血；苔微黄腻，佐入竹茹清化。

【病例】时×，女，16岁。经事先期，量多如冲，10余日未净，曾在某医院用抗炎止血药及诊刮治疗仍未瘥。病理报告：子宫内膜增生过长。顷经血量中，色红块少，头目昏胀且痛，烘热口干，性情急躁，舌红苔薄黄腻，脉细弦数。证属血热肝旺，扰于冲任。宜平肝潜阳，泄热凉冲，用平肝潜阳凉冲汤原方，服药2剂后，下血即止。头昏胀痛诸症亦显减。方去地榆，加牛膝10 g，迭进5剂，诸恙悉平。翌月血崩未作。

调冲固经汤（宋光济经验方）

【组成】熟地黄10 g，炒山药10 g，山茱萸10 g，鹿角胶10 g，赤石脂10 g，菟丝子10 g，覆盆子10 g，枸杞子10 g，五味子6 g，炒阿胶10 g，艾叶炭10 g。

【功效】调养冲任，温肾固经。

【主治】崩漏，肾气虚衰，冲任不固。症见经行量多或淋漓不净，色暗淡或如咖啡色，腰酸腿软。面色灰暗，头晕耳鸣，畏寒肢冷，大便溏薄，小便清长，脉沉细而弱，舌淡苔薄白。

【加减】量多者，加陈棕炭10 g、血余炭10 g、煅龙骨20 g、煅牡蛎20 g；便泻者，加煨肉果10 g、煨诃子10 g；四肢厥逆者，加党参10 g、制附子10 g；腰酸者，加狗脊炭10 g、炒杜仲10 g、续断炭10 g。

【方解】崩漏肾气虚。

【病例】郑××，女，18岁。患者初潮17岁，月经不规则，潮期无度，经期延长，量多淋漓至今未净。某院诊为无排卵型功血。神倦乏力，腰酸腿软，畏寒肢冷，尿频，脉沉细而弱，舌淡苔薄，证属肾气虚衰冲任不固，治拟温肾调冲，益气摄血：熟地黄炭、炒山药、杜仲炭、煅龙骨、煅牡蛎、炒赤石脂、炙黄芪各12 g，狗脊炭、续断炭、菟丝子、覆盆子、枸杞子、炒阿胶各9 g，山茱萸6 g，艾叶炭3 g。服5剂后其母来复诊：药后出血已止，精神亦振，唯纳差便溏，时感畏寒。治拟原方去龙骨、牡蛎和炭药。加焦谷芽、补骨脂、煨肉果、鹿角胶。继服5剂。以后按原方调服数月，经期建立，崩漏未复。

凉血固经汤（宋光济经验方）

【组成】细生地黄10 g，麦冬10 g，炙龟甲10 g，炒黄芩10 g，炒黄柏10 g，莲房炭10 g，炒牡丹皮10 g，侧柏炭10 g，焦白术10 g，生甘草6 g。

【功效】清热凉血，止血固经。

【主治】崩漏，血热妄行证。症见阴道出血量多，或淋漓不尽，色鲜红或紫红，质稠，

33

妇科国医圣手时方

有秽臭。面色潮红，五心烦热，口苦咽干，便闭溲赤，脉滑数或细数，舌红苔薄黄。

【加减】虚热去黄芩、黄柏，加墨旱莲10 g、熟女贞子10 g；量多加槐米炭10 g、十灰丸10 g；便秘加熟大黄炭10 g、玄明粉10 g；口干加川石斛10 g、天花粉10 g。

【病例】周××，女，51岁。因恼怒后月经提前，经行量多如注，半月未净，头晕头胀，口燥咽干。胸胁作胀，大便秘结，小便黄赤，舌红脉弦数。治拟养阴清肝，凉血固经。药用桑叶、甘菊花、墨旱莲、熟女贞子、焦白芍、熟大黄炭、石斛、侧柏炭、炒牡丹皮各9 g，生地黄炭、炙龟甲、煅牡蛎、十灰丸各12 g，麦冬6 g，生甘草3 g。服5日后复诊：服前方后出血已减，经色转淡，面潮，大便不爽，小便尚赤，治拟清热凉血固经，药用细生地黄、十灰丸、藕节炭、瓜蒌子各12 g，女贞子、墨旱莲、侧柏炭、焦白芍各9 g，麦冬、木通各6 g。

【用方经验】《黄帝内经》曰："阴虚阳搏谓之崩。"患者原系阴虚之体，再以怒动郁火，致热扰冲任，迫血妄行。用桑叶、菊花清肝凉血，细生地黄、麦冬、墨旱莲、十灰丸、熟女贞子凉血止血；龟甲、石斛、麦冬生津滋液，藕节炭、十灰丸凉血止血，木通、熟军通利二便而泄热，全方共奏养阴清肝，凉血止血的作用。

化瘀止崩汤（宋光济经验方）

【组成】炒当归10 g，焦白芍10 g，茜草炭10 g，五灵脂10 g，炒阿胶5 g，丹参炭10 g，香附炭10 g，三七5 g。

【功效】逐瘀止血，理气消癥。

【主治】崩漏，气血瘀阻证。症见经行不畅，或量多如崩，夹有血块，小腹疼痛拒按，或胸胁胀痛，脉弦涩，舌紫暗或舌有瘀点。

【加减】出血量多者加震灵丹，腹胀者加枳壳炭10 g、青皮炭10 g，腹痛因寒者加艾叶炭10 g、姜炭10 g，腹痛内热者加川楝子炭10 g、牡丹皮炭10 g。

【病例】张××，女，35岁。月经不调，经期延长2年余。阴道不规则出血已3个月，

量时多时少至今淋漓未净，有紫血块排出，腹痛拒按，胸闷胁胀。妇产科检查：子宫增大如3月孕。诊为崩漏伴子宫肌瘤，脉弦涩，苔薄边有瘀点，证属气血瘀阻，血不归经。治宜逐瘀止血，理气消癥。炒当归、焦白芍、五灵脂、香附炭、炒阿胶、玄参、贝母各9 g，茜根炭、丹参炭、牡蛎各12 g，枳壳炭、青陈皮各6 g，柴胡、三七各3 g。上药服10剂后，痛减血止，以后改服逍遥散近1月来诊：经期已准，痛止，经B超检查肌瘤已消失。按：《千金方》"瘀血占据血室，而致血不归经"，《诸病源候论》"内有瘀血，故时崩时止，淋沥不断"。该患者由于气血瘀滞、经脉受阻，不通则痛，故崩漏而见小腹疼痛。本案用逐瘀消癥乃《黄帝内经》通因通用之反治法也。瘀不去则血不止，且肌瘤也往往为引起出血原因之一。方中当归、白芍、丹参、柴胡、枳壳、香附等理气活血，化瘀止崩。玄参、贝母、牡蛎（消瘰丸）消癥散结，俾瘀祛血安，癥消崩止。

逐瘀止崩汤（周伯良经验方）

【组成】柴胡10 g，赤芍12 g，当归10 g，生地黄15 g，红花10 g，桔梗10 g，牛膝12 g，香附12 g，阿胶10 g，栀子12 g，牡丹皮10 g，黄芩15 g，甘草8 g，鲜藕节3块（为引）。

【功效】活血逐瘀，凉血止崩。

【主治】适用于崩漏血瘀、气滞、血热证，月经失调导致的崩漏等病也可应用此方。

【加减】出血量多者，加地榆炭10 g、棕榈炭10 g（或用焦栀子、香附炭）；出血日久量多者，加黄芪10 g，阿胶10 g加量；出血量多热象明显者，加重生地黄、黄芩用量；出血量多夹有瘀块、小腹疼痛者，加蒲黄炭10 g、五灵脂10 g、泽兰10 g。

【方解】《傅青主女科》"冲脉太热而血即沸，血崩之为病，正冲脉之太热也"，《女科经论》"妇人血崩，来如潮涌，明是热势妄行"，指出了血热导致崩漏机制。血热亦有虚热、实热之分。血瘀：经期、产后，余血未尽；不慎房事或兼外感、内伤，瘀阻冲任，

瘀血不走，新血不得归经。《血证论》曰："凡系离经之血……此血在身，不能加于好血，而反阻新血之化机。"方中柴胡、香附疏肝解郁，畅顺气血，并升达清阳，以利降浊。红花、川芎、赤芍活血化瘀，相得益彰。桔梗开宣肺气，载药上行，牛膝善降，黄芩清热，一清一降通利血脉，引血引热下行，以利祛血府瘀热。当归、生地黄、阿胶养血滋阴，以防理气药泄散、活血药破损而耗伤阴血。牡丹皮、栀子清热泻火除烦，凉血止血。藕节涩平，功专收涩止血，凉血化瘀。甘草调和诸药。全方配伍，气血兼顾，疏肝行气以利祛瘀；升降同用，升清以利降浊，使瘀浊得逐，不再为患。又攻中有补，逐瘀而不伤正。可使气机升降有常，出入有序，气血流畅，瘀去血止。

【用方经验】本方系在王清任"血府逐瘀汤"方基础上加减而成。①本病治法：首在详探病史，次在分段论治。即先予凉血止血，以塞其流、澄其源；次予补气升阳，以培奉固摄；再予滋阴养血益气，使荣阴复旧。②在分段治疗中尚须掌握轻重、缓急：漏证为缓，止血之中兼调气血；崩者为急，当以固摄止血为先。血者水谷之精气也，在男子则化为精，在女子则化为血。若内伤脾胃，健运失职，饮食减少，血无以生，则经必不调。故要处处兼顾托助胃气。③切忌在经期行房事。《医宗金鉴》"亦有女子天癸既至，逾期不得与男子合，未期思与男子合，与夫经正行时而合，此皆合之非道，亦致不调"。

【病例】马×，26岁，1982年5月13日初诊。患者月经半月一行，淋漓不净，量多有块、色鲜红，伴心慌、乏力，饮食欠佳，近6日食后胃脘疼，苔白，二脉弦细。经某大夫诊治处方：党参12 g，白术12 g，当归12 g，茯苓20 g，木香10 g，地榆炭20 g，棕榈炭15 g，陈皮12 g，白芷12 g，蒲公英20 g，甘草10 g。服4剂后5月17日复诊，药后胃脘疼痛愈，心慌减，食欲增，但3日来血量增多，已20日血不止。观其舌红少苔脉弦滑。余辨证属血瘀崩漏，治宜活血化瘀，凉血止崩，投逐瘀止崩汤。患者服2剂后来诊，血已止，食可，仍觉乏力，舌淡、白薄

苔、脉弦数。按上方加生地黄、黄芩至各30 g，以清其余热、固其效，继服3剂。3剂后又来诊，血未再来，但感乏力，周身酸软，嘱患者服归脾丸，益气健脾摄血以善后而告痊愈。

固肾摄血汤（陈慧珍经验方）

【组成】熟地黄12 g，山药12 g，山茱萸10 g，枸杞子12 g，菟丝子20 g，续断15 g，党参15 g，黄芪15 g，海螵蛸18 g，蒲黄炭10 g。

【功效】固肾，摄血，调经。

【主治】本方以治疗崩漏肾虚证为主。症见月经周期紊乱，无定时；血量多或淋漓不断；持续时间长短不一。以上三症俱有，或具有一、二两症，或一、三两症，排除内科出血性疾病，妇科未发现器质性病变者。

【加减】①苦偏阴虚火旺，症见口干咽燥、五心烦热、夜寐不宁、便结溲黄、舌红少苔、脉细数，上方去党参、黄芪、熟地黄，加太子参18 g，生地黄15 g。②服该方3～9剂，多数患者阴道流血停止。去海螵蛸、蒲黄炭，加何首乌15 g。③经治疗，月经周期接近正常后，行经第1～4日，去蒲黄炭、海螵蛸、黄芪，加桃仁10 g，红花5 g，益母草15 g。

【方解】固肾摄血汤即目前中医妇科最为推崇的左归丸、举元煎、失笑散化裁而成。肾虚是崩漏致病之本，故以左归丸为主（其中的龟胶、鹿胶因货源缺乏、价格昂贵而去之）；反复流血，气随血耗，反过来又可致气帅血功能失职而使流血加重，故配人参、芪以补气摄血；长斯失血者，离经之血难免排出不尽，酌予蒲黄炭化瘀止血；加海螵蛸意在收涩止血。全方补肾益气，化瘀止血，熔崩漏常用治法为一炉，故发挥了较好效果。

【病例】93例患者中，年龄最小12岁，最大者53岁。病程最短5个月，最长12年。治疗结果，临床治愈70例，占75.2%；显效15例，占16.4%；有效6例，占6.4%，无效2例，占2.1%。总有效率为98%。临床治愈70例中，分别服药9～20剂后，未经其他

妇科国医圣手时方

治疗而痊愈 16 例；服药 21～40 剂治愈的 25 例；服药 41～60 剂治愈的 21 例；服药 61 剂以上方治愈的 8 例。

【用方经验】①阴道流血期每日服药 1 剂，直至阴道流血停止。血止后，按第 2 加减法每周服药 5 剂，连续服至月经来潮。经潮第 1～4 日，按第 3 加减法服药 4 剂，第 5 日起，若阴道流血未止，用固肾摄血汤服至阴道流血停止；若阴道流血将净或已净，按第 2 加减法用药，如此循环。②崩漏系指月经的周期、血量、持续时间严重紊乱的一种病症，实为《景岳全书》所言的"经乱之甚"。现代医学的"无排卵性功血"相当于中医学"崩漏"；而现代医学的"排卵性功血"多属中医学月经先期、月经量多、经期延长、月经先后无定期等范畴。③年龄是本病的辨证分型的重要依据。有相当一部分患者，除不规则的阴道流血外，经色、经质并不显示虚象，亦无腰酸、腿软、头晕、耳鸣等，其舌脉之象亦无明显异常，即便舌淡、脉虚弱，由于反复流血，气血耗损，亦可致气血亏虚，此"虚"是因或是果，此时亦难以分辨。在这种证候表现不典型的情况下，凡属青春或更年期崩漏患者，陈氏一概辨属肾虚证，近 3 年来未发现因此而贻误诊治的现象。

健脾归经汤（田淑霄经验方）

【组成】黄芪 15 g，党参 15 g，升麻 6 g，葛根 10 g，龙眼肉 20 g，山茱萸 20 g，仙鹤草 15 g，海螵蛸 30 g。

【功效】健脾益气。

【主治】脾虚证。

【加减】脾虚兼热：即兼有口舌生疮、舌红脉滑数者，加黄芩 10 g、黄连 10 g、栀子 10 g 等清热。脾虚兼有阴虚：即阴虚生内热（虚热），手足心热、潮热盗汗或烘热汗出，舌红少苔，脉细数者，加二至丸及槐花 10 g、地榆 10 g、大蓟 10 g、小蓟 10 g、紫草 10 g 等凉血。脾虚兼有肝郁：兼有经前乳房胀痛、脾气急躁或心情抑郁，脉弦者，加逍遥散与理气；兼有肝郁化热出现心烦失眠，烦躁易怒，大便秘结，小便短赤者，加丹栀逍遥散

或龙胆 6 g。脾虚兼寒：即脾胃虚寒的，小腹冷痛不适，绵绵不休，喜温喜按者，则加艾炭 10 g 温经止血。

【方解】本方用参芪为主药，黄芪、党参健脾补气。《医方集解》曰："气壮则能摄血，血自归经。"升麻、葛根升发脾阳，配伍山茱萸以壮元气，共奏补气升阳举陷之功，即"虚者补之，下者升之"之意；龙眼肉补脾养血；仙鹤草、海螵蛸收敛止血。

【用方经验】田氏认为妇科疾病虽与肝肾密切相关，然究其发病本源多由脾胃，故治疗妇科疾病调补脾胃者多。

崩漏止血方（陈益昀经验方）

【组成】出血期治疗：生黄芪 30 g，台党参 25 g，炒蒲黄 15 g，茜草炭 15 g，地榆炭 15 g，藕节炭 15 g，棕榈炭 15 g，小蓟 15 g，芥穗炭 10 g，仙鹤草 15 g，全当归 10 g，柴胡 10 g，煅牡蛎 20 g，阿胶（烊化）15 g，三七粉（冲服）3 g。

脾肾两虚：生黄芪 30 g，台党参 15 g，炒白术 12 g，炒山药 12 g，杭白芍 12 g，菟丝子 20 g，阿胶 10 g，巴戟天 10 g，女贞子 10 g，续断 10 g，杜仲炭 10 g，山茱萸 10 g，墨旱莲 15 g。

肝脾两虚：生黄芪 30 g，太子参 20 g，炒白术 12 g，炒山药 12 g，杭白芍 12 g，阿胶 10 g，炒黄芩 10 g，焦栀子 10 g，茜草 10 g，柴胡 10 g，薄荷 6 g。

脾虚血瘀：生黄芪 30 g，炒白术 12 g，炒山药 12 g，茯苓 10 g，三七粉（冲服）3 g，生蒲黄 15 g，益母草 20 g，五灵脂 10 g，香附 10 g，淫羊藿 15 g。

【功效】出血期治疗：大出血期间重在补气摄血，兼顾其清热或祛瘀，实际上是塞流和澄源同时进行的，即对因止血。

健脾益肾法：脾主统摄，肾主封藏，脾气虚弱，损及肾气，至脾肾皆虚，肾虚封藏不周，脾虚失于统摄，如果单用止血药，虽能取一时之效，但会随止随发。因此，治当贵在补脾胃以资血之源，养肾气以安血之室。

清泄肝热，益气健脾法：因情志抑郁或

思虑过度，均可伤及肝脾。肝郁化火，冲之得热，血必妄行，则肝欲藏而不能，脾欲摄而不得，从而导致缠绵难愈。此法适应于脾虚肝热，血海不宁所致崩漏血止后的善后调理。药用而扶脾平肝，以达肝气旺而肝气平。

健脾化瘀法：脾虚统摄无权，致血不循经而妄行，离经之血必有瘀滞，气机不利，则不能运血畅行，血液停滞而成瘀，一旦瘀血形成，留而不去，则可反果为因，瘀血内阻，恶血不去，致使新血不生，血难归经，造成本病。

【主治】崩漏。

【方解】方中生黄芪、台党参大补元气，以资生血之源；炒白术、炒山药补气健脾；熟地黄、仙鹤草以养血止血；墨旱莲、杜仲炭、续断固肾止血；棕榈炭、海螵蛸用以收敛止血；艾叶用以温阳止血；柴胡、栀子、生地黄疏肝解郁、凉血止血；茜草炭既有止血之功，又有行血之效，使血止而无瘀滞之弊；阿胶为血肉有情之品，能补精血，调冲任，与三七粉同用能补血止血，行血化瘀，使血止而无留瘀之弊。方中配用较多炭类药物，其止血作用更加迅速。

【用方经验】重脏腑治疗。陈氏认为青春期患者重点在肾，肾为先天之本，主藏精气，维系胞宫。青春期患者，以肾精未实，肾气未充为主，多责之于肾虚，肾虚则冲任两脉亦虚，失于固摄，而致崩漏；中年应重在肝，肝藏血，主疏泄，在女子肝血下注血海为月经，疏泄失常可致异常而成崩漏；更年期重点在脾，脾为后天之本，肾脏之精气，肝脏之藏血全赖于水谷精微之化生。所以，在临床治疗中，对于青春期患者重在补肾以恢复月经周期、经期及经量；中年患者重在疏肝、养肝、平肝兼固肾；更年期重在健脾益气，脾阳得健则统血固经，冲任得调而血海宁静，经血以时下。

三合止崩汤（王耀廷经验方）

【组成】黄芪50 g，当归10 g，海螵蛸40 g，茜草10 g，生地榆50 g。上药加苦酒（食醋）30～50 ml，水煎，每日服3～4次。

【功效】调情志以养肝，补脾固肾以治本。补脾乃培后天以养先天，固肾则可延缓肾气

【主治】肝肾不足，疏泄及封藏功能紊乱所致更年期排卵障碍性异常子宫出血。

【加减】加减：出血量多如注者，加小红参30～50 g，山茱萸30～50 g，三七粉（分3次冲服）15 g；心悸怔忡，夜寐不安者，加生龙骨30～50 g，生牡蛎30～50 g，炒酸枣仁15～20 g，龟甲30～50 g。

【方解】方中当归、黄芪为当归补血汤，益气健脾，养血柔肝，"有形之血不能速生，无形之气理当急固"海螵蛸、茜草即《内经》四乌贼骨一藘茹丸治"伤肝之病，时时前后血"之意；地榆、苦酒酸敛止血坚阴。熔当归补血汤、四乌贼骨一藘茹丸、地榆苦酒三方于一炉，有肝、脾、肾同治之妙，故名之曰"三合"。

【用方经验】按上方中三合止崩汤补脾养肝固肾，加赤参大补元气。合黄芪补气摄血之力尤宏；山茱萸酸敛益肝肾，张春甫赞其能峻补精血，配伍龙牡，既可收敛将散之阳，又能固摄下脱之阴；三七乃止血圣药，止血而不瘀。傅山用当归补血汤加三七根末及桑叶治老年血崩，临床用之亦有佳效。

更年崩漏方（何嘉琳经验方）

【组成】生黄芪30 g、制大黄10 g、炙龟甲10 g、茜草炭6 g、白花蛇舌草30 g、生晒参10 g、附子炭6 g、海螵蛸12 g、鹿衔草30 g、焦白术10 g、生地黄炭15 g、牡丹皮10 g、马齿苋30 g、大蓟炭15 g、小蓟炭15 g、升麻炭6 g、山茱萸10 g、赤芍10 g、白芍10 g、重楼10 g、生甘草5 g、狗脊炭15 g。

【功效】益气养阴清热，健脾固冲止血。

【主治】崩漏气阴两虚证。

【方解】方中生黄芪、生晒参、焦白术、升麻炭健脾益气升提举陷；山茱萸、狗脊炭、附子炭补肾阳以助脾恢复统摄之权；炙龟甲、生地黄炭、白芍以滋养阴血；白药蛇舌草、马齿苋、重楼清热凉血，牡丹皮、大蓟炭、

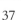

小蓟炭、赤芍、茜草炭、海螵蛸、鹿衔草凉血祛瘀止血；另用宫血宁胶囊凉血止血，清热除湿。

【用方经验】何氏强调在协调机体阴阳、脏腑、气血功能失调的同时，重视患者体质特点、病程长短以及虚实变化辨证施治，是灵活运用何氏治崩三法的关键所在。

止崩灵汤（王自平经验方）

【组成】三七粉、生蒲黄、当归、益母草、马齿苋、贯众炭、黑荆芥、枳壳、海螵蛸、煅龙骨、煅牡蛎、生地黄炭、熟地黄炭、焦山楂。

【功效】活血化瘀、祛瘀生新、缩宫止血。

【主治】胞宫瘀滞。

【加减】气虚者，加黄芪 10 g、党参 10 g、白术 10 g；血热者，加栀子 10 g、牡丹皮 10 g、盐黄柏 10 g；肝郁者，加柴胡、郁金、白芍；肾阴虚者，加女贞子 10 g、墨旱莲 10 g；肝肾不足者，加菟丝子 10 g、桑寄生 10 g、山茱萸 10 g；瘀象明显者，加水蛭 6 g、土鳖虫 10 g、三棱 10 g、川牛膝 10 g；出血量多者，加红参 10 g、太子参 10 g、升麻 6 g；腹痛者，加延胡索 10 g、乌药 10 g、川楝子 10 g；腰痛者，加炒杜仲 10 g、狗脊 10 g、续断 10 g；盆腔炎症者，可加金银花 15 g、败酱草 15 g、龙葵 6 g、紫花地丁 15 g；纳差者，加鸡内金 10 g、砂仁 6 g、焦三仙 10 g；寒凝胞宫者，加附子 10 g、肉桂 6 g、小茴香 6 g；形体肥胖或兼有痰湿者，加法半夏 6 g、白芥子 6 g、天竺黄 10 g。

【方解】本病的主要病机是瘀阻冲任、血不归经。瘀血导致出血，出血加重瘀血，血瘀既是崩漏的致病因素，又是各证型的共同病理产物。故治疗中活血与止血并用，活血可正本清源，祛除已瘀之血；止血"急则治标"，防止继续出血。

【注意事项】服药过程中可服用浓红糖水，促进子宫收缩及瘀血排出。

【现代研究】方中益母草、蒲黄、贯众、马齿苋、当归、枳壳、山楂可兴奋子宫，促进子宫收缩，使子宫腔内血块容易排出。

健脾止血方（门成福经验方）

【组成】太子参 25 g，黄芪 25 g，续断 25 g，熟地黄炭 25 g，炒地榆 25 g，白术 15 g，杜仲 15 g，阿胶珠 15 g，茜草炭 15 g，金银花 15 g，当归 12 g，黑荆芥 6 g。

【功效】益气健脾，补血止血。

【主治】脾气亏虚，统摄无力之崩漏。

【加减】肾虚较重者，重用熟地黄、当归、阿胶珠、女贞子、墨旱莲及续断、菟丝子、淫羊藿等药。活血可重用益母草、丹参，不伤正气。止血可重用熟地黄炭、茜草炭、海螵蛸不易留瘀。

【方解】阿胶珠、当归、白芍补血活血，其中当归用量 12 g，较平时为少，为防其活血之力太过而不利于止血，加续断、杜仲以补肾共为臣药；熟地黄炭、黑荆、茜草炭、炒地榆、金银花共奏凉血止血之力为佐。

【用方经验】门氏认为崩漏多属于本虚标实之症，其虚多为肾与脾，其实多为瘀与热，肾虚可使下元不固，脾虚则无以摄纳经血，脾肾气虚亦可使血流不畅，瘀血阻滞，瘀血日久，积而生热，形成本虚标实。治疗时当急则以治标为主，治本为辅，缓则以治本为主，治标为辅。即塞流与澄源并用，澄源与复旧并举，方能收到良好疗效。

温肾止血方（门成福经验方）

【组成】菟丝子 30 g，熟地黄炭 30 g，续断 25 g，淫羊藿 25 g，炒白芍 15 g，炒杜仲 15 g，阿胶珠 15 g，茜草炭 15 g，当归 15 g，黑荆芥 6 g。

【功效】补肾固冲，止血调经。

【主治】崩漏肾阳虚证。

【加减】肾虚较重，可以去芍四物汤合二至丸或右归丸为主，重用熟地黄、当归、阿胶珠、女贞子、墨旱莲及续断、菟丝子、淫羊藿等药。活血可重用益母草、丹参，不伤正气。止血可重用熟地黄炭、茜草炭、海螵蛸不易留瘀。

妇科国医圣手时方

【方解】方中阿胶以补血；续断、杜仲、菟丝子、淫羊藿以补肾；茜草炭、黑荆芥以止血。共奏标本兼治之效。当出血渐止之后，及时加入补气与活血之品，如太子参、黄芪、川芎。当出血已止之后，及时减少止血之药而增加活血药

滋肾止血方（门成福经验方）

【组成】麦冬25 g，熟地黄炭25 g，墨旱莲25 g，白芍15 g，阿胶珠15 g，海螵蛸15 g，茜草炭15 g，女贞子15 g，太子参15 g，五味子15 g，炒杜仲15 g，当归12 g，黑荆芥6 g。

【功效】滋阴补肾，佐以止血。

【主治】肾阴不足，虚火动血。

【加减】肾虚较重，可以去芎四物汤合二至丸或右归丸为主，重用熟地黄、当归、阿胶珠、女贞子、墨旱莲及续断、菟丝子、淫羊藿等药。活血可重用益母草、丹参，不伤正气。止血可重用熟地黄炭、茜草炭、海螵蛸不易留瘀。

【方解】方中参、术、芪、草益气摄血固本，升麻甘辛入脾，升脾胃之清气，举参芪之药上行。在党参、黄芪、当归、白芍、熟地黄、阿胶等大量补血补气药中，稍佐以升提之药，即可达到升阳举陷，鼓舞中气之作用。

补益脾肾方（李丽芸经验方）

【组成】益母草20 g，补骨脂15 g，续断15 g，党参20 g，岗稔根20 g，制何首乌20 g，炙甘草5 g，血余炭10 g，白术15 g，艾叶10 g，黄芪15 g

【功效】健脾益气，补肾固冲。

【主治】崩漏脾肾两虚证。

【方解】方中岗稔根为君，配制何首乌以补血止血，补骨脂、续断以补肾固冲，党参、白术、炙甘草以健脾补气摄血，黄芪、党参、白术、炙甘草相配，实有举元煎之意，且为补气以补血之法；血余炭既能收敛止血，又兼有化瘀作用，有止血而不留瘀之优点；加

艾叶温经止血。此方共奏健脾益气、补肾固冲之功。

【注意事项】使用血余炭应注意，患者如夹有痰湿则不宜使用。

【用方经验】全方共奏清热凉血止血之效。李氏强调，崩漏出血日久，均可存在不同程度的血瘀，治疗上若妄用固摄、收涩之品，则有闭门留寇之虞。因此"塞流"并非一味涩止，而是在"塞流"的同适当选用兼有逐瘀功能之品如血余炭、益母草、茜草、三七粉等以收祛瘀生新、活血止血之效。

清热止血方（李丽芸经验方）

【组成】制何首乌20 g，白芍10 g，珍珠母（先煎）20 g，墨旱莲15 g，牡丹皮20 g，岗稔根20 g，紫珠草15 g，太子参15 g，阿胶（烊化）15 g。

【功效】清热凉血止血

【主治】崩漏阴虚血热证。

【加减】适当选用兼有逐瘀功能之品如血余炭10 g，益母草10 g，茜草10 g，三七粉6 g等以收祛瘀生新、活血止血之效。

【方解】方中紫珠草凉血收敛止血、清热解毒，制何首乌、墨旱莲、阿胶、白芍滋阴补血，牡丹皮、岗稔根活血止血，珍珠母滋阴潜阳敛血，全方共奏清热凉血止血之效。

【注意事项】崩漏出血日久，均可存在不同程度的血瘀，若妄用固摄、收涩之品，则有闭门留寇之虞。

【用方经验】"塞流"并非一味涩止，而是在"塞流"的同时适当选用兼有逐瘀功能之品如血余炭、益母草、茜草、三七粉等以收祛瘀生新、活血止血之效。

济肾止崩汤（龙福珍经验方）

【组成】玄参15 g，干地黄15 g，麦冬15 g，阿胶（烊化）15 g，白芍18 g，地骨皮12 g，太子参30 g，山茱萸3 g，金樱子15 g，海螵蛸15 g，山楂10 g。

【功效】济阴益气固肾，凉血化瘀止崩。

【主治】少女崩漏阴虚血热证。

妇科国医圣手时方

调固方（肖承悰经验方）

【组成】山茱萸15 g，枸杞子15 g，女贞子15 g，肉苁蓉15 g，山药15 g，炒白术15 g，杭白芍15 g，制香附10 g。

【功效】补肾，调肝，健脾。

【主治】青春期排卵障碍性异常子宫出血。

【方解】青春期排卵障碍性异常子宫出血，应调整月经周期，以使肾气、天癸充盛，卵巢内分泌功能正常。治疗应从先天肝肾及后天脾胃着眼。以补肾为主，兼以调肝、健脾，补肾又当以补肾阴为主，不宜用大量补阳药物。方中山茱萸、枸杞子、女贞子补肾阴，方中仅一味肉苁蓉为补肾阳之品，但其性温而柔润，既补阳又益阴。用山药、白术健脾补后天为本，白芍、香附调肝。全方补而不燥，直接或间接地调补冲脉的功能，使血海安宁，经血按期而潮。

补肾冲剂（孙宁铨经验方）

【组成】①Ⅰ号冲剂：女贞子、墨旱莲、生地黄榆、制大黄炭。②Ⅱ号冲剂：补骨脂、紫河车、党参、白术。

【功效】Ⅰ号方功效滋养肝肾，凉血止血。Ⅱ号方功效温肾健脾，益气止血。

【主治】Ⅰ号方主治排卵障碍性异常子宫出血肝肾阴虚证。症见阴道流血量多，或淋漓不净，色鲜红或紫红，质黏稠或有血块，腰酸腿软，五心烦热，肤热掌热，口干不欲饮，头晕耳鸣，便结溲赤，舌质偏红或红，苔薄黄或无，脉细数或细弦。

Ⅱ号方功效温肾健脾，益气止血。主治排卵障碍性异常子宫出血脾肾阳虚证。症见阴道流血量多或淋漓不止，色淡红，质稀无块，面色㿠白，形寒肢冷，腰膝酸软或腰痛如折，面浮足肿，小溲清长，大便溏薄，舌质淡红而胖，边有齿痕，苔薄白，脉沉细或软。

【方解】补肾冲剂治疗以肾虚为主的崩漏证。Ⅰ号冲剂中重用女贞子、墨旱莲以补养肝肾，配生地黄榆、制大黄炭以凉血止血；Ⅱ号冲剂中重用补骨脂、紫河车以温肾固下，佐党参、白术以扶脾守中而助摄血。经临床验证二方止血效果都比较满意。对崩漏的治疗以往多采用见血止血法而选多种炭类药物，结果往往效果不显，反而延长了出血时间，增加了出血量，并出现腹胀、腹痛等症状，根据"瘀血不去，新血不生"的理论，在Ⅰ号止血方中选用制大黄炭的目的是既能凉血止血，又有化瘀之功；Ⅱ号止血方中之党参、白术有健脾生血及补气摄血之效，二方用后均未发现因出血减少而出现腹胀现象。按"不通则痛"的理论，可以认为Ⅰ、Ⅱ号冲剂为止血而不留瘀的有效方剂。

【现代研究】治疗功血178例，其中住院治疗者84例，门诊治疗者94例；青春期56例，育龄期89例，更年期33例。178例中，肝肾阴虚证102例，脾肾阳虚证76例。经临床验证，止血有效率为95%，显效率为61%。服药后出血日数明显减少，出血10日以上者，由原来的57%降至4%；出血7日以内者，由27%上升至74%。Ⅰ号和Ⅱ号冲剂缩短出血时间之作用接近。

【用方经验】出血少者，每日3次，每次服1包；出血多而病程长者每日3～4次，每次1～2包。如辨证属阴阳两虚者Ⅰ、Ⅱ号冲剂各服1包，每日2次。轮流服用。

老年血崩汤（蒲辅周经验方）

【组成】阿胶30 g，熟地黄30 g，当归30 g，冬瓜子30 g，红花20 g。

【功效】补肾填精，养血活血，通利固涩。

【主治】阴道出血证，包括排卵障碍性异常性子宫出血、排卵期子宫出血、月经量多、子宫肌瘤等。

【加减】血热者，熟地黄改生地黄，加黄芩12～15 g；气虚者，加黄芪20～30 g；阴虚者，加地骨皮15～20 g，暴崩者，加地榆炭及白头翁各30～60 g；虚寒者，加艾叶15 g；血鲜红、无瘀块者，当归、红花各减10 g。

【方解】方中阿胶配地黄，滋阴补肾，且防当归、红花伤正，红花、冬瓜子活血化瘀以通利，兼防阿胶、地黄滋补太过以致涩，且能清热。当归攻补两用，即养血又消瘀。

【用方经验】上5味加水400 ml，文火煎至300 ml，将药汁倒出；再加水300 ml，煎至250 ml，倒出药汁再加水250 ml浓煎；将药汁全部倒出。把3次倒出的药汁混合，每日3次，每次200 ml，饭前服（冬天需将药汁加温后服），每日1剂。

①本方对于出血时间长短的止血效果无一定的规律。但对于长期慢性出血的止血疗效优于崩证；对于有明显瘀滞证的止血疗效尤佳。②本方的组方原理与出血的病机相应，所以泛用于各种年龄组及各种病证的出血均有卓效。

【病例】赵×，女，18岁。患者20日前月经量多，经西药止血、输血等治疗后出血量逐渐减少，但始终未干净，近2日，阴道出血如崩，色紫暗，有如猪肝色样之瘀块，下腹隐痛。伴头晕目眩，烦燥不寐，口干喜饮，大便干结等症。舌红苔黄，脉数。诊断为崩漏——血热夹瘀证。治以清热凉血、化瘀止血。方甩清热固经汤加味（方略），服4剂后。阴道出血略有减少，瘀块仍多，余症无明显变化，予老年血崩汤去熟地黄，加生地黄30 g，地榆炭、白头翁各60 g。服2剂后，出血完全停止，腹痛减，仍口渴喜饮，时烦，腰酸痛，舌红苔黄。邪热仍在，治以滋阴清热补肾为主，方用四物汤加味，服1周而愈。

水牛角止血汤（沈仲理经验方）

【组成】水牛角（先煎）30 g，大生地黄20 g，牡丹皮10 g，生白芍15 g，鹿衔草30 g，紫草20 g，黄芩10 g，花蕊石30 g，大蓟10 g，小蓟10 g，炒蒲黄（包煎）15 g，炒槐花15 g，制大黄炭（后下）10 g，

【功效】凉血止血。

【主治】血崩。功能性子宫出血，黏膜下子宫肌瘤出血，以及产后大出血。凡属子宫出血血热证者，均可服用本方。

【加减】临症如遇功血病，去紫草，加山药15 g，煨葛根10 g，升麻12 g；子宫肌瘤出血，加贯众炭15 g，半枝莲30 g，夏枯草15 g，三七粉（冲服）2 g。

【方解】本方系根据犀角地黄汤合奇效四物汤加减配伍而成，取其凉血止血，清心泻肝。按心主血脉，肝主藏血，清其心肝之火，以调整月经血量，从而加速子宫肌瘤组织改变，促进肌瘤缩小，甚至消失。本方水牛角是代替价值昂贵的犀角，据药理实验，水牛角的药理作用与犀角相似。再加重紫草、黄芩的凉血清热，配合鹿衔草、花蕊石、大蓟、小蓟等止血药，故本方对妇女子宫大量出血属于血热妄行者有显著的效果。

【病例】卢××，女，31岁。于1985年5月妇科普查，并经B型超声波检查诊断，确认为肌壁间小型子宫肌瘤。子宫体增大。经行量多如崩，腹内隐痛，头晕腰酸，舌质红，脉弦细，行经时脉象始数，属肝旺血热，迫血妄行，导致冲任失约。治以养血清肝，消瘤缩宫法。根据止血不忘消瘤、消瘤兼顾止血的原则，既重凉血止血，又重辅以消瘤而无峻攻之弊的中药。以水牛角止血汤为主；加生甘草10 g，半枝莲30 g，蛇莓20 g，羊蹄根15 g，玉米须20 g，三七粉（化服）2 g，减大蓟、小蓟、炒蒲黄、制大黄炭。同时兼服岳阳医院自制成药"Ⅰ号消瘤片"，经行时暂停用。经过4个月治疗，经血逐渐减少，以致恢复正常，B超复查，子宫体缩小至77 mm×39 mm×15 mm。子宫内分布均匀，形态规则，双侧附件显示不清。提示子宫肌瘤已消失，为治愈例中较快的验案。

【用方经验】将上药用水浸泡30分钟，再煎煮30分钟，每剂煎服2次。每日1剂，早晚分服。

清热养阴止血方（沈仲理经验方）

【组成】①养阴止血汤：生地黄、白芍、黄芩、玄参、石斛、地骨皮、煅牡蛎、花蕊石、侧柏叶、棕榈炭、藕节炭、三七粉。②清热止血汤：鲜生地黄、当归炭、白芍、牡丹皮、槐花、墨旱莲、仙鹤草、炒蒲黄、

熟大黄炭、水牛角。

【功效】①方功效养阴止血。②方功效清热固经，凉血止血。

【主治】①方主治崩漏虚热证。症见经血非时忽然而下，量多崩中，继而量少淋漓，血色鲜红而质稠，心烦易怒，时有轻度潮热，溲黄便结，舌质红绛或光红，脉弦细或细数。②方主治崩漏实热证。症见阴道突然大量下血，或淋漓日久不净，色鲜红，口渴烦热，或有发热，小便黄赤，大便干结，舌质紫红，苔黄或黄腻，脉弦数。

崩漏澄源组方（褚玉霞经验方）

【组成】①益气摄血汤：黄芪30 g，太子参15 g，白术炭10 g，山药30 g，升麻3 g，炙甘草3 g。②滋阴止血汤：生地黄炭20 g，白芍炭15 g，女贞子15 g，墨旱莲30 g，山茱萸15 g，阿胶（烊化）20 g。③清热固经汤：生地黄炭24 g，黑栀子12 g，黑黄条芩12 g，生地榆30 g，藕节30 g，墨旱莲30 g，仙鹤草30 g，生甘草3 g。④逐瘀止崩汤：益母草30 g，贯众炭12 g，茜草12 g，生山楂15 g，炒红花10 g，枳壳10 g，三七粉（另冲）3 g。

【功效】①方益气摄血。②方滋阴清热，固冲止血。③方清热凉血，固冲止血。④方逐瘀止血。

【主治】①方主治崩漏气虚证。症见出血量多，或淋漓日久，色淡红，质稀。②方主治崩漏症属虚热者。症见阴道出血淋漓不断，量多少不一，色鲜红。③方主治崩漏实热证。症见下血量多如注或淋漓不尽，质深红，质黏稠。④方主治崩漏血瘀证。症见经血淋漓不断，量时多时少，血色紫暗，质黏稠。

【病例】张××，女，48岁。不规则阴道出血2年。妇科检查子宫大小正常，无阳性发现。此次大出血量多，色淡红，有血块。面色、口唇、指甲苍白，心悸气短，神疲倦怠，四肢欠温，食欲不振，舌淡，苔薄白而润，脉芤。血红蛋白50 g/L。证属崩漏（气虚挟瘀证）。治以益气升提，逐瘀止血。用益气摄血汤合逐瘀止崩汤，去山药、三七粉而成方。服3剂，出血量大减，余证稍轻，脉

舌如前。治以益气升提，收涩止血，服2剂后血止。继用益气健脾养血，收涩固冲之剂，以善其后。连服2个月后，月经周期恢复正常，血红蛋白130 g/L，随访2年未复发。于50岁绝经。

【用方经验】本病的治疗，必须巩固2～3个月，以建立正常的月经周期。本病凡在有瘀血的情况下，最好用益母草、贯众炭、茜草、炒红花、生山楂之类以逐瘀止血，而不要用当归、川芎、桃仁、水蛭等活血破瘀之品。青春少女以滋肾补肾为主，以期恢复排卵功能；更年期妇女则补其脾胃以资化源，补肾之品多不选用。

止崩汤（孙一民经验方）

【组成】生地黄炭9 g，熟地黄炭9 g，阿胶珠12 g，莲房炭15 g，山茱萸炭9 g，当归身9 g，升麻3 g，荆芥穗炭6 g，仙鹤草12 g，五味子3 g，五倍子9 g，白茅根炭60 g，鸡冠花炭15 g。

【功效】养血止血。

【主治】崩漏（功血）。症见子宫骤然大量下血或淋漓不断。脉浮大无力，或沉细无力，舌质淡、苔白。

【方解】本方以养血止血为主。生地黄、熟地黄、阿胶珠、当归身养血；莲房、仙鹤草、五味子、五倍子、白茅根、鸡冠花止血；山茱萸补肝肾，收涩止血；莲房炭为治疗子宫出血的专药，能走子宫又为引经药；荆芥穗能入血分，炒炭可用止血，治崩漏下黑紫血块有效；升麻有升举阳气的作用，因崩漏为下部出血，用升麻可引血上行，与当归配伍能使血循经，恢复正常血液循环则崩漏易止。

白地椿皮固冲汤（程泾经验方）

【组成】白头翁60 g，地榆30 g，椿皮15 g，贯众炭15 g，黄芩炭12 g，牡丹皮炭10 g，炒栀子12 g，重楼15 g，制大黄炭10 g，制香附10 g，益母草15 g。

【功效】清热祛湿，化瘀止崩。

【主治】血崩湿热证。症见阴道大量下血，色晦浊不鲜，或经带相间，气味臭秽，下腹疼痛或压痛，常易发生接触性出血，舌质红苔黄腻，脉滑数。

【加减】伴有炎块者，选加蒲黄10 g、五灵脂10 g、三棱10 g、莪术10 g、桃仁10 g、血竭6 g等以化瘀消癥止血。

【方解】湿热血崩可见于子宫内膜炎等生殖器炎症性出血。方中重用白头翁、地榆、椿皮为主药，入血分，功专清热解毒燥湿、凉血收敛止血；辅以炒栀子、黄芩炭、牡丹皮炭、贯众炭清热利湿、凉血止血；制大黄、重楼清热化瘀止血、重楼的"缩宫止血"已为实验所证实；香附为妇科调气要药，气行则湿热易去；益母草祛瘀止血，解毒消水。

平肝清热固冲汤（程泾经验方）

【组成】牡丹皮炭10 g、炒栀子12 g、生白芍3 μg、柴胡6 g、桑叶20 g、生地黄炭15 g、川楝子12 g、侧柏炭15 g、槐米炭15 g、茺蔚子15 g、生甘草6 g。

【功效】平肝清热，凉血止崩。

【主治】崩漏肝火证。症见暴崩色红或紫，质黏稠，烦躁易怒，口苦口干，胸胁胀痛，舌红苔薄黄，脉弦数。

【加减】方中可加入丹参炭10 g、制大黄炭10 g、三七6 g清热化瘀止崩之品，若肝平热清瘀化，血崩止矣。

【方解】肝热致崩多发于育龄期妇女黄体功能不良者，也见于无排卵型功血及性激素使用不当或结扎术后；方中生白芍、桑叶、丹参、栀子、茺蔚子平肝清热；柴胡、川楝子疏肝解郁利气，利肝之气以降肝之火；生地黄炭、侧柏炭、槐米炭清热凉血止血；生甘草泻火且调和诸药。

化瘀固冲汤（程泾经验方）

【组成】丹参炭15 g、牡丹皮炭10 g、赤芍12 g、花蕊石15 g、失笑散（包煎）20 g、茜草炭12 g、卷柏炭10 g、制大黄炭10 g、制香附10 g、三七（研，吞）3 g、益母草30 g。

【功效】活血化瘀止崩。

【主治】血崩瘀血证。症见突然下血量多，或时崩时止，夹有瘀块或膜样物，小腹疼痛拒按，块膜下后痛减，舌质点暗红或有瘀斑，脉沉涩或弦紧。

【方解】因瘀致崩，除排卵型功血黄体萎缩不全外，还常见于无排卵型功血、生殖器肿瘤及流产刮宫术后胚胎残留等。方中集祛瘀止血之佳品，用之对症，则止血固崩效佳。

升陷固冲汤（程泾经验方）

【组成】炙黄芪30 g、炒党参30 g、焦白术20 g、炒山药15 g、升麻炭6 g、补骨脂15 g、赤石脂20 g、阿胶（用蒲黄炒后烊冲）12 g、焦白芍10 g、鹿衔草30 g、煅龙骨30 g、煅牡蛎30 g。

【功效】健脾益气，升陷止崩。

【主治】崩漏脾虚证。症见突然崩下，色淡质稀，面色皎白，倦怠乏力，少气懒言，舌淡红或边有齿印，脉缓弱无力。

【方解】方中党参、黄芪、白术、山药、补骨脂、升麻炭补中益气，升阳举陷而摄血；辅以焦白术、炒阿胶养血敛阴止血；鹿衔草（民间治崩漏单验方）、赤石脂、煅龙骨、煅牡蛎固冲止血。临证脾虚血崩，大剂量党参配黄芪、白术止崩效佳，补骨脂合赤石脂亦有良好的温摄止血作用。

【加减】倘夹有血热，宜加十灰丸（包煎）10 g以凉血止血；心脾两虚者，适加熟地黄炭10 g、炒酸枣仁10 g、茯神10 g、龙眼肉10 g等以养血宁心。

温经散寒固冲汤（程泾经验方）

【组成】小茴香1.5 g、炒当归10 g、焦白芍10 g、淡吴茱萸5 g、肉桂（后下）3 g、炒党参15 g、炮姜炭5 g、牡丹皮炭10 g、艾叶炭6 g、炒阿胶（烊冲）10 g、益母草15 g、血竭（吞）3 g。

【功效】温经散寒，养血祛瘀、固冲止崩。

【主治】崩漏血寒证。症见崩下清稀或紫

妇科国医圣手时方

暗，或漏久而崩，夹有血块，小腹冷痛，得温则减四肢不温，面色青白，舌质淡苔白滑，脉迟而沉细紧。

【方解】本方系《金匮要略》温经汤加减而成。小茴炒当归旨在增强温经散寒，养血行血以止血之意；艾炭、姜炭温经止血；血竭化瘀定痛止血。

滋肾固冲汤（程泾经验方）

【组成】生地黄炭30 g，地骨皮15 g，女贞子30 g，墨旱莲30 g，炒白芍20 g，桑叶15 g，炙龟甲（先煎）15 g，制何首乌30 g，阿胶（或以黄明胶代）15 g，地榆炭30 g，茺蔚子15 g。

【功效】滋肾育阴、降火止崩。

【主治】血崩肾阳虚证。症见阴道出血量多如崩，色鲜质稠，头晕耳鸣，五心烦热，咽干颊红，腰膝酸软，舌红少苔，脉细数。

【方解】本方仿傅青主清海丸之意，补阴而无浮动之虑，止血而无寒凉之苦。方中墨旱莲、何首乌、龟甲、地骨皮滋肾降火，使水滋阳光自制；白芍、桑叶敛阴清肝止血；生地黄炭、地榆炭凉血泄热止血；阿胶养阴止血；茺蔚子功似益母草为调经要药，并在祛瘀行血的同时兼有一定收敛补益作用，又能清肝凉肝，用以清养化瘀止血，并引药入胞中。

【病例】章×，50岁。患年月经紊乱，出血量多2～3年，诊为"更年期功血"。宫腔镜检查术后出血5日，量多沿大腿流下，色鲜红，夹有少许小血块，小腹偶有隐痛不适，腰微酸，时感潮热。舌红苔薄黄，脉细弦带数。证属肾阴不足，血热夹瘀，用上方加茜草炭12 g，制大黄炭6 g，金铃子20 g。2剂后出血大减，续服原方去金铃子2剂血止。随后以左归丸加减配合更年安片剂，治疗数月，诸症渐愈。

温肾固冲汤（程泾经验方）

【组成】熟地黄炭30 g，山茱萸20 g，鹿角霜（包煎）15 g，杜仲炭15 g，补骨脂30 g，炙黄芪30 g，炒党参30 g，焦白术20 g，紫石英（先煎）30 g，牛角腮30 g。

【功效】温肾助阳，益气固崩。

【主治】血崩肾阳虚证。症见血崩色淡暗质稀薄，面色晦暗，精神萎靡，形寒肢冷，腰背酸痛，舌淡胖有齿痕，脉沉弱或数而无力。

【加减】方中也可酌加禹余粮10 g、赤石脂10 g、连须10 g、伏龙肝10 g等，以增强敛血固崩之功；伴有腹痛心悸者，加震灵丹（分吞）12～15 g以祛瘀镇心敛崩。

【方解】阳虚血崩以青春期（肾气未充）及更年期（肾气已衰）功血为多见。方中鹿角霜、补骨脂、杜仲炭、紫石英温肾助阳止血；熟地黄炭滋肾养血止血，治阳以顾阴；芪、参、术益气健脾摄血；山茱萸、牛角腮温冲固崩。

益气养阴固冲汤（程泾经验方）

【组成】党参30 g，生白术20 g，黄芪15 g，墨旱莲30 g，女贞子15 g，制何首乌30 g，炒槐花15 g，地榆炭30 g，茜草炭10 g，大蓟15 g，茺蔚子15 g，小蓟15 g。

【功效】益气养阴，固冲止崩。

【主治】血崩气阴两虚证。症见崩下色红，咽干口燥，神疲形怠，或心悸少寐，舌红或嫩红苔少，脉虚数或细数。

【加减】若仅为气虚血热者，宜减去二至丸等滋阴之品；邪热不著者，酌加陈棕炭10 g、血余炭10 g、煅海螵蛸10 g、紫珠草10 g等收敛止血之味。

【方解】此方颇为常用，且气阴两虚血热崩中可见于各种年龄期功血。方中参、芪、术益气健脾摄血；墨旱莲、女贞子、制何首乌滋阴养血止血；茜草茺蔚子凉血化瘀止血，固崩而不留瘀。

参附姜炭固冲汤（程泾经验方）

【组成】别直参15 g（或红参15 g，另煎，顿服），淡附片10 g，炮姜炭5 g，麦冬15 g，五味子10 g，煅龙骨30 g，煅牡蛎30 g。

【功效】补气回阳，止崩固脱。

【主治】暴崩欲脱。症见阴道大量流血不止，面色苍白，气短息微，肢冷汗出，舌淡，脉沉微或芤者。

【方解】本方大温大补，并加入炮姜炭引血归经；龙骨、牡蛎收敛固冲止崩；生脉散益气敛阴生脉。临床及实验研究证明，生脉散对失血性休克，有明显升压抗休克的作用，比单用独参汤效果为好。

【病例】叶××，女，17岁。月经过多已年许。今因经常负重不慎跌扑，突然血增如崩入院，色淡夹块，面白肢冷，汗出息微，舌淡苔薄干，脉细微弱。乃气随血泄而欲脱，用上方益气回阳，挽脱固崩，急予别直参4g，研末吞服，红参15g，急煎兑入其他药汁内顿服。同时静注葡萄糖加止血芳酸注射液。服药1剂后，血减汗止。又给红参10g，三七（研，吞）3g。续予2剂出血即止。脸色精神均好转。再改拟圣愈汤加味，调理数剂出院。

阴阳两补固冲汤（程泾经验方）

【组成】鹿角胶（烊，冲）10g，龟甲胶（烊，冲）10g，山茱萸20g，女贞子30g，补骨脂15g，墨旱莲15g，续断炭15g，杜仲炭15g，桑寄生20g，鹿衔草30g。

【功效】两补阴阳，固肾止崩。

【主治】血崩阴阳两虚证。症见经水紊乱，量多如崩，色红或淡，面色晦暗，精神萎靡，形寒肢冷，腰背酸痛，舌淡胖有齿痕，脉沉弱或数而无力。

【方解】妇女年届绝经期（包括早发或晚发者），肾气，冲任渐衰，阴阳平衡失调则出现阴虚阳亢或脾肾阳虚，久则阴虚及阳或阳虚及阴，或素体肾阴肾阳不足者，均可致阴阳两虚而致崩。方中鹿龟二仙胶为主药，一益肾阴而固冲任，一助肾阳而补督脉，相助以固冲（任）止崩；龟甲胶缺药可以龟甲、阿胶同用代之。鹿角胶可用鹿角霜（量要增大）代之；辅之女贞、墨旱莲益阴止血；补骨脂、山茱萸助阳止血；续断炭、杜仲炭、桑寄生、鹿衔草益肾固冲。

补益冲任汤（何任经验方）

【组成】小茴香3g，炒当归9g，鹿角霜6g，女贞子12g，沙苑蒺藜9g，党参15g，淡苁蓉9g，补骨脂12g，淡竹茹15g，紫石英12g，枸杞子9g，墨旱莲9g。

【功效】补冲任，益肝肾。

【主治】崩漏久治不愈（包括经西医妇科诊为排卵障碍性异常子宫出血，或人流后出血量多如崩或淋漓不净，或疑似子宫内膜异位致崩等）。

【加减】时有少量见红，或赤带者，可酌加阿胶珠9～12g；胃纳欠佳者，可酌加砂仁3g或炒谷芽15～30g。

【方解】本方用于辨证属冲任虚寒明显者，一般不作大的加减。综观本方为合五氏温养奇经方及吴氏通补奇经丸之鹿角霜、当归、沙苑蒺藜、小茴香、党参、苁蓉、紫石英、枸杞子、补骨脂。更添入女贞子、墨旱莲者，于大量温补奇经之药中，适当加入苦温、甘寒之品（即王肯堂二至丸方）养阴、收敛、安五脏。而淡竹茹为家传治血症之精品，共合成有制之师，补益冲任，每收奇功。

【用方经验】崩漏一般以塞流止血为多，摄止以后，即服本汤以补益冲任，以扶其正。连服一二个月，每日煎服1剂，崩漏即不再复作。

《金匮要略》"虚寒相搏，此名为革，妇人则半产漏下……"，《丹溪心法》"妇人崩中者，由脏腑伤损冲任二脉，血气俱虚故也"。李东垣、张景岳等或谓脾虚，或谓气郁，或谓血瘀，而主要病机则为冲任损伤，不能制约经血。导致冲任损伤之原因，一般有血热、血瘀、脾气虚、肝肾不足数端。治崩漏常用止摄，此"急则治标"，而易复作。崩漏贵在治本，治后断根，不使再作。本方连服，意在"缓则治本"。冲任关乎经、带、胎、产，与脾胃肝肾亦有密切关系。"冲为血海，任主胞胎"。就崩漏而言，若冲任功能正常，肝、脾、肾各有所司，则证自愈。足证治崩漏之根本在于补益冲任，此亦本方立论之根柢。益奇经、补冲任当用何药？李时珍谓"八脉散在群书，略而不悉，医不知此，罔探病机"。余据此而从《临证指南》《本草纲目》《女科要旨》《傅青主女科》《济阴纲目》《王氏医案译注》《温病条辨》等收集补冲任药及方，经数十年之临床采用，筛选而成本方。

清肝补肾固摄汤（马志经验方）

【组成】当归15g，白芍20g，黄芩10g，生地黄15g，女贞子30g，墨旱莲10g，白蒺藜15g，薄荷5g，地榆炭15g，栀子炭15g，荆芥炭15g，黄柏10g，乌梅炭15g，赤石脂15g，龟甲10g。

【功效】清肝补肾，固摄冲任。

【主治】子宫功能性出血，属肾虚肝旺，冲任不固者。症见崩漏，精神萎靡不振，形体瘦弱，面色潮红，舌尖红，苔薄白，脉弦细略数。

【方解】方中当归、白芍、生地黄用以养血清肝；女贞子、墨旱莲、龟甲为滋阴补肾；赤石脂、乌梅以固摄下元；地榆炭、芥穗炭、栀子炭、黄芩、黄柏、蒺藜祛风，清热凉血；薄荷疏解肝经郁热。诸药合用，共奏清肝补肾，固摄冲任之功。

【用方经验】崩漏病为妇科常见病，以青壮年妇女多见。《素问·阴阳别论》曰："阴虚阳搏谓之崩。"意思是说，阴本不足，阳热复盛，血热妄行，故发为崩中下血之症。此论是对崩漏证病机的高度概括。马氏谨遵经旨，结合个人几十年经验，认为崩漏病的发生与心包络、命门、冲任、肝肾的关系最为密切。患者多先有将息失宜，起居失节，或悲哀太甚，抑郁不伸，引动包络，阳气内动，阳动则耗损心营肾水，以致心肾阴虚，不能锁守包络命门之火，导致肝、胆、三焦、包络之相火妄动，造成机体内发生"风动、木摇、火燃、水沸"之势，风火相煽，疏泄于下，热迫血海，损伤阴络，引动经血淋漓不断，或断而复来。故治以清肝补肾，固摄冲任为法，方证契合，故能效如桴应。

【病例】翁××，女，18岁，学生。1988年8月24日初诊。主诉：月经不调，流血量多已逾半年。患者13岁月经初潮，周期尚规律。近半年来因学习苦累，精神紧张，月经紊乱。每15～25日来潮1次，持续9～11日，量多色深红，有小血块。末次月经7月25日来潮，至今经血未净。曾服用中药汤剂、云南白药、肌内注射仙鹤草素等药无效。平时伴有心悸，易出汗，眩晕，耳鸣，腰膝酸痛，食纳减少，少寐多梦，二便尚可。检查：精神萎靡不振，形体瘦弱，面色潮红。舌尖红，苔薄白，脉弦细略数。诊断：子宫功能性出血，肾虚肝旺，冲任不固者。治疗：清肝补肾，固摄冲任。予清肝补肾固摄汤。9月4日二诊：服上药4剂后，经血已止；头晕、耳鸣、腰膝酸软，较前减轻；食纳略增，二便尚可；舌质红，苔薄白，脉弦细。治法同前，投原方4剂，水煎服。9月16日三诊：又服药6剂，血止已半月余，诸症也日渐好转；舌红，苔薄白，脉弦细较有力。投原方6剂，水煎服。10月6日四诊：此次月经于9月26日来潮，量稍多，4日后血量减少，7日净。舌脉无大变化，病情好转，仍从前法调治。10月12日五诊：诸症悉平，现无明显不适，食纳可，睡眠安；舌红苔薄白，脉弦滑。改服丸药，以巩固疗效。逍遥丸50丸，早服1丸；六味地黄丸50丸，晚服1丸。6个月后随访：月经按期来潮，色量质正常，余无不适。

固冲止崩汤（梁文珍经验方）

【组成】山茱萸20g，枸杞子20g，续断10g，蒲黄炒阿胶10g，五味子10g，炒白术10g，党参10g，煅龙骨20g，炒牡蛎20g，炒黄柏5g。

【功用】益肾，固冲止血。

【主治】月经过多、崩漏肾气虚证。症见：月经量多或阴道流血不止，色淡、质稀薄；头晕耳鸣，小腹空坠，倦怠乏力。舌质淡白，苔薄白或白润，脉迟缓无力，尺脉尤显。

【加减】四肢欠温者，加鹿角胶（烊）10g；量多者，加黄芪10g；少寐多梦，加炒酸枣仁10g；小腹隐痛者，加当归10g；淋漓不净者，加三七粉（冲）10g。

【方解】方中山茱萸酸涩微温，强阴益肾；续断温补肝肾，专治"妇人崩中漏血"；五味子酸涩暖脾止滑脱；枸杞子平肝补肾益精固冲；阿胶气味俱阴，既入肝养血，又入肾滋阴，功能补血，滋阴，止血，蒲黄炒之，减其腻性，强其止血之功；党参、白术健脾益气，固冲止血；煅龙骨、煅牡蛎收敛固涩，平肝益阴；黄柏凉血、行血、止血，炒之去其苦寒之性。全方共奏益肾养肝，固冲止血之效。

【用方经验】月经过多或崩漏因肾气虚血不固而下陷者，治当有三：①酸敛止血以塞流；②温肾益气以澄源；③补益肝肾以固本。本方选药三者兼顾，力专肝肾下焦，酸以敛阴，涩以防脱，并佐以滋阴养血、益气行血、潜阳凉血之味，以防血溢脉外成瘀，复致血不循经而外溢，以及血去阴伤，虚热内扰，血海不宁而出血不止等弊端。临诊山茱萸、枸杞子多用20 g为宜，以图肝肾双调，敛阴涩精止血之效。

【病例】季××，女，17岁，就诊时间：2001年6月。月经严重紊乱1年，持续性阴道流血25日未净。经行量多如崩或淋漓不净，本次阴道出血开始量多色红夹血块，经用中西药止血后量减少，现25日未净，量少，色淡如水，头晕乏力，小腹空坠，心慌气短，面色萎黄。子宫附件B超未见异常，舌质淡白，苔薄白，脉缓弱。治法：益气固冲止血。方药：益气固冲汤5剂。服4剂后血止。

安冲止血汤（何秀川经验方）

【组成】川牛膝 20～30 g，地榆 20～30 g，当归15 g，白芍15 g，生地黄12 g，川芎10 g，三七粉（冲）4 g。

【功效】固崩止漏，安冲止血。

【主治】妇女各种原因引起的崩漏。

【加减】血热迫血妄行者，加侧柏、茜草；脾虚不摄者，加黄芪、党参；血瘀阻滞、血不归经者，加蒲黄、五灵脂、肉桂，杭菊改赤芍，并重用川牛膝；肾虚，封藏不固，经血淋漓者，加仙茅、淫羊藿、知母、菟丝子等。

【方解】方中川牛膝补肝肾，通经活血化瘀；地榆凉血止血，收敛，以上二药一通一止，有止血不留瘀，化瘀不伤血的特点；再配以四物汤，芎、归、地、芍，养血调经；三七以增其消瘀止血之功效。诸药合用，共奏固崩止漏，安冲止血之功。

【用方经验】本方特点在于固本澄源治其本，塞流止血治其标，是标本兼顾的组方。固本即补肝肾、安冲脉，牛膝、四物汤为之；澄源即是祛瘀阻，通血脉，使血归正道，牛膝、川芎、当归为之；塞流止血即堵漏筑堤，地榆、三七为之。故可随症加减治疗各种原因引起的崩漏。

【病例】王×，女，38岁，1989年3月31日初诊。患者怀孕50日行刮宫术，术后2个月经血始来，淋漓不断已2个月余，色深黯，伴有瘀块，腰酸，腹部隐痛，经西医诊断为"子宫内膜增生"，曾服丙酸睾酮，己烯雌酚等药不效而来诊。舌质淡，苔薄白，脉沉细。证属气虚血瘀，血不归经。予安冲止血汤加减。处方：川牛膝24 g，地榆20 g，生黄芪30 g，当归15 g，香附12 g，海螵蛸20 g，赤芍12 g，甘草6 g。每日1剂，水煎，早、晚温服。4月7日复诊：上方3剂经血基本停止，又服3剂而愈。

二至龙牡汤（盛玉凤经验方）

【组成】墨旱莲15 g，女贞子15 g，生地黄30 g，生白芍20 g，生龙骨30 g，生牡蛎30 g，山茱萸12 g，仙鹤草15 g，桑叶20 g，马齿苋15 g，炒党参12 g。

【功效】滋阴清热，固涩止血。

【主治】排卵障碍性异常子宫出血，属阴虚血热，冲任不固者。症见崩漏，及月经量多或淋漓不尽，经期延长，经色鲜红，舌红苔薄，脉弦细。

【加减】下腹隐痛者，加金银花炭15 g，蒲公英12 g；头晕，夜寐不安者，加蒺藜9 g，合欢皮10 g。

【方解】方中重用生地黄、白芍滋阴凉血和营为主药；配合墨旱莲、女贞子（即二至

妇科国医圣手时方

丸）、山茱萸滋养肝肾以固冲任；复入龙骨、牡蛎镇潜固涩；仙鹤草、冬桑叶清热凉血止血；佐以党参益气摄血，寓"善补阴者，必于阳中求阴"之意；用马齿苋者，因现代药理研究证实本品能促使子宫收缩，有缩短经期并减少出血量的作用。诸药相配，辨病与辨证相结合，共奏滋阴清热，固涩止血之效，故宜于阴虚血热，冲任不固所引起的上述诸证。

【用方经验】本方既遵循中医传统的处方法度，又结合盛氏的临证用药经验，更融以现代研究的新成果。其中桑叶一药，乃其师裘笑梅主任医生治疗血热崩漏、月经过多和胎漏的经验良药，盛氏亦屡试不爽。

【病例】禹××，女，17岁。2005年7月8日初诊。患者13岁月经初朝，经量不规则已4年，每次经行，量时多时少，淋漓难尽（一般停3～4日复行）。病起于月经初潮时跑步过劳，冲任受伤。曾在西医妇产科医院行西药人工周期治疗无效。末次月经2005年6月21日，至今未净，伴腰酸、口干，苔薄舌尖红，脉象弦细。凭症参脉，乃阴虚血热，冲任不固使然。治宜滋阴清热，固涩止血，方用二至龙牡汤加味：墨旱莲15 g，女贞子15 g，生地黄30 g，生白芍20 g，生龙骨30 g，生牡蛎30 g，山茱萸12 g，仙鹤草15 g，桑叶20 g，马齿苋15 g，炒党参12 g，金银花炭15 g，7剂。二诊（2005年7月16日）：药后月经已净，腰酸、口干亦瘥。前方既效，仍守原法以巩固疗效：去仙鹤草、金银花炭，加龟甲15 g，7剂。经随访，患者治后月经已恢复正常。

调气止漏方（吴熙经验方）

【组成】陈皮10 g，乌药10 g，白芍15 g，甘草6 g，香附10 g，蒲黄15 g，紫苏叶6 g，炮姜3 g。

【功效】行气活血，养血止血。

【主治】排卵障碍性异常子宫出血，属气滞兼血瘀之漏下证者。症见经血非时而下，量少，淋漓不净，血色紫暗，小腹疼痛，舌紫暗，脉微涩或弦涩。

【加减】气滞明显者，加重香附、乌药、紫苏叶用量；气虚者，加党参10 g、黄芪10 g；血虚10 g，加当归10 g、阿胶10 g；阴虚，加龟甲10 g、黑大豆10 g、地骨皮10 g；血多色黑有块，加三七6 g、茜草炭10 g；腰痛，加菟丝子10 g、续断10 g；失眠，加酸枣仁10 g、柏子仁10 g；大便秘结，加瓜蒌子10 g；带下多，加薏苡仁15 g。

【方解】方中香附取其疏利全身气机；陈皮、紫苏叶理脾胃之气以调冲任；乌药理气调血；蒲黄活血化瘀止血；白芍敛阴养血；炮姜温养气血，且与白芍相配，"入气而生血"；甘草调和药性。诸药相合，共奏调畅气机，养血活血止血功效。

【用方经验】《景岳全书》关于漏下症"未有不由忧思郁怒先损脾胃，以及冲任而然者"的论述，与临证多合。此证病理关键在于气血为病。治漏之法，总应调理气血，但二者之中又当调气为先，血海宁静，周身之血以随之而安。本症多见淋漓日久，气血皆耗，故方药贵在平和，只可舒气而勿过用破气，并兼顾血分，乃取《黄帝内经》"疏其血气，令其调达，而致平和"之意。在此基础上，再结合病情随症加味治疗，多收全功。

祛瘀止血汤（钟秀美经验方）

【组成】桃仁10 g，当归10 g，黄芩10 g，茜草10 g，红花6 g，川芎6 g，赤芍12 g，生地黄15 g，海螵蛸15 g。

【功效】祛瘀止血。

【主治】排卵障碍性异常子宫出血、子宫肌瘤出血、产后出血，属瘀血证者。见阴道非时出血，经久不止，血色暗褐有块或黏稠，伴少腹疼痛；舌暗红或瘀点，脉弦或细涩；B超提示子宫内膜增厚。

【加减】流产不全者，加益母草10 g、牛膝10 g；体虚者，加黄芪10 g；厌食者，加山楂10 g。

【方解】桃仁、红花、赤芍、茜草活血化瘀，据药理研究桃仁有促进子宫收缩，改善血流阻滞的作用；红花有明显收缩子宫的功效，对肿瘤有一定抑制作用；生地黄滋阴凉血；川芎、当归养血引血归经；海螵蛸收涩止血；黄芩凉血止血。诸药相配，辨病与辨证相结合，共奏祛瘀止血之功。

【用方经验】本方寓养血滋阴于化瘀止血之中，化瘀不伤血，瘀祛阴不伤，大凡瘀血引起的阴道出血都可应用，但不宜大剂独任和长期应用，见效就收，改用他法调经。

【病例】黄×，16岁，1998年5月3日初诊。15岁初潮，平素月经提前数日，经量中等，7～8日经净。刻下：自4月14日迄今，月经未净，量或多或少，色黯红，有少量血块，伴头晕、乏力、口干，纳可，二便调，贫血外观，舌暗红苔薄白，脉沉细。B超：子宫4.80 cm×3.6 cm×6.0 cm，子宫内膜厚1.8 cm，未见占位性病变，双侧卵巢大小正常。血常规提示：白细胞$5.1×10^9$/L，红细胞$3.60×10^{12}$/L，血小板计数$130×10^9$/L，出血时间2分，凝血时间2分。诊为青春期功血，属室女崩漏，证属血瘀，治以化瘀止血，自拟祛瘀止血汤，药用：桃仁、当归、黄芩、茜草各10 g，川芎、红花各6 g，生地黄、海螵蛸各15 g，赤芍12 g。药进3剂血止。B超复查：子宫5.0 cm×4.3 cm×4.5 cm，内膜平整居中，药已取效，续服2剂，继用调经养血，随访1年未复发。

三合止崩汤（王耀廷经验方）

【组成】生黄芪50 g，当归10 g，海螵蛸40 g，茜草10 g，地榆炭50 g，山茱萸20 g。

【功效】补气养血，化瘀止崩。

【主治】功能失调性子宫出血，属气虚不摄，冲任不固者。症见月经过多，或逾期不止，色淡质稀，气短懒言，面色㿠白，神疲乏力，舌质淡，苔薄白，脉象沉细无力而数，或虚大而芤。

【加减】心悸怔忡者，加龙骨50 g，牡蛎50 g；气短面白，小腹空坠者，加丹参30～50 g，升麻5 g；手足逆冷，脉细弱者，加补骨脂10 g，赤石脂15 g。

【方解】方中生黄芪配当归为当归补血汤，黄芪补气升提以摄血，正所谓"有形之血不能速生，无形之气理当急固"也；海螵

蛸、茜草配伍为《黄帝内经》中之"四乌贼骨一藘茹丸"也，二者化瘀止血；地榆炭与醋相伍为《医宗金鉴》中之"地榆苦酒煎"，收敛固涩而之止血。三合汤取上三方相合之意也。加山茱萸峻补肝肾之阴，又能收敛即将散失之阳。临床用之，确是屡试不爽。

【用方经验】本方合当归补血汤、四乌贼骨一藘茹丸、地榆苦酒煎三方为一炉，再加峻补肝肾之山茱萸而成。适用于以气虚为主之崩漏（功血）及月经过多。流血日久量多，或暴崩下血者，脉见细弱者少，而虚大数者偏多，不可误以脉数为热而不敢用参、芪。若脉芤大数者，往往近日内难以血止，此因虚火鼓动血不得安也，补气之中再加龙骨、牡蛎、龟甲等潜镇固摄之药，或用阿胶、龟胶、鹿角胶血肉有情之品，其效颇佳。

【病例】李××，48岁。就诊时间：1986年12月15日。患者经停半年，又阴道流血7日，近日量多如注，头晕腰酸，小腹空坠，周身酸楚，倦怠乏力，气短心悸，纳少腹胀，二便尚和。诊见面色淡黄，眼睑苍白，舌淡苔白，脉象虚大而数。妇查：子宫水平位，大小硬度正常，活动良，附件（一），子宫颈光滑，有深红色血液自颈管中流出，量多。诊断：气虚血崩（更年期功能性子宫出血）。此属气虚不摄，冲任不固，经血暴脱之重症。治宜益气摄血，固涩冲任。处方：生黄芪50 g，当归10 g，海螵蛸40 g，茜草10 g，党参30 g，地榆炭50 g，女贞子15 g，墨旱莲15 g，赤石脂25 g，补骨脂25 g，升麻10 g，加醋30 ml，水煎服，每日3次。服药3次后流血减少，再进2剂血止。自觉气力增加，头晕心悸减轻。嘱早服人参归脾丸，晚服八味地黄丸，连服半月以巩固疗效。

功血三合汤（张邦福经验方）

【组成】人参10 g，黄芪30 g，生地黄15 g，山茱萸10 g，茯苓15 g，山药15 g，牡丹皮10 g，泽泻10 g，女贞子20 g，墨旱莲15 g。

【功效】滋养肝肾，补气止血。

【主治】青春期功能性子宫出血，属肝肾

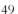

阴亏，气虚血热证。症见阴道流血时发时休，淋沥不止，量多少不定，血色淡红，患者精神萎靡，面色㿠白，潮热盗汗，心烦失眠，舌质红，苔薄白，脉细弱。

【加减】阴虚甚者，加龟甲胶15 g；血虚甚者，加阿胶15 g；虚热甚者，加知母、黄柏各10 g；潮热多汗者，加胡黄连6 g，地骨皮15 g；失眠多梦者，加酸枣仁15 g，首乌藤30 g；纳呆食少者，加砂仁6 g，麦芽15 g；流血量多者，加炒蒲黄、小蓟各10 g。

【方解】本方以六味地黄丸为基础，养肝滋肾，调理冲任，以治少女青春期肝肾不足，冲任不固，以杜病之源；合入二至丸（女贞子、墨旱莲）滋阴抑阳，凉血止血；参、芪大补元气以摄血。共奏正本清源，促使月经返常之功。

【用方经验】青春期功能性子宫出血，因内分泌失调引起，中医归之为肝肾阴虚，封藏失职，冲任不固，用本方治疗方证合拍，故疗效显著。但骤然流血量大者，应用他方急则治其标，后以本方治其本。

【病例】龙××，女，16岁，学生，2005年11月28日就诊。患者初潮年余，月经先后无定期，经量或多或少。近2个月阴道流血淋漓不止，妇科检查未发现器质性异常，呈贫血貌，诊断为青春期功能性子宫出血，经黄体酮、安络血、维生素等药物治疗，出血暂止，数日后复至。自诉流血淋漓，色淡红，质清稀，下腹不适，头晕体倦，肢软乏力，心悸气短，心烦少寐，潮热多汗。查：面色潮热少华，舌淡，苔薄黄，脉细数。治以滋阴补气止血，佐以清热除蒸。方用功血三合汤加胡黄连6 g，地骨皮15 g。服方5剂，潮热诸症已减，流血减少：去胡黄连、地骨皮，加龟甲胶、阿胶各15 g。继服10剂，流血停止。精神已旺，后以归脾汤化裁调理，1年来月经正常。

凉血清海汤（马大正经验方）

【组成】水牛角（水浸，先煎）30～45 g，生地黄（切碎黄酒浸）15～45 g，生白芍15～45 g，牡丹皮炭9 g，桑叶30 g，海螵蛸10～20 g，仙鹤草30 g，阿胶（烊冲）10 g，荆芥炭10 g。

【功效】清热凉血止血。

【主治】功能性子宫出血或子宫肌瘤致月经过多，属血热者。症见经量过多或者崩漏，经色鲜红或紫黑，口渴，便秘，舌质偏红，苔薄白或微黄，脉滑盛者。

【加减】夹瘀块者，加益母草12 g，三七4 g，或加云南白药胶囊，每次2粒，每日3次（吞服）；气虚无力者，加党参15 g；肾虚腰痛者，加墨旱莲30 g，女贞子20 g，山茱萸15 g；平时湿热带多者，加地榆20 g，槐花20 g，贯众炭30 g。

【方解】此方系《千金要方》的犀角地黄汤（水牛角、生地黄、生白芍、牡丹皮炭）变化而来。水牛角、生地黄、生白芍、牡丹皮炭、桑叶，凉血止血；海螵蛸、仙鹤草、阿胶、荆芥炭止血。方中生地黄经切碎黄酒浸后，有利于其止血成分的溶出，可以提高疗效。诸药合用，共奏清热凉血止血之功。

【用方经验】经量过多或崩漏属于血热者居多，《素问·离合真邪论》曰"天暑地热，则经水沸溢"，人与之相应，崩漏发病亦以气候骤然变热时为多，因此，凉血止血成为治疗之大法。此方的特点是止血迅捷。经100例临床患者检验，治愈率为76%，有效率为96%。

【病例】陈×，26岁，1998年8月18日初诊。经净后2日，交接出血24日未净，出血或多或少，4日来血量增多，色紫无块挟有黏液，右少腹痛，腰痛，倦怠乏力。舌淡红，苔薄腻，脉弦。治拟凉血止血，益肾补气。方用凉血清海汤加槐花10 g，墨旱莲30 g，女贞子12 g，重楼30 g，党参12 g，服药2剂，阴道出血即净。

三黄调冲汤（王少华经验方）

【组成】黄芪15～30 g，当归身10 g，生地黄15～20 g，熟地黄15～20 g，大黄3～6 g，海螵蛸20～30 g，茜草10 g。

【功效】健脾益肾，止血祛瘀。

【主治】月经病，如血崩、经漏、闭经

等，属正虚夹瘀者。

【加减】①治血崩：因肝肾阴虚火旺而起，反复发作者，去当归，加知母、黄柏、地榆、二至丸；量多如涌者，大黄用炭；对于少女因先天不足，肾气不摄而崩者，去大黄，或改用大黄炭，加右归丸；如属肝郁化火证者，去黄芪，加牡丹皮、栀子、白芍、青黛等；至于脾气不摄而崩者，去当归，加党参或红参、炮姜，大黄改用炭。②治经漏：加赤芍、川芎、香附；无火热象者，去生地黄；有血热见证者，再加牡丹皮。③治闭经：肝肾亏虚，冲任失养者，加菟丝子、山茱萸、巴戟肉、牛膝；阴虚血燥，血海枯竭者，开始治疗时，黄芪减用半量，随着阴血来复程度，逐步递增至常用量，另加山茱萸、阿胶、黄精；有火象者，参入知母、黄柏、地骨皮等。④治痛经：去生地黄、海螵蛸；如属气滞血瘀者，加失笑散、制香附，当归用尾；行经不畅，痛剧者，再加手拈散（草果、延胡索、五灵脂、乳香、没药、沉香、阿魏各15 g）；气血亏虚者，加党参、鸡血藤、白芍、甘草；痛经因于寒者，去大黄，加艾叶、香附、肉桂；因于热者，仍用生地黄，另加牡丹皮、大血藤。

【方解】本方由当归补血汤、生地黄大黄方合四乌贼骨一藘茹丸复方组成。当归补血汤用黄芪大补脾肺元气，资后天以充生血之源；用当归益血和营，终致阳生阴长，气充血旺。生地黄大黄方之大黄与生地黄相配，取大黄苦寒直折，藉涤荡以祛瘀，瘀血去则血得归经而自止；生地黄甘寒育阴，凭凉营以止血；大黄泻其实，地黄补其虚；大黄走而不守，地黄守而不走；两者配伍，则动静结合，开阖相济，大黄得地黄，则清泄而不伤阴，逐瘀而少耗血之虑；地黄得大黄，则养阴而不腻滞，止血而无留瘀之弊。四乌贼骨一藘茹丸，出自《素问·腹中论》，海螵蛸入肝肾二经，为收涩之品，有止血之功；茜草，古名藘茹，入心肝血分，味辛能散，有行血活血之能，此两味配合使用，则其性一涩一散，其用一止一行，则止血而不留瘀，活血而不耗血。由此可知，本方功能健脾益肾，补气止血，活血祛瘀，适用于正虚夹瘀的月经病，如血崩、经漏、闭经、痛经等。

【用方经验】本方是王氏在数十年的临床治疗中自拟的家传秘方，是针对月经病因虚常出现实象而成虚实夹杂之证设立，此刻消之必伤正，补之又碍邪，边消边补，才能恰到好处，而本方补虚与祛实兼顾，寓消于补，寓补于消，故恰中病情。方中之生地黄大黄方乃孙思邈所创，载于《千金翼方》卷十八吐血第四中，原书记载："吐血百治不差，疗十十差，神验不传方。"王氏原亦用此方治疗内科吐衄诸证，迨至又试用于妇科，开始以之止经漏，近20年来包括用于因上环、人流等引起的月经淋漓不断，尔后又逐步应用于崩中、产后血晕、闭经等虚实夹杂证。方中大黄的用量，要有一定的法度：如治崩漏疾患，大黄用小量，控制在3～6 g；其中崩初如涌，有厥脱之兆者，用大黄炭3 g；崩量渐减及经漏者，用生大黄3～6 g，每收化瘀磨积之效，而无攻伐伤正之虞。

【病例】陶××，32岁，1991年8月13日初诊。"人流"术后已近半载，经水淋漓不断，色殷红，量较多，偶见小紫颜块，血腥气甚浓，旬余来阴痒又起。询得少腹无所苦，惟关元穴处按之辄痛，大便干，口干苦，不欲饮。舌边尖红、苔薄、根部黄腻，脉细数。证属湿热下注，血海不宁，法当清下化瘀，脾肾双调。处方：生地黄15 g，熟地黄15 g，当归尾10 g，赤芍10 g，川芎10 g，大黄6 g，海螵蛸20 g，茜草根10 g，黑栀子10 g，炒黄柏10 g，黄芪6 g，制香附10 g，5剂。服药第3日曾经净1日，翌日又见红，但已量减十之八。前方去黄柏，加牡丹皮10 g，黄芪加至10 g，5剂。复诊当天晚，经量又一度增多连续3日，自觉无不适。处方：三黄调冲汤加牡丹皮6 g，香附10 g，红花3 g，续服5剂而愈。

第一章 月经病

妇科国医圣手时方

51

第二节　闭经

理血通经汤（罗元恺经验方）

【组成】吴茱萸 60 g，赤芍 60 g，三棱 30 g，莪术 30 g，红花 30 g，苏木 30 g，桃仁 30 g，续断 60 g，益母草 30 g，党参 45 g，香附 45 g。研末，每日 2 次，每次 12 g。

【功效】行气散瘀，活血通经。

【主治】气滞血瘀所致闭经。症见月经数月不行，精神抑郁，烦躁易怒，胸胁胀满，小腹胀痛或拒按，舌质紫暗或有瘀点，脉沉弦或沉涩。

【方解】方中吴茱萸，辛、苦、热，归肝、脾、肾经，温肝行气止痛，可治肝郁气滞、胞宫寒冷所致月经后期、闭经、经行腹痛诸症，据现代药理研究本品有较强的子宫收缩作有；三棱、莪术能破血中之气结，逐血中瘀滞，功擅破积攻坚止痛；红花、桃仁善入血分，能散瘀血、活死血、通经脉、破癥结，为行血破血之要药；赤芍凉血散瘀，《日华子本草》谓其能"通月水"；苏木亦入血，性主走散，能散瘀血，除败血，消癥瘀，通月水；益母草则善行心、肝之瘀血，疏脾之郁气，有化瘀生新，行瘀而不伤正，补养新血而不滞的特点，为妇科之要药；香附善走亦能守，善行气分亦入血分，能和血气，化凝血，去旧血，生新血，堪称气病之总司，妇科之主帅。而本方又以补中益气、养血生津之党参和气味俱厚，兼入血分，可行可止，有行而不破，止而不滞特点，长于补肝肾，调气血、固冲任的续断援后，可谓王道之用药，又本方为"散者散也，去急病用之"（《用药法象》）。却用具有补血调经、滋阴补肾之熟地黄和养阴清心滋津液的麦冬共煎 24 只汤送服，又是匠心独运之妙招。本方适用于治疗气滞血瘀闭经，一般服 2 剂即来月经，至多用 3 剂。因此，使用该方中病即可，不可恋其功而失之偏颇。

【用方经验】气滞血瘀闭经，非血海无血也，可因气、因寒、因滞、因逆阻滞胞脉不畅血不得泻乃发闭经，实为血海满溢后欲泻不遂之实证。临床常见周期性腹痛、急躁、便秘、身重等症状，脉多现沉弦沉涩、舌质紫暗苔黄白腻或有瘀点瘀斑等。本方以活血散瘀，行气通经为主要成分，甚为合拍。

【病例】姚×，32 岁。自然流产 4 次并清官 4 次，术后即发闭经 8 个月，并有周期性腰酸下坠感和小腹胀痛，伴有黄色黏稠带下、大便秘结、舌质淡暗，脉象沉涩有力。观此病，因患者多次伤胎损及胞脉及肾经，又加之清宫手术处因打击复伤血海，致使气逆阻滞胞脉乃症见腰酸下坠，小腹胀痛，带下黏稠，乃为血海欲泻不得，脉络不畅之症。治当活血通络、理气调经。宗本方之义，改散剂为汤剂，处方：吴茱萸 6 g，赤芍 12 g，三棱 6 g，莪术 6 g，红花 10 g，桃仁 10 g，益母草 15 g，泽兰 10 g，水蛭 3 g，苏木 10 g，酒大黄 5 g。服药 2 周后带下正常，腹痛下坠感逐渐减轻。在原方中去水蛭、酒大黄加续断、菟丝子、蛇床子等品服至 1 个月，基础体温已有双相反应，但仍无经来潮，说明子宫内膜尚未恢复。加入当归、党参、制何首乌、女贞子、枸杞子诸品后方有经血来潮，血量由少逐渐增多，腹腰坠痛亦消。

滋肾通经汤（罗元恺经验方）

【组成】干地黄 25 g，黄精 30 g，牛膝 25 g，龙眼肉 15 g，山楂 30 g，桃仁 10 g，赤芍 12 g，青皮 10 g，茯苓 25 g，玄参 15 g，夏枯草 15 g，浮水石 30 g。

【功效】滋肾舒肝，散结化瘀。

【主治】闭经。

【病例】罗老治一患者，年已 26 岁，有甲亢病史，月经未曾来潮，但有周期性下腹胀痛和带下增多，身体消瘦，阵发性心跳，睡眠欠佳，易惊醒，胃纳欠佳，舌尖有红点，少苔或薄黄苔，脉弦细略数。肛检发现子宫比正常为小。此为子宫发育不良之原发性闭经，证属肝肾阴虚，化源不足，肝气郁结，气滞血瘀，虚火偏亢。予本方加减而愈。

【用方经验】此类闭经，应平时用滋补，在有周期征兆时用活血化瘀通经，反复坚持一段时间定能奏效。

活血调经汤（罗元恺经验方）

【组成】当归12 g，川芎10 g，丹参15 g，远志6 g，磁石30 g，桑椹30 g，牛膝25 g，枳实12 g，熟地黄25 g，白术10 g。

【功效】活血宁神，滋养镇潜。

【主治】闭经。

【用方经验】患者，因头部击伤，晕眩不醒、醒后头脑胀痛，夜梦多，鼻干、口干而淡，大便干结，闭经八个月，舌淡红，苔微黄，脉细弱。此为外伤脑震荡引起的继发性闭经，证属督脉受伤，气血失调。予本方后，有少量白带，此是闭经者的良好反应，无须止涩。

健脾益肾消脂汤（蔡小荪经验方）

【组成】炒当归10 g，大生地黄10 g，白芍10 g，川芎6 g，淫羊藿12 g，巴戟天12 g，仙茅10 g，石菖蒲5 g，白芥子3 g，生山楂20 g，云茯苓12 g，炒白术10 g，牛膝10 g。

【功效】健脾益肾，化痰消脂调经。

【主治】痰湿闭经。其特点为闭经后形体肥胖或肥胖后形成闭经。

【方解】《女科切要》曰："肥人经闭必是痰湿与脂膜壅塞之故。"《丹溪心法·妇人八十八》曰："躯脂满，经闭者，以导痰汤加黄连、川芎。"其病因病机多与脾肾二脏关系密切。蔡老师认为，肾阳虚是形成痰湿闭经主要因素。盖肾阳者，职司气化、主前后二阴，有调节水液的作用。阳虚气化不利，水液失调，停聚而致痰湿，痰湿内壅，闭塞子宫，胞脉不通致闭。此外，脾虚运化失职，水谷不能化生精血而生痰脂，湿聚脂凝，脉络受

阻，胞脉闭塞，逐成闭经。所以健脾益肾消脂汤方以四物汤养血活血，化瘀调经；牛膝引血下行；仙茅、淫羊藿、巴戟天温肾助阳，补命门火而兴阳道；茯苓、白术健脾燥湿化痰消脂；石菖蒲祛痰开窍；白芥子辛散利气、温通祛痰；生山楂消食化积，据药理分析有降低胆固醇之功效。全方具有健脾益肾、化痰消脂调经的功效。脂消胞脉通畅，经水自行。

【用方经验】痰湿闭经，临诊辨治要点有二：一是多见于体质肥硕或素体痰湿之妇女，二是必兼有痰湿为患的证候。如咳嗽痰多，胸脘腹满，浑身倦怠，苔白腻，脉滑。健脾益肾消脂汤为治疗痰湿闭经的经验方，临床运用随证加减变通，每应手取效。

【病例】吴×，女，28岁，已婚。1993年5月27日初诊。患者14岁初潮，多后期而至，量尚可。婚后足月顺产1胎，此后逐渐肥胖。2年来体重增加25 kg，经量逐减至闭。现闭经已8个月，屡服中西药未效。面目虚浮，胸闷脘胀，喉间有痰，性欲淡漠，腰膝酸软。脉细滑，苔白腻。妇科检查：子宫偏小，基础体温测定为单相。证属脾肾不足，脂膜壅阻，胞脉闭塞，症势纠缠，图功非易。拟健脾益肾消脂汤加减，20余剂后，经水来潮，舌淡红、量不多，3日净。症见好转。再服此方加指迷茯苓丸，40日后经量增多，喉间痰爽，体重亦减，基础体温出现双相欠典型。随访半年，经期已准，顽症告愈。

补肾调经方（蔡小荪经验方）

【组成】炒当归9 g，生地黄9 g，熟地黄9 g，川芎9 g，熟女贞子9 g，淫羊藿12 g，肉苁蓉9 g，狗脊9 g，山茱萸9 g，制黄精12 g，河车大造丸9 g。

【功效】补肾调经。

【主治】原发性闭经。

【加减】通常观察3个月，最好能同时测量基础体温，以助诊断。经过治疗后，如体温呈双相，预示病情好转，可改用调经方。其基本方为：炒当归9 g，大熟地黄9 g，川芎4.5 g，白芍9 g，牛膝9 g，丹参9 g，制香附

妇科国医圣手时方

9 g，桂枝 3 g，红花 4.5 g，泽兰 9 g。

【方解】以育肾养血为主，参血肉有情之品，冀肾气旺盛，冲任充盈，月事得以时下。

【用方经验】蔡小荪认为，闭则不尚攻伐。对闭经的治疗，不能急切图功，妄事攻伐。指出："闭经病机有虚有实，虚为血海空虚，来源不足。由于肾气（包括肾阴、肾阳）不充，天癸无形之水不至，冲任不充盈，胞脉不通，以致血海空虚，无源可下，犹如油灯之燃，必基于燃油之盈，若油灯乏油，则火之再诱终不能燃也。因此，当补肾养血，血至而经自下。"补肾实为治疗闭经的要旨，所以不论是原发性闭经还是继发性闭经，均以补肾为主。

补肾养血调经方（蔡小荪经验方）

【组成】云茯苓 12 g，生地黄 9 g，熟地黄 9 g，淫羊藿 12 g，石楠叶 9 g，牛膝 9 g，制黄精 12 g，丁香 5 g，路路通 9 g，桂枝 5 g，细辛 1 g，麦冬 9 g，乌鸡白凤丸（吞）1 粒，服 7 剂；继用云茯苓 12 g，生地黄 9 g，熟地黄 9 g，仙茅 9 g，淫羊藿 12 g，石楠叶 9 g，紫石英 12 g，鹿角霜 9 g，熟女贞子 9 g，肉苁蓉 9 g，胡芦巴 9 g，河车大造丸（吞）10 g。

【功效】育肾培元。

【主治】继发性闭经。

【加减】按周期反复服用，如基础体温出现双相，当属好转之象。然后用四物汤加理气活血催经之剂，月事可下，一般短期内不易见功，须经一定的过程，方能奏效。

【用方经验】蔡小荪认为，闭则不尚攻伐。对闭经的治疗，不能急切图功，妄事攻伐。指出："闭经病机有虚有实，虚为血海空虚，来源不足。由于肾气（包括肾阴、肾阳）不充，天癸这种无形之水不至，冲任不充盈，胞脉不通，以致血海空虚，无源可下，犹如油灯之燃，必基于燃油之盈，若油灯乏油，则火之再诱终不能燃也。因此，当补肾养血，血至而经自下。"补肾实为治疗闭经的要旨，所以不论是原发性闭经还是继发性闭经，均以补肾为主。

滋肝补益方（蔡氏妇科经验方）

【组成】生地黄 12 g，熟地黄 12 g，当归 9 g，白芍 9 g，制何首乌 9 g，女贞子 9 g，制黄精 12 g，红花 4.5 g，茺蔚子 9 g，柏子仁 9 g，潞党参 12 g。

【功效】柔肝养血，调补冲任。

【主治】营血不足，冲任亏损而经闭不通，眩晕心悸，烦热神疲，体弱瘦羸，面色无华。脉细或虚。

【加减】血不养肝，头目胀痛者，加枸杞子 9 g，黑豆衣 9 g，夜明砂（包煎）9 g。心悸少寐者，去制何首乌，加合欢花 9 g，朱茯神 9 g，首乌藤 12 g。烦热盗汗者，加地骨皮 9 g，炙鳖甲 9 g，酸枣仁 9 g。血虚指麻者，加秦艽 6 g，鸡血藤 12 g。

【方解】血藏受于肝，肝为血海，冲任之系。刘完素谓："肝伤则血涸，脾胃相传，大脱其血，目眩心烦，故月事不来。"方中以四物汤去香燥之川芎，柔肝养营，活血调经；加女贞子、何首乌滋补肝肾，益精强阴，以精能化血；何首乌养血益精之功较显，相传明世宗服用以何首乌为主的七宝美髯丹，而连生皇子，遂何首乌倍受青睐；女贞子甘平，少阴之精，隆冬不凋，其色青黑，益肝补肾，强阴乌发，李时珍称为"上品妙药"；加黄精、潞党参补益脾气，振兴中州，以资化源，而益气生血；加柏子仁养心安神，使心气下通；再配红花、茺蔚子养血活血，补益冲任。全方能益上荣下，养心滋肝，补气益精，养血调经，五脏既满，血海得充，而经能应期矣。

龟鹿培元方（蔡氏妇科经验方）

【组成】熟地黄 12 g，当归 9 g，龟甲 9 g，鹿角霜 9 g，肉苁蓉 9 g，巴戟天 9 g，人参 3 g，白茯苓 12 g，红花 4.5 g。

【功效】育肾培元，温补冲任。

【主治】肾气不足，冲任虚损而致闭经，腰脊酸楚，心悸恍惚。脉沉微细。

【方解】张景岳认为，经病多起心、肺、

肝、脾四脏，及其甚也则四脏相移，必归脾肾，所以治疗闭经"必计所归而专固其本"。叶天士谓："下焦阴阳宜潜宜固，填实精气以固其下。"方中龟甲为介虫之长，阴物之至灵；鹿角乃阴中之阳，遇夏至即解，禀纯阳之性，两者皆血肉有情之品，味最纯厚，峻补精血，所谓"补之以其类也"。李时珍谓："龟鹿皆灵而寿，龟首常藏向腹，能通任脉，故取其甲以补心、补肾、补血，以养阴也。鹿首常返向尾，能通督脉，故取其角以补命、补精、补气，以养阳也。"人参大补元气，以资中州生化之源；熟地黄、肉苁蓉、巴戟天皆入肾经血分，滋养精髓，以补下元水火，水足则能以济火，火旺则土强健运；茯苓健脾益肾、渗湿泄热，以平调水火；加当归、红花养血活血，通调冲任。全方为血气阴阳交补之剂，使肾气得充，精气和调，冲任得养，血海渐盈而经期可复。

【加减】小腹冷痛者，加淡吴茱萸3g，煨木香3g，紫石英9g。面目浮肿者，加胡芦巴9g，生黄芪9g，炒白术9g。五更泄泻者，去肉苁蓉，加补骨脂9g，淡附块9g。小便不禁者，加煨益智4.5g，潼蒺藜9g。眩晕心悸者，加柏子仁9g，珍珠母15g，潞党参129。腰酸似折者，加杜仲9g，狗脊9g，石楠9g。纳谷不馨者，加青皮4.5g，陈皮4.5g，玫瑰花9g。痰涎壅滞者，加法半夏6g，制胆南星4.5g，白芥子3g。

强精还春方（蔡氏妇科经验方）

【组成】熟地黄12g，当归9g，白芍9g，枸杞子9g，肉苁蓉9g，制何首乌9g，鹿角霜9g，炙黄芪12g，核桃仁9g，紫河车9g，炮穿山甲9g。

【功效】益肾强精，滋补冲任。

【主治】产期出血过多，继发闭经，形体羸瘦，畏寒肢青，腰酸神倦，心悸健忘，眩晕纳少，性欲低下，毛发易落，脉细无力等。

【加减】气虚甚者，加潞党参12g，制黄精9g。肾阳虚衰者，加淡附块9g，淫羊藿12g，仙茅9g。眩晕少寐者，加煅龙骨15g，煅牡蛎15g，龙眼肉9g，朱茯神9g。纳谷不馨者，加陈皮4.5g，玫瑰花2g。

【方解】《黄帝内经》曰："形不足者温之以气，精不足者补之以味。"方用四物去川芎之辛燥，以滋血养营，行血调经；鹿角霜、紫河车、炮穿山甲皆血肉有情之品，味最纯厚，紫河车为生人造命之本，用之以补先天，鹿角能通督入肾经血分，以益髓固精，炮穿山甲走窜行散，无所不达，且能载峻补之剂，直达病所；枸杞子、制何首乌、核桃仁补五脏之阴血，益精健脑；黄芪补气疗虚，以资后天，使之阳生阴长。本方重在通补肾督，以培本元，功专滋养精血，以充血海。

清肝下血方（蔡氏妇科经验方）

【组成】当归9g，生地黄9g，白芍9g，川牛膝9g，生大黄4.5g，玄明粉（冲）4.5g，川郁金9g，石菖蒲4.5g，生麦芽30g，穿山甲9g，鸡血藤12g。

【功效】泄热回乳，活血通经。

【主治】闭经溢乳综合征，经闭不行或经行涩少，乳汁自溢或挤之可出，头晕烦躁，便艰口干，或体型渐胖。脉略弦。苔薄腻。

【加减】肝肾阴虚者，去玄明粉，加女贞子9g，炙龟甲9g，制何首乌9g。脾肾阳虚者，去大黄、玄明粉，加紫石英12g，淫羊藿9g，鹿角霜9g。兼有痰满者，加白芥子3g，法半夏6g，制胆南星4.5g。兼肝郁头痛者，加白蒺藜9g，生石决明15g，菊花69。兼血瘀腹痛，加莪术9g，红花4.5g，延胡索9g。兼气虚疲惫者，加潞党参12g，炙黄芪12g。兼血虚眩晕者，去玄明粉、大黄，加枸杞子9g，黑豆衣9g，龙眼肉9g。

【方解】本方以张子和玉烛散加减化裁。玉烛散是以四物汤合调胃承气汤加减而成，养血泻火，清胞络结热。方中去川芎香燥上窜之弊，加牛膝活血下行、通利下焦；穿山甲散血中之滞，通经络之闭；鸡血藤气清而香，补血和血，宣通经络；川郁金顺气开郁，活血调经；石菖蒲能辛散肝而香舒脾，通脑髓而利九窍，除痰浊而宁心神；麦芽健脾下气，回乳消胀，具有调节催乳素分泌的作用。全方养血活血，通脑利窍，顺气舒络，退乳行经。

六郁舒解方（蔡氏女科经验方）

【组成】全当归9g，川芎4.5g，制香附9g，广郁金9g，红花4.5g，生山楂9g，瞿麦9g。

【功效】舒气解郁，活血调经。

【主治】室女情怀不舒，经素愆期，或数月一行。因经期郁怒而致点滴即止，旋即经阻半年未通，伴小腹胀疼，纳谷不香，寐少，脉细略弦，苔薄微腻。

【方解】此为七情郁结而致经闭不通。寇宗奭谓："若积想过度，多致劳损……女子则月水先闭。"《女科经纶》引叶以潜语："治者调其气而破其血，开其郁而补其虚，凉血清热，治血病以行气为先，香附之类是也。"治以蔡氏经验方"六郁舒解"为主。六郁者，痰火湿食气血也，尤以气为百病之长。方以香附疏达调经，以开气郁为君药；当归、川芎柔肝养血，以解血郁为臣；枳实、郁金顺气化痰，以祛痰郁；山楂健运化食，兼能祛瘀散结，以消食郁；瞿麦利水化湿，兼能活血通络，以除湿郁，利水以清热，兼泄火郁；红花养血活血，以佐归、芎活血调经之功。徐春甫谓："心属阳而主血，脾裹血以行气，若月经不通，未必不由心事不足，思虑伤脾，有所劳倦，谷气不输，肺金失养，肾水无滋，经血枯涸。惟养心则血生，脾健则气布，两者和则气畅血行。"方用远志、朱茯神开心气，宁心神，而导血下行。侧重于理气舒郁，兼以活血化滞，养心通络，使之情舒意畅，郁开气行，而月候自调。

导痰顺气汤（蔡氏女科经验方）

【组成】川芎4.5g，当归9g，制香附9g，川牛膝9g，石菖蒲4.5g，制胆南星4.5g，白芥子3g，法半夏4.5g，枳壳4.5g，白茯苓12g，焦白术9g，青皮4.5g，陈皮4.5g。

【功效】化痰导滞，行血通经。

【主治】闭经，量少色暗，经临前乳房胀痛。胸闷纳少。喉间痰滞不畅，疲惫神倦，大便艰难。脉弦少力，苔薄微腻，质偏红，边有齿印。

【方解】朱震亨云："经不行者，非无血也，为痰所凝而不行也。"痰阻胞络，闭塞不行的血滞有余的闭经。以蔡氏验方"导痰顺气汤"为主，化痰导滞，行血通经。方中二陈为治痰要药，化痰理气，运脾和胃；加胆南星、石菖蒲祛痰开窍；白芥子辛散理气，温通豁痰，并搜皮里膜外之痰湿；枳壳宽中行气，泄痞闷而消积滞；香附、郁金顺气以行水，水行则血行；用当归、丹参养血活血，润燥而不腻；牛膝引血下行，通利冲任。本方用药特点为补肾、化痰、活血以促使排卵；气行水行血行以通胞络，以达脏腑和顺，络道通畅，而奏其效。

养血补肾助阳饮（裘笑梅经验方）

【组成】当归12g，丹参15g，白芍9g，熟地黄30g，菟丝子9g，肉苁蓉9g，巴戟天9g，淫羊藿12g，仙茅9g，鹿角胶（烊冲）6g，阿胶（烊冲）12g，紫河车粉（分吞）3g。

【功效】补督脉，壮元阳，养血液，生精髓。

【主治】产后脱血，肾阳虚损，致闭经。或希恩综合征。

【方解】用四物除川芎，加入丹参，以养血活血调经；菟丝、肉苁蓉、巴戟天温补肾阳，使任脉通，督脉固；合淫羊藿、仙茅补阳温肾，入命门以强精；鹿角胶性温纯阳，填髓生精；阿胶和血补阴；加入紫河车粉以充盈血海。如是则肾气足，胞宫暖，气血调，冲任养，每收良效。

补肾养血汤（许润三经验方）

【组成】淫羊藿10g，仙茅10g，紫河车10g，女贞子25g，枸杞子20g，菟丝子30g，当归20g，白芍10g，党参20g，香附10g。

【功效】填精补肾。

【主治】闭经属肝肾亏损者。症见月经闭止，无白带，腰膝酸软，脉象细弱。

【加减】临证运用要注意两点：①月经期停止服药；②月经第 10～15 日加丹参 30 g，茺蔚子 20 g；第 16～23 日加鹿角霜 10 g，紫石英 15 g；第 24～28 日加生艾叶 5 g，月季花 5 g。

【方解】此方为二仙汤的变方，治疗闭经虚证。方中加紫河车、女贞子、枸杞子、菟丝子填精补肾，故对阴阳亏损、精血不足者有效。

【用方经验】先将上药用水浸泡 30 分钟，再煎煮 30 分钟，每剂煎 2 次，将 2 次煎出的药液混合。每日 1 剂，早晚分服。月经期停服。

【病例】王××，女，36 岁，已婚。1981 年 12 月 28 日初诊。月经紊乱半年。月经后期 1 年，闭经 2 年。1978 年下半年始现月经紊乱，1 个月 2 次或 2～3 个月 1 次，同时经血量减少，血色暗红、中夹小血块，经期 3～4 日。迨 1979 年时，月经变为 2～4 个月 1 次，血量更少，色褐，每次持续 2 日，经前乳房胀痛，性急易怒。至 1979 年 12 月闭经。经中西医治疗效果不显。月经初潮 14 岁，周期比较规则。未服过避孕药。临床检查：今年 10 月拍蝶鞍正侧位片，未发现异常。体温 36.4℃，血压 110/85 mmHg，外阴、阴道正常，宫体后位、较小，质正常，活动可，双侧附件正常，西医诊断：继发性闭经。患者末次人工月经 1980 年 11 月 3 日，无白带，形体瘦弱，怕冷，面色㿠白，头晕失眠，心悸气短，纳差，便溏，晨起面浮，入夜足肿，偶有齿衄，舌苔薄白，舌质略淡，脉滑无力，基础体温单相，辨证为闭经肝肾亏损证。治当补肝益肾，佐以活血。方用补肾养血汤加丹参 30 g，茺蔚子 20 g。水煎服，每日 1 剂，连服 2 个多月。出现少量白带，小腹发胀，基础体温呈不典型双相，继用上方 2 个月，患者月经再来潮，血量中等，4 日净。后将上方改作丸药常服，以巩固疗效。

滋肾活血汤（许润三经验方）

【组成】山茱萸 10 g，紫河车 10 g，续断 10 g，女贞子 25 g，当归 10 g，白芍 10 g，柴胡 10 g，香附 10 g，党参 15 g，益母草 15 g。

【功效】滋补肝肾，舒经活血。

【主治】闭经及原发不孕肝肾亏虚证。

【加减】下腹时有疼痛者，加鹿角霜 10 g，羌活 5 g。此月经将行之兆，改活血通经之法，促使月经来潮。予以桂枝、桃仁、土螫虫、赤芍、天花粉、淫羊藿促进月经来潮。

【方解】方中山茱萸、女贞子滋肾阴，紫河车养肝肾阴精；续断阳中求阴；柴胡，香附疏肝，当归的益母草活血调经，舒经活血。

【用方经验】先以滋补肝肾之法，补其本源，调养冲任，使经血充盈，再以活血通经之法，使经血下行，实为通补兼施之效例。另在治疗中曾加羌活一味，意在刺激下丘脑内分泌中枢，促进其功能的恢复，此亦为吾师之独到见解。

鹿角露饮（许润三经验方）

【组成】鹿角霜 20 g，白术 20 g，生黄芪 25 g，当归 20 g，川芎 10 g，香附 10 g，半夏 10 g，枳壳 20 g，昆布 15 g，益母草 15 g。

【功效】温阳，利水，通经。

【主治】闭经属肾虚痰湿者。症见经闭时间较久，形体肥胖，或有浮肿，胸胁满闷，恶心痰多，神疲倦怠，怕冷，性欲淡漠，脉象沉弱，舌质淡，或胖嫩，苔薄白。

【加减】临床应随证加减：于月经 10～15 日，加桂枝 10 g，桃仁 10 g；若服药后感觉头晕，可将鹿角霜改为 10 g。

【方解】鹿角霜饮所治闭经属寒邪客于冲任，或素体阳虚不能运化水湿，湿滞冲任而引起者。本方为自拟经验方。方中鹿角霜、白术，温肾健脾以运水湿；当归、黄芪补气血之虚；香附、枳壳、半夏、益母草理气活血利水，共奏温阳利水通经之效。

【用方经验】先将上药用水浸泡 30 分钟，再煎煮 30 分钟，每剂煎 2 次，将 2 次煎出的药液混合。每日 1 剂。早晚分服（月经期停服）。本方适用于因闭经引起的形体肥胖有痰湿患者，其身体瘦弱者不可用之。

妇科国医圣手时方

四二五合方（刘奉五经验方）

【组成】当归9 g，白芍9 g，川芎3 g，熟地黄12 g，覆盆子9 g，菟丝子9 g，五味子9 g，车前子9 g，牛膝12 g，枸杞子15 g，仙茅9 g，淫羊藿12 g。

【功效】养血益阴，补肾生精。

【主治】血虚肾亏所引起的经闭，或希恩综合征。

【加减】若为产后气血极度虚弱，可加人参、黄芪以补气，称为参芪四二五合方。此乃以补气之法，增强补血之效，以气带血，同时又能加强补肾的功能。

【方解】本方用五子衍宗丸补肾气，其中菟丝子苦平补肾，益精髓；覆盆子甘酸微温，固肾涩精；枸杞子甘酸化阴，能补肾阴；五味子五味俱备，入五脏大补五脏之气，因其入肾故补肾之力更强；车前子性寒有下降利窍之功，且能泄肾浊，补肾阴而生精液。配合仙茅、淫羊藿以补肾壮阳。五子与二仙合用的目的是既补肾阳又补肾阴。补肾阳能鼓动肾气，补肾阴能增加精液。肾气充实，肾精丰满，则可使毛发生长，阴道分泌物增多，性欲增加，月经复来。临床观察有促进排卵的功能，肾气及精液充足，督脉充盈，脑髓得以濡养，脑健则可使记忆力增强，精力充沛。另外，与四物汤合方以加强养血益阴之效，再加牛膝能补肾通经。本方的功能，不在于通而在于补。肾气充，肾精足，经水有源，则月经自复。

【用方经验】本方专治血虚肾亏所引起的闭经，或产后大出血所引起的希恩综合征。此类病人表现为精神疲惫，腋毛及阴毛脱落，生殖器官萎缩，闭经，性欲减退，阴道分泌物减少及乳房萎缩等症状。根据中医观点认为，此类证候均为产后大出血伤肾、伤血所引起。由于肾藏精，主生长、发育、生殖机能。若肾气虚，则毛发脱落，性欲减退。若肾阴虚，则肾精减少，月经闭止，阴道分泌物减少。肾虚督脉空虚不能濡养脑髓，故记忆力减退，精神疲惫。

瓜石汤（刘奉五经验方）

【组成】瓜蒌15 g，石斛12 g，玄参9 g，麦冬9 g，生地黄12 g，瞿麦12 g，车前子9 g，益母草12 g，马尾连6 g，牛膝12 g。

【组成】滋阴清热，宽胸和胃，活血通经。

【主治】阴虚胃热所引起的月经稀发后错，或血涸经闭。

【加减】胃热者，可加黄芩10 g、枇杷叶10 g、大黄10 g、生石膏30 g；肝热者，加龙胆6 g、栀子10 g、竹茹10 g或芦荟10 g、木通10 g、桑叶10 g、菊花10 g；血热者，加墨旱莲10 g、藕节10 g、白茅根10 g；气滞者，加柴胡10 g、川楝子6 g、枳壳10 g、木香10 g；血瘀者，加泽兰10 g、红花10 g、川芎10 g、赤芍10 g、桃仁10 g；阴虚者，加南沙参10 g、枸杞子10 g、白芍10 g。

【方解】古人曾用三合汤（四物汤、调胃承气汤、凉膈散）治疗本病。原方由当归、生地黄、白芍、大黄、玄参、玄明粉、甘草、连翘、栀子所组成。在临床实践中，刘氏观察到多数患者，虽有上述症状，而大便不一定干燥。而且本病又系慢性病，非数剂药能以收功。如若长期服用三合汤，因其中有大黄、玄明粉等苦寒泻下之品，更易耗伤津液。而本方以瓜蒌、石斛为主药，瓜蒌甘寒润燥，宽胸利气；石斛甘淡微寒，益胃生津，滋阴除热，合用共奏宽胸润肠，利气和胃之效。另加玄参、麦冬养阴增液。因本病源于阴虚血燥，故在四物汤中去掉较为温燥的当归、川芎，用生地黄滋阴生血；瞿麦、车前子活血通经；益母草偏寒，通经活血之中又能生津液；马尾连（或栀子）清胃热，热去则津液能以自生；牛膝引血下行，以期经行血至之目的。总之，全方以滋液清热，宽胸和胃之力，而达到活血通经的目的。由于药性平和可以长期服用。在临床应用时若见大便燥结，也可先用三合汤，待阳明燥实已解，仍可改用本方作为后续治疗。

【用方经验】本方主要治疗由于胃热灼伤津液所引起的月经稀发、后错，以及精血枯

左侧栏：第一章 月经病

妇科国医圣手时方

竭所引起的闭经。此类患者，平素多有阳气过盛，肝热上逆，导致胃中燥热，灼伤津液。阳明本为多气多血之经，下隶冲任二脉。若阳明津液充实，则冲任精血满盈，月经能以时下；若阳明燥热过盛，津液枯竭，不能化为月经，轻者月经稀发、后错，重者闭经数年不至。审其临床特点，虽为经闭，但无气血两虚之象，反而自觉口干、舌燥、心胸烦闷，急躁多梦，甚者胸中发热，五心烦热，脉弦滑，沉取无力或滑数，一派阴虚血燥征象。

养阴平肝通经汤（刘奉五经验方）

【组成】当归9g，生白芍9g，炒白芍9g，生地黄12g，桑叶9g，菊花9g，珍珠母24g，生龙齿24g，山药15g，莲子心9g，牛膝9g，墨旱莲9g，女贞子9g，远志9g。

【功效】养阴平肝，补血通经。

【主治】阴虚阳亢，血亏经闭。症见闭经，伴有头晕、头痛、耳鸣、腰痛、纳食不香、失眠多梦，舌尖红，脉细数。

【加减】见有心烦急躁等阴虚胃燥诸证，加黄芩10g、黄连10g以清燥热而降逆；玄参10g、麦冬10g养阴润燥；菟丝子10g、枸杞子10g、覆盆子10g补肾。

【方解】方中当归、白芍、生地黄、墨旱莲、女贞子，补肝肾以培本；桑叶、菊花清肝热；珍珠母、生龙齿平肝育阴；远志、莲子心清心热平肝阳；山药健脾益肾；牛膝补肝肾引血下行，调补肝肾。

滋肾活血通经方（刘奉五经验方）

【组成】牡丹皮9g，白芍12g，生地黄15g，玄参9g，麦冬9g，黄芩9g，马尾连9g，菟丝子9g，枸杞子9g，覆盆子9g，牛膝12g，益母草12g。

【功效】滋补肝肾，活血通经。

【主治】肝肾不足，阴虚经闭，症见心烦急躁、头晕、腹胀、腰痛、子宫略小，舌质红，脉弦滑。

【加减】有心烦急躁等阴虚胃燥诸证，加

黄芩10g、黄连10g以清燥热而降逆；玄参10g、麦冬10g养阴润燥；菟丝子10g、枸杞子10g、覆盆子10g补肾。

【方解】以六味地黄丸、二至丸为主方，加用清热平肝的药物，方中当归、白芍、生地黄、墨旱莲、女贞子补肝肾阴培本；桑叶、菊花清肝热；珍珠母、龙齿平肝育阴；远志、莲子心清心热而平肝阳；山药健脾益肾；牛膝补肝肾引血下行。

清肝降逆调经方（刘奉五经验方）

【组成】芦荟6g，龙胆6g，益母草9g，牛膝9g，石斛12g，麦冬9g，瞿麦12g，车前子9g，瓜蒌15g，另服：通经甘露丸，每服6g，每日2次。

【功效】清肝泻火，降逆调经。

【主治】肝热上冲，血逆经闭。

【方解】方中芦荟、龙胆清肝泻火降逆。瓜蒌、石斛、麦冬养阴清热润燥，益母草活血调经，牛膝、车前子、瞿麦麦引血下行以通经。另外配合通经甘露丸，以助清热化瘀，活血通经之功。本丸药为《济阴纲目》所载，主要药物为酒大黄、桃仁、红花、干漆、当归、莪术等。主治经闭不适，胸胁胀满，癥瘕血块，午后发热，干血痨症。

清胃化燥调冲方（刘奉五经验方）

【组成】瓜蒌12g，石斛12g，黄芩9g，马尾连9g，枳壳9g，半夏9g，瞿麦12g，车前子12g，牛膝12g，益母草12g。

【功效】清胃化燥，降逆调冲。

【主治】阴虚胃燥，冲逆经闭。

【加减】仍感面部发热，急躁者，加红花9g，赤芍9g，白芍9g。

【方解】胃中燥热比较明显，兼见胃气上逆，胃脘堵闷。嗳气多，乳房发胀，耳鸣，故加黄芩配马尾连清阳明之燥热，枳壳、半夏宽胸降逆。

双疏化瘀汤（哈荔田经验方）

【组成】桃仁12g，北刘寄奴12g，牛膝

妇科国医圣手时方

12 g，当归 12 g，女贞子 12 g，赤芍 9 g，三棱 9 g，莪术 9 g，苏木 9 g，茯苓 9 g，厚朴 9 g，香附 9 g，川芎 6 g。

【功效】气血两虚，重在化瘀。

【主治】用于瘀血内阻、气机失宣而致闭经。症见腹痛如刺，不欲按揉，触似有块，烦躁易怒，胁痛胫肿，大便干结，小便时黄，舌质暗红，苔薄腻或黄腻，脉沉细弦。

温经调冲汤（哈荔田经验方）

【组成】当归 15 g，白芍 12 g，牛膝 12 g，北刘寄奴 12 g，延胡索 9 g，香附 9 g，生蒲黄 9 g，桃仁 9 g，红花 9 g，三棱 9 g，莪术 9 g，木香 6 g，吴茱萸 5 g，高良姜 5 g。

【功效】温经行血。

【主治】用于寒客经脉，血凝不行，滞于血海，冲任失调而致闭经。伴有脘腹冷痛，胸闷泛恶，面青肢冷，大便不实，白带量多，苔白滑，脉来紧细。

【加减】用小茴香、吴茱萸、麻黄、枳壳、蛇床子各 9 g（布包），开水冲泡，坐浴，早晚各 1 次（临睡前坐浴时间可长些）。

养血通经汤（哈荔田经验方）

【组成】当归 15 g，山楂 15 g，地骨皮 15 g，生地黄 12 g，泽兰叶 12 g，益母草 12 g，玄参 12 g，女贞子 12 g，阿胶 9 g，炒白术 9 g，赤芍 9 g，青蒿 6 g，鸡内金（研细粉，分 2 次冲服）3 g。

【功效】滋阴养血，化瘀通经。

【主治】用于营阴亏损、瘀血内阻所致闭经。症见神疲形瘦，入夜烦热，纳少腹胀，小腹痛拒按，口干不饮，面色晦暗，舌紫暗少苔，脉细无力。

柴胡双解汤（哈荔田经验方）

【组成】柴胡 9 g，白芍 9 g，枳壳 9 g，半夏 9 g，黄芩 9 g，酒大黄 9 g，丹参 9 g，川楝子 9 g，北刘寄奴 6 g，香附 6 g，甘草 5 g，延胡索 5 g，木香 5 g。

【功效】解表清里，疏肝行滞。

【主治】主治平素急躁易怒，偶感风寒外邪，入里化热，结于少阳，内聚胃府，客于血海，阻于胞脉而成闭经。症见发热恶寒，头痛无汗，脘腹满闷，嗳气频作，心烦懊恼，呕恶口苦，小腹胀硬，不喜揉按，便干尿黄，舌红苔薄黄，脉弦细而数。

通经消癥方（哈荔田经验方）

【组成】蛴螂 4～5 只，泥封焙干，去泥后研末。

【功效】破瘀通经。

【主治】血瘀经闭，或有癥块。

【方解】本法用于瘀血内结，经闭不通者，血枯经闭不宜用。方中蛴螂咸寒有毒，功能破瘀定惊，通便攻毒。《金匮要略》鳖甲煎丸用之，取其破瘀开结之力，治病疟日久，结为疟母者。方书中尚有外用堕胎的记载。用于闭经尚宜配合内服药，经行后即停用。

【用方经验】将上药酒调至可搓成丸，为饼状敷于脐下关元穴处，夜敷昼取，每日 1 次。

经闭方一（王渭川经验方）

【组成】①方：蒺藜 18 g，钩藤 10 g，蚕蛹（焙干，研末，吞服）20 枚，当归 10 g，川芎 6 g，生白芍 12 g，桃仁 10 g，红泽兰 12 g，土鳖虫 10 g，水蛭 6 g，大血藤 24 g，蒲公英 24 g，琥珀末 6 g，槟榔 10 g，熟酸枣仁 12 g，首乌藤 20 g。②方：蚕蛹（焙干，研末，冲服）20 枚，当归 10 g，川芎 10 g，红泽兰 12 g，水蛭 6 g，土鳖虫 10 g，山甲珠 10 g，槟榔 10 g，鲜生地黄渣（姜汁炒焦）20 g，生姜渣（鲜生地黄汁炒焦）15 g。③方：南沙参 20 g，鸡血藤 18 g，生黄芪 30 g，女贞子 15 g，墨旱莲 15 g，枸杞子 12 g，益母草 24 g，覆盆子 24 g，制香附 12 g，炒川楝 10 g，穿山甲 10 g。

【功效】①方疏肝理气，活血化瘀，佐以清湿。②方活血化瘀，养血行气。③方补气养血行气调经。

【主治】①方主治经闭属肝郁血瘀证。症见经闭3个月以上，精神郁闷，胸胁胀痛，带多色黄臭，舌质紫暗，舌边有小红点，脉沉弦。②方主治经闭属气滞血瘀证。症见经闭经治疗后，月经量很少，腹部微胀痛，舌质淡红，脉微弦。③方主治经闭属气滞血瘀精亏证。症见经闭经治疗后，月经量少，色淡，白带较多，舌淡，苔薄白，脉濡缓。

【病例】杨××，女，34岁，1975年9月6日一诊诉：月经已停4年，并未生育（输阻），少腹胀痛，精神郁闷，眩晕，见屋转，失眠，胸胁胀痛，带多色黄臭，舌质紫暗，舌边有红点，脉沉弦。辨证属肝郁气滞，瘀血内阻，湿热蕴结下焦，用①方治疗2周。并告诉输阻问题，不加考虑，一俟停经恢复调整后，可用器械通，药物协助，患者欣然色喜。9月21日二诊，服①方10剂，月经已来，量甚少，仅用半包纸，色污有块，胸胁胀痛大减，带下也少，少腹隐隐作痛，精神转佳，形寒，舌淡，脉微弦，辨证以气滞血瘀为主，用②方治疗。10月22日三诊，共服②方18剂，腹部隐痛消失，已不觉形寒，月经已来，量转多，色红不污，舌苔薄白，脉濡缓，辨证属气滞血瘀精亏证。用③方治疗，嘱每周4剂，连服4周。月经净后，就去某医院检查输卵管。11月28日四诊，月经已正常。经某医院检查，输卵管已通，脉苔正常，嘱仍服③方1个月，另取新鲜紫河车1个，焙干，研末，1个月分服。12月28日五诊，月经届期未至，检查尿妊免阳性。

经闭方二（王渭川经验方）

【组成】①方：党参30g，鸡血藤18g，生黄芪60g，补骨脂11g，土鳖虫10g，水蛭6g，红泽兰12g，益母草24g，当归10g，川芎6g，沙蒲黄10g，大血藤24g，蒲公英24g，槟榔10g，琥珀末6g。②方：南沙参20g，鸡血藤18g，生黄芪30g，女贞子24g，墨旱莲24g，夏枯草15g，薤白12g，炒川楝子10g，生白芍12g，覆盆子24g，当归10g，川芎6g，生蒲黄10g，水蛭6g，广藿香10g。③方：太子参20g，鸡内金9g，

仙鹤草30g，鸡血藤18g，生黄芪30g，益母草24g，覆盆子24g，何首乌30g，槟榔6g，砂仁6g，广藿香6g。

【功效】①方益气化瘀，活血清湿，佐以柔肝。②方柔肝养阴，清湿活血。③方益气调冲清湿。

【主治】①方主治经闭属气虚血瘀，湿热蕴结证。症见停经3个月以上，腹痛拒按，精神疲乏，带下腥臭，舌淡，苔薄黄，脉弦数。②方主治经闭属气虚血瘀，气滞阴伤证。症见停经3个月以上，胸胁胀痛，焦虑不安，苔光色红，脉弦数。③方主治经闭属气虚血瘀冲任失调证。症见经闭经治疗后月经量多，色淡，舌色正常，脉平缓。

【病例】余×，女，35岁。因人流刮宫，夫妇争论后有情绪致停经7个月，腹痛拒按，带下腥臭，精神疲乏，食欲差，胸闷心悸，舌淡，苔薄黄，脉弦数，辨证属气滞血瘀，湿热蕴结，兼见肝郁，用①方治疗2周。二诊，服①方12剂后，精神大见好转，腹不拒按，带下减少，无腥臭气，但月经尚未至而焦灼不安，胸胁胀痛，苔光色红，脉弦数。在①方辨证的基础上加重柔肝养阴之品，即用②方治疗。6月20日三诊，服②方12剂，月经虽至，经量稍大（用纸3包）。患者欣喜，但总觉量还大，幸脉已平缓，舌色正常，拟再予调冲。益气清湿（原西医查有盆腔炎），以期巩固，嘱服③方2周，停药观察。至8月26日，因腹泻就诊，问其月经情况，诉已行经3次，周期同以往28日，并且经前后有带，毫无黄带象，从停经恢复后一切如常。

经闭方三（王渭川经验方）

【组成】泡参24g，生黄芪60g，鸡血藤18g，女贞子15g，墨旱莲20g，大血藤24g，蒲公英24g，地榆10g，槐花10g，白及15g，生蒲黄10g，土鳖虫10g，九香虫9g，仙鹤草30g，益母草30g，当归10g，琥珀末6g。

【功效】益气养阴，清热利湿，止血化瘀。

【主治】经闭属气阴两虚。血热血瘀。症见闭经3个月以上，胃脘隐痛拒按，心烦身热，大便色黑，舌质紫暗，苔黄，脉缓。

【病例】杨×，女，30岁，1977年6月7日一诊：诉闭经近3月，腰痛，胃脘隐痛拒按，心烦身热，大便色黑，眠差，纳食少，时昏倒，舌质紫暗。苔黄，脉缓。用上方治疗，服3剂后，月经即来，连服12剂后，纳食增加，睡眠好转；大便转黄，惟腹隐痛，苔黄厚。在原基础上去生黄芪、女贞子、墨旱莲等，加用延胡索9g，红泽兰12g，败酱草12g。连服2周。1978年5月随访，月经一直正常。

干血痨方（王渭川经验方）

【组成】南沙参30g，炒川楝子12g，生白芍12g，麦冬10g，川贝母10g，生地黄30g，地骨皮30g，覆盆子20g，鸡内金10g，知母10g，黄连6g，木香10g，鱼鳔胶10g，鹿角胶10g，无花果30g，偷油婆（焙干，研末，冲服）3只，鲜地龙（清水漂净）5条。

【功效】滋肝运脾。

【主治】血痨肝肾阴虚证。症见经闭多月，形瘦，潮热，舌如镜，无苔，脉弦数。

【病例】王××，女，32岁，1982年3月5日初诊，经闭3年，形体消瘦，长期潮热，体重减轻，已育2女，尤望得子未遂，极度失眠，同时腹泻。每日泻溏便10余次。经某医院检查，诊为子宫内膜结核兼肠结核。舌如镜，无苔，脉弦数、面绛红。辨证属肝肾阴虚，投以上方14剂，3月10日二诊，腹痛减轻，腹泻减至3次，余证均减轻，在前方基础上随症调整药物，连续治疗4个月后怀孕，届期产一子，母子平安。

温肾通经方（戴德英经验方）

【组成】肉苁蓉10g，巴戟天10g，黄芪20g，熟地黄15g，当归12g，川芎10g，鸡血藤20g，芍药10g，阿胶（烊冲）10g，鹿角片（先）10g，磁石3g，泽兰叶12g，紫河车粉（分吞）6g。

【功效】温肾，填精，通络。

【主治】希恩综合征，闭经。

【加减】经本方治疗后，如觉下腹胀痛，有行经之感，可改服桃红四物汤加淫羊藿10g、巴戟10g、益母草10g、香附10g、王不留行10g。如果服桃红四物汤后腹胀甚而经血不下，闭经，可再服本方。

【方解】本病由产后失血致脏腑气血虚弱，肾阳衰竭，精血不生，脑髓失养，血海空虚，导致闭经。治疗宜温肾，填精，通络之法，待肾精充足，脑髓得养，血海渐盈，月事才能以时而下。据有关资料报道，阿胶对大失血性贫血有促进红细胞和血红蛋白生成的作用，并能防治进行性营养障碍症；鸡血藤可增强小鼠肾脏及子宫的能量代谢及合成代谢，亦为强壮性补血药，治贫血性闭经，也有活血补血通经之效；巴戟天、肉苁蓉为温肾壮阳之药，紫河车粉是由胎盘烘干研末而成，为血肉有情之品，用于治疗肾精枯者。

【现代研究】胎盘组织含有性激素类物质和球蛋白等营养物质，药理实验证实有雄性激素样作用。上海中医学院对温肾壮阳药"还精煎"进行动物实验和临床观察发现，温肾填精药可纠正下丘脑-垂体-肾上腺轴的各个层次不同环节的老年性变化，还能促进细胞的能量代谢及核酸、蛋白质的合成，延缓衰老过程，提高机体免疫力。

三紫调心汤（姚寓晨经验方）

【组成】紫石英15g，紫丹参15g，紫参15g，琥珀末5g，淮小麦30g，合欢花10g，柏子仁12g，广郁金12g，生卷柏12g。

【功效】润燥宁心，活血调经。

【主治】继发性闭经，月经停闭逾3个月，且为明显的精神因素所致者。症见性情忧郁，心烦易躁，口干咽燥，大便干结，夜寐不宁，苔薄舌质暗红，脉细涩。

【加减】心火旺者，加焦栀子12g，麦冬10g；心肾失济者，加交泰丸（包煎）30g。

【方解】闭经一证，有虚实之异，《济阴纲目》引朱丹溪曰："因七情伤心，心气停结，故血闭而不行。"此等之证，忧思过度，暗耗心阴，虚火灼精则经闭血枯。应用本方其辨证要点：闭经有明显的精神因素，苔薄、舌质暗红、脉细涩。方中紫丹参，功能活血通经、凉血除烦，为心、肝二经之要药。紫参，又称石见穿，专司活血止痛。紫石英，功能镇心定惊，且能暖宫。三紫相伍，上能定志除烦，下能养血通经。柏子仁，功专安神、润肠，为心、脾之要药。淮小麦养心安神，专疗神志不宁，两药相配，养心安神，润燥养营；广郁金.具行气解郁、凉血破瘀之功，又系疗神志之羔要药；生卷柏既能破血通经，又能止血，破血通经当生用，《名医别录》曰卷柏能"强阴益精"，《日华子本草》曰卷柏"生用破血"。琥珀末为重镇安神之要药，合欢花功专解郁除烦，两药相合镇惊安神，畅气破瘀，以收通补兼治之效。

【用方经验】继发性闭经，临床颇为常见，其因不外乎血亏与血滞两大类。前者属虚，后者属实，以内伤七情、肝气郁结所致者为多。姚氏自拟"三紫调心汤"，对情志因素所致的胞闭，有养心滋液通脉之效。

【病例】邹××，女 43 岁。月经史：$14\frac{4}{29}$，生育史：G_3P_1。年前亲人多病，心怀抑郁，夜寐不宁，月经 5 月不行，胸闷窒塞，心悸纳少，大便艰结，小溲时有短赤，舌质暗红苔黄薄，脉细涩：结合西医妇科检查诊断为继发性闭经（丘脑下部性）。以上方原药原量服 15 剂后，见来少量月经有小血块，心情舒畅，经净后继服上方原药原量 20 剂后，月经恢复正常。

益气血养冲任方（姚寓晨经验方）

【组成】炙黄芪30 g，潞党参15 g，焦白术12 g，熟地黄15 g，当归12 g，川芎10 g，枸杞子15 g，菟丝子15 g，淫羊藿15 g，制香附12 g，桃仁12 g，红花12 g，川牛膝10 g。

【功效】补脾肾，益气血，养冲任。

【主治】脾肾虚损，气血两虚，冲任失荣。

【加减】面黄食少，加用党参10 g、白术

10 g 益气健脾，以助气血生化；兼肾虚精乏，耳鸣腰楚，加用鹿角片10 g、紫河车6 g、猪脊髓10 g 等血肉有情之品补肾填精心肝血不足，头昏目花，失眠多梦，加用柏子仁10 g，二至丸10 g 滋养；兼夹痰浊见体肥形丰者，则以苍附导痰丸或芎归二陈汤燥湿化痰，活血通经。

【方解】炙黄芪配菟丝子益气温阳，兼补脾肾，熟地黄配枸杞子滋阴养血，补益肝肾，青囊丸（《韩氏医通》方）合佛手散调气和血，以畅达冲任，佐入桃仁、牛膝、泽兰、王不留行等十二味活血通经，共奏攻补之效。

【用方经验】姚老师认为：临床闭经一般多虚实夹杂之证，既不可一味通经，损伤精气，又不可单行填补，壅滞不去，新血不生，当以攻补兼施，因势利导，水到渠成。

补虚通经汤（金梦贤经验方）

【组成】党参15 g，白术10 g，茯苓10 g，生地黄15 g，熟地黄15 g，丹参30 g，何首乌30 g，砂仁10 g，香附10 g，山茱萸10 g，当归10 g，白芍10 g，鸡血藤30 g，牛膝30 g，益母草30 g，牡丹皮10 g。

【功效】补肾扶脾。

【主治】虚性闭经。

【方解】本方由归脾汤、归芍地黄汤加减变化而来，对一般虚性闭经多数有效，临床之际随证加减，疗效也十分突出。

破瘀通经汤（金梦贤经验方）

【组成】柴胡10 g，当归10 g，赤芍10 g，白芍10 g，川芎10 g，益母草10 g，山楂10 g，鸡内金10 g，香附10 g，桃仁10 g，红花10 g，川牛膝30 g，延胡索10 g。

【功效】破瘀通经。

【主治】瘀阻（含寒凝、痰阻、血瘀）闭经。

【加减】寒凝者，加附子15 g，炮姜10 g，肉桂5 g。热结者，加大黄5 g，土鳖虫15 g，牡丹皮10 g。痰阻者，加苍术10 g，橘红10 g，泽兰10 g。气郁甚者，加乌药10 g。血

瘀腹部，按之块多者，加三棱 10 g，莪术 10 g，麝香（吞服）0.1 g。

归芪调经汤（王大增经验方）

【组成】当归 30 g，炙黄芪 30 g，生姜 3 片，大枣 10 枚，淫羊藿 15 g，菟丝子 30 g。

【功效】补肾益气，养血。

【主治】闭经气血两虚证。

【方解】正常的月经除依靠先天之天癸外，尚需后天之水谷精微，前者源于肾之精气，后者需靠脾的输布濡养，即所谓先天生后天，后天养先天。故而方用归芪调经汤以求达到补而通之的目的。方中归、芪、姜、枣补养气血，再加菟丝子、淫羊藿以平补肾中阴阳。

【用方经验】上药水煎后制成糖浆 500 ml，每日 2 次，每次 35 ml。连服 3 个月为 1 个疗程。必要时可重复 1 个疗程。

【现代研究】用本方治疗闭经患者 35 人，显效（治疗过程中有月经来潮，基础体温双相，或阴道脱落细胞呈周期性变化，或已妊娠）23 例，占 65%；有效（治疗过程中有月经来潮，但基础体温单相，或阴道脱落细胞仅有好转而无周期变化）9 例，占 25%；无效 3 例，占 8%；总有效率 91%。

六子汤（王大增经验方）

【组成】黄芪 15 g，白术 9 g，熟附片 9 g，桂枝 9 g，枸杞子 9 g，女贞子 9 g，菟丝子 9 g，覆盆子 9 g，王不留行 9 g，茺蔚子 9 g。

【功效】补阳益肾，活血通经。

【主治】闭经肾虚证。

【方解】方中附片有振奋脏腑阳气功能，配桂枝加强温经活血；枸杞子、女贞子、菟丝子、覆盆子平补肾中之阴阳；黄芪、白术健脾益气，助生化之源；王不留行、茺蔚子活血通经。诸药合用共奏补肾活血通经之功。

【现代研究】用本方治疗闭经肾虚证 22 例，治疗结果，显效（治疗过程中有月经来潮，基础体温双相，或阴道脱落细胞呈周期性变化，或已妊娠 12 例，占 54.5%；有效（治疗过程中有月经来潮，但基础体温单相，或阴道脱落细胞仅有好转而无周期性变化）8 例，占 36.4%；无效 2 例，占 9.1%；总有效率 90.9%。

疏肝益脾通经汤（卢国治经验方）

【组成】醋柴胡 8 g，全当归 13 g，生白芍 13 g，制香附 10 g，炒青皮 8 g，炒白术 10 g，云苓 10 g，炒枳壳 8 g，木香 8 g，焦栀子 10 g，牡丹皮 10 g，生甘草 4 g。

【功效】疏肝行气，益脾清热。

【主治】经闭，肝旺心脾虚证。症见精神倦怠，四肢无力，懒言，胸胁痞痛，干呕，背后洒晰恶寒，食欲不振，消化不良，入夜烦热，心慌心跳，失眠多梦（日有所思，夜有所梦）；经水始则不调，继则错后和经闭；重者血枯、风消、息贲。舌质淡红，苔薄白。

【方解】本方证多因妇女不得隐曲，所思不能随其所愿，急动肝木，木郁乘土，脾胃失其升降运化之功能，致使心不能受气于中焦取汁而生化血液，血虚不能充养经脉，则经期错后，继则经闭。方中醋柴胡、制香附、生白芍，疏肝解郁，行气敛肝为主；焦栀子、牡丹皮，清其肝郁不畅，所生之热，以达郁解热清为辅；土炒白术。云苓配合全当归，健补血，广木香配炒枳壳，行气和胃降逆；炒青皮，协助主药，疏肝行气，解郁为佐；生甘草，调和诸药为使。

【用方经验】以上方药，服至胸胁痞痛、干呕消失后。乃为肝气条达，君相二火消失。舌淡、苔白、脉涩细弱小时，治以益脾养血，宁心和肝法。当归身 13 g，大熟地黄 13 g，生白芍 13 g，焦酸枣仁 16 g，远志（朱砂拌）10 g，云茯神 10 g，山药 13 g，土炒白术 10 g，生玉竹 12 g，麦冬 10 g，川石斛 10 g，制香附 10 g，木香 10 g，生甘草 4 g。面色苍白或萎黄、少气无力者，加炙黄芪 16 g，熟黄精 13 g。头昏晕、腰酸痛者，加焦杜仲 16 g，何首乌 16 g，续断 13 g。梦寐不宁、心烦不宁、心烦者，加花龙齿 20 g，珍珠母 16 g。

肝郁经闭方（卢国治经验方）

【组成】醋柴胡8 g，生白芍15 g，制香附10 g，炒枳壳8 g，川芎8 g，全当归13 g，延胡索10 g，没药8 g，五灵脂8 g，川牛膝13 g，生甘草4 g。

【功效】疏肝行气，活血化瘀。

【主治】经闭，肝郁证。症见头晕、胸胁痞满，少腹滞痛，背后洒淅恶寒，不欲食，大便秘；经水初动一二日，突然闭止。舌淡，苔心稍燥。脉左关弦大，寸、尺沉细，右沉弦细小。

【加减】伴有腹胀，大便干燥，呃逆不思食者，加厚朴10 g，西大黄5 g，改炒枳壳为炒枳实。药后，少腹滞痛消失，经血来潮，在方内去没药、五灵脂、川牛膝，加炒青皮10 g，益母草20 g，泽兰叶13 g。

【方解】本方证多因经水初动，急怒动肝，肝气郁结。则气滞血瘀，血瘀不行而经闭。治宜疏肝行气，活血化瘀。方中醋柴胡、炒枳壳、制香附，疏肝行气解郁，以使肝气畅达为主；延胡索、没药、五灵脂，活血化瘀，止痛为辅；生白芍、全当归，补血和营而养；老川芎，协同主药；制香附，理血中之气滞；川牛膝，活血化瘀，引血下行，以使气畅血行为辅；生甘草，调和诸药为使。

寒郁经闭方（卢国治经验方）

【组成】全当归13 g，老川芎8 g，土炒白术10 g，淡吴茱萸6 g，炮姜炭6 g，赤芍10 g，大党参8 g，生甘草4 g，肉桂4 g，生姜15 g，大枣3枚。

【功效】温经散寒，活血理气。

【主治】主经闭，寒郁证。症见经水适来中止，或数月不行，胸闷泛恶，腹胀不欲食，消化不良，有时小腹结痛，或面色苍白，四肢不温，喜热恶寒，少腹凝痛等。舌淡，苔薄白滑。脉左沉细小涩；右沉弦细而紧。

【加减】偏于嗜食生冷，寒伤中阳，脾之运转机能失职，所纳之物不能尽化，则在方内加消导化滞之味，炒莱菔子10 g，焦山楂、炒六神曲、砂仁各8 g。胃腹胀痛，呕吐清水者，加炒枳壳、厚朴。法半夏各10 g。偏于外感风寒之邪侵袭所致病者，应在方内重用温经散寒之味，加嫩桂枝、小茴香各8 g，北细辛4 g，生黄芪20 g。

【方解】本方证，多因经行之时，调节失宜，寒邪侵袭；或饮食不节，内食生冷，以致寒邪客于胞中，阻塞冲任二脉而经闭。治宜温经散寒。本方由《妇人大全良方》中温经汤和《伤寒论》中的吴茱萸汤加减变化而来。方中淡吴萸、炮姜炭、生姜、肉桂，温经散寒。去除寒滞；寒邪滞留，阻塞经脉，多由素体阳气不足所致，故用大党参、土炒白术，健补中气，以使阳气来复而散寒；赤芍、老川芎，活血理气；全当归、大枣，补血，而制约吴萸、生姜、肉桂、炮姜炭之辛燥；生甘草，调和诸药。

血瘀经闭汤（卢国治经验方）

【组成】全当归13 g，川芎 8 g，赤芍13 g，生桃仁8 g，红花8 g，生蒲黄8 g，五灵脂8 g，益母草20 g，川牛膝10 g，生甘草4 g，菝葜10 g。

【功效】活血化瘀，理气利湿。

【主治】经闭，血瘀证。症见胸闷腹胀，小腹痛拒按，大便干燥，或白淫时下，舌淡，苔白薄。脉沉细小涩。

【加减】小腹冷痛者，加淡吴茱萸4 g，小茴香8 g；后腰酸痛者，加骨碎补16 g。精血相搏、瘀血凝滞者，加水蛭8 g，麝香（冲服）0.3 g，倍川牛膝量为25 g。

【方解】本方证多因经水初动，房室不节，损耗阴经，精血相搏，瘀血凝滞，阻碍血行而经闭。治宜行气活血以化瘀。方中以桃仁、红花、生蒲黄、五灵脂，活血祛瘀止痛为主；全当归、川芎、赤芍，养血活血，以理气为辅；益母草，协助主药祛瘀，以使新血归经；配菝葜，能利水湿，以使浊气得以下排；川牛膝，引诸药达于胞室为佐；生甘草，调和诸药为使。

补益脾肾方（陈荣华经验方）

【组成】熟地黄15 g，山药15 g，牡丹皮10 g，泽泻10 g，山茱萸12 g，党参15 g，白术10 g，当归10 g，何首乌12 g，炙甘草10 g，肉桂5 g。

【功效】补益脾肾，双补气血。

【主治】希恩氏综合征。本病常因产后大出血导致腺脑垂体坏死及萎缩所引起。症见头晕，面白少毕，气短，纳呆，腰酸肢冷，毛发稀疏或脱落，闭经，性欲低下，苔白质淡，脉沉细无力。

【加减】肾阴虚明显者，加女贞子15 g，墨旱莲12 g；浮肿明显者，加猪苓10 g，益母草15 g；昏迷肢厥即所谓垂体危象者，配合参附汤益气固脱回阳。

【用方经验】本方治疗此病，具有减少激素使用剂量、缩短其使用时间以及提高疗效的优点。对于某些垂体功能减退不甚严重，临床症状转轻者，可单纯以本方加减治疗；对于垂体功能衰竭、病情较重的患者，采用中西医结合治疗，既给予激素替代疗法，又给予本方治疗。还有鉴于激素的长期使用有种种副作用，故对于某些急需使用激素治疗的患者，往往先用激素控制其临床症状，而后使用中药以巩固其疗效。

【病例】陈××，女，28岁。依据病史、临床表现及有关检查，西医诊断为"希恩氏综合征"，未给西药治疗。中医辨证为虚劳病（脾肾阳虚证），给予"补益脾肾方"加附子、肉桂，每日1剂，共服60余剂。精神食欲明显改善，月经来潮，毛发生长，随访4年，仍可上班劳动。

资生散（王耀庭经验方）

【组成】人参100 g，鹿茸50 g，熟地黄100 g，黄精200 g，山茱萸75 g，当归100 g，淡菜100 g，巴戟天100 g，鲍鱼5 g，附子50 g，菟丝子100 g，五味子75 g，淫羊藿100 g，石菖蒲100 g，甘草50 g，紫河车1具。共研细末，每日3次，每次5 g。

【功效】补肾助阳，温润添精，祛劳益损。

【主治】产后风冷虚劳（希恩氏综合征），症见因产后大出血引起产后无乳，继致闭经，赢弱，形寒畏冷，毛发脱落，生殖器官萎缩，性欲减退等虚损诸证。

【加减】服药期间出现发热口干者，可用麦冬15 g，枸杞子30 g，开水浸泡代茶饮，并继服前药。

卵巢早衰方（俞瑾经验方）

【组成】知母12 g，黄柏12 g，生地黄15 g，龟甲12 g，鳖甲12 g，女贞子12 g，淫羊藿12 g，补骨脂12 g，赤芍12 g，桃仁12 g，当归12 g。

【功效】滋阴降水，补肾活血。

【主治】卵巢早衰和无反应卵巢综合征。

【加减】乏力者，加太子参15 g；心烦易怒者，加牡丹皮9 g，炒栀子12 g；症状好转后者，加氯米芬100 mg，每晚1次，连服20日。

【现代研究】本方治疗后患者烘热等症状明显减轻。结合大剂量氯米芬周期治疗，使血FSH水平明显下降。中药在改善由于脑内阿片肽-儿茶酚胺系统失调而发生的症状方面有明显效果，可能对卵巢FSH受体的产生也有一定效能，在氯米芬的协同作用下产生排卵、妊娠现象。氯米芬治疗中不宜用小量，因其血内激素环境不同于一般，因此不能按常规用小剂量促排卵，而当用50～100 mg/d量。疗效治疗6例，症状较快改善，血FSH水干下降。其中3例确诊为无反应卵巢综合征，3例确诊为卵巢早衰。前者3例分别在治疗后2、3、4个月连续出现基础体温双相，证实排卵，2例已妊娠分娩。后者分别在治疗4、5、6个月出现基础体温双相，但2例不经常。

补肾化痰方（俞瑾经验方）

【组成】①方：附子9 g，肉桂3 g，熟地黄12 g，黄精15 g，淫羊藿12 g，补骨脂

12 g，穿山甲9 g，皂角刺12 g，冰球子12 g，贝母9 g，②方：党参12 g，白术9 g，升麻9 g，淫羊藿12 g，黄精12 g，补骨脂12 g，当归9 g，桃仁9 g。

【功效】两方共奏补肾之阴阳，化痰软坚。

【主治】下丘脑-垂体功能失调而卵巢略大之闭经。

【加减】有五心烦热、口干欲饮者，去附子、肉桂，加知母12 g，黄柏12 g，熟地黄改为生地黄；如连续3个月出现排卵，改服芍芬丸、补肾强身片等。

【方解】基于肾气盛衰与天癸、冲任相关，与下丘脑-垂体-卵巢轴的调节相关的观察，本类闭经主要是下丘脑-垂体功能失调，取补肾之法，有提高垂体反应性作用。卵巢偏大者是因肾虚而痰湿积聚于下焦成痰结，故加化痰软坚之品，以辅助补肾药作用之不足。

【现代研究】排卵前用①方，排卵后用②方。疗效应用本组方剂治疗26例，在雌激素水平平续低者，有时周期性加用氯米芬25～50 mg/晚。治疗后3个月内有1次以上排卵者20例（76.9%）；半年内排卵1次以上者5例（19.2%）；1例无排卵。已婚9例中，7例在半年内妊娠。

丹花通经汤（施今墨经验方）

【组成】酒丹参15 g，两头尖10 g，凌霄花、茜草根、茺蔚子（酒炒）、延胡索、酒当归各6 g，酒川芎、祁艾叶各5 g，炙甘草3 g。

【功效】活血，行瘀，通经。

【主治】闭经，月经年余不至，面色晦滞，形体消瘦，神疲倦怠，健忘，下腹坠痛，腰酸，微有白带，舌质暗红，六脉沉涩。

柴胡四物汤（施今墨经验方）

【组成】柴胡5 g，砂仁5 g，厚朴花5 g，酒川芎5 g，玫瑰花5 g，炒丹参6 g，赤芍6 g，白芍6 g，生地黄6 g，熟地黄6 g，佛手花6 g，月季花6 g，炒牡丹皮6 g，益母草（酒洗）12 g，酒当归10 g，佩兰10 g，泽兰10 g，白蒺藜10 g，沙苑子10 g，炙甘草3 g，桂枝3 g，细辛1.5 g。

【功效】疏肝理气，活血通经。

【主治】因情志不遂，心情抑郁，经闭不行，腰背疼痛，纳呆，头晕，日渐消瘦，二便如常，舌质暗，苔薄白，六脉沉涩而细。

柴胡四物汤（施今墨临床经验方）

【组成】柴胡5 g，砂仁5 g，玫瑰花5 g，赤芍6 g，白芍6 g，生地黄6 g，熟地黄6 g，厚朴6 g，益母草（酒洗）12 g，酒川芎5 g，酒当归10 g，佛手6 g，佩兰10 g，炒牡丹皮6 g，月季花6 g，泽兰10 g，炒丹参6 g，白蒺藜10 g，沙苑蒺藜10 g，炙甘草3 g，桂枝3 g，细辛1.5 g。

【功效】疏肝理气，活血通经。

【主治】闭经。

【用方经验】施老治一患者，因家事不顺，心情抑郁，经闭不行，腰背疼痛，食少，头晕，日渐消瘦，二便如常，舌质暗、苔薄白，六脉沉涩而细。证属情志抑郁，气结血瘀。予本方后经行，嘱再每日早服八宝坤顺丸1丸，晚服玉液金丹1丸，以巩固之。

养血补肾片（蔡连香经验方）

【组成】菟丝子20 g，覆盆子15 g，枸杞子12 g，黄芪10 g，巴戟天10 g，鸡血藤12 g。

【功效】补肾益精，养血调经。

【主治】肾虚闭经，月经后期。

【方解】"养血补肾片"由中国中医研究院西苑医院实验药厂生产，批号911012，每片含0.3 g。选用菟丝子、覆盆子、枸杞子、巴戟天等补肾药，菟丝子味辛甘，性平，归肝肾经，有补肝肾、益精髓等功能。覆盆子味甘酸，性平，归肝肾经，功能为补益肝肾。枸杞子味甘性平，为肝肾肺经药，有滋补肝肾功能。巴戟天味辛甘，性微温，归肾经，温补肾阳。上四味药中的前三味为五子衍宗丸中的主要药物，有填精补髓，疏利肾气的功能，原方虽用在治男性不育，但用在女性调经助孕方面亦颇有疗效，前三味再加温补肾阳的巴戟天，使本方既滋补肝肾，又助肾气，达到阴阳双补。肾藏精，精能生血，血能化精，精血同源而互相资生是月经的物质基础。故本方除补肾外，也要补血，选用当归、黄芪，两者配伍为当归补血汤，再与补肾药同用，则使肾精充，肾气旺，血气足，天癸允盛，冲任得滋，月经按时而至。

【现代研究】药理实验有雌激素样作用，可增加下丘脑-垂体-卵巢功能，可增加大鼠垂体前叶、卵巢和子宫的重量，并有促进造血功能，增强机体免疫、强心、兴奋子宫等作用。β内啡肽（β-EP）是女性生殖内分泌活动的重要调节因素，是一种神经内分泌激素，它的生成部位在下丘脑、垂体、脑干的弧束核以及肠道中的内分泌腺体，随着研究的深，发现β-EP与下丘脑-垂体-肾上腺轴，下丘脑-垂体-卵巢轴着密切的关系，本文11例闭经，月经后期患者，治疗前血β-EP水平明显高于正常人组，服用养血补肾片后显著下降、月经情况随之好转，提示月经失调与β-EP水平有关，养血补肾片有调节β-EP的作用，从而使卵巢功能得到改善。养血补肾片治疗闭经肾虚证，月经后期有效率，愈显率分别为96%、66.5%与氯米芬比较无显著性差异，说明补肾中药调经的实用性。

【用方经验】月经周期（或撤药性出血）第5日开始服药，中药组每次5片，每日3次，连服20日，停药10日为1个疗程，未来月经，BBT单相继续下1个疗程，最多服药3个疗程。

闭经方（陈雨苍经验方）

【组成】柴胡6g，郁金9g，香附9g，丹参9g，当归6g，赤芍9g，牛膝9g，川芎6g，益母草12g。

【功效】疏肝养血，活血通经。

【主治】闭经气滞血瘀证。

【加减】若寒凝血瘀，经闭不行，可加桂枝6g、吴茱萸6g；血虚经闭，可加鸡血藤15g、白芍10g、何首乌10g、熟地黄10g

等。按语：在经后应注意补虚，阴足则经自调。

【方解】肝藏血，主疏泄。冲脉通于肝，具有调节月经按时排泄之功能。若藏血不足，或疏泄失调，均可导致月经病，临床以气滞血瘀之闭经为常见。本方以柴胡、郁金、香附疏肝理气，丹参、当归、川芎养血活血，赤芍、益母草、牛膝活血化瘀通经。诸药合之，具有疏肝养血、活血通经之效。

活血汤（孙一民经验方）

【组成】当归尾9g，桃仁9g，红花9g，泽兰9g，益母草12g，丹参30g，白芍9g，柴胡6g，香附9g，陈皮9g，牛膝9g，甘草3g。

【功效】理气活血。

【主治】闭经气滞血瘀证。症见月经数月不行，小腹硬痛，乳房胀痛。脉沉涩，舌质紫，苔白。

【方解】闭经有虚实之分，虚者多为阴血不足，血海空虚，无血可下。治疗以补血为主，血盈则经自至。实者多为邪阻胞络，脉道不通，血不得下。治疗以活血行瘀为主，佐以调气。活血药中加入部分理气药，可加强活血效果。方用当归尾、桃仁、红花、泽兰、丹参、益母草活血去瘀通经，柴胡、白芍、香附、陈皮疏肝理气，牛膝活血祛瘀，引血下行。

三味通经方（沈丽君经验方）

【组成】生山楂30～45g，鸡内金5～9g，北刘寄奴12g。

【功效】散瘀通经。

【主治】闭经。

【方解】本方取生山楂、鸡内金、刘寄奴散瘀通经。近代名医张锡纯曰："无论脏腑何处有积，鸡内金皆能消之……助归芍以通经，又能健补脾胃，多进饮食以生血也。"本方无伤正之弊，兼有开胃利水之利。

【加减】肝脾失调者，合归芍六君子汤以养血益气，调理肝脾，加党参、白术、茯苓、陈皮、当归、白芍、制半夏、甘草各9g；冲任不足者，合调肝汤以补肝肾，益冲任，加枸杞子、肉苁蓉、续断、淫羊藿、巴戟、菟丝子、黄芪各9g，肉桂3g，石楠12g，紫石英15g；津枯者，合瓜石汤以滋阴清热通经，加瓜蒌15g，玄参、麦冬、车前各9g，石斛、生地黄、瞿麦、牛膝、益母草各12g，黄连3g；血滞经闭者，合桃红四物汤以活血调经，加桃仁12g，红花5～6g，当归、川芎、生地黄、赤芍各9g；肝郁气滞者，合逍遥散以疏肝解郁，加柴胡5～6g，当归、白芍、茯苓、郁金各9g，香附、王不留行各9～12g，鹿角霜9g，石决明30g。经汛见后可用乌鸡白风丸及河车大造丸以巩固效果。

【用方经验】以主方又结合辨证，汤丸交替，以治禀赋不足，肝肾虚者。

【现代研究】应用35例继发闭经，治疗后基础体温双相者9例，来月经而基础体温单相者12例，治疗时来月经，停药后仍闭经者9例，无效者5例。

八物汤（翁充辉经验方）

【组成】熟地黄15g，当归12g，川芎12g，赤芍12g，三棱9g，茯苓9g，桃仁12g，红花12g。

【功效】补血行气，调补冲任。

【主治】气滞血瘀闭经。

【方解】本方为治疗妇女闭经属气滞血瘀的常用方剂。方中主要以四物汤调理冲任，补血通经；其中白芍改为赤芍，欲其行血祛瘀通经。加入桃仁、红花理气活血，化瘀通经。诸药合用，攻补兼施，有益无损。

【加减】如果闭经时间较久，可加水蛭8g（烤干，研细末，胶囊装好，药汤或开水送服），破血散瘀通经效力更强。

化湿通经汤（翁充辉经验方）

【组成】山楂30g，山药15g，白术12g，苍术12g，茯苓12g，香附9g，丹参12g，甘草6g，益母草30g，川芎9g。

【功效】化湿通经。

【主治】痰湿阻滞胞络致闭经。

【方解】方中山楂能健脾胃，脾胃健则痰消，痰消瘀化，月经自通。据现化药理研究，山楂有收缩子宫的作用（《中药大辞典》上册），配以甘草之甘，甘能补阳，则瘀血化而新血不伤；山药归肺、脾、肾三经，具有健脾补肺，固肾益精，化痰涩的作用，但其性缓力微，量宜加倍；白术健脾补中、燥湿，湿除则痰消，痰消瘀化，月经自通，白带自止；苍术运脾燥湿，配合白术补脾燥湿，一补一运，运补相兼，加强止带通经作用；茯苓淡能利窍，甘以助阳，为除痰祛湿之药，湿除痰消，经血自通；香附有降气、调经、散结之功，用以降胃中痰逆呕吐，使气顺血畅；丹参活血祛瘀，通调月经而止带下；川芎燥湿，下行血海，逐血通经；益母草行血而不伤新血，养血而不滞瘀血，诚为行血通经的要药。

三黄调冲汤（王少华经验方）

【组成】黄芪15～30g，当归身10g，生地黄15～20g，熟地黄15～20g，大黄3～6g，海螵蛸20～30g，茜草10g。

【功效】健脾益气，补气，止血，祛瘀。

【主治】正虚夹瘀的血崩、经漏、闭经。

【加减】治血崩者，去当归，加知母10g、黄柏10g、地榆10g、二至丸10g；治经漏者，加赤芍10g、川芎10g、香附10g；治闭经、肝肾亏虚、冲任失养者，加菟丝子10g、山茱萸10g、巴戟天10g、怀牛膝10g；治痛经者，去生地黄、海螵蛸，加失笑散10g、鸡血藤10g、白芍10g。

【病例】陶×，32岁，1991年8月13日初诊。"人流"术后已近半载，经水淋漓不断，色殷红，量较多，偶见小紫瘀块，血腥气甚浓，旬余来阴痒又起。询得少腹无所苦，惟关元穴处按之辄痛，大便干，口干苦，不欲饮。舌边尖红、苔薄、根部黄腻，脉细数。证属湿热下注，血海不宁，法当清下化瘀，脾肾双调。处方：生地黄15g，熟地黄15g，小当归尾10g，赤芍10g，川芎10g，大黄6g，海螵蛸20g，茜草根10g，黑栀子10g，

妇科国医圣手时方

炒黄柏 10 g，黄芪 6 g，制香附 10 g，5 剂。服药第 3 天曾经净 1 日，翌日又见红，但量已减八成，前方去黄柏，加牡丹皮 10 g，黄芪加至 10 g，5 剂。复诊当日晚，经量又一度增多，连续 3 日，自觉无不适。处方：三黄调冲汤加牡丹皮 6 g，香附 10 g，红花 3 g，续服 5 剂而瘥。

【用方经验】本案因"人流"而起，与《金匮要略》半产后续下血不绝有相似之处。患者下血色殷，血腥气浓、阴痒，口苦及脉舌合参，从湿热入血着手，乃用解毒四物汤。其脉证上虽少血瘀依据，但关元穴处按之作痛，且有少许紫黑小块，此瘀阻胞宫之象。发病已久，不能一味祛瘀，合用三黄调冲汤寓补于消，终获痊愈。

周期诱导方（夏桂成经验方）

【组成】①滋阴奠基汤：山药 15 g，熟地黄 15 g，当归 12 g，茯苓 12 g，续断 12 g，白芍 10 g，山茱萸 10 g，牡丹皮 10 g，菟丝子 10 g。②补肾促排卵方：山药 15 g，熟地黄 15 g，当归 12 g，茯苓 12 g，续断 12 g，赤芍 10 g，白芍 10 g，山茱萸 10 g，川芎 10 g，鹿角片 6 g。③助孕汤：山药 15 g，当归 12 g，茯苓 12 g，续断 12 g，白芍 10 g，牡丹皮 10 g，菟丝子 10 g，紫石英 10 g，蛇床子 6 g，柴胡 6 g。④五味调经散：丹参 15 g，益母草 15 g，当归 12 g，续断 12 g，赤芍 12 g，制香附 12 g，山楂 12 g，艾叶 6 g。

【功效】滋阴奠基汤养血补阴；补肾促排卵方平补肾阴肾阳；助孕汤温补肾阳；五味调经散理气活血。

【主治】主治闭经。

【方解】本系列方是基于阴阳消长转化的规律而拟定的。经后期（阴长期）常需在滋阴奠基汤中加入血肉有情之品，以提高阴精水平，适应不断滋长的要求；经间排卵期平补肾阴肾阳、养血填精、诱导排卵。经前期（阳长期）补阳为主，佐以调理气血，有助于孕育；行经期以调经为主、不忽略补肾养血。这种治法能恢复和维持正常的月经周期。

【现代研究】本组 30 例，按周期顺序服药，连服 3 个月经周期为 1 个疗程，一般进行 2 个疗程，停药观察 3 个周期。结果：痊愈 11 例，好转 14 例，无效 5 例。总有效率 83.3%。

覆蜕二膜汤（曹思亮经验方）

【功效】①覆膜汤：菟丝子 20 g，熟地黄 15 g，山药 15 g，覆盆子 15 g，淫羊藿 15 g，山茱萸 12 g，当归 12 g，白芍 12 g，鹿角胶 12 g，龟甲胶 12 g，仙茅 12 g，五味子 10 g，枸杞子 10 g，羌活 4 g，细辛 3 g，紫河车粉（冲服）3 g。②蜕膜汤：益母草 45 g，丹参 24 g，穿山甲 15 g，当归 15 g，炒香附 15 g，川芎 12 g，川牛膝 12 g，桃仁 12 g，蚕蜕 12 g，藏红花 5 g，麝香（冲服）0.25 g。

【功效】补肾益精，填充血海。

【主治】人工流产后闭经。

【方解】本类闭经的发生是由于手术者操作粗暴，吸引器压力过大，或孕周较大强行吸宫，或钳刮时搔刮过深直接损伤子宫内膜功能层，致使冲任气血失调，脏腑功能失常，血海蓄溢乏源所致。故治当培本复原，调补冲任，修复子宫为是。覆膜汤能填补阴精以充血海，促使子宫内膜发生增生性变化，为月经复潮奠定了物质基础。蜕膜汤功专兴奋子宫，扩张血管，迫使子宫内膜剥脱而致月经来潮。两方交替使用，人为建立月经周期。如能在辨证施治的基础上，灵活运用此种方法，更能够提高疗效。

【现代研究】本组共观察 43 例，年龄在 18～45 岁间，病程为 3 个月至 2 年。治疗结果：1 个疗程行经者 12 例，2 个疗程行经者 17 例，3 个疗程行经者 8 例，4 个疗程以上行经者 5 例。无效 1 例。总有效率为 97.7%。

【用方经验】第 1～20 日服覆膜汤，每日或隔日 1 剂，水煎服；第 21～25 日服蜕膜汤，每日 1 剂；两方共服 25 日，为 1 个疗程。若停药后 1 周月经仍不来潮，则开始第 2 个疗程，停药后若月经来潮，则于行经的第 5 日开始第 2 个疗程。反复进行，直至月经连续来潮 3 个周期。

归芎二术汤（段富津经验方）

【组成】当归15 g，川芎15 g，赤芍15 g，桃仁15 g，莪术15 g，三棱15 g，益母草15 g，青皮15 g，茯苓30 g，黄芪30 g，泽泻20 g，焦白术20 g，香附20 g。

【功效】活血疏肝，益气健脾。

【主治】用于肝脾不和，瘀血阻滞之闭经或月经不调，而见有少腹拘急，疼痛难忍，情志不舒则甚，自汗，急躁易怒，乏力，形体肥胖，舌质淡暗，脉沉缓无力。

疏肝祛风汤（段富津经验方）

【组成】苦参25 g，生地黄20 g，皂角刺15 g，蛇床子15 g，白蒺藜15 g，白鲜皮15 g，荆芥15 g，防风15 g，当归15 g，川芎15 g，柴胡15 g，白芍15 g，蝉蜕10 g。

【功效】疏肝养血，祛风止痒。

【主治】用于闭经，外阴白斑，瘙痒，情志抑郁，舌质暗，脉虚弦。

活血通经汤（段富津经验方）

【组成】桃仁15 g，牡丹皮15 g，赤芍15 g，乌药15 g，延胡索15 g，当归15 g，川芎15 g，五灵脂15 g，红花15 g，枳壳15 g，莪术15 g，香附20 g，甘草10 g。

【功效】活血通经。

【主治】用于闭经，腰腹疼痛，唇暗，舌质暗或有瘀斑，脉弦。

补虚通经汤（钱伯煊经验方）

【组成】茯苓12 g，山药12 g，当归12 g，焦山楂12 g，炒麦芽12 g，神曲12 g，续断12 g，桑寄生12 g，制香附6 g，川芎6 g，赤芍9 g，白芍9 g，牛膝9 g。

【功效】补肝益肾，理气调经。

【主治】用于先天肾虚，又劳倦伤脾，不能运化水谷而生精微，于是营血不足，无以下注于冲脉，冲为血海，血海空虚，而致经闭。症见少腹寒痛，白带量多气味腥秽，舌苔淡黄腻，脉细软尺弱。

疏肝调经汤（钱伯煊经验方）

【组成】当归9 g，赤芍9 g，制香附9 g，川楝子9 g，泽兰9 g，牛膝9 g，木香6 g，木瓜6 g，乌药6 g，丹参12 g，覆盆子12 g。

【功效】养血疏肝调经。

【主治】用于血虚肝旺，冲任失调所致闭经。症见全身作胀，心烦易怒，小腹胀滞，腰酸，舌苔薄白，脉左沉软，右沉细滑。

开闭汤（朱小南经验方）

【组成】棉花根30 g，茺蔚子12 g，黑大豆12 g，仙鹤草12 g，香附6 g，鸡血藤膏6 g，甘草3 g。

【功效】健脾养血。

【主治】闭经（脾虚证）。经水已停半年余，面目虚肿，精神疲惫，小溲频数，有时不能自制，四肢有麻木感，小腹未感重胀，时欲瞌睡，苔薄白，脉虚缓。

【方解】脾胃虚弱，化源不足，经水乏源，可致经闭。脾阳虚弱，运行失司，津液不散，聚而成肿。本方的特色在于君药的选用。当归能调经，但无健脾退肿的功效；黄芪皮能补气消肿，但又无催经之力。必得兼顾调经退肿之物，方为两全其美。再三思虑后，以棉花根中选。棉花根性温无毒，有补气健脾利水的功效，且能通经作用。朱老应用该药多年，用30～60 g煎汤服用，未发现不良反应。此外，配茺蔚子以行血调经；鸡血藤膏能养血活络，增加经源，并能医治肢节酸麻及筋骨不利等症；黑大豆是滋养利水剂，能补充营养、消除虚肿。仙鹤草一般都作止血药，实际上尚有补气养血健脾胃的功效。香附有理气调经功用，李时珍推荐本品为"气病之总司，女科之主帅"。朱老对虚证经闭，不常用桃仁、红花、三棱、莪术之类活血祛瘀药，常于补养药中加入香附一味，以调气行滞，候血海稍充后使血液流通，则经水常能来潮。末以甘草殿军，作补脾胃、

妇科国医圣手时方

矫药味之用，综合诸药效能，有补养、健脾通经退肿的效验。

【现代研究】近代文献中对棉花要颇多报道及其催经的功效，有通经及催产作用，用于月经不畅及闭经。关于治疗浮肿的临床实验，据报告南通地区曾采用本品治疗肾阳虚证的浮肿无力，有显著疗效，并能改善体质的营养，使面色由萎黄转为红润，且有振奋精神和充实体力的功效。

【用方经验】上海浦东一带农民，每于操劳过度，有肢软乏力、精神委顿现象时，用仙鹤草与大枣煎汤服用，认为可治脱力劳伤，盖取其补养之功，所以又称脱力草。朱老曾用上方治疗经闭脾虚证多例，证明能改善全身状况，消退虚肿，并有通经的功能，大多能在7～14日持续服用期间，达到通经目的。

通经开闭汤（朱小南经验方）

【组成】紫河车9g，紫丹参9g，巴戟9g，川牛膝9g，木瓜9g，淫羊藿9g，杜仲9g，熟地黄9g，白芍6g，紫石英9g（先煎），白术9g，黄芪9g。

【功效】补肝肾，益气血。

【主治】闭经，身体羸瘦、头晕眼花，小便频数，腰酸畏寒，精神疲惫，舌淡，苔白。

补肾填精方（黄绳武经验方）

【组成】归20g，熟地黄20g，鸡血藤15g，白术15g，香附12g，泽兰10g，鹿角胶15g，淫羊藿10g，川牛膝10g，菟丝子15g，茯苓12g。

【功效】补肾填精，养血调经。

【主治】肾虚精亏闭经，症见感小腹正中痛，腰胀痛，白带多，纳差，形瘦，子宫小。舌质淡，苔薄白，脉细。

【方解】闭经肾气未充。治疗上抓住关键在肾，滋肾补肾，方中重用熟地黄大补肾精；助以菟丝子、枸杞子温润添精，三药配伍相得益彰，其滋养之力更强。又用鹿角胶、淫羊藿温补肾阳，鹿角下连督脉，故能补人身之督脉，补督脉即补一身之阳气，其用胶者，

补阳之中寓有添精之义；淫羊藿补肾阳，温而不燥，不似附子燥烈、肉桂温热，此合扶阳育阴于一法，其目的在于协调阴阳，使阴生阳长，温阳补火助其生化。故万物之生，皆由阳气，补肾填精滋其化源，此治其本。抓住肾就抓住了本源，正如前人所说，"通经之法在于开源"，但毕竟是闭经，又兼经行腹痛，可见气血不活，又应以通为治，然通经之法绝非破气、破血所能囊括，通经之要，妙在变通。要想通之，必先充之，精充血足，经候通畅自行。所选当归、泽兰、鸡血藤、川牛膝，皆养血活血通经之品，通不破散，养在其中。香附行气，直入胞中。当归为养血之首选药，以行为养，以通为用。用白术、茯苓健脾，滋其化源佐以温通，通不破散，补不滋腻，变通灵活，恰如其分，故取速效而无不良反应。

【用方经验】黄老通常当归用量10g，平时最忌妄用重剂，以取速效，这里重用达20g之多，只因当归能养能通，与患者因虚致闭，正好药证吻合，故不惜重用，而取效甚速。

郁证经闭方（黄绳武经验方）

【组成】生地黄30g，熟地黄30g，白芍15g，墨旱莲24g，太子参15g，甘草6g，丹参12g，百合20g。

【功效】补肾健脾疏肝。

【主治】忧郁闭经，心情烦躁，周身乏力，整夜不能入睡，时时欲哭，不能自止，不能起床，愁容满面，泪流不止。舌质偏暗，苔薄，脉细。

【方解】情志所伤，肝首当其冲。古人有言：七情所伤，气郁为先，木郁为五郁之首，气郁乃六郁之始，肝郁为诸郁之主。治郁要在疏肝。患者因儿子不幸身亡，心情抑郁成疾，致使气机不畅，肝之贮藏调节失常，而致月经紊乱，经行腹痛。情志过极，皆从火化，火动则真阴受劫，上扰于心，下累及肾，故心情烦躁；以疏肝解郁自属正治，缘何不效？患者年过七七，肾中精气渐衰，又遭变故，悲伤不节，暗耗精血，肝气郁则脏阴亏，

本精血不足，又频服香燥，虽能疏肝解郁却有伤阴之弊，伐伤肝气。肝为木脏，全赖土以滋培，水以灌溉，水足则木旺，顺其条达畅茂之性，其气可调，其郁可解。黄老抓住肝之特性。重壮水兼培脾土以补肝气。方用生熟地黄滋肾精、壮肾水；墨旱莲滋肾泻火止血；太子参健脾、益气阴；白芍养肝血柔肝敛阴；丹参养血活血调经；百合敛气养心，安神定魄，仲景用此治百合病。全方组成，药仅七味，用药法则却大有突破，治肝郁之证，不以治肝为主，而重治肾，兼治脾土，以土生木。虽为郁证，但无一味理气之药，水足土健则木自旺，何郁不解？

【用方经验】黄老用此治更年期之心神不宁之证其效甚捷。

通经活血汤（王潮宗经验方）

【组成】当归20 g，益母草20 g，香附20 g，川芎15 g，赤芍15 g，熟地黄15 g，桃仁15 g，红花15 g，木香15 g，鸡血藤15 g，土鳖虫15 g，木通10 g。

【功效】活血通经，理气行血。

【主治】用于经期过而经不至。症见两胁及少腹胀痛，兼有乳胀，心烦闷乱，舌质暗红或有瘀斑，脉弦牢。

理劳汤（王潮宗经验方）

【组成】黄芪30 g，当归20 g，阿胶20 g，人参15 g，茯苓15 g，生地黄15 g，五味子15 g，半夏15 g，百合15 g，甘草15 g，百部10 g。

【功效】通经理劳，滋阴除蒸，止咳。

【主治】用于经闭日久，咳嗽，潮热盗汗，食少纳呆。

破血行气汤（王潮宗经验方）

【组成】苏木20 g，香附20 g，当归30 g，赤芍15 g，桃仁15 g，莪术15 g，泽兰15 g，红花15 g，水蛭15 g，酒大黄15 g，土鳖虫10 g，虻虫10 g，生地黄10 g，黄芩10 g。

【功效】破血行气，通经逐瘀。

【主治】用于气血凝结，月经不行，皮肤干涩，甲错无泽，目眶黑晕，时发潮热，舌有瘀斑。

三和汤（韩百灵经验方）

【组成】川芎10 g，大黄10 g，芒硝10 g，白芍10 g，生地黄10 g，黄芩10 g，栀子10 g，连翘10 g，薄荷10 g，甘草10 g。

【功效】清心，凉血，养肺。

【主治】用于邪热犯肺，心中烦闷，胸中胀满，气促咳嗽，腹痛，月经不行，大便燥结，脉洪数无力。

疏肝通经汤（何任经验方）

【组成】蒲公英15 g，逍遥散（包）12 g，延胡索9 g，煅瓦楞子9 g，白芍9 g，川楝子9 g，香附9 g，甘草9 g，沉香9 g，当归9 g，台乌药6 g。

【功效】疏和条达。

【主治】用于肝失条达，脾不健运，胃失和降，生化不足，月经不行而闭经。

补养调冲汤（何子淮经验方）

【组成】巴戟天10 g、肉苁蓉10 g、淫羊藿10 g、菟丝子10 g、紫河车6 g、石楠叶10 g、熟地黄10 g、补骨脂10 g、枸杞子10 g、当归10 g、白芍10 g、黄精10 g、炙甘草6 g。

【功效】补养调冲。

【主治】先天禀赋不足，气血亏损，形体瘦弱，面色少华，气短懒言，头晕腰酸，神疲乏力，腹时胀痛，月经稀少，舌胖大，脉虚无力。

桃红逍遥汤（郝丽莉经验方）

【组成】生地黄15 g，赤芍15 g，桃仁10 g，红花10 g，当归10 g，川芎10 g，柴胡10 g，香附10 g，延胡索10 g，青皮5 g。

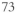

【功效】疏肝解郁，养血活血，化瘀调经。

【主治】用于闭经肝郁气滞证。症见寡欢少言，时感胸胁胀满，纳少神疲，心烦抑郁，舌暗，苔薄白，脉弦细。

八卦丸（王明晖经验方）

【组成】白胡椒1粒，巴豆1瓣，大生地黄3 g，萹蓄粉3～5 g，真丝棉1块（长约10 cm，宽约8 cm）。

【功效】消坚破积，清利湿热。

【主治】经闭。

【用方经验】巴豆剥去两层硬壳，选表面无黑点，中心未霉者1小瓣，备用。白胡椒1粒研细至无声后，将选好之巴豆放入胡椒粉中捣烂如泥，混匀。取生地黄放入口中嚼烂如泥，加萹蓄粉共拌匀，用手捏成圆柱状，约高3 cm，底面直径约2 cm，干湿适度，将药柱横放在丝棉块短边正中包裹成丝棉筒状，再把药柱左右两侧之无药丝棉向中心包超呈丝包圆药柱。针线从底圆心垂直穿入，顶心穿出（反之亦可），绕向柱体外侧，再从底心穿到顶心，连续9针，把药柱均匀扎成8瓣。最后1针，从底心穿入柱体后，斜向柱体正中穿出，丝线横绕1周，使药柱均匀分成上、下各8瓣，再由原出针孔穿入到顶心穿出。留线约10 cm，剪去多余丝线。每晚睡前放阴道内。拌药干湿度以丝棉柱显浸色而药汁又未浸出为准，过干影响疗效；丝棉不宜过厚，过厚影响药效外透。避免日光直晒，防止药汁被汲。药丸当日必用，不可过夜，防止污染，放丸时用中指将药推近子宫颈口线头留在阴道外，白天可系卫生带；放后7～10日内不作体力劳动，以防坠出。若不慎落出，1个月后可塞第2次，放后48小时内开始有阴道分泌物溢出，带色或白或黄或青黑，此乃药效之反应，带色白黄者易治。倘放丸后外阴发肿，取鸡蛋清（不用黄）用竹筷搅泡外擦，其肿自消。

调经方（孙朗川经验方）

【组成】当归6 g，桃仁6 g，红花4.5 g，牛膝9 g，丹参9 g，苏木6 g，黑大豆18 g，大黄䗪虫丸（包煎）9 g。

【功效】祛瘀生新，和血通经。

【主治】瘀血内阻所致之闭经、痛经、月经过少以及癥瘕等病。

【方解】本方以活血祛瘀为主，稍辅和血养血之品。方中桃仁、红花、丹参、牛膝、苏木破血祛瘀，活血通络，当归、黑大豆益养阴血，大黄䗪虫丸为去瘀生新、"缓中补虚"之剂，故本方既能消瘀祛邪，又可养血扶正。诸药共奏祛瘀生新，和血通经之功。

【病例】刘××，女，25岁，工人。月经停闭3个月余，小腹胀硬而痛，手心发热，大便燥结，经妇科检查无妊娠迹象，舌质紫暗，脉象弦涩。拟为瘀血凝聚，经闭不通。治以破瘀和血通经。方用调经方加延胡索9 g。患者门诊4次，服药8剂，三诊后去延胡索，加牡丹皮散18 g，于8日后经水来潮，后月信均如期。按：本例为瘀阻经闭症，系由瘀血内停，积于血海，冲任受阻，胞脉不通，而致经闭。经破瘀活血通经，以调经方加减及牡丹皮散为治，前后服药8剂而告愈。

祛瘀通经方（潘澄濂经验方）

【组成】当归9 g，赤芍9 g，桃仁9 g，茺蔚子9 g，川芎4.5 g，红花4.5 g。

【功效】活血法瘀。

【主治】血瘀经闭。

【加减】①气郁血滞证。症见月经闭止，胸腹胀闷，嗳气呕恶，少腹疼痛，心烦善怒，舌苔黄腻，质红带紫，脉象弦滑，或弦数者加香附9 g，乌药6 g；腹痛较剧者，加延胡索12 g，失笑散（包）12 g；肝区胀痛者加郁金9 g，丹参12 g。②寒客血凝证。症见面色青白，形寒畏风，口淡纳减，腰酸，腹中疼痛，月经愆期不行，或带下色白，舌苔白腻，质或带灰，脉象弦细者，加肉桂12 g，干姜1.8 g，或吴茱萸1.5 g；腹前明显者，加细辛1.2 g，延胡索9 g。③血虚瘀结证。症见面色萎黄，头晕目眩，心悸，腰腹酸痛，经量逐渐减少，或经停不行，舌苔薄净，质淡带灰，脉象细弱者（热性为主），加生地黄15 g，牡丹皮9g，生白芍12g；（发热为主）加生鳖甲15g，白薇9g；气血两虚为主，加黄芪或党参12g。

【病例】林×，女，34岁，已婚。有肝炎病史，已2年余，右胁下常感刺痛。近半年来，月经逐渐落后，色紫带血块。量亦减少。现经闭已近2个月，少腹胀痛，做妊娠蟾蜍试验阴性，舌苔中后淡黄而腻，尖边质红带紫，脉象弦细：气机失调，瘀滞经闭，治宜调气活血，祛瘀能经。方用当归、桃仁、红花各4.5g，郁金、牡丹皮、香附、赤芍、茺蔚子各6g，炙甘草3g。服上方7剂，腹痛减轻，腰酸加重，加当归龙荟丸6g（分2次吞服），继服3剂，月经即行。后以丹栀逍遥散加减调理而愈。

百合汤（孔伯华经验方）

【组成】生牡蛎（先煎）12g，茯苓皮12g，炒秫米12g，旋覆花3g，赭石3g，生鳖甲（先煎）3g，茵陈3g，炒牡丹皮3g，盐水炒橘核9g，乌药9g，六神曲9g，磁石9g，炒枳壳4.5g，川牛膝6g，百合15g，合欢皮15g。

【功效】滋水涵木，调气醒中。

【主治】闭经。经闭年余，腹常痛楚，近日冲动，脘腹作痛，六脉弦滑而细数，左关尤盛。

【用方经验】患者症见经闭年余，腹常痛楚，近日冲动，脘次作痛，六脉弦滑而细数、左关尤盛。证属血虚脾湿，肝家失养，气机上逆。予本方治愈。

生鳖甲汤（孔伯华经验方）

【组成】石决明（先煎）30g，生鳖甲（先煎）15g，生石膏（先煎）18g，延胡索12g，川牛膝12g，旋覆花12g，生赭石15g，大腹皮6g，北细辛4.5g，郁金12g，桑寄生30g，威灵仙12g，制乳香6g，制没药6g，苦杏仁9g，桃仁9g，鸡内金12g，黄柏9g，知母9g，沉香1.5g（分2次化），大黄蟅虫丸1粒（分2次化）。

【功效】攻坚破瘀，泄热通经。

【主治】闭经。

【用方经验】患者闭经，近有腹胀意，口渴喜饮，兼有鼻衄，又不似逆行势，腰腿痛楚颇剧，脉弦涩而实。证属瘀热互结。予本方1剂后，其经即潮，腹中骤爽，脉实已退，按本方量加1倍，去黄酒，蟅虫丸改为5粒，共研细末，炼蜜为丸，早晚各服9g，以黑大豆15g煎汤分送。

寄首通经汤（孔伯华经验方）

【组成】桑寄生15g，当归尾12g，生地黄12g，川芎6g，酒延胡索6g，制香附9g，炒五灵脂9g，桃仁泥9g，杏仁泥9g，赤芍9g，六曲9g，干藕节9g，蒲黄9g，首乌藤18g，甘草3g。

【功效】和肝固肾通经。

【主治】治闭经。证见经停六月，由少而闭，带下极多，腹中偏右有块，忽上忽下，夜不安眠，大便时溏，胃纳不化，脉息沉涩，两尺尤虚。

参芪四物汤（李聪甫经验方）

【组成】生地黄（酒炒）10g，酸枣仁10g，当归身10g，朱茯神7g，炙黄芪10g，杭白芍（酒炒）7g，西党参7g，地骨皮5g，牡丹皮5g，白术5g，红柴胡3g，炙远志3g，炙甘草3g，川芎5g，肉苁蓉10g。

【功效】疏肝养血，健脾益气。

【主治】干血痨。

【现代研究】李老治一患者，症见月经一月少于一月，后则仅出微量黑水，午后恶寒发热，两颧潮红，头晕目眩，怔忡惊烦，口干盗汗，肌肤甲错，少气不足以息，形体虚惫，脉弦细而数，舌质淡红，证属肝气郁结，阴血衰少，虚热内燔。予本方治愈。

【用方经验】干血痨，病名，出于清代名医的《血证论》，与汉代医著《金匮要略》中关于干血的记述相一致。症见经闭不行，身体羸瘦，不思饮食，骨蒸潮热，肌肤甲错，面目黯黑等。

妇科国医圣手时方

参归汤（李聪甫经验方）

【组成】酒炒北黄芪10 g，西党参10 g，漂白术5 g，茯苓10 g，全当归10 g，酒炒杭白芍7 g，海螵蛸7 g，续断7 g，制香附5 g，红柴胡3 g，木香3 g，上肉桂2 g，炙甘草3 g。

【功效】疏肝达郁，运脾通经。

【主治】闭经。

【用方经验】李老治一患者，症见经停数月，午后小腹剧痛，腰属不伸，双手搂腹，阵痛时下流白物，唇淡纳减，肌肉消瘦，脉沉弦且劲，舌上光剥。证属肝气郁结，脾失健运，气滞血瘀。予本方后，经通。

当归血竭汤（蒲辅周经验方）

【组成】当归6 g，川芎6 g，鳖甲（醋制）15 g，吴茱萸4.5 g，桃仁6 g，赤芍6 g，肉桂3 g，槟榔3 g，青皮3 g，木香3 g，莪术3 g，三棱3 g，大黄3 g，延胡索6 g，血竭3 g。

【功效】温通活血，破坚散结。

【主治】石瘕。

【现代研究】蒲老治一患者，因经期用力太过，复感寒邪，症见月经二月未潮，腹部胀痛，小腹坠而硬，拒按，连日流血，时多时少，食欲减少，面青，腹部坚大如箕，舌紫，脉沉弦涩。证属寒客子门，恶血留内。予本方1剂，下掌大黑血一块，腹痛稍减，但坠胀不减，本方再进并送化瘕回生丹1丸，次日下大量瘀黑血块，小腹胀痛俱减，但不思饮食，以异功散加味，服2剂后胃口已好。也不流血，下卵大硬块，色白，坚如石，后以十全大补调服而愈。

【用方经验】石瘕，本痛多因月经期间，寒气入侵，恶血停积所致，主要症状为子宫内有块状物形成，日渐增大，如怀孕状，并有闭经等，以包块坚硬如石，故名，类似于西医的子宫肿瘤。

益肾健脾通利方（柴嵩岩经验方）

【组成】菟丝子12 g，车前子10 g，淫羊藿10 g，杜仲10 g，当归10 g，桃仁10 g，生薏苡仁15 g，川芎10 g。

【功效】益肾健脾，养血通利。

【主治】脾肾阳虚证，闭经或婚久不孕，腰酸腿软，性欲淡漠，面浮乏力，舌体胖，舌质淡，苔白，脉沉细滑。

【方解】菟丝子、车前子为君药，益肾健脾，通利化痰；配以当归、桃仁养血化瘀散结消滞；佐以薏苡仁、杜仲、淫羊藿补脾温肾化痰利水；以川芎下行血海，引诸药以达病所。

【现代研究】益肾健脾养血通利法能明显改善患者的临床症状，提高妊娠率，特别是对耐氯米芬的患者仍有良好的治疗作用，其作用机制可能与调节下丘脑-垂体-卵巢轴功能，降低胰岛素抵抗有关。

【用方经验】柴老自1962年以来的50余年中，探讨闭经的病因病机及治疗理论，上及《黄帝内经》，下及各家学说，并借鉴现代医学的治疗方法和检测数据。其中尤重《素问·上古天真论》中关于女性生殖生理的论述："女子七岁，肾气盛，齿更发长。二七而天癸至，任脉通，太冲脉盛，月事以时下，故有子。……七七任脉虚，太冲脉衰少，天癸竭，故形坏而无子也。"以及《素问·阴阳别论》中之二阳致病理论，结合社会经济发展的特点及从临证实践中总结出的规律，形成了柴老治疗闭经的学术思想。

瓜石六味汤（汤昆华经验方）

【组成】瓜蒌10 g，石斛10 g，益母草15 g，牡丹皮10 g，丹参10 g，牛膝10 g。

【功效】滋阴润燥，生津除热，活血通经。

【主治】因上避孕环，长期服避孕药，或多次人工流产所致阴虚胃热、灼伤津液、冲任失调引起的月经稀少、后错或精血耗竭之闭经。

【加减】本方临床应用时可根据辨证分型不同随证加味，阴虚血热证酌加生地黄 10 g、玄参 10 g、麦冬 10 g、黄连 10 g、大黄 10 g；气滞血瘀证酌加柴胡 10 g、枳壳 10 g、香附 10 g、柏子仁 10 g、泽兰 10 g、王不留行 10 g、卷柏 10 g；肝脾不调证酌加柴胡 10 g、白术 10 g、防风 10 g、香附 10 g、茯苓 10 g、青皮 10 g、陈皮 10 g；肝肾不足证酌加生熟地黄 10 g、山药 10 g、山茱萸 10 g、续断 10 g、枸杞子 10 g；痰湿阻滞证酌加法半夏、茯苓、陈胆星、苍术、竹茹各 10 g。

【方解】本方中瓜蒌甘寒，宽胸散结，化痰润燥。石斛甘微寒，滋阴养胃，生津除热。益母草辛微苦微寒，活血祛瘀，生津调经。牡丹皮辛苦微寒，清热凉血，活血散瘀。丹参苦微寒，活血化瘀，凉血调经。牛膝苦酸平，活血祛瘀，补肾通经。全方治疗因阴虚胃热，灼伤津液，冲任失调引起的月经稀发，后错或精血耗竭之闭经。

【现代研究】本组 65 例，年龄在 16～46 岁，平均年龄 30.5 岁，已婚者占 73%，并有上避孕环，长期服避孕药，或有多次人工流产史。闭经时间最短 3 个月，最长 10 年，全组病例均经妇检排除器质性病变。辨证见阴虚血热证 26 例，气滞血瘀证 17 例，肝脾不调证 10 例，肝肾不足证 7 例，痰湿阻滞证 5 例，全组病例服药后均月经正常并正常行经 3 个月以上，或月经来潮后，又调理月经正常。

【用方经验】闭经除阴虚血热证外，气滞血瘀证、肝脾不调证、肝肾不足证、痰浊阻滞证，虽具有本证证症和苔脉，但都不同程度地反映出阴虚胃热的一面，如口干欲饮，大便干燥或秘结，舌质红苔黄，以及长期服避孕药致月经量减少，经色变黯、质稠黏等。笔者认为，闭经病情是错纵复杂的，其阴阳气血寒热辨证孰轻孰重，应细心体会。临证时虽见不同类型之闭经，但凡见以上四点指征之二三者皆可在处方中加入瓜蒌、石斛、益母草、牡丹皮、丹参、牛膝等滋阴清热、活血通经之品，其通经效果均较明显，而且药剂量可根据口干、便秘之轻重随机变化。见口干欲饮甚者，石斛用量大于瓜蒌。大便秘结明显者，瓜蒌用量大于石斛，或酌加大

黄，以获较好疗效。笔者又用本方治疗泌乳期闭经综合证数例效果颇佳。由此推想本方的滋阴润燥、活血通经作用，是否能直接影响妇女的内分泌系统脑垂体-卵巢-子宫轴的调节机制，从而扩大了瓜石六味汤治疗范围和适应证，有待于今后探讨！

通经散（徐志华经验方）

【组成】桃仁 10 g，当归 10 g，赤芍 10 g，红花 10 g，炮穿山甲 10 g，乌药 10 g，刘寄奴 10 g，川牛膝 10 g，三棱 10 g，莪术 10 g，肉桂 3 g，川芎 5 g，丹参 12 g。

【功效】理气活血，逐瘀通经。

【主治】月经后期，闭经。

【加减】有热象者，去肉桂，加牡丹皮；久瘀者，加土鳖虫。

【方解】芎、归、赤芍活血调经；肉桂、乌药温经理气；桃、红、棱、莪活血通经，逐瘀消癥瘕包块；穿山甲、牛膝通经祛瘀达下；刘寄奴辛苦微温，破血行瘀，下气兼逐水；丹参功同四物，祛瘀生新，疗经闭癥瘕。

【病例】徐×，女，35 岁，工人。人工流产后闭经 5 个月余。脉弦数，舌淡红并有紫点，头晕心悸，下腹隐痛，腰膝酸楚。中医辨证：瘀阻胞宫，以致经运受阻。治宜活血化瘀，温经理气：服通经散 25 剂，乌鸡白凤丸 30 粒，月经渐趋正常。

柴芍一贯煎（蒋立基经验方）

【组成】生地黄 18～30 g，北沙参 15 g，麦冬 12 g，枸杞子 12 g，柴胡 12 g，川楝子 12 g，当归 9 g，白芍 9 g。

【功效】清肝柔肝，养肝疏肝。

【主治】多种妇科疾病。如经闭、经期前后诸证、绝经前后诸证、产后眩晕头痛、脏躁、乳癖等。

【加减】治疗经期前后诸证时，常用柴芍一贯煎合丹栀逍遥散之意增损；治疗产后眩晕头痛（肝风上眩）时，再加龙骨 20 g、牡蛎 20 g、石决明 10 g 以潜镇，钩藤 10 g、僵蚕 10 g、菊花 10 g 以熄风和络，如兼脾虚

妇科国医圣手时方

妇科国医圣手时方

湿盛加茯苓 10 g、泽泻 10 g、车前子 10 g；心脾不足加酸枣仁 10 g、柏子仁 10 g 之属；脏躁常选加龙胆、百合、茯神、柏子仁各 10 g、龙骨、牡蛎各 20 g 之属；乳癖加蜂房 10 g、炮穿山甲 6 g、浙贝母 10 g、牡蛎 20 g。

【方解】一贯煎出自《续名医类案》心胃痛案魏之琇按语，由生地黄、北沙参、麦冬、当归、枸杞子、川楝子六药组成。为治疗肝肾阴虚、肝气郁滞之名方。蒋老尝加柴胡、白芍，名曰"柴芍一贯煎"，并认为本方在原甘酸为主的基础上，增入柴胡辛开以疏导肝阳，白芍酸平以养肝阴，能融"酸以养体，甘以缓急、辛以理用"治肝三大法则为一炉，刚柔相济，扩大了适应范围。亦可用于多种妇科疾病。

【病例】叶××，女，32 岁，教师。经期先后不定，经量时多时少，每于经前及经期胸胁胀闷，乳房作痛，牵引少腹，扪之益甚。精神紧张，心悸善怒，口苦咽干，便艰，经后诸证皆减。舌红，苔薄黄少津，脉弦细数。证属肝肾阴虚，郁热上扰，胞脉瘀滞。治宜清肝柔肝疏肝相结合，兼以和络。拟柴芍一贯煎加黑栀子、牡丹皮、郁金各 9 g，炮穿山甲 6 g。3 剂后恰逢汛至，胸闷心悸乳胀腹痛等症均明显减轻，惟经量仍少，腰酸。原方去炮穿山甲、栀子，加阿胶（烊）、山茱萸各 12 g，再 5 剂，诸症渐平。后宗此出入调治而愈。

理血系列方（郑丽华经验方）

【组成】①方：当归 9 g，川芎 9 g，赤芍 12 g，生地黄 15 g，红花 9 g，柴胡 6 g，牛膝 9 g，枳壳 6 g，桃仁 12 g，桔梗 6 g，甘草 6 g。②方：吴萸 3 g，当归 9 g，党参 12 g，桂枝 3 g，阿胶 6 g，牡丹皮 9 g，生姜 3 片，炙草 6 g，制半夏 6 g，麦冬 6 g，杭芍 9 g。③方：当归 9 g，熟地黄 12 g，山药 12 g，女贞子 9 g，淫羊藿 12 g，黄芪 12 g，菟丝子 12 g，肉苁蓉 12 g，1～2 日 1 剂，共 4～6 剂。④方：丹参 12 g，赤芍 9 g，桃仁 9 g，当归 9 g，菟丝子 12 g，牛膝 9 g，茺蔚子 9 g，泽兰 9 g，1～2 日 1 剂，共 4～6 剂。⑤方：党

参 12 g，白术 9 g，吴茱萸 3 g，桂枝 3 g，丹参 12 g，赤芍 9 g，茯苓 12 g，麦冬 6 g，川芎 9 g，1～2 日 1 剂，共 4～6 剂。

【功效】上 5 方功用理血。

【主治】①方主治血滞闭经热证。②方主治血滞闭经寒证。③方、④方、⑤方主治血亏闭经。

【用方经验】①月经的调节与肾-天癸-冲任-胞宫相关，又和肝肾气血的调节相关，故表现血滞者治疗效果较好。血亏闭经，应循序用药，始投③方，继之以④方，再投以⑤方。必要时可合用少量氯米芬和甲状腺素。（疗效）应用上 5 方治疗 60 例继发闭经，治疗观察 3 月以上。其中 54 例基础体温双相或妊娠者 29 例（53.79％）；治疗后月经来潮，基础体温单相而停药后仍闭经者 10 例（18.5％）；无效者 5 例（9.3％）。疗效以闭经血滞证较好。

理冲通经汤（朱良春经验方）

【组成】柴胡 3 g，仙茅 6 g，鸡血藤 30 g，丹参 10 g，红花 6 g，益母草 30 g。

【功效】补益肝肾，调理冲任。

【主治】室女闭经肝肾不足证。

【病例】陈××，女，17 岁。15 岁月经初潮，以后经量渐次减少。现已闭经 6 个月。禀体不足，腰酸腿软，头晕目眩，耳鸣如蝉，惊惕不安，小腹拘急冷痛，两胁时有隐痛，畏寒手中不温，面色㿠白，小便夜频，舌质淡胖，脉沉细。证属肝肾不足，冲任亏损。治宜补益肝肾，调理冲任。处方：仙茅、软柴胡、杜红花各 9 g，淡苁蓉、巴戟天、炒白芍、当归、紫丹参各 12 g，鸡血藤 30 g；益母草 15 g，5 剂。二诊：药后腰酸减轻，小腹仍冷痛，原方加小茴香 9 g。肉桂（后入）3 g，枸杞子 12 g，5 剂。药后月经已行，但量少色淡。嘱服八味肾气丸，每次 9 g，每日 2 次。连服 1 个月。按：本例闭经是由于禀赋不足，肝肾亏虚所致，由于患者偏于阳虚，故加用淡苁蓉、巴戟天、肉桂、枸杞子等药。

中药序贯法（郭志强经验方）

【组成】育胞汤：菟丝子 15 g，女贞子 15 g，枸杞子 15 g，黄精 15 g，当归 10 g，党参 10 g，何首乌 10 g，紫河车 6 g，淫羊藿 10 g，续断 10 g，白术 10 g。

促排卵汤：肉桂 6 g，丹参 15 g，羌活 6 g，枸杞子 10 g，菟丝子 15 g，当归 10 g，首乌 10 g，淫羊藿 10 g，黄精 10 g。

两固汤：巴戟天 10 g，覆盆子 10 g，山药 10 g，枸杞子 10 g，菟丝子 10 g，党参 10 g，何首乌 10 g，杜仲 10 g，淫羊藿 10 g，锁阳 10 g，当归 10 g。

养血调经汤：党参 10 g，丹参 10 g，益母草 10 g，当归 10 g，川芎 10 g，泽兰 10 g，川牛膝 10 g。

【功效】滋补肝肾，补阴养血。

【主治】卵巢储备功能下降所致闭经。

【用方经验】经后用育胞汤，排卵期用促卵泡汤，经前期用两固汤，经期服用养血调经汤。在中药序贯疗法中，郭老师将月经第 4～14 日称为经后阴长期。认为此期阴血增长，奠定了周期演变的物质基础。在月经的中期为氤氲之期，此期阳气内动，由阴转阳，中药治疗仍以滋补肝肾为主，佐以温阳活血，促进阴阳转化，用促排卵汤。可根据基础体温、宫颈黏液羊齿状结晶或 B 超以监测排卵。排卵之后进入经前期，阳长不及者较多（黄体功能不佳多在此期），故治以温补脾肾而固其本，能调经，又可养胎安胎，用两固汤。从基础体温升高服至月经来潮。在经期，郭老师认为经血应当畅通，经血排泄的过程同时也是女性排毒的过程，经期注重活血理气，促进经血排出，使瘀血去新血生，用养血调经汤，月经第 1～3 日服。

化痰破瘀通经汤（李春华经验方）

【组成】当归 15 g，柴胡 15 g，白芍 15 g，茯苓 15 g，白术 15 g，益母草 15 g，鸡血藤 15 g，川芎 10 g，陈皮 10 g，法半夏 10 g。

【功效】除湿化痰，活血化瘀，柔肝解郁。

【主治】闭经痰瘀证。

【加减】瘀血偏重者，加桃仁、红花各 10 g；痰湿偏重者，加制胆南星 10 g，白芥子 15 g；气滞明显者，加香附、郁金各 15 g；肾阳偏虚者，加仙茅、淫羊藿各 10 g。

当归四逆汤（吴熙经验方）

【组成】当归 15 g，赤芍 12 g，桂枝 10 g，通草 10 g，甘草 6 g，细辛 2 g。

【功效】活血通经。

【主治】闭经，多囊卵巢综合征。

【方解】方中当归、芍药养血活血，桂枝、细辛温经散寒，甘草、大枣补中益气，通草通行血脉。合为温经散寒，活血通经，能使机体气血调合，虚者满盈，滞者畅通，药症合拍，故用之获效。

【病例】李×，女，38 岁，工人。于 1992 年 5 月 9 日初诊。主诉：月经停闭 3 个月。患者平素月经正常，于 3 个月前因经期与家人生气，突然月经停闭。此后 3 个月无月经来潮。平素少腹疼痛，心烦，不寐，乏力，乳房胀痛，少腹冷感。查：舌质暗淡、苔薄白，脉沉弦。投当归四逆汤加柴胡 10 g，郁金 15 g，香附 30 g，服药 4 剂月经来潮，惟量小，有血块，经期 2 日即净。以后每月月初开始服药，连服 3 个月，随访至今月经规律。

【用方经验】《诸病源候论》："妇人月水不通者，由劳损血气，致令体虚受风冷。风冷邪气客于胞内，伤损冲任之脉，并手太阳少阴之经，致胞络内绝，血气不通，故也。"《本草衍义》："夫人之生以气血为本，人之病未有不先伤其气血者……思虑过当，多致劳损，……女则月水先闭。"综上所述，闭经的原因不外：血海空虚而无血可下，或血行迟滞，脉道不通而不下者。而四逆汤则具有养血活血，温经通脉之功，所以临床上采用当归四逆汤加减用于治疗闭经效果甚佳。

补肾养血调经方（李光荣经验方）

【组成】山药 30 g，熟地黄 30 g，砂仁

妇科国医圣手时方

8 g，云苓 18 g，山茱萸 20 g，当归 10 g，白芍 15 g，益母草 16 g，泽兰 12 g，菟丝子 30 g，淫羊藿 30 g，紫河车 15 g。

【功效】治宜补肾养血，活血调经。

【主治】闭经肾虚血瘀证。

【现代研究】近年文献报道，在辨证基础上加用活血药确有促进卵泡发育及促使优势卵泡排出的作用。

【用方经验】李老师在辨证治疗闭经的同时强调补血与活血相结合。原因有三：其一，闭经是疑难病，往往病程长，患者多处就医而不愈，故易出现情志不畅，肝郁气滞，血行不畅，久致血瘀。其二，闭经可因精神紧张而诱发，精神紧张久致气机运行不畅而致血瘀。其三，肾虚精少，血亏胞宫不能按时满溢，血少血运不畅而瘀滞。正如张景岳曰："凡人之气血犹如源泉也。盛则流畅，少则壅滞，故气血不虚不滞，虚则无有不滞也。"故李老师在辨证治疗的基础上，多加用活血的益母草、泽兰、全当归等，常用方剂如小泽兰汤（泽兰、当归、芍药、甘草）。

益气活血方（陈益昀经验方）

【组成】生黄芪 30 g，焦白术 20 g，云苓 15 g，党参 15 g，当归 15 g，山茱萸 15 g，熟地黄 15 g，炒山药 15 g，菟丝子 20 g，茺蔚子 15 g，川牛膝 15 g，柴胡 10 g，香附 10 g。

【功效】健脾益气，化痰除湿，活血通经。

【主治】脾虚痰湿壅盛所致闭经。症见闭经，神疲嗜睡，头身困重，喜肉食，大便溏薄，带下量较多，质稀，形体肥胖，舌质淡白，舌体胖嫩，边有齿痕，舌苔白腻，脉滑。

【加减】肾阳虚者，加制附子（先煎）10 g，鹿角胶（烊化）10 g，淫羊藿 15 g，巴戟天 15 g；肾阴虚者，去菟丝子，加龟甲（先煎）20 g，枸杞子 12 g，桑椹 15 g；气滞血瘀者，去党参、焦白术、熟地黄，加三棱 10 g，莪术 10 g，桃仁 15 g，红花 10 g，枳壳 10 g，䗪虫粉（吞服）5 g；痰湿内阻者，去熟地黄、山茱萸、焦白术、党参，加苍术 15 g，陈皮 10 g，半夏 10 g，制南星 10 g。

【方解】本方以归脾汤健脾养心，益气补血；六味地黄汤滋补脾肾；红花、茺蔚子活血通经；香附、柴胡疏肝理气；川牛膝活血化瘀，引血下行。诸药合用，可使心血充盈，气血调和，则经水复潮。

【用方经验】"中医周期疗法"以辨证为主，并将辨证与辨病有机地结合起来，既注意机体全身的改变（证型），又重视卵巢功能障碍这一病理特点。故在治疗本病时，应以调整脏腑冲任功能，促进卵泡发育成熟，恢复排卵为治疗的重点，如果正常排卵功能得以恢复，月经自然就会来潮。在治疗过程中，当遇到证型与分期的治则有矛盾时，应全面衡量，相互兼顾。如在经后期，辨证属脾肾阳虚，治宜温补脾肾之阳，按分期治疗宜滋养肾阴，培补气血。为照顾到经后血海空虚，阴血不足之特点，治疗时常阳中有阴，即治阳要兼顾到阴。

养心补肾解郁汤（马志经验方）

【组成】柏子仁 15 g，熟地黄 10 g，续断 15 g，当归 10 g，白芍 10 g，川芎 10 g，香附 15 g，泽兰 15 g，陈皮 10 g，菟丝子 20 g，女贞子 30 g，砂仁 10 g，金银花 20 g，肉苁蓉 15 g。

【功效】养心补肾，理气解郁，调理冲任。

【主治】继发性闭经，属肾虚肝旺，冲任失养者。症见经闭不行，形体消瘦，面色淡黄，舌质红，苔薄白，脉弦细。

【方解】方用肉苁蓉、牛膝、续断、菟丝子，补益肝肾，调理冲任二脉；泽兰、砂仁、香附、陈皮、川芎，通血脉，理气郁，使气血调达；熟地黄、当归、白芍、柏子仁、女贞子，养心补肾。气滞久而化热，故配双花清热。诸药合用，共奏养心补肾，理气解郁，调理冲任之功。

【用方经验】关于闭经病因、病机，中医学经典著作论述颇多。《素问·阴阳别论》曰："二阳之病发心脾，有不得隐由，女子不月。"《金匮要略》曰："妇人之病，因虚积冷结气为诸经水断绝。"《诸病源候论》曰："妇人月水不通者，由劳损血气致令体虚受风冷，风冷邪气客于胞内，伤损冲任之脉，并手太阳手少阴之经，致胞络内绝血气不通故也。"综上所述，闭经病，临床有虚实之分。虚证多因脾虚或血虚所致；实证以气滞血瘀，或寒湿凝滞较为多见。下列医案乃由肾虚肝旺，气失调达，冲任失养，血海空虚所致闭经。故采用养心补肾，理气解郁，调理冲任为法治之。可谓辨证准确，立法得当，选药精良，效宏功殊。

【病例】姜××，女，30岁，工人。1988年9月20日初诊。主诉：闭经半年。月经16岁初潮，一向后期，量少，周期2～4个月来潮1次，持续2～3日净。末次月经1988年3月10日来潮，3日净，系注射黄体酮。经医大二院妇科检查，诊断为子宫发育欠佳。结婚3年，1987年5月曾怀孕，孕后2个月流产，至今未孕。现月经已半年未潮，平时自觉心悸，耳鸣，腰腿酸疼，睡眠不佳，睡时易醒，食纳少，近2周来胸腹胀闷。既往曾患肺结核，现已治愈。检查：形体消瘦，面色淡黄，舌质红，苔薄白，脉弦细。诊断：继发性闭经，肾虚肝旺，气失条达，冲任失养，血海空虚者。治疗：养心补肾，理气解郁，调理冲任。予养心补肾解郁汤。9月28日二诊：月经仍未来潮，但精力较前充沛，心悸，腰酸疼，胸腹胀满等症均较前明显减轻。舌淡红，苔薄白，脉弦细较有力。继服上方4剂。11月15日三诊：又连续服上方8剂，月经于10月5日来潮，血量少，色淡红，质稀薄，3日净。舌质淡红，苔薄白，脉弦细有力。仍宗上法，投原方6剂，水煎服。半年后追访：月经已按月来潮，周期为35～40日，持续4日净，量中等，色红，质稀薄，余症消失。

养血疏肝健脾汤（班秀文经验方）

【组成】柴胡6g，当归10g，白芍10g，云苓10g，白术10g，黄精15g，薄荷（后下）5g，石菖蒲3g，远志3g，茺蔚子10g，合欢皮15g，炙甘草6g。

【功效】养血疏肝，健脾和营。

【主治】闭经，肝郁血虚，脾失健运者。症见经闭不行，少腹胀痛，带下量多，色白黄相兼，纳食尚可，大便干结，夜寐梦多。舌质淡，苔薄白，脉虚细。

【方解】方中柴胡疏肝解郁，以调达肝气；当归、白芍养血益阴，以补肝体，使血和则肝和，血充则肝柔，体用并调，肝郁得解；白术、茯苓、甘草，益气健脾，使气血生化有源；黄精补脾润肺；薄荷疏散郁遏之气，透达肝经郁热；加合欢皮既能解郁，又能活血；茺蔚子活血祛瘀调经；石菖蒲、远志宁心安神，以治肝之子，兼能化痰湿。诸药合用，共奏养血疏肝、健脾和营之功。

【用方经验】因环境改变，精神过于紧张，影响肝的疏泄功能，肝气郁结。血为气滞，运行不畅，阻滞冲任，故月经延后量少，久则气不行血，冲任不通，使经闭不行；气滞肝经则乳房、少腹胀痛；肝郁乘脾，脾运失健，加之肝郁气滞，气不行水，水湿内停，湿郁化热，故带多色白黄，大便干结。在治疗上班氏认为：治经必治血，治血先治气。二诊时乳、腹胀痛加剧，有气血欲行而不通之势，守原法加益母草、厚朴、枳实引降通行。经水既行之后，带下量不减，为湿邪未除，又以当归芍药散加二妙散祛湿健脾为主以治带。四诊在月经周期正常后，再以逍遥散疏理肝气，并加参、芪、黄精益脾气、滋脾阴，俾肝气疏泄则经脉得通，蓄溢有时，脾气健动则血海充盈，湿无由生，带下可止，殆即此意。

【病例】赖×，女，29岁。1989年7月25日初诊。主诉闭经3个月。1988年自异地来邕之后，经行延后，量少，色暗淡，近3个月无经行。平时少腹胀痛，带下量多，色白黄相兼；纳食尚可，大便干结，夜寐梦多。检查：舌质淡，苔薄白，脉虚细。诊断：闭经，肝郁血虚，脾失健运者。治法：养血疏肝，健脾和营。予养血疏肝健脾汤。9月5日二诊：药已，月经仍未来潮，近几日来，小腹胀痛加剧，并有乳房胀痛，以左侧显著，带下量仍多，色白黄，能寐而多梦，纳可便调。舌淡，苔薄白，脉沉细。拟补而通之。处方：当归15g，川芎6g，白芍10g，云苓

妇科国医圣手时方

10 g，白术 10 g，素馨花 6 g，益母草 10 g，厚朴 6 g，枳实 10 g，炒酸枣仁 15 g，甘草 5 g，水煎服，3 剂。10 月 24 日三诊：上药服 3 剂后，经水即行，量少，色黯红，持续 3 日干净，经中无不适。末次月经 12 月 8 日。现带下量多，色白黄，质稠，少腹、小腹隐痛，反胃吐酸，舌淡红，苔薄白，脉沉细。转用祛湿健脾，养血疏肝之法，以当归芍药散加味：当归 10 g，川芎 6 g，白芍 10 g，土茯苓 20 g，白术 10 g，泽泻 10 g，广藿香 10 g，佩兰 10 g，丹参 15 g，苍术 10 g，黄柏 10 g，水煎服，3 剂。11 月 28 日四诊：3 个月来经行周期正常，但量偏少，色泽不鲜，经前左乳房阵痛，少、小腹胀痛。现经水将行，昨日开始左乳闷痛，少、小腹胀痛。平时带下量仍较多，色白黄，大便干结，但每日 2 行；脉细缓，舌苔如平。仍宗养血疏肝、健脾益气之法，以逍遥散加味：柴胡 6 g，当归 10 g，白芍 10 g，云苓 10 g，白术 10 g，黄精 15 g，党参 15 g，黄芪 15 g，薄荷（后下）5 g，炙甘草 6 g，水煎服，3 剂。

养精汤（梁文珍经验方）

【组成】生地黄 10 g，熟地黄 10 g，山茱萸 10 g，菟丝子 10 g，枸杞子 10 g，炒酸枣仁 10 g，制何首乌 10 g，白芍 10 g，当归 10 g，茯苓 10 g，川芎 6 g。

【功效】滋肾，养肝，调经。

【主治】月经稀发，闭经，属肾阴虚者。症见月经后期，量少，色红，或点滴即净，腰膝酸软，口干咽燥，带下量少，阴中干涩，失眠多梦，倦怠乏力，舌红苔少，脉细数或细涩。

【加减】见五心烦热者，或午后潮热，去川芎，加龟甲 12 g，鳖甲 12 g；头晕耳鸣者，加生龙牡各 10 g（先煎）；四肢欠温者，加鹿角胶 5 g，紫河车 10 g；少气懒言者，加太子参 10 g；胸口烦闷者，加合欢皮 10 g，广郁金 10 g；纳少运迟者，加炒白术 10 g，炒谷芽 10 g；经行不畅者，加三棱 10 g，莪术 10 g。

【方解】本方为纯补壮水之剂。方中熟地黄、枸杞子、菟丝子、山茱萸纯甘滋补肝肾之阴；炒酸枣仁、制何首乌、白芍、当归甘温味苦，养血补心安神，取"静能生水"之意；茯苓健脾补中，祛痰利湿，以助后天之运化；川芎（配当归）为血中之气血，可使补而不滞，营血调和。诸药合用，共奏滋肾、养肝、调经之功。

【用方经验】本方可作为治疗肝肾阴虚月经稀发或闭经之基本方剂。临诊可随证加减。辨证需注意有无湿浊内蕴之象。如见舌质胖嫩或舌苔白腻润滑者，不应服用此方，以防滋阴助湿之弊。

【病例】王×，女，28 岁，初诊日期：2006 年 9 月 2 日。药流术后月经延后 2～3 日，末次月经 8 月 7 日，经色红，质黏稠，行而不畅。经前时有小腹胀楚不适。现月经第 26 日，BBT 持续 36.5 ℃上下。带下量少，黏稠。子宫附件 B 超提示子宫内膜 5 mm。余无异常。舌红苔少，脉细涩。治法：滋肾、养肝、调经。方药：养精汤加三棱、莪术各 10 g，每日 1 剂，经行第 5 日开始，连服 20 剂。连服 4 个月经周期后，月经正常，BBT 双相明显。

第三节 痛经

补肾促排卵汤（夏桂成经验方）

【组成】炒当归 10 g，赤芍 10 g，白芍 10 g，山药 10 g，熟地黄 10 g，牡丹皮 10 g，茯苓 10 g，续断 10 g，菟丝子 10 g，鹿角片（先煎）10 g，山茱萸 6 g，五灵脂 12 g，红花 6 g，川芎 3～6 g，山楂 10 g。

【功效】滋阴助阳，调气活血。

【主治】功能性痛经，经间排卵期交替发

作疼痛。

【加减】必要时尚需加入桃仁、穿山甲片、土鳖虫等活血化瘀力量较强的药物，以助卵泡突破卵泡膜。临床上鉴于兼夹心肝郁火者多，常以紫石英易鹿角片。紫石英乃石类药，质重沉降，温暖命门子宫的同时，对心肝火旺者无多大影响。重阴转阳后，常出现胸闷烦躁，乳房乳头胀痛等症，需加入钩藤15 g，白蒺藜10 g，绿萼梅5 g；心烦失眠，舌光红者，加入莲子心5 g，青龙齿（先煎）10 g；心烦失眠，舌光红者，加入莲子心5 g，青龙齿（先煎）10 g，黄连3 g。少腹疼痛，舌质紫瘀者，加入桃仁10 g，苏木10 g，丝瓜络6～9 g。

【方解】方在经后期最为常用的归芍地黄汤，滋养肾阴，奠定和提高物质基础，即奠定和提高促发排卵、促进转化的物质基础；加入续断、菟丝子、鹿角片，补养肾阳，滋阴而又助阳，而且在一定程度上要偏重于补阳，以适应这一时期重阴必阳的动态变化和阳长的需要；当归、赤芍、五灵脂、红花活血化瘀，以适应促排卵、促转化的需要，因为重阴必阳的转化是在血分中进行的，而排卵是卵泡自卵巢突破而出，故必须从活血化瘀入手。其中鹿角片一药，既能助阳，提高或促进 BBT 的高温相变化，又有助五灵脂、红花活血通络（瘀）的作用。

【用方经验】除适用于排卵功能不良、或排卵功能障碍所致的月经病、不孕不育证外，还可用于一些功能不良所致的器质性病变，如子宫内膜异位症、子宫肌瘤、黄体不健所致膜样性痛经等。①膜样性痛经可见月经失调，大都为后期、量多，行经期有大血块，呈膜样片状性大小血块，大多在行经期的第2日疼痛剧烈，伴有月经量多，膜样血块下净后疼痛缓解，腰酸，小腹冷痛，同时还有头昏、胸闷烦躁、乳房胀痛，脉象细弦，舌质偏红，苔白腻。用本方治疗时，需加钩藤15 g，绿萼梅5 g。②子宫内膜异位症经确诊断为子宫内膜异位症，伴有月经失调，行经量少，或者量多，色紫红，有较大血块，腰俞酸楚，胸闷烦躁，或有乳房胀痛，测量BBT，低温相偏高，高温相偏短，或高温相

欠稳定。用本方治疗时，尚需加入生山楂10 g，石打穿12 g。

川楝汤（夏桂成经验方）

【组成】川楝子10 g，小茴香3 g，延胡索10 g，制乳香5 g，制没药5 g，青皮5 g，陈皮5 g，苏罗子10 g，当归10 g，赤芍10 g，白蒺藜10 g，制香附10 g，炙蜈蚣3 g。

【功效】清肝，解郁，调经。

【主治】吊阴痛，痛经偏热证，症见经前、经期，阴道、乳房及少腹部抽掣疼痛，或牵引作痛，经期大多超前，偶有落后，行经量或多或少，色紫红有小血块，胸闷烦躁，头痛失眠，脉细弦带数，舌质偏红。

【方解】方中以川楝子为主药者，因以川楝子善于泄肝止痛，著名方剂金铃子散，即川楝子延胡索二药。大茴香、小茴香、木香、乌药、乳香、没药理气止痛；延胡索止痛尤胜；制香附、苏罗子、青皮、陈皮、疏肝解郁，白蒺藜清肝疏肝，蜈蚣通张止痛，诸药合用共奏清肝，解郁，调经之效。

【病例】仇××，女，35 岁。患者经前、经期阴道、乳房及少腹部抽掣性疼痛，近年来更剧；经期落后，量少色紫有小血块；经前胸闷烦躁，寐差，烦热口渴，头昏腰酸；脉细弦，舌质红苔黄腻。妇科检查：未见异常。曾服丹栀逍遥散、金铃子散，效不佳。揣其原因，是肾阴偏虚，肝郁气滞，一面化火干犯冲脉、肝经，一面冲任之血滞而生瘀，瘀阻而经不畅，使气火不得平泄。治当清肝泻火于经前，畅达月经于经期，务使经血下行，然后补养肾阴于经后。兹值经期，选川楝汤加泽兰汤加减。处方：川楝子、泽兰、当归、赤芍、丹参、牛膝、干地龙、白蒺藜、牡丹皮各10 g，炙蜈蚣2 条，制香附9 g，益母草15 g。药服5 剂，经行量较前为多，吊阴痛大减。经净后予归芍地黄汤调理。以后经前服用本方，并嘱怡养以性以配合。如法治疗3 个月，吊阴痛基本控制。

调周方（夏桂成经验方）

【组成】排卵期方：丹参10 g，赤芍10 g，

妇科国医圣手时方

白芍 10 g，山药 10 g，山茱萸 9 g，牡丹皮 10 g，茯苓 10 g，续断 10 g，菟丝子 10 g，杜仲 10 g，五灵脂 10 g，紫石英（先煎）10 g，木香 9 g。

【功效】化瘀止痛。

【主治】痛经。

【方解】方中以归芍地黄汤为基础，血中养阴，以使肾阴充实，癸水高涨；续断、菟丝子、杜仲、紫石英温补肾阳；五灵脂、木香行气活血以促排卵。

【用方经验】分期调周用夏老的调周法是在月经周期演变的基础，具有因势利导、顺水推舟、增强生理功能的意义。在临床使用时，根据 BBT 的变化、B 超监测排卵、带下改变等在整个月经周期分七个时期：行经期、经后初期、经后中期、经后末期、经间排卵期、经前期、经前后半期来调整。其治疗特点是：行经期活血调经，重在祛瘀，方选越鞠丸加五味调经散加减；经后初期养血滋阴，以阴助阳，方选归芍地黄汤加越鞠丸加减；经后中期养血滋阴，佐以助阳，方选滋肾生肝饮加异功散加减；经后末期滋阴助阳，阴阳并重，方选补天五子种玉丹加减；经间排卵期活血补肾，重在促新，方选补肾促排卵方加减；经前期补肾助阳，维持阳长，方选毓麟珠加越鞠丸加减；经前后半期助阳健脾，疏肝理气。

逐瘀调经汤（夏桂成经验方）

【组成】当归 10 g，赤芍 10 g，五灵脂 10 g，三棱 10 g，莪术 10 g，益母草 15～30 g，肉桂（后下）3 g。

【功效】逐瘀通脉，化脱子宫内膜。

【主治】临床上表现较重的血瘀性痛经、血瘀性出血痛经，如膜样性痛经、子宫内膜脱落不全性月经过多等。

【加减】腰酸明显者，加续断 10 g，杜仲 10 g，狗脊 10 g，必要时亦可加入制附片 6～9 g，艾叶 10 g，加强温阳补肾的功能；大便溏者，加白术 10 g，黄芪 15 g，党参 15 g，煨木香 15 g；腹痛剧烈、胀痛拒按者，加延胡索 10 g，制乳香、制没药各 6 g，景天三七

10 g；经量过多、心慌头昏者，加炒蒲黄（包煎）6 g，血竭粉（分吞）6 g，花蕊石 15 g；胸闷烦燥者，加制苍术 10 g，炒柴胡 5 g，炒牡丹皮 10 g，钩藤 15 g；燥热口渴、大便干燥者，加枳壳 10 g，大黄（后下）6 g。

【方解】方中肉桂、五灵脂、三棱、莪术温经化瘀，活血止痛；子宫内膜脱落不全之所以形成，主要是与肾阳不足，气化不及，痰浊与血瘀互凝所致，欲逐其瘀，必当温补肾阳，此肉桂之所用也；当归、赤芍、益母草养血行血，增加子宫收缩力和紧张性，有助于子宫内膜脱落。但是，使用本方必须掌握时间，在行经的初期（1～2 日）或行经的中期（2～3 日）最为适合。

田七痛经散（罗元恺经验方）

【组成】蒲黄 0.275 g，醋炒五灵脂 0.3 g，三七末 0.3 g，延胡索 0.3 g，川芎 0.3 g，小茴香 0.3 g，木香 0.2 g，冰片 0.025 g。

【功效】活血化瘀，行气散寒止痛。

【主治】痛经。包括气滞血瘀证，偏气滞者：经前或经行小腹胀痛，胀甚于痛，经行不畅。偏血瘀者：经行腹痛或剧痛，经色暗红，血块较多，或下腐肉片样物或膜样物，血块排出后痛减。现代医学诊为子宫内膜异位症、膜样痛经或盆腔瘀血症者，一般可按本病论治。寒凝血滞证：经前或经行小腹冷痛或绞痛，月经常后期，经色淡暗有小血块。瘀热壅阻证：经时小腹刺痛，经期提前，量较多，色深红或鲜红或暗红，质稠，血块量中等或较多。气血虚弱证：经行或经后小腹绵绵作痛，月经先后无定期，色淡红，量或多或少，质稀。

【方解】本方以古方"失笑散"为基础，功能活血祛瘀止痛。三七祛瘀止痛，活血止血；川芎活血祛风止痛，小茴香散寒止痛，兼治癥瘕寒疝；延胡索活血理气止痛；木香行气醒脾治腹痛；冰片芳香开窍走窜，兼强心止痛。全方配合，共奏活血行瘀，行气散寒止痛之效。

【用方经验】痛经临床分度：参照 1982

年全国首届中医妇产科学术会议资料及杂志介绍将痛经分为三度。轻度：疼痛尚可忍受，能坚持工作或学习者；中度：疼痛难忍受，难于坚持工作或学习，但全身症状不明显者；重度：疼痛难忍，不能坚持学习或工作，全身症状较重，常伴有面青、汗出、肢冷，甚至晕厥者。

【注意事项】孕妇忌服。

【现代研究】用田七痛经散（胶囊）治疗痛经251例，疗效标准参照1982年全国中医妇产科学术会议资料。经统计学处理，田七痛经散对各种证型的痛经均有效，对痛经中最常见的气滞血瘀证疗效尤为显著。从治疗周期与疗效关系上看，本组病例全部治疗或随访3个月经周期以上，各周期与疗效的关系为：第1周期治愈（疼痛消失3个月经周期或痛除怀孕者）12例，显效（疼痛明显好转者）41例，好转（疼痛减轻者）47例，无效（治后疼痛无改变者）15例，第2个周期治愈9例，显效48例，好转47例，无效16例，第3个周期治愈30例，显效71例，好转42例，无效18例。从痛经程度与疗效的关系看，本组病例多为较严重之痛经，251例中，轻度仅26例，中、重度共225例，占90%。虽然如此，田七痛经散的有效率仍达到89.2%，可见田七痛经散是治疗痛经较理想的中成药。

丹芍活血行气汤（罗元恺经验方）

【组成】丹参20g，赤芍15g，牡丹皮10g，乌药15g，川楝子10g，延胡索12g，香附9g，桃仁15g，败酱草30g，当归9g。

【功效】活血化瘀，行气止痛。

【主治】气滞血瘀之癥瘕、月经不调、痛经。症见下腹坠胀疼痛，或痛连腰骶，或可扪及包块，月经不调，小腹疼痛每于经前经后加剧，或经行腹痛，白带增多，舌质暗红，脉弦。

【加减】如瘀滞明显而见腹痛较剧者，加五灵脂、蒲黄各10g以化瘀止痛；如腹部包块较大者，加三棱、莪术各10g以消癥散结；偏寒而见小腹挛痛、畏寒者，去败酱草、川

楝子，加小茴香、桂枝各6g以温经散寒；体虚者，去桃仁，加何首乌、鸡血藤各10g以养血补虚。

【方解】本方治疗诸证，乃因邪毒蕴蓄下焦，或情志抑郁不畅，使气机不行，血亦随之瘀滞，以致气滞血瘀阻于胞脉所致。如血瘀日久，形成痞块则为癥瘕，故立活血化瘀，行气消癥，散结止痛之法治疗。方中丹参清热散结，活血化瘀，其作用平和，消癥除痞力优，且散而不伤正，清而不寒凝，是治癥瘕积聚之良药；赤芍、牡丹皮活血化瘀，清热凉血，消瘀止痛，共助丹参消散瘀滞；乌药、川楝子、延胡索、香附行气通滞，一则使气行瘀散而止痛，二则可疏肝解郁以调经；桃仁活血化瘀，破结消癥；当归补血和营，活血调经；败酱草清热解毒，活血消肿。诸药合用，共达活血化瘀，行气疏肝，消癥散结之效。

【注意事项】孕妇、脾虚之月经过多者，均不宜使用本方。

【用方经验】使用本方的辨证要点是：下腹胀坠疼痛，带下增多，痞块内结，舌暗红，脉弦。本方亦可用治慢性盆腔炎、输卵管闭塞或积液属气滞血瘀者。

养血活血汤（黄绳武经验方）

【组成】当归10g，白芍20g，枸杞子15g，川芎10g，香附12g，甘草6g。

【功效】养血活血，调经止痛。

【主治】痛经。

【加减】气滞血瘀证，加柴胡、丹参、益母草各10g；血瘀偏重，加蒲黄10g、血竭3g。阳虚寒凝证，加泽兰、鸡血藤、巴戟天各10g；阴虚血滞证，去香附，加生地黄、丹皮、麦冬、川楝子各10g；肝肾亏损证，加熟地黄、山茱萸、续断各10g；便溏，加土炒白术、茯苓各10g；呕吐兼畏寒肢冷，加吴茱萸；兼口苦心烦，加竹茹10g。

【方解】发生痛经主要机制是气血不和所致。治疗上主要以养肝调气血为主。故选用四物汤去熟地黄之滋腻，养肝血，和气血，调月经。四物汤乃调经要方，方中当归、川

妇科国医圣手时方

芎为血分动药，地黄、白芍乃血分静药。此气血不通为病，治宜从通入手，所以动静之中又以动为主。重用白芍酸敛，一可养血柔肝，酸敛治其经量多，又可配甘草缓急和阴止痛。四物汤中惟熟地黄养肾精，少女二七天癸至，正处在生长发育的重要阶段，精血同源，经期耗血伤精，黄老顺应生理之自然，培补耗损之不足，避熟地黄之滋腻，而选枸杞子甘平滋肾补肾，又无过腻之弊。方中用香附，辛以散之，调经止痛，李时珍谓其"利三焦，解六郁"，称之为"气病之总司，女科之主帅"。甘草调和诸药。

按语：痛经多属本虚标实证，治疗上不可一味活血化瘀，还当注意顾护精血。妇人以血为本，经孕产乳屡耗其血，治疗妇科疾病随时随地要顾护精血。在肾精初盛，冲任胞宫功能尚未完全成熟的青少年时期，顾护精血尤为重要。若精血不足，胞宫失养，冲任欠通，必影响月经、孕产生理功能。痛经主要发生于青少年，且病程缠绵，多兼血虚。然瘀血不去，每影响新血化生。若见不通，一味攻伐，虽或取效一时，然必损伤精血，阻碍生机。临床从不妄用附子、干姜、细辛大辛大热之品。视血瘀之轻重，慎用桃仁、血竭、三棱、莪术，多选用川芎、丹参、泽兰、鸡血藤组成活血之方，旨在顾护精血，扶助生机。

【现代研究】本方能选择性地抑制子宫收缩的频率，降低肌张力，而对收缩幅度无影响，可能与中药既可养血缓急，又能活血通经的特点有关。用本方治疗 62 例痛经患者，一般服药在经前 7 日开始，直至月经来潮。经 2～3 个月经周期的治疗，腹痛及全身症状消失，评为痊愈者 31 例（50%）；腹痛及全身症状明显减轻，不服止痛药可以坚持工作，评为显效者 21 例（33.8%）；腹痛及全身症状较前改善，评为好转者 7 例（11.3%）；腹痛如故，评为无效 3 例（4.9%）。总有效率为 95.1%。本法对不同证型和不同痛经程度均有较好疗效。

蒺麦散（裴笑梅经验方）

【组成】白蒺藜 9 g，预知子 9 g，大麦芽 12 g，青皮 3 g，橘核 3 g，橘络 3 g，蒲公英 9 g。

【功效】疏肝理气消结。

【主治】肝郁乳癖，闭经，痛经，不孕症等。

【方解】方中蒺藜、青皮、预知子、橘核、橘络均有疏肝理气，解郁散结之功，合蒲公英软坚消结，配大麦芽开胃健脾，合之为疏肝理气消结之剂。

【用方经验】肝属木，性喜条达，肝气贵于舒畅而恶郁结。女子善怀多郁，易引起肝郁气滞而出现经、孕、产、育方面的多种病变。所以古人称"女子以肝为先天"，说明肝与妇女生理、病理的密切关系。蒺麦散是裴氏的有效验方，主要适应于肝郁所致的乳癖、痛经、闭经、不孕等症，只要辨证确切，投之每有卓效。

调经定痛散（裴笑梅经验方）

【组成】当归 9 g，白芍 9 g，川芎 4.5 g，生地黄 15 g，川楝子 9 g，延胡索 9 g，木香 9 g，乌药 9 g，乳香 4.5 g，没药（去油）4.5 g。

【功效】活血疏肝，理气祛瘀。

【主治】经行气滞腹痛。

【方解】本方以四物汤养血调经，合金铃子散理气止痛，更加木香、乌药增强疏肝理气之力，佐乳香、没药活血祛瘀以定痛。本方通补并用，气血两调，是治疗气滞血瘀痛经的良方。

【用方经验】痛经为妇科常见疾病之一，临床以气滞血瘀证较多见。因为女子善怀，每多忧郁，则肝不条达，气不和畅，导致肝郁气滞，往往于经前经初，腹胀疼痛。夫气为血帅，气行则血自畅。调经定痛散是裴氏治疗气滞血瘀痛经之秘方，临床卓有疗效。对其服法，宜在经行前 3～5 日开始，服至经转第 2 日或经净后止。1960 年曾在临床选择30 例痛经患者，作了初步小结，疗效比较满意。

胡珀失笑散（王子瑜经验方）

【组成】沉香末（吞）3 g（或广木香10 g），肉桂10 g，醋炒延胡索10 g，琥珀末（吞）8 g，生蒲黄10 g，五灵脂10 g。

【功效】散寒行气，化瘀止痛。

【主治】痛经病，经前、经期小腹冷痛作胀，月经量少，色暗，伴有血块，舌质暗，脉沉弦。中医辨证为寒凝气滞血瘀者。

【加减】寒甚，小腹冷痛剧烈，呕吐出冷汗者，加干姜10 g，吴茱萸6 g；如胀甚于痛，加制香附10 g，乌药10 g。

【方解】本方主要用治寒凝气滞血瘀之实性痛经。以肉桂、吴茱萸温经散寒，沉香、延胡索理气止痛，琥珀化瘀又可镇静，失笑散行气活血化瘀，配当归、益母草以助养血和血、祛瘀生新之力，共奏散寒行气、化瘀止痛之功。

香桂胡珀丸（王子瑜经验方）

【组成】沉香3 g，肉桂6 g，醋延胡索10 g，琥珀3 g。

【功效】理气散寒，化瘀止痛。

【主治】痛经气滞血瘀证。症见经行不畅，腹痛拒按，色暗红，有血块，块下腹痛减轻。舌质紫暗或舌边尖有瘀斑瘀点，脉弦或沉。

【加减】腹痛胀甚者，用制香附10 g，乌药10 g，煎水送服丸剂；痛甚于胀者，用生蒲黄（包煎）、五灵脂各10 g，煎水送服丸剂。胸胁乳房胀痛用郁金、橘叶、橘核各10 g，煎水送服丸剂。

【方解】本方功能理气散寒，化瘀止痛。方中沉香行气止痛；肉桂温通经脉，活血行瘀；延胡索为止痛佳品，可活血行气止痛；琥珀活血散瘀。诸药相合，共奏理气散寒、化瘀止痛之功。

【现代研究】本方已在临床应用8年余，治疗400余例，90%患者有效。临床应用时，可根据不同证情，用一二味药煎汤送服丸剂。服药期间，尚应调怀志，戒郁怒，忌食生冷。

【病例】李××，女，23岁；1987年5月16日初诊。患痛经3年，每于行经第1~2日腹痛难忍，月经量少不畅，色黯有块，血块排出后腹痛缓解。临诊适值行经第1日，面色苍白，汗出肢冷，舌暗，边尖有瘀点，苔薄白，脉沉弦。当即以温开水送服香桂胡珀丸半袋，半小时后患者腹痛明显减轻，面色转红，手足转温。又予香桂胡珀丸6袋。以后每次于经前1周开始服药，服至经行通畅、腹痛缓解为止。如此连治3个月经周期，痛经告愈，随访1年，未再复发。

姜桂乌珀丸（王子瑜经验方）

【组成】干姜100 g，肉桂100 g，制川乌60 g，琥珀30 g。研末为丸，每日2次，每次6 g。

【功效】温经散寒，散瘀止痛。

【主治】痛经寒湿凝滞证。症见经前或经期小腹冷痛，得热痛减，按之痛甚，经量少，色黑有块，畏寒便溏，或恶心呕吐，舌边紫，苔白腻，脉沉紧。

【加减】小腹痛剧、呕吐、肢凉出冷汗者，用吴茱萸6 g，高良姜10 g；小腹胀甚者，用乌药10 g，炒小茴香10 g；腰痛者，用狗脊12 g，石楠叶10 g；经行不畅，血块多者用红花10 g，益母草15 g；便溏腹泻者，用炒苍术15 g，补骨脂15 g；煎汤送服丸药。

【方解】本方功能温经散寒止痛。方中干姜温经散寒，肉桂温通经脉，活血行瘀；制川乌散寒止痛；琥珀活血散瘀。

【现代研究】本方临床应用8年余，大约治疗300余例，有效率约占90%。临床应用时，可用一两味中药煎汤送服丸剂。

【病例】张××，女，26岁。1982年11月20日初诊。患痛经5年，结婚2年未孕。5年来，因经期不忌生冷而致月经后错，经量偏少，色暗夹血块，且经期小腹发凉，疼痛剧烈，屡治乏效。来诊适值经期第2日，小腹冷痛，痛甚则呕吐，肢冷汗出，经血量少，色暗有块，舌暗淡，苔薄白，脉沉紧。以吴茱萸6 g，高良姜10 g，煎汤送服姜桂乌珀丸，服药3次后，腹痛基本消失。

妇科国医圣手时方

妇科国医圣手时方

四逆散金铃子散合剂（王子瑜经验方）

【组成】柴胡10 g，赤芍10 g，枳实12 g，生甘草6 g，川楝子10 g，醋延胡索10 g，丹参15 g，牡丹皮10 g，败酱草15 g，木香6 g。

【功效】疏肝清热，活血止痛。

【主治】盆腔炎所致之痛经。症见经前经期小腹疼痛拒按，有灼热感，伴腰骶胀痛，或有低热起伏，月经色暗红，质稠有块，带下黄稠，气臭，舌红，苔黄腻，脉弦数。

【加减】如腹痛甚，加制乳香10 g，制没药10 g；带下多，色黄、气秽者，加生薏苡仁15 g，土茯苓15 g；腰痛甚者，加怀牛膝10 g；发热者，加金银花15 g，大血藤15 g，野菊花10 g；大便者，燥结加大黄（后下）10 g。

【方解】本方功能疏肝清热，活血止痛。用四逆散疏肝清热；金铃子散行气止痛，败酱草、牡丹皮、丹参清热解毒，凉血祛瘀；木香理气以使气行血活痛止，该药性温，又可防止败酱草等苦寒伤胃

【用方经验】主要用于湿热之邪伤于下焦，客于胞中，瘀阻气血，络脉不通，以致小腹疼痛拒按，腰骶胀痛，湿热蕴滞下焦，故带多色黄气臭。服药期间忌食燥热辛辣之晶。在多年临床中，沿用本方治疗湿热带下、附件炎、盆腔炎等，均获良效。

【病例】刘×，女，32岁，1986年3月12日初诊。患者于1年前足月顺产一婴儿，产后恶露月余不净，发热，腰疼，经治好转。后每逢经前或经期，小腹胀痛，有灼热感，腰骶酸胀下坠，曾经某医院诊为"盆腔炎"。就诊适值经前，腹痛难忍，带多色黄气臭，舌质红，苔黄腻，脉弦滑。测体温38.5 ℃，查白细胞$1.8×10^9$，中性细胞0.82。证属湿热内蕴，兼夹瘀滞。治宜疏郁清热，利湿化瘀止痛。方用加味四逆散合剂加土茯苓15 g，生薏苡仁15 g，马鞭草15 g，服药3剂，月经来潮，量多，色暗，并夹有大血块，腹痛显减，后复以原方加减，治疗2个周期而愈。

二丹四和汤（徐志华经验方）

【组成】牡丹皮10 g，丹参10 g，当归10 g，白芍10 g，川芎10 g，生地黄10 g，月季花10 g，玫瑰花10 g，香附10 g，郁金10 g，川牛膝10 g，延胡索10 g，益母草12 g。

【功效】调气养血，疏肝理气。

【主治】痛经。症见情志抑郁，月经期少腹胀痛难忍，胸闷心烦，乳房胀痛，舌苔薄白，脉象弦紧。

【病例】童××，女，18岁，1981年10月23日诊。13岁月经初潮一直正常，近日情志抑郁，月经期间，少腹胀痛难忍，胸闷心烦，乳房胀痛，舌苔薄白，脉象弦紧。证属气滞血瘀，方予膈下逐瘀汤出入。10月30日复诊；药后痛势渐缓，经行较爽，4日即净。续拟二丹四物汤去益母草，加茺蔚子，5剂。以后按上法交替使用，调治2个月，痛经已除。

四物三香汤（苏学贤经验方）

【组成】当归10 g，川芎10 g，白芍12 g，生地黄6 g，白芷10 g，木香10 g，制香附10 g。

【功效】养血活血；

【主治】痛经。

【方解】当归、川芎血中动药，以行气血；生地黄、白芍血分静药，以养精血：白芷入上焦助上焦之动；加木香入中焦，助中焦动，加香附入下焦，助下焦之动；三焦气机通畅，血脉通达，人即安和。

【加减】气滞血瘀证，加牛膝10 g，益母草30 g，桃仁10 g，红花6 g，五灵脂10 g；寒湿凝滞证，加生艾叶10 g，肉桂3 g，吴萸10 g，干姜10 g，小茴香10 g；气血虚弱证，加黄芪30 g，党参10 g，茯苓10 g，女贞子30 g，山药30 g；肝郁气滞者，加柴胡10 g，川楝子10 g，延胡索10 g，小茴香10 g；肾阳虚、子宫发育不良者，加紫石英10 g，淫羊藿10 g，巴戟天15 g，肉苁蓉15 g；肝肾亏虚

证加枸杞子10 g，女贞子30 g，山茱萸15 g，山药10 g；膜样痛经，加血竭3 g，苏木10 g，土鳖虫10 g。

【现代研究】应用本方治疗痛经57例，显效（痛经消失3个月以上）25例；好转（痛经消失3个月，或仍有轻微疼痛）25例；无效7例。

痛经宁（王敏之经验方）

【组成】当归9 g，赤芍15 g，川芎6 g，延胡索6 g，香附15 g，柴胡6 g，牡丹皮9 g，白芥子6 g，郁金9 g，甘草6 g，蒲黄10 g，五灵脂15 g，夏枯草15 g，皂角刺10 g，九香虫15 g，肉桂6 g，乳香6 g，没药6 g，北刘寄奴15 g。

【功效】舒肝化瘀，温经止痛。

【主治】痛经。凡属气滞血瘀证，寒凝血瘀证，肝郁化火证皆可。

【加减】白芥子其气向上，凡经行吐衄者禁用，若属膜样痛经或重度痛经，在丸剂中加血竭6 g，汤剂则加血竭粉1.5 g，冲服；属肝郁化火证，去肉桂，加黄芩、栀子各6 g；小腹胀者，加乌药；经行乳房胀痛者，酌加鹿角霜、橘叶、路路通、炒穿山甲等。

【方解】本方在傅青主宣郁通经汤基础上化裁而来。主要用于寒凝气滞血瘀之实证或虚实相兼证痛经。方中柴胡行少阳之经，舒肝解郁；当归入太阴之经，和血止痛。延胡索破积止痛；失笑散活血消瘀；乳香、没药消肿止痛；牡丹皮行气破瘀；香附行血中之气；白芥子搜经络之痰；甘草调和诸药；白芍酸能敛肝，制痛缓急，郁金入心，辛散苦泄，降逆止痛；肉桂散寒；川芎开郁；夏枯草、皂角刺、北刘寄奴、九香虫等药物为多次验证治疗痛经特效之品，诸药合用，共奏舒肝化瘀，温经止痛之效。

【病例】郭××，女，22岁，未婚。患者行经腹痛7年余，月经错后，经量不多，色紫暗有块，行经小腹疼痛，近年来疼痛加剧。每逢经至痛不可忍。其则恶心欲呕，便溏，经净后诸症缓解。经前2～3日乳房胀疼，胸闷不舒，性情急躁。此次行经，量少有血块，

经前小腹剧痛，乳胀痛连及两胁，便溏，纳呆，舌质暗，苔薄白，脉弦滑。用上方加桑寄生30 g，服4剂。月经于3月6日来潮，除小腹微有不适外，诸症皆消，嘱其继服上药，至6个月来告，痛经已愈。

化瘀定痛汤（王耀庭经验方）

【组成】丹参30 g，赤芍15 g，细辛6 g，三棱9 g，莪术9 g，鸡内金（研冲）15 g，延胡索15 g，牛膝9 g，肉桂3 g。

【功效】活血化瘀，温经止痛。

【主治】痛经。症见经前及经期小腹胀痛，经水涩滞不爽，色暗红，有瘀块，或有膜片状组织（即膜样痛经），膜块排出前腹部剧痛，排出后腹痛缓解者。

【加减】腹疼剧烈伴有肛门抽痛、大小便失禁者，可加用虫类药剂，以增强化瘀搜剔止痛之饮，一般瘀块或膜下以后，腰痛可加消失或减轻。

【方解】丹参祛瘀生新；赤芍凉血祛瘀；延胡索化瘀止痛，三棱、莪术化瘀止痛，细辛、肉桂温经散寒止痛、鸡内金活血通经，牛膝引血下行，诸药合用，共奏活血化瘀，温经止痛之效。

温经散寒汤（沈仲理经验方）

【组成】当归12 g，川芎10 g，生白术10 g，紫石英（先煎）30 g，胡芦巴10 g，炒五灵脂12 g，川楝子10 g，延胡索12 g，制香附10 g，小茴香6 g，艾叶6 g。

【功效】温经散寒。调经止痛。

【主治】痛经属寒性者。症见经行小腹冷痛，或少腹两侧抽痛，畏寒，喜按，得热能减，便溏，苔白腻，脉濡缓。

【方解】寒性痛经多因经期受寒、淋雨、涉水、游泳、过食生冷，或临产不慎，当风受寒，导致血瘀气滞，不通则痛。症见经前或经行时小腹冷痛喜按，得热痛减。故取温经法以祛瘀散寒为主。本方系根据许叔微《普济本事方》紫石英丸化裁而来。方用当归、川芎活血化瘀；白术温运化湿；五灵脂、

妇科国医圣手时方

川楝子、延胡索、香附、茴香、艾叶等理气止痛。方中取紫石英直达子宫以温宫，再配合胡芦巴的温经散寒，故临床应用疗效较为敏捷。

【病例】桂××，女，25岁。月经将临，腹痛隐隐不止，腰酸乏力，大便溏薄，舌淡苔薄白，脉濡细。证属肝脾不和，气滞血瘀，冲任不调，感受寒湿，胞宫寒冷所致。此为寒性痛经，于经行初来时用上方原药剂量7剂，经过3个月的治疗，痛经缓解，最后痊愈。

治寒瘀痛经方（陈泽霖经验方）

【组成】肉桂3～6 g，小茴香6 g，制香附9 g、当归9 g、川芎6 g、赤芍15 g、白芍15 g、青皮9 g、陈皮9 g、阿胶9 g、艾叶9 g、益母草30 g、乳香4.5 g、没药4.5 g。

【功效】温经散寒，养血祛瘀。

【主治】痛经寒凝血瘀证。

【方解】本方系由胶艾汤（阿胶、艾叶、当归、川芎、白芍、生地黄）去地黄加味而成。方用当归、川芎、赤芍、白芍养血活血；胶艾补血止血；肉桂、小茴香、制香附温经散寒；青陈皮理气止痛；益母草活血调经；乳香、没药化瘀定痛。本方重在温经散寒，活血止血，用治寒凝气滞血瘀之痛经，屡收良效。

【用方经验】验之临床，奏效颇捷，效佳。另据陈氏介绍，用王不留行放在香桂活血膏上，贴三阴交、关元、气海穴上，每日换药1次，并经常用手揉压药膏上，在月经前2～3日感到略有不适感时即贴之，对部分痛经患者有预防发作的效果。

加味活血理气止痛饮
（单健民经验方）

【组成】蜀羊泉12 g，蒲公英25 g，赤芍15 g，丹参10 g，淮红花10 g，当归10 g，延胡索10 g，五灵脂10 g，桂枝10 g，皂角刺10 g。

【功效】活血化瘀，理气止痛。

【主治】膜性痛经。症见经前、经期小腹坠痛，经量少，经色紫，夹有白色片状白膜。舌边有散在紫斑，或伴乳房胀痛。

【方解】膜性痛经，多由内分泌失调，生殖器管异常所引起。证属气滞血瘀。气为血帅，气行则血行，气滞则血凝，瘀滞胞宫，"不通则痛"，治以活血化瘀，理气止痛为法。方中以五灵脂、丹参、红花活血化瘀，通行血液；赤芍、当归、延胡索理气止痛，兼消瘀滞；桂枝温经通脉，使气血运行流畅，更得蜀羊泉、蒲公英、皂角刺清热解毒，消肿散结，以促其凝滞早散，使经行得畅。诸药伍用，共奏活血祛瘀，消肿止痛之功，使气血瘀滞之结得以消散而病获痊愈。

阳浮中湿痛经方（祝味菊经验方）

【组成】黄附片18 g，生牡蛎45 g，胡芦巴12 g，桑寄生15 g，生白芍15 g，淡干姜6 g，炒茅术15 g，大腹皮12 g，姜半夏24 g，带皮苓18 g，陈艾叶9 g，白鸡冠花12 g。

【主治】温潜浮阳，淡渗化湿。

【主治】妇女冲任不调，经来腹痛，带下绵绵，或盗汗，苔腻。

【方解】方中首先重用附子配牡蛎，以温潜浮阳，敛阴止汗；附子合用胡芦巴、桑寄生、艾叶能温补肝肾，且逐寒湿，又加白芍和营止痛。由于脾失健运，湿聚下注，伤及任带二脉，故带下绵绵，茅术、干姜、姜半夏、大腹皮、带皮苓等，能运脾温中，除湿止带。白鸡冠花敛营止带，用作佐使之品。

【病例】于1941年3月1日治一女性患者。据病案载述：经至腹痛，带下，盗汗，苔厚腻，脉虚细。症属阳浮中湿，冲任不调，卫外失固，当予温潜淡化。投服上方。二诊（3月4日）盗汗、腹痛较瘥，口苦，苔腻，脉仍虚细。再予温潜淡化。上方去艾叶，白鸡冠花，加酸枣仁24 g，淫羊藿12 g，焦续断9 g，小茴香4.5 g。

治痛经方（盛心如经验方）

【组成】经前服方：大生地黄12 g，姜黄连 1.5 g，吴茱萸 1 g，姜半夏 9 g，制香附 9 g，当归尾 9 g，桃仁 9 g，赤芍 9 g，赤茯苓 12 g，炒延胡索 9 g，牛膝 9 g，赤丹参 9 g，青皮 4.5 g，陈皮 4.5 g。经后服方：全当归 9 g，赤芍 9 g，牡丹皮 9 g，制香附 9 g，粉萆薢 9 g，炒黄柏 9 g，山药 12 g，白茯苓 12 g，远志 4.5 g，菟丝子 9 g，车前子 9 g，青皮 3 g，陈皮 3 g。

【功效】经前服方：理气活血，散结通经。经后服方：活血调经，调补脾肾。

【主治】瘀湿互阻，气血不和之痛经。

【方解】经前服方以归尾、生地黄、赤芍、桃仁、丹参活血化瘀，调理血分，散结通经；辅以香附、延胡理气通经止痛；佐以吴茱萸、黄连、青皮、陈皮、茯苓、姜半夏辛开苦降，化湿祛浊，和理脾胃，缘以冲脉隶属于脾胃，故化湿理脾，有助于流畅血脉；使以牛膝化瘀通经，引血下行。诸药合用，共奏活血化瘀，散结通经之功。经后服方中全当归、赤芍、制香附、青皮、陈皮理气活血，调经止痛为方中主药；辅以山药、菟丝子、车前子补脾肾、固肾气而止带下；佐以粉萆薢、黄柏分清化浊，以治脾肾两亏，带下黄白，小便如癃之症；使以茯苓、远志健脾宁心定志。诸药配合应用，则收活血调血，滋补心脾肾之功。

【病例】一 20 余岁少妇，尚未生育。6、7 岁时起，常于心坎中时发疼痛，动辄 10 余日不止，至成年后。宿恙转为痛经，经水现黑色，凝结成块。平日带下，小便如癃。妇人痛经，总是冲任带脉奇经之病。冲隶于胃，任通于心，带束于腰，故治当从心胃脾肾入手。而经黑成块，带下黄白，可断为湿瘀在阻，气血不和，治宜祛湿瘀，调气血。予经前于期前服 4 剂，经后方于经净后服 4 剂，标本兼施。

桂香琥珀散（钱伯煊经验方）

【组成】肉桂 1.8 g，沉香 1.8 g，琥珀 3 g。

【功效】温经调血、通脉、化瘀。

【主治】痛经，产后癃闭等症。亦可用于产后因寒、因瘀而致小腹疼痛。

【加减】无琥珀，可用延胡索末 10 g 代之。

【方解】本方以肉桂补命门之火，益阳消阴，温通血脉；沉香调气降气，温暖肾脏；琥珀宁心安神，行水化瘀。三味合用，药简而力峻，共奏温经通脉之效。

【用方经验】用于痛经患者，每每收效甚捷，尤多用于经前或经期小腹疼痛、痛时恶心、呕吐者。本方在温通经脉的基础上，又有琥珀的利尿通淋作用，故对于产后因寒凝瘀阻、膀胱气化失宣而致的小便癃闭之症，疗效亦佳。

温肾扶阳汤（韩百灵经验方）

【组成】人参 9 g，山药 9 g，熟地黄 10 g，山茱萸 6 g，吴茱萸 6 g，菟丝子 6 g，肉桂 6 g，附子 6 g，补骨脂 9 g，白术 9 g。

【功效】温中扶阳益气。

【主治】痛经胞中虚寒证。症见妇女经期小腹隐痛，喜温喜按，经色清稀，腰酸软，四肢不温尿频，白带下注，面色淡白，舌质淡润，脉象沉缓无力。

【注意事项】附子有毒，宜先煎半小时。

寒郁痛经方（卢国治经验方）

【组成】全当归 13 g，赤芍 13 g，川芎 9 g，大党参 8 g，吴茱萸 8 g，炮姜炭 8 g，肉桂 3 g，延胡索 10 g，没药 3 g，生甘草 1 g，川牛膝 13 g。

【功效】温经散寒，活血调气。

【主治】痛经寒郁证。症见面色苍白，四肢清冷，喜热恶寒，脘痞满，胁胀，小腹冷痛，乎日多见白带；经行时，腹痛尤甚（经行一阵，腹痛一阵等），舌淡，苔白滑。脉沉弦细而迟，

【加减】吞酸呕吐清水者，加砂仁 6 g，法半夏 10 g。胃脘痛者，加高良姜、瓦愣子各 8 g。手足不温，小腹痛者，加附片 8 g（开水煎药）。药后，腹痛轻减，月经通畅时，去没药、川牛膝，加生黄芪 16 g，泽兰 13 g。

【方解】本方证多因经行时期，调节失宜，饮冷玩水，或久卧湿地，寒邪乘隙而入，客于胞室，寒凝血瘀，经脉不畅。故见腹痛。治宜温经行气以散寒。方中炮姜炭、肉桂、吴茱萸，温经散寒。行其寒滞为主；赤芍、延胡索、没药、川芎，活血行瘀，调气止痛为辅；全当归、大党参、生甘草，补气血、扶正，以使寒散瘀祛，而不伤正；川牛膝，引诸药入于胞室，以达温经散寒，气顺血调为佐；生甘草，和诸药，亦为使药。

气滞血瘀痛经方（卢国治经验方）

【组成】醋柴胡8 g，木香5 g，制香附10 g，生白芍20 g，延胡索10 g，川楝子10 g，生蒲黄8 g，五灵脂8 g，台乌药8 g，生甘草4 g，川生膝16 g。

【功效】行气活血，化瘀止痛。

【主治】痛经，气滞血瘀证。症见少腹隐隐作痛，当经行的前一二日，小腹痛甚，胸胁痞闷，胃脘不舒；经水通行后则痛自减，其经血紫暗，带有瘀血小块等。舌苔淡薄，质微显紫色。脉左关沉弦，寸、尺细小，右沉细。

【加减】服药2～3剂瘀解气畅，而腹痛减其大半。经行通畅时，去生蒲黄、五灵脂、台乌药、川牛膝，加炒青皮8 g，全当归13 g，益母草16 g，川芎8 g。背后凛凛作寒者，加薄荷4 g。胃腹胀满不欲食者，加广陈皮8 g。

【方解】本方证多因情怀不畅，肝郁气滞。气滞则血瘀，经血欲行之际，而气不畅达。使气血凝结不通则见痛经。治宜理气活血以化瘀。方中醋柴胡、台乌药、木香、制香附，疏肝解郁，兼理气血为主；延胡索、生蒲黄、五灵脂，活血祛瘀，以行气为辅；生白芍，协助主药疏肝外，尚能治疗腹痛；川牛膝引诸药达于血室，以使血行为佐；生甘草缓急止痛为使。

气滞血虚痛经方（卢国治经验方）

【组成】当归身16 g，大熟地黄13 g，生白芍20 g，川芎8 g，大党参8 g，土炒白术10 g，云苓10 g，生黄芪20 g，醋柴胡8 g，炒枳壳8 g，制香附10 g，生甘草4 g。

【功效】补血益气，佐以解郁。

【主治】痛经，气滞血虚证。症见面色苍白或萎黄，头晕目眩，心慌心跳，失眠，入睡多梦，胸胁痞满，小腹隐隐作痛连及后腰酸痛；经行后期，则痛甚而喜按，其经血量少，色淡、质薄等。舌淡红，苔白薄。脉弦滞细数。

【加减】伴有后腰酸痛者，加焦杜仲、金毛狗脊各16 g；药后胸胁腹痛大部消失后，去醋柴胡，炒枳壳，加山药16 g，柏子仁16 g，焦酸枣仁16 g，熟黄精16 g，补益心脾以生血。

【方解】本方证多因素体虚弱，情怀多怒，血气不足以养经脉，以致胞脉失养，经血行后胞室空虚，而痞滞做痛。治宜调气解郁以补血。方中四物汤补血滋阴，四君子汤补中益气，加重生黄芪之量益气以生血，以使气旺血充为主；醋柴胡，疏肝解郁；配制香附、川芎，理气活血为辅；炒枳壳、醋柴胡，可以升清降浊，以使气和血顺；生白芍、生甘草同用，意在缓急止痛为佐使药。

温胞汤（何子淮经验方）

【组成】附子10 g，肉桂6 g，干姜6 g，艾叶6 g，吴茱萸6 g，延胡索10 g，香附10 g，木香10 g，炒当归10 g，炒川芎10 g。

【功效】温经散寒，行气止痛。

【主治】经前小腹骤痛，经行量少，色如黑豆汁，手足不温，痛剧冷汗自流，或泛呕便泄，面色㿠白，唇青紫，苔薄白，脉沉紧。本证多见于经期受寒、淋雨涉水而致的痛经。

【加减】形体壮实，疼痛剧烈者，加制草乌10 g，木香改用红木香；经行量多，色褐黑者，艾叶改用艾炭，干姜改炮姜。

【方解】本病因于寒湿之邪搏于冲任，血海为之凝滞，不通则生疼痛。久而阴寒内盛，阳气更微。故全方偏用辛温大热之品，宗张仲景"回阳救逆"之旨，破阴寒，振阳气。附子配干姜，温中驱散寒邪；吴茱萸、肉桂、艾叶温经暖宫，散寒湿水气；配木香行气温中；延胡索行瘀止痛；重用川芎，鼓舞鞭挞运行气血，胞宫内寒转温，脉络得通，瘀结得化，经畅痛消，吐泻自止，为"通则不痛"之理。

【用方经验】治寒郁痛经的方药，均属辛热之品，辨证明确，即在伏暑炎夏，用亦无妨，辨证不确，谨防火上添油。该证治疗时机，一般在经前 3～4 日服药，疗效较好。药后症状改善，需再服 1～2 周期为之巩固。为防止服药呕吐，可先在口内滴数滴生酱油然后服药。此外，应少吃生冷瓜果，更应避免受寒着凉或淋雨涉水。

【病例】鲍××，19 岁，未婚，职工。2 年前行经期淋雨受寒，当日经水骤停，腹痛较甚，以后逐日加重。近几个月来，经行痛剧。上吐下泄，时伴昏厥。现届行经第 1 日，痛厥又作，面色苍白，手足厥冷，额头冷汗滚流，言语吱吾不清，经量极少。舌淡白，脉弦紧。治宜温经散寒，行血调冲：附子、吴茱萸、艾叶、干姜、炙甘草各 4.5 g，肉桂 3 g，红花、制没药、延胡索各 9 g，炒当归 12 g，川芎 15 g。2 剂后痛缓血块下，量转多。嘱下月来潮前即服上方，连服 3 个月，痛经未见复发。

变通逍遥敬（戴慧芬经验方）

【组成】当归15 g，杭白10 g，茯苓15 g，香附10 g，佛手10 g，薄荷6 g，柴胡10 g，甘草6 g，煨姜3 片。

【功效】疏肝健脾，调和气血。

【主治】痛经肝气郁滞或肝脾血虚者。症见经前或经中小腹胀痛，连及胸胁，伴乳房作胀或乳房胀痛，甚至痛不能触，烦躁易怒，经量多少不一，色黯红或夹血块。

【加减】若舌红脉数，经血有灼热感，为肝郁化火，可加牡丹皮、栀子各 10 g 以凉血止痛；若小腹疼痛剧烈，口唇青暗，肢冷出汗，脉沉紧，舌淡苔白，为寒凝气滞，肝气不舒，宜去薄荷，加肉桂、炒吴茱萸、小茴香各 6 g 之类，煨姜易炮姜，以加强温经止痛之功；若经后疼痛，去薄荷，加熟地黄 10 g，以加强养血之功而止痛。

【方解】本方由逍遥散去白术，加香附、佛手而成。逍遥散中柴胡辛散疏肝解郁；白芍、当归养血敛阴，柔肝缓急，与上药配伍，使疏中有柔，散中有养，疏肝柔肝，体阴用阳，气血调和；茯苓、炙甘草健脾益气，使脾土健旺以防肝乘；薄荷、煨姜辛散达郁以助柴胡疏泄条达；加香附、佛手，乃加重疏肝理气的分量，寓气行则血行之意。诸药合用，可使肝得疏，脾虚得补，血弱得养，肝脾协调，则痛经诸症自除。

【用方经验】本方是治疗痛经的常用方。月经期是调经止痛的最好时机，应因势利导用药，一般于经前 1 周开始服用本方，经既行则宜养血和血之剂，如此治疗数个周期，多数可以治愈。

【病例】解×，女，42 岁，已婚，1992 年 6 月 13 日初诊。患者发现近 1 月来面部起黄褐斑，月经不调和痛经，已 2 月余。每次月经提前 2 日，至时小腹胀痛，连及两胁及乳房胀痛。经前爱发脾气，饮食少。舌淡红，苔薄白，脉弦缓。证属肝郁气滞、气血不调。治宜疏肝健脾、调和气血之剂，方用：变通逍遥散加乌药10 g，川芎 6 g，益母草15 g，服 3 剂。6 月 18 日二诊：服上方后各种疼痛消失，面部黄褐斑未退。治宜养血疏肝、益颜退斑之剂：逍遥散加生地黄15 g，白芷 10 g，僵蚕 10 g，菟丝子 15 g。嘱服 10～20 剂。

通经止痛汤（孙一民经验方）

【组成】酒丹参30 g，杭白芍30 g，醋柴胡9 g，当归尾9 g，酒川芎6 g，鸡血藤15 g，延胡索12 g，乌药9 g，香附9 g，青皮9 g，陈皮9 g，紫苏梗6 g，桔梗6 g，甘草3 g。

【功效】活血理气，调经止痛。

【主治】痛经气滞血瘀证。症见经前或经期小腹胀痛，按之痛甚，经行量少不畅。色紫有块。脉沉弦或沉涩，舌质紫暗。

【方解】痛经。临床以实证多见，常表现为腹部拘急，疼痛难忍而拒按，经行多不畅，色紫有瘀块，块下后疼痛可稍减等气滞血瘀征象。痛者不通也，故治疗以通调气血为主。

丹参活血止痛，延胡索、乌药活血理气止痛，白芍、柴胡调和气血止痛。腹痛有凉感者，多为受凉、寒凝经脉所致，治疗则应加温经散寒药。气调血活，经行畅通则病可愈，本方以丹参、白芍、柴胡为主药，丹参、当归尾、川芎、鸡血藤、延胡索活血；香附、青皮、陈皮、紫苏梗、桔梗、乌药理气；白芍酸敛缓急，柴胡辛散解郁，两药相伍为用，调和气血而止痛；白芍用量宜大，杭白芍效佳，一般用量为30 g。甘草调和诸药缓痉止痛。上药合用活血理气，通经止痛。

【病例】李×，女，23岁。痛经5年，经前少腹疼痛，影响工作和学习。经行量少不畅，血色不鲜夹有血块，胸胁作胀，腹痛得热稍减。舌苔薄白，舌质紫暗，脉沉细。治宜活血理气，兼温经散寒。方用：丹参30 g，当归12 g，炒白芍30 g，柴胡9 g，桃仁9 g，红花9 g，益母草12 g，泽兰9 g，香附12 g，陈皮9 g，乌药9 g，艾叶6 g。3剂，水煎服。二诊：月经将至，少腹胀痛，腰酸痛不适。加续断12 g，桑寄生30 g，桂枝3 g。5剂。按：痛经病的主要机理为气血运行不畅所致。因经水为血所化，血随气行，气血充足，气顺血和，经行通畅，则无疼痛之患。本例患者由于气滞血瘀，经行滞涩不畅，不通则痛。经用上方调治后，腹疼大为减轻，以后于每次月经前5日服上方，经行腹部未痛。共调理3个月经周期后，痛经已愈。

痛经方（潘澄濂经验方）

【组成】当归12 g，生白芍12 g，延胡索9 g，桃仁9 g，川芎6 g，红花6 g，䗪虫3枚，青皮4.5 g。

【功效】解郁理气，活血祛瘀。

【主治】血瘀痛经。其痛多发于经前，少腹拘急作痛，按之更甚，其痛或上连胸胁，经色紫暗而夹血块。治经行之后，腹痛逐渐减轻，舌苔薄腻，色或带黄，质紫，脉象弦涩。

【加减】少腹痛甚，四肢厥冷，舌苔白腻，脉沉细者，加桂枝3 g，细辛1.2 g；痛经、大便燥结、舌苔黄燥、脉滑实者，去青皮，加制大黄、枳壳。

【病例】李××，女，12岁，未婚。经前腹痛，胀满而不喜按，头晕恶心，胸胁胀痛，经一昼夜，月经始行，色紫带块，腹痛逐渐减轻，如此经过已有半年，追溯病因，系起于争吵恼怒之后，舌苔微黄而腻，质红带紫。脉象弦细，肝气抑郁，瘀血凝滞，治宜解郁理气，活血祛瘀。方用当归、香附、延胡索、桃仁、茺蔚子各9 g，生白芍、郁金各12 g，川芎、红花各6 g，䗪虫3枚。每月经未行前5日开始服药，连服3～4剂，5个月后痛经缓解。

清经导滞汤（宋光济经验方）

【组成】川楝子9 g，延胡索9 g，炒当归9 g，滑石（包）12 g，预知子12 g，柴胡6 g，郁金6 g，生甘草3 g，

【功效】养血清肝，理气止痛。

【主治】痛经，不孕，带下。凡属附件炎、盆腔炎、子宫内膜炎均可。

【加减】如乳房结块加皂角刺10 g、小金丹6 g；带多色黄加椿皮、白槿花、车前草各10 g；月经量多加侧柏炭、陈棕炭各10 g。

【方解】本方有养血清肝，理气止痛功效。方中柴胡疏肝解郁，宜畅气血，散结调经；当归、郁金、预知子养血疏肝，理气行滞；川楝子、延胡索理气止痛；滑石、甘草清热利湿而通络脉。全方共奏清肝疏肝，利湿通络之功。

【用方经验】本方主治妇女慢性炎症疾病引起的痛经、不孕、带下等症。以经前或经行小腹胀或吊痛，脉弦数，舌红为辨证要点，对慢性输卵管炎和输卵管阻塞引起的不孕疗效也较佳。服用该方需忌辛辣刺激之品，还应请摄情志，保证药效。

【病例】唐××，女，27岁。结婚4年未孕，月经后期，每次经行小腹胀，已有数年。经前乳房作胀，腰酸，带多。妇检：两侧附件增厚，压痛，宫颈中糜。口干，舌红，脉弦数。治用本方7剂后腹痛乳胀均瘥，腰酸也减。仍用原方加五子补肾丸（包）、鸡苏散（包）各12 g，调服月余而孕。

痛经方一（王渭川经验方）

【组成】①方：蒺藜18 g，钩藤10 g，女贞子24 g，墨旱莲24 g，当归10 g，川芎6 g，生地黄10 g，生白芍12 g，茜草10 g，覆盆子24 g，延胡索10 g，五灵脂10 g，生蒲黄10 g，水蛭6 g，土鳖虫10 g，槟榔6 g，薤白12 g；②方：蒺藜18 g，钩藤10 g，生白芍12 g，炒川楝子10 g，生三七（冲服）2 g，炒蒲黄10 g，益母草24 g，制香附10 g，郁金10 g，女贞子24 g，墨旱莲24 g，槟榔6 g。

【功效】①方调肝理气活血化瘀；②方疏肝理气化瘀。

【主治】①方主治痛经属气滞血瘀重症者。症见经前或行经时，少腹胀痛拒按，月经量少，经行不畅，色紫黑有块，伴心悸头眩，舌质紫暗，脉弦数。②方主治痛经属气滞血瘀症较轻者。症见经前或行经时少腹疼痛，经行不太通畅，略有白带，无气味，舌质淡红，脉弦缓。

【病例】张×，女，21岁。2005年5月1日初诊。症有经前或行经数小时后，少腹胀疼，拒按，月经量少，经行不畅，继而疼痛剧烈，惨叫声闻于厕外。色紫暗有块，血块排不出时，则更痛：伴有胸痛心悸，头眩晕，食欲差。由于家庭多故，情志抑郁，舌质紫暗，脉弦数。辨证属肝郁气滞血瘀，用①方治疗，连服2周，5月16日二诊：服上方4剂后，经量转多，经畅行，血块先多后少。腹痛渐减，深按不痛，服6剂后，月经已停，略有白带，无气味，头眩好转，舌淡，苔弦缓，用②方治疗连服用2～4周，经期照服。5月27日行经，经前微有些隐痛，按之不痛，色红不污，并无块状物。本月18日，月经又来，色全红，无块无痛感，继续服药，舌淡红，脉微而缓。家庭多故亦顺利解决，因此情志愉悦。此痛经一病，已告痊愈，但月事似觉转先期，因连服活血化瘀之药期长，可能影响月经先期。又予香砂六君子丸与杞菊地黄丸间日换服，半月后停药。时隔3个月，再诊述近3个月来，按周期行经，腹不痛，一切正常。

痛经方二（王渭川经验方）

【组成】①方：南沙参10 g，生地黄12 g，白芍15 g，女贞子20 g，墨旱莲20 g，柴胡9 g，炒北五味12 g，苦参20 g，鱼腥草24 g，板蓝根24 g，蒲公英24 g，槟榔9 g，益母草24 g，琥珀末6 g；②方：黄芪24 g，白术10 g，生地黄12 g，白芍15 g，枸杞子12 g，熟地黄12 g，柴胡9 g，制香附10 g，炒五灵脂12 g，川楝子10 g，荆芥炭9 g，椿皮10 g，泽兰12 g，茜草根12 g，益母草24 g。

【功效】①方养阴行气清，利湿邪；②方益气养血，疏肝利湿调经。

【主治】①方主治痛经阴虚气滞证。症见经前小腹胀痛，喜按，胸痛，月经量少，颜色先淡后红。口干，小便色黄，大便干燥，舌质红，苔黄，脉细微数。②方主治痛经气阴两虚兼气滞证。症见经前小腹胀痛，喜按，月经量少，白带较多，舌淡红，苔白，脉细数，

【病例】米××，女，26岁，初诊诉：痛经数月，经前小腹胀痛，喜按，胸痛，月经量少，颜色先淡后红，黄白带下，味腥，口干，大便干燥，小便色黄，耳鸣心悸。舌质红，苔黄，脉细微数。辨证属阴虚气滞湿热下注，用①方治疗2周。9月14日二诊，黄白带已转为白带，腰痛，胸腹痛胀，经量仍少，舌淡红，脉细数。在①方基础上加益气疏肝之晶，即用②方治疗2周。9月27日三诊，②方服4剂后。即经痛已愈，白带减少，嘱续服。以后月经一直正常，未见腹痛。纳食好，体重增加。

通调气血方（梅九如经验方）

【组成】当归10 g，川芎6 g，香附10 g，延胡索10 g，桃仁10 g，茺蔚子10 g，丹参10 g，失笑散15 g，白芍15 g。

【功效】活血化瘀，调和冲任。

【主治】血瘀痛经。

【方解】方中当归、川芎养血活血；香附、延胡索入血理气解郁；桃仁、茺蔚子入

血理气祛瘀；丹参、失笑散养血活血化瘀；配以白芍敛阴和营相佐能守。方药组合共奏理气活血化瘀之功，调和冲任。

【用方经验】治疗痛经，要根据疼痛的特点，也要结合全身证候，必须探求病变的起因，以四诊八纲来进行诊断分析，当以辨证论治为准则。运用活血化瘀法治疗气滞血瘀、血瘀郁结之痛经，目的是有瘀则行，无瘀则止，是通因通用、通则不痛之理。经验有3要点：①要掌握基本方，运用活血化瘀法时配以理气解郁之药则功效尤捷；②要掌握痛经病证候要领，辨证与辨病相结合；③要掌握痛经病病理机制，创新立法，组合方药，按证运用，恰到好处，方能中肯。

活血祛瘀化癥汤（裘笑梅经验方）

【组成】三棱9 g，红花6 g，五灵脂6 g，生蒲黄9 g，苏木9 g，当归9 g，川芎3 g，赤芍9 g，花蕊石12 g，乳香3 g，没药3 g，炙鳖甲12 g，乌药9 g，木香9 g。

【功效】活血祛瘀，软坚化癥。

【主治】痛经（膜样痛经），癥瘕积聚。

【方解】气为血帅，血随气行，气滞则血瘀，瘀结日久，遂成癥瘕积聚。方以三棱、五灵脂、蒲黄、苏木活血散瘀破积；当归、红花、赤芍养血活血；乳香、没药、木香、乌药、川芎疏理血中之气而止痛；更入花蕊石、鳖甲软坚化瘀。合之而为活血祛瘀化癥之剂。

化膜汤（朱南孙经验方）

【组成】生蒲黄（包）30 g，炒五灵脂15 g，三棱15 g，莪术15 g，乳香3 g，没药3 g，生山楂15 g，小青皮6 g，血竭粉（另包，吞服）2 g。

【功效】活血化瘀，利气行滞。

【主治】瘀阻气滞膜样痛经。

【加减】经量多者，上药服至经来停服。方内蒲黄炒炭，去三棱、莪术，加熟大黄炭4.5 g，炮姜炭4.5 g，血竭粉易三七粉（吞服）2 g。体质偏热者，加北刘寄奴12 g、地龙12 g。

【方解】本方是综合"血竭散""失笑散""通瘀煎"诸方中药取舍拟制而成，旨在化膜，故定名为化膜汤。以生蒲黄、血竭粉为主，活血化瘀，散瘀止痛；炒五灵脂祛瘀止血止痛；三棱、莪术通瘀散结；乳香、没药行滞止痛；小青皮、生山楂软坚散结止痛。

血竭蒲黄汤（朱南孙经验方）

【组成】蒲黄15 g，五灵脂12 g，山楂12 g，青皮4.5 g，血竭粉3 g。

【功效】行气活血，化瘀散膜。

【主治】功能性痛经、中膜性痛经。症见经痛剧烈，经血中夹有膜片状瘀块。

【加减】偏热者加大血藤15 g、熟大黄6 g；偏寒者加小茴香6 g、炮姜6 g。

【现代研究】30例患者经3个月经周期的全疗程治疗，痊愈（痛经及经血中瘀块消失，停药3个月无复发）13例，占43.33%；显效（痛经消失或微作，经血中有少量碎屑块瘀块；停药3个月无反复）10例，占33.33%；有效（痛经减轻，瘀块减小，停药后尚不稳定）3例，占10%；无效（症状体征均无改善）4例，占13.33%。总有效率为86.67%。

暖宫汤加减（胥受天经验方）

【组成】当归10 g，白芍15 g，川芎6 g，吴茱萸5 g，肉桂3 g，延胡索10 g，徐长卿10 g，香附10 g，五灵脂10 g，黑蒲黄10 g，干姜2 g，桃仁10 g，红花5 g，甘草3 g。

【功效】疏肝理气调脾，散寒止痛。

【主治】治疗寒客胞宫，血阻胞脉所致的痛经，症见经行期间痛经，小腹疼痛难忍，喜按，痛则呕吐，经行不畅，经色暗红有血块，形寒怕冷，面色苍白，腰酸痛，倦怠乏力，苔白腻，质淡红，脉沉细。

【方解】暖宫汤中绝大多数皆归肝经，当归、白芍、肉桂、干姜、甘草又归脾经，此方以疏肝理气调脾为主，故治疗痛经疗效颇佳。方中当归、川芎养血活血调经；白芍、甘草缓急止痛；吴茱萸、肉桂温经散寒，兼通血脉止痛；延胡索、徐长卿行气散寒止痛；桃仁、红花、五灵脂、黑蒲黄活血化瘀止痛；香附理血中气滞；干姜温胃和中。

【加减】①气滞血瘀证：症见经前，或经行小腹胀痛拒按，伴乳房作胀，经行不畅，经色紫暗，有血块，血块排出后痛轻或消失，舌紫，或有瘀点，脉弦，或弦滑。暖宫汤去干姜、肉桂，加枳壳、乌药、川楝子疏肝理气。②寒凝证：症见经行及其前后小腹冷痛，喜按，得温则减，畏寒身疼，经量少，色黯淡，或有块。①实寒者，去徐长卿、干姜、香附，加炮姜、小茴香，寒凝甚者，加附子。②虚寒者，加补骨脂、巴戟天。③气虚血弱证：症见经行或经后小腹隐隐作痛，伴有小腹下坠感或肛门作坠感，喜按，月经量或少，色红或淡，面色无华，或神疲乏力，暖宫汤去肉桂、五灵脂、蒲黄、干姜，加熟地黄、党参、黄芪等。④肝肾不足证，症见经行或经后小腹隐隐作痛，腰骶部酸痛，或有潮热，或腰膝酸软，或耳鸣，经量少，色淡，暖宫汤去吴茱萸、肉桂、五灵脂、黑蒲黄、干姜，加杜仲、巴戟天、续断、山药等。⑤湿热下注证：症见经前及经行小腹疼痛拒按，下身有灼热感，经色暗红，质稠在块，经血有秽味，或伴带下色黄、质黏。暖宫汤去吴茱萸、肉桂、干姜，加大血藤、生薏苡仁、黄柏等。

孔光一治疗痛经的经验

【组成】当归10 g，赤芍10 g，白芍10 g，川芎6 g，黄芩10 g，香附10 g，青皮6 g，陈皮6 g，白术10 g，续断10 g，莪术6 g，小茴香5 g，乌药5 g，甘草5 g，肉桂3 g，炒薏苡仁15 g，柴胡10 g，蒲公英15 g，败酱草10 g。

【功效】疏肝健脾，养血通经。

【主治】原发性痛经。

【加减】对于下焦虚寒，肾气不足所引起的痛经，相应地会选用肉桂6 g、干姜6 g等药温脾肾以散寒；合以续断10 g、乌药10 g、生艾叶10 g之温通，辅助疏肝调脾之作用，以达调经止痛之效。

【方解】治疗时在调肝健脾的基础，着重温通下元，益其形气，以条畅冲任血道。辅以清热祛瘀，方取当归芍药散之义，理气逐瘀而通调下焦胞宫之内环境，即当归、赤芍、白芍、川芎合肉桂、小茴香、乌药、香附、莪术通血气而消癥瘕；助以柴胡、黄芩、青陈皮疏肝调气，引药势入少腹肝经所司之地，并用蒲公英、败酱草以清内郁之热，辅以白术、续断、甘草之运化，以益其不足。此是针对肝郁脾虚的主要病机，而多方面结合来进行治疗，可见孔师取先疏后养之法，立足标本之治

【用方经验】妇女痛经的病因病机包含诸多方面，而期间有一条主线贯穿始终，即是经血的生成流通是否顺畅，落实在脏腑上主要是肝脾肾三者的紧密联系，而具体辨证分别层次的不同，用药又有很大的差别，当区分寒热虚实进行治疗。另外孔师还强调社会工作环境的影响以及某些妇科常见疾病如盆腔感染等疾病的影响，也是痛经发生不可忽视的方面，临床尽量应做到知常达变。

温中散寒方（刘奉五经验方）

【组成】熟附片9 g，炮姜6 g，吴茱萸6 g，焦白术9 g，陈皮6 g，木香3 g，当归12 g，香附9 g，炙甘草3 g，沉香面（分冲）1 g。

【功效】健脾和胃，温中散寒

【主治】脾胃虚弱，寒客中焦之痛经。

【加减】艾附暖宫丸加味，以巩固疗效。

【方解】用于脾胃虚寒，以致影响冲任，除痛经外兼见吐泻等证。多用理中汤温中散氛以治其本。方中可加入温经舒气养血的药物如香附、木香、炮姜等。有时加用沉香取其辛香温化、降气止痛之功效，使气血温煦而通畅。

补肾调肝方（哈荔田经验方）

【组成】炒白术9 g，山药12 g，云苓12 g，姜厚朴6 g，炮姜炭9 g，木香4.5 g，甘草4.5 g，荜茇9 g，川楝子12 g，杭白芍

12 g，刘寄奴 12 g，小延胡索 4.5 g，小制附子 3 g。

【功效】温中健脾，兼调气血。

【主治】脾胃虚寒兼有血瘀。

【方解】术、苓、朴、姜、附子、木香、荜茇等温阳散寒，健脾和胃，治其本；延胡索、川楝子、北刘寄奴等理气活血，调经止痛，顾其标；再加山药利腰肾，芍药疏肝解郁，使肾水得滋，肝木条畅，自能脾胃升降有度。

理气活血方（许润三经验方）

【组成】柴胡 10 g，制香附 10 g，川芎 10 g，当归 20 g，赤芍 10 g，生五灵脂 10 g，生蒲黄 10 g，三七粉（分冲）3 g，黄芪 30 g，益母草 10 g。

【功效】理气活血，散瘀止痛。

【主治】痛经气滞血瘀证。

【加减】月经中期，去生五灵脂、生蒲黄，加枳实 10 g、党参 10 g 等健脾理气之品。

【用方经验】痛经一般分虚实两大类，但以实证气滞血瘀证者为多见。该患者为巧克力囊肿术后宿有瘀血内结，加之平素情绪急躁、肝气郁结、气滞血瘀，乃经血不畅，不通则痛，故以理气活血法治之，使气行血行，通则不痛。经治疗，该患者不仅痛经消失，而且子宫内膜异位症（宫骶韧带触痛性结节）亦好转。肝气横逆犯脾，致脾气虚弱，出现目浮、神疲、乏力等症，故在理气活血方中加用黄芪、党参等健脾之品。

痛经方（许润三经验方）

【组成】当归 10 g，川芎 10 g，生蒲黄 10 g，生五灵脂 10 g，枳壳 10 g，制香附 10 g，益母草 10 g。

【功效】活血行气，化瘀止痛。

【主治】痛经证属气滞血瘀者。症见经前或经期，小腹胀痛拒按，经行不畅，经色暗红有血块，块下痛减，舌紫暗，脉弦涩。

【加减】子宫后倾，加生艾 10 g；宫颈狭小，加柞木枝 10 g；子宫内膜异位，加血竭

3 g、三七粉 6 g；膜样痛经，加丹参 10 g、土鳖虫 10 g；夹寒，加肉桂 6 g；体弱，加党参 10 g。

【方解】本方所治之证系由气滞血瘀所致。素性抑郁，愤怒伤肝，气郁不舒，血行失畅，瘀阻子宫、冲任。经前、经期气血下注冲任，或复为情志所伤，壅滞更甚，不通则痛，故经前或经期小腹胀痛拒按，经行不畅，经色暗而有块，块下痛减。舌紫暗，脉弦涩，亦为气滞血瘀的外在表现。治宜活血行气，化瘀止痛。本方由佛手散合失笑散加味组成。方中当归甘辛性温，归心、肝、脾经，补血活血，为活血调经之良药；川芎辛散温通，活血祛瘀，行气止痛，为血中之气药。归、芎相伍即佛手散，气血并治。五灵脂性缓不峻，温而能通，主入肝经血分，生用能通利血脉，散瘀止痛；蒲黄甘缓不峻，性平无寒热偏胜，入肝、心包二经血分，生用可行血散瘀，与五灵脂相配组成失笑散，有活血化瘀止痛之功。两方配伍，前者长于行气活血调经，后者为化瘀止痛的要方。于此，行气活血，化瘀止痛之功益甚。益母草辛散苦泄，也以活血祛瘀见长，以助化瘀之力；香附味辛能散，微苦能降，微甘能和，性平不寒，芳香走窜；枳壳性浮主上，为气分之药，与香附相配可行气解郁，从而使气行则血行。诸药合用，活血行气，气血通利，经血畅下，则疼痛自止。

临床禁忌虚性痛经不宜使用。

【用方经验】①辨证要点：经前或经期，小腹胀痛拒按，经行不畅，经色暗红，舌紫暗，脉弦涩。②适用范围：中医闭经、痛经、不孕症、癥瘕等，西医子宫内膜异位症、继发性不孕症、宫外孕等，辨证属气滞血瘀者。

温经散寒汤（蔡小荪经验方）

【组成】当归 9 g，川芎 4.5 g，赤芍 9 g，白术 9 g，紫石英 12 g，胡芦巴 12 g，五灵脂 12 g，川楝子 9 g，延胡索 9 g，香附 9 g，小茴香 6 g，艾叶 3 g。

【功效】活血行气，散寒镇痛。

【主治】痛经证属寒凝血瘀者。症见经前

或经时小腹拧痛或抽痛，凉而沉重感，按之痛甚，月经量少，色黯有血块，畏寒便溏，舌淡或黯，苔白，脉沉紧。

【加减】寒重者，可加吴茱萸、桂枝各6 g；血瘀重者，加桃仁、红花各10 g。

【方解】本方所治之证系由寒凝血行不畅所致。寒性收引、凝滞，寒邪伤及冲任，子宫、冲任气血失畅，故见经前或经时小腹拧痛或抽痛，凉而有沉重感，按之痛甚，且月经量少，色黯有血块。余证候均为寒凝血瘀之表现。治宜温经散寒，活血化瘀。方中重用胡芦巴、五灵脂为君。胡芦巴苦温，长于温肾阳，暖胞宫，逐寒湿，止疼痛；五灵脂苦咸温通疏泄，专入肝经血分，功擅活血化瘀止痛，为治疗血瘀诸痛之要药。二药配伍，温经散寒，活血止痛。紫石英、小茴香性温，伍胡芦巴直达胞宫，暖宫散寒镇痛；当归、延胡索助五灵脂活血止痛，以上为臣。川芎、赤芍行气活血调经；川楝子、制香附行气止痛，并助血行；艾叶温经散寒；白术益气助阳，并防辛散走窜药耗伤正气。诸药相合，共奏活血行气，散寒镇痛之功。

月经过多者慎用；证属阴虚火旺者忌用。

【临床应用】①辨证要点：经前或经时小腹拧痛或抽痛，月经量少，色黯有血块，舌淡或黯，苔白，脉沉紧。②适用范围：中医闭经、月经过少、经行腹痛、产后腹痛等，西医子宫内膜异位症、急慢性盆腔炎、妇科肿瘤等，辨证属寒凝血瘀者。

和血调气止痛汤（蔡连香经验方）

【组成】当归、川芎、白芍、吴茱萸、小茴香、栀子、延胡索、桂枝、丹参、砂仁、黄芪。

【功效】养血和血，温经行气止痛。

【主治】痛经。

【加减】气虚者，加党参、山药、白术各10 g等健脾益气。肝肾不足者，加菟丝子、女贞子、何首乌、山茱萸各10 g等补益肝肾；怕冷、得温痛减等寒凝者，加艾叶6 g、肉桂6 g、附子10 g等温经散寒止痛；下焦湿热者，加车前草、薏苡仁、黄柏、苍术、败酱草等清热利湿；量少者，加北刘寄奴、五灵脂、川牛膝各10 g活血化瘀、引血下行；量多者，加三七6 g、茜草10 g、蒲黄炭等祛瘀止血；阴虚者，加麦冬、生地黄各10 g；胀痛者，加乌药、香附各10 g；肛门下坠者，加柴胡、升麻各10 g。

【方解】方中当归补血养血；川芎入血分理血中之气；芍药敛阴养血，既取其柔肝止痛之功，又取其养血调经之效。上三药补血而不滞血，行血而不破血，补中有散，散中有收，构成治血要剂，痛经虚中有滞者可各得其所，虚者以白芍养阴敛血，滞者以当归、川芎行气血。延胡索具辛散温通之性，既能活血又能行气，具有良好的止痛功效；小茴香、吴茱萸能温补冲任、散寒止痛；桂枝温通血脉，通络止痛；丹参、砂仁活血祛瘀、行气温中；黄芪补脾肺之气。诸药合用，共奏养血和血，温经行气止痛之功。

【用方经验】通过养血和血、调理气血等既可止痛，又可使部分患者得到预防和根治。使月经不调、盆腔炎、子宫内膜异位等病得到治疗，不仅缓解了疼痛，而且起到调经、助孕的作用。

补肾化瘀（蔡连香经验方）

【组成】党参20 g，山药20 g，莲子15 g，白扁豆15 g，菟丝子20 g，女贞子15 g，当归10 g，丹参15 g，莪术10 g，生黄芪15 g，威灵仙10 g，鸡内金10 g，升麻3 g，柴胡6 g。

腹部外敷方药：千年健10 g，白芷10 g，当归尾10 g，花椒10 g，桂枝10 g，威灵仙20 g，艾叶100 g，青皮、陈皮10 g。

外敷方法：将中药装入布口袋，用前隔水蒸20～30 min，（第一次药干，应喷些水），趁热敷于腹部患处，最好敷上30～60 min，每日1～2次，10次为1个疗程，停3～7日再敷，每剂药可连用10次。注意：经期停用。经期在养血和血的基础上酌加温经止痛、和胃之品：当归10 g，川芎6 g，赤芍10 g，白芍10 g，熟地黄10 g，桂枝6 g，没药6 g，小茴香6 g，吴茱萸3 g，延胡索15 g，砂仁6 g，枳壳10 g，升麻3 g，鸡内金10 g，炒三

妇科国医圣手时方

仙30 g，栀子3 g，生黄芪15 g。

【功效】非经期补脾肾，佐以养血化瘀。

【主治】脾肾不足，伴气滞血瘀。

【方解】非经期治疗辨证求因而治本，治以补脾肾、养血化瘀，并加莪术破血消癥。党参、山药、莲子、白扁豆、菟丝子、女贞子补脾肾；黄芪补气，当归、丹参养血活血；莪术行气破血、消积止痛。鸡内金：健补脾胃，为消化瘀积之要药。柴胡与升麻同用，调达肝气，升清阳之气而举陷。经期在养血和血的基础上酌加温经止痛、和胃之品。当归、川芎、赤芍、白芍、熟地黄养血和血；没药活血止痛；延胡索活血行气止痛；小茴香、吴茱萸能温补冲任、散寒止痛；桂枝温通血脉，通络止痛；栀子清热泻火，佐使温热药调和阴阳；砂仁活血祛瘀、温中行气止痛，同时因熟地黄质地滋腻，在使用时宜配伍砂仁，这样可免除滋补药妨害消化可谓一举两得；枳壳行气宽中除胀，气行则血行；鸡内金、炒三仙运脾消食和胃，鸡内金又可活血消癥；黄芪补气以生血。诸药合用，共奏养血和血，温经行气止痛之功。配合中药腹部外敷，提高疗效。

【用方经验】应用中药治疗痛经的优势在于：通过养血和血、调理气血等既可止痛，又使部分患者得到预防和根治。使月经不调、盆腔炎、子宫内膜异位等病得到治疗，不仅缓解了疼痛，而且起到调经、助孕的作用。

开郁调经方（蔡柏春经验方）

【组成】当归（小茴香拌炒）9 g，白芍9 g，香附9 g，木香3 g，川楝子9 g，乌药9 g，延胡索9 g，青皮4.5 g，陈皮4.5 g，莪术9 g。

【功效】行气活血止痛。

【主治】经行少腹胀痛，引及胸膺、腰胁。平素情怀忧郁，脘闷纳少，嗳气呕恶。脉弦而涩，苔薄质红。

【方解】情志不畅，肝郁气滞，气机不利，不能运血畅行，血行受阻；冲任络脉不利，经血滞于胞中的痛经气滞证。采用行气为主，活血为次的开郁调经方，宣通气血。加用丹参、郁金两味宽胸理气，行血止痛，该两味既属养血活血，疏肝解郁的动药，又为宁心安神，安定情志的静药，可谓一组攻补兼施、动静相兼、相佐相成的药对。

【用方经验】其辨证要点为经前或经期少腹胀痛，引及胸膺、腰胁，嗳气呕恶，脉弦涩。也可伴有行前乳胀、经量较少、经下不畅等症。若经行量多，则应慎用莪术。

化瘀下膜止痛汤（丛春雨经验方）

【组成】丹参30 g，全当归15 g，桃仁10 g，红花10 g，乳香6 g，没药6 g，小茴香（盐炒）10 g，川楝子10 g，泽兰10 g，牛膝15 g，吴茱萸10 g，三棱10 g，莪术10 g，炙甘草4.5 g。

【功效】理气行滞，化瘀通经。

【主治】痛经，经前半月就出现胸闷，乳房胀痛，性情烦躁，夜寐不安。月经来潮时，小腹绞痛，手足厥冷。经色暗紫量少，月经周期正常。舌质紫暗，脉象弦紧，关弦有力。

【方解】"经欲行而肝不应，则怫其气而痛生。"（《傅青主女科·调经·经水来腹先痛》）"经前疼痛无非厥阴气滞，络脉不疏。"（《沈氏女科辑要笺正·辨色及痛》）膜样痛经多因复伤情志，冲任气血瘀滞，经血不得正常畅通，则膜样或肉样组织蓄停而痛生，至绞痛不已，如若排出则痛缓。所以理气化瘀是治疗要旨，由此而拟化瘀下膜止痛汤、去膜止痛粉。妙在醋浸三棱、莪术，烘干，共为细粉，两药相伍皆为破血祛瘀之上品，有较强的消积通经的作用。三棱擅长破血中之气，破血之力大于破气；而莪术善长于破气中之血，破气之力大于破血。正如张锡纯《医学衷中参西录》所云"若细核两药之区别，化血之力三棱优于莪术，理气之力莪术优于三棱"。两药相伍。再佐以生鸡内金。世人皆知生鸡内金为消导之佳品，然张锡纯还指出，生鸡内金对脏腑各处之积，包括男子痃癖、女子癥瘕，室女月经闭止，久服皆可获效，实为化经络瘀滞之要药。三味配合，则收到化瘀下膜，止痛通经之良效。

行气化瘀方（杨宗孟经验方）

【组成】当归15 g，桃仁15 g，牡丹皮15 g，赤芍15 g，乌药15 g，延胡索15 g，川芎10 g，红花15 g，枳壳20 g，香附15 g，郁金15 g。竹茹15 g，枸杞子20 g，菟丝子20 g，甘草10 g。

【功效】活血化瘀，行气止痛。

【主治】肝失调达，气滞血瘀。

【加减】虚者非白芍禀静顺之德不足以养，滞则非当归、川芎行血气不足以活。另外，还常选用菟丝子、枸杞子、鹿角霜各10 g等以养肝肾精血，填精益髓，气血充盈，冲任二脉气血运行流畅则疼痛自除。

【方解】方中桃仁、红花活血化瘀为君；延胡索化瘀止痛为臣；佐当归养血和血，川芎、赤芍、牡丹皮活血行瘀以助君药；枳壳、乌药理气行气，香附、郁金疏肝解郁；竹茹清热止呕；另需兼顾精血，加菟丝子、枸杞子补肾益精；甘草调和诸药，气顺血调则疼痛自止。

【注意事项】杨老常根据妇女之身有余于气，不足于血的特点，对大辛大热。大苦大寒的药比较慎用。辛热之药伤阴耗液损血。苦味之药损伤阳气，亦能化燥伤阴。故清热不宜过于苦寒，祛寒不宜过于辛热。

舒肝理气活血汤（秦继章经验方）

【组成】当归12 g，醋白芍15～30 g，丹参15～30 g，炒川芎6～10 g，乌药6～10 g，陈皮6～12 g，醋香附10 g，醋延胡10 g，柴胡10 g。

【功效】疏肝理气，和血活血。

【主治】痛经。

【加减】腹痛喜热喜按者，加干姜、吴茱萸各6 g，紫苏9 g；腹痛拒按伴有血块者，加五灵脂、炒蒲黄、牡丹皮各10 g；腹剧痛者，加川牛膝15 g，乳香10 g；月经量多者，去丹参、川芎，加阿胶（烊化）10 g，黑地榆、乌梅炭各30 g；月经量少者，加益母草、鸡血藤各20 g；带下量多色白者，加山药30 g，焦白术20 g；带下量多色黄加龙胆、黄柏各10 g；恶心呕吐者，加姜半夏、广藿香各10 g；腰痛者，加黑杜仲30 g，桑寄生24 g，续断10 g；胃纳差者，加六神曲、炒麦芽、炒山楂各10 g；引头晕头痛者，加熟地黄20 g，山茱萸、枸杞子各12 g，黄精24 g；倦怠乏力者，加太子参、焦白术各10 g，黄芪15 g。

【方解】适用各种原因所致的痛经。方中当归补血活血，白芍敛阴镇痛，炒川芎活血行气，乌药、陈皮、醋香附、醋延胡索理气活血，温经止痛，柴胡疏肝解郁。腹痛喜按加干姜、紫苏温经止痛，拒按加灵脂、蒲黄化瘀止痛，月经量多加阿胶，地黄炭、乌梅炭补血养血，收敛止血，月经量少加鸡血藤活血化瘀，恶心呕吐加姜半夏、广藿香降逆止呕。

【用方经验】治疗痛经必须掌握服药时间。肝郁气滞患者，多在经前7日左右出现胸胁胀满，乳房胀痛，小腹不适等症，应提前3～4日开始服药，症状可逐渐减轻。寒凝血瘀患者，应该在经前10日左右开始服药，经期酌情续服，使寒得温，瘀得化，经水畅行，腹痛自然消失。气滞血瘀者，应提前2～3日开始服药，有助于及早消散血瘀，以利瘀血排出，痛疼逐渐缓解。气血虚弱患者，适合于平时服药，促使身体强壮，达到治愈目的。痛经治愈后，应继续观察2～3个月。

【现代研究】治疗107例患者，48例痊愈（腹痛停止，其他自觉症状消失）；35例显效（腹痛轻微，其他自觉症状基本消失）；17例好转（腹痛减轻，或腹痛时间缩短）；7例无效（症苦状无改善）。

消痛方（陈雨苍经验方）

【组成】柴胡6 g，郁金9 g，制香附9 g，川楝子9 g，延胡索9 g，蒲黄9 g，五灵脂9 g，当归9 g，白芍10 g。

【功效】疏肝理气，活血化瘀，养血柔肝。

【主治】痛经。

【方解】消痛方以柴胡、郁金、香附疏肝

理气；川楝子、延胡索、五灵脂理气活血，化瘀止痛，可使气行血活，瘀去经通；妇女以血为本，故以当归、白芍养血柔肝，调理冲任，使气血调和，任通冲盛，经候如常。

【加减】兼热伴口苦、咽干，烦躁易怒，面红唇赤，舌红，月经先期，或经量多，色红者，加牡丹皮、黑栀、茜草、黄芩各 10 g 等清热凉血；瘀阻甚者，经色暗红有块，加丹参、泽兰活血化瘀，若经血不畅，再酌加桃仁、红花各 10 g 破瘀通经；因寒致瘀，小腹冷痛，肢冷面青者，加吴茱萸、桂枝各 6 g，并酌减柴胡、郁金各 10 g；兼湿甚苔白者，加陈皮、半夏各 10 g；气滞甚，经前胸闷胁痛者，加枳壳宽胸理气；经前乳房胀痛者，可加青皮、橘叶、橘络各 10 g 等理气通络。

【用方经验】痛经临床确诊实属不难，然辨证须详审病情，以其疼痛性质与程度，分清寒热虚实，使之无误，方可精到用药。治疗痛经须把握时机，据经前、经期、经后的不同生理特点，予以调理。因痛经多发于经前 3 日或经期，故治须始于经前 1 周。此时血海近盈，气血壅滞，未痛先治，去除病因，调理气血，经来自无疼痛之苦。经期一般不用药，以便观察痛经状况。

附子薏苡合剂（丁蔚然经验方）

【组成】当归 10 g，白芍 10 g，延胡索 10 g，乌药 10 g，炙香附 10 g，夏枯草 15 g，炙附子 6 g，薏苡仁 15 g，云苓 10 g，甘草 8 g。

【功效】理气调经，温化寒湿。

【主治】寒湿凝滞证，症见下腹痛，慢性腹痛，白带多，经期胀疼加重，腰酸坠痛，下腹一侧或两侧压痛拒按，喜温，舌苔白薄，脉象沉迟。

【加减】若正值经期，可去夏枯草，加泽兰 10 g，益母草 10 g；下腹拒按，加大血藤 20 g，桂枝 3 g；丹参 10 g。方中炙附子、桂枝一般用量 3 ～ 6 g，大血藤、薏苡仁 15～25 g。

【方解】本方为《金匮要略》附子薏苡败酱散化裁而来。其辨证要点是寒凝气滞，气血瘀阻，下腹作痛，带下似脓，喜温，舌苔薄白，脉象沉迟。组方功用为理气调经，温化寒湿，本虚邪实用为当务之急。云苓、薏苡仁健脾利湿，附子振奋阳气，行郁消胀，当归、炙香附、延胡索、乌药温中理气养血，夏枯草行肝气开郁散结，白芍、甘草缓解疼痛。诸药相伍，共奏理气调经，温化寒湿之功。

【注意事项】经期禁忌辛辣食物。

【病例】马×，女，30 岁。1982 年 4 月初诊。下腹疼痛日久，白带如稀脓样，经期错后腹痛，婚后 2 年未孕，舌质淡红，苔薄白，脉象沉迟。治用上方加减，间断服用 4 个月，症状完全消失且受孕。

痛经 1 号（张良英经验方）

【组成】当归 15 g，川芎 12 g，白芍 15 g，丹参 15 g，乌药 12 g，枳壳 12 g，延胡索 10 g，五灵脂 8 g，桂枝 12 g，甘草 5 g。

【功效】理气活血，通经止痛。

【主治】气滞血瘀痛经。

【方解】本方药物不多，但专门针对经期特点而设，当归、川芎、白芍养血活血，台乌、枳壳、延胡索理气止痛，丹参、五灵脂化瘀止痛，桂枝温通经脉，甘草调和诸药，全方具有通调子宫气血、从而达到止痛的目的。

【用方经验】痛经的治疗，理气活血、通经止痛是治标止痛的主要方法。张氏指出，由于经期血海充盈，气盛血旺，胞宫气血由经前充盈到经期泻溢致经后暂虚，气血变化急骤，此时最易受病邪干扰，邪气阻滞气机，使气血运行障碍，经血泻而不畅，不通则痛，临床上痛经患者多发生于经行第 1～2 日，且量少不畅，其机制就在于此；虚证痛经虽因胞宫、胞脉失于濡养而拘急作痛，但此时经水下行为顺，用药上也应顺应其气血变化特点，理气活血，不致气虚血迟或肾虚失于温煦而再生瘀滞，故用本方治疗常能起到较好的止痛效果。痛经患者在乎时多无下腹痛出现，是因冲任气血未盛，经水未至胞中，未到当泻之时，虽有寒、热、湿、瘀等邪气蕴伏其中，尚不会出现疼痛或疼痛轻微。

调经 1 号方（王玉玲经验方）

【组成】当归10 g，川芎10 g，白芍10 g，熟地黄10 g，香附10 g，丹参10 g，五灵脂10 g，白术10 g，益母草10 g，甘草3 g。

【功效】养血调经，活血化瘀。

【主治】用于月经不调，痛经，闭经。

【方解】方中当归、白芍、熟地黄养血活血，香附行气疏肝，丹参、五灵脂、益母草活血化瘀，白术、甘草健脾。

【加减】经前及经期第1～2日，以赤芍易白芍；月经渐净或经行5日以上，去川芎，加入阿胶10 g；经后，予以养血，调气，益肾；若经后带下量多色黄，则予清利止带；气血瘀滞重者，加乌药、桃仁、红花、泽兰各10 g；经行胸乳胀痛者，加柴胡、郁金各10 g；经行腰痛，加杜仲、续断、牛膝各10 g。以经前、经期、经后3个阶段为1个周期，3个周期为1个疗程。

红酱金铃四物汤（沈仲理经验方）

【组成】当归10 g，川芎10 g，赤芍12 g，大生地黄12 g，大血藤30 g，败酱草20 g，川楝子10 g，炒五灵脂12 g，炙乳香5 g，没药5 g。见膜样痛经，腹痛剧烈兼见呕吐者，加服辅助药：黄连5 g，川贝母粉10 g，丁香5 g，肉桂3 g，4 药共研细末，分成5包，每日1包，分2次化服，吐止停服。平日可加服逍遥丸，每次6 g，每日2次。

【功效】养血凉血，疏肝止痛。

【主治】痛经属热性者。经行腹痛，第1日痛甚，血块落下则痛减。舌质红，苔薄黄，脉弦或弦数。

【方解】本方根据四物汤加大血藤、败酱草、川楝子、五灵脂四味药的破癥结、化瘀血、止腹痛的功用配伍而成。特别是败酱草性苦平，治腹痛，癥瘕，催生，止带下，清热消痈肿，行瘀止痛。尤其适用于热郁痛经。

【用方经验】痛经一证，多因受寒而得，

临证热郁痛经亦不罕见。其辨证要点重在舌苔与脉象，多见舌质红，或苔薄黄，脉弦或弦数。其病因为肝郁气滞，郁而化热。朱丹溪所谓"气有灵余便是火"，故气滞热郁为本病之主要原因。

镇痛笑颜丹（金梦贤经验方）

【组成】五灵脂炭20 g，延胡索20 g，蒲黄炭20 g，乳香15 g，没药20 g，香附20 g，当归20 g，木通10 g，大枣15 g，甘草6 g。

【功效】温中理气，祛瘀散结，养血活血，调经止痛。

【主治】痛经。属寒凝血瘀者，症见行经前后少腹疼痛如绞，周身不适。寒热往来，四肢厥逆，呕吐不休。甚则昏厥。

痛经病主要是气血运行不畅所致，而又以气滞血瘀，寒湿凝滞者症状表现为剧。故本方以蒲黄、五灵脂活血理气止疼，以调经水。二者均用炭者为存其用，缓其性，祛瘀而不伤正。重用五灵脂因其味甘无毒，气味俱厚，性专行血，故主女子血闭，味甘而温，能疗心腹冷气，并有通利血脉之功。当归、木通、甘草、大枣以养血通脉，温经散寒，木通利窍通脉，当归为血中之气药，通脉散逆，甘草和诸药，益中气；加乳香、没药、香附、延胡索温中理气，活血止疼。诸药配伍，功专温中理气，祛瘀散结，养血活血，调经止痛。

【用方经验】该方为30余年临床验方，疗效显著。主要用于治疗寒凝血瘀之痛经。

【病例】孙××，女，35岁。月经13岁来潮后即不正常，前后无定期，15岁后月经正常，25岁结婚，婚后生一男孩，1年后月经来潮，由于工作劳累，精神紧张，28岁患痛经，经期提前4～5日，经来量多，初起隐隐而痛，继如刀绞，以手触腹，有癥瘕，小者如枣，大者如桃，经期除上述症状外又兼有呕吐不食，恶寒发热，舌紫暗，脉弦紧。综合症情诊为血瘀寒凝之痛经。以上方配药服之渐次好转，百日而愈。

妇科国医圣手时方

痛笑颜丹（金梦贤经验方）

【组成】五灵脂炭20 g，延胡索20 g，蒲黄炭20 g，乳香15 g，没药20 g，香附20 g，当归20 g，木通10 g，大枣15 g，甘草6 g。

【功效】温中理气，祛瘀散结，养血活血，调经止痛。

【主治】痛经，属寒凝血瘀者。症见行经前后少腹疼痛如绞，周身不适，寒热往来，四肢厥逆，呕吐不休，甚则昏厥。

【方解】痛经病主要是气血运行不畅所致，而只以气滞血瘀、寒湿凝滞者症状表现为剧。故本方以蒲黄、五灵脂活血理气止疼，以调经水，二者均用炭者为存其用，缓其性，祛瘀而不伤正。重用五灵脂因其味甘无毒，气味俱厚，性专行血，故主女子血闭；味甘而温，能疗心腹冷气，并有通利血脉之功。当归、木通、甘草，大枣以养血通脉，温经散寒；木通利窍通脉；当归为血中之气药，通脉散逆；甘草和诸药，益中气；加乳香、没药、香附、延胡索温中理气，活血止痛。诸药配伍，功专温中理气，祛瘀散结，养血活血，调经止痛。

【用方经验】本方为30 余年临床验方，疗效显著。主要用于治疗寒凝血瘀之痛经。

加味当归芍药散（龚志贤经验方）

【组成】当归10 g，川芎10 g，白芍12 g，茯苓12 g，白术10 g，泽泻12 g，陈艾叶10 g，炒小茴10 g，佛手片10 g，白通草6 g，制香附12 g。

【功效】健脾利水，行瘀导滞。

【主治】痛经。症见经前腰腹胀痛，或少腹胀而腹不痛，或血瘀甚而先下黑色血块，或气滞湿阻而先有黄白带下，待经水畅行，则诸痛渐渐停息。本病可伴见小便量少或黄；或大便滞涩；或背部、尾椎骨、两腿胀痛；或头晕目眩；或胸胁心下痞胀，食欲减退。脉沉涩或微沉而弦。

【加减】大便畅者，去佛手片；气虚弱者，去艾叶，可酌加木香10 g。

【方解】此仲景"当归芍药散"加味而成。方中当归补血和血，调经止痛；白芍柔肝止痛、养血敛阴；川芎活血行气止痛，茯苓健脾补中、利水渗湿；白术健脾燥湿；泽泻利水、渗湿、健脾；艾叶温经散寒；小茴理气止痛、调中和胃；香附理气解郁、调经止痛；佛手片和中理气；白通草利水通气。全方合奏健脾利水、行瘀导滞之功。

【病例】唐×，女，32岁。每次月经来潮前3～5日即开始腹痛，轻则可以忍耐，重则小腹痛如刀刺，腰痛如折，经来有块色黑，5～7日腹疼腰痛才能渐渐平复。患者形体壮实，查脉象左右均沉涩，舌质有瘀点，舌苔薄白，按其腹则痛增，断为脾虚气滞血瘀所致之痛经。投以加味当归芍药散去炒小茴白通草，加木香10 g，桃仁10 g，3 剂，水煎服。药后腰腹疼痛大减，月水下黑色血块极多。此时嘱患者每逢行经之时重服上方3～4剂，连服3～4个月，痛经可愈。

【现代研究】治疗107 例患者，48 例痊愈（腹痛停止，其他自觉症状消失）；35 例显效（腹痛轻微其他自觉症状基本消失）；17 例好转（腹痛减轻。或腹痛时间缩短）；7 例无效（症状无改善）。

痛经基本方（吴培生经验方）

【组成】制香附10 ～ 15 g，丹参15 ～ 30 g，肉桂6～12 g，川芎5 g，泽兰15 g，木香10 g，延胡索10 g，赤芍10 g，红花10 g。

【功效】调气行血，疏达冲任，祛瘀止痛。

【主治】痛经。

【加减】小腹冷痛，经色淡褐者，加炮姜6 g，乌药12 g；小腹两侧刺痛，经色鲜红者，加牡丹皮、焦栀子各12 g，除大安桂；量多者，加艾叶炭，去红花；有紫块者，加莪术；经色淡者，加制附片；经后隐痛，量少质淡者，加炙黄芪、补骨脂各12 g；腰空痛而酸者，加巴戟天、菟丝子各10 g；经血淋漓不畅者，加桃仁12 g；胁痛乳胀者，加川郁金10 g，柴胡8 g，路路通12 g。

【方解】此方用药多归肝脾二经。以香燥

理气之香附、木香、延胡索入肝脾以行气止痛；川芎、红花、赤芍、丹参、泽兰多归肝经，均为行血活血之品，血行则气调，疼痛自缓；大安桂为肉桂中之佳者，皮厚，油重，气浓，能温经通脉，调理冲任：香附、延胡索调血中之气，丹参、红花行气中之血，四药相伍，并行不悖。桂、芍一炉，温凉互制，行血滞而达气机。整个处方，立法围绕理气行血，以通为用。

【病例】章××，19 岁。月经将行前 3～5 日，小腹持续性绞痛，血色淡褐而带秽浊，寒热交作，胸中胀痛，舌苔白厚，脉象沉涩、左关微弦。此系肝气郁滞，夹杂寒湿下阻，导致胞宫瘀滞。拟基本方加炮姜、桃仁各 10 g，乌药 12 g，服 1 剂。褐色血下甚多。绞痛减轻，寒热尚作，改用基本方加乌药 10 g，柴胡 6 g，服 2 剂，诸症渐除。后取本方加柴胡 6 g，于每月行经前服 4 剂，按法坚持 4 个月经周期而愈。

泽兰汤（周黎民经验方）

【组成】泽兰 14 g，续断 14 g，红花 2 g，制香附 12 g，赤芍 12 g，柏子仁 12 g，当归 10 g，酒炒延胡索 10 g，牛膝 3 g。

【功效】解郁祛瘀，调理气血。

【主治】痛经。

【方解】方中以泽兰为主，配香附疏肝理气；续断、柏子仁柔肝养血，补肝益肾；红花、当归、赤芍，牛膝养血和血，化瘀通络；延胡索行气活血止痛；甜酒引经并助药力。全方解郁祛瘀，调理气血。

【加减】如血块较大且多者，增当归、牛膝用量；月经量多者，加阿胶（另烊，兑服）12 g，荆芥炭 10 g；五心烦热或午后夜间发热者，加牡丹皮 12 g，地骨皮 12 g；四肢或面部肿胀者，加茯苓）5 g；气虚者，加黄芪 20 g，焦白术 10 g；腰腿酸软困痛者，加寄生 15 g；月经先期者，加牡丹皮、栀子各 10 g；月经后期者，加炒小茴香 6 g，乌药 10 g；月经先

后不定者，加柴胡 8 g，白芍 14 g。

【现代研究】治疗 120 例，最多连续 3 个月服药 15 剂，最少服药 3 剂。治愈（临床症状消失在 3 个月经周期以上）者 104 例，好转（临床症状缓解，或本次症状消失，第 2 次月经周期又有不适感，但症状较前为轻）者 13 例，无效（服药后症状无明显改善）者 3 例，总有效率为 97.5%。

乌梅止痛汤（史世勤经验方）

【组成】乌梅 30 g，白芍 30 g，桂枝 9 g，附片 9 g，黄连 9 g，黄柏 9 g，当归 9 g，熟地黄 9 g，川芎 9 g，姜炭 6 g，细辛 6 g，炙甘草 3 g。

【功效】温阳散寒，养血疏肝，清热止痛。

【主治】痛经。

【加减】寒象偏重者，加花椒 9 g，艾叶 9 g；热象明显者，加川楝子 12 g，去桂枝、附片、细辛。倦怠脉虚软者，加党参 15 g；经血有块、痛剧者，加蒲黄、五灵脂各 9 g，延胡索 10 g，去熟地黄；经量少色暗者，加桃仁、红花各 9 g，乌梅减至 15 g，去熟地黄；经量过多者，去桂枝、川芎；兼腹胀加香附 12 g，去熟地黄；腰胀痛者，加乌药 9 g；腰酸痛者，加续断、巴戟天各 9 g。

【方解】乌梅，以其味酸入肝；姜炭敛血海，合芍药、甘草缓肝急；桂枝通心阳以达胞脉；附片、细辛温肾阳而散下寒，合而以除"寒凝"之痛；黄连、黄柏清降郁热，四物汤养血以疏肝，全方寒热并用，补散同施，具温阳散寒，养血疏肝，清热止痛之功。

【现代研究】应用本方治疗痛经 42 例，痊愈（腹痛及全身症状消失，停药后 3 个月经周期未发者）24 例；显效（腹痛及全身症状明显减轻，或者消失不满 3 个月而复发，但再服本方仍效者）10 例；有效（服药痛止或减轻，停药即痛者）5 例；无效（连续服药 3 个周期，腹痛如故者）3 例。

妇科国医圣手时方

第四节　经前期综合征

疏肝解郁汤（罗元恺经验方）

【组成】郁金12 g，佛手12 g，丹参15 g，云苓25 g，首乌藤30 g，白蒺藜12 g，泽泻15 g，香附10 g，白芍15 g。

【功效】疏肝解郁，健脾宁心。

【主治】经前烦躁失眠证。症见经前或经期烦躁易怒，悲伤欲哭，性情孤僻，不能控制，心悸，失眠多梦，健忘，头顶痛，面目及四肢轻度浮肿，纳食欠佳，溺黄，舌淡红有瘀点，苔微黄，脉沉细。

【方解】本病属于现代医学"经前期紧张症"范围。中医辨证为肝气郁滞，肝木横逆犯脾。故以郁金、香附、白芍、佛手疏肝解郁；丹参、首乌藤养血宁心；白术、云苓健脾和胃。

二参三黄汤（罗元恺经验方）

【组成】生地黄15 g，熟地黄15 g，黄精30 g，桑椹15 g，女贞子15 g，山药25 g，党参15 g，太子参15 g，甘草6 g，生龙骨30 g，钩藤15 g，杭菊10 g。

【功效】滋肾柔肝，益气健脾。

【主治】经前头痛。症见经前后头顶痛，口舌生疮，经后面目虚浮，胃纳差，面色较黄，舌淡红、苔薄白，脉细弱，平素血压偏低。

【方解】证属血虚肝旺，虚火上炎，兼有脾虚。故以生地黄、熟地黄、黄精、女贞子、桑椹滋肾养血柔肝；龙骨、钩藤、杭菊法风镇摄潜阳，以达滋水涵木；党参、太子参、山药、甘草健脾益气，以生化气血。

疏肝降血汤（罗元恺经验方）

【组成】桑寄生15 g，茵陈15 g，山楂肉

15 g，生地黄15 g，牛膝15 g，丹参12 g，佛手12 g，郁金10 g，茯苓10 g，山药10 g，牡丹皮9 g，白芍9 g，黑栀子9 g，柴胡6 g，广藿香6 g。

【功效】养阴清热，疏肝解郁，引血下行。

【主治】经行呕血、鼻出血。症见鼻出血量多，疲倦纳差，睡眠欠佳，烦躁不安，面色晦黄，月经无定期，量少，色淡红，痛经，唇暗，舌暗尖红，有瘀斑，苔微黄厚腻，脉弦滑。

滋阴降火汤（哈荔田经验方）

【组成】南沙参9 g，麦冬9 g，细生地黄9 g，玄参12 g，肥知母9 g，白茅根24 g，女贞子9 g，墨旱莲9 g，干藕节6 g，仙鹤草15 g，地骨皮9 g，淡青蒿6 g，桃仁泥6 g，牛膝6 g。

【功效】滋阴降火，清上导下。

【主治】阴血内亏，相火失潜，灼伤肺络致鼻衄，盈杯盈南盏，经量减少，时有潮热，头晕耳鸣，寐中盗汗，咳嗽无痰，便秘溲黄，唇红口干。睡中盗汗；虚火上炎，直犯清窍，故头晕耳鸣，鼻衄不止。南沙参、麦冬润肺清热；知母、玄参、生地黄滋阴降火；白茅根、藕节、仙鹤草、牛膝凉血止血，引血下行；女贞子、墨旱莲滋肾养肝；地骨皮、青蒿退热除蒸；加桃仁以防止血留瘀，兼能润肠通便。

解热疏肝方（哈荔田经验方方）

【组成】醋柴胡6 g，杭白芍12 g，秦当归12 g，云苓9 g，炒白术9 g，牡丹皮9 g，炒栀子9 g，香附米9 g，牛膝12 g，川楝子9 g，延胡索4.5 g，麦冬12 g，白茅根30 g，生赭石（捣碎）12 g。

【功效】疏肝解郁，清热凉血。

【主治】肝气郁结，久而化热，迫血上溢。症见经来趋前，量少色褐，经期吐衄，每因情绪影响而量多，两胁及少腹胀痛，头晕烦躁，手足心热。

【方解】肝郁化热，迫血妄行，故月经趋前，经期吐血，且血量每因情志影响而增多；肝火下汲肾水，阴血为之煎熬，故经量少色褐，手足心热。丹栀逍遥散加味，疏肝解郁，清热凉血，其中加白茅根、麦冬养阴除烦，清金制木；赭石、牛膝降逆平冲，引血下行。全方意在以疏肝解郁为主，使郁解降，虽不止血而血自止。

疏肝止狂汤（哈荔田经验方）

【组成】浮小麦30 g，生龙骨15 g，生牡蛎15 g，首乌藤15 g，清半夏9 g，九节菖蒲9 g，郁金9 g，炙甘草9 g，龙眼肉9 g，茯苓9 g，枳壳9 g，淡竹茹6 g，陈皮6 g，朱砂(冲)1 g，琥珀（冲）1 g。

【功效】导痰开窍，养心安神。

【主治】用于肝郁失志，心营暗耗，痰气互结，蒙蔽心窍所致经期癫狂。症见经前数天开始，精神呆滞，语多怪诞，或怒目瞪视，或自责自怨，或多言兴奋，或向隅独泣，而经后则渐趋平静，一如平常。并伴有痰多口黏，不食不寐，惕然易惊，胸闷呕恶，舌边尖红，苔白腻，脉沉弦略滑。

钩藤丹皮饮（哈荔田经验方）

【组成】天麻5 g，薄荷5 g，钩藤15 g，牡丹皮15 g，当归12 g，赤芍12 g，茯苓9 g，郁金9 g，栀子9 g，龙胆6 g，僵蚕6 g，天竺黄6 g，白附子3 g，白矾3 g。

【功效】平肝熄风，豁痰开窍，佐以调经。

【主治】用于肝郁化火，内风夹痰，上蒙清窍所致经期痫证。症见经前一周常感头晕肢麻，目赤视昏，烦躁易怒，抽搐神昏，口噤切齿，角弓反张，二目窜视，口吐涎沫，喉中痰鸣，口渴喜冷饮，纳差，便干，溲黄，

舌边红，苔薄腻少津。

怀牛膝汤（哈荔田经验方）

【组成】白茅根30 g，当归12 g，牛膝12 g，赭石12 g，白芍12 g，茯苓9 g，焦白术9 g，牡丹皮9 g，炒栀子9 g，香附9 g，川楝子9 g，延胡索5 g。

【功效】疏肝解郁，清热凉血。

【主治】肝气郁结化热，迫血止溢，经来先期，量少色褐，经期呕血，每因情志影响而血量多，两胁及少腹胀痛，经后带下多，腰脊酸楚，头晕烦躁，手足心热，口苦苔黄，脉弦数。

防风除痒汤（哈荔田经验方）

【组成】白茅根30 g，金银花15 g，生地黄15 g，徐长卿9 g，苦参9 g，紫浮萍9 g，赤芍9 g，牡丹皮9 g，紫荆皮9 g，地肤子9 g，甘草3 g。

【功效】清热利湿，凉血解毒，疏风止痒。

【主治】用于湿热内蕴血分，郁于皮肤，风邪外束所致荨麻疹。临床可见每届经期周身泛发风疹块，瘙痒无度，烦闷难忍，常持续数天，四肢、躯干及头面部出现大小不等、形态不一之粉红色风团块，扁平，稍有隆起，周围红晕，间有皮疹突出表面，伴有头晕，恶心，胸闷，纳差，便秘，尿黄，月经先期，量少色红，舌边尖红，苔白薄腻，脉弦细数。

经行消肿汤（哈荔田经验方）

【组成】茯苓15 g，冬瓜皮9 g，丹参9 g，墨旱莲9 g，生黄芪9 g，炒白术9 g，女贞子9 g，陈皮5 g。

【功效】养血调经，培土制水。

【主治】用于血滞经脉，气不行水，脾肾两虚，运化失健之经行水肿。症见经期错后，经量过少，色红有块，经行腹痛，腰酸无力，体困神疲，肢面水肿，手指木胀、难以握固，经后胀肿如轻缓，大便不实，小便短少，舌

质淡红，边有紫瘀，苔白滑，脉弦细。

清热凉血方（哈荔田经验方）

【组成】当归9g，赤芍9g，牡丹皮9g，黄芩9g，白茅根30g，淡竹茹6g，木香4.5g，仙鹤草24g，荷叶炭12g，花蕊石15g，牛膝12g，凌霄花4.5g，白薇15g。

【功效】清热凉血。

【主治】肺胃蕴热，脉气盛致冲气上逆，迫血妄行致月事超前，量少色深，行经日少，常一二日即止。经前鼻衄，量多色红，心烦易怒，小腹微胀，体困面白，小溲不爽，脉弦数，舌红，苔薄腻而黄。

【方解】素喜辛辣，肺胃蕴热，加之经前冲脉气盛，血海盈满，血为热迫，经血走而不守，随气而行，直犯上窍，故血出于鼻。方用牡丹皮、白茅根、凌霄花、白薇等凉血止血，引血归经。用白茅根不独取其清热凉血，且能与黄芩、竹茹、白薇清泻肺胃，使肺胃之气得降，水道通调，热从小溲排出；再以花蕊石、赤芍、牛膝等行血止血，苟免凉血致瘀。

养血疏肝通络方（刘奉五经验方）

【组成】当归9g，白芍12g，川芎6g，柴胡3g，半黄芩9g，甘草6g，山药15g，白术9g，茯苓12g，猪苓12g，泽泻12g，路路通9g，络石藤12g，马尾连9g。

【功效】养血疏肝，理气通络。

【主治】肝郁气滞，血虚络阻。

【方解】方中当归、川芎、白芍养血柔肝，柴胡疏肝解郁；黄芩、马尾连清热泻肝；山药、白术、茯苓、甘草健脾和胃；猪苓、泽泻健脾利湿，络石藤、路路通活血疏通经络，以助调和气血。

健脾益肝除湿方（刘奉五经验方）

【组成】焦白术9g，茯苓15g，防风6g，陈皮6g，白芍12g，黄芩9g，甘草6g，续断9g，菟丝子9g，

【功效】健脾抑肝，清热除湿。

【主治】脾虚肝旺，湿热内蕴之经前紧张综合征。

【方解】方中白术、茯苓健脾除湿，陈皮理气醒脾，均为补脾。白芍养血抑肝，防风升阳除湿，均为和脾；续断、菟丝子补肾和肝，黄芩、白芍、甘草清理胃肠湿热。

凉血止衄汤（刘奉五经验方）

【组成】龙胆9g，黄芩9g，栀子9g，牡丹皮9g，15g，藕节30g，白茅根30g，大黄1.5g，牛膝12g。

【功效】清热平肝，凉血降逆。

【主治】肝热上逆，血随气上所引起的衄血、倒经。

【方解】在行经前1～2日或正值经期或经后，出现规律性、周期性衄血，甚至吐血，称为倒经，或逆行经。主要是由于肝阳亢盛，血热上逆；冲气较盛，血海满盈，血为热迫，随冲气而上逆，不得下行，故月经量少，或经行不畅，或经闭不行，反而衄血、吐血。取龙胆泻肝汤中的主药龙胆、黄芩、栀子清上焦热；合牡丹皮、生地黄清热凉血；藕节、白茅根清血热止吐衄。独特之处在于使用大黄五分，药量不重，取其入血分行血破血，但泻血热，而且大黄配牛膝又能引血下行，实有釜底抽薪之妙。全方清热平肝，凉血降逆，不但吐衄可止，而且经血自调。

养血散风方（刘奉五经验方）

【组成】藁本9g，白芷6g，防风6g，蔓荆子12g，黄芪15g，当归9g，川芎4.5g，白蒺藜12g，木贼9g。

【功效】益气养血，散风通络。

【主治】经前头痛，月经周期正常，量不多，色红。中医辨证气血两虚，风邪久羁。

清热凉血方（刘奉五经验方）

【组成】桑叶9g，菊花9g，黄芩9g，马尾连9g，生白芍9g，生地黄12g，瓜蒌

15 g，牡丹皮 9 g，栀子 9 g，牛膝 9 g，女贞子 9 g，墨旱莲 9 g。

【功效】养阴清热，凉血平肝。

【主治】经前期即感头晕头痛，行经过后，症状随之减轻。经色黑红，量中等，时有腰痛，经前期不能坚持工作。中医辨证肝郁化火，阴虚阳亢者。

【方解】方中桑叶、菊花、黄芩、马尾连、牡丹皮、栀子清热凉血平肝；生地黄、白芍、女贞子、墨旱莲滋阴养血；牛膝滋补肝肾，引热下行；阿胶珠养血安神；瓜蒌理气宽中清热。按语：肝为刚脏，有赖肾阴的滋养。肾阴不足，精不化血，血不养肝，则肝阴不足。肝阳上亢，上扰清窍，见头晕、头痛。肝火升腾，则见烦躁易怒，口渴喜冷饮。肝热引动血热，则见月经周期提前。肝旺阴不足，肾阴亏虚，不能上济于心，心肾不交，则见心慌，气短，失眠。治以养阴清热，凉血平肝。

清热除湿方（刘奉五经验方）

【组成】焦白术 9 g，茯苓 15 g，防风 6 g，陈皮 6 g，白芍 12 g，黄芩 9 g，甘草 6 g，续断 9 g，菟丝子 9 g。

【功效】健脾抑肝，清热除湿。

【主治】经前期紧张症，经前 5～7 日，出现腹泻下利，腹痛必泻，泻后痛减。属脾虚肝旺，湿热内蕴。

【方解】肝郁抑脾，脾虚则胃肠湿热内蕴，以致痛必腹泻，胃纳差。脾虚不能充养肌肤，则面色㿠白。脾虚湿盛，故经血色淡、质稀。治以抑肝健脾为法，用痛泻要方、黄芩芍药甘草汤加减。方中白术、茯苓健脾除湿；陈皮理气醒脾，均为补脾。白芍养血抑肝；防风升阳除湿，均为和脾。续断、菟丝子补肾和肝；黄芩、白芍、甘草清理胃肠湿热。

清眩平肝汤（刘奉五经验方）

【组成】当归 9 g，川芎 4.5 g，白芍 12 g，生地黄 12 g，桑叶 9 g，菊花 9 g，黄芩 9 g，女贞子 9 g，墨旱莲 9 g，红花 9 g，牛膝 9 g。

【功效】滋肾养肝，清热平肝，活血调经。

【主治】妇女更年期综合征、经前期紧张症等，属于肝肾阴虚、肝阳亢盛，见有头晕、头痛（或血压升高）、烦躁者。

【方解】方中当归、川芎、白芍、生地黄、红花、牛膝养血活血，引血下行以调经；女贞子、墨旱莲滋补肝肾以培本，黄芩清肝热；桑叶、菊花清热平肝以治标。

【加减】热重者，去当归、川芎，加马尾连 9 g；肝阳亢盛者，加龙齿 30 g。

【用方经验】本方标本兼顾，使之补肾而不呆滞，清肝热而不伤正。在重用牛膝引血下行的同时，配合黄芩、桑叶、菊花清上引下，重点突出。经临床使用，不但能够改善症状，而且对于血压高的患者，降压效果也较为明显。

清经四物汤加减（夏桂成经验方）

【组成】当归 10 g，白芍 10 g，生地黄 10 g，牡丹皮 10 g，黄连 3 g，黄芩 6 g，黄柏 6 g，炙知母 6 g，阿胶 9 g，艾叶 9 g，制香附 9 g，甘草 5 g，牛膝 10 g。用法：水煎分服，每日 1 剂，经前经期服。

【功效】清肝泻火，降逆止血。

【主治】经前经期吐血、衄血，量较多，色红，或有血块，头昏耳鸣，胸闷烦躁，两胁胀痛，口干而苦，月经周期超前，量少，至停闭，舌质红苔黄，脉弦而数。

【加减】鼻衄偏多者，加黑栀子 10 g，茅针花、荆芥炭各 6 g；经行小腹作痛，有血块者，加五灵脂、茺蔚子各 10 g，丹参、泽兰叶各 9 g；腰酸头晕明显者，加熟地黄、续断各 10 g。

加减杞菊地黄汤（夏桂成经验方）

【组成】枸杞子 10 g，甘菊 6 g，熟地黄 10 g，山药 10 g，牡丹皮 10 g，茯苓 10 g，泽泻 10 g，黑豆衣 9 g，钩藤 15 g，枳实子 10 g，女贞子 10 g。

妇科国医圣手时方

【功效】滋阴养血，息风静阳。

【主治】行经后头痛绵绵，或晕痛感。伴月经量多，色淡红，心慌怔忡，腰酸寐差，神疲乏力，舌质淡红。少苔，脉细弦。

【加减】如面浮足肿，身困倦乏者，乃脾虚气弱，水湿泛溢，虚风上扰。当予健脾补气，利水息风等法治之。可选半夏白术天麻散合防己黄芪汤，药用制半夏、白术、煨天麻、防己、黄芪、连皮茯苓、钩藤、陈皮各10 g等。

活血润燥生津汤加减（夏桂成经验方）

【组成】当归10 g，白芍10 g，生地黄10 g，天冬6 g，麦冬6 g，天花粉9 g，桃仁9 g，红花9 g，莲子心3 g。

【功效】养阴润肺，清热止血。

【主治】经期或经后，衄血吐血，量多或少，色鲜红，无血块，头昏耳鸣，潮热咳嗽，手足心烦热，唇红口干，舌质红绛，苔剥，脉细数。

【加减】衄血偏多者，加茅针花、仙鹤草各10 g；腰酸头晕者，加玄参10 g，炙龟甲15 g；咳嗽较剧者，加入蛤壳、杏仁各10 g，南沙参、北沙参各15 g。

荆防四物汤（韩百灵经验方）

【组成】当归6 g，川芎6 g，生地黄9 g，白芍9 g，荆芥6 g，防风6 g。

【功效】清热解表。

【主治】中风经期发热。症见发热恶风，自汗，头项疼痛，鼻鸣干呕，面色淡红，舌苔薄白，脉浮数。

杏苏四物汤（韩百灵经验方）

【组成】当归9 g，川芎6 g，生地黄9 g，白芍9 g，杏仁9 g，紫苏叶6 g。姜3片枣5枚为引。

【功效】温经散寒解表。

【主治】伤寒经期发热。症见发热恶寒，无汗，头身疼痛，咳嗽鼻塞，时流清涕，面色青白，舌苔薄白，脉象浮紧。

琥珀散（韩百灵经验方）

【组成】三棱、莪术、当归、赤芍、刘寄奴、牡丹皮、熟地黄、桂枝、乌药、延胡索各等份。

【功效】活血祛瘀，行气止痛。

【主治】用于气滞血瘀之经前腹胀而痛甚者。

三黄四物汤（韩百灵经验方）

【组成】四物汤4味各10 g，黄芩、黄连、大黄各10 g。

【功效】清心，凉血，止衄。

【主治】用于实热损伤上焦阳络，经前呕血，鼻出血，烦热渴甚，腹痛便燥，脉洪实而数。

加味地骨皮饮（韩百灵经验方）

【组成】当归10 g，生地黄10 g，白芍10 g，地骨皮10 g，川芎5 g，胡黄连5 g。

【功效】滋阴凉血。

【主治】用于血室内热，经行发热，心烦不宁，面红唇赤，脉洪而无力。

桂枝四物汤（韩百灵经验方）

【组成】桂枝15 g，白芍15 g，当归10 g，川芎10 g，熟地黄10 g，甘草5 g。生姜3片大枣5枚为引。

【功效】解肌止汗。

【主治】用于经行发热，自汗，恶风，脉浮缓。

麻黄四物汤（韩百灵经验方）

【组成】当归10 g，熟地黄10 g，川芎10 g，白芍10 g，麻黄5 g，杏仁5 g，甘草5 g。生姜3片大枣5枚为引。

【功效】发汗解表。

【主治】用于经行发热，恶寒，无汗，脉浮紧。

经行吐泻 1 号方（卢国治经验方）

【组成】焦栀子 10 g，淡豆豉 10 g，广藿香 1 g，醋半夏 10 g，吴茱萸 2 g，云苓 13 g，猪苓 8 g，泽泻 10 g，全当归 13 g，生白芍 20 g，老川芎 8 g，黄连 5 g，生甘草 4 g。

【功效】）芳香逐秽，清热利湿，佐以养血。

【主治】经行吐泻，暑湿积热证。症见经行之际，上吐下泻，头昏目眩，胸中懊侬，腹胀滞痛，口渴而欲饮，小便短少，苔心黄厚，脉左濡细少，右弦滑有力。

【加减】呕吐明显，吐多于泻者，去醋半夏，加乌梅 6 g。胃气较弱，不欲食者，加生白扁豆 16 g。腹胀痛，小便色黄短少无甚者，加厚朴 10 g，滑石粉 16 g。心慌烦闷者，加朱砂（冲）2 g。

【方解】本方证多因经行后血室空虚，长夏暑湿方盛之时，暑湿秽热之邪乘虚而伏匿于胞室之中，每到经行之前，邪由冲脉上犯于阳明，中焦气机受阻，升降失职，清浊不分，故见上吐下泻。方中广藿香、云苓、泽泻、猪苓四味，芳香逐秽，淡渗利湿，清热为主；焦栀子、淡豆豉、醋半夏，清暑降逆，止呕吐，以使胃气下降为辅；黄连、吴茱萸辛开苦降，主治暑热由冲脉横逆犯胃，胃失和降之证。全当归、生白芍、老川芎，养血、活血、调气，重用生白芍，配生甘草，可治暑湿之邪，因滞于血分之腹痛，为佐使药。

经行吐泻 2 号方（卢国治经验方）

【组成】补骨脂 13 g，五味子 10 g，肉豆蔻 10 g，吴茱萸 6 g，大党参 10 g，白术（土炒）10 g，山药 13 g，云苓 10 g，煨干姜 5 g，肉桂 3 g，生甘草 4 g。

【功效】温肾暖脾，固涩止泻。

【主治】经行吐泻，脾肾阳虚证。症见经行之际，大便泄泻与呕吐，黎明时则甚。平素精神倦怠，形体消瘦，四肢无力，食欲不振；月经量少，色淡等。舌淡，苔白滑，脉沉细弱小。

【加减】腰痛遗尿者，加菟丝子、益智各 13 g。呕吐清水较甚者，加草豆蔻 8 g，生黄芪 20 g，大枣 15 枚（煎药后，将枣吃掉）。

【方解】本方证多因平素脾肾阳气不足，经行之际，血去则气随血流，阳气尤感亏少，命门之火不能温运脾土，以致运化功能减弱，故见大便溏泻，呕吐清水。治疗补肾健脾，温经散寒：方中补骨脂、上肉桂，温补肾阳；大党参、土炒白术，暖中健脾为主；山药、肉豆蔻，健脾，涩肠，止泻为辅；干姜配党参、白术，则温中有补，可振奋中阳，恢复脾阳运化功能；配云苓，则可加强脾之运化水湿之功能；五味子、吴茱萸，温中止呕，止泻为佐；生甘草，调和诸药为使。

经行吐衄 2 号方（卢国治经验方）

【组成】醋柴胡 8 g，赤芍 13 g，制香附 10 g，炒青皮 8 g，全当归 13 g，焦山楂 10 g，牡丹皮 10 g，炒茜草 10 g，川郁金 10 g，花蕊石 10 g，炒小蓟 10 g，净荷叶 10 g，生桃仁 8 g，生甘草 4 g，怀牛膝 15 g。

【功效】疏肝清热，化瘀止血。

【主治】经行吐衄（逆经），肝郁气逆证。症见情志多怒，头昏，口干舌燥，两颧发赤，心烦不宁，胸胁痞满，经行之际量少或经闭，只见经血从口鼻而出。脉左弦大有力，尺弱小，右沉细小数，舌质红，苔黄燥。

【加减】伴有两少腹痛胀者，去净荷叶、焦栀子，加延胡索 10 g，川楝子 8 g；胸闷胀痛者，加瓜蒌 20 g。服药后吐衄血消失后，去炒茜草、炒小蓟、花蕊石、净荷叶，改赤芍为生白芍，加阿胶 10 g，大熟地黄 13 g，滋阴养血。

【方解】本方证多因过食辛辣香燥，或误服辛温刚燥之药，致使中焦脾胃升降之职失调，加之情志不遂，郁怒动肝，郁而生热，肝失条达，横逆而犯胃，引动经血由冲脉上逆，聚于胃而吐衄血。治宜疏肝解郁清热。方中醋柴胡、制香附、炒青皮、赤芍、牡丹

妇科国医圣手时方

皮、焦栀子疏肝解郁清热为主。同时，赤芍和全当归相配，可治肝气郁结所致的血凝证；郁金、花蕊石、生桃仁活血化瘀，以防瘀血停留，即止血不化瘀非其治也；炒小蓟、炒茜草、净荷叶凉血清热，止血为辅；牛膝活血祛瘀，引血下行为佐；生甘草调和诸药为使。

降火归经汤（班秀文经验方）

【组成】墨旱莲15 g，山药15 g，茯苓12 g，生地黄12 g，泽泻9 g，牡丹皮9 g，荷叶9 g，白芍9 g，五味子5 g，甘草3 g。

【功效】滋养肝肾，凉血止血。

【主治】阴血不足，虚火上炎所致经行呕血，鼻出血。症见每月均有周期性鼻出血，量少色红，头晕，腰酸，眠差，舌尖红，苔薄白，脉弦细。

参皮滋阴汤（班秀文经验方）

【组成】太子参20 g，山药15 g，玄参15 g，生地黄15 g，地骨皮9 g，白芍9 g，麦冬9 g，茺蔚子9 g，白薇9 g，牡丹皮5 g，甘草5 g。

【功效】滋养肝肾，甘润清热。

【主治】用于肝肾阴虚，相火内动所致经行发热，伴有头晕头痛，咽痛，平时带下量多，色白或黄，大便难排，小便淡黄，舌尖红，苔薄白，脉细数。

养血定搐汤（班秀文经验方）

【组成】炙黄芪15 g，熟地黄15 g，党参15 g，山药15 g，当归12 g，益母草10 g，白蒺藜9 g，荆芥5 g，川芎5 g，白芍5 g，甘草5 g。

【功效】益气养血，佐以熄风。

【主治】用于气血虚弱、虚风内动所致抽搐。症见每逢月经来潮，即头晕目眩，心胸痞闷，气息短促，汗出如水，唇面发绀，四肢抽搐，剧时昏倒，倦怠乏力，便溏尿少，舌尖红，苔薄白，脉弦细。

仿加味逍遥散（班秀文经验方）

【组成】北柴胡6 g，当归身9 g，杭白芍12 g，白苓6 g，白术6 g，夏枯草15 g，蒺藜10 g，牡丹皮10 g，栀子10 g，瓜蒌皮10 g，薄荷（后下）3 g，甘草3 g。

【功效】疏肝清热，息风止痛。

【主治】肝郁化火，火性炎上，煽动精明之府而引起的头痛。按语：肝为风水之脏，内寄相火，喜疏泄条达。肝脉络阴器而布胸胁上额，若七情过极，肝气不伸，郁久则化火。在经将行之时，相火内动，肝的疏泄失常，故经将行时少腹、小腹、乳房、胸胁胀疼，头痛如刀劈。经行前后不定，量多少不扁一。其头痛之所以左侧为甚者，实由于妇女以血为主，左属阴孟血。由于肝郁化火上炎，火腾血热，蒙蔽清窍，故头痛以左侧为剧。故方中用逍遥散加用苦辛寒之夏枯草，苦辛平之白蒺藜，甘寒之瓜蒌皮。其目的在于加强平肝泻火，解郁散结之功。

滋阴降逆汤（班秀文经验方）

【组成】生地黄15 g，墨旱莲15 g，鲜荷叶15 g，牡丹皮9 g，杭白芍9 g，白苓12 g，泽泻9 g，牛膝5 g，甘草3 g。

【用法】先将上药用适量清水浸泡30分钟，再放火上煎煮30分钟，每日1剂，每剂煎2次，分2次温服。

【功效】滋阴降火，凉血止血。

【主治】倒经。经将行或经行之中，口鼻有少量出血，色红，心烦易躁。脉象细数，苔少舌红。

【加减】潮热者，加地骨皮9 g，白薇6 g；经前乳房胀痛者，加夏枯草12 g，瓜蒌皮9 g；平时赤白带下者，加赤芍、凌霄花各6 g。

【方解】方中以生地黄、墨旱莲、鲜荷叶甘寒滋阴凉血；牡丹皮苦寒，凉血化瘀；白芍酸寒，和阴血而泻肝火；茯苓甘淡，健脾安神；泽泻甘淡寒而泄肾中邪火；牛膝补肝肾而引血下行；甘草甘平以调诸药。全方俱是平和之品，滋而不腻，泄不伤阴，有滋阴降火，凉血止血之功。

【用方经验】本方曾多年应用于临床，凡是月经将行或经中口、鼻出血，或经闭不行而有周期性口、鼻出血，伴有心烦易躁，夜难入寐，舌苔少或薄白，舌质红，脉象细数者，属阴虚火旺之倒经，用之相宜。服药期间，禁食辛温香燥如葱、蒜、姜、酒等品，即使治愈后相当时间内，亦宜食用甘润之品为佳。

经行痒疹方（班秀文经验方）

【组成】蒲公英15 g，野菊花12 g，忍冬藤20 g，生地黄20 g，赤芍10 g，牡丹皮10 g，紫草茸10 g，防风10 g，连翘10 g，凌霄花10 g，白鲜皮10 g，生甘草6 g。

【功效】清热凉血，散风解毒。

【主治】经行痒疹。

【方解】班老认为诱发本病的原因甚多，但总的来说火热之毒郁闭于营分，从血络透出肌肤是其主要病理改变。妇女经期而见痒疹，多与肝郁化火生风，闭郁于营血有关。故本方总以清热凉血，散风解毒为法。用蒲公英、野菊花、紫草、牡丹皮、赤芍、生地黄等以清热凉血；忍冬藤、连翘、防风、凌霄花、白鲜皮等以散风清热解毒：全方共奏凉血、祛风、解毒之功，故获良效。

【用方经验】本方系广西妇科名老中医班秀文先生验方，临床用治经行痒疹多获良效。如有妇女每因月经而全身发痒，出现红色皮疹，忽起忽落，其月经前后不定，量或多或少，色暗红夹紫块，并有见乳房、少腹、小腹胀痛，心烦易躁，胸胁苦闷等症状。经用本方3剂，并刺三阴交、曲池、合谷等穴，3日患者痒疹全部消退。经用调和营卫、凉血解毒等药善后治疗（每月6剂药）3个月。病未再发。

润肺汤（朱小南经验方）

【组成】金果榄9 g，炒乌药9 g，茯苓9 g，巴戟天9 g，香附9 g，熟地黄9 g，党参9 g，当归6 g，玄参6 g，白芍6 g，麦冬6 g，

川芎5 g，木蝴蝶1 g。

【功效】滋润肺阴，疏肝固肾。

【主治】临经音哑（肾亏肝郁，肺阴不足）。症见经水超早，量少色淡，经来时声音低哑，经净后恢复声响，小腹胀痛，腰酸尤甚，咽干口燥，小便频数，平素精神不舒，头晕目花，面色萎黄，头发枯干，乳部萎缩，舌淡苔少，脉沉弱而弦。

四皮消肿汤（朱小南经验方）

【组成】黄芪皮12 g，茯苓皮9 g，合欢皮9 g，当归9 g，制香附9 g，焦白术9 g，路路通9 g，山药9 g，陈皮6 g，淡附子5 g，炒枳壳5 g。

【功效】温肾健脾，疏肝渗湿。

【主治】经来遍身水肿（脾肾阳虚，肝郁气滞证）。症见月经偏后，经色紫黑，量少不爽，平素怕冷，经前乳胀腰酸，神疲乏力，纳呆不食，经来时遍身水肿，至经净后数日内逐渐消退，面色㿠白，小便混浊，苔薄白，脉沉弱而弦。

经前乳胀方（朱小南经验方）

【组成】香附9 g，合欢皮9 g，娑罗子9 g，路路通9 g，广郁金3 g，焦白术3 g，炒乌药3 g，陈皮3 g，炒枳壳3 g。

【功效】行气开郁，健脾和胃。

【主治】经前胸闷乳房胀痛，食欲不振，泛泛欲吐，伴小腹胀痛。属于肝郁脾虚者。

【加减】乳胀甚者，加橘叶、橘核各10 g；乳胀痛者，加川楝子、蒲公英各10 g；乳胀有块者，加王不留行10 g、炮穿山甲6 g；乳胀有块兼有灼热感者，加海藻、昆布各10 g；兼有肾虚者，加杜仲、续断各10 g；兼有血虚者，加当归、熟地黄各10 g；兼有冲任虚寒者，加鹿角霜10 g、肉桂6 g；兼有火旺者，加黄柏、青蒿各10 g；小腹两旁掣痛者，加红藤、白头翁各10 g。

【方解】香附、合欢皮理气解郁，郁金活血消胀，合欢皮更可解愁，三品相配，相得益彰。再加白术、陈皮、枳壳健脾和胃，以

增进食欲，取《指迷》宽中丸之意。婆罗子（婆婆子、天师栗）、路路通（九孔子），疏通经络，朱氏常以两药同用，服后上易嗳气，下则矢气，因而乳胀、腹胀俱减，效颇显著。乌药则香窜散气，能消胀止痛。

清肝泻热方（朱小南经验方）

【组成】墨旱莲12 g，牛膝9 g，柴胡3 g，鲜生地黄24 g，焦栀子9 g，黄芩9 g，炒当归6 g，炒赤芍6 g，焦山楂炭9 g，丹参9 g，白茅根15 g。

【功效】急则治其标，清肝泻热，引血下行。

【主治】肾虚肝热，迫血妄行致吐衄。

【方解】经闭兼衄血，鼻衄剧烈，治衄为先。以墨旱莲为主药，其性寒，能凉血止血，而对鼻衄获效尤捷；配以牛膝为佐，盖血热气逆，迫血离经，牛膝能活血通经。此外，用柴、地、栀、芩以清肝热，其间柴胡能入足厥阴而著称，清热疏肝，效颇显著。归、芍、楂、丹参活血调经，白茅根善止衄，能增强止血效力。

平肝调冲方（何子淮经验方）

【组成】生白芍15 g，枸杞子10 g，炒玉竹10 g，决明子15 g，白蒺藜10 g，生地10 g，何首乌10 g，桑叶15 g，藁本9 g。

【功效】平肝调冲，滋水涵木。

【主治】经前头痛，夜寐不安，口干，烦躁易怒，月经时多时少，经期超前。舌红，脉弦。多见于经前期综合征。

【加减】木郁火炽，血热气逆，损伤阳络，引起倒经，应以平肝降火，引血下行。去藁本、白蒺藜，酌加牛膝、牡丹皮、白茅根、夏枯草、槐米。

【方解】本法参照刘河间、王肯堂"妇人天癸既行，当究厥阴"立论。肝为风木之脏，体阴而用阳，若操持多劳，烦躁寐少，精血衰耗，木少滋荣，引起阳气浮动，虚阳上越。治宜滋水以涵木。刚劲之性得柔和之体，诸症自消。方中白芍生用，养血平肝。经量过

多，改炒用，取其敛肝藏血。本证阴虚阳越，治宜润宜静，故方中又参以滋补肝肾之品。

疏理调冲方（何子淮经验方）

【组成】八月札9 g，乌辣草9 g，青皮9 g，川芎9 g，生麦芽9 g，婆罗子9 g，合欢皮9 g，郁金9 g，路路通9 g，香附9 g，当归9 g。

【功效】疏理调冲法。

【主治】经前5～7日（严重者10日或半月），胸胁间胀满，乳胀作痛，乳头疼痛，或有结块。经转缓解（亦有经后硬块仍不消散的）。

【加减】经前乳胀时间长，加羊乳、老鹳草各10 g；口干，胸闷，酌加蒲公英、忍冬藤；乳胀块硬不消，可选加昆布、海藻、浙贝母、皂角刺、夏枯草、王不留行各10 g、炙山甲6 g；乳头作痛明显，酌加橘叶、佛手片各10 g等。

【用方经验】经前乳胀，多属肝胃之气横逆。本法摹学朱丹溪疏解六郁立论，临床化裁，主以解郁疏肝，遂其曲直之性，使肝云木得以条达；理气和胃，顺其和降之机，横逆之气畅消，遂使胀病之症自除。经治后，症状缓解者，辛香药物即宜慎用，以免损伤阴血。如经前胸乳稍有胀满，属正常现象，不需服药。

理气调冲方（何子淮经验方）

【组成】乌药9 g，香附9 g，木香9 g，枳壳9 g，川芎9 g，大腹皮12 g，白鸡冠花9 g，虎杖9 g，鸡血藤12 g，丹参9 g，川楝子9 g，月季花9 g，代代花9 g，陈香橼9 g。

【功效】理气调冲。

【主治】经前下腹胀痛，胀甚于痛，经来不畅。

【加减】下腹胀甚，经来量多者，去川芎、虎杖，加藕节炭、益母炭各10 g。

【用方经验】本方取《韩氏医通》青囊丸（香附、乌药）意，以香附辛香浓郁，以解郁行气，乌药理气止痛消胀，酌加清香流动之

品，达到气行血运，胀消经调之目的。

加味归经汤（裘笑梅经验方）

【组成】煅瓦楞子30 g，炙卷柏10 g，川牛膝15 g，益母草9 g，当归9 g，牡丹皮9 g，柴胡9 g，炙白薇9 g，薄荷4 g，天冬9 g，麦冬9 g，琼玉膏（冲入）10 g。

【功效】平肝降逆，清热凉血。

【主治】经行吐血。

【方解】倒经多由肝经郁热，久而化火，气火上炎，血随火升而致。方用瓦楞子味咸质重，有平肝降逆之功；配牛膝引血下行；合益母草祛瘀行经；加卷柏清热凉血，旨在热者清之，逆者降之，经归常道而无逆行之患。

【病例】林××，女，24岁。经行吐血，经净方止，量多色鲜，来势较猛。平时月经尚规律，经量减少，色淡暗。诊查：腹胀痛，情志忧郁，大便干燥，手足灼热，食欲不振，病延近年。经汛将届，苔薄，质艳红隐紫，脉细弦。证属肺阴不足，肝郁化火。方用加味归经汤7剂。二诊：每遇经前自服上方7剂，已5个月未再吐血，仅感口干咽燥，易于感邪，拟生脉饮合玉屏风散，以养阴清肺，连服数月，以资巩固。

归经汤（裘笑梅经验方）

【组成】益母草15 g，瓦楞子30 g，川牛膝15 g，炙卷柏9 g。

【功效】引血下行归经。

【主治】倒经。

【方解】《黄帝内经》曰："诸逆冲上，皆属于火。"倒经之由，多因气火上迫，血随火升而致。故方以瓦楞子之味咸、质重，有平冲降逆之功，合益母草祛瘀生新，配牛膝助瓦楞子引血下行，更加卷柏清热凉血。本方以"热者清之，逆者降之"为原则，使经归常道，而无逆行之患。

二齿安神汤（裘笑梅经验方）

【组成】紫贝齿15 g，青龙齿15 g，磁石30 g，朱砂12 g，琥珀末（冲）1.2～1.5 g，紫丹参15 g，九节菖蒲2.4 g，仙半夏6 g。

【功效】镇惊安神，涤痰开窍。

【主治】经前期紧张症，更年期综合征。

【方解】本方以贝齿、龙齿为主，归心肝二经，镇惊安神；配磁石咸能润下，重可去怯，性禀冲和，无猛悍之气，更有补肾益精，潜阳纳气之功；合琥珀、朱砂，镇惊安神；丹参养血活血；更入菖蒲开心窍；半夏除痰浊。诸药合和，共奏镇惊安神，涤痰开窍之效。按语：二齿安神汤有镇惊安神，涤痰开窍之功，对于肝阳偏亢，心神不宁，或夹痰浊蒙蔽心窍而致的惊悸、不寐，甚则癫狂等症有较好的疗效。多用于经前紧张综合征，更年期综合征等病。

调经一号方（刘云鹏经验方）

【组成】柴胡9 g，当归9 g，白芍9 g，甘草3 g，香附12 g，郁金9 g，川芎9 g，益母草15 g。

【功效】疏肝开郁，理气活血。

【主治】经前胸乳作胀，喜呃逆叹息。

【加减】肝郁化火者，加炒栀子9 g，牡丹皮9 g，以泻郁火；脘腹胀食少，加苍术9 g，厚朴9 g，陈皮9 g，以开胃除满；恶心呕吐者，加半夏9 g，陈皮9 g，茯苓9 g，以和胃除痰；小腹胀痛者，加枳实9 g，青皮9 g，木香9 g；腹胀甚者，加槟榔12 g，以理气消胀；腰胀痛者，加乌药9 g，牛膝9 g，以理气活血治腰胀痛；气虚者，加党参、白术、茯苓以健脾益气。

【方解】本方是一首疏肝开郁、理气活血调经的方剂，适用于肝气郁结所致的经前诸症。方中柴胡、当归、白芍疏肝解郁；香附、郁金理气疏肝，主治胸乳作胀。川芎、益母草，行气活血调经，甘草调和诸药。经前主治在气，肝气得疏，气顺血活，则经前诸症不再发作。

调经二号方（刘云鹏经验方）

【组成】乌药9 g，木香9 g，香附12 g，

妇科国医圣手时方

槟榔12 g，甘草3 g，当归9 g，川芎9 g，牛膝9 g，益母草15 g。

【功效】理气活血调经。

【主治】经前腹部胀痛。脉沉弦，舌质红，舌苔薄。

【加减】兼小腹痛者，可选加延胡索9 g、五灵脂9 g等，以活血祛瘀调经；小腹冷痛者，加高良姜6 g，疏肝行气，散寒止痛；气郁化火者，可加炒栀子9 g、牡丹皮9 g，以散肝火；气虚者，加党参9 g，以益气，助其气机之流通。

【方解】本方是一个理气活血调经的方剂，方中乌药、木香、香附、槟榔疏肝理气；川芎、当归、牛膝、益母草活血调经；佐以甘草调和诸药，为经前理气调经的常用方。

参术止泻汤（钱伯煊经验方）

【组成】党参15 g，白术12 g，茯苓12 g，菟丝子12 g，山药12 g，补骨脂9 g，木香6 g，炙甘草6 g，砂仁壳3 g，艾叶3 g。

【功效】温补脾肾，疏肝理气。

【主治】用于脾肾阳虚，肝气横逆，每值经期肝藏血少，肝失疏泄，脾失健运，遂致阳气不振而致经行泄泻。症见经行，大便泄泻，日有数次，腹部作胀，肠鸣嗳气，腰酸腹痛，苔白腻，脉沉细。

养血平肝汤（钱伯煊经验方）

【组成】生地黄12 g，合欢皮12 g，鸡血藤12 g，川芎3 g，远志6 g，郁金6 g，制香附6 g，白芍9 g，白薇9 g，牡丹皮9 g。

【功效】养血平肝，调气解郁。

【主治】血虚肝郁，阳气逆乱所致经行昏厥。经行期间，少腹作痛，突然昏倒，冷汗淋漓，月经量不多，色黄，经期情绪不定，急躁欲哭，纳差少寐，大便干结，舌质淡苔黄腻，脉象沉迟。

敛冲理顺汤（岑观海经验方）

【组成】红参3 g，熟地黄15 g，白芍15 g，女贞子15 g，墨旱莲15 g，山药15 g，牡丹皮9 g，牛膝9 g。

【功效】益气滋肾，敛冲宁血。

【主治】妇人经未行之前，或正值经行时，出现有规律的吐血或衄血。

【方解】方中熟地黄、女贞子滋肾养血，牡丹皮、墨旱莲清热凉血，白芍柔肝敛阴，配红参益气摄血。再以山药相伍，上能补肺生津，下能补肾敛冲，益以牛膝引血下行，使冲气得养，自安其位。经行吐血为冲脉经气逆乱，咎由肾脏亏虚，肝气恣横，脾气虚馁，胃气上逆所致。岑老以经验方敛冲理顺汤益气滋肾，敛冲宁血，治疗上症，每获良效。

【病例】黄×，女，34岁，已婚。患者经期吐血，始时正值月经来潮，突然吐血，约1酒杯，即至县医院作某线胸部摄片检查，未发现异常，给予对症治疗。此次适值经潮吐血2次，每日1次，量与上次无异。诊时面色微红，体瘦弱，未见经血下，头晕目眩，气短心悸，全身酸软，腰痛，少腹闷胀，饮食尚可，二便正常，舌淡，苔薄白，脉弦细无力。月经史：12岁初潮，周期28日，尚准，经行5日净，量多色正红。常有齿衄。证属经行吐血，因肾气亏虚，冲气上逆而致逆经。处方：红参（焗）3 g，白芍、墨旱莲、山药、熟地黄、女贞子各15 g，牡丹皮、牛膝各9 g，2剂。服药后吐血止，经行量多，色淡红，略带小血块，腹闷疼者，加杜仲15 g，延胡索9 g。3日后经净，腰酸痛，予全鹿丸补肾养血善后。此后经行通畅，未见吐衄。

疏肝理脾汤（郑长松经验方）

【组成】香附10 g，郁金10 g，炒白术10 g，茯苓10 g，延胡索10 g，陈皮6 g，木香6 g，炮姜6 g。

【功效】）疏肝理脾。

【主治】经行泄泻。症见经行心烦乳胀。胸脘胁肋满闷，腹痛便溏，或有呕吐，苔白脉弦。

【病例】高×，女，22岁。每逢经前

2～3日即吐泻交作，经至渐缓，经净自瘥。伴胸脘闷胀，两乳胀痛，神疲乏力，小腹冷痛，舌质红，苔薄白，脉虚弦。乃肝郁脾虚之证，用本方加橘叶、橘叶、川楝子、广藿香各15 g，苏梗12 g，艾叶9 g，砂仁6 g，服药6剂，痊愈。

秘红丹（王永珍经验方）

【组成】大黄3 g，肉桂3 g，生赭石18 g。

【功效】清热降逆，引血下行。

【主治】肝经郁热，血热妄行之经行吐衄。

【方解】经行吐衄亦称倒经或逆经，多为肝经郁热，血热妄行所致。方中大黄苦寒沉降，能直达下焦，清泻血分实热；肉桂辛甘大热，气味纯阳，引火归元。二者配伍，气味俱厚，一寒一热力猛善走，其性下行。又用赭石之苦寒并重，清肝火，平肝阳。煎汤送服，使上逆之气得以顺达，妄行之血得以复归，本方药味虽少，但组方合理，配伍严密，放疗效颇佳。

加味活络效灵丹（贾美华经验方）

【组成】熟地黄15 g，当归15 g，丹参15 g，茺蔚子15 g，生乳香9 g，生没药9 g，红花6 g，肉桂3 g。

【功效】推陈逐瘀，谐和阴阳。

【主治】经前及经行时吐衄。

【方解】经行吐衄，为口鼻出血与月经周期有关的疾病。肝经郁火、胃火血热、阴虚肺燥、脾不统血均可引发本病，然瘀阻胞脉，月经当行不行，才导致郁火上冲、燥热拂扰口鼻，损伤阳络，而出现口鼻出血。活络效灵丹为《医学衷中参西录》方，由当归、丹参、生乳香、生没药组成。作者增入熟肉桂、红花、茺蔚子后，加强了推陈逐瘀作用，俾月经按期通行，血活火灭，则阴阳谐和，吐衄不作。

降逆导经汤（刘长天经验方）

【组成】生地黄30 g，赤芍15 g，黄芩

10 g，栀子10 g，川牛膝15 g，大黄15 g，竹茹6 g，牡丹皮10 g，黑荆芥穗6 g，丹参10 g，三七（冲服）10 g，甘草6 g，当归6 g。

【功效】清降逆热，引血下行。

【主治】代偿性月经（行经吐衄）。

【加减】肝郁者，加川楝子；肝肾阴虚者加枸杞子、女贞子。

【方解】代偿性月经主要是血热气逆所致。方中生地黄、赤芍、牡丹皮、黄芩、栀子清热凉血；川牛膝引血下行，大黄引热下行；竹茹降上逆之气；黑荆芥穗、三七凉血止血，丹参、当归活血止血；加之甘草调和诸药。全方共奏清降逆热，引血下行之功。

平肝泻火汤（翁充辉经验方）

【组成】白芍12 g，生赭石30 g，生地黄15 g，龙胆6 g，黄芩6 g，黄连6 g，生栀子9 g，大黄12 g，牡丹皮9 g，茜草9 g，牛膝12 g。

【功效】平肝泻火，顺气降逆。

【主治】经前，或经期常衄血或吐血，属气郁化火所致。

【方解】本方乃选用仲景泻心汤合清热（犀角）地黄汤化裁，以治妇女倒经，为平肝泻火、顺气降逆的常用方剂。方中白芍泻肝和血止血；黄连泻火降逆止血；黄芩泻上焦之火，下气止血；栀子泻三焦之火，下行止血；茜草凉血止血，化瘀通经；赭石平肝降逆，凉血止血；牛膝活血，引血下行，月经自通，吐衄自止；大黄驱上焦实热，又能化瘀血。唐容川曰"大黄一味，是气药，又是血药，止血而不留瘀，尤为妙用，治得诸法，其于止血之法，思半矣"。翁氏每遇此证，投以此药，无不得心应手，数十年来颇堪自信。考药理实验研究证明，大黄具有缩短血液凝固时间，从而发挥止血的作用。

导血下行汤（王季儒经验方）

【组成】生地黄30 g，牡丹皮10 g，杭白芍10 g，白茅根30 g，牛膝10 g，制大黄炭5 g，桃仁10 g，泽兰10 g。

妇科国医圣手时方

【功效】凉血降逆。

【主治】经血逆行。

【方解】本方专治经血逆行，功能凉血降逆。生地黄、牡丹皮、杭白芍、白茅根凉血以敛阴；桃仁、泽兰活血以通经；牛膝、将军炭引血下行，而不至上逆。

滋肾柔肝止痛方（沈仲理经验方）

【组成】生地黄12 g，熟地黄12 g，山茱萸10 g，山药12 g，牡丹皮10 g，泽泻10 g，茯苓12 g，石楠叶10 g，白芷6 g，苦丁茶10 g。

【功效】滋肾柔肝，息风止痛。

【主治】肝肾两亏，头痛连及脑后者。

【方解】此乃为临床经验方。用石楠叶之苦辛，归肝肾二经，有祛风止痛之功，专治头风头痛。配以苦丁茶之甘苦性，有散风热，清头目的作用。两药合用，起到调理阴阳，平肝止痛之效。

乳胀散（冉雪峰经验方）

【组成】当归9 g，红花9 g，王不留行9 g，橘叶9 g，陈皮3 g，白术6 g。

【功效】活血调经，利尿消胀。

【主治】经前乳房胀痛。

【方解】方中以当归、红花养血活血；白术健脾利水；陈皮理气；王不留行下乳消肿；橘叶疏肝理气，消肿散结。合而用之，共奏调经活血，利尿消胀之功，故用之多效。

【用方经验】笔者应用，常依本方加制香附、延胡索各9 g，以增强理气消胀止痛之力，效果尤佳。

经前癫狂汤（声培泉经验方）

【组成】三棱、莪术各10～20 g，红花6～10 g，桃仁10～24 g，丹参10 g，生大黄10～15 g，大枣7枚，牛膝12 g，甘草6 g。

【功效】活血化瘀，清热宁神。

【主治】经前癫狂（经前精神亢奋）。

【加减】如精神症状明显，三棱、莪术可

用至20 g，否则减量或去之，加当归、白芍、生地黄养血活血；瘀热明显者，大黄用至30 g；腹痛难忍者，桃仁用至24 g，便行改用制大黄，取其活血之功；神志恍惚者，加白芥子、半夏各10 g；心悸失眠者，加酸枣仁12 g，茯苓30 g；情绪偏低者，加佛手花、合欢皮各10 g；烦燥不安者，加黄连6 g；惊悸幻觉者，加龙骨30 g，牡蛎30 g，磁石30 g。

【方解】本症与中医"蓄血发狂""热入血室"相似。故方用三棱、莪术、桃仁、红花活血化瘀；丹参养血活血宁心；大黄清热祛瘀，通腑泄热；大枣、甘草甘缓和中；牛膝散瘀行经。合而用之，可使气机畅利，瘀消血行，热清神宁，故用之多效。

清肝泻热方（哈孝贤经验方）

【组成】磁石（先煎）30 g，白蒺藜15 g，麦冬15 g，玄参15 g，当归15 g，丹参15 g，钩藤钩（后下）9 g，杭白芍20 g，龙胆12 g，白芷6 g，藁本6 g，防风6 g，牛膝9 g。

【功效】清肝泻热。

【主治】肝郁化火头痛。

经期头痛验方（王子瑜经验方）

【组成】桃仁10 g，红花10 g，赤芍10 g，川芎10 g，丹参10 g，川牛膝10 g，蒺藜10 g，凌霄花10 g，合欢皮10 g，琥珀末（冲）3 g，全蝎粉（冲）1.5 g。用法：水煎分服。宜在经前3～5日服用，每日1剂。

【功效】活血祛风。

【主治】经期头痛，病有定处，其痛如锥刺，不能忍受。月经量少有血块，经行不爽。

唐氏疏解方（唐吉父经验方）

【组成】①方：柴胡9 g，当归9 g，白芍12 g，夏枯草12 g，娑罗子12 g，蜂房12 g，郁金9 g，香附9 g，川楝子12 g，王不留行12 g。②方：柴胡9 g，当归9 g，白芍12 g，炒牡丹皮6 g，黑栀子12 g，夏枯草12 g，川芎9 g，香附9 g，预知子12 g，玫瑰花6 g。

③方：黄连6 g，枳实9 g，夏枯草12 g，制大黄6 g，朱茯苓12 g，姜半夏9 g，青礞石12 g，南星12 g，石菖蒲12 g，远志9 g，钩藤（后下）12 g，白金丸（包煎）12 g。④方：党参12 g，白术9 g，朱茯苓12 g，猪苓12 g，白扁豆12 g，泽泻12 g，车前子（包煎）12 g，当归9 g，川芎9 g，夏枯草12 g，柴胡9 g。

【功效】疏肝解郁，清泄心肝，健脾分运，涤痰宣窍，调理冲脉。

【主治】月经前期综合征。

【加减】经行前后头痛，加潼蒺藜、白蒺藜、蔓荆子、土藁本各10 g；无故悲伤，甚则哭泣加淮小麦30 g，炙甘草6 g，大枣5枚；心肝火炽，大便干结，加当归龙荟丸。

【用方经验】唐氏积中医妇科临床60余年经验，认为经前期综合征的临床表现可分为兴奋型与抑制型。前者多性情急躁，易于激动；后者多性情弛缓，处事淡漠。该病的主要原因是肝肾不足，肝郁气滞；或肾阴不足，肝失涵养；或肝气郁结，郁久化火；前者为虚证，后者为实证。虚实二证可以互相转化，或心肝火炽，或肝病及脾。故其病起源于肾，发展于肝，累及心脾。①方以疏肝理气为主；②方以清肝解郁为主；③方以涤痰宣窍为主；④方以健脾分运为主。

【现代研究】治疗73例，痊愈46例，显著进步8例，进步16例，无效3例。其中生育障碍者21例，8例妊娠。

舒肝解郁汤（夏雨田经验方）

【组成】柴胡12 g，制香附10 g，海藻10 g，预知子10 g，娑罗子10 g，合欢皮10 g，路路通10 g，橘叶10 g，橘核10 g，广郁金10 g，白蒺藜10 g。

【功效】疏肝解郁，理气止痛。

【主治】经前期综合征，属肝气郁结者。症见经前3～4日，或10～15日感觉胸胁闷胀，乳部作胀，小腹饱胀，胀甚则疼痛，经来后2～3日自行消失，常规律性发作。

【加减】如见乳部结块作痛，加王不留行、夏枯草、川楝子消肿散结。

加味麦门冬汤（何秀川经验方）

【组成】麦冬20～30 g，半夏10～15 g，党参15 g，川牛膝10～15 g，赭石15～20 g，甘草6～9 g，粳米少许。

【功效】补肾调冲，降逆和中。

【主治】月经来潮前出现的眩晕，呕吐、头痛、咳、喘、吐血、衄血等症。

【方解】妇女经前期冲脉不调，气机上逆。肺气不降，则咳喘；胃气不降，则呕恶；肝气上冲，则头痛、头眩。用麦门冬汤加牛膝、赭石，因具有补肾调冲，降逆作用，可引血下行，故收到疗效。

宣郁通经汤（李维贤经验方）

【组成】牡丹皮15 g，焦栀子6 g，柴胡15 g，当归15 g，酒芍10 g，黄芩10 g，香附6 g，郁金10 g，白芥子6 g，甘草6 g。

【功效】疏肝解郁调经

【主治】肝郁气滞，冲任不调。

【方解】方中当归入心、肝、脾，补血活血，加白芍（酒炒）调血中之气，除血痹，止腹痛；牡丹皮清血热散瘀；郁金下气破血开郁，随香附理气疏郁，调经止痛；白芥子去痰通络，除胁痛；柴胡疏肝理气；黄芩、栀子泻其郁热；甘草调诸药而和中。

【注意事项】忌生冷、绿豆类、黏滑。

调肝汤（李维贤经验方）

【组成】生山药25 g，山茱萸15 g，生白芍15 g，阿胶珠15 g，当归15 g，盐巴戟天6 g，甘草6 g。

【功效】疏肝补肾。

【主治】肝郁肾涸。

【方解】补益肝肾为主，益以疏肝之品，使水足而肝安，则无克痛之患矣。调肝汤以山药培脾补肾，合山茱萸滋阴补肾；阿胶随当归补血、活血、止血；加白芍调血中之气，而止腹痛；巴戟天壮阳益精；甘草利湿健脾，调和诸药。全方养肝阴，化肾涸，疏肝郁。

妇科国医圣手时方

疏肝理脾方（曹玲仙经验方）

【组成】柴胡6g，夏枯草12g，延胡索6g，炒白芍6g，薄荷6g，炒白术6g，娑罗子12g，茯苓12g，川郁金6g，蜂房9g。

【功效】疏泄肝木，而理脾土。

【主治】肝气有余，脾土受损。

【加减】结块肿痛更甚而瘀滞不通者，常酌加穿山甲、皂角刺、路路通等以破瘀消结止痛；兼见情绪紧张，抑郁不悦者，常用逍遥散加越鞠丸随症加减，以加强舒郁理气之功。

【方解】方用柴胡、夏枯草、薄荷、娑罗子以疏泄肝郁，白术、茯苓健脾利湿消肿；郁金、延胡索、白芍以理气活血，柔肝止痛；蜂房有散肿块，止疼痛的作用，乳房胀痛结块者，曹氏常用之。

【用方经验】胸胁乳房为肝脾二经所布之处，肝气郁结，疏泄失常，气机不畅，则经前乳房胀痛作痒，并有结块；冲任功能失调，则经行涩少，克伐脾土，则头目晕眩，面目浮肿。脉弦苔白，肝脾之证显然。

舒郁汤（邹云翔经验方）

【组成】合欢皮30g，绿萼梅（后下）3g，柴胡0.9g，龙骨（先煎）15g，牡蛎（先煎）15g，炒当归3g，炒白芍3g，夏枯草6g，川贝母（杵）15g，竹沥半夏6g，潞党参15g，制苍术9g。云苓9g，干荷叶9g，熟酸枣仁（杵）4.5g，浮小麦15g，大枣（切开）5个，阿胶珠5g，陈艾炭3g。

【功效】疏肝解郁，宁心健脾。

【主治】大脑皮质疲劳，经前期综合征。症见经前烦躁不寐，经来量多如崩，色鲜红，头痛昏晕，心慌不宁，筋骨酸痛，常咳，纳少，大便多溏，苔色淡白，脉细弦而劲。

【方解】情态抑郁，木郁不达，横逆上犯。故以合欢皮、绿萼梅为君，疏肝气，开郁结，怡养五脏；磁石、龙骨、牡蛎重镇摄纳，潜藏上浮之虚阳为臣；柴胡疏肝为使；归、芍柔肝敛阴；夏枯草散肝经郁火；川贝母、半夏清肺化痰除郁热；参、术、苓、荷叶健脾渗湿；小麦、大枣、酸枣仁养心安神；胶、艾养血调经；并加震灵丹9g（经来时服，每次3g，每日3次），收涩止血，药后诸症若失。

养阴清营镇冲汤（姚寓晨经验方）

【组成】生地黄12g，白芍10g，枸杞子10g，菊花10g，黄芩10g，赭石30g，茺蔚子10g，牛膝10g。

【功效】清养通降止血。

【主治】经血逆乱上行吐衄。

【方解】方以生地黄、白芍、枸杞子甘酸微寒以滋补肝肾；黄芩、菊花苦寒而轻清泻火；赭石重降胃气，平逆镇冲；茺蔚子与牛膝活血通经，引药力下行，且使血归经脉。全方集清、养、通、降于一体，对经血逆乱上行者，功效显著。

【加减】阴虚甚，加用二至丸滋养；气火盛则佐以牡丹皮、栀子、地骨皮各10g泻火而存阴；兼夹痰滞者，可伍入桃仁、红花、泽兰各10g等味活血化瘀，冀其经血下行。

经行吐衄方（孙朗川经验方）

【组成】花蕊石9g，干藕片24g，黄芩9g，侧柏24g，生地黄18g，白芍9g，白茅根30g，降香3g。

【功效】平肝清肺，凉血止血。

【主治】血热气逆，经行吐衄证。经前或经期吐血、衄血，量较多，色红，心烦易怒，口咽干，月经量减少，舌质红苔黄，脉弦或弦数。

【加减】如肝火炽盛，加牡丹皮、生栀子各9g；血热沸腾者，加水牛角（先煎）60g，牡丹皮9g；夹阴虚者，去降香，加北沙参、麦冬各15g，牛膝9g；月经量甚少者，加牛膝、赤芍各9g。

【方解】辨经行吐衄病因，主要是肝肺火旺，血热气逆所致。本方具有平肝清肺、降逆止血的作用，为一般经行吐衄症而设。方中白茅根、黄芩、白芍清肝肺二经邪热；生地黄、藕片、侧柏止血；花蕊石化瘀止血；降香理气顺经。

调经合剂（丁蔚然经验方）

【组成】当归10 g，白芍10 g，川芎6 g，柴胡8 g，香附10 g，枳壳10 g，云苓10 g，白术6 g，郁金10 g，川楝子10 g，延胡索10 g，牡丹皮10 g，甘草3 g。

【功效】健脾疏肝。

【主治】月经不调属肝郁气滞者。症见经前乳房胀疼，胸闷，烦躁，易怒，经期腹胀腹痛，血不畅行，经色暗红或有瘀块，舌红，苔薄，脉弦。

【加减】经期，去云苓、白术，加泽兰、益母草各10 g。

【方解】肝经蕴郁，木失条达。气机不利，疏泄失常，肝气郁结则乳房胀疼、烦躁；气滞血瘀则腹部胀疼，经不畅行。其辨证要点为：乳疼，腹胀，烦躁，脉弦。本方为逍遥散化裁，方中当归、白芍、川芎养血活血，柴胡配枳壳疏肝行气血；延胡索、川楝子、香附以消胀疼；郁金、牡丹皮清肝郁之热以解烦躁；炙甘草调和诸药；云苓、白术健脾。

【病例】耿××，女，29岁。1967年4月初诊。8年前正值经期，因生气月经停止，此后，经期错后，腹胀痛，血行不畅，血色紫红有块，经前胸闷，乳胀疼，烦躁，易怒，婚后4年未孕，舌质暗红，舌苔薄白，脉象沉弦。治拟疏肝调气，选用上方加减，服药4剂，腹部胀疼稍轻，继服原方月经来潮，血行顺利，症状消失。而后受孕，足月产一健儿。

加味麦门冬汤（何秀川经验方）

【组成】麦冬20～30 g，半夏10～15 g，党参15 g，川牛膝10～15 g，赭石15～20 g，甘草6～9 g，粳米少许。

【功效】补肾调冲，降逆和中。

【主治】月经来潮前出现的眩晕、呕吐、头痛、咳、喘、吐血、衄血等症。

【方解】妇女经前期冲脉不调，气机上逆。肺气不降，则咳喘；胃气不降，则呕恶；肝气上冲，则头痛、头眩。用麦门冬汤加牛膝、赭石，因具有补肾调冲、降逆作用，可引血下行，故收到疗效。

【病例】马×，女，47岁。2年前因经期冒雨感寒后，出现发热头痛，每至经前则头痛头胀，月经来潮后消失，近数月症状加重，胀痛如裂，脉弦大，苔白而薄。此乃经期感寒，邪入血室，冲脉壅滞，气逆挟肝气上扰清阳。治宜平冲降逆。用麦冬24 g，半夏、当归各10 g，党参、川牛膝各15 g，赭石20 g，甘草9 g，粳米少许。嘱每月经前1周连服4剂。上方共服12剂，头痛逐月减轻，本次经前头痛消失。

参地龙牡汤（段富津经验方）

【组成】熟地黄20 g，枸杞子20 g，柏子仁20 g，茯苓20 g，煅牡蛎20 g，炙甘草20 g，人参15 g，五味子15 g，当归15 g，酒白芍15 g，葛根15 g，生龙骨25 g。

【功效】补血益气，镇惊安神。

【主治】用于月经期受惊吓而致的惊惕不安，失眠多梦，头晕目眩，神疲乏力，口渴，舌尖微红，苔白，脉沉弱。

养肝汤（章次公经验方）

【组成】牡蛎（先煎）30 g，制何首乌12 g，柏子仁12 g，桑麻丸（包）12 g，生地黄12 g，熟地黄12 g，冬青子9 g，墨旱莲9 g，石斛9 g，牛膝6 g，麦冬6 g。

【功效】滋肝阴，补肝阳。

【主治】经前诸症。症见月经将行，口腔破溃，急躁易怒等。

益真二号汤（李丽芸经验方）

【组成】菟丝子20 g，女贞子20 g，牡丹皮15 g，杭白芍15 g，熟地黄15 g，续断10 g，墨旱莲12 g，山茱萸9 g，淫羊藿6 g。

【功效】滋养肝肾。

【主治】经前后心烦易怒，头晕目眩，面

妇科国医圣手时方

色潮红，手足心热，乳房及胸胁胀痛，或口腔糜烂，或健忘失眠，舌红少苔，大便干结，脉弦细。属肝肾阴虚证。

【加减】阴虚火旺，症见头晕耳鸣，午后潮热，口咽干苦，大便干结者，去淫羊藿，加地骨皮 10 g、珍珠母 30 g 以清泻肝火；胃火炽盛，症见口舌糜烂者，加黄芪 10 g、石斛 10 g、石膏 30 g 以清胃泻火。

鲜茅根汤（孔伯华经验方）

【组成】鲜白茅根 30 g，藕节 30 g，旋覆花 9 g，赭石 9 g，知母 9 g，橘核 9 g，牛膝 9 g，血余炭 9 g，炒牡丹皮 6 g，桃仁 6 g，杏仁 6 g，紫苏子 6 g，鸡血藤 15 g，赤小豆 15 g，滑石 12 g，通草 3 g。

【功效】柔肝降逆，导血归经。

【主治】倒经（逆经）。症见经停 2 个月，渐至逆经呕血，舌苔白腻，脉滑数弦。

归芩红花汤（叶明经验方）

【组成】当归 10 g，黄芩 10 g，红花 3～6 g，白茅根 12 g，赤芍 12 g，香附 12 g，益母草 12 g，川牛膝 12 g，赭石 20 g，珍珠母 20 g，玄参 15 g，生地黄 15 g。

【功效】置活血调经，清热凉血、引血下行。

【主治】妇女倒经。症见每至月经来潮期间，或经前 2～3 日，或经期已到月经不至出现的周期性鼻衄。

【方解】方中当归、红花活血通经；香附、益母草理气调经；川牛膝、赭石、珍珠母重镇引血下行；玄参、生地黄滋阴清热；黄芩、赤芍、白茅根清热凉血。诸药合用，共奏活血调经、清热凉血、引血下行之功。

【用方经验】用归芩红花汤治疗倒经患者 50 例，月经来潮前 1 周开始服药，每日 1 剂。结果，显效（经服药 2 个疗程治疗后，鼻衄获止，月经正常）45 例，占 90%；有效（经服药 2 个疗程治疗后，行经鼻衄一段时间未作，但时有反复）3 例，6%；无效 2 例，占 4%；总有效率 96%。

导血下行汤（王季儒经验方）

【组成】生地黄 30 g，牡丹皮 10 g，杭白芍 10 g，白茅根 30 g，牛膝 10 g，大黄炭 5 g，桃仁 10 g，泽兰 10 g。

【功效】凉血降逆。

【主治】经血逆行。

【方解】本方专治经血逆行，功能凉血降逆。生地黄、牡丹皮、杭白芍、白茅根凉血以敛阴；桃仁、泽兰活血以通经；牛膝、大黄炭引血下行。俾经血下行，而不至上逆也。

【病例】金××，女，21 岁。每于经前鼻衄，已数月之久，无其他不适，脉弦数，血热上泛。方以导血下行汤去泽兰，加大蓟、小蓟各 10 g。连服 3 剂，下次月经前又服 3 剂而愈。

平肝降逆止血汤（何任经验方）

【组成】白茅根 30 g，当归 12 g，首乌藤 9 g，白术 9 g，黄芩 9 g，白芍 9 g，焦栀子 9 g，炙甘草 6 g，牡丹皮 6 g，合欢皮 6 g，绿梅花 6 g。

【功效】养血，安神，疏肝。

【主治】用于肝郁化火使冲脉之血不得下注，而反循经上逆，阳络伤则血上溢，致使经行鼻出血，胸胁作胀，夜寐欠安。

清热饮（王潮宗经验方）

【组成】地骨皮 20 g，黄芩 20 g，知母 20 g，柴胡 20 g，薄荷 20 g，甘草 20 g，栀子 20 g，牡丹皮 20 g，黄芪 15 g。

【功效】凉血调经。

【主治】经行发热，或时寒热交作，舌黄白相间。

【加减】有自汗者，黄芪倍量，加桂枝 10 g。

第五节 绝经综合征（经断前后诸证）

清眩平肝汤（刘奉五经验方）

【组成】当归3g，川芎4.5g，白芍12g，生地黄12g，桑叶9g，菊花9g，黄芩9g，女贞子9g，墨旱莲9g，红花9g，牛膝9g。

【功效】滋肾养肝，清热平肝，活血调经。

【主治】妇女更年期综合征、经前期紧张症等，属于肝肾阴虚，肝阳亢盛，头晕、头痛（或血压升高）、烦躁者。

【加减】热重者，去当归、川芎，加马尾连9g；肝阳亢盛者，加龙齿30g。

【方解】更年期综合征、经前期紧张症，多见有头痛、头晕，烦急易怒，睡眠不实，梦乱纷纭，甚则胸中满闷，面红耳赤，潮热汗出，脉弦大有力（或血压升高）。中医辨证多属于肝肾阴虚，肝阳上亢。由于其证候多发生在更年期，或绝经前期，因此与冲任功能失调密切相关。发生在绝经前期者是由于肝热上冲，热随血上，或经血内结，肝阳益甚。所以在治疗时应当滋补肾阴，清热平肝，养血活血调经。方中当归、川芎、白芍、生地黄、红花、牛膝养血活血，引血下行以调经；女贞子、墨旱莲滋补肝肾以培本；黄芩清肝热；桑叶、菊花清热平肝以治标。本方标本兼顾，补肾而不呆滞，清肝热而不伤正。在重用牛膝引血下行的同时，配合黄芩、桑叶、菊花清上引下，重点突出。经临床使用，不但能够改善症状，而且对于血压高的患者，降压效果也较为明显。

养阴清热平肝汤（刘奉五经验方）

【组成】桑叶9g，菊花9g，黄芩9g，女贞子9g，墨旱莲9g，麦冬9g，生地黄9g，白芍9g，牛膝12g，瓜蒌30g。

【功效】养阴清热平肝。

【主治】阴虚肝旺之绝经综合征。

【加减】脾虚者，加防风、羌活。为崩漏大出血者，可加黄芪、棕榈炭、侧柏炭、阿胶。

【方解】除了养阴清热平肝药物外，另加瓜蒌和胃宽中，清热润便。

二齿安神汤（裘笑梅经验方）

【组成】紫贝齿15g，青龙齿15g，磁石30g，朱砂12g，琥珀末（冲）1.2～1.5g，紫丹参15g，九节菖蒲20g，仙半夏6g。

【功效】镇惊安神，涤痰开窍。

【主治】经前期紧张症，更年期综合征。

【方解】本方以贝齿、龙齿为主，归心肝二经，镇惊安神；配磁石咸能润下，重可去怯，性禀冲和，无猛悍之气，更有补肾益精，潜阳纳气之功；合琥珀、朱砂镇惊安神；丹参养血活血；更入菖蒲开心窍；半夏除痰浊。诸药合和，共奏镇惊安神，涤痰开窍之效。

【用方经验】二齿安神汤有镇惊安神，涤痰开窍之功，对于肝阳偏亢、心神不宁，或夹痰浊蒙蔽心窍而致的惊悸、不寐，甚则癫狂等证有较好的疗效。作者多用于经前紧张症、更年期综合征等病。

清心平肝汤（裘笑梅经验方）

【组成】黄连3g，麦冬9g，白芍9g，白薇9g，丹参9g，龙骨15g，酸枣仁9g。

【功效】清心、平肝。

【主治】妇女更年期综合征。症见轰热汗出、心烦易怒、口干，失眠、心悸心慌等。

【方解】更年期综合征属心身医学范畴，其发病不但有生理因素，而且与精神心理因素相关。临床许多患者常常在情绪激动或紧张时，症状就会频繁发作，而且有些患者在其开始发病时常有家庭、生活或工作等因素

妇科国医圣手时方

引起情志不快或紧张等诱因。中医学认为，心主神明、肝主情志，心肝两脏在调节精神情志中起着主要作用，心属火、肝属木，木火之性皆易升发，汗为心液，心火内灼，迫液外泄，肝火上炎，故轰热汗出，且以上半身为主，心悸心慌、心烦易怒，失眠均为心肝火旺，扰乱神明所致。因此，导致轰热汗出、心烦易怒，心悸心慌，失眠的病因病理是心肝火旺，针对这一病机及根据中医辨证，从心肝论治，以清心平肝为法，方中诸药皆归心肝二经，能清心肝之热，养心安神柔肝、敛阴除烦止汗，验之临床每收显著疗效。

【用方经验】使用本方可以下列诊断依据为要点：40 岁以后或手术切除双侧卵巢后出现阵发性轰热、汗出，或有心烦易怒，失眠、心悸心慌等症状；血清雌二醇（E_2）水平低落，促性腺激素（FSH、LH）升高。

从更年期综合征的发病年龄看，处于肾气虚衰的阶段，故其发病与肾虚有关。且心肝肾三脏互相关联，关系密切。心肾水火相济，肝肾乙癸同源。因此心肝火旺与肾虚有关系，本方不治肾而从心肝论治，并非舍本逐末。因为肾虚虽是本，但这是生理现象，自然规律不可逆转，只能推迟；心肝火旺虽为标，但为病理现象。因此，病本虽在肾虚，但治疗并不一定在肾，而应重在心肝，调整机体阴阳，使其在新的基础上达到平衡。清心平肝法旨意亦在此。

【病例】张×，57 岁。绝经 9 年，病起 8 年。轰热汗出日 10 余次，以上半身为主。伴有心烦易怒、急躁、口苦、口干、心悸、舌淡脉弦。曾在外院服中药 2 月无效，于 1987 年 9 月来我院专科门诊，治以清心平肝，处方：黄连 3 g，麦冬 9 g，白芍 9 g，白薇 9 g，牡丹皮 9 g，栀子 9 g，生甘草 9 g。服药 7 剂，心烦好转，轰热汗出由 10 余次/d 减少到 3 次/d。原方续进 14 剂，轰热汗出白天已除，夜间尚有 3～4 次。再以原方更进 7 剂，轰热汗出偶见于晨间，其余诸症悉除。

温肾宁心汤（夏桂成经验方）

【组成】党参 10 g，淫羊藿 10 g，仙茅

10 g，炒白术 10 g，钩藤 15 g，牡丹皮 10 g，黄芪 12 g，连皮茯苓 12 g，防己 12 g，山药 9 g，合欢皮 10 g，补骨脂 10 g。

【功效】温肾扶阳，健脾利水。

【主治】面色晦黯，浮肿，神疲乏力，形寒肢冷，头昏烦躁，烘热出汗，情绪忧郁，沉默寡言，腰膝酸冷，纳欠腹胀，大便溏薄，小便清长，月经量多、色淡、无血块，带下清稀。舌质淡红，边有齿痕，苔薄白，脉沉细。

【加减】失眠者，加紫贝齿（先煎）、合欢皮各 10 g；胸闷不舒，情绪忧郁者，加郁金 6 g，娑罗子 10 g；眩晕浮肿明显者，加天麻 6 g，车前子（包煎）、泽泻各 10 g；夹有阴虚火旺，烦热口渴，大便较硬者，加炙知母 6 g，炒黄柏 9 g，女贞子 10 g。

【方解】本方寒热并用，补理兼施，符合更年期的生理病理特点之要求。方中淫羊藿、仙茅、补骨脂以温肾阳，党参、白术、茯苓健脾利水，是方中的主要部分，但又考虑到心肝火旺，神魂失于安宁，故必加钩藤、牡丹皮以清肝宁神。故合之而达到温肾健脾、清肝宁心之作用。

【用方经验】更年期综合征，一般偏阴虚者多，故临床上以滋肾清心汤为常用，但亦有少部分偏于阳虚者，其特点大多表现为脾肾不足，但又有心肝郁火的证候，故根据二仙汤方意组合成温肾宁心汤。

滋肾宁心汤（夏桂成经验方）

【组成】钩藤 15 g，牡丹皮 10 g，紫贝齿（先煎）10 g，山药 10 g，山茱萸 10 g，茯苓 10 g，莲子心 10 g，紫草 10 g，合欢皮 10 g，浮小麦 10 g。

【功效】清熄镇降心肝气火，兼以滋肾补阴。

【主治】更年期综合征烘热偏阴虚者。症见午后、夜间潮热，突然发热，由胃脘部或胸背部向颈、面与头部伸展，局部皮肤可见红色，并多伴出汗。

【加减】兼见阳虚证，加续断、淫羊藿、黄芪、党参各 10 g；汗多者，加浮小麦 30 g、

碧桃干、煅牡蛎各 10 g。

【方解】清镇心肝之火，兼以滋水养阴，乃心肾合治。烘热的反复发作，多与情绪激动、精神紧张有关，而头颈胸又常为心肝经络循行的部位，故清熄镇降，控制火热上炎，十分重要，然病源于肾，仍需与补阴相结合。

更年方（谈勇经验方）

【组成】①生地黄 12 g，女贞子 12 g，炒酸枣仁 12 g，朱茯苓 12 g，墨旱莲 12 g，煅紫贝齿 20 g，钩藤 10 g，合欢皮 10 g，莲子心 1 g，紫草 9 g。②淫羊藿 10 g，仙茅 10 g，炒酸枣仁 10 g，防己 10 g，朱茯苓 10 g，续断 10 g，合欢皮 10 g，莲子心 1 g，黄芪 12 g，党参 12 g。

【功效】养阴益肾安神。

【主治】更年期综合征阴虚证或阴阳两虚证。

【方解】①方以生地黄、女贞子、墨旱莲滋养肾阴；酸枣仁、莲子心、朱茯苓、合欢皮宁心安神，疗效满意。②方虽然偏于温补肾阳，但仍以莲子心、酸枣仁、合欢皮安神宁心。可见本方均是以治心肾出发而取得成效的。

【现代研究】①方对烘热汗出、心烦治疗显著，总有效率 87.3%，患者血雌二醇水平明显上升，促卵泡生长激素水平下降。②方总有效率为 77.8%。

滋肾养肝宁心汤（肖承悰经验方）

【组成】女贞子 15 g，墨旱莲 15 g，生地黄 15 g，枸杞子 15 g，白芍 15 g，莲子心 4 g，生龙骨 30 g，生牡蛎 30 g，百合 30 g，丹参 15 g，盐知母 12 g，盐黄柏 12 g，潼蒺藜 15 g，白蒺藜 15 g，浮小麦 30 g，夏枯草 15 g。

【功效】滋肾养肝，宁心安神。

【主治】绝经后诸证（肝肾阴虚，心肾不交）。

【加减】

①汗出甚者，加浮小麦 30 g、五味子 6 g，以益气止汗、生津养阴敛汗；②失眠甚者，加合欢皮、首乌藤各 10 g，以养心安神解郁；③便秘，加肉苁蓉、生首乌各 10 g，以补肾益精、润燥通便；④腰痛甚者，加桑寄生、续断各 10 g，以补肝肾、强筋骨；⑤血压偏高者，加杜仲、黄芩各 10 g，益肝肾、清热泻火；⑥心烦口糜、尿赤者，加灯心草 6 g，以清心泻火；⑦烦躁起急、胸胁胀满者，加郁金 10 g，以行气解郁、凉血清火；⑧头痛、头晕者，加夏枯草 10 g、决明子 10 g，以清泄肝火、平肝潜阳；⑨皮肤蚁走感、刺痒、麻木者，加鸡血藤 15 g，以行血补血、舒筋活络；⑩夜尿频数者，加益智 10 g，以补肾缩尿；⑪两目干涩，口干烦渴者，加石斛 10 g，以滋阴清热生津。有条件者可选用鲜石斛。

【方解】柴老治疗首先抓住辨证的关键"肝肾阴亏"。以女贞子、杜仲补肝肾，强腰膝为君；配以沙参、地骨皮、青蒿清热通便，使热有出路；以川芎引药入血海。同时，注意气血阴阳的平衡，以山药、淫羊藿健脾温肾。药后诸证均见缓解。柴老根据二诊脉象判断，血海已足，故以通利活血为法，达到排卵通经的目的。

【注意事项】患者宜静心逸养，节情志，慎起居，避免情绪激动，居住环境要安静及室内布置宜柔和静谧。指导患者进行适当的体育锻炼、旅游、户外活动等。肖承悰主张治疗本病时，开始用药的剂量一定要足要大，使患者症状明显改善，从而增强对医生的信任和战胜疾病的信心，其情绪也可稳定，这样患者方能坚持治疗，疗效亦显著。这正是心理疗法的妙用。

【现代研究】进入更年期，卵巢卵泡数量明显减少，残留卵泡对促性腺激素的反应性逐渐降低，排卵频率减少，继而停止排卵，由此引起月经改变。卵巢合成分泌雌激素降低时，下丘脑 β-内啡肽释放减少，降低了内源性鸦片肽对脑干去甲肾上腺素能神经元的抑制能力，使后者的冲动增加，刺激正中隆起近处的体温调节中枢及促陆腺激素释放激素（GnRH）中枢，引起外周血管扩张和 GnRH 释放脉冲增多，出现烘热汗出。各种

妇科国医圣手时方

精神心理症状的发生可能与 5-羟色胺、β-内啡肽等神经递质有关，也与个体的性格、职业和文化背景等有关。家庭中的突然事件，如亲人死亡、离婚、第三者插足、退休、下岗等，都可能加重症状。另外，更年期妇女心血管功能有明显的改变，并且冠状动脉粥样硬化性心脏病的发病率增加。这是由于雌激素降低，使血胆固醇升高，高密度脂蛋白/低密度脂蛋白比率降低。绝经后骨质疏松症发生的主要原因是雌激素减少，骨丢失增加。总之，本病的发生及其症状的轻重程度，除与内分泌功能状态密切相关外，还与患者的体质禀赋、健康状况、生活环境及精神、神经因素等有密切关系。

【用方经验】更年期综合征临床表现错综复杂，临症治疗应先全面，整体了解更年期妇女的生理特点和病理变化，认清发病机制。肖承悰审证求因、以方测证，通过多年的临床经验认为本病以肝肾阴虚、心肾不交为主，治疗上着重补肝肾之阴精，使心肾交通，阴平阳秘。用药上于大队养阴药中加一味温补之潼蒺藜，并于滋阴药中加一味丹参，使滋而不腻，补而不滞。同时，肖承悰认为本病还是典型的身心疾病，故除药物治疗外还重视心理调摄。

坤宝汤（刘琨经验方）

【组成】生地黄 12 g，白芍 12 g，女贞子 12 g，杭菊 9 g，黄芩 9 g，炒酸枣仁 9 g，生龙齿 30 g。水煎服。

【功效】养阴平肝，安神镇惊。

【主治】更年期综合征肝肾阴虚证。

【现代研究】用本方治疗 330 例，痊愈 112 例，占 39%；显效 144 例，占 46%；好转 64 例，占 19.4%；无效 10 例，占 3%，总有效率 97%。

育阴清热汤（刘琨经验方）

【组成】生地黄 12 g，山茱萸 9 g，山药 15 g，黄连 3 g，生阿胶（烊化）9 g，远志 9 g，炒酸枣仁 9 g，鸡子黄 9 g，柏子仁 9 g，首乌藤 30 g。

【功效】育阴清热，交通心肾。

【主治】肾阴不足，心肾不交证。

【加减】局部及全身皮肤瘙痒感宜滋阴养血，润肤止痒，常用玄参、白茅根、麦冬、天冬、牡丹皮、茜草、浮萍、苦参、红花各 10 g。

【方解】方中生地黄、山茱萸滋补肝肾之阴，生阿胶、鸡子黄滋补心阴，山药健脾，黄连清心火，远志、首乌藤交通心肾，柏子仁、炒酸枣仁养心安神。

【注意事项】本病虽属虚证但不易大补，虽有虚火又不宜苦寒过甚，以甘平柔润，养心安神之品为宜。

【现代研究】通过对更年期综合征患者进行了植物神经的生理作用测定，发现年龄 40～45 岁患者，皮肤电反应活跃，反映了交感神经明显亢进，而测定组 50 岁左右患者皮肤电反应不活跃，是否与副交感的亢进作用有关，有待更多的实验证实。皮肤电活跃组从中医辨证分型显示肾阴虚、心火上炎或肝血不足、肝阳上亢症状明显。而皮肤电不活跃组，常见脾肾阳虚、心脾两虚。说明肾阴阳失调与植物神经功能失调有密切联系。上海医学院附属医院资料中报导了阴道细胞涂片观察与肾阴阳的关系，发现肾阴虚时，阴道细胞涂片一般显示激情素水平偏高，肾阳虚的患者显示激情素水平偏低，通过以上的研究初步阐明了中医所谓的肾与卵巢的关系。肾气的盛衰与卵巢功能有密切相关。而卵巢功能的旺盛与衰退，又与下丘脑-垂体-卵巢发生着直接的阴阳反馈作用，如果，其中某一环节发生障碍均可以影响整个内分泌系统、新陈代谢、植物神经系统的功能。所以我们认为更年期肾气衰退影响心、肝、脾脏以及生殖生理变化，实际与大脑皮质、内分泌、新陈代谢、植物神经系统功能失调症状是极为相似的。

享受阴降逆汤（刘琨经验方）

【组成】生地黄 9 g，白芍 15 g，麦冬 9 g，石斛 9 g，菊花 9 g，百合 9 g，女贞子 9 g，墨

旱莲15 g，生石决明15 g，珍珠母30 g，瓜蒌24 g，桑叶9 g，

【功效】滋补肝肾，平肝降逆。

【主治】肾阴不足，肝阳上亢证。

【加减】本方标本兼顾，使之补而不呆滞，清肝热而不伤正。高血压时可加用川牛膝引血下行，同时配合黄芩、苦丁茶、菊花、桑叶清上引下更为突出，长期使用对高血压与头痛均能收效，失眠者，加生龙齿30 g、钩藤、远志、炒酸枣仁、石菖蒲各10 g重镇滋阴潜阳，养心安神开心窍，此类药有调整植物神经功能之功。心烦者，加莲子心、琥珀面各0.9 g，四肢麻木蚁走感，重用白芍，加赤芍、鸡血藤、丝瓜络、宣木瓜、桑枝各10g通经活络。四肢肌肉抽疼，关节痛，重用赤芍，加红花、油松节、桂枝、鸡血藤、首乌藤、清枫藤、络石藤各10g等。肝气横逆，胃气不降所致恶心、呕吐、腹胀、腹痛、食欲不振等可用舒肝和胃，降逆止呕法，药用厚朴、陈皮、佛手、白芍、炒枳壳、砂仁、香附、豆蔻、木香、香橼各10g等。

【方解】方中生地黄、女贞子、墨旱莲、石斛、瓜蒌重用白芍滋补肝肾，益胃之阴，百合养心肺之阴，麦冬滋阴生津并能清心降火，菊花、桑叶平肝热，珍珠母、生石决明镇肝降逆。

【现代研究】钩藤、远志、炒酸枣仁、石菖蒲重镇滋阴潜阳，养心安神开心窍，此类药有调整植物神经功能之功。

健脾益肾汤（刘琨经验方）

【组成】杜仲9 g，茯苓15 g，莲子12 g，山药15 g，覆盆子15 g，菟丝子15 g，枸杞子9 g，土白术9 g，淫羊藿9 g，仙茅9 g，鹿角霜15 g，泽泻9 g。

【功效】健脾益肾，淡渗利湿。

【主治】脾肾两虚，水湿阻滞证。

【加减】腰部冷感加补骨脂、金樱子、续断等药。

【方解】方中茯苓、莲子、山药、土白术健脾益气燥湿，杜仲、菟丝子、覆盆子、枸杞子强肝益肾，仙茅、淫羊藿、鹿角霜温肾助阳，泽泻淡渗利湿。

健脾养心汤（刘琨经验方）

【组成】浮小麦60 g，甘草9 g，大枣10枚，莲子心3 g，白芍15 g，远志9 g，炒酸枣仁9 g，麦冬12 g，龙眼肉12 g。

【功效】健脾益气，补血养心。

【主治】心脾两虚证

【加减】脾阳不振和命门火衰所致心阳不振，气血失调，临床常见胸闷憋气，阵发性心前区痛，汗出肢冷畏寒等症，常用温助心阳，宣通脉络薤白、桂枝、丹参、葛根、橘络、川芎、红花等。

【方解】方中浮小麦、龙眼肉、甘草甘以缓急，养心益脾，补气养血；大枣健脾和营，麦冬、白芍养阴柔肝，远志、炒酸枣仁养心安神，莲子心苦以清心，除心烦。

固本培元汤（刘琨经验方）

【组成】熟地黄9 g，山药15 g，山茱萸9 g，杜仲9 g，肉桂3 g，枸杞子9 g，益智9 g，乌药9 g，菟丝子15 g。

【功效】温肾培元、固本潜精。

【主治】肾阴阳俱虚证。

【加减】自汗不止，加用生芪10 g、浮小麦、煅牡蛎各30 g。

【方解】方中熟地黄、山药、山茱萸、枸杞子健脾益肾，肉桂温阳，杜仲、菟丝子强肝肾，益智补脾肾、固精气、涩小便，乌药温膀胱、散寒气、止尿频。

【用方经验】月经量多者，可在辨证基础上加用调经药物，急则治标。月经量不多以调理脏腑功能为主。

更年益肾养肝汤（陈益昀经验方）

【组成】何首乌15 g，女贞子15 g，枸杞子15 g，熟地黄15 g，墨旱莲15 g，太子参20 g，淫羊藿15 g，知母12 g，五味子10 g，白菊花15 g，生龙骨20 g，煅牡蛎20 g，山药15 g。

妇科国医圣手时方

【功效】补肾健脾养肝，宁心安神。

【主治】绝经综合征。

【加减】肾阳虚者，去熟地黄、知母，加菟丝子20 g，仙茅10 g；卵巢早衰或黄体不足，加肉桂5 g，制附子（先煎）10 g；头痛眩晕较重者，去淫羊藿、熟地黄，加天麻10 g，石决明30 g，钩藤15 g；心慌失眠较重者，去熟地黄、知母，加炒酸枣仁30 g，首乌藤20 g，远志10 g；汗出过多者，去知母，加浮小麦30 g；面浮肢肿者，去知母、熟地黄，加茯苓皮20 g；腰腿酸痛者，去知母，加续断15 g；精神抑郁或易怒较重者，去知母、熟地黄，加郁金15 g，佛手10 g；心烦易哭者，去知母、淫羊藿、墨旱莲，加甘草10 g，浮小麦30 g，百合15 g；食欲欠佳者，去熟地黄、知母、女贞子、何首乌，加焦山楂、焦麦芽、焦六神曲各15 g，砂仁6 g。

【方解】更年益肾养肝汤方中枸杞子、何首乌、山茱萸、菟丝子滋肾养肝，使水能滋木；白菊花、龙骨、牡蛎滋阴平肝潜阳；太子参、五味子养心阴；合欢皮、钩藤平肝宁心安神；何首乌、山茱萸补肝肾，益精血；山药补脾益肾，补后天以养先天；淫羊藿补肾壮阳，二者配伍，起到先后天同补之效，达到"阳中求阴"之目的。诸药合用共奏补肾养肝、宁心安神之功，使阴阳平衡，如是则肾充、肝平、心宁，诸症自愈。

【现代研究】现代医学研究证明，枸杞子具有增强免疫功能、降血脂、抗氧化、延缓衰老的作用；熟地黄可调节机体的免疫功能，抗脂类氧化，延缓衰老；淫羊藿具有雌激素样作用，能提高性腺细胞对性激素的反应；钩藤具有抗心律失常、镇静降压的作用。菟丝子能兴奋子宫，具有雌激素样活性；桑椹调节免疫，具有安神益智功能。枸杞子、淫羊藿、菟丝子、山药、黄芪均有明显的促性腺功能，有激素样作用，能增强鼠垂体前叶、卵巢、子宫的作用，提高卵巢对性腺激素的反应性和卵巢中激素受体的含量，尤其是黄芪具有明显的促性腺激素作用。女贞子、续断提高性欲，改善阴道干涩环境。

【用方经验】中医学认为，本病以肾虚为本。肾为先天之本，肝肾同源，肾阴不足，则水不能涵养肝木，肝失所养，致肝阳上亢，肝肾阴虚而调畅情志失职，故本病患者以阴虚内热者偏多。心肾水火相济，肾精不足，可导致心肾不交，而火扰心神；脾和肾为先天和后天之本，脾与肾相互依赖，脾赖肾阳以温煦，阴损及阳，肾虚阳衰，火不暖土，脾失健运之功，精微物质不能输布。故多个脏器同病是更年期综合征的一大特点，所波及的脏器主要是肾、心、肝和脾，故治疗以补肾健脾为主，佐以养肝、宁心、安神，而达到补泻共济、阴阳互治的目的。

更年健方（毛秋芝经验方）

【组成】生地黄15 g，白芍12 g，枸杞子12 g，菟丝子12 g，龟甲15 g，淫羊藿12 g，巴戟天12 g，肉苁蓉12 g，知母15 g，黄柏9 g，黄连3 g，茯苓9 g。

【功效】滋肾养肝，清泻心火。

【主治】更年期综合征属肾阴虚者。

【方解】肾阴虚是更年期综合征的根本病因，更年健即从这病因出发，以滋肾养肝为本，佐以清泻心火。方中生地黄、龟甲、菟丝子、知母、肉苁蓉滋养肾阴；白芍、枸杞子肝肾同治；淫羊藿、巴戟天虽有温补肾阳之功，但温而不燥，意在阳中求阴；黄连、黄柏清热泻火。如此配伍以滋肾阴为主，各方兼顾达到滋水涵木、交通心肾之目的，从而取得良好的临床效果。也反证了对本综合征辨证与辨病相结合是恰当的。

【现代研究】过去认为，妇女进入更年期以后体内雌激素水平开始下降，但从治疗结果来看，正常更年期组血 E_2 水平高于更年期综合征，而血 FSH、LH 水平在两组间无明显差异。提示并非妇女进入更年期后血 E_2 水平都一样下降，其差别提示未出现更年期综合征者可能卵巢还存在一定功能，但也可能尚有肾上腺皮质功能的代偿作用，还有待进一步探索。更年健对更年期综合征疗效途径的分析：更年期综合征者服用更年健后，血 PSH、LH 无变化，血 E_2 水平均上升，虽然尚未有统计学意义，但与正常更年期组的显著差异已消失。提示更年健产生的 E_2 水平变化尚未对下丘脑-垂体-卵巢性腺轴产生明显作用。已知猴子的视前区和下丘脑内有雌激素浓集细胞，尤其在弓状核和室旁核为密集，这些核团内有多巴胺、β-内啡肽和 GnRH 神经元，这些神经元直接或间接受体内雌激素的调节。已知 GnRH 神经元内没有雌激素受体，但有 β-内啡肽颗粒，可能雌激素对各种神经递质、肽类影响尚不足以影响 GnRH 神经元变化。因此推测，滋肾养肝药可能是通过提高体内水平而影响到脑内有关神经递质、肽类水平变化，而使患者的症状得到改善。这方面的机制有待探索。

益气养阴安神汤（胡建华经验方）

【组成】太子参15 g，麦冬15 g，五味子4.5 g，野百合15 g，知母15 g，炙甘草g，淮小麦30 g，大枣9 g，石菖蒲9 g，丹参15 g，淫羊藿12 g，淡苁蓉12 g。

【功效】益气养阴，补心安神，调摄冲任。

【主治】更年期综合征，属冲任失调，气阴两亏者。症见情绪忧郁，烦躁易怒，面部潮红，两目虚肿，掌心出汗湿润；舌尖红，苔薄白腻，脉弦细。

【用法】水煎服，每日 1 剂，早晚各服1 次。

【方解】处方用太子参、麦冬、五味子以益气养阴安神；甘草、淮小麦、大枣汤以补益心脾，柔肝缓急；淫羊藿、淡苁蓉性虽偏温，但属于柔剂，温而不燥，有补益肝肾作用；方中配合百合、知母以加强养阴清热安神作用，且百合、知母与淫羊藿、淡苁蓉同用，则温凉相配，更不虑其偏温助热；石菖蒲开窍化痰以安神；丹参活血化瘀，安神宁心。诸药合用，共奏益气养阴，补心安神，调摄冲任之功。

【用方经验】下列医案患者年过七七，正值绝经之期，癸源空虚，冲任失调，以致经期紊乱，并出现一系列梦多、忧郁、烦躁等精神症状，兼有神疲、口干、舌尖红等气阴两亏之象。故处方用参麦饮以益气养阴安神；甘麦大枣汤以补益心脾，柔肝缓急，此乃仲

景治疗妇女脏躁之代表方剂，胡氏常用以治疗更年期综合征，效果显著；淫羊藿、淡苁蓉治疗更年期综合征，经期焦虑以及乳腺增生等疾病，疗效颇佳，盖取其有调摄冲任之功，实际上是起到了调整内分泌作用；方中配合百合知母汤以加强养阴清热安神作用。二诊时月经量多，夹有血块，乳房胀痛，故用失笑散以行瘀止痛，并有止血功效。蒲公英、莪术，亦取其散结祛瘀之专长。通过益气养阴、补心安神、调摄冲任诸法，从整体出发，加以综合调治，历时 5 个月余，使患者各症消失，恢复健康。

【病例】熊××，女，51 岁。1987 年 3 月 15 日初诊。主诉：经期紊乱，伴忧郁，烦躁，出汗 1 年余。近 1 年多来，月经周期紊乱，或 2～3 个月一行，或 1 个月双潮，经量时而稀少，时而量多如冲，经临乳房作胀。平素性情温和开朗，去年夏天起，一反常态，情绪忧郁，烦躁易怒，甚则悲伤流泪，心悸胆怯，梦中惊吓，精神困惫，胸膺窒闷，频频叹息，头面烘热，阵阵出汗，口干。曾服用逍遥散、归脾汤、越鞠丸、谷维素等中西药物治疗。检查：面部潮红，两目虚肿，神情抑郁，掌心出汗湿润。舌尖红，苔薄白腻，脉弦细。心率：80 次/min，律齐。血压140/85 mmHg，曾在外院做妇科检查（－）。诊断：更年期综合征，冲任失调，气阴两亏者。治疗：益气养阴，补心安神，调摄冲任。3 月 22 日二诊：近 3 日，情绪略畅，胸闷略舒，心悸，头面烘热略减。昨日经临量多，夹有血块，乳房胀痛，今起面目虚浮，精神困惫。苔脉如前，再从原方加减。处方：太子参15 g，麦冬 15 g，五味子 4.5 g，炙甘草g，淮小麦30 g，大枣10 g，淫羊藿12 g，肥知母 15 g，野百合 15 g，失笑散（包煎）15 g，蒲公英15 g，莪术12 g，7 剂。3 月 29 日三诊：服上方后，经量明显减少，6 日即净，经后乳房胀痛消失，余症均较前减轻，原方14 剂。以后用前方加减调治。5 月 3 日来诊：月经来潮，量适中，5 日干净，经期乳房微胀，情绪舒畅。近日气温较高，出汗较多，口干。脉濡细，苔薄腻。再予益气养阴，调摄冲任，稍佐芳香化湿。处方：太子参

15 g，麦冬 15 g，五味子 4.5 g，炙甘草 6 g，淮小麦 30 g，大枣 10 g，淫羊藿 12 g，淡苁蓉 12 g，广藿香 10 g，佩兰 10 g，14 剂。8 月 30 日末诊：各症均除。月经停闭未行，苔脉正常。改用中成药调治。以冀安然度过更年期。处方：参脉饮口服液 30 支，每次 1 次，每日 2 次。苁蓉片（龙华医院自制中成药，每片含生药 0.3 g）200 片，每次 5 片，每日 3 次。

更年汤（段亚亭经验方）

【组成】生地黄 20 g，麦冬 15 g，山茱萸 15 g，牡丹皮 15 g，知母 15 g，黄柏 15 g，淫羊藿 20 g，巴戟天 15 g，仙茅 15 g，甘草 10 g。

【功效】调补阴阳，滋阴涵阳。

【主治】更年期综合征，属肾之阴阳具虚者。症见烘热易汗，心烦易怒，疲倦乏力，纳差，失眠多梦，月经周期紊乱，苔薄白，脉细等。

【加减】肾阴虚甚者，加龟甲、鳖甲、地骨皮；肾阳虚甚者，加鹿角胶、制附片；血压偏高者，加天麻、钩藤、石决明；心烦易怒者，加栀子、龙胆；失眠者，加酸枣仁、首乌藤、合欢皮；脾虚，加山药、白术、莲子；气血不足，加党参、黄芪、当归、熟地黄；肢体麻木，加鸡血藤、丹参；夜尿多，加金樱子、桑螵蛸、益智；月经量多，加仙鹤草、茜草、三七粉。

【方解】生地黄、麦冬、酸枣皮滋阴涵阳，治烘热易汗，心烦易怒，手足心热等；淫羊藿、仙茅、巴戟天补肾阳消阴，治疗畏寒怕冷，神疲乏力，腰酸背痛等，阴阳互补达到阴阳平衡，消除阴阳失衡产生的诸症；牡丹皮、知母、黄柏滋阴降火，消除烦热，潮热口干等；甘草和中，调和诸药。诸药合用，共奏调补阴阳，滋阴涵阳之功。

【现代研究】本方是段氏自拟方，曾治疗更年期综合征 54 例。一疗程治愈 47 例，占 87.1%；二疗程治愈 7 例，占 12.9%，总有效率 100%。

【病例】张×，女，46 岁，重庆市人，1978 年 3 月 2 日初诊。主诉：月经停 2 个月，伴烘热出汗，心烦易怒、乏力、纳差，二便正常，苔薄白，脉缓。辨证："经绝期诸证"。治则：调补阴阳，清热涵阳。用更年汤：生地黄 20 g，麦冬 15 g，酸枣皮 15 g，牡丹皮 15 g，知母 15 g，黄柏 15 g，淫羊藿 20 g，巴戟天 15 g，仙茅 15 g，甘草 10 g。每日 1 剂，共服 5 剂，诸证消失，再服 3 剂巩固疗效，3 个月后随访未发，身体健康。

开瘀消胀汤（吕承全经验方）

【组成】郁金 10 g，三棱 10 g，莪术 10 g，丹参 30 g，熟大黄 10 g，肉苁蓉 10 g，巴戟天 10 g。

【功效】开郁散结，消肿除胀。

【主治】更年期特发性水肿，高脂血症、甲状腺功能减退症、冠心病等。表现为外形丰腴、肢体瘀胖、早晨面部肿胀，手瘀肿无力，中午胸胁满闷，心慌气短、下午腰腿酸困，瘀肿加重，尚有心中懊憹、善怒、善悲、善太息、五心烦热、面部烘热、烦躁出汗、头晕耳鸣，月经失调、性欲减退等；其脉多沉细涩，亦可有弦、滑之脉象；其舌质多淡胖，苔白腻，或腻或微黄。

【加减】本方证虽临床表现较复杂，其发病总与气、血、痰、火、湿、食等六郁之邪与脾肾两虚密切相关，以全身瘀肿、胀满为主要见症。如胁肋胀痛、烦躁易怒、腹胀嗳气者，加柴胡、白芍、青皮、枳壳、半夏各 10 g 之类；脾胃虚寒、大便溏泄者，去熟大黄，或改用熟大黄炭；瘀肿较重者，加山药、薏苡仁、茯苓、泽泻各 10 g；神疲胸闷、心悸气短者，加党参、麦冬、五味子；失眠健忘、心悸怔忡者，加炒酸枣仁、柏子仁、何首乌各 10 g；脘腹胀闷、纳食减少、嘈杂嗳气者，加砂仁 6 g、炒麦芽、鸡内金各 10 g；头晕目眩者，加夏枯草、珍珠母、白芍、川芎、白附子各 10 g；颜面潮红、五心烦热、烦躁出汗者，加知母、黄柏各 10 g；舌有瘀斑、行经腹痛、经下瘀血者，加泽兰、川牛膝、桃仁、红花各 10 g 之类。

【方解】方中郁金，既破有形之血瘀，又散无形之气郁；伍以三棱、莪术之意，在于理气和血、化瘀消积；佐以丹参、功同四物，既可助三棱、莪术活血祛瘀，又可养血安神，佐以熟大黄既可配合消积导滞，又可化瘀散结；为防攻伐太过，损伤正气，方中配用肉苁蓉、淫羊藿、巴戟天，意在补益命门之火，以壮元阳温煦五脏。诸药合用，寓破于补，使之破而不伤正气，补而不滞经脉，补破结合。对主要表现之病症可收到调补阴阳、开郁散结、消肿除胀之功效。

【现代研究】现代医学认为妇女进入更年期以后，卵巢功能开始衰退，致机体调节功能难以适应而引起的下丘脑-垂体-卵巢之间的环路失调，使神经、精神、代谢等功能也受到影响，主要表现在心血管、植物神经系统失调，物质代谢及第二性征等方面的变化。该方作者经多年临床研究探索、发现本方证所表现症状与内分泌功能紊乱有关，查尿17-羟、17-酮、血 T_3、T_4 等内分泌功能，多在正常值内的低水平范围，因此二者理论颇为吻合。故用于临床，收效亦颇佳。

【病例】鲁×，女，40 岁，1988 年 6 月 29 日初诊。患者全身肿胀 7 年，加重 2 年。来诊时全身瘀肿蹒跚，体重 80 kg，肢体指压呈水肿样凹陷，但略有弹性，伴有腰腿酸软，动则汗出气短、失眠多梦，晨起腹泻，小腹发凉，经前面部发红、口唇发绀、脉沉细涩，舌暗有瘀斑、苔白腻。经做肝功、尿常规等检查，均未发现器质性病变。询及患者早婚，且孕 4 次，已做了手术切除，辨证为生育不节，冲任损伤、肾阴阳俱亏，不能温煦五脏、正气不足，血瘀水停而为病。给予开郁消胀汤去大黄，加枸杞子、桑寄生、肉桂、白术、茯苓、泽泻、乌药等治疗 20 余日，月经来潮，虽仍量少色黑，但全身瘀肿、口唇发绀诸症显著减轻。在经期再予开瘀消胀汤加桃仁、红花、当归、川芎、香附、白芍之类通经活血，腹冷便溏，加吴茱萸、肉桂等调治 3 个月余，瘀胀诸症消失，月经正常，体重减至 67.5 kg，恢复工作。

益肾汤（凌绥百经验方）

【组成】沙参 20 g，熟地黄 20 g，山药 20 g，枸杞子 20 g，菟丝子 20 g，五味子 15 g，女贞子 15 g，桑椹 15 g，当归 10 g，茺蔚子 20 g，柏子仁 12 g，首乌藤 20 g。

【功效】益肾补阴，养血安神，滋水涵木，平肝潜阳。

【主治】妇女更年期综合征。月经异常（经期、量不规则），精神倦怠，头晕耳鸣，健忘失眠，情志不舒，烦躁易怒，心悸多梦，面部浮肿，手足心热，汗多口干，尿频，便溏等。

【加减】偏肾阴虚，去当归，加麦冬、知母各 15 g，龟甲 20 g；偏阳虚，去茺蔚子、柏子仁，加山茱萸、附子各 10 g，肉桂 5 g。心肾不交，加远志 10 g、朱砂 0.3 g；肝肾阴虚去当归、五味子、菟丝子，加石决明、墨旱莲、夏枯草、珍珠母各 15 g。

【方解】沙参甘寒，益肾养肝，补五脏之阴；熟地黄味甘微温，滋肾补血，益髓填精；山药甘温，益肾补中；枸杞子甘温，填精补髓；当归甘温，补血扶虚益损，配合茺蔚子加强活血化瘀作用；菟丝子、女贞子、五味子为滋肾强壮药；柏子仁、首乌藤，一心一肝，养心安神；桑椹味甘，能除虚烦渴。

安神润燥汤（李振华经验方）

【组成】全当归 12 g，杭白芍 15 g，天冬 12 g，麦冬 12 g，女贞子 15 g，龟甲 15 g，玄参 15 g，茯神 15 g，竹茹 10 g，浮小麦 30 g，生地黄 12 g，甘草 5 g。

【主治】更年期综合征。

【方解】妇女更年期每出现情绪易波动，神志烦乱，喜悲伤，睡眠不安，自汗盗汗等症。多由精血不足，五志化火，热盛伤阴，心神失守所致，病虽虚亏，而不宜峻补；虚热虽盛，而应远苦寒，当以养阴润燥，安神宁志为要。本方以当归、白芍养血柔肝，敛阴和血为主；女贞子益肝肾之阴，滋而不腻；龟甲滋肾阴而潜浮阳，且可退热；天麦冬养阴清热，润燥生津，麦冬可兼清心，天冬且可滋肾，二药合用，心肾之虚热得平；玄参滋阴清营，生津润燥，善除肾中浮游之虚火；生地黄养阴清热，凉血止血，能补肾中虚损之真阴；浮小麦益气退热，止自汗、盗汗、骨蒸虚热，妇女劳热；竹茹清胃热，除虚烦，祛痰解郁，且可安神；茯神宁心安神；甘草，补益脾气。群药合用，共奏养阴润燥，退热潜阳，止汗除烦，安神宁志之功效。

【加减】烦躁甚者，加磁石、栀子、牡丹皮；心神不宁者，加朱砂、琥珀末（冲服）；睡眠不佳者，加炒酸枣仁、柏子仁；汗多者，加煅龙牡、麻黄根；大便秘结者，加火麻仁、郁李仁；胸闷者，加陈皮、枳壳。

【现代研究】临床运用此方治疗数 10 例，疗效颇佳，尚未发现无效者。

滋肾平肝汤（王大增经验方）

【组成】生地黄 15 g，玄参 9 g，知母 9 g，黄柏 6 g，白芍 15 g，枸杞子 9 g，菊花 9 g。

【功效】滋肾平肝安神。

【主治】更年期综合征属肾虚肝旺者。症见头晕耳鸣，烦躁易怒，腰酸乏力，大便干燥。舌红，苔少，脉细数或细弦数。

【方解】生地黄滋阴凉血；玄参滋阴清热泻火；知母滋阴润燥，清热泻火；黄柏清虚热；白芍养血敛阴，平肝阳；枸杞子补养肝肾；菊花清热平肝。全方起到滋阴清热，平肝安神的作用。

清心平肝汤（王大增经验方）

【组成】黄连 3 g，麦冬 9 g，白芍 9 g，淮小麦 30 g，丹参 9 g，炒酸枣仁 9 g，龙骨（先煎）15 g。

【功效】养阴清火，平肝安神。

【主治】更年期综合征属心肝火旺者。症见心烦易怒，口苦，心悸失眠。舌红，苔薄黄，脉弦，或细弦数。

【方解】黄连为本方主药，治心火亢盛，用量宜小，多则败胃；麦冬清心润肺，治心烦不安；淮小麦养心阴；丹参养血凉血，清心安神；白芍有平肝阳，养血敛阴，柔肝止痛之功；酸枣仁养心安神，益阴敛汗；龙骨重镇安神，平降肝阳，收敛固涩。全方起到养心阴，清心火，养血敛阴，平肝安神的

作用。

更年期综合征基本方（祝谌予经验方）

【组成】黄芩 10 g，黄连 3 g，生地黄 10 g，熟地黄 10 g，当归 10 g，白芍 10 g，川芎 10 g，墨旱莲 15 g，女贞子 10 g，桑叶 10 g，菊花 10 g，生牡蛎 30 g。

【功效】养血柔肝，滋阴潜阳。

【主治】更年期综合征，证属肝旺者。症见经期先后不定，经量或多或少，或恶寒或发热，心烦易怒，面红目赤，头晕目眩，烘热汗出，手足心热，口干失眠，舌红脉弦。

【加减】下肢及面部浮肿者，加石韦、茯苓；血压升高、头晕者，加夏枯草、葛根、牛膝、钩藤、桑寄生；失眠明显，加首乌藤、酸枣仁；腰酸腰疼者，加续断、狗脊；自汗过多、乏力者，加党参、麦冬、五味子；两胁不适，口苦，加柴胡、龙胆。

【方解】更年期综合征，病机为阴阳失调，由肝肾不足，肝阳上扰所致。妇女以血为本，故用四物汤养血柔肝；墨旱莲、女贞子滋补肝肾，交通阴阳；生牡蛎滋阴潜阳。桑叶一味，正是祝氏的独到之处。桑叶本为疏风解表之品，而在此滋阴药中可起敛汗之功，配菊花之平肝，治肝热上扰之烘热汗出，可获显效。

芩连四物加味汤（祝谌予经验方）

【组成】黄芩 10 g，当归 10 g，川芎 10 g，白芍 10 g，生地黄 10 g，熟地黄 10 g，桑叶 10 g，菊花 10 g，女贞子 10 g，墨旱莲 10 g，黄连 5 g，生牡蛎 30 g。

【功效】养血平肝，调和冲任。

【主治】妇女更年期综合征属于血虚肝旺，冲任失调者。症见烘热汗出，每日数次，心烦易怒，口咽干燥，失眠多梦，头晕耳鸣，腰酸膝软，舌淡或红，脉细弦。

【方解】方中黄连、黄芩清泻肝胆火热；当归、生地黄、熟地黄、川芎、白芍养血活血；桑叶、菊花清热平肝；女贞子、墨旱莲

妇科国医圣手时方

补益冲任；牡蛎平肝潜阳。诸药合用，共奏养血平肝，调和冲任之功。

都气丸加柴芍桂（岳美中经验方）

【组成】生地黄 24 g，山药 15 g，茯苓 15 g，白芍 15 g，山茱萸 10 g，泽泻 10 g，牡丹皮 10 g，柴胡 10 g，桂枝 10 g，五味子 6 g。

【功效】滋肾调肝，平抑阴阳。

【主治】更年期综合征属肾虚肝郁者。

【加减】头晕耳鸣者，加枸杞子、菊花各 10 g；骨蒸劳热者，加知母、黄柏；心悸失眠者，加首乌藤、龙齿、酸枣仁各 10 g；多愁善感者，加郁金、石菖蒲、合欢皮各 10 g；腰腿酸痛者，加杜仲、续断、牛膝各 10 g；夜尿多者，加益智、桑椹 10 g；汗多者，加龙骨、牡蛎各 30 g。

【方解】本方都气丸以益气养阴，加柴胡疏理滞气，抑肝散火；以白芍敛虚热护营阴；桂枝反佐，引火归原。治疗过程中适时给予心理辅导，并作必要的辅助检查，以排解心理障碍，疗效颇佳。

滋肾舒肝饮（王敏之经验方）

【组成】首乌藤 30 g，远志 10 g，石菖蒲 6 g，炒酸枣仁 15 g，茯苓 15 g，合欢皮 10 g，龙齿 12 g，柴胡 6 g，陈皮 10 g，紫贝齿 10 g，香附 15 g，生地黄 12 g，当归 12 g，白芍 15 g，橘络 10 g。

【功效】养心滋肾，疏肝安神。

【主治】更年期综合征。症见月经失调，烘热汗出，情绪不稳定，忧思易怒，失眠健忘，心悸眩晕，腰酸肢软等。

【加减】肝郁甚者，加青皮以破郁疏肝；脾虚者，加山药健脾益肾；肾虚甚者，加淫羊藿、桑椹、桑寄生各 10 g 固腰肾；肺阴虚者，加百合 10 g 润肺定喘，益志养脏；心阴虚甚，加沙参、麦冬、石斛各 10 g 养阴安神；气虚甚者，加人参须 10 g 益气扶正；眩晕、手颤者，加石决明、白蒺藜、钩藤各 10 g 潜阳镇肝止晕；耳聋耳鸣者，加磁朱丸 6 g 重镇潜阳；失眠、易激动者，加琥珀粉 6 g、明玳

瑁 10 g 疏肝安神镇惊；虚汗者，加浮小麦 30 g 以救五脏之偏；痰湿盛者者，合温胆汤化痰利湿。

【方解】更年期综合征的发生主要与肾、肝、心三脏功能失常有关。其本在肾，表现在心、肝、肾三脏功能失常，治疗必须以血养精，以精生血。辅以疏肝安神，使阴阳调和，水火既济，心肾相交，精血互化，肝气条达，更年期才得以安宁。方中首乌藤、远志、龙齿、紫贝齿、炒酸枣仁、石菖蒲养心生血，镇惊安神；合欢皮、香附、柴胡、白芍柔肝疏肝；生地黄、茯苓、当归养血滋肾；橘络、陈皮行气消阻。寄滋肾于养心之中，托养肝于疏肝之内，容安神于清心之间，从而达到养心滋肾，疏肝安神的目的。

甘麦大枣合剂（丁蔚然经验方）

【组成】夏枯草 10 g，白芍 10 g，菖蒲 10 g，远志 10 g，浮小麦 30 g，甘草 3 g，大枣 5 枚，牡丹皮 10 g，龙齿 15 g，茺蔚子 10 g，白蒺藜 10 g。

【功效】调养心脾，平肝潜阳。

【主治】更年期综合征。断经前后，头晕，心烦，失眠，口干，烘热汗出，腰痛，便秘，血压波动，舌红、苔少，脉象细数，或细弦等。

【加减】阴虚较重者，加生地黄、玄参、麦冬各 10 g；心悸失眠甚者，加酸枣仁、柏子仁各 10 g。

【方解】更年期综合征的病机为阴血亏损，五脏失养所出现的脏躁证。故用甘麦大枣汤调养心脾；加菖蒲、远志、龙齿、蒺藜安神定志；再加白芍、夏枯草等以平肝潜阳，可收到预期的效果。

更年康汤（梁剑波经验方）

【组成】玄参 10 g，丹参 10 g，党参 10 g，天冬 5 g，麦冬 5 g，生地黄 12 g，熟地黄 12 g，柏子仁 10 g，熟酸枣仁 10 g，远志 5 g，当归 3 g，茯苓 10 g，浮小麦 10 g，白芍 10 g，延胡索 6 g，龙骨 15 g，牡蛎 15 g，五味子

妇科国医圣手时方

5 g，桔梗5 g。

【功效】养心益阴，安神镇潜。

【主治】妇女更年期综合征。头晕头痛，焦虑忧郁，失眠多梦，精神疲乏，心悸怔忡，健忘，多汗，食欲减退，腹胁腰痛，舌红苔少，脉弦细等。

【加减】如自汗不已者，加麻黄根、牡蛎各20 g；面颊潮红者，加牡丹皮、地骨皮各10 g；带下过多者，加海螵蛸、枳实各10 g；头晕眩者，可加天麻10 g。

【方解】妇女绝经期前后，肾气渐衰，天癸已竭，冲任失调，血不养心藏神，故出现一系列更年期综合症状。本方是根据天王补心丹化裁而成，选择很多养阴安神的药物，用生地黄、玄参壮水制火；丹参、当归、熟地黄补血养心；党参、茯苓以益心气；远志、柏子仁以养心神；天冬、麦冬以增阴液；酸枣仁、五味子之酸，用以敛心气的耗散；白芍、延胡索、龙骨、牡蛎则用以镇摄心神、定悸；桔梗载药上行，以为之使。

【用方经验】更年期综合征，中医学上虽然没有这一种病的专有名称，但对妇女更年期的生理现象和病理状态都早有深入的研究。认为这是由于妇女在绝经期前后，肾气渐衰，天癸已竭，冲任失调所致。根据辨证的不同在治疗上概括为养心、益阴、安神、镇潜八字。综观全方，配伍恰当，凡妇女更年期出现情志抑郁、心烦不安而不能自我控制，心悸不眠，低热少津，多疑善虑，甚至骨节烦酸，时似感冒头晕、头痛等证候，本方有良好疗效。

补肾汤（赵之华经验方）

【组成】女贞子15 g，墨旱莲15 g，枸杞子10 g，覆盆子10 g，黑芝麻10 g，黑豆衣10 g，知母10 g，黄柏6 g，浮小麦30 g，莲子10 g。

【功效】补肾填精，滋阴降火。

【主治】更年期综合征。

【加减】失眠心慌明显者，加合欢皮10 g，百合10 g；急躁坐立不安者，加龙齿、牡蛎（先煎）各30 g；月经量多、行经日久

者，加干荷叶10 g，茵陈10 g，血余炭6 g，面肢肿胀、便溏者，去知母、黄柏、枸杞子，加白术6 g，肉桂3 g。

【方解】更年期综合征，肾虚是致病之本，肾阴虚又为关键。症状虽多，但其本质不外体内阴阳和脏腑关系失调所致。症状特点是本虚标实。本虚主要是肾阴虚。本病治疗的关键在于滋肾填精。但也要顾及后天之本的脾胃，脾胃为生化之源，中焦一健则生化无穷，而阴液自足。但用药不宜辛温香燥以防损伤津液。

更年调冲汤（赵棣华经验方）

【组成】当归10 g，川芎10 g，白芍10 g，生地黄10 g，桃仁10 g，红花10 g，柴胡6 g，枳壳10 g，牛膝10 g，桔梗6 g，甘草10 g，续断10 g，牡蛎10 g。

【功效】补肾、活血、理气。

【主治】更年期综合征。症见潮热，面红，心烦易汗，头昏眼花，夜不欲盖被。

【方解】更年期又称绝经期，所表现的症状其原因有二：一是肾气衰，导致冲任亏虚；二是肝血不足，失于疏泄而出现气滞血瘀。所以用血府逐瘀汤将生地黄改为熟地黄，赤芍改为白芍，加续断，全方共奏补肾、活血、理气的功效。

【病例】王××，女，45岁。近半年由胸部往头面冲热；日三四次，每次约15分钟。发作时，头昏晕，面热潮红，身小汗，心烦乱，易气急，上半夜不近衣被。月经紊乱已年余。脉略滑数，舌质暗，苔薄黄。服更年调冲汤8剂获愈。

妇更饮（张志坚经验方）

【组成】生地黄15 g，紫草15 g，淫羊藿10 g，桑寄生15 g，炒当归10 g，钩藤（后下）15 g，制香附10 g，生麦芽15 g。

【功效】滋阴补肾，燮理阴阳，通调气血。

【主治】更年期综合征。症见乍凉、乍热，自汗盗汗，头面潮红，眩晕，腰酸，耳

鸣，筋骨酸痛，心烦少寐，急躁易怒，或伴见神疲乏力，纳食减少，血压升高。

【加减】肝郁心虚，脏躁神烦，加淮小麦30 g、炙甘草6 g、大枣5枚；脾弱少运，纳差便溏，加党参、白术、山药、茯苓各10 g；水亏火旺，烦躁易怒，血压偏高，加熟女贞子、墨旱莲、夏枯草各10 g、石决明30 g；阴虚血少，失眠心悸，加北沙参、麦冬、制何首乌、酸枣仁、五味子各10 g；阳浮液泄，自汗盗汗，加糯稻根10 g、浮小麦30 g、白芍10 g。

【方解】本方用生地黄、紫草养阴清热凉血，紫草为清热解毒类草药，常配连翘、牡丹皮、赤芍等治疗热病引起的斑疹，很少用来治疗更年期综合征。本方取紫草归心肝经，与生地黄配伍，相得益彰，以达到养阴清热凉血之功效，故取得较好疗效。

【现代研究】35例患更年期综合征患者。服药最多者47剂，最少5剂。治愈（症状体征消失，追访2月未发）24例；好转（症状体征显著减轻或部分消失）10例；无效（症状体征无改变）1例。

更年安（张丽蓉经验方）

【组成】生地黄12 g，熟地黄12 g，茯苓12 g，山药12 g，何首乌12 g，仙茅12 g，泽泻9 g，山茱萸9 g，牡丹皮6 g。

【功效】滋补肾阴，宁心安神。

【主治】肾阴不足、心火偏旺的更年期综合征。

【现代研究】治疗更年期综合征阴虚阳亢证382例，总有效率92%。

补血养心汤（王潮宗经验方）

【组成】人参30 g，何首乌30 g，生黄芪30 g，龙眼肉30 g，炮姜15 g，甘草15 g，白术15 g，棕榈炭15 g，三七（冲服）5 g，淫羊藿10 g。

【功效】补益心脾。

【主治】更年期综合征，心脾两虚，心悸少寐，身体不适。

更年期1号方（魏宏楷经验方）

【组成】生地黄12 g，茯苓12 g，女贞子12 g，墨旱莲12 g，山楂12 g，当归12 g，牡丹皮10 g，鳖甲10 g，龟甲10 g，阿胶10 g，麦冬10 g，白芍15 g。

【功用】滋肾养肝。因摄下焦。

【主治】更年期综合征肝肾阴虚、肝阳偏旺证。症见月经先后不定期，量时多时少，色鲜红，头晕目眩，烦躁易怒，烘热汗出，五心烦热，舌质红。苔薄白，脉弦细略数。

【加减】肾虚水亏，肝阳升逆，而出现头痛眩晕，血压升高者，去当归、阿胶，酌加天麻、钩藤、牛膝各10 g，石决明30 g。

更年2号方（魏宏楷经验方）

【组成】党参15 g，白术15 g，茯苓15 g，陈皮10 g，半夏10 g，白芍10 g，防风10 g，龙骨15 g，牡蛎15 g。

【功效】健脾益气，养肝熄风。

【主治】更年期综合征，心脾两虚，虚风内动证。症见头晕目眩，汗出，脘满纳呆，心悸失眠，多梦易惊，倦怠纳差，面目浮肿，或月经后期量少，或淋漓不断，脉沉细弱，舌淡红略胖，苔薄白。

【方解】党参、白术、茯苓、陈皮、半夏健脾强中而补虚；白芍、防风，佐以龙骨、牡蛎以养血柔肝潜阳而熄风。

【病例】孙×，女，47岁。患者自述头晕目眩脘满纳呆，精神疲倦已近3个月，近来加重，有时头痛，心悸气短，夜寐欠佳，自汗，时有肉酮筋惕之感，月经先后不定期，量时少时多，已近1年余，颜面虚浮少华，脉沉细弱，舌淡红，苔薄白。证属气血两虚，肝风内动。治以健腰益气，养肝熄风，方用更年2号方去龙骨、牡蛎，加甘草10 g，黄芪、酸枣仁各24 g，天麻、菊花、石斛、白蒺藜各12 g，阿胶（烊化）6 g。服6剂后，头已不痛，饮食有增，仍觉脘微满，脉沉细，舌苔薄白，继用上方去黄芪，加砂仁6 g，服6剂。三诊时有心悸，夜寐欠佳，余症消失，脉细，苔薄白，嘱其早服六味地黄丸，晚服归脾丸，以善其后。

滋水降火汤（王智贤经验方）

【组成】干地黄30 g，玄参20 g，丹参30 g，五味子10 g，酸枣仁20 g，龟甲10 g，合欢花30 g，珍珠母20 g，首乌藤20 g，远志10 g，琥珀3 g，甘草3 g。

【功效】滋水制水，交通心肾。

【主治】更年期综合征心肾不交证。症见心悸怔忡，失眠多梦，情志失常，面赤升火，汗出咽干，脉细数，舌红少苔。心火偏亢者，也可有精神发狂，时欲逾垣，恼怒争吵，喧扰不宁，有脉弦大而数，舌红苔黄之象。还有个别患者精神抑郁，表情淡漠，语无伦次，多疑善虑，终日喃喃不已，脉弦细，舌苔白腻。本证一般是月经无定期，亦有经绝者。

【加减】精神发狂，喧扰不宁者，加黄连5 g，人造牛黄（冲服）1 g；精神抑郁、细语喃喃者，加人参8 g。

【方解】本方是一个滋补肾阴，制约心火之剂。方中干地黄入心肝肾经，滋阴养血，凉血清热。玄参滋阴降火，与生地黄伍用，既增强滋阴之效，又可凉血降火。龟甲滋阴潜阳，收降虚热，亦能清热止血，尚有通任脉、和血络、消除癥瘕之效，此处用以滋肾阴，调冲任，以治其本。五味子滋肾阴，养心气，安神定志。丹参功兼四物调冲任之脉，又为镇静安神之佳品。酸枣仁，合欢花、远志、珍珠母补心安神，和畅心气，条达五志所郁，消除五志化火，对心悸不寐. 情志失常等症，每用甚效。牛黄清心火尚有镇静解热之力，黄连泻心火有除烦安眠之功，凡精神发狂者加入甚效。人参对多种虚损症有补益之效，为举世皆知之补益佳品，对精神抑郁者用之效佳。

【病例】高×，女，49岁。近1年来月经不调，每2个月或3个月一行，量少。兼有心烦易怒，诸事均不遂意，常想与家人争吵，入夜睡眠不宁，多梦易醒，咽干面赤，烘热汗出。近几个月来每于月经来潮，诸症均加重且郁怒难解，尤觉丈夫不顺眼，常想逾垣奔跑，或高声歌唱，日不食，夜不眠，或1日自出，入夜不归。来诊时面容恼怒，语言散乱，大便干结，小便黄赤，咽干口渴，面热汗出，脉浮细数，舌质红，有黄苔而燥。考其脉证，乃系更年期综合征，由于肾水不足，不以上济心火，心火独亢，扰乱神明，应滋肾养心，交通心肾，方用原方去甘草，加麦冬10 g，黄连8 g，人造牛黄（冲服）3 g，3剂。二诊，精神安定，再未渲吵，语言较前谨慎，夜能入睡，唯梦较多，余证皆存，上方去牛黄、黄连，连服4剂，每2日1剂。三诊，神情稳定，诸证大减，唯睡眠欠佳。嘱其再服4剂，每隔2日服1剂。诸症悉除，精神如常，月经尚未来潮，嘱1个月服上方2剂，1年后，月经终止如常人。

桑椹养肝汤（欧阳錡经验方）

【组成】桑椹15 g，煅石决明15 g，白芍12 g，炒酸枣仁12 g，蒺藜12 g，郁金10 g，甘草3 g。

【功效】养肝平肝，宁心安神。

【主治】更年期综合征、神经症，经用归脾汤、养荣汤等无效者。症见头晕眼胀，烦躁易怒，心悸不宁，失眠多梦，口苦，脉弦。

【方解】方中桑椹滋阴补血养肝；白芍、甘草敛阴养血柔肝；石决明平肝潜阳；蒺藜疏肝平肝；郁金疏肝解郁；炒酸枣仁养血宁心安神。诸药合用，共奏养肝平肝，宁心安神之功。

坤宁安（柯利民经验方）

【组成】柴胡15 g，党参15 g，半夏15 g，当归15 g，大黄5 g，桂枝7.5 g，白芍10 g，生龙骨20 g，生牡蛎20 g，赭石20 g，首乌藤20 g，炒酸枣仁20 g，朱砂面2.5 g。

【功效】疏肝解郁，养心安神。

【主治】神经衰弱，神经症，男女更年期综合征。症见头晕，健忘，失眠，心悸，气短，胸满，烦闷，胁痛，口苦，咽干，眼花，目涩，耳鸣，月经不调等。

【方解】坤宁安丸由桂枝加龙骨牡蛎汤化

裁而成，体现了"方从法出，法随证立"，注重育阴潜阳、调和营卫是治疗本病的关健，故选用桂枝、白芍、龙骨、牡蛎为主药。方中甘温的桂枝汤具有调和阴阳，建中益气之功，使脏腑功能达到阴阳平衡之目的，龙骨、牡蛎有潜阳入阴，敛汗涩精、安神定志之功，加入柴胡、当归和解表里，疏肝解郁，活血调经。诸药配合。能辛甘化阳，酸甘化阴，甘温补中，潜阳安神。因此具有调和阴阳气血平衡之功效，进而达到调补冲任的目的。

【现代研究】坤宁安可以提高绝经综合征患者激素内环境的稳定能力。主要是通过提高卵巢功能，延缓卵巢衰老，使卵巢残存的一些始基卵泡或间质通过其他旁分泌因子作用于免疫细胞，而发挥其在生殖内分泌免疫调节功能在绝经综合征患者症状改善过程中的重要作用。

痰瘀雪消饮（姚寓晨经验方）

【组成】生黄芪15 g，莪术片12 g，川芎10 g，炮穿山甲12 g，瓜蒌15 g，海藻15 g，生山楂20 g，云苓12 g，泽泻12 g。

【功效】疏通气血，化痰散结。

【主治】更年期综合征。症见形体肥胖，少动懒言，面部色素沉着，浮肿，四肢有蚁走感，或兼有月经紊乱，色黯红夹有血块。

【方解】更年期因阴阳失调，常出现痰瘀互结，虚实夹杂之候。《血证论》指出，"血积既久，则能化为痰水，瘀血化水，则发为水肿"。其辨治要点：更年期形体肥胖，纳呆浮肿，泛泛欲呕，月经量少，色红有块，苔白腻，脉濡等痰湿内困，瘀血阻络之候。治以疏通气血为主，辅以化痰散结。方中莪术配川芎活血中之气；瓜蒌、海藻消痰散结；穿山甲、山楂活血散瘀；茯苓、泽泻利水化饮；黄芪益气扶正，共收气血并调，痰瘀同治之功。

益肝宁心化瘀方（王秀霞经验方）

【组成】山茱萸15 g，山药15 g，枸杞子15 g，熟地黄15 g，生地黄50 g，淡竹叶15 g，麦冬15 g，黄连10 g，夏枯草15 g，生牡蛎20 g，牡丹皮15 g，桃仁10 g，炙甘草15 g，浮小麦15 g，大枣5枚。

【功效】补益肝肾，清火宁心，活血化瘀。

【主治】更年期综合征属肾虚血瘀，心肝火旺者。

【方解】本病的发病前提是阴阳失调。肾虚血瘀，心肝火旺是其病机特征。阴亏于下为其本，火亢于上是其标。故在处方当中，以滋补肝肾的山茱萸、山药、枸杞子、熟地黄为主药贯穿始终。在此基础上，临证减化裁，知常达变。故以黄连、淡竹叶、麦冬、夏枯草清心肝之火，以甘麦大枣汤为主养血除烦，以桃仁、牡丹皮、牛膝、木瓜、地龙等药活血化瘀。方中生地黄，取其聚神、降火、缓急之功。在内服中药的同时，注意自身的心理调节，使心理治疗和药物治疗相得益彰，因此疗效显著。

第六节　多囊卵巢综合征

天龙散（哈荔田经验方）

【组成】女贞子15 g，墨旱莲10 g，菟丝子20 g，仙茅15 g，石楠15 g，龙胆7 g，牡丹皮9 g，瞿麦穗9 g，天龙散（大蜈蚣1条、九香虫5 g）研末冲服。

【功效】补肾壮阳，清肝燥湿。

【主治】用于形体肥胖，神疲乏力，头晕心悸，月经量少，白带增多之痰湿不孕症。

【方解】多囊卵巢综合征属痰湿不孕者可加减应用疗效较好。痰湿不孕多责于脾，然脾之运化需赖肾阳温煦。本方不以补脾而重在温肾壮阳，药用二至、菟丝子、仙茅、石楠等。更借蜈蚣、九香虫温中走窜之力，疏导脏腑气血之凝集。郁久化热，故少佐龙胆、牡丹皮、瞿麦穗以清热利湿。俟肾充脾健，运化复常，自能受孕矣。

温肾散结活血方（黄绳武经验方）

【组成】鹿角霜15 g，香附12 g，鸡血藤15 g，鳖甲30 g，菟丝子15 g，薏苡仁15 g，鸡内金10 g，柏子仁10 g，泽兰10 g，川牛膝10 g，益母草12 g。

【功效】温肾散结，理气活血。

【主治】多囊卵巢综合征。症见形体消瘦，面色黯，情志抑郁，多毛，以双下肢为甚；小便次数多，口不甚干；舌偏红，苔白，脉细数。

【方解】患者年过二七月经不潮，无不与肾有关，并伴面色黧黑，亦肾虚肾色外露之象，故治疗上抓住重点在肾。方用鹿角霜咸温，用作温补强壮药。缪希雍《本草经疏》论鹿角曰："……能峻补肾家真阳之气……鹿之精气全在于角……""……角本下连督脉……故能补人身之督脉……"又配以菟丝子补肾精，菟丝子禀气中和，善补而不峻，益阴而固阳，且具有流动之性，与其他滋阴药之偏于腻滞迥异。患者表现出的突出症状是闭经，况闭经兼见舌红、苔黄、口干喜饮、烦躁，似有化热之象而投以寒凉，古人早有告诫："医家多以为室女血热，故以凉药解之，殊不知血得热则行，冷则凝。"闭经之病，虚寒者多而实热者少，即使有火，多属虚火，血虚生热致成烦热，舌红，脉数。治宜补血制火，补宜通之，因势利导，使血海充，由满而溢，自有水到渠成之效。方中用柏子仁养心血又可润肠通便，牛膝、泽兰活血调经引血下行，此治室女闭经之柏子仁丸主药；又助以鸡血藤养血活血。多囊卵巢综合征就中医观点看，卵巢肿大、包膜增厚，属中医癥瘕范畴，故用鳖甲、浙贝母配鹿角霜软坚散结。其中鳖甲又能坚阴，补阴不足；浙贝母祛痰化湿，清热解毒。患者虽多毛但并不肥胖，缘何用祛湿化痰药，多囊卵巢属囊性肿块。聚湿生痰所致，故在浙贝母的基

础上更重用生薏苡仁利湿以解下焦之毒。香附行气开郁治其心情抑郁，又治闭经，治血以行气为先是也；鸡内金消腹胀又活血化滞，其用多途。全方辨证抓住重点，辨病符合情理，故取效迅速。

温阳化痰汤（俞瑾经验方）

【组成】附子8 g，浙贝母8 g，穿山甲8 g，肉桂3 g，熟地黄12 g，淫羊藿12 g，补骨脂12 g，皂角刺12 g，石菖蒲12 g，黄精15 g。

【功效】滋补肝肾，温阳固冲。

【主治】多囊卵巢综合征。

【加减】五心烦热、口干欲饮者，去附子、肉桂，加知母、黄柏各12 g，熟地黄改为生地黄12 g。

【用方经验】女子五七肾气即不足，卵巢功能开始衰退，若频用促排卵西药，而冲任不养，仍难以受孕。俞教授认为排卵功能障碍者属冲任脉枯涩，当予滋润以改善卵巢局部环境，使之反应增强。上方具滋补肝肾，调理冲任，化痰散瘀之功，已证实可提高下丘脑、垂体功能，使促卵泡成熟激素水平上升，还能促进卵泡发育，使雌激素水平提高，引起正反馈而形成正常排卵。

清肝补肾汤（俞瑾经验方）

【组成】牡丹皮9 g，炒栀子12 g，柴胡6 g，当归12 g，青皮6 g，生地黄18 g，黄精12 g，淫羊藿12 g，补骨脂12 g，穿山甲6 g。

【功效】清肝火，解肝郁。

【主治】适用于多囊卵巢综合征出现肝郁化火症状（如闭经、溢乳、乳胀、口干、头痛）及血泌乳素水平升高者。

【方解】对多囊卵巢综合征引起的溢乳闭经综合征，中医著作中尚无记载。但按其临床表现可以做一探索。虽然同是闭经，但本组有溢乳现象，部分患者有口干、头痛、乳胀现象，属肝郁化火证候，同时也有些血泌乳素高的患者，临床上基础体温可表现为双相。可见血高 PRL。临床表现不一，这和其

妇科国医圣手时方

原来性腺轴功能或泌乳素对性腺轴影响情况相关，即中医肾的功能状态相关。因此，本方取清肝补肾是符合临床的，也是对中医理论肝肾同源的一个证据。临床上将生麦芽汤和本方参合使用，有一定效果，可作为进一步探索的基础。

俞氏温补方（俞瑾经验方）

【组成】熟地黄12 g，黄精12 g，淫羊藿12 g，补骨脂12 g，穿山甲9 g，皂角刺12 g，白及12 g，贝母12 g。

【功效】温补肾阳，化痰软坚。

【主治】多囊卵巢综合征。

【方解】本方补肾偏于温补法，其中熟地黄、淫羊藿、补骨脂在青春期功血中使用有促排卵之功效，加入补肾阴的熟地黄、黄精之类，取"无阴则阳无以化"之意。经治疗后，患者体内雌激素水平提高，在某些患者中出现对雌激素水平的双向调节，结合补肾药可调节卵巢上促性腺激素受体水平，本方对卵巢的调节作用是存在的。方中以穿山甲、皂角刺、白及、贝母以软坚化痰，可能对睾酮在局部引起的被膜增厚和滤泡闭锁有治疗作用，并已从激素动态变化中观察到补肾化痰治疗后患者的血 FSH 水平、E_2 水平上升，导致 LH/FSH 比值和 T/E_2 比值下降，E_2 上升引起正反馈而排卵或妊娠，说明本方是除了类雌激素样作用对卵巢的直接调节作用外，尚通过调节下丘脑-垂体而促卵巢排卵。

【加减】怕冷者，加附子9 g，肉桂3 g；肝郁者，加牡丹皮9 g，炒栀子、当归各12 g，柴胡、青皮各6 g，去皂角刺、白及、贝母。

【用方经验】在多囊卵巢综合征中，有少数患者出现血泌乳素偏高现象，上述补肾化痰治疗未见效，偶有患者有乳胀现象，将治疗方药中加以清肝之品后，血泌乳素下降出现排卵现象，提示在补肾化痰治疗不效者，当测血泌乳素，如偏高可从清肝实肾入手，这也是辨证从宏观微观结合的一个方面，也是"乙癸同源"的中医理论的一个科学证据。

【现代研究】应用133例，排卵率82.7%。76例不孕中36例妊娠，并得到重复证实。

化脂调经方（蔡小荪经验方）

【组成】全当归10 g，川芎6 g，苍术5 g，制香附10 g，云苓12 g，制南星6 g，焦枳壳5 g，白芥子3 g，青皮5 g，陈皮5 g，生山楂15 g。

【功效】理气消痰，化脂调经。

【主治】多囊卵巢综合征。

【方解】本方为佛手散加苍附导痰汤加减而成。理气消痰，化脂调经。当归、川芎为血中之气药，辛香行血调经；苍术健脾燥湿；香附为气中之血药，助归、芎以利气调经；云苓和中健脾渗湿，治腹中痰湿；制南星燥湿化痰，散结攻积；枳壳理气化痰消积；白芥子温中利气豁痰；青皮、陈皮疏肝破气，燥湿化痰；生山楂破气消积，化痰行瘀。

【加减】痰涎多而欲呕者，可加姜半夏；经前头晕如蒙，或语无伦次，或情绪异常者，加菖蒲、郁金开壅宣闭；大便不通者，枳壳易枳实，或加瓜蒌；经闭不行者，加牛膝、泽兰以引血下行，通达调经。痰湿壅滞、络道阻塞者，加皂角刺、路路通、穿山甲片、王不留行等。

【用方经验】蔡小荪指出：闭经病机有虚有实，虚为血海空虚，来源不足。由于肾气（包括肾阴肾阳）不充，天癸无形之水不至，冲任不充盈，胞脉不通，以致血海空虚，无源可下，犹如油灯之燃，必基于燃油之盈，若油灯乏油，则火之再诱终不能燃也。因此，当补肾养血，血至而经自下。补肾实为治疗经阻难行的要旨。临床上一般采用以调为主，养血为先，理气为要。

温补通利方（柴嵩岩经验方）

【组成】菟丝子12 g，车前子10 g，淫羊藿10 g，杜仲10 g，当归10 g，桃仁10 g，生薏苡仁15 g，川芎3 g等。

【功效】益肾健脾，养血通利。

【主治】闭经或婚久不孕，腰酸腿软，性欲淡漠，面浮乏力，舌体胖，舌质淡，苔白，脉沉细滑。

妇科国医圣手时方

【方解】菟丝子、车前子为君药，益肾健脾，通利化痰；配以当归、桃仁养血化瘀，散结消滞；佐以薏苡仁、杜仲、淫羊藿补脾温肾化痰利水；川芎下行血海，引诸药以达病所。

【现代研究】通过与西药氯米芬比较显示经该方治疗后血清黄体生成素（LH）、睾酮（T）水平较治疗前明显下降。并且血清口服葡萄糖耐量试验（OGTT）水平恢复正常，体质指数（BMI）、F-G评分降低，而且明显优于氯米芬组。

化痰湿促排卵汤（夏桂成经验方）

【组成】制苍术10 g，制香附10 g，牡丹皮10 g，山楂10 g，陈皮6 g，川芎6 g，制南星9 g，炒枳壳9 g，丹参10 g，赤芍10 g，白芍10 g，五灵脂10 g，紫石英（先煎）10 g。

【功效】化痰燥湿，化瘀助阳，以促排卵。

【主治】排卵功能障碍痰湿瘀阻证，以致月经后期量少、不孕不育等病证。一般可见月经失调，大多后期量少，色淡或紫红有血块，形体肥胖，或越来越胖，胸闷，烦躁，口腻多痰，平时白带多，质黏稠，脉象细弦带滑，舌质淡黯，苔色黄白腻厚。

【方解】本方实际上是从苍附导痰丸、星芎丸的基础上发展而来的。苍附导痰丸、星芎丸主要是化痰调经，而此方的目的在于通过化痰湿、活血化瘀而促发排卵，所以本方不仅要用苍术、陈皮、制南星、枳壳等化除痰湿（包括脂肪），还要运用香附、枳壳等理气，所谓痰气交蕴，化痰必须理气，理气常须化痰。化痰理气尚不足以促发排卵，因此加入五灵脂、川芎、赤芍、山楂、牡丹皮等活血化瘀的药物，才能有效地促发排卵；同时还要加入紫石英一味阳药，不仅为促发排卵而用，亦为排卵后奠定阳长子宫温暖的基础。

【临床运用】本方不仅适用于痰湿证排卵功能障碍所致不孕不育，而且在治疗月经后期量少和闭经等方面亦有一定疗效。

【加减】若形寒腹冷，口泛冷痰，加姜半夏6 g，淡干姜5 g，制附片5 g；腹胀矢气，大便溏泄者，加煨木香9 g，砂仁（后下）5 g，六神曲10 g；胸闷烦躁，口渴咽燥者，加钩藤15 g，炒牡丹皮10 g，郁金9 g；烦躁口苦，入夜不寐，午后升火者，加黄连3 g，炙远志6 g，钩藤15 g，合欢皮9 g；出现心惊神迷，心神不定者，加竹沥半夏6 g，天竺黄6 g，石菖蒲5 g，钩藤15 g，琥珀粉（分吞）3 g。

【用方经验】痰湿证排卵功能障碍者，大多与多囊卵巢有关。多囊卵巢综合征患者一般不易排卵，由囊性卵泡的关系显示出痰湿性特征，因而在整体上表现出月经后期量少，甚则闭经，以多脂多毛，形体肥胖，毛发较多，皮肤干燥。就我们的临床长期观察而言，肾阴、癸水与痰湿既属于同一物质，在性质上有关，肾阴、癸水是一种维持和推动月经周期演变的重要物质，是生理演变的必需，一旦发生病变，有阴无阳，缺乏应有的阳气的化解，以致肾阴癸水类的物质转变为痰湿，蕴阻于卵巢肝肾之间，形成一种有害的病理物质，阻碍和影响精卵的生长发育，也影响成熟精卵的排出。化痰湿促排卵汤只能有助于成熟精卵的排出，而不能促进精卵的发育，所以在具体运用本方时，必须掌握以下几点：一是具有近乎或者已经成熟的精卵；二是必须有少量或一定量的锦丝状带下，或者较多量的白色带下；三是测量BBT，曾经有过双温相，而今低温相较平和且有起伏状者；四是出现腰酸、少腹作胀或轻微胀痛等症状。在本方中苍术、制南星是主要药物，将着重分析之。苍术味辛、苦，性温，归脾、胃经，具有健脾燥湿，化痰发汗的功效，能治疗湿阻中满，食欲不振，泄泻肿满，风寒湿痹，痿躄及雀盲等病证。李时珍的《本草纲目》认为该药能治湿痰留饮，或夹瘀血成窠囊，及脾湿下流浊沥带下，滑泄肠风。朱丹溪也认为该药能散风益气，总解诸郁。可见苍术散风燥湿，能解气郁，而且是治湿痰的要药。《神农本草经》上只言术而无苍术、白术之分，在陶宏景时，分出赤术、白术。陶氏所说之赤术，就是今之苍术。至宋代《政和本草》，才有苍术的名称。苍白二术，虽同为脾胃要药，但苍术味兼辛苦，以燥湿健脾为主，且有发汗解表的作用，且气味雄厚，又有芳香辟秽的作用，是治疗湿痰最理想的药物。南星：又名天南星，味苦、辛，性温，有毒，归肺、肝、脾经，有燥湿化痰，祛风定惊之效。可治疗中风痰壅，口眼㖞斜，半身不遂，癫痫惊风，风痰眩晕等病证。《本经逢原》分析说："南星，即《本经》之虎掌也，为开涤风痰之专药《本经》治心痛，寒热结气，即《开宝》之下气，利胸膈也；《本经》之治积聚伏梁，即《开宝》之破坚积也；《本经》之治筋痿拘缓，即《开宝》之治中风除麻痹也；后世各执一例，是不能无两歧之说。南星、半夏皆治痰药也，然南星专走经络，故中风麻痹以之为向导，半夏专走肠胃，故呕逆泄泻以之为向导。"《本草经疏》"半夏治湿痰多，南星主风痰多，是其异矣"。所以制南星与制半夏均是治疗痰湿的要药。

【注意事项】如果带下很少，或者全无，未发现有卵泡发育者，就不能使用本方。

舒肝泻火方（谈勇经验方）

【组成】栀子10 g，黄柏10 g，生甘草梢10 g，昆布12 g，车前子12 g，白芍12 g，龙胆6 g，当归6 g，通草6 g，瓜蒌15 g。

【功效】舒肝理气，泻火调经。

【主治】症见闭经或崩漏，面部痤疮，烦躁眠差，乳房胀痛，口干喜饮，大便秘结，舌质红，苔黄腻，脉弦。

【方解】女子以肝为先天，肝主疏泄，体阴而用阳，血为阴，气为阳。若情志内伤，肝气郁结，疏泄失常，郁热化火，则见面部痤疮。若情志内伤，肝气郁结，疏泄失常，郁热化火，则见面部痤疮、毛发浓密、皮肤粗糙等阳实体征。肝木克脾土，脾失健运，聚湿生痰，痰湿脂膜积聚，则形体肥胖，卵巢多囊样改变。本方以柏子仁丸合龙胆泻肝汤加减而成。还可服用导痰种子方。

温肾固肾益气化瘀汤（王渭川经验方）

【组成】党参60 g，黄芪60 g，制附子24 g（先煎2小时），肉苁蓉12 g，桑寄生15 g，菟丝子15 g，补骨脂12 g，土鳖虫9 g，炒蒲黄9 g，川芎6 g，泽兰12 g，苍术9 g，山楂9 g，半夏3 g，自然铜3 g，鸡内金9 g。

【功效】温肾固肾益气化瘀。

【主治】多囊卵巢综合征。

【方解】本案患者由于命门火衰而导致脾阳不足，冲任失调、停经不孕。又因肾阴阳失调，而导致虚胖，色素沉着。方中附子、肉苁蓉、补骨脂、桑寄生、菟丝子，以温肾通阳固督；参、芪以补气；川芎、泽兰调冲通经。土鳖虫、自然铜以活络化瘀；苍术、山楂、全蝎通络化脂。其中自然铜一味，除上述作用外，还有促进骨骼愈合之作用，故对骨质疏松也有效，但不宜常服。诸药配伍，共奏温肾通阳、固督调冲、益气祛瘀之效。

地知柏方（戴德英经验方）

【组成】生地黄15 g，知母10 g，胆南星10 g，枳实10 g，香附10 g，川牛膝10 g，黄柏9 g，当归9 g，桃仁9 g，陈皮6 g，甘草5 g。

【功效】滋阴清热调经。

【主治】多囊卵巢综合征临床表现为月经稀发甚至闭经，无排卵，多毛，肥胖，痤疮，不孕等。

【加减】肥胖明显者，加青礞石15 g，山楂30 g；面部痤疮明显者，加金银花9 g，泽兰15 g；便秘重者，加制大黄9 g；有畏寒、便溏等阳虚表现者，去当归，加淫羊藿、巴戟天15 g，紫石英30 g。

【方解】多囊卵巢综合征与中医学的月经后期、月经量少、闭经、不孕、癥瘕等病症的某些证型有相似之处。其病机以肝肾阴虚为本，痰湿郁火为标。肝肾阴虚，冲任气血涩少不通，致月经稀少，甚至闭经。阴虚日久，必生虚火、郁火，虚火煎熬津液，炼液

妇科国医圣手时方

妇
科
国
医
圣
手
时
方

为痰，故又可见口干、痤疮、肥胖等痰湿郁火的表现。地知柏方中的生地黄滋阴清热；知母泄火以保阴；黄柏善清下焦虚热。知母、黄柏相须为用，滋肝肾阴，泻相火。胆南星清热化痰，陈皮、枳实理气化痰；香附为调经疏肝要药，并引诸药入肝经。因"女子以血为本"，故选当归活血补血，桃仁、牛膝活血化瘀；甘草调和诸药。诸药合用，使肝肾阴虚得补，虚火得清，痰浊得化，诸症可除。

【现代研究】此方加减治疗多囊卵巢综合征，有较好的疗效。

【病例】邹×，女，25 岁。月经量少伴延期 3 年。患者 13 岁初潮，既往月经正常，3 年前无明显诱因出现月经量少作延期，周期 40～87 日，经 B 超检查示：双侧卵巢增大，出现多囊性卵泡，基础体温单相。内分泌示：T_3 430 pmol/L，FSH 2.5 IU/L，LH 26 IU/L，E_2 126 pmol/L，曾服安宫黄体酮及中药治疗，疗效不显。诊见：末次月经持续 2 日，量少，已停经 55 日，面部痤疮较多，伴口干、白带少，大便干，舌尖红、苔薄，脉弦细。检查：性毛长，肥胖体型，身高 164 cm，体重 74 kg。西医诊断：多囊卵巢综合征、中医辨证属肝肾阴虚夹痰湿，治以滋阴清热调经。方选地知柏方加金银花、制大黄各 9 g，7 剂。药后口干、大便干略有好转，白带较前略有增多，月经仍未来潮，但小腹隐痛、胀，测基础体温上升 2 日。上方加木香、砂仁（后下）各 6 g，淫羊藿、巴戟天各 15 g，莪术 9 g，7 剂。药后月经来潮，量少色红，面部痤疮较多，于原方加金银花、泽兰各 9 g，连服 14 剂。痤疮略有好转，仍口干、乏力，原方加太子参 15 g，续服 7 剂。口干、乏力好转，仍予原方，14 剂。月经延期 16 日后来潮，量较前增多，面部痤疮减少，基础体温双相。原方继服。此后的治疗中，仍以地知柏方为主，观察基础体温，上升前后酌加温肾补气活血药物，促进排卵，并对症加减。经过半年余治疗，病情已大有好转，月经量中，周期 36～40 日，体重为 62.5 kg，面部痤疮减少。B 超复查示：两侧卵巢未见明显异常。内分泌示：睾酮 280 pmol/L，促卵泡素 5 IU/L，促黄体素 12 IU/L，雌二醇 316.8 pmol/L。

补肾疏肝化痰汤（陈秀芳经验方）

【组成】熟地黄 10 g，山药 15 g，补骨脂 10 g，淫羊藿 10 g，山茱萸 10 g，杜仲 10 g，柴胡 10 g，当归 10 g，白芍 10 g，苍术 10 g，山慈菇 10 g，皂角刺 10 g。

【功效】补肾疏肝化痰。

【主治】多囊卵巢综合征。临床表现为月经异常或稀发、闭经、不孕、无排卵（基础体温单相），或伴有多毛、肥胖。

【加减】偏肾阳虚者，加附子 10 g、肉桂 6 g；偏阴虚内热者，去淫羊藿、苍术，加龟甲 10 g、石斛 10 g。

【方解】垂体功能失调是多囊卵巢综合征基本的病理变化，血清黄体生成素的异常升高成为本病垂体功能失调的最重要特征，不仅影响卵巢的雄激素合成，而且影响卵子成熟、排卵、受精及着床等生殖过程的每一个阶段，是造成生殖功能障碍的根本原因。临床治疗上多用氯米芬类促排卵和手术，但疗效不十分理想。补肾疏肝化痰汤治疗本病，可使血清黄体生成素、睾酮水平明显降低，卵泡刺激素水平略有提高，血清黄体生成素/卵泡刺激素比值降低接近正常值。本方能够调整内分泌功能，恢复丘脑-垂体-卵巢功能，使其功能趋于新的平衡状态。而使月经正常，产生排卵，故疗效显著。

【现代研究】此方加减治疗多囊卵巢综合征 25 例，痊愈（临床症状消失，月经正常或基础体温呈双相或妊娠，B 超检查示及血清性激素测定恢复正常）20 例，有效（临床症状基本消失，基础体温呈双相，B 超检查显示卵巢比治疗前缩小，血清性激素测定黄体生成素/泡刺激素＞2.0，但＜3.0）3 例，无效（治疗前后无变化）2 例。其中 19 例不孕患者中有 15 例妊娠。

加味固冲汤（刘万象经验方）

【组成】黄芪 20～50 g，白术 20～50 g，山药 20～50 g，山茱萸 30 g，白芍 20 g，茜草 20 g，棕榈炭 20 g，海螵蛸 20 g，五倍子

15 g，煅龙骨 25 g，煅牡蛎 25 g。

【功效】益气固肾，收敛止血。

【主治】多囊卵巢综合征、功能性子宫出血、子宫肌瘤等。

【方解】通过本组临床观察，可知本病多因肾气未充，冲任不固或脾气不足等原因所致。治疗当益肾补脾，方可奏效。方中黄芪、白术、山药补益脾气；山茱萸补肾固精，白芍柔肝敛阴止痛；茜草、棕榈炭、煅龙骨、煅牡蛎收敛止血；五倍子、海螵蛸收涩固精。诸药合用，多途径调整，可致患者阴阳恢复平衡，从而奏效。

归芪消囊汤（贺稚平经验方）

【组成】当归 30 g，炙黄芪 30 g，菟丝子 30 g，淫羊藿 15 g，生姜 3 片，大枣 10 枚。

【功效】补气养血、补肾填精。

【主治】多囊性卵巢综合征所致闭经（气血两虚证）。

【方解】通过本组临床观察，可知本病多因肾气未充，冲任不固或脾气不足等原因所致。治疗当益肾补脾，方可奏效。方中黄芪、白术、山药补益脾气；山茱萸补肾固精，白芍柔肝敛阴止痛；茜草、棕榈炭、煅龙骨、煅牡蛎收敛止血；五倍子、海螵蛸收涩固精。诸药合用，多途径调整，可致患者阴阳恢复平衡，从而奏效。

排卵汤（葛秦生经验方）

【组成】

①补肾方：熟地黄 7 g，何首乌 7 g，菟丝子 7 g，仙茅 7 g，淫羊藿 7 g，女贞子 7 g，墨旱莲 7 g，枸杞子 7 g，续断 7 g，当归 9 g，肉苁蓉 7 g，山药 15 g，阿胶 12 g。

②活血补肾方：柴胡 7 g，赤芍 9 g，白芍 9 g，泽兰 9 g，益母草 9 g，刘寄奴 9 g，生蒲黄 9 g，牛膝 9 g，菟丝子 9 g，枸杞子 9 g，肉苁蓉 9 g，仙茅 9 g。鸡血藤 15 g，女贞子 15 g，覆盆子 15 g，淫羊藿 10 g。

【功效】补肾活血促排卵。

【主治】多囊卵巢综合征不孕者。

【现代研究】用补肾方治疗多囊卵巢综合征不孕者 52 例，结果：怀孕 2 例，有效 27 例，好转 1 例；活血补肾方治疗 8 例，结果：怀孕 1 例，有效 6 例，好转 1 例。

【方解】不能排卵就不能怀孕，治疗不孕首先要促进排卵，中医通过补肾活血就可促进排卵，尤其是补肾更为重要。故两方中用药主要是补肾药，而②方还加了柴胡、赤白芍、泽兰、益母草、刘寄奴、生蒲黄、牛膝、鸡血藤活血祛瘀以增强排卵之力。

涤痰汤（陈珍治经验方）

【组成】黄芪 30 g，淫羊藿 30 g，陈皮 6 g，胆南星 6 g，海藻 9 g，半夏 9 g，苍术 9 g，白术 9 g，茯苓 9 g，菖蒲 9 g，穿山甲 12 g，党参 10 g，山楂 20 g，山药 15 g。

【加减】月经第 13 日开始，加肉桂、川牛膝、莪蔚子、泽兰、鹿角片，服至经行。

【功效】健脾益气，温阳补肾，化痰调经。

【主治】多囊卵巢综合征。

【现代研究】治疗多囊卵巢综合征 35 例，结果：显效（症状消失，月经正常，并有妊娠者）17 例，有效 12 例，总有效率 82.8%。

【方解】痰湿停阻胞宫，则经血难行，而停滞胞宫之痰湿，非外入之痰湿，实为脾失健运，肾失蒸化所致。故治疗不行健脾温肾化痰之法，则痰湿难去。因此，方中重用黄芪、淫羊藿，又用党参、山药达健脾补肾之功；陈皮、胆南星、海藻、半夏、苍术、白术、茯苓、菖蒲散结化痰涤痰；穿山甲、山楂祛瘀行经。全方名云涤痰汤，实为温补脾肾为先，再行涤痰之务，培本清源两者兼顾。

滋阴降火方（王兴娟经验方）

【组成】生地黄、知母、龟甲、栀子、生甘草各适量。

【加减】体重增加、痤疮者，加胆南星、半夏、茯苓、陈皮、桃仁；如有溢乳或高催乳素，加柴胡、预知子、青皮、陈皮、牡丹皮、谷芽、麦芽各 10 g；雄性激素偏高、性毛增多、阴虚火旺征象表现突出者，加牛膝、牡丹皮、大黄、地骨皮各 10 g 等。

【功效】滋阴降火。

【主治】多囊卵巢综合征。

【方解】多囊卵巢综合征当从肾阴不足、痰湿郁火辨治。其以往认为本综合征是肾阳不能蒸腾津液而形成痰湿所致观点，用温肾阳、化痰湿方药治疗，作用不明显，温阳药应用又耗劫阴液，使肾阴亏损程度加重，虚阳上浮，虚火旺盛，且有"起火"的不良反应。而采取滋阴降火法后，症状改善，月经转为正常，因此，本病患者临床上即使无肾阴虚表现，也当从肾阴不足、痰湿郁火辨治。方中地黄、龟甲滋阴潜阳，壮水制火；知母、栀子泻火存阴；生甘草泻火解毒。

【现代研究】以本方加减治疗多囊卵巢综合征 15 例，年龄 17～31 岁，平均 24 岁；病程 1～10 年，平均 3.5 年；已婚 7 例，未婚 8 例；闭经 12 例，月经稀少 3 例，不孕 6 例。结果：显效 9 例（60%），有效 4 例（26.67%），无效 2 例（13.33%），总有效率 86.67%。

补肾软坚方（李亚平经验方）

【组成】菟丝子 15 g，熟地黄 15 g，覆盆子 15 g，仙茅 15 g，淫羊藿 15 g，夏枯草 15 g，昆布 15 g，穿山甲（先煎）10 g，胆南星 10 g，桃仁 10 g。

【功效】补肾化痰，软坚散结。

【主治】妇女多囊卵巢综合征。

【方解】根据多囊卵巢综合征的表现即月经稀发、不孕、多毛、肥胖，属无排卵和卵巢包膜增厚表面硬化，中医学从辨证上认为与肾虚和痰湿有关。因为肾主生殖，为冲任之本，冲为血海，主胞胎。所以选用中药补肾化痰软坚。治疗后发现患者血浆 LH 和 FSH 含量及其比值均有较明显改变，LH/FSH≤1.5，而血清 T 平均含量从 4.3 nmol/L 降至 2.9 nmol/L（$P<0.05$），说明补肾化痰软坚用于治疗多囊卵巢综合征是有效的，但究竟是通过补肾痰软坚使体内雌激素水平上升，引起正反馈而出现月经正常，还是通过

减少体内雄激素及其前身物质的生成而排卵，则有待进一步研究。方中仙茅、淫羊藿、覆盆子补肾助阳，祛寒除湿；菟丝子不温不燥，补而不腻；熟地黄平补肾阴肾阳；胆南星燥湿化痰，专攻经络风痰；昆布、夏枯草软坚散结，专治顽痰疾积聚；穿山甲、桃仁活血散瘀。全方共奏补肾化痰、软坚散结之功效。

【现代研究】本组 30 例均为门诊患者，年龄 21～30 岁，平均 25.5 岁；经初潮年龄 13.7 岁；结果：治愈（月经恢复正常或排卵后妊娠，激素测定值在正常范围）22 例（73.3%）；其中 2 例治疗 2 个疗程后排卵妊娠。有效（虽无排卵，但月经周期基本正常，LH/FSH≤1.5，睾酮值<3.47 nmol/L）5 例（16.7%），总有效率为 90%。

益坤丸（张蔚莉经验方）

【组成】法半夏 10 g，石菖蒲 10 g，六神曲 10 g，茯苓 12 g，陈皮 10 g，菟丝子 12 g，枸杞子 12 g，淫羊藿 12 g，益母草 12 g，泽兰 10 g，鸡血藤 15 g，蒲黄 10 g，香附 10 g。

【功效】燥湿化痰，健脾益肾，理气活血。

【主治】多囊卵巢综合征。

【现代研究】根据中国中西医结合研究会妇产科专业委员会第二届学术会议制定（1986，昆明）标准。治愈：月经恢复正常或排卵妊娠，性激素测定在正常范围；有效：虽无排卵，但月经周期基本正常，LH/FSH<1.5；无效：月经及激素测定值无改变。本组 60 例患者治疗 2～3 个疗程后均常规行性激素放免测定，发现血 FSH 均有不同程度上升，而 LH 变化不大，LH/FSH 比值下降，E_2 上升，T 水平下降。并结合 B 型超声做监护（有滤泡-排卵-黄体变化现象），基础体温双相，下降后月经来潮。结果 60 例中治愈 44 例，其中 7 例治疗 2～3 个疗程后排卵妊娠；有效 10 例；无效 6 例。总有效率 90%。对治愈及有效患者随访 1 年，1 年内又有 5 例自然妊娠，33 例月经周期基本正常，9 例病情反复。

【方解】根据多囊卵巢综合征的表现，

即：闭经、月经稀少，或排卵障碍性异常子宫出血、不孕、肥胖、多毛，中医学从辨证上认为与痰湿和肾虚有关。选用燥湿化痰、健脾益肾、理气活血之益坤丸，治疗后 LH 和 FSH 含量及比值均有较明显改变，LH/FSH<1.5，血清 T 平均含量下降，治疗效果显著。方中法半夏、陈皮燥湿化痰；茯苓健脾渗湿；石菖蒲芳香化浊；神曲健脾消滞；菟丝子、枸杞子、淫羊藿补肾；益母草、泽兰、蒲黄、鸡血藤活血化瘀；香附理气和血。诸药合用，共奏燥湿化痰、健脾益肾、理气活血之功。

益肾化痰汤（陈玲经验方）

【组成】当归 10 g，淫羊藿 10 g，党参 10 g，黄精 10 g，巴戟天 10 g，苍术 10 g，白术 10 g，茯苓 10 g，胆南星 10 g，姜半夏 10 g，陈皮 6 g，白芥子 6 g，炙甘草 6 g。

【加减】阳虚畏寒，加淡附子、桂枝；带下黏稠，加椿皮、黄柏。

【功效】健脾益肾化痰。

【主治】多囊卵巢综合征。

【方解】多囊卵巢综合征的治疗有的用补肾化痰法治之；有的拟滋阴降火法治之；或用疏肝解郁化痰法治疗，但较多的医家还是根据本病患者肥胖、多毛等临床表现，采用温肾健脾化痰法治疗。本方中用党参、黄精、巴戟天、淫羊藿、当归、炙甘草健脾益气，补肾温阳；苍术、白术、茯苓、胆南星、姜半夏、陈皮、白芥子健脾利湿，理气散结化痰。

【现代研究】用本方加减治疗多囊卵综合征 30 例，结果：治愈 24 例，好转 4 例，无效 2 例。

周期治疗方（林至君经验方）

【组成】①排卵汤：当归 10 g，丹参 10 g，茺蔚子 10 g，桃仁 10 g，红花 10 g，鸡血藤 10 g，续断 10 g，香附 5 g，桂枝 5 g。②促黄体汤：阿胶 10 g，龟甲 10 g，当归 10 g，熟地黄 10 g，菟丝子 10 g，制何首乌 10 g，续断 10 g，山药 15 g。③活血调经汤：当归 10 g，熟地黄 10 g，丹参 10 g，赤芍 10 g，泽兰 10 g，川芎 4 g，制香附 6 g，茺蔚子 15 g。④促卵泡汤：淫羊藿 10 g，仙茅 10 g，当归 10 g，山药 10 g，菟丝子 10 g，肉苁蓉 10 g，巴戟天 10 g，熟地黄 10 g。⑤促排卵汤：丹参 10 g，赤芍 10 g，泽兰 10 g，熟地黄 10 g，桃仁 4 g，红花 4 g，薏苡仁 15 g，制香附 6 g。⑥促黄体汤：丹参 10 g，龟甲 10 g，枸杞子 10 g，女贞子 10 g，墨旱莲 10 g，熟地黄 10 g，制何首乌 10 g，肉苁蓉 10 g，菟丝子 10 g。⑦活血调经汤：丹参 10 g，赤芍 10 g，泽兰 10 g，熟地黄 10 g，茯苓 10 g，茺蔚子 10 g，当归、香附各 6 g。⑧促卵泡汤：女贞子 10 g，墨旱莲 10 g，丹参 10 g，山药 10 g，熟地黄 10 g，肉苁蓉 10 g，制何首乌 10 g。

【治法】每日 1 剂，水煎服，具体用法：肾阳衰惫、冲任虚寒者，排卵前用①汤，服 4 剂；排卵后服②汤，服 6～g 剂；月经前用③汤，服 3～5 剂；月经干净后用④汤，服 4～6 剂。肾阴衰惫、冲任郁热者，排卵前用⑤汤，服 4 剂；排卵后用⑥汤，服 6～9 剂；月经前用⑦汤，服 3～5 剂；月经干净后用⑧汤，服 4～6 剂。

【功效】调整月经周期。

【主治】多囊卵巢综合征不孕症。

【方解】经临床观察，中药人工周期疗法针对本病病因病机，即在一个月经周期的不同阶段中，有肾虚与血瘀的不同病机特点，采用以"补肾—活血化瘀—补肾—活血调经"为立法及周期性选方用药，是取得满意疗效的关键。国内许多报道证实补肾法可促进卵泡发育；增厚而坚韧的卵巢包膜成为机械性影响排卵障碍，这可作为血瘀证的诊断依据，故活血化瘀也作为促进业已成熟或治疗后成熟卵泡排卵的一种治法。因此，"补肾"与"活血化瘀"可作为本病的主要法则。多囊卵巢综合征是引起女性不孕症的常见原因之一，根据妇女月经周期变化，选用不同治疗方剂，目前疗效已被肯定。

【现代研究】共治疗多囊卵巢综合征 27 例（均因不孕就医而确诊），治愈 24 例（半年内受孕者 15 例），无效 3 例。

妇科国医圣手时方

补肾化瘀方（齐玲玲经验方）

【组成】熟地黄15g，肉苁蓉15g，紫石英15g，山茱萸9g，巴戟天9g，当归9g，川芎9g，桃仁9g，红花9g，三棱9g，莪术9g，穿山甲9g，丹参30g，甘草6g。

【功效】温阳补肾，活血化瘀，调经。

【主治】多囊卵巢综合征。

【方解】肾主生殖蒸化，温养胞宫，现肾虚失其正常功能，水液失调，则下停胞宫，久可致血瘀于下，湿瘀交阻胞宫，故月经闭阻不能行。治之当温肾祛瘀，方中用熟地黄、肉苁蓉、紫石英、山茱萸、巴戟天温阳补肾，去寒湿；当归、川芎、桃仁、红花、三棱、莪术、穿山甲、丹参养血活血以祛瘀；甘草调和诸药。

【现代研究】用本方配合氯米芬口服，治疗多囊卵巢综合征35例，结果：痊愈18例，有效12例，无效5例，总有效率85%。

龙胆泻肝汤（王祖倩经验方）

【组成】龙胆6～9g，炒黄芩9g，焦栀子9g，泽泻9g，车前子9g，当归9g，柴胡6g，生甘草1.5～3g，生地黄6～12g，木通3g。

【功效】清肝利胆，泻热利湿。

【主治】多囊卵巢综合征属肝胆湿热证者。

【方解】肝主疏泄，调畅气血，则可助女子经行。现湿热在肝胆，不仅失其疏泄之功能，而且湿热下注胞宫，胞宫闭阻则经血难行，或经行淋漓不尽，甚者不孕。治疗之根本就是清泻肝胆湿热，故拟龙胆泻肝汤主之。方中龙胆清肝胆实火，又泄肝胆湿热；黄芩、栀子泻热燥湿；车前子、木通、泽泻导湿热下行，从水道而出；用柴胡疏畅肝胆；因苦寒之味易伤阴血，故用生地黄、当归养阴补血。

【现代研究】治疗多囊卵巢综合征属肝胆湿热证20例，共接受治疗83个月，在此期间共行经62次，占74.7%，其中18例闭经者，在服药期间都达到行经的目的，最早为服药的第4日行经，最长为57日，平均为24.3日。20例中除2例未能测基础体温外，根据18例所测的59个月的月经周期基础体温中，出现双相体温曲线21次，占35.5%，其中1例妊娠；出现单相体温曲线38次，占64.5%。闭经者体温上升的时间，最短于服药的第5日，最长为140日，平均43.6日。半数以上者在1个月以内基础体温上升，无排卵型功血2例，基础体温上升时间分别为28.1日。

桃红四物汤（李少华经验方）

【组成】当归、赤芍、川芎、丹参、桃仁、红花、香附、三棱、莪术、王不留行、锁阳、淫羊藿、鹿角片各适量。

【功效】温阳养血，活血祛瘀。

【主治】多囊卵巢综合征。

【临床运用】治疗多囊卵巢综合征属血瘀者99例，好转者75.6%，排卵者37.9%。

【方解】血瘀有因寒凝而致，或因痰湿凝滞而成，或因热邪煎灼而发，或因气滞而停，也有因肾阳不足，不能温煦而瘀。瘀血瘀阻胞宫及胞脉，经血不行，氤氲之气不能至，则难以受孕。治之当活血祛瘀，用桃红四物汤养血活血调经；加三棱、莪术、王不留行增强活血祛瘀之力；本血瘀因肾阳不足而致，故用锁阳、淫羊藿、鹿角片温阳补肾，血得温则行。

滋养通调方（胡玉荃经验方）

【组成】当归30g，生地黄30g，熟地黄30g，山茱萸12g，女贞子15g，何首乌20g，桑椹12g，菟丝子30g，杜仲12g，川芎15g，赤芍12g，丹参15g，鸡血藤30g，益母草30g，柴胡10g，香附15g，郁金12g，甘草6g。

【功效】滋补肝肾，养血活血，理气调经。

【主治】月经稀发甚或停经，伴腹胀不适，乳房胀，体形略胖。B超监测无排卵。

舌体略胖，舌质淡暗，苔白，脉沉细。

【方解】"经水出诸肾"，《医学正传》："月经全赖肾水施化，肾水既乏，则经血日以干涸。"患者禀赋素弱，肾气不足，冲任失于充养，无以化经；肝肾同源，肾精匮乏，肝血亦虚，精血衰少，源断其流，胞宫无血可下，由月经后错而渐成闭经。肝体阴而用阳，肝血不足则肝气不舒，气机郁结，而见乳胀；横犯中焦，脾胃运化失职，升降失常，则常腹胀不适，痰湿内聚，则体重增加、舌体胖；舌质淡暗，脉沉细为精血亏少，血脉不畅之象。方中以四物汤养血柔肝，活血调经；菟丝子、桑椹、山茱萸、女贞子、何首乌、杜仲益阴补阳，使阴阳双补，肾精肾气充沛，经血有源；益母草、鸡血藤、丹参活血祛瘀调经；香附、郁金、柴胡疏肝理气，助其疏泄；甘草调和诸药。全方滋养为主，通调为辅，补而不滞，养而不腻，行气而不伤血，活血而不破气，虚实兼顾，使肾精肝血充足，冲任通畅，经血得以循期而下。

【用方经验】经闭不行者不可见闭即通，甚则用大剂活血破血之品，反致伤血而血枯，犯虚虚之戒。《景岳全书·妇人规》："欲其不枯，无如养营；欲以通之，无如充之……今之为治者，不论有滞无滞，多兼开导之药。其有甚者，则专以桃仁红花之类通利为事。岂知血滞者可通，血枯者不可通也。"另外，对于先天禀赋不足、月经失调的女性切记计划妊娠，一旦怀孕要慎重选择流产，否则可能使失调更重而影响以后的孕育。这需要我们医生大力宣传和普及预防保健常识，防患于未然。

涤痰祈嗣丹（庞保珍经验方）

【组成】半夏10 g，茯苓15 g，陈皮60 g，甘草6 g，苍术10 g，胆南星6 g，枳壳10 g，生姜3片，柴胡10 g，人参10 g，黄芪10 g，淫羊藿10 g，巴戟天10 g。

【功效】温肾补脾，化痰毓麟。

【主治】不孕症痰湿证。

【方解】本方对痰湿所致的多囊卵巢综合征、闭经、无排卵、黄体功能不全、子宫发育不良等，肾阳虚是PCOS患者出现痰湿表现（如肥胖）的根本。痰湿是标，肾阳虚、脾虚是本，所以单用化痰法治疗PCOS疗效不理想。温肾补脾，化痰毓麟则是治本之法方中淫羊藿、巴戟天温肾，枳壳、柴胡疏肝理气，人参、黄芪、半夏、茯苓、陈皮、甘草、苍术、胆南星健脾化痰，全方共奏温肾补脾，化痰毓麟之效。

五子苍附归芎二陈汤（杨家林经验方）

【组成】枸杞子10 g，菟丝子15 g，覆盆子10 g，苍术10 g，香附10 g，当归10 g，川芎10 g，茯苓12 g，陈皮10 g，法半夏10 g，山楂15 g，枳实10 g。

【功效】补肾活血，祛痰除湿调经。

【主治】月经稀发、肥胖、闭经及多囊卵巢综合征，辨证属肾虚痰湿阻滞者。

【加减】肾虚偏寒者，加补骨脂10 g，鹿角胶10 g温肾助阳；痰湿化热出现口干苦者，加黄芩10 g；活血通络者，加鸡血藤18 g。

养阴破瘀方（李少华经验方）

【组成】玄参、麦冬、白芍、天花粉、石斛、三棱、莪术、皂角刺、穿山甲、甘草、芎芍丸各等份。

【功效】养阴润燥，破血祛瘀。

【主治】多囊卵巢综合征。

【方解】阴虚生热，热灼精血，精血瘀阻胞宫，则经闭不孕。治当祛除胞宫瘀血，故用三棱、莪术、皂角刺、穿山甲破血逐瘀；干枯之瘀血不得液润，岂能轻易而去之。因此，用玄参、麦冬、白芍、天花粉、石斛滋阴养阴，阴液足，则血能得润，阴液充则虚热除，正所谓"壮水之主，以制阳光"也。

【现代研究】治疗多囊卵巢综合征9例，用药3～12个月，全部行经，正常排卵。

建周方（曹玲仙经验方）

【组成】党参12 g，苍术12 g，白术12 g，

青礞石 12 g，石菖蒲 12 g，香附 9 g，茯苓 12 g，远志 9 g，当归 12 g，川芎 9 g，仙茅 12 g，巴戟天 12 g，虎杖 12 g，马鞭草 12 g，茜草 12 g，海螵蛸 12 g。

【功效】健脾温肾，涤痰开窍，软坚化浊，行气活血。

【主治】脾肾阳虚，痰凝血瘀，气血阻滞，经血闭绝。

【加减】注重"以肝为先天"，不忘疏肝养肝，柴胡、白芍、川楝子、娑罗子、郁金常配伍运用。气虚者，加党参、黄芪、升麻各 10 g；阴虚者，加玄参、麦冬、龟甲各 10 g；血虚者，加生地黄、熟地黄、山茱萸、枸杞子各 10 g；痞闷者，加枳壳、紫苏叶各 10 g；胀满者，加厚朴、大腹皮各 10 g；眩晕头痛者，加天麻、钩藤各 10 g；寒热往来者，加柴胡、黄芩各 10 g。旨在以中药祛邪与滋补结合，通过调节脏腑功能，补益气血阴阳之不足，化痰行滞疏其经络，使机体恢复化生、运化、泌泻之责。从而能正常排卵，重建月经周期。

【方解】本方经临床不断运用，药物反复重组疗效确切。集健脾温肾，涤痰开窍，软坚化浊，行气活血于一方，补消结合，治闭经之痼疾。旨在以中药祛邪与滋补结合，通过调节脏腑功能，补益气血阴阳之不足，化痰行滞疏其经络，使机体恢复化生、运化、泌泻之责。从而能正常排卵，重建月经周期。

【用方经验】曹玲仙教授认为因多囊卵巢综合征病因病机错杂，绝非理气活血能解决的。还当审证求因，气血虚者，补益为通；寒湿滞者，温化为通；气血郁者，开郁为通。多囊卵巢综合征以痰瘀为邪，使气滞血凝，经闭不通，但施以理气化痰，活血通经法，收效甚微。痰的形成根源在脾肾，只化痰而不顾脾、肾徒劳。正所谓："善治痰者，惟能使之不生，方是补天之手。"诊治过程中还当辨脾肾之偏重，立法健脾补肾，涤痰软坚，活血调经，灵活施治。①壮阳助气化：肾中之水不能蒸腾气化，而为痰湿，因肾阳虚无温煦之力所为。补以温润肾阳之物，助其温化痰湿，祛除浊邪，还肾府消轻灵动，肾气得以上行。经迟或经闭，体胖懒动，甚者嗜睡，腰膝酸楚，舌淡苔嫩或舌边有齿印，首选二仙汤，药物多用仙茅、淫羊藿、巴戟天、肉苁蓉、菟丝子、锁阳、补骨脂、肉桂、附子等温润壮阳补肾。肾中温和，痰湿之阴浊无处可居。肾中之水均化为精气，无生痰之虞。②健脾益气助运化：脾主湿，饮食入胃，依赖脾运化水谷精微。输布水液于四肢百骸。脾失健运，水液停滞，"诸湿肿满，皆属于脾"，出现疲乏懒惰，胸痞腹胀，带下量多。脾为生痰之源，治宜健脾燥湿化痰，使痰祛而脾运得健。健脾多用四君子，药用党参、黄芪、茯苓、白术、半夏。又因痰随气而升降，气壅则痰聚，气消则痰消，故祛痰多配理气之品如枳壳、竹茹。益脾治其本，利气治其标。③治痰先治气：经自行而祛痰法，又分化痰、消痰、涤痰。化痰又有燥湿化痰、清热化痰、温化寒痰不同，消痰以软坚；涤痰宜洗涤顽痰。多囊卵巢综合征以痰瘀为患，脾肾阳虚为本。

调周方（张玉芬经验方）

【组成】

①月经期：当归、川芎、白芍、生地黄、白术、茯苓、香附、桃仁、红花、甘草等。

②卵泡期：当归、川芎、生地黄、白芍、女贞子、墨旱莲、山茱萸、山药、枸杞子、白术、茯苓、甘草、香附、菟丝子等。

③排卵期：当归、川芎、赤芍、生地黄、牛膝、益母草、王不留行、枸杞子、茺蔚子、女贞子、墨旱莲、淫羊藿、甘草等。

④黄体期：当归、川芎、巴戟天、茺蔚子、淫羊藿、补骨脂、续断、桑寄生、白术、茯苓、柴胡、香附、炒黄芩等。

【功效】

①月经期：活血调经，推动气血运行使胞宫泄而不藏。

②卵泡期：血调冲任，使精血充盈，气血和调，以促使卵泡发育。

③排卵期：此时阴阳交替，本期宜并补肾阴肾阳，助阴化阳，稍佐活血之品，因势利导，促进排卵。

④黄体期：此期是阴充阳长，肾阳之气

渐旺，宫暖待孕阶段，宜阴阳并补，重在温肾。若此期男女交媾精合成孕，脏腑气血在肾阳作用下汇聚冲任，濡养胎元。

【主治】多囊卵巢综合征。

【加减】

①月经期：经量过少者，加牛膝15 g，泽兰30 g，益母草30 g引血下行。②卵泡期：卵泡仍发育不良，内膜达不到0.8 cm以上，加女贞子、墨旱莲、枸杞子、菟丝子各18 g。并用西药氯米芬者，重用茯苓20～30 g，白术20 g，加泽泻15 g，取健脾利水之功，以防卵泡过度刺激综合症的发生，并根据具体情况随证加减。③排卵期：若但用中药不能使成熟卵泡排出，可加用绒毛膜促性腺激素5 000～10 000 U肌内注射，同时B超监测卵泡情况。④黄体期：若未成孕，则脏腑气血下注血海以期月经来潮。由于阳气不断高涨，易引起心肝经气火的外扰，故佐以调肝之品，药用：当归、川芎、巴戟天、茺蔚子、淫羊藿、补骨脂、续断、桑寄生、白术、茯苓、柴胡、香附、炒黄芩等。

【用方经验】张老师治疗本病除坚持辨证论治，还始终贯彻整体观念，把患者看成一个统一的有机整体。临床观察多囊卵巢综合征患者，大多体质肥胖，面部痤疮严重，闭经，多毛，不孕日久，情志不舒，心理负担极重。她治疗多囊卵巢综合征，提出必须注意患者的体质、饮食、情志等因素，强调身心同治，提高疗效。治疗同时，张老师首先通过自己的言行使患者放下沉重的思想包袱，树立乐观的人生观念，保持稳定的心理状态，坚持配合治疗，且嘱患者注意饮食，勿食肥甘厚腻之品，坚持参加适量的体育运动，以促进气血的流动，增强体质，减轻体重。除此之外，先生认为适时交合在该病治疗中也起至关重要作用。治疗期间，应测基础体温，B超监测以了解卵泡发育及排卵情况，并结合观察白带性状，检测尿黄体生成激素水平，指导在排卵期安排房事，以提高受孕率。

燥湿化痰方（王秀霞经验方）

【组成】香附30 g，茯苓20 g，苍术15 g，法半夏15 g，橘红15 g，胆南星15 g，枳实10 g，甘草10 g。

【功效】燥湿除痰，行气活血。

【主治】多囊卵巢综合症各证。

【加减】肾虚痰湿证，偏阴虚加山茱萸、女贞子等；偏阳虚加锁阳、仙茅、淫羊藿、巴戟天等。气滞痰阻证，加当归、赤芍、乌药等。血瘀痰结证，选加川芎、莪术、桃仁等。气虚痰凝证，加黄芪、党参、升麻等。

【方解】方中以二陈汤燥湿化痰，健脾和胃，以除生痰之源；苍术芳香燥湿健脾；胆南星燥湿化痰，合苍术共助二陈汤祛湿痰；香附疏肝理气行血，为气中血药；枳实苦辛微寒，破气消积，化痰除痞；配合香附疏解肝郁，行气导滞，通阳达郁，气行则痰消。诸药相合，燥湿除痰，行气活血，使痰湿祛，气血运行通畅则月事以时下。

【用方经验】月经是一种周期性藏泻的过程，先藏而后能泻。故治疗一般应先补而通之，继则疏而通之。补乃助其蓄积，疏属因势利导。经净后此期经水适净，内膜脱落，精血耗伤，血海空虚，正待修复，治以补肾填精，温暖下元，充养血海为主，以促卵泡发育，加女贞子、墨旱莲等；月经中期即排卵前后用滋肾活血以促卵泡排出，酌加丹参、艾叶炭等；月经中期至月经前期。肾气旺，天癸充，冲任盛，为阳气活动旺盛阶段。治以补肾助阳，使脏腑和顺，痰湿自化，络脉得通，促月事如常，选加仙茅、淫羊藿等。

调周方（盛玉凤经验方）

【组成】绿萼梅6 g，橘核8 g，橘络8 g，佛手15 g，柴胡8 g，炒白芍15 g，鹿角霜15 g，肉苁蓉15 g，菟丝子15 g，川石斛15 g，紫石英15 g，泽泻15 g，车前子（包）15 g，瓜蒌子15 g。

排卵后期方：淫羊藿10 g，仙茅12 g，肉苁蓉15 g，石斛15 g，绿萼梅6 g，橘核8 g，橘络8 g，白芍15 g，菟丝子15 g，杜仲15 g，车前子15 g，泽泻15 g，浙贝母15 g，10剂。

月经将至方：当归15 g，赤芍12 g，川芎12 g，丹参30 g，川牛膝30 g，红花10 g，泽兰 15 g，橘核 8 g，橘络 8 g，浙贝母 15 g，蛤壳 15 g，佛手 15 g，川楝子 12 g，延胡索 15 g，生山楂 15 g。

经后期方：制龟甲 15 g，女贞子 15 g，墨旱莲 15 g，海螵蛸 15 g，绿萼梅 6 g，生白芍 12 g，熟地黄 15 g，砂仁（后下）3 g，山茱萸 12 g，炒鸡内金 15 g。

【功效】益肾填精，疏肝理气，化痰利湿。排卵后期，治宜温补肾阳为主，佐以疏肝化痰。月经将至，治宜活血祛瘀，因势利导。经后期，当益肾养阴。

【主治】肾虚肝郁气滞痰凝证。

【用方经验】经后期滋补肾阴（血）而养冲任；经间期益肾填精而疏冲任；月经前期温补肾阳而调冲任；月经期活血化瘀而调月经。

化痰湿方（何嘉琳经验方）

【组成】姜半夏 9 g，石菖蒲 9 g，苍术 10 g，皂角刺 10 g，泽兰 10 g，川芎 10 g，路路通 15 g，丹参 15 g，白芥子 15 g，当归 12 g，香附 12 g，海藻 20 g，生山楂 30 g。

【加减】月经来潮：去丹参、泽兰，加生黄芪 15 g，生鸡内金 15 g，菟丝子 15 g，制黄精 20 g，制何首乌 20 g。

【功效】健脾化痰，活血通络。

【主治】多囊卵巢综合征性不孕症（痰湿证）。

【方解】姜半夏、石菖蒲、苍术、白芥子、生山楂等健脾化痰；皂角刺、路路通、当归、川芎、丹参活血化瘀，疏通胞络；海藻、山楂软坚散结。后用制黄精、制何首乌、生黄芪、菟丝子诸药补肾填精以滋先天，消补兼施，终获全效。

散结通络汤（石景亮经验方）

【组成】当归 15 g，浙贝母 15 g，僵蚕

15 g，半夏 15 g，昆布 15 g，皂角刺 15 g，王不留行 15 g，制香附 15 g，路路通 15 g，川芎 10 g，白芥子 10 g，白芷 10 g，醋大黄 10 g，炮姜 10 g，鬼箭羽 20 g，怀牛膝 20 g，丹参 30 g，鸡血藤 30 g，益母草 30 g。

【加减】

经期用药：方用苍附导痰汤合四物汤加味。药用：苍术、白术、半夏、制香附、天竺黄、浙贝母、连翘、郁金各 15 g，当归、川芎、胆南星、醋大黄、炮姜各 10 g，泽兰、益母草、丹参各 30 g，川牛膝、怀牛膝各 20 g，细辛 5 g。3 剂。

经后用药：方用经验方和解益肾散。药用：柴胡、黄芩、制附片各 10 g，半夏、淫羊藿、覆盆子、巴戟天、黄精、瞿麦、猪苓各 15 g，丹参、鸡血藤、络石藤、泽兰、山楂各 30 g，菟丝子、刘寄奴、海风藤各 20 g。

【功效】活血通络，软坚散结。

【主治】痰湿壅滞、血瘀阻络证。

【方解】用四物汤加丹参、鸡血藤、益母草、北刘寄奴、泽兰、王不留行、路路通等调经养血化瘀通络；用苍白术、胆南星、天竺黄、浙贝母、僵蚕、半夏、连翘、郁金、白芥子等燥湿化痰，软坚散结；用菟丝子、肉苁蓉、淫羊藿、覆盆子、巴戟天补肾阳益肾气；用牛膝引血下行；用大黄附子汤温阳散寒止痛。由于该病证情复杂，非一日所能治愈，故而石老循序渐进，重复有效方法，共计 4 个周期病得以治愈。

【用方经验】多囊卵巢综合征的中医治疗多采用补肾养血、化瘀软坚法。对本患者通过辨证与辨病相结合，患者闭经的病因为脾肾两虚，痰阻血瘀。故选用六君子汤合益肾散调理脾肾功能，用苍附导痰汤加减祛痰化瘀通络。本病例由于辨证准确、用药合理，调治半年余，疾病告愈。

第二章 带下病

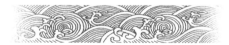

第一节　阴道炎

蒿蒲解毒汤（罗元恺经验方）

【组成】青蒿 12 g，蒲公英 30 g，白薇 20 g，丹参 20 g，牡丹皮 12 g，赤芍 15 g，黄柏 12 g，桃仁 15 g，连翘 20 g，青皮 10 g，川楝子 10 g。

【功效】清热解毒，行气化瘀。

【主治】热毒内盛之带下。症见带下增多，色黄质稠而臭秽，小腹灼热，疼痛拒按，发热，恶寒，口苦，烦渴，小便黄赤，涩痛，大便秘结，舌红，苔黄厚腻，脉弦数或滑数。

【加减】兼大便秘结不通者，加大黄、虎杖以泻热通便；热毒炽盛而少腹生痛者，加败酱草、紫花地丁、白花蛇舌草以解毒消痈；兼膀胱湿热而见小便涩痛、频数者，加滑石、甘草、乌韭以清利湿热；兼胃热而见恶心呕吐、不欲饮食者，加竹茹、广藿香、黄连以清胃止呕。

【方解】本方所治之带下属热毒炽盛，壅结于胞络，伤及任、带而致，故治以清热解毒、行气化瘀为主；使热毒清解，气化瘀散，则带下可止，腹痛消除。方中蒲公英、黄柏清热解毒，去湿止带；青蒿、白薇清肝退热；连翘清热泻火，解毒散结；牡丹皮、赤芍、丹参、桃仁活血化瘀，清热凉血；青皮、川楝子疏肝理气。诸药合用，既能清解下焦之热毒，又能行气化瘀以止痛。组方中虽无收敛止带之品，但据"治病求本"之理，热毒清解，气行瘀散，则任、带脉复常而带下可止。

【注意事项】脾虚湿盛或肾阳虚之带下，均不宜使用本方。

【用方经验】使用本方的辨证要点是：带下色黄而臭秽，下腹灼热疼痛，口苦尿黄，舌红苔黄，脉滑数。本方亦可用治急性盆腔炎、泌尿系感染、急性单纯性阑尾炎属下焦热毒者。

清带汤（罗元恺经验方）

【组成】冬瓜子（捣）30 g，麦冬 15 g，败酱草 30 g。

【用法】加水 800 ml，煎取 300 ml，每日 1 剂，7 日为 1 个疗程。

【功效】清利湿热，止带。

【主治】妇女湿热带下。

内托汤（郑侨经验方）

【组成】当归 10 g，山药 10 g，玄参 10 g，蒲公英 20 g，紫花地丁 20 g，车前子 10 g，甘草 6 g。

【功效】健脾祛湿，清热解毒，消痈散结。

【主治】湿热带下证。症见带多，有异味，腰酸腹痛，唇舌色红，苔白厚腻或微黄，脉濡数等。

【加减】伴有胁痛者，属七情所伤，肝郁累脾，脾运无权，湿邪不化，蕴久化热为患，加柴胡、白芍；伴有赤白带下腥臭甚者，加重楼、败酱草、连翘。

【方解】本方是从托里内消汤化裁而来。方中重用蒲公英，取其味苦能有燥湿健胃、消痈散结之功；佐以地丁清热解毒；车前子利小便，使热邪解，湿邪除；并用当归养血；玄参益阴；甘草和中。

【病例】楚××，女，37 岁，工人。患者每月动经 2 次，白带多有异味，腰酸腹痛，心悸气短，眩晕，食欲不振，四肢无力。现正值经期，颜面素赤，口唇舌质红、苔白厚腻，根部微黄，表情沉闷，呼吸气短，脉濡数。经妇检诊为附件炎、子宫颈糜烂。病属湿热下注胞中带下证。治以健脾祛湿，清热解毒法。方用内托汤。服 10 剂后，白带止，诸症减，脉转缓滑，此系湿热化，脾胃功能渐复。前方又服 5 剂，诸症除。改服人参归脾丸 30 丸，以巩固疗效。按：该例系饮食失节，损伤脾胃，运化失职，以致湿邪蕴内不化，郁久化热，湿热相杂下注胞中之故。脾运无权，气血生化之源不足，血少不能荣心，故心悸气短；脾不统血，故经血 1 个月 2 次；湿热阻滞，故腰酸腹痛。所以采用健脾祛湿，清热解毒之品，复脾胃之职而祛湿热。

荆防止痒洗（罗元恺经验方）

【组成】荆芥（后下）25 g，防风 15 g，蒲公英 30 g，黄柏 30 g，枯矾（冲）15 g，百部 20 g，地肤子 30 g。

【用法】煎水熏洗外阴，俟药液温和时坐盆约 30 分钟，每日 2 次。

【功效】祛风清湿热止痒。

【主治】带下量多，外阴瘙痒。

自拟清宫解毒饮（班秀文经验方）

【组成】土茯苓、鸡血藤、忍冬藤、薏苡仁、丹参、车前草、益母草、甘草。

【功效】清热利湿止带。

【主治】湿热夹瘀，郁于下焦，以致冲任带脉损伤，带下绵绵不绝，色白黄而臭秽者。

【方解】土茯苓甘淡利湿除秽，解毒杀虫；忍冬藤、薏苡仁、车前草助土茯苓清热利湿；鸡血藤、丹参、益母草直达冲任二脉，能补血活血，化瘀解毒；甘草解毒而调和诸药。

三苓汤（班秀文经验方）

【组成】茯苓 9 g，龙胆 9 g，槟榔 9 g，猪苓 9 g，泽泻 9 g，滑石 18 g，生地黄 12 g，土茯苓 15 g。

【功效】清热利湿，杀虫止痒。

【主治】治疗湿热下注所致带下。症见月经周期正常，色红，量较多，平时带下量多，色黄质稠秽，阴道不时瘙痒，腰酸痛，纳差，大便正常，小便色黄，舌质红，苔黄，脉弦。阴道分泌物涂片镜检：假丝酵母菌（＋）。

【注意事项】用药期间禁止房事，戒酒，忌食辛辣、羊肉，注意外阴部卫生，每日更换内裤，其内裤每次用开水煮沸半小时；经期忌用。

土苓祛湿汤（班秀文经验方）

【组成】党参 9 g，白术 9 g，苍术 9 g，白芍 9 g，车前子 9 g，延胡索 9 g，槟榔 9 g，台乌 9 g，陈皮 6 g，甘草 5 g，土茯苓 18 g。

【功效】健脾燥湿，解毒杀虫。

【主治】治疗脾失健运，湿浊郁滞之带下量多，色白夹黄，气味臭秽，阴痒，经行超前，色暗红，夹紫块，经行之时少腹及乳房胀疼，伴有食少，眠差，大便正常，小便黄，舌质淡，苔薄白，脉细滑。阴道分泌物涂片镜检：假丝酵母菌（＋）。

【注意事项】用药期间禁止房事，戒酒，忌食辛辣、羊肉，注意外阴部卫生，每日更换内裤。虫蚀阴中者，其内裤每次用开水煮沸半小时；经期忌用。

自拟温肾健脾止带汤（韩百灵经验方）

【组成】菟丝子 20 g，山药 15 g，白术 15 g，茯苓 20 g，薏苡仁 20 g，芡实 20 g，龙骨 20 g，牡蛎 20 g，甘草 10 g。

【功效】温肾健脾，渗湿止带。

【主治】脾肾阳虚所致带下色白，如涕如唾，绵绵不断，或带下清稀，量多，气味腥臭，身体倦怠，四肢不温，饮食减少，面浮肢肿，头晕健忘，腰膝酸软，大便溏薄，小便清长，面色㿠白，或面如污垢。舌质淡润，脉沉缓或沉迟无力。

【加减】肾阳虚偏重者，加鹿角胶 20 g，以温命门，补真火；尿频者，加桑螵蛸 20 g，以增加固涩之力。

【方解】方中以菟丝子补肝肾，固任脉；山药、白术健脾束带；茯苓、薏苡仁利水渗湿，健脾止带；芡实健脾固肾，涩精止带；又芡实、山药配伍巧妙，据《本草纲目》记载："芡实治小便不禁，遗精白浊带下。"《本草求真》："功与山药相似，然山药之补，本有过于芡实；而芡实之涩，更有胜于山药。"二药一补一涩，共同发挥补脾肾，固涩止带之作用；龙骨、牡蛎收敛固涩止带；甘草健脾和中，调和诸药，全方配伍共奏健脾益肾，渗湿止带之效。

加味补肾固精丸（韩百灵经验方）

【组成】人参9 g，白术9 g，杜仲9 g，续断9 g，益智9 g，阿胶9 g，艾叶9 g，菟丝子9 g，补骨脂9 g，山药9 g，龙骨12 g，赤石脂12 g。

【功效】益肾健脾除湿。

【主治】带下病中衃血色黑带属肾气亏损者。症见带下污浊或如衃血，绵绵不断，腰酸软，腹冷肢寒，尿频，便溏，四肢不温，头眩健忘，面色晦暗，舌质淡润，苔白滑，脉沉弱。

养阴凉血止带汤（韩百灵经验方）

【组成】生地黄9 g，牛膝9 g，椿皮9 g，牡丹皮9 g，白芍12 g，炒地榆12 g，阿胶9 g，麦冬9 g，栀子6 g，黄柏6 g。

【功效】滋阴补肾凉血。

【主治】带下病中衃血色黑带属肾阴虚者。症见带下气津如水，尿道热痛，腰痛如折，心烦不宁，手足心热，潮热盗汗，面红颧赤，舌干红无苔，口干欲饮，脉弦细数。

解毒止带汤（韩百灵经验方）

【组成】金银花12 g，连翘9 g，苦参9 g，茵陈12 g，黄柏6 g，黄芩9 g，白芍12 g，椿皮9 g，牛膝9 g，生地黄9 g，牡丹皮9 g，贯众9 g，黄连9 g，炒地榆12 g。

【功效】清热解毒化湿。

【主治】带下病中五色带属湿毒损伤内脏者。症见带下五色，恶臭难闻，阴内灼痛坠胀，心烦不宁，口苦咽干，便秘或溏糜，尿赤，手足心热，面色无泽，舌苔黏腻，脉弦滑而缓。

榆艾四物止带汤（韩百灵经验方）

【组成】当归9 g，川芎6 g，白芍12 g，熟地黄9 g，艾叶9 g，牛膝9 g，苍术9 g，茯苓9 g，远志6 g，甘草6 g，炒地榆15 g。

【功效】温经除湿止带。

【主治】带下病中赤白带属寒湿损伤胞脉者。症见带下赤白，赤多白少，或白多赤少，月经多为错后，小腹冷痛，阴内坠胀，腰痛体重，四肢乍寒乍热，面色暗滞，舌质淡润，苔白滑，脉弦缓。

【加减】赤带多，阴道灼热者，去艾叶，加黄芩、椿皮各10 g以清热止血。

清热化湿汤（哈荔田经验方）

【组成】盐黄柏6 g，金银花12 g，瞿麦穗9 g，海金沙9 g，车前子12 g，滑石块12 g，萹蓄9 g，川萆薢9 g，冬葵子9 g，甘草6 g，白檀香3 g，木通4.5 g，虎杖12 g。

【功效】清热化湿。

【主治】主治细菌性阴道炎湿热下注证。

【方解】治以清化湿热，因势利导，方中瞿麦、萹蓄、川萆薢、冬葵子、海金砂、滑石、车前子利水除湿，黄柏、金银花、木通等苦寒清热，凉血解毒；白檀香入脾肺，理气止痛而利胸膈，而获捷效。

【用方经验】哈荔田教授认为素有湿热内蕴，郁滞下焦，故初病尿频、尿痛，继而下赤黄带，气秽难闻。《女科证治约旨》："因思虑伤脾，脾土不旺，湿热停蓄，郁而化黄，其气臭秽，致成黄带。"故湿热为带，咎在土虚木郁。

燥湿止痒方（哈荔田经验方）

【组成】蛇床子9 g，黄柏6 g，淡吴茱萸3 g。

【功效】散寒燥湿，消炎止痒。

【主治】滴虫湿毒下注证，症见带下量多，色黄质稠如脓，气味臭秽，阴部坠胀灼痛或小腹疼痛坠胀，或发热，心烦口渴。小便短赤或黄少，大便干结，舌红苔黄干，脉滑数者。

【加减】带下量多，清稀，淋漓不止者，可选加石榴皮、桑螵蛸、诃子各 10 g、小茴香 6 g 等；带下色黄，黏稠气秽者，可选加苍术、蒲公英、萆草、草河车各 10 g 等；瘙痒剧烈者，可选加枯矾、苦参各 10 g、小茴香 6 g 等；阴部肿痛，可选加白芷、苏木、刺猬皮、蒲公英、连翘各 10 g、小茴香 6 g 等；糜烂，溃疡，局部有脓性分泌物者，可选加白鲜皮、虎杖、金银花、蒲公英、桑螵蛸各 10 g 等。

【用方经验】哈荔田教授认为，妇女在用药过程中需将三药布包，温水浸泡 15 分钟后，煎数沸。倾入盆中，乘热熏洗、坐浴。早、晚各 1 次，每次 5～10 分钟。洗后可拭干外阴部，内阴部位待其自然吸收，经期须停用。倘煎煮药液有困难，亦可将药用布包置于大口杯中，再用开水冲沏后浸泡备用。一般多以晨泡晚用，晚泡晨用。应用时将药液倾入盆中，再加以适量沸水，熏洗坐浴。每包药可浸泡 2 次。

【方解】方中蛇床子辛苦温有小毒，功能祛风燥湿，杀虫止痒，适用于一切皮肤病及外阴瘙痒、带下。吴茱萸辛热有小毒，功能散寒止痛，外用尚能燥湿解毒，可治湿疹。黄柏苦寒，功能清热燥湿，泻火解毒，适用于急性化脓性感染疾患，以及湿疹、疮疡、白带、阴痒等症。其与蛇床子、吴茱萸配伍，不仅能监制彼之温热过偏之性，且能加强消炎解毒、燥湿止痒的效果，临床随病情加碱，既能用于阴中寒湿，也可用于湿热下注之症。

清解汤（裴笑梅经验方）

【组成】凤尾草 6 g，大血藤 15 g，紫花地丁 9 g，栀子 6 g，黄柏 3 g，黄芩 9 g，白果 10 枚，土茯苓 15 g。

【功效】清热解毒，祛湿止带。

【主治】带下，阴道炎症湿热证。

【方解】方中凤尾草、大血藤、紫花地丁、土茯苓有清热解毒化湿之能；合栀子、黄柏、黄芩清泄三焦之火，兼以苦寒燥湿；

更加白果止带、除浊。合之而成清热解毒，祛湿止带之剂。

蛇床子洗剂（裴笑梅经验方）

【组成】蛇床子 9 g，五倍子 9 g，苦参 9 g，黄柏 9 g，紫苏叶 3 g。

【功效】清热化湿，杀虫止痒。

【主治】滴虫性阴道炎，真菌性阴道炎。

【方解】《神农本草经》"蛇床子主恶疮，则外治之药也。外疡湿热痛痒浸淫诸疮，可作汤洗，可为末敷，收效甚捷，不得以贱而忽之"。此药温中下气，苦能除湿，辛能润肾，甘能益脾，故其功效颇奇，内外俱可施治，而外治尤良；再入苦参、黄柏、五倍子取其清热而去湿，排脓水而制阴痒，疗疮而杀虫也；紫苏叶利气发散，促使诸药渗入，以冀奏效更捷。

清肝利湿汤（刘奉五经验方）

【组成】瞿麦 13 g，萹蓄 13 g，木通 3 g，车前子 9 g，黄芩 9 g，牛膝 9 g，牡丹皮 9 g，川楝子 9 g，柴胡 4.5 g，荆芥穗 4.5 g。

【功效】清肝利湿，升阳除湿，活血止带。

【主治】肝经湿热，热入血分所引起的赤白带下，月经中期出血，以及由盆腔炎所引起的子宫出血或月经淋漓不止。

【方解】本方所治病症均与肝经湿热伤于血分密切相关。因为肝经绕阴器、抵少腹。而此类病症的病位均在阴器与少腹周围，发病的主要原因不外乎下焦寒湿日久化热，或下焦湿热，热伤血分所致。主要表现多为：①赤带。系因热伤血分，而致阴道流出血性分泌物，或白带中夹有血丝，谓之赤白带下，多伴有腰酸腿软。乏力，脉弦滑，舌质红赤等症。②月经中期出血。每遇两次月经中期阴道流血，量少，持续 3～5 日，偶有一侧少腹疼痛，可能由于卵巢有慢性炎症所引起的排卵期出血，属于中医所说湿热伤及血络所致。③盆腔炎所引起的子宫出血，是由于湿热蓄积下焦，热邪入于血分，伤及血络所致。

其特点是血量少而不畅，或淋漓不止，伴有少腹痛、腰痛等症。方中黄芩苦寒入血分，凉血清肝；瞿麦、萹蓄、木通、车前子苦寒清热利湿；柴胡、荆芥穗、川楝子既能和肝升阳除湿，又能疏解血分之热；牡丹皮、牛膝活血通经，通因通用以清血中之伏热，导血分之湿热外出。清热利湿而不伤正，升阳散湿而不助热，是本方的特点。在清肝药中不用龙胆而以黄芩为主，乃虑其苦寒大过易于伤正，而黄芩苦寒入血分，凉血清肝热而不伤正。

【病例】李××，女，24岁。患者近3日来时值月经中期，阴道有少量出血。经前期半个月即感外阴明显瘙痒，口干渴。月经周期先后不定，经前腹痛，行经第1日腹痛较为剧烈，会阴及肛门部发胀。舌象：舌尖红，苔薄黄。脉弦滑。西医诊断：排卵期出血。中医辨证：湿热下之注，热伤血络。治法：清热利湿，行气活血。处方为本方去牛膝、牡丹皮，加赤芍15 g，白芍15 g，萆薢13 g，延胡索6 g。服本方4剂后，阴道出血已止。以后随访，未再发现月经中期出血现象。

健脾止带方（许润三经验方）

【组成】白术50 g，泽泻10 g，女贞子20 g，海螵蛸25 g。

【用法】药物用水浸泡后，文火煎2次，取汁300 ml，分2次服。

【功效】健脾利湿，养阴止带。

【主治】带下脾气虚弱。

【加减】带下量多，清稀如水者，加鹿角霜10 g；兼浮肿者，加益母草30 g；兼食欲不振者，加陈皮10 g；兼血虚者，加当归10 g，白芍10 g。

【用方经验】本方只适用于身体虚弱所引起的白带症，至于生殖器炎症或肿瘤引起的白带多则不宜用之。

【方解】古人认为带病成因不离乎湿，而湿又由脾虚而生，后世各家大都遵此立法施治。湿多兼寒兼热。而本方施治，重点在脾虚之带病，并不兼寒兼热。故方中重用白术以健脾祛湿，复用泽泻以利湿扶脾，辅以女

贞子养阴滋肾，海螵蛸固涩止带。诸药合用，共奏健脾止带之功。

带下方（徐志华经验方）

【组成】土茯苓15 g，山药15 g，芡实15 g，薏苡仁15 g，莲须10 g，黑豆衣10 g，椿皮10 g。

【功效】健脾化湿，清热止带。

【主治】黄、白带下。

【加减】白带，加党参、白术、鸡冠花、银杏各10 g；黄带，加炒苍术、萆薢、黄柏、木通各10 g；浮肿，加泽泻；腰痛，加川牛膝10 g。

【病例】张×，女，30岁。白带量多，色白质稠已年余。伴头晕浮肿，纳少疲乏。月经量中，色紫红有块，淋漓不绝，10日才净。经期下腹坠痛，腰膝酸楚。脉沉细而濡，舌淡红，苔薄白。证属脾虚湿邪下注。治用带下方加党参、白术、白鸡冠花，银杏、蜀羊泉。共服20剂，月经带下基本正常。随访年余，未见复发。

脾虚湿滞黄带方（卢国治经验方）

【组成】苍术8 g，陈皮6 g，厚朴10 g，云苓13 g，猪苓8 g，泽泻10 g，桂枝6 g，白术（土炒）8 g，阿胶（冲化）10 g，生甘草4 g，木香5 g，生姜3片，大枣3枚，滑石粉13 g。

【功效】燥湿运脾，理气利水。

【主治】黄带，脾虚湿滞证。症见面色淡黄，口淡无味，纳食减少，脘腹胀痛，有时恶心呕吐，大便溏泄，小便不利；带下色黄，黏腻，有异味等。舌淡，苔白厚而腻。脉左沉缓，右濡细。

【方解】本方证多由饮食不节，湿邪阻滞中焦，脾运失调，胃失和降以致清浊不分，混聚于中，久则浊气下注，带脉失束，带下色黄黏腻等。治宜理气利湿为主。方中以苍术、白术、云苓，燥湿运脾为主；木香、厚朴、陈皮，行气除湿，化滞散满为辅；即湿为阴邪多致气滞，行气则有助气除湿，化滞

消。猪苓，能升清阳，降浊阴，泄滞渗湿，和滑石粉、泽泻相配，则协助主药，清利水湿，嫩桂枝，协助辅药，化膀胱寒水之气以利湿；阿胶，保存津液，以防方中温燥之药伤正为佐；生姜、大枣、生甘草，调和脾胃，助其健运为使。

【加减】口苦干，有热者，加黄芩。腹中痛胀甚者，加花槟榔8 g，生白芍16 g；大便溏泻者，加冬瓜子13 g，乌梅5 g。呕恶者，加吴茱萸5 g。小便短少腹胀如鼓、下肢浮肿者，加冬瓜皮30丸。

湿热内蕴黄带方（卢国治经验方）

【组成】苦杏仁8 g，生薏苡仁16 g，豆蔻8 g，滑石粉13 g，苍术8 g，通草5 g，厚朴10 g，黄柏8 g，清半夏10 g，黄芩8 g，云苓13 g，生甘草1 g。

【功效】化气清热，淡渗利湿。

【主治】黄带，湿热内蕴证。症见头闷身困，面色淡红，口渴不欲饮，胸痞心烦，午后身热，腹胀滞痛，腰重腿酸，外阴部多有湿疹，大便不爽，小便黄等。舌淡，苔黄厚而腻。脉左沉弦细缓；右沉弦有力。

【方解】本方证多由于湿热之邪滞伤太阴，肺气不宣，脾气失运，以湿热浊气之邪不能尽化而下注带脉。秽液下排为带，色黄黏腻腥臭等。治宜化气利湿为主。方中苦杏仁、豆蔻、生薏苡仁，宣通中、上二焦之气机，以导下渗泄湿热之邪为主；苍术、清半夏、厚朴，燥湿行气散满为辅；滑石粉、云苓、通草，甘淡利湿；黄芩、黄柏，苦寒，清解湿遏之热为佐；生甘草，调和诸药为使。

【加减】午后身热，夜半则止，心烦者，去苍术、清半夏，加芦根20 g（以新鲜者为佳），萆薢、牡丹皮各10 g。小便色黄量少者，加车前子10 g，泽泻8 g。外阴部有湿疹，瘙痒不舒者，去苦杏仁、清半夏，加小木通8 g，蛇床子10 g。同时，用黄柏10 g，蛇床子16 g，生薏苡仁20 g，白鲜皮25 g，地肤子16 g，苦参15 g。煎汤，外用熏洗。

赤白带下方（卢国治经验方）

【组成】醋柴胡8 g，全当归13 g，生白芍13 g，制香附10 g，炒青皮8 g，焦栀子10 g，牡丹皮10 g，生桃仁10 g，川芎8 g，生蒲黄8 g，泽兰13 g，益母草25 g，生甘草4 g。

【功效】）疏肝理气，化瘀清热。

【主治】赤白带下，肝气郁结证。症见头昏，胸闷胁胀，纳食减少，经行不畅，少腹胀痛，经行时伴有瘀血小块，带下赤白交加，稠黏腥臭等。舌淡红，苔白厚。脉沉弦而细。

【加减】头昏耳鸣，两目红赤者，加黄柏8 g，肥知母10 g。少腹痛甚者，加延胡索10 g，川楝子8 g。胸腹满闷疼痛者，加郁金、香橼各10 g。呃逆胃脘痞满，不欲食者，加赭石16 g，炒枳实8 g。后背作痛者，加续断13 g。小便色黄不利者，加龙胆8 g，车前子10 g。经行不畅，量少，有瘀血块者，加川牛膝20 g，藏红花3 g。

【方解】本方证多因情怀郁结，肝气不畅，气滞则血瘀，气郁久，火热炽盛，则肝不能正常藏血，血瘀停留，则新血不能归经，而渗于带脉之内，似血非血，赤白相杂合一起，淋漓不断，黏腻腥臭，治宜理气解郁。方中醋柴胡、制香附、炒青皮，疏肝理气解郁；焦栀子、牡丹皮，清解肝郁所生之热，共为主药。生蒲黄、生桃仁、泽兰、益母草活血化瘀；益母草，祛瘀以生新，并能引新血归经为辅药；川芎、调理血中之气滞为佐；生甘草，调和诸药为使。

湿热内蕴带下方（卢国治经验方）

【组成】苦杏仁8 g，豆蔻10 g，黄芩8 g，山药16 g，白果13 g，佩兰13 g，滑石粉3 g，黄柏8 g，厚朴10 g，云苓10 g，车前子10 g，小木通8 g，瞿麦10 g，生甘草4 g。

【功效】宣肺运脾，清热利湿。

【主治】赤白带下，湿热内蕴证。症见头闷，身困倦怠，胸脘部满闷不知饥，口喝而不欲饮，少腹坠胀，小便黄量少，外阴部痒痛或腐烂；带下赤白。其味腥秽等。舌淡，苔黄厚腻，脉右弦大而缓，左濡细。

【方解】本方证多因素体脾虚，感受外界湿热之邪内侵，滞伤肺脾，则肺金不能制约肝木，木火上蒸，脾受湿邪之困，则不能运化，湿郁热蒸，脾气被伤，则不能统摄血液，湿热污浊之气与脾失统之血，下注于带脉而见赤白带下，味腥秽等。治宜清热利湿理气。方中苦杏仁，宣通肺气；豆蔻，芳香运脾，以化湿邪；黄芩、佩兰，清热之味，则达宜肺运脾、清热利湿之效，故为方中主药；山药、白果、云苓，健脾，以增强脾阳运化水湿之功能为辅；厚朴，协助主辅药祛湿，并能化气消胀；小木通、黄柏，清泻中、下焦湿中热邪；滑石粉、车前子、瞿麦，清利水湿为佐；生甘草，调和诸药为使。

【加减】湿热停聚中焦，久郁酿痰咳喘者，去小木通、黄柏，加冬瓜子6 g，清半夏10 g。湿热郁遏，肝胆之火上灼肺金，咽喉疼者，加射干8 g，马勃6 g，胸及胃脘痞满呃逆者，加郁金、枇杷叶（去毛）各10 g。腹胀肠鸣、小便短少者，加蚕沙10 g，以驱除有形之湿邪。

赤带汤（朱小南经验方）

【组成】香附9 g，合欢皮9 g，黄柏9 g，土茯苓9 g，侧柏炭9 g，海螵蛸9 g，生地黄12 g，地榆炭12 g，白芷炭3 g，白术6 g，陈皮6 g，

【功效】疏肝清热，养血束带

【主治】适用于淡红色黏稠带下，头目眩晕，腰酸膝软，胸胁闷胀，面色萎黄，夜寐不安。

【加减】形体虚胖，湿重并兼阴部痛痒有肿胀者，常用白芷炭、车前子各10 g，加入清热化湿药中，增强燥湿排脓之功。

【方解】方中香附作为君药，除疏肝开郁外，兼有止血之功；复用合欢皮开郁健脾，和营安神；黄柏、土茯苓清热止痛，白术、陈皮健脾利湿，海螵蛸固带脉、止带下。此外，复用白芷炭一味，能燥湿排脓，以除寒湿瘀垢。

【注意事项】用药期间禁止房事，戒酒，忌食辛辣、羊肉。注意外阴部卫生，每日更换内裤，经期忌用。

【用方经验】朱小南教授认为赤带即所下杂有赤色，赤色乃混有血液。血为人身的至宝，循环全身，荣溉脏腑，持续流出，对健康当有妨碍，因此用方中香附作为君药，除疏肝开郁外，兼有止血之功；复用合欢皮开郁健脾，和营安神；黄柏、土茯苓清热止痛，白术、陈皮健脾利湿，海螵蛸固带脉、止带下。此外，复用白芷炭一味，能燥湿排脓，一般适用于寒湿瘀垢。对于形体虚胖，湿重并兼阴部痛痒并有肿胀者，常用白芷炭、车前子，加入清热化湿药中，增强燥湿排脓之功，颇为有效。

灭滴丸（夏桂成经验方）

【组成】蛇床子8 g，白矾2 g。

【功效】燥湿杀虫。

【主治】治疗妇女阴痒带下湿浊证。带下量多，色白或灰黄，质黏腻呈泡沫状，或质稀薄，伴有腥臭气，阴痒或剧痒难忍，胸闷心烦，或有腰酸，小便偏少，舌苔白腻，脉象细弦。

【方解】本方仅蛇床子、白矾二味药。蛇床子是主药，具有温阳祛寒、燥湿杀虫的功用；明矾酸寒，有燥湿杀虫、解毒止痒的作用。二药相合，故燥湿杀虫、祛寒止痒的功效明显，采用阴道塞药的方法，就在治疗阴道局部的病证，用之合宜。效果明显。

【注意事项】湿热为主偏于热证、带下赤者不宜。

【现代研究】当代外用治滴虫阴道炎，临床使用后，效果显然是好的，但据《中药大辞典》药理分析：①抗滴虫作用，以肝浸膏作为培养基，10%及20%蛇床子煎剂对阴道毛滴虫无杀灭作用，或极弱，甲氧基欧芹酸体外亦无杀灭阴道毛滴虫的作用。虽也有报道蛇床子对阴道毛滴虫有效者，但其结果的可靠性有待进一步证实。②性激素作用。蛇床子乙醇提取物，每日皮下注射于小白鼠，连续32日，能延长动情期，缩短动情间期，并能使去势鼠出现动情期，卵巢及子宫重量

妇科国医圣手时方

妇科国医圣手时方

增加，有类似性激素样作用，小鼠实验证明，蛇床子提取物有雄性激素样作用，对家兔阴道黏膜无腐蚀作用。由此可知，滴虫阴道炎用蛇床子之所以有效，并非在于它的杀虫作用，而是在于它的温阳燥湿，类似性激素样的作用，改善阴道环境，间接达到杀灭滴虫的作用。《中医临床妇科学》："文献统计，妇女阴道内存在滴虫者占 10%～20%，但多无明显症状，这些滴虫的致病性和人体的反应性有关。当妊娠期和月经前后，阴道的 pH 升高以及卵巢功能减退时，阴道黏膜的厚度和糖元代谢直接受到影响，阴道毛滴虫的感染率及发病率可增高。"中医学认为，湿浊是生虫的重要因素，而阳虚又是致湿浊的根源。蛇床子温阳燥湿，是杀灭滴虫的根本所在。

【用方经验】夏桂成教授用蛇床子、白矾研末，以明胶代蜜为丸，治疗滴虫性感染有效。但的确以热为主，阴道黏膜潮红或带下深黄者不宜。本方加入黄柏，比例同白矾，称黄柏灭滴丸，治疗以热为主的有效。《中药大辞典》在临床应用中记录：治疗滴虫性阴道炎，先用 10% 蛇床子煎液 500 ml 冲洗阴道，然后放入 0.5 g 的蛇床子阴道用片剂（由蛇床子的提取物制成）2 片，连续治疗 5～10 日为 1 个疗程。经过近百例观察，多数是 1 个疗程即可治愈，滴虫转阴，痒感消失，阴道清洁，白带消失或显著减少；此外，试用于非滴虫性阴道炎，也有减少白带分泌作用，对子宫颈糜烂者，应用后，未见不良反应。关于蛇床子的品种、药性、功用分析，《本草正义》："蛇床子温暴刚烈之品，《本经》虽称其苦平，然主治妇人阴中肿痛，男子阳痿湿痒，则皆主寒湿言之，必也肾阳不振，寒水弥漫，始可以为内服之品，甄权已谓其有毒，濒湖且谓蛇虺喜卧其下，食其子，盖产卑湿污下之地，本系湿热之气所钟，其含毒质可知。观雷敩制法，以浓兰汁同煎，再以生地黄汁拌蒸，无非监制其燥烈之性，故近今医籍，绝少用为内服之药，况市肆中以为贱品，皆不炮制，而不可妄用以入煎剂乎。"所以蛇床子性本刚烈，有一定毒性，以外用为宜，非阳虚寒甚者，不宜内服。

假丝酵母菌洗方（夏桂成经验方）

【组成】土槿皮 30 g，重楼 30 g，黄柏 15 g，蛇床子 15 g，苦参 15 g，白矾 6 g。

【功效】解毒杀虫。

【主治】假丝酵母菌性阴道病。

【注意事项】用药期间禁房事，戒酒，忌辛辣、羊肉。注意外阴部卫生，每日更换内裤，其内裤每次用开水煮沸半小时；经期忌用。

加减苍白二陈汤（刘云鹏经验方）

【组成】苍术 9 g，炒白术 9 g，法半夏 9 g，陈皮 6 g，茯苓 9 g，甘草 3 g，升麻 9 g，柴胡 9 g。

【功效】升清降浊，燥湿止带。

【主治】痰湿内阻，带下色白或黄，胸闷纳差，小腹坠胀，或小便坠，脉软滑，舌质淡红，舌苔白腻。

【加减】①湿郁化热，脉滑数，舌质红，舌苔黄腻者，加黄柏 9 g。②腰痛者，加牛膝 9 g，萆薢 12 g。③心慌气短者，加党参 15 g，山药 30 g。④小便短而频数者，加滑石 18 g，车前草 15 g。

【方解】带下为湿所生，本方燥湿和胃，调理脾胃功能，清升浊降，则白带自止。方中苍术、白术健脾燥湿，半夏、陈皮、茯苓、甘草、降中焦之浊湿，升麻、柴胡升下陷之清阳，脾气升，胃气降，湿除带止。

【病例】刘××，女，28 岁，已婚，工人。初诊：患者白带多 1 年。色白质稠如鼻涕状，外阴瘙痒。伴小腹坠，腰痛，胸闷呕恶，四肢乏力，上午脸肿，小便黄。脉沉弦软滑，舌质红，舌苔灰黄腻，舌边有齿痕。证属痰湿化热内阻，升降失司。治宜升清降浊，燥湿清热止带。苍白二陈汤加味。半夏 9 g，陈皮 9 g，茯苓 9 g，甘草 3 g，苍术 9 g，白术 9 g，黄柏 9 g，牛膝 9 g，白茅根 15 g，苦参 15 g，升麻 9 g，柴胡 9 g，薏苡仁 15 g。共 5 剂。服后，白带明显减少，诸症减轻。又按上方抄 5 剂，现只经前有少许白带，其它症状均已消失。按：脾主升，胃主降。脾胃功能正常则清者升，浊者降。若升降失司，清浊不分，则发胸闷呕恶，腹坠带下。本例患者白带多，外阴瘙痒，小腹坠，胸闷呕恶，脉沉弦软滑，舌苔灰黄腻均为痰湿内阻化热、升降失司所致。四肢乏力，脸肿，乃是脾虚之症。腰痛则是湿注经络而起。病由痰湿所生。治当燥湿化痰，升清降浊为法。方用苍术二陈汤加减。服药5剂，白带明显减少，诸症减轻。二诊时继服前方5剂，随访收到满意的疗效。

假丝酵母菌胶囊（刘云鹏经验方）

【组成】磺胺粉1 g，苏打粉2 g，冰硼散1.5 g。

【功效】解毒杀虫。

【主治】假丝酵母菌性阴道病。

【注意事项】用药期间禁止房事，戒酒，忌辛辣、羊肉。注意外阴部卫生，每日更换内裤，其内裤每次用开水煮沸半小时；经期忌用。

妇科外洗药（刘云鹏经验方）

【组成】蛇床子30 g，地肤子30 g，赤皮葱10支。

【功效】燥湿止痒。

【主治】白带，外阴瘙痒，或外阴溃烂。

【加减】此方可选加苦参30 g，金银花30 g，百部30 g，玄明粉30 g等，以清热燥湿，解毒杀虫。

妊娠带下方（王渭川经验方）

【组成】潞党参30 g，生黄芪60 g，桑寄生15 g，菟丝子15 g，鹿角胶15 g，茯苓9 g，厚朴9 g，杜仲9 g，豆蔻12 g，白扁豆12 g，枸杞子12 g，龙眼肉30 g，何首乌24 g。

【功效】补气固冲，健脾益肾。

【主治】脾肾两虚，冲任不固所致的妊娠带下方。症见腰酸痛，带下如注，量多如崩，气虚欲脱，舌淡苔白，脉沉迟。

【病例】徐××，女。32岁，1973年9月5日初诊，体素虚弱，妊娠9个月。行将分娩，忽发腰酸痛，带下如注，量多如崩，气虚欲脱，腹胀痛，食欲不振，舌苔如常，脉沉迟。辨证属脾肾两虚，冲任不固。投以上方连服15剂后，精神恢复，饮食增进，带下极微。嘱停药。后届期平安分娩。

银甲丸（王渭川经验方）

【组成】金银花15 g，连翘15 g，升麻15 g，大血藤24 g，蒲公英20 g，生鳖甲24 g，紫花地丁30 g，生蒲黄12 g，椿皮12 g，大青叶12 g，西茵陈12 g，琥珀末12 g，桔梗12 g。

【制用法】上药共研细末，炼蜜成63丸，此为1周量，也可改成煎剂。

【功效】去湿热，利下焦。

【主治】黄白带，赤白带（子宫内膜炎、子宫颈炎及一切妇科炎症）。

【方解】本方乃遵《温病条辨》银翘散及《金匮要略》升麻鳖甲丸二方大意，增入化湿解毒活血诸药而成。

【病例】黄××，女，24岁。婚后不孕，月经后期，经量少，色暗，质稀薄，带下黄臭而多，头昏痛，倦乏多梦，心烦口渴，小便黄，大便结，腹痛拒按，面色萎黄，腰疼，脉弦数，舌质淡红。西医诊断为"慢性盆腔炎"。中医辨证为湿热蕴结，气虚血滞。治宜清热化湿，益气活血。处方为四君汤合银甲丸加减，方药为：金银花6 g，连翘9 g，大血藤2今g，蒲公英24 g，升麻24 g，炒川楝子9 g，山甲珠9 g，生蒲黄9 g，益母草24 g，党参24 g，生黄芪60 g，桑寄生15 g，菟丝子15 g，鸡血藤18 g，琥珀末6 g，1周6剂，连服2周，月经渐渐正常，腰腹痛亦渐消失，带色转白，量少。以后共诊6次，随症选用炒五灵脂、茺蔚子、鹿角片、续断、茜草等药。痛经完全消除，白带正常，以后怀孕，产一女婴，母女平安。

加味四君子合剂（王渭川经验方）

【组成】党参24 g，苍术6 g，茯苓9 g，

妇科国医圣手时方

白果9 g，椿皮9 g，桔梗9 g，大血藤24 g，蒲公英24 g，广藿香6 g。

【功效】补气益脾。

【主治】虚带。症见带下色白质薄，无腥臭味。

清心束带煎（姚寓晨经验方）

【组成】）人中白10 g，细黄连3 g，木通6 g，大生地黄15 g，苦参片10 g，牡丹皮12 g，生栀子10 g，黛朱灯心草6 g。

【制用法】先将上药用水浸泡20分钟，再煎煮30分钟，每剂煎2次。每日1剂，将2次煎出的药液混合，早、晚分服（凉服）。

【功效】清心泻火，凉血泄热。

【主治】赤带、阴痒。症见带下赤白相兼量多。外阴瘙痒甚则溃破，心烦口苦，夜寐不宁，苔薄舌尖红，脉细数。

【方解】赤带多因心肝二火灼炽不已。其辨治要点：赤带阴痒反复发作与情绪有关，心烦尿黄，苔少舌红。治宜宗《黄帝内经》"热淫于内，治以咸寒，佐以甘苦"之意，清心泻火，凉血泄热。方中人中白咸寒降火与牡丹皮相配凉血散瘀，黄连配木通，导上焦之热从下焦而出，更以黛衣灯芯配栀子清肝泻火，宁神利水。赤带阴痒，由于心经热甚。从心论治，可获佳效。

【病例】曹××，女，45岁。患者近1年半来带下明显增多，并伴有外阴瘙痒灼痛，入夜尤甚，心烦尿赤，舌红苔少，脉细弦数。妇检：白带呈豆渣样，混有多量血丝。悬滴法镜检：找到芽孢和假菌丝，但多次检查未发现肿瘤迹象，虽经中西药治疗，阴道痒仍反复发作。予清心束带煎调治10剂，赤带阴痒明显减轻，嘱下次经净后连服10剂，如法治疗3个周期，赤带阴痒完全消失，月经后复查白带，3次检查均为阴性。

治赤白带方（姚寓晨经验方）

【组成】炒知母12 g，炒黄柏12 g，白花蛇舌草30 g，土茯苓30 g，蜀羊泉30 g，制大黄10 g，炒牡丹皮10 g，椿皮12 g，鸡冠花

12 g，贯众炭15 g，海螵蛸15 g，赤石脂12 g，熟女贞子15 g，墨旱莲30 g。

【功效】清热解毒，凉络滋肾涩带。

【主治】湿毒炽盛，脉络受损，带下赤白。

【方解】赤白带下与黄带治法略异，重在解毒凉络。方中选大黄苦寒速行，直达下焦，泻火解毒；配用白花蛇舌草、土茯苓、蜀羊泉、牡丹皮、贯众等解毒凉络，化瘀止血，功效相辅相成。赤石脂功专止血固下，与大黄同用疗赤带，通无伤血之虑，涩无留瘀之弊，临床不必拘泥。

清热束带方（姚寓晨经验方）

【组成】炒知母12 g，炒黄柏12 g，生地黄15 g，熟地黄15 g，白花蛇舌草30 g，土茯苓30 g，蜀羊泉30 g，椿皮15 g，鸡冠花12 g，车前子（包）15 g，贯众炭15 g，海螵蛸15 g，熟女贞子15 g，墨旱莲30 g，杜仲15 g。

【功效】清湿热，益肝肾，束带脉。

【主治】湿热胶结于下，损伤任、带致带下色黄。

【加减】如伴阴痒，加苦参片、地肤子，清热燥湿，杀虫止痒。

【方解】黄带系湿热胶结于下，损伤任、带而成，清热利湿是其大法。方用知母配黄柏清利下焦，泻火存阴；白花蛇舌草、土茯苓、蜀羊泉解毒利湿；车前子清热利尿，使湿热顺流而下；鸡冠花配椿皮，海螵蛸配贯众炭，治利愈带；加生熟地黄、二至、杜仲滋补肝肾。全方寓利于清，寄消于补，下逐湿热治带。

益肾固带汤（姚寓晨经验方）

【组成】大熟地黄15 g，山茱萸15 g，直白参10 g，焦白术12 g，制附块6 g，鹿角胶10 g，狗脊15 g，白莲须15 g，煅龙骨30 g，煅牡蛎30 g，炙升麻6 g，炙柴胡6 g。

【制用法】制附块、煅龙牡先煎40分钟，再放入其他药物煎30分钟，每剂煎2次。将

两次煎出的药液去渣过滤后将鹿角胶入药汁内，加温烊化，早晚各服 1 次。

【功效】壮督益肾，镇固奇经。

【主治】白带。症见带下量多，带色晶莹，状如锦丝，伴腰脊酸弱，胃寒腹冷，性欲淡漠，头晕耳鸣，苔薄舌淡，脉沉细。

【方解】本病辨治要点：带下色白量多，质如银丝状、韧性极强；伴腰酸腹冷。因带脉通于任督，任督虚则带脉亦病。故其治法为壮督益肾，镇固奇经。方中鹿角胶配山茱萸，填精壮阳，升补督脉；附块温里暖宫；熟地黄、狗脊养血益肾；直白参、白术健脾固气；煅龙骨、煅牡蛎镇固奇经，收敛束带；炙升麻、炙柴胡升举清阳，刚柔相济，对寒性白带颇具效验。

【病例】卜××，女，36 岁。患者素体羸瘦，婚后益见衰惫，人流 3 个月来，腰酸如折，带下晶莹黏稠，细长如银丝，少腹冷痛性欲低下。苔白根薄，舌淡红边有齿印，脉沉细尺弱，予益肾固带煎服 30 剂后，带下净，精神振。嘱上方 2 日服 1 剂。继服 10 剂，诸症均告消失。

老年阴痒方（姚寓晨经验方）

【组成】熟女贞子 15 g，墨旱莲 15 g，何首乌 12 g，山茱萸 12 g，炒赤芍 10 g，炒白芍 10 g，炙龟甲（先煎）20 g，生薏苡仁 30 g，熟薏苡仁 30 g，土茯苓 30 g，紫草 15 g，泽泻 10 g。外用方：淫羊藿、蛇床子、老紫草、覆盆子各适量。

【功效】育阴填精，渗湿清热。

【主治】老妇阴痒。

【方解】老妇外阴瘙痒虚多实少，与青壮年以实为主有别。《素问·阴阳应象大论》有"年四十阴气自半"之说，下焦乃肝肾所司，肝肾精血亏损，累及任脉，故阴部枯萎瘙痒。方选山茱萸与何首乌相配以精血同补；炙龟甲滋阴填精与甘寒之紫草相伍，清润入下焦，对老妇阴痒尤宜。又以生熟薏苡仁同用，健脾渗湿，更配外治药润肤止痒，迳去邪毒。终以二精丸（黄精、枸杞子），丹参为伍助气固精，活血驻颜。

【用方经验】阴痒一症，有湿浊郁火和精枯血燥之别，老年妇女尤以后者居多，姚氏辨老妇阴痒注重虚损而不忘虚实夹杂，在辨证中明察带下量之多寡，色之异常，细审局部有无灼热之感，并参合理化检查而立论。对老妇阴痒，倡导肖慎斋之说："肝经血少、津液枯竭，致气不能荣运，则壅郁生湿。"在治疗中重在复阴津生化之机，参以燥湿之品；用药"柔"无不补碍脾之忧，"燥"无苦寒沉降之弊，每获良效。

健脾燥湿止带方（卢国治经验方）

【组成】土炒白术 16 g，山药 16 g，云苓 13 g，苍术 8 g，荆芥穗炭 5 g，木香 5 g，厚朴 10 g，木瓜 10 g，大党参 8 g，生甘草 4 g，泽泻 10 g。

【功效】健脾、燥湿止带。

【主治】白带，脾虚湿困证。症见精神倦怠，四肢无力，颜面浮肿，胸闷不知饥，少腹胀痛，大便溏；带下色白，无明显异味等。舌淡，苔白，脉沉细小或濡溺。

【加减】头面及四肢浮肿甚者，加生黄芪 16 g，防己 13 g。少腹痛胀者，加生白芍 16 g，炒青皮 8 g。胃脘痞满不欲食者，加豆蔻 8 g，莱菔子 13 g。大便溏，1 日数次，且肠鸣者，去木瓜，加乌梅 6 g。

【方解】本方证多因饮食不节，水湿困脾，或思虑伤脾，久则脾阳虚而不通，湿浊下注而为患。治宜健脾燥湿。方中土炒白术、山药、大党参、苍术，补益中气，健脾燥湿为主；云苓、泽泻，甘淡，清利水湿之邪为辅；木香，行气和肝实肠；厚朴，散满，行水平胃；木瓜，酸温，能于土中泻木兼能行水，与木香相配，和肝理气，使肝木不克脾土，则肝和脾旺，湿无由生；荆芥穗炭，收敛止带为佐；生甘草，调和诸药为使。

扶脾抑肝止带方（卢国治经验方）

【组成】醋柴胡 5 g，全当归 13 g，白术（土炒）13 g，云苓 13 g，生薏苡仁 13 g，山药 13 g，制香附 10 g，生白芍 13 g，厚朴 10 g，

妇科国医圣手时方

紫苏梗5 g，半夏10 g，木香5 g，生甘草4 g。

【功效】扶脾抑肝，化气淡渗。

【主治】白带，肝郁脾虚证。症见情怀多怒，头昏目眩，胸闷及两胁胀痛，食欲不振，腹胀呃逆；白带时多时少，气味腥臭等。舌淡，苔白薄，脉左弦大而无力，右沉细弱。

【加减】胸闷胁痛重者，加宣木瓜10 g，佛手片13 g。胸闷气短夹痰者，去山药、生薏苡仁，加瓜蒌20 g，炒枳壳8 g。中脘痞满不欲食者，加炒六神曲8 g。带下量多腥臭者，去山药、紫苏梗，加牡丹皮10 g，黄柏8 g。

【方解】本方证多因情怀不畅，郁怒伤肝，肝气逆而犯脾，脾气虚则运化水湿之力减弱，带脉失其约束，湿浊下陷，而见带下等，治宜扶脾抑肝。方中以醋柴胡、木香、制香附，疏解肝气之郁滞为主；白术、云苓、生薏苡仁、山药，健脾，以增强脾阳运化水湿之功能为辅；全当归、生白芍，补血养肝，以弥补肝郁脾虚所致血虚。紫苏梗，宣通肺气；半夏，燥湿利痰；厚朴，燥湿行气消胀，三药合用，则协助主辅药通调中枢之气机，以利水湿为佐；生甘草，调和诸药为使。

补肾健脾止带汤（卢国治经验方）

【组成】补骨脂13 g，菟丝子10 g，肉桂4 g，山药16 g，大熟地黄13 g，山茱萸10 g，焦杜仲16 g，生黄芪16 g，煅龙骨13 g，煅杜蛎16 g，附片8 g，鹿茸（另包，煎）2 g，生甘草4 g。

【功效】补肾健脾，温阳散寒。

【主治】白带，脾肾虚证。症见面色苍白，头昏身困，手足不温，后腰酸痛；大便溏，小便清长；白带清稀，淋漓不止等。舌淡，苔白滑。脉沉细弱小，或迟缓。

【方解】本方证多因素体羸弱，先后天之脾肾阳虚，寒湿之邪，内停不能蒸化，带脉失约，任脉不固，故见带下色白清稀，淋漓不断等。治疗扶正散寒以祛湿。方中鹿茸、肉桂、补骨脂，大补肾阳，生精滋髓，以壮督脉为主；山药、生黄芪，健补脾气，以利寒湿之邪为辅；阳虚则阴无以化生，故用大

熟地黄、山茱萸，补肝肾阴液，以滋充任脉；焦杜仲、菟丝子，协助主药补肾，以固任脉；附片，温暖脾肾，以散寒湿；煅龙骨、煅牡蛎，收敛涩带为佐；生甘草，调和诸药为使。

【加减】腰痛如折者，加狗脊20 g，核桃仁10 g。气喘者，加白术（土炒）8 g，五味子10 g。四肢手足冰冷者，加桂枝8 g。小腹冷痛、呕吐清水者，加淡吴萸5 g，砂仁8 g。

带下甲方（孙朗川经验方）

【组成】黄柏9 g，苍术9 g，砂仁（后入）3 g，椿皮8 g，莲须9 g，白果9 g，生栀子9 g，萆薢18 g，鸡冠花15 g，山药12 g，茯苓12 g，车前子9 g。

【功效】清利湿热，佐以固摄任带。

【主治】湿热带下证。症见带下淋漓，质黏色黄气臭，或伴阴痒。

【加减】如兼脾虚，去栀子，苍术改为6 g，加苍白术6 g；夹肝郁者，去白果、莲须，加柴胡4.5 g，白芍9 g；腰痛者，去萆薢、栀子，加续断15 g，海螵蛸18 g。

【方解】本方以易黄汤合封髓丹加减而成，用于湿热证带下症。方以栀子、黄柏、萆薢、茯苓、车前子清利湿热；苍术燥湿；山药、砂仁健脾理气；椿皮清热燥湿涩带；莲须、鸡冠花、白果固任止带。

【病例】林××，24岁，工人。发病3年，带下淋漓，色黄，质黏，臭秽。伴头眩心悸，五心热，夜烦不眠，腰部酸楚，大便不畅，小溲浊赤，舌苔黄，脉弦急。病因肝脾湿热蕴积日久，浸淫任带二脉，变化而为黄色黏液，从阴道淋漓而下。治宜祛湿清热，俾湿热清，则任带二脉不受侵淫，带下自愈。方以带下甲方去生栀子、萆薢、山药、车前子、苍术，加甘草梢3 g，龙胆9 g。服药3剂，带下十减四五。色转白，头眩、心悸、腰酸均减，五心热轻，睡眠亦好。续服3剂，带下痊愈。

带下乙方（孙朗川经验方）

【组成】芡实24 g，金樱子24 g，生杜仲

9 g, 续断 15 g, 龙骨 (先煎) 15 g, 牡蛎 (先煎) 30 g, 白术 9 g, 山药 15 g, 当归 6 g, 五味子 3 g, 三角麦 30 g, 沙苑子 9 g。

【功效】补益脾肾，敛阴涩带。

【主治】虚性带下证。症见带下量多，色白或淡黄、质稀、无明显臭气，伴腰酸神倦等脾肾气虚咻证。

【方解】脾虚湿泛，肾气不足，皆能导致带脉失约，任脉不固，而成带下。本方即为虚性带下证而设。方以沙苑子、杜仲、续断补肾；白术、山药健脾；当归养血；金樱、芡实、五味子涩精固带，补益脾肾；龙骨、牡蛎、三角麦固涩敛阴。

【加减】如肾阳虚，去龙骨、牡蛎，加仙茅 90 g。淫羊藿 15 g；兼挟湿热者，去金樱子、五味子，加椿皮 18 g，黄柏 9 g。

【病例】林×，23 岁，工人。带下甚多，色白。质稀不臭，伴眩晕心悸，眼花耳鸣，面色不荣，肢倦腰酸，二便如故。月经周期颇准，潮时腹痛，舌质淡，边有齿痕，苔薄，脉虚弦。病因肝肾虚弱，脾气下陷，带脉不固。治宜益肝肾，健脾气，固带脉。以带下乙方去龙骨、牡蛎、当归、三角麦、沙苑子，加女贞子 12 g，菟丝子 9 g，治之。服药 3 剂，头眩减，腰膝有力，带下基本正常。

清化解毒汤 (沙乾一经验方)

【组成】黄芩 10 g，黄柏 10 g，蜀羊泉 10 g，莲子 10 g，土茯苓 10 g，墓头回 10 g，白花蛇舌草 10 g，赤芍 10 g，牡丹皮 10 g。

【功效】清化解毒。

【主治】带下病，热毒蕴结证。症见带下色白，或黄，或赤，或赤白相兼，亦有呈脓状者。质稠，味秽，甚则恶臭，迁延连绵。阴部瘙痒，或肿痛。湿热重者可见面黄，口苦黏腻，脘闷，小便频数、短赤，舌苔黄腻，脉象濡数；阴虚者可见低热，颧赤，耳鸣，腰酸、掌灼，口干不多饮，小便色黄，舌质红，脉细数。

【方解】本方中黄芩、黄柏、清湿热；赤芍、牡丹皮，凉血清热；蜀羊泉、木莲子、土茯苓、白花蛇舌草、墓头回，清热解毒。

本方解毒之力甚强，盖热去毒清，胞脉无以蒸损致腐，带下自止。

【加减】湿热盛者，可加瞿麦、蓄蓄、猪苓、茯苓、泽泻；阴虚者，可加生地黄、麦冬、沙参、石斛；阴虚津伤较甚而带下不止者，可加收涩之品如金樱子、芡实、莲须、煅龙骨、煅牡蛎，以固带存阴；腹痛者，可加芍药、甘草；赤带多者，可加地榆、贯众之类；阴部湿疹瘙痒甚者，可用外洗方 (苦参、白鲜皮、黄柏、地骨皮、地肤子、蛇床子各 15 g，桃叶、槐枝、白矾各 30 g，煎汤坐浴)。

【病例】张××，女，36 岁。带下黄白相杂，或呈脓性，时多时少，其味甚臭，口苦黏腻，少腹胀痛，小便频数而灼，舌苔黄腻，脉象濡数。病历 5 个多月，在××医院诊断为慢性宫颈炎及输卵管炎。曾用清热化湿法治疗，未见明显效果。用本方加味：条黄芩、蜀羊泉、墓头回、赤芍、牡丹皮各 10 g，川黄柏、春柴胡、生枳壳各 5 g，白花蛇舌草、土茯苓各 30 g，车前草 4 株，7 剂。药后腹痛不作，带下已除其半。刻下见手足心灼热，口干不欲饮，舌质转红，腻苔已化，脉象细数。病历 5 个多月，湿热内盛，伤及阴分，然余毒尚未全除，故改投养阴清化、佐以解毒。处方：北沙参、大麦冬、鲜石斛 (先煎)、蜀羊泉、墓头回、炒白芍、木莲子、牡丹皮、赤芍、地骨皮各 10 g。金银花、白花蛇舌草各 30 g，5 剂。半月后，带疾已痊。

化瘀除带汤 (沙乾一经验方)

【组成】桃仁 10 g，红花 10 g，当归 10 g，川芎 10 g，丹参 10 g，牡丹皮 10 g，延胡索 10 g，香附 10 g，芍药 10 g。

【功效】活血化瘀。

【主治】带下病，瘀血内阻证。症见带下色赤，或赤白相兼，时夹瘀块。绵延不净，少腹胀痛，时轻时剧，痛甚拒按，舌质紫，苔薄白，脉涩。

【方解】本病乃阏瘀血留于胞脉而不去，新血不得归经而成。故治以活血化瘀。方中当归、川芎、芍药，养血活血；桃仁、红花、牡丹皮、丹参，活血化瘀；香附、延胡索，行气镇痛。

【加减】兼血热者，可加芩、柏以清热化瘀；兼气虚者，可加人参、黄芪各10 g以益气化瘀；兼血虚者，可加熟地黄、阿胶各10 g，以养血化瘀；兼阳虚者，可加附子、肉桂各6 g，以助阳化瘀；瘀阻较甚而少腹剧痛者，可加大黄10 g，以通下化瘀。

【病例】储×，女，28岁。产后半月许即患赤白带下，赤多白少，淋漓2个月未净，伴少腹冷疼。刻下腹痛加剧，呈阵发性刺痛，时下瘀块，大如豆瓣，舌质紫，苔薄白，脉沉涩。自述产时较长，感受寒凉。寒与血搏，瘀阻胞宫，以致血不循经。欲止其带，必去其瘀。治以活血化瘀，佐以暖宫，投以化瘀除带汤加减。处方：全当归、失笑散、延胡索、桃仁泥、红花各10 g，川芎5 g，炮姜、艾叶各3 g。2剂。药后瘀下较多，少腹冷痛已除，带下亦稀。改用化瘀除带汤加炮姜、艾叶，再服3剂而带下除，惟觉头昏、心悸，遂以调补气血法，以善其后。

健脾杜痰汤（沙乾一经验方）

【组成】党参、白术、茯苓、甘草、半夏、陈皮、苍术、天南星、枳实。

【功效】健运脾胃，化痰杜源。

【主治】带下病。症见带下色白而黏稠，其状如痰，绵延不净，胸闷纳呆，呕吐痰涎，头重眩晕。体丰倦怠，口淡，舌苔白腻，脉象濡滑。

【方解】本病病机为湿痰下注带脉，带脉失约。故方中以六君子汤去痰补气；苍术、天南星，燥湿化痰；枳实下气宽中，共奏健脾杜痰之功。

【加减】脾阳虚者可加炮姜、桂枝各10 g；兼气郁者可加香附、郁金各10 g；咳嗽者可加杏仁、桔梗、贝母各10 g。

【病例】黄××，女，46岁。带下之疾已年余，近1个月加重，色白质厚而黏，状若痰浊，绵绵不绝。既往曾有咳喘宿疾，迩来咳喘痰多，气短，伴头昏眩晕，面色苍白，脉细而滑。此属肺脾气虚，"脾为后天之本"，脾虚则肺亦虚。土能生金。故治在脾，投以

健脾杜痰汤加减。党参、生白术、茯苓块、法半夏、山药、生薏苡仁、白桔梗、川贝母各10 g，陈皮5 g，炙甘草3 g，5剂。药后咳喘气短等肺虚之证大减，带下亦减七八，慢病缓图，上方扩充10剂，研末水泛为丸，4个月后追访，诸恙全无。

加减逍遥散（沙乾一经验方）

【组成】柴胡10 g，白芍10 g，白术10 g，枳壳10 g，香附10 g，乌药10 g，延胡索10 g，茯苓12 g，当归10 g。

【功效】疏肝和脾。

【主治】带下病肝脾不调证。症见带下时多时少，色白或黄，或赤白相兼，精神郁闷，头胀眩晕，胸闷不舒，嗳嗳，乳胀或两胁胀痛，少腹胀疼，舌苔薄白，脉弦细。

【方解】本方治疗肝郁脾虚或气虚血郁所致的带下病。方中柴胡、枳壳、白术、白芍、茯苓、当归，调和肝脾；香附、乌药、延胡索，乃气中之血药，临诊每每气滞者血亦郁，气行则血行，血行则气机亦畅，此3味有增加解郁之功。

【加减】肝郁生热者可加栀子、龙胆各10 g；兼湿热者可加茵陈、黄柏各10 g；兼腹胀便溏者可加山药、木瓜各10 g；赤带多者可加焦荆芥穗、小蓟各10 g。

【病例】李××，女，39岁。素患精神抑郁症，半月来带下绵绵，赤白相兼，两胁及少腹胀疼，口干口苦而黏，脘闷，小便灼热，舌苔黄腻，脉象弦数。肝脾不调，湿热留于肝经。治当疏肝和脾，佐以清化。拟用加减逍遥散略为出入。处方：柴胡、生枳壳、茯苓块、制香附、台乌、延胡索、黑栀子、炒白芍各10 g，川楝子5 g，绵茵陈15 g，车前草4株，5剂。药后胁腹胀痛大为减轻，脘闷亦松，带下已去十之五六；口苦黏腻及小便短赤，已不如前之甚；苔脉如前。嘱原方再进3剂，中病即止。数月后患者述其病已愈。

祛风胜湿汤（沙乾一经验方）

【组成】荆芥10 g，防风10 g，藁本10 g，

白芷 10 g，羌活 10 g，细辛 3 g，苍术 10 g。

【功效】辛温燥湿。

【主治】带下病风冷入胞证。症见带下色白清稀，味腥，连绵不断，少腹冷疼，伴形寒肢冷，小便清长，舌苔薄白，脉象浮紧。

【方解】本病乃因风冷与血相搏胞宫，湿自内生而成。治以辛温燥湿。方中荆芥、防风、藁本、白芷、羌活、细辛，均为辛温发散的风药之属，均能除湿升阳，故本方不仅对于风冷入胞而有表证者适用，对于脾阳不振，寒湿下注的带下，亦有升阳止带之功。更兼苍术苦温以燥湿，而细辛又能温经通络，加强了祛风胜湿、升阳止带之效。

【加减】寒凝甚者可加附子 10 g、吴茱萸 6 g；若兼气滞腹胀可加木香、厚朴各 10 g；带下甚多者可加海螵蛸、椿皮各 10 g；兼脾虚者可加人参、黄芪、山药、白术、炮姜各 10 g 等。

【病例】石××，女，24 岁。产后入厕，自觉有冷风从下而入内，经常少腹冷痛，迩来带下连绵，有如清水鼻涕，伴阴道口冷痛，舌苔薄腻，脉象浮紧。风冷与湿相合，客于胞脉，治以祛风除湿，佐以暖宫。投以祛风胜湿汤加味。处方：荆芥、防风、羌活、白芷、附子各 5 g，细辛 1.5 g，苍术、木香各 10 g，藁本 3 g，3 剂，药后阴道口与少腹均不作痛（附子、细辛均能入少阴肾，而肾司二阴，温肾之品仅 2 味，而肾阳得振则阴道口冷痛自除），白带由稀而变厚，原方不更，再进 3 剂，诸症全除。

通补奇经汤（沙乾一经验方）

【组成】鹿角霜 10 g，巴戟天 10 g，甜苁蓉 10 g，续断 10 g，淫羊藿 10 g，山茱萸 10 g，紫河车 10 g，熟地黄 10 g，金当归 10 g，补骨脂 10 g，骨碎补 10 g，枸杞子 10 g，沙苑子 10 g，菟丝子 10 g。

【功效】通补奇精，益气固涩。

【主治】带下病八脉亏损证。症见带下绵绵，色白，质稀，味涩，少腹虚冷，腰酸肢楚，腿膝无力，肢体欠温，舌淡苔白，脉象软缓。

【方解】本方中鹿角霜、巴戟天、甜苁蓉、淫羊藿、补骨脂、骨碎补、菟丝子，温壮肾阳，山茱萸、熟地黄、全当归、枸杞子、沙苑子、紫河车补血滋阴。此方温而不燥，寓有阳中求阴、阴中求阳之意。肾精充，精气旺，则奇经得愈，带疾自除。

【加减】兼气虚者可加人参、黄芪各 10 g；阳虚者可加附子、肉桂各 6 g；血虚者可加何首乌、阿胶各 10 g，腹胀痛者可加香附、木香各 10 g；带下如崩者可加赤石脂、禹余粮各 10 g。

【病例】李××，女，47 岁。带下之疾已三载，淋漓不净，近来病情加剧，时下如注，色白味腥，质薄如水，终日内裤不得净。少腹及腰膝冷痛。面色苍白，头晕，心悸，气短，汗多。舌质淡，苔薄白，脉细软。已近七七之年，冲任二脉渐衰，带疾已久，八脉亏损，又兼气虚之证。治则通补奇精，益气固涩。用本方加减：党参、黄芪、赤石脂各 30 g，巴戟天、甜苁蓉、鹿角霜、淫羊藿、续断、山茱萸、熟附片、山药、补骨脂、骨碎补各 10 g，禹余粮 15 g，5 剂。药后带下已减七八分，气短、头晕、心悸、汗多等气虚之证大为好转。原方再进 5 剂。各症均已消失。拟用本方 5 剂，每剂药物各 10 g，再加人参、黄芪、附子、肉桂各 50 g，共研极细末，水泛为丸（如绿豆大），每日早晚各服 10 g，以图根治。6 个月后追访，其病不作。

益肾止带汤（陈雨苍经验方）

【组成】菟丝子、山药、续断、熟地黄、山茱萸、桑螵蛸、金樱子、芡实。

【功效】益肾止带。

【主治】肾虚带下。

【加减】见形体畏寒，少腹冰冷，大便溏泄，小便频数，舌淡红苔薄白，脉沉细无力，偏于命门火衰者，加鹿角霜、枸杞子各 10 g，或制附子、肉桂各 6 g（阳回后应即去桂附，以防大辛大热之品耗伤阴血，可改用巴戟天 10 g、补骨脂 10 g）；见高年体弱，带下如崩，势将成脱者，重用参芪，并加龙牡以益气固脱。

妇科国医圣手时方

妇科国医圣手时方

补肾固带汤（裘笑梅经验方）

【组成】芡实15 g，桑螵蛸12 g，党参15 g，淡附片3 g，煅牡蛎30 g，赤石脂12 g，煅龙骨12 g，炙白鸡冠花12 g。

【功效】补肾固涩，清热止带。

【主治】肾虚带下。

【方解】肾主精，职司封藏。妇女若肾气虚衰，封藏失司，带脉不固，而见带下之疾，此属肾虚带下。本方取芡实、桑螵蛸补肾固精，复加党参益气，附子助阳，增强补肾之力；更入龙牡、赤石脂收敛固涩，佐白鸡冠花清热止带。合之而成补肾固涩止带之剂。

黄带汤（陈雨苍经验方）

【组成】黄柏10 g，车前子10 g，川草薢10 g，椿皮10 g，泽泻10 g，牡丹皮10 g，海金沙10 g，鸡冠花10 g。

【功效】清热利湿止带。

【主治】湿热带下。

【加减】带下黄赤相兼，加生地黄、赤芍；阴部红肿痛者，加龙胆、生栀子、硬柴胡；伴有阴部瘙痒者，另加选阴痒外洗方：蛇床子、鹤虱、苦参、地肤子、蒲公英，煎水熏洗阴部，每日2～3次。湿热日久伤阴，症见头晕眼花，腰酸膝软，五心烦热，舌红少苔，脉细数者，可适当加入清热养阴药，如墨旱莲、女贞子、生白芍、黑大豆。

滋阴清热止带汤（陈雨苍经验方）

【组成】盐黄柏、知母、山药、莲子、龟甲、墨旱莲、女贞子。

【功效】滋阴清热止带。

【主治】肾虚偏阴虚带下。

【加减】见小便短赤者，加泽泻合牡丹皮各10 g，能使虚热从小便而解。

萆薢泻肝止痒汤（沈丽君经验方）

【组成】萆薢15 g，炒薏苡仁12 g，龙胆9 g，苍术9 g，黄柏9 g，白鲜皮12 g，炒栀子9 g，赤芍12 g，地肤子10 g。车前子（包）12 g，川牛膝10 g。

【功效】清热利湿，泻肝止痒。

【主治】主治阴痒肝经湿热证

【加减】胸胁胀痛，口苦而干，腑行艰结，可用龙胆泻肝汤治之。

【方解】萆薢清热利湿；薏苡仁、苍术健脾化湿；黄柏清热燥湿；龙胆、炒栀子、川牛膝、车前子清肝泻火，清利湿热；赤芍活血祛瘀，清肝消炎散肿；白鲜皮、地肤子清热燥湿止痒，对皮肤真菌有抑制作用。全方配伍有清热燥湿、泻肝止痒功效。

【注意事项】用药期间禁止房事，戒酒，忌食辛辣、羊肉，注意外阴部卫生，每日更换内裤，经期忌用。

椿蒲八味汤（沈丽君经验方）

【组成】熟地黄12 g，山茱萸9 g，山药9 g，泽泻9 g，牡丹皮9 g，茯苓9 g，知母9 g，黄柏9 g，枸杞子9 g，墨旱莲12 g，椿皮15 g，蒲公英30 g。

【功效】滋阴益肾，佐以清热止带。

【主治】肝肾阴虚，兼感湿热之阴道炎，症见月经将绝或已绝，带下增多，色黄或赤白相兼，质稠，感染严重时为脓性带，有臭味，偶有点滴出血，阴部有灼热痛或瘙痒感，或伴尿频，尿痛。或有头晕耳鸣轰热汗出，腰酸口干，心烦易怒，舌红少苔，脉细数。

【方解】熟地黄滋养肾阴，填精补髓而生血；山茱萸补肝肾，摄精敛肝，以敛虚热；山药健补脾胃；牡丹皮凉血清热，泻肝肾之火；茯苓、泽泻清泄下焦湿热；知母清热泻火、滋肾润燥；黄柏、椿皮清热燥湿止带；枸杞子补肾益精，养肝明目；蒲公英清热解毒利湿；墨旱莲养阴滋肾、凉血止血。全方配伍共奏滋阴益肾，清热止带的作用。

【加减】阴虚火旺者将熟地黄改生地黄，加重牡丹皮；尿频，尿痛者可用鹿衔草、猪苓；带下秽臭，量多，伴阴虚者，加龙胆、芡实、萆薢。

麦乌八味汤（沈丽君经验方）

【组成】生地黄12 g，山茱萸9 g，云苓15 g，山药12 g，牡丹皮9 g，泽泻9 g，知母9 g，黄柏9 g，当归10 g，麦冬9 g，制何首乌12 g。

【功效】滋阴降火，养血止痒。

【主治】主治阴道炎属肝肾阴虚证。症见阴道干涩，灼热瘙痒，五心烦热，头晕目眩。时有轰然汗出。口干咽燥，腰酸耳鸣，带少色黄。舌红，苔少。脉细数者。

【加减】腰脊酸软者，加杜仲、菟丝子各10 g；口渴咽干者，加玄参、石斛各10 g；阴虚血燥，皮肤粗糙者，加丹参、鸡血藤、地龙各10 g；头晕目眩者。加枸杞子、女贞子、墨旱莲各10 g；瘙痒不能入眠者，加珍珠母、生牡蛎、首乌藤、酸枣仁各10 g。

【方解】知母、黄柏滋阴降火；山茱萸、山药调补肝肾；牡丹皮、生地黄清热凉血；茯苓、泽泻利水通淋，清泄下焦湿热；当归补血活血；制何首乌益精血，补肝肾；麦冬养阴生津。

【注意事项】用药期间禁房事，戒酒，忌食辛辣、羊肉。注意外阴部卫生，每日更换内裤（虫蚀阴中者，其内裤每次用开水煮沸半小时）；经期忌用。

密陀僧止痒方（沈丽君经验方）

【组成】狼毒15 g，密陀僧15 g，白鲜皮15 g，蛇床子15 g，枯矾12 g。苦参片30 g，百部15 g；虎杖30 g，土槿皮15 g熏洗或坐浴。

【功效】清热解毒，杀虫止痒。

【主治】假丝酵母菌性阴道炎。

【方解】密陀僧消肿杀虫，收敛防腐；狼毒逐水破积，杀虫止痒；土槿皮杀虫治癣；白鲜皮清热燥湿，对皮肤真菌有抑制作用；蛇床子祛风燥湿；枯矾燥湿止痒；苦参片、百部均有杀虫止痒作用；虎杖清热解毒。

【注意事项】用药期间禁房事，戒酒，忌食辛辣、羊肉。注意外阴部卫生，每日更换内裤（其内裤每次用开水煮沸半小时）；经期忌用。

阴道冲剂（陈金凤经验方）

【组成】苍术15 g，百部15 g，蛇床子15 g，黄柏15 g，苦参15 g，连翘15 g，荆芥10 g，枯矾5 g，土槿皮15 g。

【功效】清热解毒，燥湿止痒。

【主治】细菌性阴道病、子宫颈炎所致的阴痒，以及滴虫阴道炎，真菌性阴道炎等。

【制用法】水煎至250 ml，先用浸泡药液的棉球擦洗阴道后，再用上述药液冲洗阴道，每日1次，6次为1个疗程。

【加减】热邪偏盛而带下黄臭、发热、小便短赤者，加金银花、败酱草各10 g以清热解毒；风重阴痒甚者，加白芷、蝉蜕以祛风止痒。运用时如配合内服清热燥湿剂如四妙丸（见上）等效果更佳。

【方解】方中百部、蛇床子、黄柏、苦参、土槿皮均清热解毒，杀虫止痒；苍术健脾燥湿，祛风止痒杀虫；连翘清热解毒，消肿散结，并改善局部毛细血管的血循环，对皮下溢血有止血作用；荆芥祛风解表，消肿止血，能抑菌止痒；枯矾解毒消肿，收湿敛疮。

【现代研究】应用本方治疗156例，皆为有效。

【注意事项】体虚寒湿之带下，不宜使用本方。

【用方经验】使用本方的辨证要点是：带下增多，或黄或白，气味臭秽，阴痒难忍，舌红，脉滑数。本方可用治细菌性阴道病、宫颈炎、滴虫阴道炎、真菌性阴道炎属湿热者。

熏洗冲剂（钟秀美经验方）

【组成】蛇床子、苦参、艾叶、白矾。

【制用法】上药按3：3：3：2的比例研细末，用纱布袋包，每包30 g，开水冲泡后趁热先熏后洗阴部，坐浴15分钟。

【功效】清热解毒，燥湿止痒。

【主治】细菌性阴道病。

【方解】方中蛇床子、苦参清热解毒，燥湿杀虫止痒；艾叶温经散寒止痛，对细菌与真菌有明显的抗菌作用；白矾解毒消肿，收湿止痒，有较好的抑菌作用。

【现代研究】应用本方治疗 70 例，痊愈 56 例，减轻 13 例，总有效率为 98.5%。平均用 9 包即愈。

止带方（孟昭华经验方）

【组成】①内服方：黄柏15 g，苍术15 g，芡实15 g，白果10 g，茯苓15 g，龙胆12 g，车前子15 g，鸡冠花15 g，薏苡仁30 g，焦栀子10 g，醋柴胡10 g，山药12 g。②外洗方：蛇床子15 g，苦参15 g，百部15 g，土大黄15 g，苍术15 g，花椒10 g，艾叶10 g，冰片（后溶）1 g，大青盐一撮。

【功效】清热解毒，燥湿止痒。

【主治】细菌性阴道病。

【加减】搔破流水者，②方加枯矾10 g，黄柏15 g。

【方解】①方中黄柏、龙胆、栀子均清热解毒，燥湿杀虫；苍术健脾燥湿。抑菌；芡实、白果、鸡冠花健脾固涩止带；车前子、茯苓、薏苡仁清热健脾利湿止带；山药健脾补肾，固涩止带；柴胡疏肝退热，升举阳气。全方配伍清热解毒，燥湿止痒。②方中蛇床子、苦参、百部、土大黄均有清热解毒、杀虫止痒之功；艾叶温经止痛，抑菌灭菌；花椒温中杀菌；冰片清热解毒。外洗方具有清热解毒、杀菌止痒之功。内服和外用药配合治疗收效为佳。

【现代研究】应用本方治疗 68 例，痊愈 36 例，显效 20 例，好转 9 例，总有效率为 95.7%。

阴痒洗剂（何国兴经验方）

【组成】苦参30 g，生百部30 g，蛇床子30 g，地肤子30 g，白鲜皮30 g，紫槿皮30 g，龙胆10 g，黄柏10 g，花椒10 g，苍术10 g，枯矾10 g。

【制用法】煎水至 2000～2500 ml，弃渣存汁熏洗阴部，再用药液涂于阴道壁，或用带线棉球蘸药后塞入阴道，次日取出。外阴熏洗每日早晚各1次，每次 30 分钟，10 日为1个疗程。

【功效】清热解毒，燥湿杀虫，止痒。

【主治】老年性阴道炎。

【方解】苦参、百部、蛇床子、地肤子、白鲜皮、紫槿皮均有清热解毒，杀菌止痒之功；龙胆清热燥湿，抗炎消肿；黄柏清热燥湿，杀虫止痒；苍术健脾燥湿、杀菌；枯矾收湿，止痒。抑菌消肿，花椒杀虫除湿消肿。

阴道炎系列方（易修珍经验方）

【组成】①外洗Ⅰ号方：土茯苓、苦参、蛇床子、花椒、乌梅、苦楝皮、百部、黄柏、雄黄、枯矾、地肤子各等份。②外洗Ⅱ号方：土茯苓、苦参、蛇床子、乌梅、苦楝皮、百部、黄柏、地肤子、土槿皮、儿茶各等份。

【制用法】以上两方各为粗末备用。临床确诊后，分别采用Ⅰ号或Ⅱ号方，每次用粗粉40 g，置于盆内，开水冲之，纱布滤渣，乘热坐盆上熏之，待药水不烫时，即行坐浴15 分钟，随即将塞药送入阴道，随用随换内裤，洗净晒干，以防感染。每日1次，6 日为1个疗程。外阴搔破肿溃流水者，以腐植酸胆矾液（见按语）外涂。

【功效】①方祛风，燥湿，杀虫。②方祛风清热，解毒杀虫。

【主治】①方主治滴虫阴道炎。②方主治真菌性阴道炎。

【现代研究】治疗 140 例。疗效标准：治愈，自觉症状及妇科检查阳性体征消失。停药1周或月经后白带涂片检查2～3次阴性；好转，白带涂片阴性，症状及体征不同程度减轻者；无效，自觉症状减轻，但白带涂片阳性。治疗结果：滴虫性阴道炎 90 例，治愈 79 例，占 87.5%；好转 9 例，占 10%；无效 2 例，占 2.5%。真菌性阴道炎 50 例，治愈 47 例，占 93.1%；好转 3 例，占 6.9%。治愈 126 例中，1～3 个疗程治愈者 120 例，4～8 个疗程治愈者 6 例。

止带汤（孙一民经验方）

【组成】桑螵蛸9 g，海螵蛸9 g，生龙骨9 g，生牡蛎24 g，莲须6 g，白果10 个，菟丝子12 g，沙苑子9 g，桑寄生30 g，薏苡仁18 g，茯苓12 g，续断12 g。

【功效】固肾，利湿，收涩。

【主治】白带。症见带下，腰酸腿软。舌苔白腻，脉濡。

【方解】带下病发病主要与脾肾两脏功能失调有关。治疗多以健脾、固肾、利湿为主。止带汤治疗白带虚寒者，多见白带清稀、量多、病久不止、腰酸腿软等肾虚证候。治疗则以固肾收涩利湿为主。若只用收涩不利湿，往往遏邪于内，只用收涩不固肾，则疗效不易巩固。方中菟丝子、沙苑子、桑寄生、续断固肾止带；桑螵蛸、海螺蛸、生龙骨、生牡蛎、莲须、白果收涩止带；茯苓、薏苡仁利湿。

止带汤（靳文清经验方）

【组成】苍术15 g，黄柏10 g，法半夏10 g，陈皮10 g，黄芪15 g，山药20 g，补骨脂10 g，白果（杵）10 g，车前子（布包）15 g，生龙骨（杵）15 g，生牡蛎（杵）15 g，椿皮15 g，白芷10 g。

【功效】补肾健脾，化湿止带。

【主治】带下证。

【用方经验】本方对治疗白带及气味色泽不重之黄带均有较好的疗效。

【病例】赵××，女，29 岁。产后劳动过早，先觉腰腿酸痛，继则乏力、身倦、少腹有凉感，白带量多，质稀如涕。食纳不香，大便溏薄，面色㿠白，四肢不温，营养欠佳，病已半年。舌质淡红，苔薄白，脉象沉弱无力。服上方3 剂，精神好转，白带减少，续服5 剂，白带基本遏止。

新订固带汤（郭襄经验方）

【组成】炒山药30 g，白术（土炒）15 g，赤芍12 g，芡实9 g，丹参18 g，柴胡5 g，香附5 g，野鸡冠花12 g，甘草3 g。

【功效】抑肝扶脾，除湿止带。

【主治】白带或黄带。症见色白质黏，或微黄混浊，或腰腹重坠，或小腹微觉胀痛。苔白腻或淡黄而腻，脉缓或弦。

尽带汤（蒋长远经验方）

【组成】鸡冠花20 g，柴胡10 g，金樱根30 g，岩白菜30 g，鸡屎藤30 g，夜关门15 g。

【用法】水煎2 次，每次沸后再煎半小时。2 次煎取液混合，分4 次温服，每日1 剂。

【功效】疏肝健脾，除湿收敛。

【主治】白带、赤白带。

【方解】赤白带下的发生，主要由于带脉不约，任脉失固，肝郁脾虚，湿热下注。鸡屎藤、岩白菜能健脾除湿；柴胡疏肝清热，兼能升清；夜关门利湿；鸡冠花、金樱根收敛固涩。

止带固本汤（彭静山经验方）

【组成】山药15 g，白芍20 g，人参15 g，炙黄芪20 g，鹿角30 g，龟甲15 g，龙骨30 g，牡蛎30 g，五倍子15 g，升麻3 g。水煎3 次，每日1 剂，早晚分服1 次。

【功效】调理冲任，止带固本。

【主治】妇女白带，久而不愈，渐致虚怯。

【加减】月经前期者加当归、黄芩、黄连各10 g；月经后期者加香附、丹参各10 g；有瘀血者加桃仁、红花各10 g。

【方解】白带过多且久与任、督、冲、带四脉关系甚密，名为"白淫"。久则气血皆虚，元气不固，经络失调，宜用通经活络、固本止带之法，以使阴阳平衡，补虚培元。本方以鹿角益气补虚，散瘀活血，尔可制成鹿胶，其补督脉即补诸阳经也；龟甲能通任脉，养心益血，补肾调肝；人参、黄芪两味同可大补气血，使冲脉旺盛，十二经脉皆随之旺盛矣。加以山药、白芍归脾、肝、肺经，涩精气，敛阴血，补敛双施；龙骨、牡蛎、五倍子之强力收敛，约束带脉，升麻之升提中气可固冲脉。诸药合用。补、敛、涩、固，何患带下之不止哉。本方药共10味，其义有二：补可扶弱；涩可固脱；调整经络。山药、人参、黄芪补也；白芍、龙骨、牡蛎、五倍子涩也；鹿角、龟甲、升麻，升提任、督，约束带脉；经络平衡，可助培元固本止带之功。

健脾固带汤（李祥云经验方）

【组成】党参15 g，焦白术15 g，山药30 g，白芍15 g，车前子15 g，柴胡4.5 g，煅龙骨（先煎）30 g，煅牡蛎（先煎）30 g，泽泻9 g，椿皮15 g，芡实15 g。

【功效】健脾除湿，固带止泻。

【主治】脾虚带下，色白质稀，大便溏泻，经行泄泻。

除湿祛瘀止带汤（龚志贤经验方）

【组成】川芎12 g，当归10 g，知母12 g，薏苡仁30 g，芡实20 g，海螵蛸15 g，桑螵蛸10 g，茜草10 g。

【功效】健脾除湿，活血祛瘀。

【主治】带下病。症见妇女阴道时时下白色液体如涕如唾，少腹疼痛，或腰部酸痛，或头昏痛，或手足心热，口干不欲饮，或大小便不畅，舌苔白腻或淡黄而润，左脉细弱，右脉濡滞，或关脉涩而尺候不足。

【加减】腰痛甚者，可选加续断12 g，补骨脂12 g，菟丝子10 g，桑寄生15 g；腰不痛者，去桑螵蛸；气虚倦怠无力者，加黄芪15 g，党参15 g；热胜于湿，带色黄者，加黄柏。

【方解】方中当归、川芎补血活血；知母滋阴清热、补肾；芡实、薏苡仁健脾补肾、除湿；海螵蛸止带固精；桑螵蛸补肾助阳；茜草行血，合奏健脾补肾、活血祛瘀、清热除湿之功。

【病例】余××，女，34岁，已婚。患者

自诉每月经期衍后，量少色淡，少腹作痛，腰酸腿软，头昏眼花，神疲肢倦，平时白带清稀如涕，纳谷量少，大便溏稀，小便清长。望诊见患者面色不华，形体瘦小，查舌质淡苔薄白，脉细滑，两尺均不足。辨为脾虚湿盛，兼有肾亏之证。治以健脾补肾，活血祛瘀，清热除湿之法。方用除湿祛瘀止带汤去知母，加桑寄生、杜仲、菟丝子、党参。服药10剂，诸症大减，白带几无，惟头昏、腰酸痛明显，再用八珍汤加杜仲、桑寄生，以善其后。

黄龙清带饮（陈祖良经验方）

【组成】黄柏10 g，龙胆10 g，土茯苓30 g，栀子10 g，车前草30 g，紫花地丁30 g，泽泻10 g，川萆薢30 g，甘草梢3 g。

【制用法】先将上药用清水浸泡30分钟，再煎煮30分钟，每剂煎2次。每日1剂，将2次煎出的药液混合，早晚各服1次。

【功效】清热，除湿，解毒。

【主治】湿热带下。症见带下色黄，质稠，有秽臭气，小便黄赤，阴部发痒，面色萎黄，苔薄黄，舌质红，脉滑数。

【加减】若兼见赤带，可加蒲公英、连翘、小蓟、马齿苋各10 g；若湿重兼见苔垢腻，去龙胆、栀子，加苍术、茯苓各10 g；若兼阴部痒甚，可另用蛇床子50 g，苦参30 g，枯矾10 g，地肤子30 g，黄柏15 g，煎水外洗阴部，内外合治。

【方解】方中黄柏、龙胆清热除湿，解毒为主药；土茯苓、栀子、紫花地丁泻火解毒；川萆薢、泽泻、车前草清热除湿；甘草梢调和诸药。诸药合用，使湿热毒去而带自止。

【注意事项】服药期间，忌食辛辣。

【病例】向××，女，32岁。患带下数月，色黄稠，有秽臭气，面色萎黄，夜间醒时口干燥，小便黄赤，舌苔黄微腻，脉弦濡略数。上方连服5剂痊愈。

健脾祛湿汤（陈祖良经验方）

【组成】山药30 g，芡实15 g，黄柏10 g，

薏苡仁 25 g，泽泻 20 g，莲须 15 g，土茯苓 30 g，苍术 10 g，金樱子 20 g，海螵蛸（研末，兑服）10 g，甘草 8 g。

【制用法】先将药用清水浸泡 30 分钟，再煎煮 30 分钟，每剂煎 2 次。每日 1 剂，将 2 次煎出的药液混合，早晚各服 1 次。

【功效】健脾燥湿止带。

【主治】脾虚湿郁带下。其症见带下色白或淡黄，有腥臭气，日久不止，头晕，乏力，纳差，面色少华，舌质淡红，苔腻，脉弦滑。

【加减】如兼见气短懒言，肢体无力，可加黄芪、党参各 10 g、大枣 5 枚，益气健脾；兼面色淡白无华，头晕，目眩，心悸，唇舌指甲色淡，可加熟地黄、白芍、何首乌、牡蛎各 10 g，养阴补血；兼见腰痛，可加续断、牛膝各 10 g，补肝肾，强筋骨。

【方解】该证因脾虚失司，脾阳不振，湿聚下注所致。方中山药、芡实、莲须健脾除湿；黄柏、薏仁、泽泻、苍术、土茯苓解热毒；金樱子、海螵蛸收涩止带；甘草和中。

【注意事项】服药期间忌食辛辣。

【病例】傅××，女，45 岁。患白带日久不愈，带下如浊似涕，甚至腥臭异常，面色无华，身体倦怠，脾胃虚弱，饮食减少，舌淡红，苔薄微腻，脉虚弱。上方服 5 剂，身体倦怠好转，白带略有减少，腥臭秽气大减，原方加海螵蛸 10 g，研末，分 2 次服，再进 3 剂，身体倦怠缓解，食欲增加，白带消失。

附子薏苡合剂（丁蔚然经验方）

【组成】当归 10 g，白芍 10 g，延胡索 10 g，乌药 10 g，炙香附 10 g，夏枯草 15 g，炙附子 5 g，薏苡仁 15 g，云苓 10 g，甘草 3 g。

【制用法】先将上药用凉水浸泡 30 分钟，再慢火煎煮 30 分钟，每剂煎 2 次，将 2 次煎出药液混合。先将上药用水浸泡 30 分钟，煎煮 30 分钟。每日 1 剂，分 2 次温服，早晚各 1 次。

【功效】为理气调经，温化寒湿。

【主治】带下寒湿凝滞证。症见下腹痛，慢性腹痛，白带多，经期胀痛加重，腰酸坠痛，下腹一侧或两侧压痛拒按，喜温，舌苔白薄，脉象沉迟。

【加减】若正值经期，去夏枯草，加泽兰 10 g，益母草 10 g；下腹拒按者，加大血藤 20 g，桂枝 3 g，丹参 10 g。方中炙附子、桂枝一般用量 3～5 g，大血藤、薏苡仁 15～25 g。按语：经期禁忌辛辣食物。

【方解】本方为《金匮要略》附子薏苡败酱散化裁而来。其辨证要点是寒凝气滞，气血瘀阻，下腹作痛，带下似脓，喜温，舌苔薄白，脉象沉迟。组方功效为理气调经，温化寒湿，本虚邪实用为当务之急。云苓、薏苡仁健脾利湿；附子振奋阳气，行郁消胀；当归、炙香附、延胡索、乌药温中，理气养血；夏枯草行肝气开郁散结；白芍、甘草缓解疼痛。诸药相伍，共奏理气调经、温化寒湿之功。

【病例】马××，女，30 岁。1982 年 4 月初诊。下腹疼痛日久，白带如稀脓样，经期错后腹痛，婚后 2 年未孕，舌质淡红，苔薄白，脉象沉迟。治用上方加减，间断服用 4 个月，症状完全消失且受孕。

止带灵（赵国岑经验方）

【组成】白扁豆 30 g，肉苁蓉 30 g。

【制用法】每日 1 剂，水煎，早晚分服（或共研极细末，早晚各服 6 g）。

【功效】健脾固肾。

【主治】白带，脾肾两虚证。

健脾利湿完带汤（张梦侬经验方）

【组成】黄芪 15 g，党参 15 g，白术 15 g，茯苓 15 g，煅龙骨粉 15 g，煅牡蛎粉 15 g，当归 10 g，白芍 10 g，炙甘草 10 g，续断 10 g，白芷 10 g，补骨脂 10 g，干姜 10 g，贯众炭 10 g，桂枝 5 g。

【用法】水煎，分 3 次温服。10 剂为 1 个疗程。亦可并 7 剂共炒研末，炼蜜为丸，每日 3 次，每次 10 g，空腹温开水送下。

【功效】扶阳健脾，固涩止带。

【主治】脾肾阳虚带脉不固而致的虚寒带

第二章 带下病

妇科国医圣手时方

173

下。症见带下色白，质如蛋清，无异常臭秽，日久不愈，伴腰痛坠胀，甚则腰溶溶如坐水中。

【方解】本方宗桂枝龙骨牡蛎汤合肾著汤化裁。方中参、芪、术、苓、草健脾利湿；续断、补骨脂、干姜、桂枝、当归、白芍温补下元、养血通阳；龙、牡、芷、贯固摄治带。

带下通用方（罗振华经验方）

【组成】山药16 g，芡实16 g，党参16 g，车前子9 g，柴胡6 g，青皮9 g，白芍13 g，茜草9 g，海螵蛸13 g，椿皮16 g。

【功效】固肾扶脾，疏肝利湿，扶正祛邪。

【主治】带下病虚实夹杂证。

丁氏止带方（丁敬堂经验方）

【组成】黄柏10 g，焦苍术10 g，椿皮15 g，土茯苓15 g，生薏苡仁15 g，蒲公英15 g，柴胡8 g，生龙骨30 g，生牡蛎30 g。

【功效】清热利湿止带。

【主治】带下。症见带下量多，色黄或黄白相兼，或夹有赤色，或色白质稠，多有腥臭，或伴有腰酸腹痛，眩晕头痛，肢倦乏力，身热门渴，外阴瘙痒，小便黄赤。舌红、苔黄或腻，脉濡滑。

【加减】湿热甚者，加龙胆、熟大黄各10 g；少腹痛者，加延胡索、乌药各10 g；腰酸痛甚者，加续断、牛膝各10 g；脾虚甚者，加山药、茯苓各10 g；肾虚者，加菟丝子、续断各10 g；病程长者，加海螵蛸、金樱子、芡实各10 g；阴痒者，用杀虫止痒外洗方（土槿皮30 g，蛇床子20 g，狼毒、雄黄各10 g）。

【现代研究】治疗274例，痊愈（白带复常，其他症状消失）179例，占65.33%；显效（带下显著减少，其他症状明显好转）48例，占21.17%；有效（带下减少，其他症状好转）28例，占10.22%；无效9例，占3.28%。总有效率96.72%。

丹易汤（王法昌经验方）

【组成】牡丹皮10 g，栀子10 g，柴胡10 g，当归12 g，白芍12 g，云苓15 g，焦术20 g，甘草6 g，薄荷（后下）3 g，白果10 g，黄柏10 g，山药30 g，芡实30 g，蒲公英30 g，车前子（布包）15 g。

【用法】于经后3日服6剂，休息3日，再服6剂，配合外用药痊愈更快。

【功效】疏肝健脾，清肝肾湿热，燥湿止带。

【主治】黄带，包括急、慢性宫颈炎，阴道炎等。

通经止带方（周信有经验方）

【组成】当归9 g，赤芍9 g，益母草20 g，牡丹皮15 g，桂枝9 g，香附9 g，椿皮15 g，土茯苓20 g，炒艾叶9 g，薏苡仁20 g。

【功效】通经止带。

【主治】湿热内困，气血瘀滞，月经失调，赶前错后，经期腰腹胀痛，乳房胀，胸闷不舒；带下黄浊，或赤白杂下等。

清血解毒合剂（黄寿人经验方）

【组成】生地黄9 g，玄参12 g，当归6 g，金银花12 g，连翘9 g，黄芩9 g，赤芍6 g，牡丹皮9 g，茯苓皮9 g，甘草3 g。

【制用法】用上药100倍量，浓煎3次，过滤去渣。将3次滤液混匀后浓缩即成合剂。每次服30 ml，每日2～3次。亦可以上方煎服，每日1剂，水煎2次，分2次温服。

【功效】清热解毒，凉血活血。

【主治】妇女带下，痔漏出血，风疹痒块，龈衄等。症见黄、白带下，质稠黏有臭气，或痔漏肿痛，肠风下血，或热盛风生，肌肤干燥作痒，或湿热毒邪，淫伤血络，发为疹块、衄血等。

【方解】本方证由血虚内热，湿毒血瘀所致。方中用生地黄、玄参、当归滋阴养血，配牡丹皮、赤芍凉血活血；用金银花、连翘、黄芩清热解毒；取茯苓皮淡渗利湿热；甘草调和诸药。成为清热解毒，凉血活血而不伤正的方剂。

湿热带下方（包松年经验方）

【组成】苍术10 g，黄柏12 g，虎杖12 g，凤尾草12 g，薏苡仁12 g，椿皮12 g。

【用法】每日1剂。水煎3次：头煎2煎内服，第3煎水适当多一些煎汤坐浴。

【功效】燥湿清热止带。

【主治】湿热带下证。

白薇逍遥散（姚贞白经验方）

【组成】柴胡10 g，当归10 g，白芍10 g，白术10 g，茯苓10 g，生姜3片，甘草6 g，薄荷6 g，白薇6 g，莲须6 g，薏苡仁12 g，椿皮9 g。

【功效】疏肝健脾，利湿清热。

【主治】带下肝郁脾虚，湿热下注证。

【病例】秦×，女，33岁，已婚。带下时多时少，缠绵不断已近2旬。质黏稠，色黄，胁胀，腰腹不适，经不定期，时夹瘀块，诊其脉弦细而滑，舌质红，苔薄黄微腻。自诉曾服过"止带丸"等中成药。效果无显。此肝郁脾虚，湿热下注，带脉失调之候。法当疏肝健脾，利湿清热。用白薇逍遥散加木通、苍术、淡竹叶各10 g。上方连进服4剂，诸证悉减。次诊于原方去木通、薄荷、生姜，加山药25 g，炒芡实12 g。又进服4剂后，病遂痊愈。

加味宣明导水汤（冯济卿经验方）

【组成】黄芩10 g，滑石块10 g，大黄10 g，牵牛子7 g，海螵蛸10 g。

【功效】苦寒清热，利湿止带。

【主治】带下湿热下迫证。症见带下色黄稠黏，臭秽难闻，口干，尿黄短少涩痛，大便闭结，少腹坠痛，腰酸沉软。舌苔色黄，质淡，脉滑数。

【方解】方用黄芩苦寒，清中焦实火，泻脾中湿热；大黄走而不守，泻热降浊气；牵牛大泻气分湿热；滑石利窍行水，湿去则热清；再佐以海螵蛸止带之良品，则带下可除。

【加减】尿少涩痛者，加木通、萹蓄各10 g利湿清热；胁痛胀满者，加赤芍炭10 g，生牡蛎30 g止痛；腰痛酸沉者，加川牛膝10 g。

【病例】某妇女，53岁，已婚。体质尚壮，素好饮茶，湿滞中焦，郁而化热，致带下色黄，黏稠臭秽，连绵不断，少腹坠痛。面色正常，语声重浊。舌苔黄腻，质淡红，脉滑数。知系湿热留恋，带脉不固，用加味宣明导水汤治愈。

利湿解毒止带汤（王智贤经验方）

【组成】土茯苓30 g，贯众炭20 g，败酱草20 g，牡丹皮10 g，赤芍10 g，茵陈20 g，猪苓10 g，薏苡仁30 g，桂枝5 g，川牛膝20 g，生地榆30 g，鱼腥草20 g。

【功效】清热解毒，除湿止带。

【主治】湿毒带下证。症见带下如米泔或五色相间，或黄绿如脓，有秽臭味，或腐尸臭味，阴部常有痒感。周身乏力酸楚，发热腹痛，口苦咽干，便秘尿赤，甚则尿痛，尿急，尿频，髀关穴以上带脉穴以下有酸困坠胀感，亦可下血淋漓不断，脉弦数，或细数。

【加减】确诊为宫颈癌者，败酱草加大一倍，再加白花蛇舌草、半枝莲各30 g。为盆腔炎者，加大鱼腥草用量。

【方解】方中土茯苓利湿解毒，疗恶疮痈肿。贯众炭可清热解毒，止血止带。败酱草清热解毒，逐瘀消痈。赤芍为凉血消瘀之品，凉血清热多用于温病热入营血之症，散瘀止痛则用于闭经、疮痈、气血瘀滞之症，用在此处，旨在逐瘀消肿，清热抗菌，泻肝经之火，增强疗效。猪苓味淡，渗湿利水作用较强，对水肿胀满，泄泻不止，湿热黄疸，湿热带下均效。茵陈是治湿热带下之主药。生薏苡仁健脾行水，清利湿热。地榆有收敛止血作用，可解下焦湿热。桂枝此处意在气化逐瘀。牛膝是取其引诸药下行引血下行，并起利尿通淋之效。

【现代研究】现代研究证明贯众可预防感冒、麻疹、流脑等多种细菌和病毒引起之传染病，有收缩子宫的作用，可用于治疗子宫出血。败酱草有抗细菌、抗病毒、抗肿瘤等作用，并能促进肝细胞再生，疏通门静脉循环。赤芍有抗多种细菌的作用。猪苓有抗细菌作用和较强的利尿作用。白花蛇舌草有抗菌和抗肿瘤之效，多用于盆腔炎、附件炎、阑尾炎、咽炎、肝炎、子宫癌、肝癌、鼻咽癌、消化道癌等。上述两味药主要用于宫颈癌患者。

【病例】李××，女，52 岁。平日辛劳，素体虚羸，近年带下若崩，清淡而腥臭，阴部发痒，髀关穴以下带脉穴以上部位酸楚不休，尿有频数涩痛，月经一月一潮，每次 10 余日方休，量多色黑紫，每潮腹痛加重，周身倦怠，肢软乏力。西医诊断为老年性阴道炎，宫颈重度糜烂。语言无力，皮枯肉瘦，精神萎靡，脉沉细无力，舌质淡，左旁有紫红色瘀点，边界不清（说明内有瘀血，病灶系新起，病情仍在发展）。细考患者五旬，经水尚未断绝，平时辛劳过度，身体虚弱，冲任失调，胞宫不固，带脉失约，热毒之邪乘虚侵袭，瘀毒互结，腐秽带下；治应清解热毒，逐瘀止带。方用本方去茵陈、鱼腥草，加白茅根 20 g，琥珀 3 g，4 剂。并配合针灸、中药外洗剂。二诊，诸症悉减，原方续服 6 剂，并配合隔日用 3 份开水 1 份食醋洗阴道。三诊，带下已止，仍有神萎肢软，脉虽转旺，但仍无力。尚需培补气血，方用：当归、白芍、炙黄芪、枸杞子、续断各 10 g，西洋参、泽泻各 8 g，甘草 3 g，山药 20 g，4 剂。半年后其子来诉，中间复发 1 次，又服原方 8 剂，愈后再未复发，月经已 3 个月未潮，均无不适感，体质恢复尚好。

郭氏带下系列方（郭贞卿经验方）

【组成】①带下内服方：党参 15 g，白茯苓 15 g，墓头回 15 g，椿皮 15 g，白术 15 g，巴戟天 12 g，薏苡仁 20 g，②带下外洗方：当归 15 g，蛇床子 15 g，栀子 10 g，茯苓 10 g，黄芩 10 g，柴胡 3 g，苦楝皮 12 g，白芍 12 g，

水煎外洗，洗后再用川贝母 3 g，研为极细末，洗后扑于外阴上。

【功效】①方健脾益气，利湿止带。②方清热活血，杀虫。

【主治】①方湿热带下，症见白带量多如米泔，或黄绿如脓，或带中夹血，有臭气，外阴瘙痒，小便短赤，口苦咽干，发热，舌质红，苔黄，脉数。②方主治同①。

加味完带汤（吴克潜经验方）

【组成】焦白术 25 g，制苍术 25 g，炒山药 25 g，党参（或人参）15 g，白芍（酒炒）15 g，车前子（酒炒）10 g，炒黑荆芥穗 10 g，陈皮 10 g，柴胡 8 g，甘草 5 g，莲房炭 180 g，熟鸡蛋（去蛋黄，焙干，研末）90 g。

【制用法】共研细末（包括莲房炭及熟鸡蛋白粉末），炼蜜为丸（如梧桐大）。如服煎剂，则先将上药末及莲房炭药末用水浸泡 30 分钟，再煎煮 30 分钟，每剂煎煮 2 次。熟鸡蛋粉末每剂配合 20 g。蜜丸吞服，每日服 10～20 g。煎剂每日服 1 剂，分煎 2 次，早晚各服 1 次。

【功效】健脾化湿，升提止带。

【主治】赤、白带下，以稀薄的白带为主。

【方解】完带汤原方见于清代傅青主女科医案，主药均为健脾、化湿止带之品，经改制为蜜丸口服，增加了健脾、化湿、升提、止带之剂，服法简便，效果更好。方中白术、苍术、山药健脾；车前子、黑荆芥利湿；莲房炭、柴胡、止带、化湿，熟蛋白粉末益气养身。

【病例】曹××，女，40 岁。曾育数胎，失于调养，白带如注，腰酸腿软，1970 年 4 月 20 日初诊，服完带汤原方 3 剂，白带减少，后配服加味完带汤 1 剂，炼蜜为丸，药未服完即愈。

坐药煎（胡达坤经验方）

【组成】苦参 15 g，蛇床子 15 g，鹤虱 15 g。黄连 10 g，黄柏 10 g，花椒 10 g，枯矾

10 g，冰片 3 g 共研末，睡前纳入阴道中。

【功效】清热解毒，杀虫止痒。

【主治】假丝酵母菌性阴道病。

【方解】方中苦参、蛇床子、鹤虱清热燥湿，杀虫止痒为主；佐以黄连、黄柏、花椒加强解毒燥湿之效，促进黏膜水肿吸收；枯矾、冰片敛疮燥湿，消肿止痛。全方具有广泛抗菌及抑制真菌作用。

【注意事项】用药期间禁房事，戒酒，忌食辛辣、羊肉。注意外阴部卫生，每日更换内裤（虫蚀阴中者，其内裤每次用开水煮沸半小时）；经期忌用。

【现代研究】治疗真菌性阴道炎 40 例，痊愈 37 例，占 92.5%；显效 3 例，占 7.5%；治疗日数 5～20 日，平均 8 日，未见不良反应。

【用方经验】胡达坤教授认为本病多因湿热生虫，虫蚀阴中所致。方中苦参、蛇床子、鹤虱清热燥湿，杀虫止痒为主；佐以黄连、黄柏、花椒，既加强解毒燥湿之效，又可促进黏膜水肿的吸收；枯矾、冰片敛疮燥湿，消肿止痛；全方具有广泛抗菌及抑制真菌作用。

老年经脉不调方（武明钦经验方）

【组成】法半夏10 g，地骨皮10 g，瓜蒌瓤15 g，浙贝母15 g，川牛膝15 g，炙甘草15 g，土茯苓 25 g，炒枳壳 10 g，生白芍 30 g，沉香（后下）9 g。

【功效】清利湿热，养血解郁。

【主治】经断复来。早期宫颈癌，老妇阴道炎，泌尿系感染，赤白带下，黏物腥臭，小腹时痛，腰酸，便秘。

【加减】脉弦滑、苔白腻者，加墓头回25 g，重楼30 g；见红多者，加茜草15 g，仙鹤草 30 g；腰酸痛者，加炒杜仲15 g，续断 20 g。

【方解】方中生白芍、地骨皮益肝肾，治郁热；沉香理气解郁；浙贝母、半夏、土茯苓、瓜蒌瓤化痰清湿热；佐炙甘草扶心脾。

【注意事项】服药期间，禁生冷、腥荤、辛辣，勿动肝气。

白冰方（孟庆洪经验方）

【组成】白花蛇舌草 60～90 g，冰片 3 g，黄柏15 g，苦参15 g，木槿皮 15 g，蛇床子50 g，花椒9 g。坐浴，每日 2 次。

【功效】清热解毒，燥湿杀虫。

【主治】老年性阴道炎等。

【加减】皮肤有破损者，去花椒。

【方解】方中白花蛇舌草清热解毒，消痈通淋；黄柏、苦参、木槿皮、蛇床子清热解毒燥湿，杀虫止痒；花椒杀虫除湿，药理试验对革兰氏阳性菌、阴性菌，及皮肤真菌都有抑制作用，还有局部麻醉作用；冰片清热消肿止痛，具有抑菌镇痛作用，每为外用之药。

远志栓（高慧芳经验方）

【组成】远志研极细粉，以医用甘油，明胶为赋形剂，制成远志栓，每栓含生药0.75 g。每晚一粒，纳入阴道内。

外洗方：艾叶15 g，蛇床子15 g，苦参15 g，枳壳15 g，白芷9 g。煎水，熏洗外阴，每日 1 次。

【功效】清热利湿，杀虫止痒。

【主治】滴虫阴道炎。症见白带增多，外阴瘙痒，坐卧不安，兼口苦而腻，胸闷不适，纳谷不香。舌苔黄腻，脉弦数。

【注意事项】经期停药，月经干净后未愈者继续治疗。对患者配偶除同时用上方煎水熏洗外阴外，并按常规用量服用甲硝唑 1 周。

茵石米甘汤（王焕禄经验方）

【组成】茵陈30 g，滑石30 g，生薏苡仁30 g，生甘草10 g。

【功效】清热利湿，健脾止带。

【主治】下焦湿热，带下淡黄而稀，量多。

【加减】带下黄稠，或白黏有臭味，尿黄灼热，伴有腰疼或少腹坠胀者，加苍术、黄柏、白果各10 g，金银花15 g；兼夹脾虚者，加党参、山药各 15 g，白术 10 g；热重于湿者，加黄连、栀子各 10 g；肝火旺者，加龙胆、栀子各 10 g；肝郁者，加柴胡、香附各 10 g。

【方解】茵石米甘汤即是根据病因的"湿"和"热"立法，突出利湿和清热，给湿热之邪一个出路。在组方上选用利湿作用较强的茵陈和利水通淋的滑石合用，使湿邪下归膀胱从小便出；再用生薏苡仁渗湿健脾散精，切断生湿之源；配生甘草泻火以解毒。全方共奏利湿健脾，清热泻火之功，通过合理加减使湿热之邪所致疾病能很快得到控制。

白药治带汤（黄焕存经验方）

【组成】白术 12 g，茯苓 12 g，薏苡仁 15 g，芡实 10 g，白芍 10 g，海螵蛸 10 g，山药 12 g，煅牡蛎 15 g，煅龙骨 15 g，白芷 9 g，白果 8 g。

【功效】健脾利湿，疏肝解郁，收涩止带。

【主治】妇女盆腔炎，白带脾虚湿盛证。

【方解】方中白术、白芷、茯苓温脾燥湿益气；白芍疏肝解郁；芡实、山药、白果专补任脉；薏苡仁配茯苓以健脾渗湿；煅龙骨、煅牡蛎、海螵蛸为收敛止带药。全方为治寒湿下注的白带证之良品。

自制三子丸（丁光迪经验方）

【组成】白杏仁、蛇床子、白果各等份。用法：内外任用。

【功效】涤痰化湿。

【主治】白带稠而光亮，或如涕如痰，甚至成片成块外溢，或者兼见阴痒的，或兼有虫。

第二节 宫颈炎

清宫解毒饮（班秀文经验方）

【组成】土茯苓 30 g，鸡血藤 20 g，忍冬藤 20 g，薏苡仁 20 g，丹参 15 g，车前草 10 g，益母草 10 g，甘草 6 g，

【功效】清热利湿，解毒化瘀。

【主治】宫颈炎。症见下腹隐痛，月经过多，白带多。

【加减】带下量多，色黄而质稠秽如脓者，加马鞭草 15 g，鱼腥草 10 g，黄柏 10 g；发热口渴者，加野菊花 10 g，连翘 10 g；阴道肿胀辣痛者，加紫花地丁 15 g，败酱草 20 g；带下夹血丝者，加海螵蛸 10 g，茜草 10 g；阴道瘙痒者，加白鲜皮 12 g，苦参 10 g；带下量多而无臭秽阴痒者，加蛇床子 10 g，槟榔 10 g；带下色白，质稀如水者，去忍冬藤、车前草，加补骨脂 10 g，桑螵蛸 10 g，白术 10 g；每于性交则阴道胀痛出血者，加赤芍 12 g，地骨皮 10 g，三七末 6 g；腰脊酸痛，小腹坠胀而痛者，加桑寄生 15 g，杜仲 10 g，续断 10 g，骨碎补 15 g。

【方解】方中土茯苓，味甘、淡，性平，能解毒除湿、通利关节；可治杨梅毒疮，肢体拘挛，淋浊，带下，湿热疮毒。鸡血藤，味苦、甘，性温，能行血补血、调经、舒筋活络；可治月经不调，经行不畅，痛经，血虚经闭，风湿痹痛及手足麻木，肢体瘫痪，血虚萎黄等。忍冬藤，味甘，性寒，能清热解毒、疏散风热；可治风湿热痹，关节红肿热痛，屈伸不利等症。薏苡仁，味甘、淡，性微寒，能利水渗湿、健脾、除痹、清热排脓；可治小便不利、水肿、脚气及脾虚泄泻、湿痹拘挛、肺痈、肠痈。紫丹参，味苦，性微寒，能活血调经、凉血消痈，安神；可治妇女月经不调、痛经、经闭、产后瘀滞腹痛以及血瘀之心胸、脘腹疼痛，风湿痹痛，疮疡痈肿，热病烦躁神昏及杂病心悸失眠等。车前草，味甘，性寒，能利尿通淋、渗湿止泻、清肝明目、清肺化痰、清热解毒；可治

热毒痈肿。益母草，味苦、辛，性微寒，能活血调经、利水消肿；可治血滞经闭、痛经、经行不畅、产后瘀滞腹痛，恶露不尽及水肿、小便不利。甘草，味甘，性平，能益气补中、清热解毒、祛痰止咳、缓急止痛、调和药性；治心气不足的心动悸，脉结代；脾气虚弱的倦怠乏力，食少便溏，痰多咳嗽及脘腹及四肢挛急作痛，热毒疮疡，咽喉肿痛及药物、食物中毒等。

【注意事项】注意个人卫生。

【现代研究】本方治疗94例。治疗结果，治愈68例（症状明显改善，阳性体征全部消失），占72%；好转15例（症状明显改善，阳性体征减轻），占16%；无效11例（症状及妇科体征无明显改善），占12%。总有效率为88%。疗程最短7日，最长4个月。

【用方经验】班秀文教授认为，宫颈炎有急、慢性之分。从临床症状看，急性时宫颈红肿，有大量的脓样分泌物，色白或黄、质稠黏而秽臭，腰及小腹胀疼，个别患者伴有发热、口渴，脉弦细数、苔黄腻、舌边尖红；慢性则宫颈糜烂，带下量多，小腹胀疼，腰酸膝软，甚或性交时阴道辣痛或出血。症属湿热带下或湿瘀带下的范畴。治之宜用清热利湿，解毒除秽，活血化瘀之法。下焦为阴湿之处，是胞宫之所居，为奇经八脉之所属，其病变虽多端，但多与湿邪有关，盖因湿性趋下也，湿为阴邪，其性重浊黏腻，最易阻遏气机，以致阳气不伸，血行不畅，由湿而瘀，湿瘀久郁则化热生火，灼伤冲、任、胞宫，故阴道灼痛、带下不绝，色白黄或夹血丝，其气臭秽。本方之组成，凡湿瘀为患于下焦，以致胞宫和冲、任损伤，出现带下绵绵不绝，色白黄而臭秽者，用之随症灵活加减。

宫颈糜烂方（何子淮经验方）

【组成】①赤白分清饮：制大黄6g，黄连1.5g，黄柏4.5g，大血藤30g，车前草30g，牡丹皮9g，金银花9g，贯众炭9g，苦参12g，川草薢12g，槐米炭12g，生甘草6g。②消糜汤：大血藤30g，土茯苓30g，鱼腥草30g，白英30g，蒲公英30g，墓头回9g，牡丹皮9g，椿皮9g，白槿花9g，炒白扁豆花12g，制大黄6g，生甘草6g。

【功效】①方清热解毒，凉血利湿。②方祛湿解毒，化腐生肌。

【主治】①方治疗重度宫颈糜烂，范围广，有接触性出血，带下红白间杂者。②方主治轻、中度宫颈糜烂，或重度糜烂经治疗后转为中、轻度宫颈糜烂者，临床以带多色黄、较臭秽为主要表现。

【加减】①方：有腹痛者，加延胡索9g，川楝子12g，腰酸明显者，加狗脊12g，续断15g；胃纳差者，加陈皮4.5g，竹茹9g。

【方解】赤白分清饮中以三黄泻火解毒，合金银花、贯众清泄邪热，牡丹皮、大血藤、槐米清血分瘀热、凉血止血，车前草、川草薢、生甘草利下焦湿热，有热解血静、湿去浊清的功效，故能使患者赤白分清，经行准期。消糜汤除选用制大黄、牡丹皮、蒲公英等除下焦湿热瘀滞外，采用草药土茯苓、墓头回、白槿花、椿皮等，直达下焦，治宫颈糜烂脓带秽臭，祛秽化腐，临床疗效尚佳。墓头回气味臭秽作呕，较难下咽，则需患者坚持配合。

【病例】陈××，女，38岁，工人：近几年来月经早期，且淋漓拖延10余日，时有经前少量出血，平日带多绵绵，伴有血性黏液。经妇科检查，诊断为宫颈糜烂，宫颈刮片检查，诊断为"Ⅱ级良性变异细胞。患者腰酸背痛，下腹隐痛，面色不华。脉滑数，苔薄白，舌根黄腻。证属下元湿热蕴蒸，淋带难分。治宜清热解毒，分清淋带。药用赤白分清饮去车前草、贯众炭，加狗脊、川楝子各9g。该方连服1个月，带下赤白分清，经水准期，少腹吊痛得缓，腰酸乏力未除。原方去槐米炭、苦参，加生地黄15g，续断、桑寄生各12g。5剂后精神稍振，胃纳转佳，腰背酸痛好转，改拟消糜汤清热化湿、去秽生肌。药用土茯苓、鱼腥草、白英各30g，狗脊12g，白槿花、炒白扁豆花、椿皮各9g，制大黄、生甘草各6g。连服2个月后，脓带减除，月经正常而至，自觉良好，妇科检查宫颈糜烂基本痊愈。

妇科国医圣手时方

赤白分清饮（何子淮经验方）

【组成】大血藤、车前草各 30 g，苦参、川萆薢、槐米炭各 12 g，贯众炭、金银花、牡丹皮各 9 g，黄柏 5 g，黄连 2 g，生甘草 6 g。

【功效】功效清热，凉血，解毒。

【主治】用于下元湿热蕴蒸，淋带难分。症见经前少量出血，平日带多绵绵，伴有血性黏液。腰背酸痛，下腹隐痛，面色少华，舌根黄腻，苔薄白，脉滑数。西医诊断为宫颈糜烂。

【加减】腹痛者，加延胡索 9 g，川楝子 12 g；腰酸明显者，加狗脊 12 g，续断 15 g；胃纳差者，加陈皮 5 g，竹茹 9 g。

【方解】方中三黄泻火解毒，合金银花、贯众清泄邪热，牡丹皮、大血藤、槐米清血分瘀热、凉血止血，车前草、川萆薢、生甘草利下焦湿热，收到热解血静、湿去浊清的功效。故能使患者赤白分清，经行准期。

【注意事项】用药期间禁房事，戒酒，忌食辛辣、羊肉；注意外阴部卫生，每日更换内裤；经期忌用。

【用方经验】何子淮教授诊治经验宫颈糜烂的病因病机为湿热蕴滞下焦，郁而化火，伤及胞络所致。根据糜烂范围的大小、程度的轻重及症状不同，临床可采用分期治疗的方法。①重度宫颈糜烂，范围广，有接触性出血，带下红白间杂者，治以清热解毒凉血，分清赤白，以自拟经验方赤白分清饮主治（方见方剂篇宫颈炎验方）。②对轻、中度糜烂，或重度糜烂经治后转为中、轻度糜烂，临床以带多色黄、味臭秽为主要表现者，治以祛湿解毒，化腐生肌。

宫颈炎方（哈荔田经验方）

【组成】白矾 57 g，乳香 9 g，没药 9 g，蛇床子 4.2 g，钟乳石 13. g，雄黄 13.5 g，硼砂 1.2 g，硇砂 0.9 g，儿茶 10.5 g，血竭 7.5 g，樟丹 16.5 g，梅片 10.5 g，黄柏 9 g，麝香 1.2 g。

【用法】加水 2 碗，煮白矾至沸，候略呈稠糊状，再入过 80 目细粉的乳香、没药、蛇床子、钟乳石、雄黄、硼砂、儿茶、黄柏等药，并加水 3～5 匙，煮沸入樟丹、血竭细粉，复加水 2 匙，煮沸入麝香、冰片，搅拌制成直径 1.5 cm、厚 2 cm 之药锭，备用。宫颈炎患者，可纳入阴道，贴在子宫颈上，再以消毒的带线棉球固定之；盆腔炎患者，则纳入左右穹窿部。2 日更换 1 次。如制成粉剂，用喷撒器将药直接喷撒子宫颈及穹窿部效果尤佳。用药前片以温水坐浴。

【功效】燥湿解毒，敛疮生肌。

【主治】宫颈炎、盆腔炎。

宫糜方（哈荔田经验方）

【组成】黄柏、枯矾、青黛各等份。

【用法】共为末，以消毒棉球蘸饱药粉，用线系住，纳于阴道宫颈糜烂面。晚上用药，次晨取出。如能用喷撒器喷撒患处尤佳。

【功效】解毒消炎，燥湿止痒。

【主治】宫颈糜烂。

【方解】本方用以治疗重度宫颈糜烂亦可配合内服药。方中枯矾性味酸涩微寒，功能燥湿解毒，杀虫止痒。外用于痈肿疮疡，痔漏，脱肛，女阴瘙痒，外阴阴道炎，宫颈糜烂等症。与青黛、黄柏配合应用则消炎解毒之力尤著。

【用方经验】单用黄柏 15 g，青黛 5 g，制成片剂，纳入阴道内，用于化脓性阴道炎，及宫颈癌患者放疗后之阴道炎性反应，以防止粘连，效果较好。

黄柏粉（刘云鹏经验方）

【组成】黄柏 9 g，冰片 15 g，枯矾 3 g，五倍子 6 g。

【用法】共研细末，用栓塞棉球上入宫颈糜烂处，6～8 小时后取出，3 日 1 次。

【功效】清热解毒，去腐生新。

【主治】宫颈糜烂，带下。

海冠汤（康良石经验方）

【组成】白扁豆根12 g，白鸡冠花10 g，海螵蛸10 g，椿皮10 g，银杏12 g，菟丝子10 g，芡实15 g，莲须10 g，黄柏5 g，煅龙骨10 g，煅牡蛎10 g。

【用法】煅龙骨、煅牡蛎火煅先煎煮20分钟。银杏、芡实均须去壳，莲须布包，和诸药同入再煎煮30分钟。每日1剂，水煎2次，早、晚分服。

【功效】健脾固肾，收敛固涩。

【主治】宫颈糜烂，附件及阴道等慢性炎症的带下病。

【方解】带下多因脾失健运，肾气不足，冲任失调，带脉不固，脾虚湿盛，反而侮肝，肝郁生热，湿热下注所致。本方组合特点：既健脾固肾治本，又收敛固涩治标，如芡实、莲须可泛用于脾虚、肾虚与湿热的带下，配除湿止带，泻火解毒的银杏、黄柏，止白带、黄带均有较好作用，再入平肝潜阳收敛固涩的龙骨、牡蛎，其效益彰；白扁豆根健脾和中化湿，取其根又能固涩止带，与清热止带鸡冠花、燥湿收涩海螵蛸、椿皮同用，可治带下、体虚，复增补肾、养肝、益脾的菟丝子，更固冲任带脉之本。可作治带下之通用验方使用。

【病例】马××，女，30岁。平素月经不调，前后期不定，近年来白带绵绵不断。出现头晕眼花，腰膝酸楚，大便溏薄，小便混浊。面色萎黄，舌胖齿痕，淡红，苔白腻微黄，脉细弦。诊为带下，应用海冠汤每日1剂，7剂后带下收敛，小便转清，症状明显改善。

枯矾散（杨俊明经验方）

【组成】枯矾、儿茶、五倍子、白及、硇砂、冰片。

【用法】研为粉末，混合装瓶。将脱脂棉作成碗状，中央穿以棉线制成带线之棉碗，高压消毒后，载以药粉，以窥镜扩张阴道，暴露宫颈，如白带过多时可有棉球揩净，将药物直接接触宫颈糜烂之处，用棉球固定将棉线留于阴道口外，24小时自行将阴道内之棉碗取出。5日上药1次，5次为1个疗程。经期停药；用药期间禁止性生活，忌食腥辣等刺激性食物。

【功效】燥湿解毒，去腐生肌。

【主治】宫颈糜烂。

【现代研究】用本方外用治疗宫颈糜烂患者71例。治愈（糜烂面全部愈合，子宫颈度光滑者）31例，占43.7%；显效（白带减少，症状好转，糜烂面缩小1/3者）17例，占13.9%；有效（糜烂面缩小不足1/3或有新生上皮生长者）12例，占17%；无效（局部及全身表现无变化，或继续发展者，或好转后短期停药又复发者）11例，占15.5/0，总有效率为84.5%。

宫颈糜烂方（汪渭忠经验方）

【组成】①方：博落回30 g，大黄15 g，黄柏15 g，生甘草10 g，白芷10 g，苦参30 g，贯仲15 g，生苍术15 g，②方：博落回9 g，松花粉4 g，土大黄4 g，黄连6 g，青黛4 g，梅片4 g。

【制用法】①方水煎取汁，外洗，每煎水冲阴道2次。②方共研细末，外涂，将药粉末用芝麻油调成糊状，用纱布包成棉球状，然后将药膏均匀涂在棉球状纱布上，放入宫颈内溃疡部位，每日换药2次。

【功效】止痒杀虫，排毒生肌。

【主治】宫颈糜烂，窜痒流水，滴虫阴道炎，真菌性阴道炎。

【方解】该病临床分为两证。一为湿热证：带色黄，质黏稠如脓或兼血色，有臭秽气，内外阴痒明显；一为寒湿证：带色白，质清稀甚或如水样，或如米泔样，量多，有腥臊气。其病机为脾虚失运，湿热下注，复感外邪，湿热壅滞，致阴道窜痒，日久溃烂。故外用博落回、贯仲、苦参、苍术杀虫利湿，止痒止痛；配大黄、黄柏、白芷、甘草凉血去风，消肿排带。外涂搽博落回、松花粉、土大黄、黄连、青黛、黄柏、冰片辛香凉血，止痒杀虫，排毒生肌。

【病例】杨××，女，31岁。阴痒2年，白带多，色黄腥臭，阴道内掣痛。妇科检查：阴道壁充血，有脓性分泌物，宫颈糜烂，多方治疗无效。用①、②方外洗外涂月后，症状消失，后经妇科检查已愈。

子宫丸（王志敏经验方）

【组成】①阴道部子宫丸：白矾58.5 g，樟丹46 g，钟乳石13 g，雄黄3 g，儿茶12 g，乳香10 g，没药9 g，血竭7 g，蛇床子4 g，硇砂1.5 g，硼砂1.25 g，麝香1.25 g，冰片1 g。②宫颈口子宫丸：①方中血竭加至8.25 g，硇砂加至2.75 g，麝香加至2.5 g。

【制用法】①阴道部子宫丸：先将乳香、没药、硼砂、硇砂、儿茶、雄黄、蛇床子、钟乳石按定量各研成细面；定量的冰片、麝香研成细面，另放备用；血竭、樟丹各另包备用；将白矾熬化，加适当水量约50 ml左右，以用匙舀上即能看到牵丝为宜（这样方可去掉白矾的刺激性）；在白矾液中依次放入上八味药、血竭（使其溶化）、樟丹；待熬成黏稠浆状后，再加入麝香、冰片。药熬好标准为药锅表面呈金亮色，豆腐皮状，鼓出大泡，浮盖表面为止。将锅内药浆滴于大理石表面即成药片。干燥、放凉，贮存于密闭之磨口瓶口，避免漏气。②宫颈口子宫丸：制①方药片待锅里药液剩约1/3时，将血竭、硇砂、麝香细面（所加量）撒入药锅中，熬浆制片贮存。①方用于子宫颈周围及阴道穹窿部，②方用于子宫颈外口。一般每周用药1~2次，第1次用药仅能上1片。如无不良反应，复诊时根据病情，最多一次可上2片。

【功效】①方解毒杀虫、燥湿敛疮、活血化瘀、行气通窍、疏经通络、化腐生机、消肿止痛。②方具有加强①方的作用。

【主治】①方主治膀胱炎、尿道炎、子宫骶骨韧带炎、附件炎等。②方主治宫口小、紧，宫颈糜烂等宫颈局部病变者。

【方解】方中白矾酸涩寒，收敛燥湿，解毒杀虫，消肿止痛；樟丹辛凉有毒，化腐生肌，敛疮解毒；钟乳石甘温，温里助阳，化腐消瘀；雄黄辛温有毒，燥湿解毒杀虫，杀菌作用很强；儿茶苦涩平，清热祛湿，敛疮生肌，定痛；乳香辛苦温，活血舒筋，行气止痛，消痈疽，托疮毒，生新肌，暖子宫；没药苦平，行气活血通瘀，化腐生肌，敛疮；血竭甘咸平，活血行瘀止痛，敛疮生肌，通经活络；蛇床子辛苦温，祛风寒，止阴痒，燥湿收敛，杀虫，逐瘀止痛，温肾助阳；硇砂咸苦辛温有毒，消积祛瘀，软坚散肿，消痈解毒，化腐生肌；硼砂甘咸凉，解毒，清热，防腐；麝香辛温，开窍辟秽，活血散结通络，解毒；冰片辛苦寒，散热止痒，通窍清火，消肿止痛。全方具有解毒杀虫，燥湿敛疮，活血化瘀，行气通窍，舒经通络，化腐生肌，消肿止痛等功效。

【用方经验】①抑菌试验证明，子宫丸对各种类型的溶血性链球菌、肺炎链球菌、铜绿假单胞菌、金黄色葡萄球菌、大肠埃希菌，都比多种抗菌素有更强的抑菌作用。通过临床观察，子宫丸有促进鳞状上皮增生、角化及消肿的作用，同时亦有灭滴虫的作用。②子宫丸的禁忌证。有不规则子宫出血，月经过多，带经日久，月经频至及有性交出血病史者；有休克，病史者；有溃疡病、胃痛、呕血、便血者；子宫肌瘤；盆腔肿瘤；宫颈息肉；宫颈肥大、外翻、极度充血、血管外露、组织脆而极易出血者；有皮肤过敏及其他过敏史者；手术后或身体虚弱者；重度高血压及严重心脏病患者。③应用子宫丸注意事项：治疗期间禁止同房，停止用药1周后方可；忌食鱼、虾、蟹等海味及鸡、鸭、蛋类，饮酒及一切辛辣有刺激性食物；避免剧烈运动、重体力劳动及长途步行；月经期及月经前后各3日均需暂停上药；用药后最好先休息5分钟，再离开诊室；治疗期间如出现粉带者，应暂停用药；用药后可能有阴道轻微胀痛、阴道流水、脱落出白色片、块状物或小便黄赤灼热、矢气多、腹胀等现象，乃药物发挥作用而非病态，故无须停药。④副作用及其处理方法。个别出现过敏反应者，立即取出药片或擦去药渣，但不易取或拭去者，不可强行。这种患者改用外阴粉（生蛤粉30 g，冰片1 g，研细末）或外阴膏（外阴粉调芝麻油）。

妇科国医圣手时方

慢性宫颈炎系列方
（祁芝云经验方）

【组成】①宫颈Ⅰ号粉：黄柏200 g，大黄200 g，黄芩200 g，苦参200 g，煅龙骨200 g，土茯苓200 g，紫草100 g，冰片60 g，黄连50 g。②宫颈Ⅱ号粉：即Ⅰ号粉加炉甘石为60 g，海螵蛸50 g。③外阴冲洗粉：苦参200 g，蛇床子150 g，黄柏120 g，白矾120 g，地肤子120 g，五倍子120 g，艾叶120 g，土茯苓120 g，黄连40 g，花椒60 g。

【制用法】共研细末，过100目筛，贮瓶备用。用外阴冲洗粉煎汁冲洗患者外阴后，无菌下用内窥器撑开阴道暴露宫颈，用煎汁再行冲洗阴道和宫颈，用消毒棉球拭干后并用喷粉器将宫颈粉喷于宫颈糜烂面，每日1次，10次为1个疗程。

【功效】宫颈Ⅰ号粉清热燥湿，消炎解毒，活血生肌，杀虫止带；宫颈Ⅱ号粉功效清热燥湿，消炎解毒，活血生肌，杀虫止带，收涩敛疮；外阴冲洗粉清热解毒，杀虫止痒。

【主治】治疗慢性宫颈炎。症见带下量多，甚或如崩，色清稀或黄稠，或有腥臭，或少腹不适，或疼痛或坠胀，腰酸痛，头昏，乏力，精神不振，食少纳呆，或见阴痒。

【按语】运用本方法治疗，贵在坚持，否则效果不佳。Ⅱ度糜烂患者只需运用外治法即可，不必内服中药，Ⅲ度糜烂患者一般均需配合内治法，方可奏效。经期和妊娠期忌用。

【现代研究】治疗慢性宫颈炎患者602例，其中痊愈（经本方法治疗10～15次后，症状消失，妇检：宫颈光滑，糜烂面愈合，随访2年未见复发者）558例；有效（临床症状基本消失，宫颈糜烂面由Ⅱ度转为Ⅰ度或由量度转为Ⅰ度者）17例；无效（经本方法治疗后，主要症状缓解，宫颈糜烂面缩小，但停药后症状即加重，糜烂复发者）25例。总有效率为96%。

坐浴方（郭文德经验方）

【组成】海螵蛸15 g，白胡椒3 g，透骨草15 g，草红花15 g，巴豆（去油）半粒，西红花0.4 g。

【制用法】共研细末，用葱白2寸，大枣3枚（去核，煮熟），共捣成泥与上述药末和泥为丸，每丸7 g，再以丝棉缠裹，坐入阴道。

【功效】活血化瘀，散寒通阳。

【主治】宫颈炎。

【方解】方中红花、巴豆活血祛瘀化滞而解毒。海螵蛸收敛固带治阴蚀肿痛。白胡椒、透骨草、葱白散寒通阳疗阴寒内盛。红枣泥缓药性，护正气而疗内伤，借葱枣捣泥为丸，巧妙之极。

【病例】王××，48岁，因骑车摔倒致阴部受伤，每当月经来潮前，大阴唇随起黄豆大血肿，疼痛难忍，只有将瘀血抽出方才止痛。且小腹冷痛，白带尤多，8年多来，屡治不效，痛不堪言。余考虑到死血久瘀，服药难达病所，非局部坐药难奏奇效。用本方自制为丸，按法坐入。当月，月经来潮时即无血肿或痛苦。第2个月未用此药，症状又现，但较前为轻，嘱其续用3个月后，未再复发。

慢性宫颈炎系列方
（韩新珍经验方）

【组成】①消炎散Ⅰ号：青黛15 g，蛇床子15 g，血竭15 g，黄柏20 g，儿茶20 g，硇砂1 g，雄黄2 g，冰片3 g。②消炎散Ⅱ号：青黛15 g，蛇床子15 g，血竭15 g，丹参15 g，苦参15 g，黄柏20 g，儿茶20 g，雄黄3 g，硇砂3 g，冰片3 g。

【制用法】上药分别研碎，过筛后混合，经高压消毒后，作常规细菌培养，以无菌生长为合格，放置瓶内备用。上药前先用1%过锰酸钾冲洗，然后用棉球擦净阴道分泌物，用竹板将消炎散Ⅰ号1 g，散布子宫颈及后穹窿，然后用带线棉球塞住阴道，免致药物撒出，嘱咐患者第2天将棉球取出，一般隔日上药 1 次, 如合并急性阴道炎分泌物多者, 每日上药 1 次, 5 次为 1 个疗程。对宫颈表面呈颗粒状或乳头状的 II 度糜烂者, 给消炎 II 号, 首次 1~1.2 g, 用带线棉球塞住阴道, 第 2 日取出, 以后每次 1 g, 隔日 1 次, 5~7 次为 1 个疗程。重度糜烂者每次 2 g, 方法同上, 宫颈糜烂明显好转后, 可改用消炎散 I 号治疗。

【功效】清热消毒, 祛腐生肌, 燥湿止带。

【主治】慢性宫颈炎。其局部表现有宫颈糜烂、宫颈肥大、宫颈腺体囊肿及宫颈息肉等, 主症为白带增多, 多为黏稠的或脓性黏液, 兼有腰痛下坠感。

【加减】对症状严重、白带多者, 随辨证加服中药。如色黄绿如脓、阴部痛、口苦咽干、舌红、苔黄、脉滑数, 用止带方(《世补斋·不谢方》) 加减; 阴部肿痛重、下腹痛者, 加蒲公英、连翘以加强清热解毒散结作用; 色黄而稀且多, 小腹下坠, 舌淡、苔薄白者, 用易黄汤(《傅青主女科》) 加减, 以调补经脉、清热利湿。

【方解】I 号方中青黛清热解毒, 吸湿敛疮; 黄柏清热燥湿; 雄黄解毒杀虫; 硇砂消积软坚; 血竭行瘀止痛, 敛疮生肌; 冰片清热止痛防腐。II 号方中加苦参清热除湿, 祛风杀虫; 丹参养血活血。

【用方经验】中医学认为, 宫颈炎属湿毒带下范畴, 其病因为湿毒内侵, 损伤冲任二脉, 以致蕴而生热化浊。湿热下注, 秽浊下流, 故带下色黄如脓或混浊如米泔, 有秽臭, 且伴阴痒刺痛。湿热内蕴, 损伤津液, 故伴口苦咽干, 舌红、苔黄, 脉数。所以治疗宫颈炎, 主要是清热解毒, 祛腐生肌, 燥湿止带, 以局部用药为主。临床证明, 局部应用消炎散 I、II 号, 治疗宫颈炎, 白带减少, 宫颈红肿消失, 糜烂面逐渐缩小修复而愈合, 效果良好。但需要患者定期来上药, 较为麻烦, 有待改革剂型, 以方便患者。

【现代研究】运用消炎散 I、II 号以局部上药为主治疗慢性宫颈炎 300 例。根据宫颈糜烂面积大小及深度分为。I 度: 表现充血光滑, 为单纯型糜烂, 炎症范围不超过宫颈面积的 1/3; II 度: 糜烂面积超过子宫颈 1/3, 但小于 1/2, 或表面上呈颗粒或乳头状者; III 度糜烂面超过子宫颈的 1/2 以上, 或面积为 II 度糜烂。但表面呈颗粒或乳头状较严重者。结果: 300 例中, 治愈(宫颈糜烂面完全愈合, 宫颈光滑呈粉红色, 自觉症状消失者) 269 例, 占 89.67%; 好转(宫颈糜烂面缩小, 自觉症状减轻者) 30 例, 占 10%; 无效(宫颈糜烂面无改善, 自觉症状没减轻者) 1 例, 占 0.33%。疗效与宫颈糜烂程度有关, I、II 度疗效较好, III 度较差。在治疗过程中, 观察到白带明显减少, 宫颈糜烂面逐渐修复, 一般上药 5~7 次痊愈; 个别需达 15 次。对子宫颈呈乳头状糜烂者, 经上药后, 可见原溃烂面脱落, 糜烂变浅。肉芽新鲜, 分泌物减少。对合并有阴道炎、膀胱炎、附件炎等患者, 药后自觉症状大有减轻。

第三节　急性盆腔炎

清热化湿汤(蔡小荪经验方)

【组成】土茯苓 12 g, 赤芍 10 g, 牡丹皮 12 g, 桂枝 3 g, 败酱草 30 g, 大血藤 20 g, 鸭跖草 20 g, 川楝子 10 g, 延胡索 10 g, 柴胡 5 g, 牛膝 10 g。

【功效】清热利湿, 解毒祛瘀。

【主治】急慢性盆腔炎均以少腹坠疼痛、腰酸、赤白带下为主症, 病机为湿热邪毒壅结下焦各 10 g。

【加减】炎性肿块者, 加桃仁泥、皂角刺、海藻各 10 g; 赤白带下者, 加椿皮、鸡冠花各 10 g。

【方解】桂枝温通辛散活血; 赤芍、牡丹皮、延胡索凉血活血, 行瘀止痛; 重用大血藤、败酱草、鸭跖草清热解毒，破血消痈；柴胡、川楝子疏肝理气，杀虫抑菌；牛膝引血下行。全方具有清热解毒，活血化瘀，行气止痛，利湿消肿之功效。

【注意事项】孕妇及年老体弱者慎用。

【现代研究】急性盆腔炎往往伴有发热。中医学古籍中虽无专论，但其症状和治疗散见于"癥瘕""痛经""带下"等证中。现代医学将女性生殖器官炎症如子宫内膜炎、输卵管炎、盆腔结缔组织炎等，统称为盆腔炎。清热化湿汤是蔡小荪教授治疗急慢性盆腔炎的经验方。临床验之，每获良效，尤其是运用于治疗慢性盆腔炎，更显独特疗效。其要旨在变通引之，用桃仁、皂角刺、海藻化瘀通经，软坚散结。

【用方经验】蔡小荪认为：急性盆腔炎多由产后或经期湿热之邪乘虚而入胞宫，湿热与气血相搏而成。慢性盆腔炎多由急性治疗不当延误而致，其病机均为湿热邪毒壅结下焦而成，临证当清热利湿、解毒祛瘀为大法。方中桂枝温通辛散活血；赤芍、牡丹皮、延胡索凉血活血，行瘀止痛；重用大血藤、败酱草、鸭跖草清热解毒，破血消痈；柴胡、川楝子疏肝理气，杀虫抑菌，牛膝引血下行。全方具有清热解毒，活血化瘀，行气止痛，利湿消肿之功效。蔡师临证运用此方时有变通，兼有炎性肿块者，加桃仁泥、皂角刺、海藻；赤白带下者，加椿皮、鸡冠花。

清热泻火方（蔡小荪经验方）

【组成】败酱草30 g，大血藤30 g，鸭跖草20 g，赤芍12 g，牡丹皮12 g，川楝子9 g，延胡索12 g，柴胡梢6 g，生薏苡仁30 g，制乳香6 g，制没药6 g，连翘9 g，黑栀子9 g。

【功效】清热泻火，化湿祛瘀。

【主治】急性盆腔炎，下腹剧痛拒按，发热恶寒，甚至满腹压痛，或反跳痛，带下色黄或呈脓性，大便或溏，时伴尿急，尿频，舌质红，苔黄腻，脉弦或滑数。

【加减】大便秘结者，可加生大黄4.5～6 g，玄明粉4.5 g；尿急者，加泽泻9 g，淡竹叶9 g；带黄如脓者，加黄柏9 g，椿皮12 g，木槿花12 g；便溏热臭者，加黄连3 g，黄芩9 g；腹胀气滞者，加制香附9 g，乌药9 g；瘀滞者，加丹参12 g，川牛膝9 g。热退痛止后，还须清热化瘀，适当调治，以防转为慢性炎症。

【注意事项】孕妇及年老体弱者慎用。

清热解毒汤（刘奉五经验方）

【组成】连翘15 g，金银花15 g，蒲公英15 g，紫花地丁15 g，瞿麦12 g，萹蓄12 g，车前子9 g，黄芩9 g，牡丹皮9 g，地骨皮9 g，赤芍6 g，冬瓜子30 g。

【功效】清热解毒，利湿活血，消肿止痛。

【主治】急性盆腔炎属于湿毒热证者。

【加减】若用于阴虚发热，应与青蒿5 g配伍；用于实热不必与其相配。瞿麦、萹蓄、车前子各10 g清热利湿；冬瓜子10 g渗湿排脓，消肿止痛；佐以赤芍、牡丹皮各10 g清热凉血，活血化瘀。全方重在清热解毒，兼能利湿，活血化瘀而又止痛。

【方解】方中连翘苦微寒，清热解毒、消痈散结；金银花辛苦寒、清热解毒、消痈肿；紫花地丁苦辛寒，清热解毒，消痈肿，善于治疗毒；黄芩苦寒清热燥湿；地骨皮甘寒，清热凉血退热以去气分之热。瞿麦、萹蓄、车前子清热利湿；冬瓜子渗湿排脓，消肿止痛；佐以赤芍、牡丹皮清热凉血，活血化瘀。全方重在清热解毒兼能利湿，活血化瘀而又止痛。

【现代研究】急性盆腔炎系湿热毒邪感染，客于胞宫、冲任，与气血搏结所致，这一主要病因病机已被广泛认可，因而，治疗不离清热解毒、利湿化瘀之法。I临证时多配合西药抗生素应用，从而提高其疗效，在病势缓解的情况下也可单纯应用中药，或多途径给药。目前，单纯中药治疗的报道尚少，关于中医药治疗本病的研究报道亦较为少见。治疗方法多为中药服用五味消毒饮、银翘红酱解毒汤等清热解毒、利湿活血化瘀之品，同时配合抗生素治疗，也有选用配合清热解毒类中药保留灌肠，疗效较好。

妇科国医圣手时方

妇科国医圣手时方

【用方经验】急性盆腔炎多属于毒热壅盛，湿热下注，气血瘀滞。由于毒热壅盛，除局部红、肿、热、痛外，还会出现高热、口干、尿赤、便结等全身热病病象。又因有湿热下注，故可见有尿频；湿热上蒸，则精神倦怠、嗜睡。且以高热、下腹剧痛、拒按为主症。刘老医生认为急性盆腔炎属于中医学内痈范围。治疗的原则仍是"以消为贵"。并抓住毒热壅盛、湿热下注、气血瘀滞的特点，集中药力以清热解毒为主，佐以利湿、凉血、活血。方中连翘苦微寒，清热解毒、消痈散结；金银花辛苦寒、清热解毒、消痈肿；紫花地丁苦辛寒，清热解毒，消痈肿，善于治疗毒；黄芩苦寒清热燥湿，地骨皮甘寒，清热凉血退热以去气分之热。地骨皮一般习惯用于阴虚发热，但刘师认为此药不但可用于阴虚发热，而且也可用于一般实证发热。不但能起到"热者寒之"的作用，而且又能保护阴津。

解毒内消汤（刘奉五经验方）

【组成】连翘30g，金银花30g，蒲公英30g，败酱草30g，冬瓜子30g，赤芍6g，牡丹皮6g，大黄3g，赤小豆9g，甘草节6g，土贝母9g，犀黄丸9g（分2次吞服）。

【功效】清热解毒，活血化瘀，消肿止痛。

【主治】盆腔脓肿属热毒内聚者。

【方解】盆腔脓肿系因热毒内蕴，腐肉蒸血而成脓。因脓肿部位深，属于内痈范围。故本方重用连翘、蒲公英、金银花、败酱草清热解毒消痈；牡丹皮、赤芍清热凉血活血；大黄活血破瘀而又清热解毒，三者均能除败血生新血，消肿排脓；冬瓜子、赤小豆入血分，清热消肿排脓；甘草节、土贝母清热解毒消肿。另外，配合犀黄丸以加强活血消肿，清热止痛之效。

【用方经验】本方的特点是清热解毒药与凉血药合并组成，且以清热解毒为主，凉血活血为辅。清热解毒是针对毒热炽盛；凉血活血是针对气血壅滞。所以清解与活血并用最为相宜。但是必须在清热解毒的基础上凉

血活血，而活血药不能用辛温活血祛瘀的当归、川芎、桃仁、红花等，若使用辛温活血药则能使毒热蔓延扩散。所以须用牡丹皮、赤芍等偏于苦寒的凉血活血药。用量又不宜过大，过大也可以使毒热扩散，这是刘氏临床体会。另外，使用犀黄丸的意义是取其清热解毒，活血止痛。其中乳香、没药虽然也是活血药，但是乳、没入经窜络，走气分，通瘀血，行血中之气最速，活血而不助热，没有使毒热蔓延扩散之弊。麝香走窜力更强，能走气分行全身之经；其中又有犀牛黄大寒清热，清中有通，通中有清，可谓之治疗阳证痈疡的要药，配合本方最为适宜。

盆炎清热汤（罗元恺经验方）

【组成】金银花25g，绵茵陈25g，丹参25g，蒲公英30g，车前草30g，败酱草30g，牡丹皮12g，黄柏12g，栀子10g，乌药15g，桃仁15g，延胡索15g。

【功效】清热化湿，活血行气止痛。

【主治】急性盆腔炎病。症见发热，恶寒或寒战，头重痛，下腹胀痛，拒按，按之有反跳痛，压痛点多在耻骨联合上缘两侧，肠鸣音减弱或消失，腰胀坠痛，带下量增多，色黄质稠有臭秽气。

【加减】高热者，加青蒿（后下）12g，白薇30g；有寒战者，再加防风9g。月经量多者，加益母草30g，蒲黄9g。化脓者，加冬瓜子、生薏苡仁各30g。大便干结者，加生地黄20g，大黄（后下）10g。腹胀严重者，加木香（后下）10g，大腹皮20g。尿痛者，加滑石25g，甘草梢6g。

【方解】方中蒲公英、败酱草、金银花清热解毒，茵陈、黄柏、栀子、车前子清利湿热，牡丹皮、桃仁、丹参、延胡索等活血化瘀。湿热为患，热可伤津，湿碍气机，处理不当，容易损伤气阴，故清热勿过苦寒，以免损伤正气；利湿勿太峻猛，以防耗竭阴津。

银翘红酱解毒汤（沈丽君经验方）

【组成】大血藤30g，败酱草30g，金银

花30 g，连翘30 g，生薏苡仁12 g，炙乳香6 g，没药6 g，皂角刺15 g，赤芍12 g，制香附12 g，蒲公英30 g，延胡索15 g，生大黄（后下）3 g。

【功效】清热解毒，化瘀止痛。

【主治】急性盆腔炎。

【加减】若高热不退，加生石膏30 g；便秘者，加川楝子12 g；带多者，加黄柏10 g，椿皮10 g；小便黄赤、涩痛者，加鹿衔草10 g、猪苓10 g；高热神昏者，加紫雪丹0.3 g。

【方解】方中红藤、金银花、连翘、蒲公英清热解毒；乳香、没药行气活血，祛瘀止痛；败酱草清热解毒，活血祛瘀，消痈排脓；薏苡仁健脾利湿，排脓消痈，桃仁活血祛瘀，润肠通便；血竭祛瘀止痛；制香附疏肝理气，镇静止痛；赤芍消热凉血，活血散瘀，药理试验证实有抑菌镇静止痛作用。全方共奏清

热解毒、化瘀止痛之功。

【现代研究】实验研究证明，此方有抑菌镇静止痛作用。

【用方经验】沈丽君教授认为急性盆腔炎少腹热毒瘀阻者用此方，方中大血藤、金银花、连翘、蒲公英清热解毒；乳香、没药行气活血，祛瘀止痛；败酱草清热解毒，活血祛瘀，消痈排脓；薏苡仁健脾利湿，排脓消痈；桃仁活血祛瘀，润肠通便；血竭祛瘀止痛；制香附疏肝理气，镇静止痛；赤芍消热凉血，活血散瘀，药理试验证实有抑菌镇静止痛作用。全方共奏清热解毒、化瘀止痛之功。热毒期每日服2剂，共煎4汁，隔3小时服1次。若高热不退，加生石膏；便秘者，加川楝子；带多者，加黄柏、椿皮；小便黄赤、涩痛者，加鹿衔草、猪苓；高热神昏者，加紫雪丹。

第四节　慢性盆腔炎

养阴清热汤（朱小南经验方）

【组成】鲜生地黄30 g，大血藤15 g，黄柏9 g，知母9 g，甘草梢4.5 g，山药9 g，牡丹皮9 g，茯苓9 g，山茱萸9 g，椿皮15 g。

【功效】养阴清热。

【主治】慢性盆腔炎，尤适用于子宫附件炎属阴虚火旺证。

【方解】鲜生地黄清热滋阴，山药补脾固肾，山茱萸温肝兼固带脉，牡丹皮清君相火之伏火，凉血退蒸，茯苓健脾化湿，泽泻泻膀胱之湿邪，加知、柏清热化湿，消除下焦虚火，金银花清热解毒，椿皮燥湿止带，甘草梢清热解毒功著。

【用方经验】朱小南教授认为本方可用于小产后身体虚弱，复受感染，抗病力薄弱，湿热内蕴，致使小腹疼痛，带下似脓，身心受累，久不能复。以症由阴虚火旺，故用知柏八味丸加减。妇科临诊常用于子宫附件炎，

尤对于输卵管发炎等有卓效。用量一般为12～15 g。

养阴和营方（蔡小荪经验方）

【组成】当归9 g，鳖甲9 g，丹参9 g，百部12 g，牛膝9 g，功劳叶20 g，生地黄9 g，熟女贞子9 g，山海螺15 g，鱼腥草9 g。

【功效】养阴和营。

【主治】结核性盆腔炎，常伴有颧红咽燥，手足心热，午后潮热，夜寐盗汗，月经失调，量少色红，甚至闭经，舌质红，脉细而数。

【加减】潮热较甚者，可加银柴胡4.5 g，地骨皮9 g；内热便秘者，加知母9 g，火麻仁9 g；盗汗者，加柏子仁丸（吞服）12 g。

【用方经验】蔡小荪教授认为本症疗程较长，获效不易。蔡氏主张定期观察治疗，经来期间，可用四物汤为主，养血调经，扶正补虚，随症加味。

妇科国医圣手时方

理气化瘀方（蔡小荪经验方）

【组成】茯苓12g，桂枝2.5g，赤芍9g，牡丹皮9g，桃仁9g，败酱草20g，大血藤20g，川楝子9g，延胡索9g，制香附9g，紫草20g。

【功效】理气化瘀。

【主治】慢性盆腔炎。症见少腹两侧隐痛，坠胀，喜暖喜按，经来前后较甚，有时低热，腰骶酸楚，带下色黄，月经失调，痛经或不孕。

【加减】黄带多者，加椿皮12g，鸡冠花12g；腰酸者，加续断9g，狗脊9g，气虚者，加党参9～12g，白术9g，茯苓12g，生甘草3g；血虚者，加当归9g，生地黄9g，川芎4.5g，白芍9g，小便秘者，加生大黄2.5g，全瓜蒌12g。

清热利湿汤（刘奉五经验方）

【组成】瞿麦12g，萹蓄12g，木通3g，车前子9g，滑石12g，延胡索9g，连翘15g，蒲公英15g。

【功效】清热利湿，行气活血，化瘀止痛。

【主治】慢性盆腔炎湿热下注者。

【方解】瞿麦、萹蓄、木通、车前草、滑石，既能清导湿热下行，又能活血化瘀，是为本方之主药；佐以连翘、蒲公英清热解毒散结。

【用方经验】刘奉五教授认为慢性盆腔炎从中医辨证，有寒热两证。本方适用于湿热下注，气血郁结者。临床主要表现为腰痛、腹痛拒按，伴有低热，带下黄稠，时有尿频。刘氏在临床治疗中，发现使用一般淡渗药物效果不佳，很早就开始试用八正散治疗，收到一定的效果。但是由于此类盆腔炎患者病情缓慢病程较长，非短期内可以奏效。而八正散中之大黄苦寒泻下，久用终非所宜；栀子虽可清热，但对于内蕴热毒之病症，其效不如连翘、蒲公英；灯心草味淡，清热效果也不佳。因此经过一阶段摸索，遂将八正散

中之大黄、栀子、灯心草去掉，仅保留原方中之瞿麦、萹蓄、木通、车前草、滑石，既能清导湿热下行，又能活血化瘀，是为本方之主药；佐以连翘、蒲公英清热解毒散结。本方经过临床观察，不仅适用于湿热证之盆腔炎症，而且也适用于妇科一切湿热下注兼有热毒等病症。

暖宫定痛汤（刘奉五经验方）

【组成】橘核9g，荔枝核9g，小茴香9g，胡芦巴9g，延胡索9g，五灵脂9g，川楝子9g，制香附9g，乌药9g。

【功效】疏散寒湿，温暖胞宫，行气活血，化瘀止痛。

【主治】慢性盆腔炎属于下焦寒湿，气血凝结者，或用于宫冷不孕等症。

【方解】橘核、荔枝核、小茴香、胡芦巴温经散寒，以除下焦寒湿；制香附、川楝子、乌药、延胡索、五灵脂行气活血，化瘀定痛。

【用方经验】盆腔炎以湿热下注及下焦寒湿两证较为多见。本方是治疗寒湿证盆腔炎的经验方药。主要症见为腰痛，少腹发凉，隐隐作痛，白带清稀，畏寒喜暖。刘氏鉴于此类盆腔炎患者的疼痛部位与寒滞肝脉的寒疝颇为相似，凡属治疗寒疝的方药也适用于寒湿性盆腔炎的患者。慢性盆腔炎发病比较缓慢，治疗寒疝方药中的热药、补药（如肉桂、苍术、厚朴等）不宜久服。在这种情况下，刘氏根据辨病与辨证相结合的观点，认为此类患者系因寒湿久蕴下焦，气血凝滞，故以橘核丸为借鉴，摸索出温经散寒，行气活血，化瘀定痛的经验方药。本方温经散寒，温而不燥是其特点。在温经散寒的药物中，不用肉桂，而用橘核、荔枝核。其中橘核辛苦温，归肝经，行肝经之结气，治寒疝及少腹两侧之肿痛。荔枝核辛温归肝经，行少腹两侧（包括男子睾丸、女子输卵管及卵巢）之气结而定痛，为肝经的血分药，行血中之寒气，为治疗寒疝及睾丸肿痛之要药；佐以胡芦巴、小茴香暖下焦，祛寒湿，加强温经散寒，行气定痛的作用；香附辛香偏温，生用走胸胁，制后行少腹，旁彻腰膝，入气分，

行气中之血，故能活血；延胡索苦平入血分，活血化瘀，行血中之气。二药相伍，一入气分，一入血分，行气活血，化瘀止痛，相辅相成。配合川楝子、五灵脂、乌药，以加强行气活血的作用。对于乌药一药，刘氏体会其性辛散温通，既能散寒活血，理气止痛，又能排泄停聚之水湿，对于寒湿所引起的白带，又有通因通用之用，使白带有出路，湿去而带止。

疏气痛汤（刘奉五经验方）

【组成】制香附9g，川楝子9g，延胡索9g，五灵脂9g，没药3g，枳壳5g，木香5g，当归9g，乌药9g。

【功效】行气活血，化瘀止痛。

【主治】慢性盆腔炎，腰腹疼痛，属于气滞血瘀证。

【方解】方中香附、川楝子、延胡索、五灵脂、没药、乌药行气活血止痛；枳壳、木香理气；当归养血。全方共奏行气活血，化瘀止痛之效。

【用方经验】刘奉五教授认为本方适用于慢性盆腔炎气滞血瘀证所引起的腰、腹疼痛，或遇有寒热难以分辨而又以腰腹痛为主症的本病患者。若按寒湿治疗而过用辛温之品，不合病机；若按湿热论治，过用苦寒燥湿之品，反而使气血凝滞不得畅通。刘氏抓住其主症，以药性平稳、不寒不热的药物组方，以行气活血疏通为主。药量虽然不大而药力集中，使气滞得通，血瘀得散，气血通畅，疼痛自解。

暖宫定痛汤（刘奉五经验方）

【组成】橘核10g，荔枝核10g，小茴香10g，胡芦巴10g，延胡索10g，川楝子10g，五灵脂10g，制香附10g，乌药10g，甘草6g。

【功效】疏散寒湿，温暖胞宫，行气活血，化瘀止痛。

【主治】产褥期内腰痛、少腹发凉，隐隐作痛，白带清稀，畏寒喜暖，属于慢性盆腔炎下焦寒湿，气血凝结者。本方或用于宫冷不孕等证。

【加减】湿、热、瘀并重者，选加瞿麦、萹蓄、木通、车前子、滑石等清导湿热下行兼活血化瘀；下焦虚寒者，加橘核、荔枝核、小茴香、胡芦巴以温经散寒；下腹痛甚者，加川楝子、延胡索、五灵脂以行气活血，化瘀定痛。

【方解】方中橘核、荔枝核、小茴香、胡芦巴温经散寒以除下焦寒湿；制香附、川楝子、乌药、延胡索、五灵脂行气活血，化瘀定痛；全方温经散寒，温而不燥。

【注意事项】阴虚内热者禁用。

【现代研究】现代药理研究证明，延胡索对小肠、子宫有明显的镇痉作用，子宫收缩在低浓度时有微弱的收缩，高浓度时抑制收缩，所以临床运用此药有明显的镇痛作用；五灵脂对大鼠急性血瘀模型的血液流变性及体外对家兔血小板聚集及凝血酶时间的影响均有显著作用，醋煮后水提物效应优于直接水提物。

【用方经验】慢性盆腔炎发病比较缓慢，刘奉五先生认为此类患者系因寒湿久蕴下焦，气血凝滞，故以温经散寒、行气活血、化瘀定痛为法。温经散寒药如橘核、荔枝核、小茴香、胡芦巴等；用制香附、川楝子，乌药、延胡索、五灵脂行气活血，化瘀定痛。

柴枳败酱汤（刘云鹏经验方）

【组成】柴胡9g，枳实9g，赤芍15g，白芍15g，甘草6g，丹参15g，牛膝9g，三棱12g，莪术12g，大血藤15g，败酱草30g，香附12g，大黄9g。

【功效】清热凉血，行瘀镇痛。

【主治】盆腔炎瘀热内结证，症见小腹疼痛，黄白带下等症。

【方解】方中柴胡枢转气机，透达郁热；枳实配柴胡升清降邪，调理气机；赤白芍敛阴和血，甘草和中，与芍药同用，缓解舒挛；三棱、莪术破血行气消积；大血藤、败酱草清热解毒消瘀，引诸药直达病所。众药合用，具有清热凉血，行气逐瘀，消积止痛之功。

妇科国医圣手时方

【加减】若系急性发作，当配伍五味消毒饮或选加大、小承气汤等；若系癥瘕久不化，配加土鳖虫9 g，鳖甲15 g；黄白带下有气味者，可选加黄柏9 g，蒲公英30 g，薏苡仁30 g；经行腹痛拒按者，加蒲黄9 g，五灵脂12 g；经期延长者，可加蒲黄炭9 g，茜草9 g，炒贯众15～30 g；气虚者，加党参15 g，白术9 g。

止痛化癥胶囊（王耀廷经验方）

【组成】党参75 g，炙黄芪150 g，白术（炒）45 g，丹参150 g，当归75 g，鸡血藤150 g，三棱45 g，莪术45 g，芡实75 g，山药75 g，延胡索75 g，川楝子45 g，鱼腥草150 g，败酱草150 g，蜈蚣1.8 g，全蝎75 g，土鳖虫75 g，炮姜22.5 g，肉桂15 g。每日2～3次，每次4～6粒。

【功效】益气活血化瘀，软坚散结，消癥止痛。

【主治】主治慢性盆腔炎，有下腹坠痛，腰骶酸痛，月经量多.带下增多，痛经或性交痛等症状；妇科检查子宫后位，活动受限，附件或子宫两旁明显增厚或粘连，有大小及形状不等的肿块，活动不佳，有触痛，或有后穹隆触痛。

【方解】本证为病久正气耗伤，瘀血坚牢之本虚标实证。本方扶正化瘀，选用多种虫类药物，走窜挑剔，以消络中瘀血，佐以解毒祛邪之晶。俾正气复而瘀血消，癥瘕化而疼痛止。方中参、芪、术得桂、棱、莪行气破瘀之力，则补而不滞；棱、莪及诸虫有参、芪、术补益健脾，保护正气则攻而无伤；芡实、山药健脾止带，为治带良药，与鱼腥草、败酱草配伍，治疗带下黄白量多之症颇为适宜。诸药共奏活血化瘀、软坚散结、消癥止痛之功。补中有消，攻中有补，相得益彰。

【注意事项】本药具养血活血，补气调经之功，故寒凝血瘀不宜服用。因本方具有活血化瘀之品，孕妇忌用。本方为膏剂，糖尿病患者慎用。服药时忌食寒凉、油腻之品。

【现代研究】选大白鼠、小白鼠进行实验，止痛化癥胶囊具有明显的镇痛作用。对大鼠肉芽囊炎症的影响，结果表明有明显的抗渗出和抑制肉芽组织增生作用。对大鼠棉球肉芽肿增生有明显抑制作用。抑菌试验结果表明：对白色葡萄球菌、乙型溶血性链球菌、卡他球菌、铜绿假单胞菌有一定抑制作用。毒性实验表明，本品经急性毒性试验证明安全无毒，亚急性毒性试验亦未见药物所致物理改变。

【用方经验】王耀廷教授认为本品具有益气活血，散结止痛。用于气虚血瘀所致的月经不调、痛经、癥瘕，症见行经后错、经量少有血块、经行小腹疼痛、腹有癥块；慢性盆腔炎见上述证候者。方中党参、黄芪补中益气，以助气血生化；当归、鸡血藤活血养血，调经止痛，四药益气活血，气血双补，共为君药。白术、山药，芡实补脾益气；丹参、延胡索、三棱、莪术、土鳖虫、蜈蚣、全蝎活血化瘀，搜风通络，散结止痛，十味益气活血，散结止痛，可增强君药效能，合为臣药。用川楝子行气散结止痛；以鱼腥草、败酱草清热解毒，消除潜在邪毒；炮姜与肉桂为伍，温通经脉，鼓舞气血运行，作为佐药。诸药合用，共奏益气活血，散结止痛之功。除了用于慢性盆腔炎外，还可用于月经后期由气虚血瘀所致者，症见月经后期，经量少，色暗红，有血块，或经行不畅，小腹隐痛，神疲肢倦，头晕心悸，皮肤不润，舌淡红或有瘀斑，苔薄白，脉细涩；功能紊乱性月经不调见上述证候者。月经过少由气虚血瘀所致，症见月经量少，色黯红，有血块，或经行不畅，小腹隐痛，神疲肢倦，头晕心悸，皮肤不润，舌淡红或有瘀斑，苔薄白，脉细涩。痛经由气虚血瘀所致，症见经行腹痛，经量少，色黯红，有血块，或经行不畅，神疲肢倦.头晕，心悸，皮肤不润，舌暗红或有瘀斑，苔薄.脉细涩；子宫内膜异位症、痛经见上述证候者。闭经由气虚血瘀所致，症见月经数月不行，神疲肢倦，头晕，心悸，皮肤不润，舌暗红或有瘀斑.苔薄白.脉细涩。癥瘕系由气虚血瘀所致，症见腹部包块，积块不坚，推之可移，或胀痛，月经错后或淋漓不净，胸闷不舒，肌肤少泽，神疲肢倦，头晕心悸，舌淡红或有瘀斑，苔薄白，脉沉涩；子宫肌瘤上述证候者。

消化膏（刘琨经验方）

【组成】炒干姜30 g，草红花24 g，肉桂15 g，白芥子18 g，麻黄21 g，胆南星18 g，生半夏21 g，生附子21 g，红娘子3 g，红芽大戟3 g，芝麻油2.5 kg。制成膏剂。

【功效】温肾助阳，散寒祛湿，活血化瘀。

【主治】慢性盆腔炎。症见下腹部一侧或双侧疼痛，伴腰痛或腰骶酸坠痛，劳累、性交后及月经前后加重，或月经失调，或伴有继发不孕史。妇检一侧或双侧附件增厚或呈条索状、有压痛，或有炎性包块，子宫活动度差。舌质淡暗，边有瘀点或舌质暗红，苔薄白，脉弦细者。

【方解】方中附子、肉桂温肾助阳散寒，草红花、红娘子活血化瘀，半夏、白芥子、胆南星温化痰湿、消肿散结。炒干姜、麻黄、红芽大戟性温以助散寒消肿之力。诸药合用，共奏温肾助阳，散寒祛湿，活血化瘀之功。

【注意事项】经期停用。

【现代研究】本药共治疗慢性盆腔炎301例，年龄20～30岁91例。31～40岁167例，41～50岁43例；以31～40岁生育期患者为多，占56.14%。已婚295例，占98.0%；未婚6例。发病诱因为产后，流产后，手术后感染，或经期不注意卫生，计278例，占92.35%；余23例病因不详。病程最短6个月，最长16年，以6个月至5年者最多，占87.5%。经治疗后，近期痊愈81例，显效130例，好转71例，无效19例。总有效率为93.69%，追访一年情况：本膏药止痛效果显著，大部分病例平均用药10日左右下腹部疼痛；和腰痛明显好转。238例治疗前有单侧或双侧附件增厚，治疗后157例恢复或好转。43例炎性包块者，治疗后18例完全消失，25例明显缩小。继发性不孕56例，治疗后16例怀孕。原发性不孕11例，4例怀孕。月经周期紊乱78例，治疗后49例患者恢复正常。本膏药应用后未见明显不良反应，个别患者因药物刺激可见皮肤发红、作痒，停药后

症状随之消失。本方药源广泛，配制简便，使用安全可靠。患者无服药痛苦，易于接受。且疗效可靠，宜于推广。从西药药理学试探消化膏的药物作用机制：①可提高机体免疫力。经消化膏治疗后，部分病例除临床症状改善外，巨噬细胞的吞噬活性有明显提高，说明本药具有调动和提高机体免疫功能的作用。②改善微循环和血液流变性质。本药可以改善毛细血管通透性，促进炎性病灶消退，促进增生病变软化和吸收。主要是改善了局部组织的修复与再生，起到消炎、散肿、止痛的作用。③中医学认为，经络在生理上具有运行气血、联络脏腑、沟通表里上下、调和阴阳、抵御病邪保卫机体的功能。为此，借助经络的作用，按经络循行，循经取穴，将外敷膏药贴敷在腧穴上，借助药物的发散走窜及穿透力，经输穴透入肌肤，再通过经络循行作用使膏药发挥"从外治内"的有效作用。

【用方经验】刘琨教授认为胞宫与冲、任、督脉直接连属，并通过经脉与肾、肝、脾等脏腑间接络属，所以，胞宫受损，必然累及冲、任、督脉和肾、肝、脾等脏腑的气血运行与阴阳平衡，使虚者益虚。因肾主生殖。肾虚则生殖功能低下，不排卵而不孕。营血瘀滞于内，表现为痛经，经前乳胀。本病病机是肾虚血瘀，治以促排卵汤补肾养血活血。

银甲丸（王渭川经验方）

【组成】金银花15 g，连翘15 g，升麻15 g，大血藤24 g，蒲公英24 g，生鳖甲24 g，紫花地丁30 g，生蒲黄12 g，椿皮12 g，大青叶12 g，茵陈12 g，琥珀末12 g，桔梗12 g，

【功效】清热利湿，祛瘀止痛。

【主治】慢性盆腔炎证属湿热瘀结者。症见少腹部隐痛，或疼痛拒按，低热起伏，带下量多色黄，质黏稠，大便或溏或干，小便短赤，胸闷纳呆，口干而不欲饮，舌体胖大，舌红，苔黄腻，脉弦数。

【加减】病程长包块坚硬者，加土鳖虫、

妇科国医圣手时方

水蛭 3 g；兼见食欲缺乏便溏者，与香砂健胃丸交替服用，或以六君子汤送服；带下兼有血丝者，加炒地榆、炒贯众 10 g 以止血止带；痛经兼气滞者，加柴胡 6 g、佛手、郁金 10 g 以行气止痛。

【方解】方中金银花、连翘均为轻清宣散之品，二药相伍，清热解毒之力倍增，且能流通气血，宣导经脉，为方中君药。紫花地丁、大青叶、蒲公英、大血藤，既能清解热毒，又可散血热壅滞，是为君药之助，为臣。蒲黄生用性滑，长于行血散瘀；琥珀散瘀止血之外，还可利水通淋；鳖甲咸寒，软坚散结。三药合之，共图化瘀软坚。茵陈其气清芳，味淡利水；椿皮苦涩性寒，清热燥湿，二者利涩相制，共建清热除湿止带之功。升麻清热解毒，升阳止带；桔梗宽胸利膈，疏畅气机以利祛湿。以上同为佐使。综观全方，重在清热解毒，利湿止带，兼可活血化瘀，散结止痛，对湿热瘀结之妇科疾病较为适宜。

【注意事项】虚寒性带下、寒凝瘀滞性痛经，均不宜使用。

【现代研究】本方广泛用于湿热蕴结下焦证，如妇科的盆腔炎、子宫内膜炎、附件炎、阴道炎、湿热带下及内科的肾盂肾炎、膀胱炎等，有清热解毒、利湿通淋、化瘀散结之效。从 20 世纪 60 年代使用至今，疗效确切。适用范围中医带下过多、痛经、不孕等；西医慢性盆腔炎、急性阴道炎、宫颈糜烂、子宫内膜炎症性痛经等，辨证属湿热瘀滞者。

【用方经验】王渭川教授认为本方所治多由湿热下注，瘀热郁结而致。湿热之余邪与冲任胞宫气血相结，缠绵成瘀，故少腹部隐痛，或疼痛拒按；邪正交争，彼此时有进退，故低热起伏；湿热下注，故带下量多色黄，其质黏稠，大便或溏或干，小便短赤；湿阻气机，困扰脾胃，故胸闷纳呆；气滞不能输津于口，故口干而不欲饮。舌体胖大，舌红，苔黄腻，脉弦数，均为湿热瘀结之象。

健脾止带汤（许润三经验方）

【组成】白术 50 g，泽泻 10 g，女贞子 20 g，海螵蛸 25 g。

【功效】健脾利湿，养阴止带。

【主治】脾气虚弱（体虚）引起的白带症。

【加减】带下量多，清稀如水者，可加鹿角霜 10 g；兼浮肿者，加益母草 30 g；兼食欲不振者，加陈皮 10 g；兼血虚者，可加当归 10 g，白芍 10 g。

【方解】古人认为带下病成因不离水湿，而湿又由脾虚而生。后世各家大多遵此立法施治。湿多兼寒兼热，而本施治重点在脾虚之带病，并不兼寒兼热。故方中重用白术以健脾祛湿，复用泽泻以利湿扶脾，辅以女贞子养阴滋肾，海螵蛸固涩止带。诸药合用，共奏健脾止带之功。

【注意事项】本方只适用于身体虚弱所引起的白带证，至于生殖器炎症或肿瘤引起的白带多则不宜用之。

【用方经验】许润三教授认为带下之证，前人虽分之甚细，然余临证以来，治女子带下病甚多，大抵可分脾虚、肾虚、湿热之类。然脾虚者，多由脾虚失运，湿邪下注所致。脾土受损，其气下陷，其精不能化为营血，反成白滑之物，由阴门直下为白带。脾喜燥恶湿，故治之宜燥宜升，以振脾阳，以补脾气；宜运宜利，以运化水湿，以利滞留之带下。白术、苍术、山药健脾燥湿；茯苓、苡仁运脾燥湿；海螵蛸、茜草化滞以利湿邪，涩收以敛止带下。带下既生之，亦可速消也，更得党参益气以助驱邪之力，车前子、山药补肾并导湿下行，脾健湿除，带无滋生之地。少则一两剂，多则三四剂，均可得愈也。

黄桂灌肠汤（吴熙经验方）

【组成】大黄 10 g，桂枝 10 g，黄柏 10 g，黄芩各 10 g，黄连 5 g。

【功效】清热祛湿，活血止痛。

【主治】慢性盆腔炎湿热阻滞者。

【方解】方中制大黄活血化瘀止痛；黄连、黄芩、黄柏清热祛湿；桂枝辛温反佐，以防苦寒太过。肠道给药可使盆腔内局部药物浓度增高，药物通过肠道黏膜及淋巴系统的直接吸收，起到清热祛湿、活血止痛作用，改善盆腔内的血液循环，提高治疗效果。

【注意事项】经期禁用。

【现代研究】实验研究证明，运用黄桂灌肠剂治疗慢性盆腔炎100例均为已婚女性患者。年龄：20～30岁41例，31～40岁47例，41～56岁12例，病程：6个月至5年79例，6～8年21例。其中有62例曾用抗生素治疗无效。临床症状：少腹部疼痛伴腰骶部下坠，白带增多。妇科检查：子宫体质硬、压痛、活动受限.一侧或双侧附件增粗、压痛。B超检查：子宫内部回声不均。附件增粗或有包快。疗效观察：①疗效标准临床治愈：自觉症状消失，妇科及B超检查均正常。有效：自觉症状好转，妇科及B超检查均好转。无效：治疗前后无变化，甚则加重。②治疗结果临床治愈96例，好转3例，无效1例。总有效率为99%。

【用方经验】吴熙教授认为慢性盆腔属于中医学"腹痛""带下"等范畴，是已婚妇女的常见病。本病多因经期或产后胞脉空虚。加之不注意卫生、房室所伤、病菌感染或急性盆腔炎未及时彻底治疗，病情迁延所致。中医病机系湿热余邪阻滞胞宫胞络.气机运行不畅，冲任受阻。西医以抗生素治疗，但口服、肌内注射或静脉给药，药物到达盆腔内的浓度相对较低，从而影响疗效。肠道给药可使盆腔内局部药物浓度增高，药物通过肠道黏膜及淋巴系统的直接吸收，起到清热祛湿、活血止痛、抗菌消炎的作用。改善盆腔内的血液循环，提高治疗效果，肠道给药前务必将灌肠液加热至适当的温度，以免冷药汁刺激引起腹痛腹泻。如患者因他病而腹痛腹泻明显时，可根据具体情况减量或暂停使用。要注意治疗的连贯性，间断治疗效果不好，临床症状消失后再行一个疗程巩固疗效。

妇科国医圣手时方

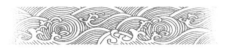

第三章 妊娠病

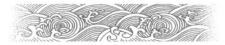

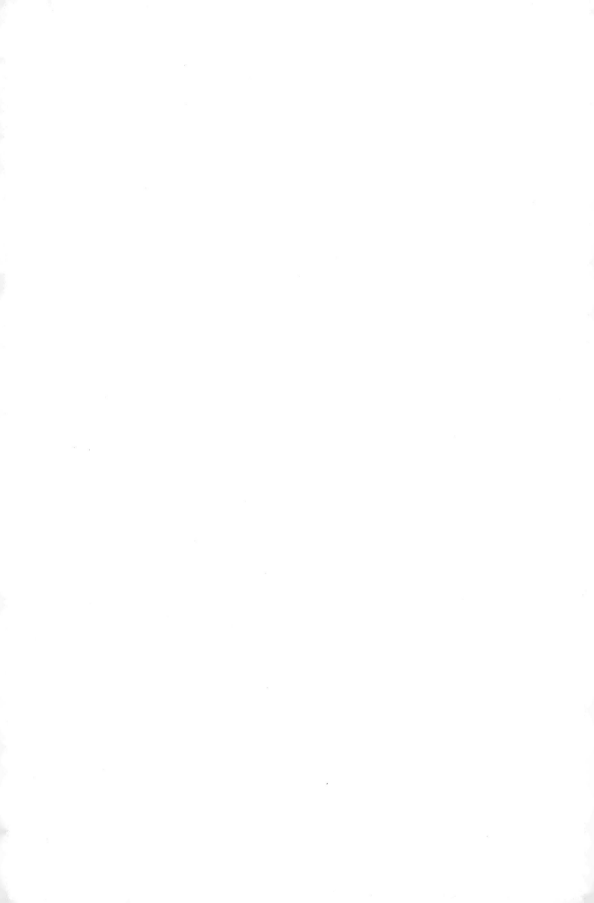

第一节　妊娠剧吐

宽胸健脾方（朱小南经验方）

【组成】鲜生地黄12 g，黄芩9 g，焦白术6 g，陈皮6 g，砂仁（后下）4.5 g，姜竹茹9 g，紫苏梗6 g，伏龙肝（包）12 g，藕节炭9 g，左金丸（包）3 g。

【功效】宽胸健脾，降逆止血。

【主治】脾胃虚弱，胎气上逆犯胃。症见妊娠早期，恶心呕吐不食，甚则食入即吐，口淡，呕吐清涎，头晕乏力，舌淡、苔白，脉缓滑无力。

【加减】胃寒去芩加生姜以温胃止呕；胃热酌加姜黄连、活水芦根、天花粉、麦冬以清热养阴；兼有呕血加大蓟、白茅根以凉血止血，兼有腰酸加杜仲、续断以固肾壮腰。

【方解】药以生地黄、黄芩、陈皮以清热养阴生津，白术、砂仁、姜竹茹、紫苏梗以宽胸健脾止呕，伏龙肝以温中止呕，藕节炭以凉血止血，左金丸以清泻肝火，降逆止呕。

【注意事项】恶阻呕吐剧烈者，服药前，可饮生姜汁数滴，或先用生姜和薄粥汤煮沸，稍温后饮用，再行服药；胃热者可先饮少许冷饮，然后服药。服药宜分数次，若下咽后不吐，稍等片刻再行服药。此外，尚有一类严重恶阻，非但药入即吐，甚至见药闻味即吐，长期厌食，形体消瘦，面容憔悴，或卧床月余不起，每依注射维生素、葡萄糖液度日。对于这类患者，可采用香开蒸气一法，法用鲜芫荽1把，加紫苏叶、藿香各3 g，陈皮、砂仁各6 g，蒸沸后倾入大壶内，将壶口对准患者鼻孔，令吸其气，此本芳香之气，得之能宽胸定逆，悦脾醒胃，病者顿觉胸腹舒适，略思饮食，其后即可试服小许易于消化食物，往往便能纳受，不再呕恶。

【用方经验】妊娠剧吐，民间称为"害喜"，为妊娠初期常见的症状，凡怀孕2～3个月间有轻度恶心，间或呕吐，食欲不振，欲食咸酸果实等证候，仅需从饮食起居方面加以注意，能保持情绪平和，选择所好及易消化、富有营养之食品服用，并注意适应休息，自可毋须治疗，稍隔时日，症状即能自然消失。若平时胃气虚弱，情绪易于波动者，恶阻时呕吐剧烈，或停食时间过久，甚至呕血或昏厥者，能妨碍母胎双方健康，当宜医治。恶阻由胎气上逆影响脾胃而引起，治以健脾宽中，降逆清热为主。以下是朱老常用方，用于一般恶阻呕吐者颇验，方为焦白术、姜半夏、姜竹茹、陈皮、砂仁（后下）、黄芩、乌梅、左金丸。胃寒去芩加生姜、伏龙肝；胃热酌加姜黄连、活水芦根；兼有呕血加鲜生地黄、藕节炭以凉血止血，兼有腰酸加杜仲、续断以固肾壮腰。

【病例】黄×，34岁，已婚。平时胃气素弱，食欲不旺，现妊娠70日，头晕目眩，恶闻食气，胸闷气逆，恶心呕吐已30余日，近日呕吐加剧，甚至呕出鲜血，于1962年2月来诊。初诊：2月22日。妊娠2个月余，恶阻呕血，头晕心烦，性情急躁，脉象滑数，舌苔薄黄。此脾虚胃热，呕吐伤络。治拟宽胸健脾，降逆止血。复诊：2月24日。服上药2剂后，呕血已停，泛恶亦瘥，渐能进食，现略感头晕腰酸，脉象细滑，舌苔薄黄。腰为肾之府，妊娠忌见此部酸痛。治拟固肾健脾益气宽中。姜半夏6 g，姜竹茹9 g，焦白术6 g，陈皮6 g，鲜生地黄12 g，杜仲9 g，续断9 g，藕节炭9 g，左金丸（包）2.4 g，乌梅1枚，服后恶阻渐止。

加减温胆汤（梁文珍经验方）

【组成】黄芩10 g，半夏（栀子汁炒）10 g，姜竹茹6 g，砂仁（带壳）6 g，陈皮6 g，茯苓10 g，乌梅肉10 g，石斛10 g，紫苏梗10 g，黄连6 g。

【功效】清肝和胃，除烦止呕。

妇科国医圣手时方

【主治】妊娠呕吐肝胃不和证。症见妊娠早期，恶心呕吐，呕吐苦水酸水，恶闻油腻，烦躁泛恶，胸胁胀闷，舌淡红，苔薄黄，脉弦滑。

【加减】口干咽燥，加北沙参、麦冬各10 g。小便黄赤，加芦根10 g。

【方解】方中半夏辛温，燥湿化痰，和胃止呕，为君药，臣以竹茹，取其甘而微寒，清热化痰，除烦止呕，半夏与竹茹相配，一温一凉，化痰和胃，止呕除烦之功备；佐以陈皮、砂仁，理气行滞，燥燥湿化痰止呕，黄连、黄芩清热燥湿，安胎，茯苓，健脾渗湿，以杜生痰之源，紫苏梗行气宽胸止呕，石斛益胃生津，滋阴清热。乌梅肉生津止渴。

五花芍草汤（吴熙经验方）

【组成】厚朴8 g，绿萼梅6 g，合欢花10 g，杭菊10 g，旋覆花（包煎）10 g，焦白芍15 g，炙甘草6 g，

【功效】芳香和胃，理气止呕。

【主治】妊娠呕吐脾胃湿阻气滞证。妊娠期，恶心呕吐较重，甚则食入即吐，口淡，脘腹胀满，舌淡，苔白腻，脉弦滑无力。

【加减】偏热者，可加连苏饮（黄连，紫苏叶，生地黄，竹茹，麦冬，石斛等）。身体肥胖痰湿重者，可加广藿香、陈皮、茯苓、姜半夏各10 g，砂仁6 g等。脾胃虚弱者，可加党参、白术、伏龙肝、黄芪各10 g等。阴虚津伤者，以西洋参5 g，另煎分服，酌加党参、麦冬、五味子、炙甘草各10 g等。腰酸膝软，可加杜仲、桑寄生、续断、狗脊各10 g等。肠燥便秘重用白芍，加火麻仁、蜂蜜各10 g等。对于长期厌食，呕吐频繁，药入即吐，动则头晕，尿酮体阳性者采用葡萄糖、维生素等，以补液纠正酸中毒。中药先以生姜汁口含为药引，梅枣汤水煎浓汁小量多次口服，控制呕吐，恢复胃纳。

【方解】药以厚朴花理气宽中，芳香化湿为君，臣以绿萼梅疏肝解郁，和中化痰，佐以合欢花、杭菊清肝解郁安神，旋覆花理气行水化痰，降逆止呕，芍药养肝柔肝，甘草调和诸药。

【用方经验】全方以芳香和胃，理气止呕为胜，能轻灵拨动升降枢纽，使胃浊降，脾精（津）升。妊娠恶阻临床治疗原则，早期轻症一般主张以食疗调养为主，动员患者要注意生活起居，要适期阴阳，稳定情绪，劳逸结合，以平为度。食品要选择营养易化之食，清淡鲜美之品。要做到少量而多餐，保持脾升胃降的正常功能。如患者妊娠恶阻中期或早期症状较重，根据临床诊治体会自拟五花芍草汤为基础方进行加减使用，效果较好。

梅枣汤（吴熙经验方）

【组成】乌梅12 g，大枣15 g，五味子10 g，佛手片10 g。

【功效】理气和胃，益气止呕。

【主治】妊娠呕吐气虚证。症见妊娠期，恶心呕吐，呕吐苦水酸水，恶闻油腻，烦躁泛恶，胸胁胀闷，少气乏力，失眠，舌红，苔薄黄，脉弦细无力。

【加减】气短乏力，面色不华者，加黄芪、西洋参、阿胶各10 g以益气养血；眩晕、心悸明显者，加生地黄、白芍各10 g；兼见不寐者，加酸枣仁、五味子各10 g。

【方解】本方乌梅味酸，抑肝，使肝胃得和，逆气得降，则呕自平。大枣补脾益气与生姜合用能调补脾胃，以增食欲，促进药力吸收。五味子，性温，五味俱备，益气生津，止呕敛汗。佛手片疏肝理气，和胃化痰。诸药合用，生津止呕作用明显，促使患者呕吐停止，胃纳迅速好转，然后根据临床体征考虑调补冲、任、督脉，扶助肾气，养血安胎。

【用方经验】通过临床诊治认识到，发生妊娠恶阻的主要病机是冲脉之气上逆，胃失和降，其病位主要是胃，但引起呕吐的因素还涉及到肝脾及冲任两脉的气血失调，本病之首务当先和调胃气，降下逆气。俾胃气得复，能纳水谷，则津液自复。但由于孕妇体质之强弱，以及呕吐程度之轻重，而致耗伤津液之多寡，因此临床所表现的病症，有时也不可能为单纯型，可出现各种不同的兼证，所以在辨治过程中，依据病机、病症的转化，

妇科国医圣手时方

随症化裁，灵活变通，方能取得疗效。如妊娠呕吐频繁，则标本兼治，先用生姜汁为引，梅枣汤（经验方）水煎少量慢咽，平衡镇吐。恶阻后期则考虑固本为主，提倡培补冲、任督脉，扶助肾气，以养胎元。

【病案】金××，女，30岁。1993年4月5日初诊。患者妊娠3个月余，纳少泛恶，呕吐酸水，近月来恶心呕吐频繁，食入即吐，不食亦吐，空腹时呕吐苦水，渐而出现厌食神疲，胸闷心悸，少腹不适，倦怠思睡，夜梦纷纭，面色少华，形体消瘦，腰酸重，舌淡红，苔微白，脉沉细无力。治宜健脾和胃，降逆止呕。根据中医急则治标，缓则治本，标本兼治的原则，先用生姜汁少量口含2～5分钟，数次重复，待呕吐间歇期间，煎服梅枣汤浓煎取汁，少量慢咽，控制呕吐，药后2小时呕吐减少，然后再煎服生晒参10g，西洋参5g，数次分服，以益气生津安胎元。二诊：服药1日后，呕吐基本控制，情况好转，情绪稳定。拟用五花芍草汤，水煎3剂。三诊：服药后，呕吐已止，能进食稀饭、鸡蛋、水果，胃纳渐振。原方续服5剂后，用补中益气丸巩固。随访，诸症已平，精神恢复正常，同年顺产一男婴。

抑肝和胃汤（夏桂成经验方）

【组成】紫苏叶3g，黄连5g，制半夏6g，陈皮6g，竹茹各6g，钩藤15g，黄芪9g，生姜3片。

【功效】抑肝和胃，降逆止吐。

【主治】妊娠早期恶心呕吐。呕吐剧烈，不能进食，吐出黄、苦水或酸水，甚则吐出黄绿胆汁和血液，胸满胁胀，头晕目眩。烦躁口苦，尿黄且少，大便干结，脉弦。

【加减】呕吐甚剧者，加炙乌梅、芦根、藕节炭、炙枇杷叶各10g；头昏晕甚者，加甘菊、石决明各10g；吐出痰涎颇多者，加茯苓、厚朴各10g。

【方解】方以紫苏叶黄连为君，清热化湿，和胃止呕。臣以制半夏燥湿化痰，和胃止呕，竹茹，清热化痰，除烦止呕。佐以陈皮理气健脾，燥湿化痰，钩藤清热平肝，黄

芪益气扶正，以生姜温中止呕为使。

三参止呕饮（尤昭玲经验方）

【组成】党参10g，北沙参10g，玄参10g，麦冬10g，天花粉3g，芦根6g，生地黄10g，姜竹茹3g。

【功效】滋补清火，扶正降逆。

【主治】妊娠呕吐气阴两虚证。症见精神萎靡，形态消瘦，双目无神，四肢乏力，或发热口渴，尿少便秘，口干舌燥，舌红，苔薄黄而干或光剥，脉细滑数无力。

【加减】呕吐血水，加白及10g；呕吐苦酸水，加炙枇杷叶10g；小便短赤重，用芦根10g；低热口干，加西洋参6g；大便干结，加生何首乌10g。

【方解】药以生脉饮为君，益气养阴，臣以北沙参益胃生津，党参补脾肺气，补血生津，佐以天花粉、芦根清热生津，除烦止呕，姜竹茹清热化痰止呕。

安胃饮（刘奉五经验方）

【组成】广藿香9g，紫苏梗6g，厚朴6g，砂仁6g，竹茹9g，半夏9g，陈皮9g，茯苓9g，生姜汁20滴。

【功效】和胃止呕，降逆。

【主治】胃虚，胃失和降引起的妊娠恶阻。症见妊娠早期，恶心呕吐不食，甚则食入即吐，口淡，呕吐清涎，头晕乏力，舌淡、苔白，脉缓滑无力。

【加减】呕吐甚者，加陈皮6g以理气和胃止呕。胸胁胀痛，口干、口苦，呕吐酸水者，加枇杷叶10g、白芍10g、柿蒂10g、黄连10g以柔肝和胃降气止呕。

【方解】药以广藿香为君，芳香化湿，和中止呕；臣以紫苏梗宽胸利膈，降气安胎，厚朴燥湿行气；佐以砂仁、陈皮理气健脾，燥湿化痰，降逆止呕，竹茹清热化痰止呕，茯苓健脾燥湿和中，半夏燥湿化痰，和胃止呕，加入少量生姜汁温中和胃止呕。

【用方经验】本方诸药多具有理气和胃降逆止呕之功，其中尤以生姜汁及半夏之效果

妇科国医圣手时方

最为显著。生姜为止呕圣药，味辛主开主润，不寒不热，不入煎剂而兑服，其药性具存。盖辛以散之，呕乃气逆不散，此药行阳而散气，故能止呕。捣汁用主治呕逆不能下食，散烦闷，开胃气，其效更速。半夏辛苦微温入阳明胃经，因其辛散温燥，降逆止呕之功显著，可用于多种呕吐。但《本草纲目》中记载半夏坠胎，孕妇禁忌。因此妊娠期应当慎用。但刘老医生在多年临床实践中，应用半夏治疗妊娠恶阻从未发现有坠胎者，非但如此而且疗效甚好。半夏虽为妊娠慎用药，因为"有病则病挡之"，所以方中用半夏既能降逆止呕，又不影响胎气，可以说是本方的特点。

安胃饮（刘奉五经验方）

【组成】广藿香9g，紫苏梗6g，厚朴6g，砂仁6g，竹茹9g，半夏9g，陈皮9g，茯苓9g。

【功效】和胃，降逆，止呕。

【主治】胃虚，气失和降，所致之妊娠恶阻。

【方解】妊娠恶阻系指妊娠初期，胎气上逆，恶心呕吐不止。一般多因平素胃虚，胃气不能下行，反随逆气上冲，以致恶心呕吐，饮食不下，轻者数日可以自愈，重者呕吐严重，甚至滴水不下。本方主要适用于素有胃气虚弱之妊娠恶阻：方中不用苦寒之品，而以辛香和胃兼用降逆止呕之药，使胃气和平，逆气下降，则吐止胎安。本方是在临床实践中依藿香正气散，陈皮竹茹汤加减变化定型而来。方中广藿香、紫苏梗辛温芳香，理气和胃而除湿，厚朴宽中、降气、和胃止呕；茯苓渗湿益胃；砂仁，陈皮辛香理气和胃；竹茹辛凉和胃，降逆止呕；牛姜汁辛理气和胃而止吐，半夏辛苦微温，燥湿化痰，和胃降逆。

【病例】姜××，女，31岁，患者闭经30日，近几天来恶心，呕吐，厌食，胸闷腹张，妊娠试验阳性，舌质光红，周边有齿痕，脉沉细弦。西医诊断：妊娠恶阻。中医辨证：脾胃虚弱，冲气上逆。治法：健脾和胃，降

逆止呕。方药如下：广藿香9g，紫苏梗6g，陈皮6g，砂仁4.5g，半夏6g，白术9g，木香3g，生姜汁20滴。服上方3剂后，恶心呕吐已止，食纳增加，基本痊愈。

定呕饮（何嘉琳经验方）

【组成】煅石决明18g，桑叶9g，炒白芍9g，焦白术9g，黄芩6g，绿萼梅5g，阳春砂（打、后下）5g，紫苏梗5g，当归身10g，陈皮5g，干荷叶5g。

【功效】疏肝和胃，降逆安胎。

【主治】肝胃不和证。

【加减】便秘加瓜蒌子、无花果各10g；吐甚、食入即吐加黄连、姜半夏各10g；夹痰加清炙枇杷叶10g；腰酸加狗脊、杜仲、桑寄生各10g。

【方解】方中煅石决明清肝潜阳、降逆重镇而不损下元；当归身、白芍养血和血、疏通停滞；砂仁行气和中、止呕安胎，配白术、紫苏梗更利疏降滞气以健脾；绿萼梅疏肝和胃、调畅气机；桑叶清养头目而凉肝，可止晕眩；黄芩清热安胎；砂仁、陈皮理气宽胸，健脾止呕；荷叶醒脾和胃。

【注意事项】在临床应用时，要根据患者的体质、病症而调整剂量，脾虚为主则白术剂量大于黄芩，肝热肝阳偏亢则黄芩用量大于白术。

【现代研究】何氏定呕饮是杭州何氏女科祖传之经验方。

【用方经验】方中取石决明禀水中之阴气而生，性降属阴，专入肝经重镇降逆、平肝潜阳；桑叶、黄芩助其凉肝平肝。古称黄芩、白术为安胎圣药，以黄芩能清胎火，白术能健脾运中，何老在临床应用时，根据患者的体质、病症而调整剂量，脾虚为主则白术剂量大于黄芩，肝热肝阳偏亢则黄芩用量大于白术。砂仁带壳能消胸隔之气，斡旋枢机，配以紫苏梗、陈皮、绿萼梅理气和中，且能止呕；当归身、白芍补血敛阴，柔养肝体，以治其本。全方合用，使肝体得养，逆气潜归，眩晕除、呕恶停。

【病例】鲍×，女，27岁，初诊日期：

1992年3月7日停经63日，恶心呕吐20日，加剧半月。患者停经40日时即感恶心呕吐，于2月22日因呕吐加剧而住院，经补液调整水、电解质治疗10余日未见显效。滴水难入，吐出为酸苦水，甚则血水，吐后汗出淋漓，3日前加服冬眠灵25 mg，每日3次，症势稍缓，呕吐略减，但食入仍吐，要求中药治疗。检查：精神萎顿，面色不华，皮肤弹性尚可。脉细滑而数，舌质红。实验室检查：尿妊娠试验阳性。血钾、钠、氯化物均在正常范围。诊断：中医妊娠恶阻（肝胃不和证）；西医，妊娠剧吐。辨为：阴亏之体，孕后血聚养胎，木火内扰，冲任之气挟胆汁上逆而呕吐不止。治以抑肝和胃止呕。给予上方治疗，上药服2剂呕吐已止，能进稀饭1小碗，继续上方加黄芩10 g，煎服5剂，病体逐日复而出院。

竹茹麦门冬汤（王渭川经验方）

【组成】竹茹9 g，麦冬6 g，砂仁2 g，山药9 g，广藿香5 g，茯苓9 g，白芍9 g，白扁豆9 g，丁香1 g，冬瓜子9 g，丝瓜络3 g，甘草3 g，伏龙肝60 g。

【功效】疏肝和胃。

【主治】妊娠恶阻属脾胃不和者。症见妊娠后呕吐不能饮食，卧床不起，头眩体弱，舌底有红点，苔薄白，脉弦滑小数。

【方解】竹茹、丁香、伏龙肝、砂仁等和胃降逆；广藿香、丝瓜络、白芍等疏肝平肝；山药、麦冬、白扁豆、甘草和胃，防香燥，且麦冬、白芍有柔肝之功，如此两和肝胃，肝得柔则疏，胃得养则降。不用柴胡疏肝者，是防其升阳助逆也。

妊娠呕吐治疗方（王渭川经验方）

【组成】沙参10 g，生白芍10 g，枸杞子12 g，女贞子24 g，菊花10 g，蒺藜10 g，瓜蒌皮10 g，竹茹12 g，墨旱莲24 g，制旋覆花10 g，广藿香6 g，生牛蒡子24 g，麦冬10 g。

【功效】清热调肝，和胃止呕。

【主治】用于妊娠恶阻属肝火犯胃证，吐酸水，甚苦，食入即吐，胸胁胀闷，神疲，头眩晕，烦渴，大便燥结，脉弦数，舌红苔黄。

【加减】心热烦甚者，加黄连、豆豉各10 g以清热除烦。失眠者，加茯神、远志各10 g以宁心安神。呕吐甚者，加紫苏叶或紫苏梗、枇杷叶、旋覆花各10 g以降逆止呕。

【方解】药以二至丸为君，补益肝肾，滋阴止血，臣以菊花、蒺藜平肝疏肝，清肝明目，沙参、生白芍益气养阴，枸杞补益肝肾，佐以竹茹清热化痰，除烦止呕，瓜蒌皮理气宽胸，旋复花降逆止呕，广藿香芳香化湿，和中止呕，麦冬益气养阴。

【病例】谢×，女，30岁，1975年4月9日初诊，曾人工流产2次，现已怀孕2月，呕酸水，甚苦，食入即吐，胸胁胀闷，头眩晕，烦渴，大便燥结，舌红苔黄，脉弦数。连服上方6剂后，4月18日二诊，能吃藕粉、麦乳精，想吃仍有呕意，大便已解不结，眩晕口渴显著减轻，舌淡。苔黄渐退，脉弦缓。在上方基础上减瓜蒌皮10 g，生牛蒡子24 g，加黄连6 g，吴萸3 g。又服6剂，4月26日三诊病情悉解，能吃稀饭面食，不呕吐，小便清长，大便逐日解。在上方基础上加健脾药，焦白术10 g，生麦芽30 g。连服14剂，服后痊愈，照常工作。

保胎方（王渭川经验方）

【组成】党参15 g，云苓9 g，焦白术9 g，桑寄生5 g，菟丝子10 g，杜仲6 g，续断9 g，竹茹6 g，广藿香6 g。

【功效】安胎。

【主治】妊娠恶阻。

【加减】腹胀者，加厚朴6 g；胃气上逆者，加旋覆花9 g；吐酸过剧者，用伏龙肝60 g，泡开水搅匀，待澄清后用此水熬药。

妊娠恶阻方（王渭川经验方）

【组成】①方：潞党参30 g，茯神20 g，生黄芪30 g，鹿角胶10 g，阿胶珠10 g，桑寄生15 g，菟丝子15 g，枸杞子10 g，血余炭

妇科国医圣手时方

10 g，厚朴6 g，砂仁3 g，杜仲9 g，续断9 g，牛角腮（烧赤，存性）10 g，制香附10 g。②方：太子参30 g，麦冬10 g，石斛10 g，焦栀子10 g，女贞子24 g，墨旱莲24 g，枸杞子12 g，川贝母10 g，阿胶珠10 g，砂仁3 g，鱼鳔胶10 g，仙鹤草10 g，制香附10 g，厚朴6 g，蚕蛹（焙干）20个。

【功效】①方补气益血，佐以安宫。②方补气养阴润燥。

【主治】①方主治气血虚损，胞宫失调所致的妊娠恶阻。症见少腹胀痛，有少量阴道出血，神疲乏力，气悸气短，舌淡苔白，脉缓滑。②方主治血气虚损，阴虚化燥所致的妊娠恶阻。症见咽干舌燥，梦交，少腹隐痛等，舌质深红，无苔，脉弦滑。

【病例】黄××，女，31岁。曾流产2次，现妊娠2个月，少腹剧痛，喜按，有少量阴道出血，经某医院检查，诊断为先兆流产。观其面容苍白，神疲乏力，心悸气短，下肢浮肿，少腹痛胀，食欲差，阴血不多，舌淡、脉缓滑，曾2次住院保胎无效主要原因，已孕不慎内事。辨证属气血虚损，胞宫失调，用1方服6剂后，4月30日二诊阴血全止，腹痛显著减轻，食欲增进。但觉咽干舌燥，梦交甚频，舌质深红，无苔，脉弦滑。症属气血虚损，阴虚燥化之象，遂用2方，嘱其可常至1个月。流血腹痛，必速改方，绝对禁止内事。6月3日三诊，精神食欲恢复正常，梦交未发，经某医院检查，胎气正常，即停药。终产一子。

定呕饮（何子淮经验方）

【组成】煅石决明30 g，桑叶10 g，黄芩10 g，焦白术10 g，砂仁6 g，紫苏梗10 g，陈皮6 g，绿萼梅10 g，当归身6 g，杭白芍10 g。

【功效】理气和中，平肝镇逆。

【主治】恶阻。妊娠40～50日，出现头晕，胸闷胁胀，纳谷不思，呕恶泛酸苦水，甚或稍食即吐，粒米不进，吐出黄水或血丝，大便干，舌红，脉弦滑。

【方解】本方取石决明禀水中之阴气而

生，性降属阴，专入肝经重镇降逆、平肝潜阳，为对症主药；桑叶、黄芩助其凉肝平肝，古称黄芩、白术为安胎圣药，以黄芩能清胎火，白术能健脾运中。何氏在临床应用时，每根据患者的体质、病症而调整剂量。脾虚为主，大便溏软，则白术剂量大于黄芩；肝阳偏亢，大便干结，则黄芩用量大于白术。砂仁带壳能消胸膈之气，斡旋枢机，配以紫苏梗、陈皮、绿萼梅理气和中，且能止呕；当归身、白芍补气敛阴、柔养肝体，以治其本。全方合用，使肝得濡养，逆气潜降，眩晕除，呕恶停。

【加减】便秘加瓜蒌子、无花果10 g；夹痰加炙枇杷叶10 g；腰酸加狗脊、桑寄生10 g。

【病例】周××，女，27岁，已婚。婚后1年，月经不调，本月过期8日，尿妊娠试验阳性，拣食厌食，呕恶纳呆，胸脘胀满，胁间隐痛，苔微黄，脉弦滑。证属肝胆失司，木火内扰，血不养肝，肝阳亢盛，横逆犯胃。治以养血清肝之剂3剂。药后呕恶转剧，食入即吐，伴有苦水、大便5～6日未解，昨日起腹痛腰酸，有先兆流产之势。前方略嫌香燥，致气阴更耗，肝火横逆，腑气不下，呕恶转剧，且见精神不支，嗜睡，脉滑无力，急宜降逆清肝和胃，佐以润腑。煅石决明24 g，桑叶15 g，炒白芍、当归身、瓜蒌子、枇杷叶各12 g，姜竹茹、茯苓、黄芩各9 g，陈皮5 g，砂仁2 g，3剂。嘱服药前先蘸酱油数滴于舌上，再服药不使呕吐。药后纳馨便下，呕恶随平，小腹仍痛，拟养血清肝之剂再进；当归身、桑寄生、苎麻根、炒白芍、桑叶各12 g，竹茹9 g，陈皮5 g，紫苏梗、绿萼梅各6 g。5剂后呕恶已除，胃纳转香，精神亦振，小腹痛有腰酸坠感，脉弦滑，以养血益气安胎之剂调整善后。按：该例首诊辨证无大错而用药失准绳，以致劳而无功。二诊急易辙辙，依法用药，以挽狂澜。症情定后，回首顾及本元，一方养血清肝，谨防流产，一方益气安胎，以固胎元。

健脾和胃饮（裘笑梅经验方）

【组成】党参12 g，白术9 g，淡竹茹9 g，炙枇杷叶9g，砂仁（冲）3g，紫苏梗2.4g，陈皮3g，法半夏9g，茯苓9g，煅石决明30g。

【功效】益气健脾，清肺化痰，平肝镇逆，和胃止呕。

【主治】妊娠恶阻属脾胃虚弱。症见呕吐不食，胸闷作胀，精神倦懈，面色少华，面目浮肿，舌质淡，舌边有齿印等。

【方解】本方党参、白术补气，气充则脾健胃强；淡竹茹、炙枇杷叶清肺和胃，肺金清则肝气易平；砂仁、紫苏梗行滞利气；陈皮、法半夏、茯苓化痰止呕；煅石决明重以平肝镇逆。对妊娠恶阻中期患者，肝逆犯胃，肺气不降，脾胃虚弱者获效迅捷。

【用方经验】对于妊娠恶阻患者，早期裘氏不主张药物疗法。患者只需从包含起居加以注意，保持情绪平和，选择营养易化之食，适当休息，症状随之消失。对长期厌食，非但药入即吐，甚至闻味即吐，尿酮体阳性者，一方面采用葡萄糖、维生素等西药纠正酸中毒；另一方面，用香开蒸气法。即用芫荽一把，紫苏叶、广藿香各3g，砂仁15粒，在屋内熏蒸，宽胸降逆，悦脾醒胃，患者闻此香味自感舒服而呕止，能纳受，然后再用药物调理。对于妊娠恶阻病人，裘氏喜爱配合埋针疗法，常用穴位为内关、足三里。早中期患者埋针时间24小时，危重患者针埋48小时，起针后症状反复可再埋针。其主要功能调和气血，强健脾胃，镇静安神。

【病例】汪××，妊娠50余日，呕吐少食，脘部作胀，神倦便溏，脉细滑，苔薄白，舌质淡红，边有齿印，服健脾和胃饮3剂及配内关埋针1日，脘部舒适，呕减思食，再宗前方，续服2剂，呕吐止，纳谷香。

胃热恶阻方（卢国治经验方）

【组成】生玉竹16g，北沙参16g，麦冬10g，石斛10g，生白扁豆3g，黄芩8g，青竹茹8g，陈皮8g，清半夏0g，当归身3g，生白芍13g，生甘草4g。

【功效】养胃清热，降逆安胎。

【主治】恶阻胃热证，病见颜面潮红，烦热口渴，胃脘嘈杂，不欲食，恶心呕吐，吐出之物，色黄似水而味酸臭，食后呕吐尤其，大便多秘，小便色黄等。舌淡红，苔薄白。脉沉细小数。

【方解】本方证多由于饮食不节而多食辛辣之品，或误服辛温刚燥之药，则胎热胃燥，胃津被伤，浊阴不降，故而恶心呕吐，不欲食等。治宜清热和胃安胎。本方以叶氏养胃汤和橘皮竹茹汤二方加减变化治之，方中生玉竹、北沙参、麦冬、石斛养胃生津。润燥为主；陈皮、清半夏、黄芩、青竹茹调气清热，降逆止呕为辅；当归身、生白芍补血养阴，以充胎元；生白扁豆、生甘草和养胃气为佐使药。

【加减】胸中懊憹者，加淡豆豉、焦栀子各10g；头昏晕烦渴甚者，加知母10g，天花粉13g；胃腹胀满者，加炒枳壳8g；口舌溃烂疼痛者，加细生地黄13g，淡竹叶4g；大便干燥不利者，加郁李仁13g。

肝气郁结恶阻方（卢国治经验方）

【组成】醋柴胡8g，全当归3g，生白芍13g，白术（土炒）8g，云苓10g，制香附10g，吴茱萸2g，黄连5g，陈皮7g，生甘草4g，木香5g。

【功效】疏肝清热，和胃降逆。

【主治】恶阻，肝气郁结证。症见呃逆，嗳气，呕吐清水或酸水，胸胁痞闷或胀痛；头昏目眩，精神抑郁等，舌淡红，苔白腻或黄薄，脉弦数。

【方解】本方证多因郁怒伤肝，肝郁化火，气逆而犯胃，引动胎气上冲，致使胃气不降而恶心呕吐等。治宜疏肝解郁为主，本方由逍遥散和左金丸加减而来。方中以醋柴胡、制香附、木香，疏肝解郁；黄连，苦寒泻火，降逆止呕；吴茱萸，开郁散结，下气降逆，二者一寒一热，辛开苦降，清热和胃，降逆为辅。因肝之郁，必然影响脾胃运化功能而易致血虚，故配合当归、生白芍，养血柔肝；土炒白术、云茯苓，健补脾胃；陈皮，协助主辅药，理气解郁，和胃降逆为佐；生甘草，调和诸药为使。

【加减】头昏耳鸣，小便色黄，量少，肝郁热盛者，加牡丹皮、焦栀子各10 g。两胁痛甚者，去白术，加炒青皮8 g，木瓜10 g。呃逆者，加赭石16 g；腹部胀满者，加大腹皮16 g。

痰郁恶阻方（卢国治经验方）

【组成】陈皮8 g，清半夏10 g，云苓10 g，苦杏仁8 g，紫苏梗5 g，炒枳壳8 g，青竹茹6 g，瓜蒌16 g，黄芩8 g，生甘草4 g。

【功效】燥湿化痰，理气降逆。

【主治】恶阻痰郁证。症见头昏、胸闷，胃脘痞满，心慌气短，恶心呕吐，或呕吐痰涎等。舌淡，苔黄腻，舌体胖，边有齿印。

【方解】方中以清半夏、瓜蒌、苦杏仁，燥湿化气，利痰降逆为主；陈皮、云苓、炒枳壳，理气化痰，运脾渗湿，即气顺痰降，气化痰消，湿法则痰无由生故为辅；青竹茹，甘淡，解烦止呕；柴苏梗、黄芩，理气，清解痰郁所生之热，并能安胎为佐；生甘草，调和诸药为使。

【加减】咳嗽气短者，去紫苏梗，加炙前胡10 g，紫苏子8 g。胸脘痛者，加川郁金8 g。脾虚腹胀满者，去黄芩、紫苏梗，加白术（土炒）10 g，大腹皮13 g；心慌者，加柏子仁10 g；不欲食者，加炒六神曲8 g。大便溏泻者，去瓜蒌，加苦桔梗6 g。少腹痛者，加炒青皮8 g。呕吐顽痰，胸膈不利，而胸闷者，加胆南星6 g，旋复花（布包）6 g。

气血两虚恶阻方（卢国治经验方）

【组成】全当归13 g，炒白芍13 g，白术（土炒）10 g，大党参10 g，生黄芪18 g，大熟地黄13 g，云苓10 g，陈皮8 g，砂仁8 g，焦杜仲16 g，桑寄生13 g，紫苏梗5 g，生甘草4 g，清半夏（醋炒）10 g。

【功效】益气补血，和胃止呕。

【主治】恶阻，气血两虚证。症见面目及四肢轻度浮肿，精神倦怠，四肢无力，腰酸疼痛，口淡无味，纳少，胸脘痞闷，嗳气吞酸，呕吐清水，大便溏等。舌淡，苔白薄。

沉细弱小。

【方解】方中以大党参、白术、生黄芪、全当归、云苓、生甘草，健补中气为主，即补气以使血生，血旺则以制胎中虚气之上逆。炒白芍、大熟地黄、焦杜仲、桑寄生，养肝肾，以充胎源之精血为辅；清半夏醋炒则制约半夏之温燥性，使之降逆止呕力强，砂仁、广陈皮、紫苏梗，四药相配，不但和胃降逆止呕，并能健脾开胃，增强脾胃之运化功能，以生阳气，尤益胎气，为佐使药。

【加减】头晕，心悸，失眠者，去云苓、陈皮，加朱远志10 g，焦酸枣仁16 g。胃脘痛胀者，去紫苏梗、云苓，加高良姜5 g，生姜3片，大枣3枚；后腰痛甚，有流产之势者，去陈皮、云苓、醋半夏、紫苏梗，加阿胶（冲，化服）10 g，续断13 g，芥穗炭8 g。

调肝生津止呕汤（宋世焱经验方）

【组成】紫苏梗10 g，乌梅2枚，黄连3 g，竹茹5 g，玄参18 g，麦冬10 g，炒黄芩5 g。

【功效】调肝和胃，滋阴清热，生津止呕。

【主治】肝热恶阻。

【方解】肝热恶阻在临床较为常见，然因失治误治，而转化为虚中夹热者，非属罕见。故凡热迫精液外泄，以致津亏血燥，进而热灼络伤，甚则气阴双亏等，运用调肝生津止呕汤增损，可使病情转危为安，防止酸中毒的发生。现其组方：紫苏梗、乌梅行气抑肝，和胃生津以降逆；黄连、竹茹清热和胃以止呕；玄参、麦冬、炒黄芩滋阴生津，清热降火以除烦。全方调肝和胃，滋阴清热，使之获得生津止呕之效。本方除对肝热恶阻疗效显著外，在调节神经与体液方面，亦有其独特的功效。

【病例】孙××，32岁，1978年8月2日初诊。妊娠81日，厌食呕吐，头晕心烦。近期呕吐频繁食入即吐，肢体乏力，神疲思睡；检验：尿酮体定性试验阳性，连续输液1 500 ml，精神稍振；前天呕吐增剧，杂兼酸水苦汁，甚则伴有咖啡色黏液或血丝；虽经

妇科国医圣手时方

注射止血针剂及输液，病热不减。诊见搀扶行走，精神萎靡，消瘦懒语。便秘 10 余日，伴烦热口渴，尿少色赤，舌红少津，苔薄黄，脉细弦数无力，检验：尿酮体定性试验仍阳性，尿胆亢深樱红，尿胆素强阳性，白细胞计数 $3.4×10^9$ 个/mm³，体温 37.3℃ 证属肝胃不和，胆热液泄，血燥络伤，气阴两亏；急宜调肝益气。生津止呕，以防变故。处方：柴胡 3 g，泡茱萸 3 g，党参 10 g，玄参 18 g，麦冬 10 g，瓜蒌皮 10 g，竹茹 6 g，西瓜皮 10 g。服 2 剂。大便 1 次/d，干涩，肝区痛，呕吐好转，精神转佳，小便正常，头晕心悸，舌红苔薄，脉细弦滑无力，尿酮体定性试验阴性。仍宗原法调治。处方：党参 15 g，玄参 12 g，生地黄 12 g，麦冬 0 g，茯苓 10 g，清甘草 3 g，炒黄芩 12 g，紫苏梗 10 g，黄连 3 g，乌梅 1 枚，浙贝母 12 g，桑寄生 10 g。服 3 剂。便顺，呕吐偶见，胃纳转香；舌偏红，苔薄白，脉弦滑。尿酮体定性试验阴性；给以醒脾和胃，清热止呕之品 3 剂。诸症愈再拟健脾益气和胃安胎，5 剂而巩固疗效。

清热止呕汤（韩百灵经验方）

【组成】竹茹 9 g，陈皮 9 g，枳实 6 g，茯苓 9 g，麦冬 9 g，芦根 9 g，黄芩 9 g。

【功效】清肝和胃，降逆止呕。

【主治】妊娠呕吐属肝郁化热证。症见心烦呕吐苦水，头眩胸闷，善太息，烦渴饮冷，大便秘，小便赤，手足发热，面红唇焦，舌赤，苔黄燥，脉象弦滑数。

【加减】便秘者，加少量大黄。

【病例】许××，女，28 岁。妊娠 2 个月左右开始恶心呕吐。逐渐发展到食入即吐，不食亦吐酸苦，呕吐黄绿或挟有血液，虽经中西医多方治疗，然病热不减。望其神情郁闷，形体消瘦，面红，舌赤，苔黄燥；闻其语声高亮，又时时太息，10 余日米粥不入，大便秘结，小便短赤，切其脉象弦滑有力：四诊分析，该患者属性躁多火，肝经血燥且失条达，肝气益急，气火上逆而致呕吐。上方去茯苓加黄连、大黄，服 2 剂。3 日后复诊呕吐稍止，大便已通，小便红赤，日进半碗米粥，脉弦滑稍缓。其病势渐退，仍以上方加白芍、生地黄以敛阴止血，又服 3 剂。1 周后再诊，观其精神如常，其症状均消失，饮食如常，察其脉象弦滑和缓，知其胃气已复，勿需服药。告戒房事，可保万全。于 1976 年安然分娩一男婴。

疏气清热安胎方（陈惠林经验方）

【组成】陈皮 5 g，姜半夏 10 g，姜竹茹 10 g，焦白术 10 g，黄芩 10 g，砂仁 1.5 g，大腹皮 10 g，炒枳壳 10 g，紫苏梗 10 g，苎麻根 10 g，左金丸（吞）2 g，荷蒂（米炒）3 枚，大枣 30 g，南瓜蒂 3 枚。

【功效】疏气和胃，清热安胎。

【主治】妊娠早期之恶阻病。另可随证加减治疗内热、腹痛、少寐、胸闷。

【加减】内热者见心烦易怒，口干喜冷饮，舌红，脉数等症状，去辛燥理气药，加川石斛、杭白芍、沙参、麦冬各 10 g。腹痛者，加木香 5 g，吴茱萸 3 g，杭白芍 10 g。少寐者，加茯神 10 g、炒远志 6 g、炒酸枣仁 12 g、首乌藤 10 g。胸闷者，加玫瑰花 10 g、代代花 10 g。

【用方经验】方中姜半夏、枳壳常被认为是孕妇忌用药，陈老用之，多收良效。陈氏认为半夏治恶阻甚佳，但须姜制，且与陈皮相配，否则碍胎；枳壳具有很好的理气安胎作用。

益气和胃汤（秦继章经验方）

【组成】党参 10 g，白术 1 g，茯苓 10 g，当归 10 g，广藿香 10 g，陈皮 6 g，半夏 6 g，竹茹 6 g，白芍 2 g，厚朴 5 g，砂仁 3 g，生姜 3 g，伏龙肝 30 g。

【功效】益气养血，和胃止呕。

【主治】妊娠恶阻，属气血两虚证。症见呕吐较甚，持续日久，身体消瘦呈脱水状态，精神萎靡不振，卧床不起，面色㿠白，舌质淡红，苔白，脉滑大或沉细。

【病例】庄×，女，26 岁。停经 60 日，近 10 日纳少，恶闻食嗅，恶心呕吐，四肢无力，身倦喜卧，头晕心悸，面色㿠白，消瘦，小腹痛，腰酸下坠，舌淡红、苔微白，脉沉滑。治宜健脾和胃，降逆止呕，补血安胎。以益气和胃汤去当归、厚朴、竹茹，加醋香附9 g，炒黄芩6 g，桑寄生12 g，黑杜仲15 g。连续治疗15日，诸症悉除。

妊娠恶阻系列方（史方奇经验方）

【组成】①扶正和胃汤：南沙参10 g，白术10 g，黄芩10 g，竹茹2 g，砂仁（后下）6 g，生姜1 g，水煎，分6次服。呕吐甚者，加伏龙肝30 g，煎汤，澄清过滤代水煎药。②和胃止呕汤：广藿香6 g，法半夏6 g，茯苓10 g，黄芩10 g，竹茹0 g，砂仁（后下）6 g，水煎，分6次服。③解表和胃汤：紫苏叶2 g，黄连2 g，砂仁1 g，生姜1 g，水微煎，当茶频频饮服。

【功效】①方扶正和胃。②方和胃止呕。③方解表和胃。

【主治】①方主治胃失和降，冲脉之气上逆所致之孕娠恶阻，适用于孕妇体质素虚，症见呕吐、厌食、倦怠、腹胀者。②方主治妊娠恶阻，适用于体质素壮。症见胸闷气逆、呕吐频作者。③方主治妊娠恶阻。症见寒热夹杂，呕吐频作，形寒发热，口干心烦者。

培土降逆方（顾兆农经验方）

【组成】党参12 g，白术9 g，清半夏9 g，陈皮10 g，广藿香9 g，茯苓6 g，紫苏梗9 g，枇杷叶6 g，竹茹6 g，黄芩4.5 g，甘草6 g，砂仁（后下）4.5 g。

【功效】培土和中，降逆止呕。

【主治】胃气上犯，间发恶心呕吐，动辄哕声连连，时或亦感脘腹饥饿，但胃脘拒不存谷，纳后常原食呕出，唯间饮清汤淡水，尚可安受。

【方解】本方主选健脾和胃之香砂六君，着意扶土助运，补虚强中。然成方之用，毕竟难得恰切病情，为全其药功，故方中又入竹茹、枇杷叶，和胃脘降其逆气；并添广藿香、紫苏梗理中焦止其呕吐。至于方末少许黄芩之施，多量姜汁之用，乃取其民间治疗呕恶一灵便验方，加此入剂，意在平调药性，增其全方功效。

藿砂四君汤加味（易修珍经验方）

【组成】太子参15 g，炒白术12 g，茯苓15 g，广藿梗12 g，砂仁（后下）12 g，炒黄芩15 g，石斛15 g，麦冬15 g，荷顶10 g，陈皮12 g，紫苏梗12 g，竹茹10 g，甘草10 g。

【功效】健脾益气养阴，和胃顺气止呕。

【主治】妊娠恶阻，呕吐频频，食入即吐，精神萎靡，口干思饮，少腹隐痛，舌淡红无苔，脉浮数而细。

【方解】妊娠早期，频繁的呕吐，饮食不下，究其病机，是冲脉之气上逆，胃失和降，气机的升降失调引起，以清阳不升为主。易氏选藿砂四君汤加味，其中藿梗专取芳香行气，健脾止呕之功；苏梗行气宽中止呕，与砂仁、陈皮相配兼收理气安胎之功；太子参、白术、茯苓健脾益气，配荷顶升举清阳，降浊气；麦冬、石斛滋阴养胃；炒黄芩清热安胎。全方既健脾胃，益气养阴升清阳，又降逆止呕调顺了气机，故疗效显著。

【用方经验】古代医家最早提出用"顺气"法治疗妊娠病的是元代的朱震亨。据《丹溪心法·产前九十一篇》记载："有孕八九个月，必顺气，须用枳壳、紫苏梗。"明确提出妊娠八九个月的时候，必须用枳壳、紫苏梗、厚朴之类的顺气药物，才能顺应妊娠晚期的生理变化，使气机调畅，胎气安和，有益于顺产。易氏治疗多种妊娠疾病，均提倡妊娠早期，特别是3个月以内宜健脾胃，清热安胎，佐以顺气之法。认为过早的滋补肝肾容易妨碍脾胃的功能，助热燥，动胎气。常配伍应用广藿梗、紫苏梗，以及砂仁、荷顶、厚朴等一类芳香行气，醒脾和胃，宽中行气，升清降浊的药物，即是"顺气"之法的具体体现。当然易氏治妊娠病仍强调以辨证为主，有是证用是药，"有故无殒"皆不致伤胎，相反有利于胎儿的正常发育。

苏芩饮（又名保胎饮）
（王法昌经验方）

【组成】紫苏梗 14 g，黄芩 12 g，竹茹 10 g，焦白术 15 g，云苓 12 g，陈皮 10 g，砂仁（后下）8 g，杜仲 15 g，续断 15 g，寄生 15 g，当归 10 g，川芎 6 g，甘草 6 g。

【功效】理气健脾，清热固肾以安胎。

【主治】妊娠恶阻各证。

【加减】心热去砂仁；嗳气倍紫苏梗；口鼻热有出火感倍黄芩；体虚或习惯性流产者，去归、芎，加黄芪、菟丝子各 30 g；虚寒者，去黄芩加艾叶。

恶阻甲方（孙朗川经验方）

【组成】紫苏梗 4.5 g，厚朴 3 g，清半夏 9 g，陈皮 6 g，砂仁（后入）3 g，丁香（后入）5 g，柿蒂 9 g，生姜 3 片。

【功效】理气化痰，温中降逆。

【主治】妊娠恶阻痰湿中阻证。症见脘闷食少口淡，呕吐痰涎，舌质淡，苔白或白腻，脉滑。

【方解】方以半夏止呕化痰，厚朴降气除满，紫苏、陈皮、砂仁宽中理气，丁香、柿蒂、生姜温中降逆。

【加减】如胃寒呕吐明显，加伏龙肝 30 g，刀豆 9 g；兼脾虚者，加白术 9 g；挟肝郁者，加青皮 6 g，川楝子 9 g。

【病例】杨××，女，22 岁，已婚，妊娠将近 2 个月。近日来脘闷恶心呕吐，以晨间为甚，有时呕出痰涎，口淡食少喜热饮，神疲肢怠，二便正常。舌质淡有齿印，苔白稍腻，脉缓滑无力。拟以脾胃虚弱，痰涎中阻。治宜理气化痰，温胃降逆。用恶阻甲方去厚朴之耗气破泄，以豆蔻易砂仁取行气而又温胃。服药 2 剂后，脘闷呕恶见减，已能知饥，苔白不腻。拟以上方加白术 9 g，续服 3 剂，药后脘闷已舒，呕吐已止，偶有恶心，知饥少食，继以健脾温胃，佐以和中化湿降逆，方用六君子汤加味续服 3 剂告愈。

恶阻乙方（孙朗川经验方）

【组成】竹茹 9 g，枳壳 6 g，陈皮 6 g，半夏 9 g，砂仁（后入）3 g，白芍 9 g，赭石（先煎）18 g，黄芩 9 g，柿蒂 9 g，左金丸（分送）4.5 g。

【功效】抑肝和胃，降逆止呕。

【主治】妊娠恶阻肝火犯胃证。临床表现为妊娠初期呕吐酸水或苦水，胸胁苦满。烦渴口苦，嗳气纳少，舌红苔微黄，脉弦滑等。

【方解】本方为黄连温胆汤、半夏泻心汤、左金丸三方加减组成。方以枳壳、陈皮、砂仁和胃理气；竹茹、半夏、柿蒂、赭石清热降逆止呕；黄芩、白芍苦降清热平肝；左金丸辛开苦降，调和肝胃。

【加减】呕吐明显者，用干竹茹加生姜 3 g，杵后去渣，再入药煎；呕甚津伤，舌红口干者，去砂仁，加北沙参、石斛各 12 g；肝气郁滞见症明显者，加青皮 6 g，川楝子 9 g。

【病例】陈××，女，25 岁，已婚，妊娠 2 个月。近 1 周头晕疲乏，脘闷胁胀厌食，食则呕吐，吐出酸物，口苦烦渴。舌质红，苔薄黄，脉弦滑。症属妊娠恶阻，系肝阳旺盛，胃失和降所致。治与苦辛通降、抑肝和胃法。方用恶阻乙方加李根皮 9 g。服药 2 剂，呕吐锐减，食欲转佳，脘胁胀闷较舒，口苦烦渴亦减。脉如旧，舌苔薄。治以上方去砂仁，黄芩减至 6 g，黄连用 3 g，又服 3 剂，诸症基本消失。

【按】方中赭石原为妊娠禁药，目下肝阳亢盛犯胃作呕，用之取其平肝镇逆，所谓"有故无殒，亦无殒也"。

安胃降逆汤（郭温润经验方）

【组成】姜半夏 6 g，陈皮 4.5 g，茯苓 9 g，姜黄连 2.1 g，吴茱萸 2.5 g，杭白芍 10 g，紫苏梗 6 g，广藿梗 6 g，芦根 6 g，厚朴 4.5 g，生姜 1 片，竹茹 4.5 g，伏龙肝 30 g。

【功效】化痰降逆，和胃止呕。

妇科国医圣手时方

【主治】妊娠恶阻。症见呕哕厌食，恶闻食气，晨起泛恶，食入即吐，或见食、水而吐，小便失禁，多现脱水，倦怠神疲。

妊娠恶阻方（黎天白经验方）

【组成】焦山药12 g，醋白芍2 g，法半夏11 g。

【功效】滋胃，平肝健脾，降逆。

【主治】妊娠恶阻。

【加减】偏热者，法半夏改清半夏，可加生地黄10 g、竹茹6 g、黄连10 g、紫苏叶10 g、麦冬10 g等；身体肥胖痰湿重者，法半夏改姜半夏，可加陈皮6 g、广藿香6 g、茯苓12 g等；脾胃虚弱者，可加党参10 g、生地黄10 g、麦冬10 g、玄参10 g、砂仁6 g，药引用生姜3片、大枣5枚或加白术10 g、焦三仙10 g等。

恶阻汤（刘寿春经验方）

【组成】党参10 g，麦冬10 g，云苓10 g，山药10 g，白术10 g，陈皮6 g，竹茹6 g，大枣5枚。

【功效】健脾和中，降逆止呕。

【主治】妊娠恶阻。

【加减】口干加北沙参；恶寒发热加紫苏叶、防风；咳嗽加款冬花；便秘加熟大黄；血虚体弱加熟地黄。

【方解】恶阻以脾胃虚弱，冲脉之气上逆者为多，故方中陈皮、竹茹调气和胃，降逆止呕；党参、山药、云苓、大枣健脾祛湿，养气养胎；竹茹、白术、麦冬能清热安胎。

【现代研究】用本方治疗妊娠恶阻6例。全部治愈，其中服2剂即愈者53例，3剂愈者5例，4剂愈者2例。

安胎汤（陈达夫经验方）

【组成】桑寄生30 g，杷叶15 g，制半夏10 g，竹茹10 g，砂仁8 g，白术10 g，党参30 g，生姜12 g，艾叶12 g，栀子15 g。

【功效】益气和胃，止呕安胎。

【主治】妊娠恶阻。症见呕吐，厌食，精神萎靡，面色苍白，倦懒，嗜睡，脉滑无力，苔白腻。

【加减】呕吐频，可用独参汤冲服，陈皮、竹茹煎剂；偏热加黄芩12 g；腹胀加紫苏梗10 g。

【现代研究】收治73例妊娠恶阻患者，全部7日内治愈出院。

加味六君子汤（龚志贤经验方）

【组成】南沙参15 g，炒白术12 g，茯苓12 g，法半夏10 g，干姜6 g，陈皮6 g，黄芩6 g，黄连3 g，生姜10 g，甘草3 g，伏龙肝（水浸渍后取清水煎药）60 g。

【功效】健脾和胃，镇逆止呕。

【主治】妊娠恶阻。一般见妊娠40～50日出现口渴，嗜酸，食欲不振，恶闻食臭，或食入即吐，胸腹胀闷，恶心呕吐，全身乏力，倦怠思睡等症，体弱。呕甚者可引起小产。舌质淡，苔白或白腻或微黄，脉象弦滑无力，或弦滑。如不及时治疗，往往在妊娠4个月以后才能停止呕吐，恢复食欲。

【方解】此方即六君子汤加味而成。南沙参、白术、茯苓、甘草为四君子汤，健脾养胃，甘温益气；茯苓、陈皮、半夏、甘草、生姜为二陈汤，燥湿化痰，理气和中；加黄芩、黄连以清肝热，干姜以温运中阳，伏龙肝以土培土，暖脾胃。全方共奏健脾和胃、镇逆止呕之功。

【加减】呕吐甚者，加竹茹10 g，广藿香10 g；黄连可用至6 g；平素体弱，食欲不振者，去南沙参，加党参12 g，黄连减为1.5 g。

【病例】王××，女，26岁。患者自诉结婚半年，停经40日，起初少许恶心，但症状加重1周，现见头晕眼花，身倦乏力，恶闻食臭，泛泛呕恶，清晨欲呕特甚，大便溏稀。查其脉六脉和缓，两头滑数，苔薄白质淡。诊为"妊娠恶阻"。投以健脾和胃之加味六君子汤，该方去南沙参、黄芩、生姜，加党参20 g，服用3剂后，诸症消失，食欲增加，改用炒白术、黄芩、当归、川芎、白芍、杜仲、断续服 4 剂，以益气血，补脾肾，固胎元，而善其后。

丁蔻理中汤（冯祖南经验方）

【组成】党参 10 g，炒白术 10 g，干姜 10 g，丁香 6 g，豆蔻 6 g，炙甘草 6 g，大枣 3 枚。

【功效】温中散寒，降逆止吐。

【主治】妊娠恶阻。

【病例】陆×，女，16 岁，工人。主诉：停经 72 日，恶心呕吐 1 个月余，加重半月。现病史：患者末次月经 1977 年 1 月 11 日，2 月下旬起纳食渐减，恶心呕吐，近半月来日益加剧，呕吐 8～12 次/d，呕吐物呈黄绿色黏液，其中一次见蛔虫 2 条。头晕胸闷，神疲乏力，时时欲睡，小便清、量少，大便溏结不稠。曾在某某医院治疗 10 余日，收效甚微。检查：舌质淡，苔白，脉象细而数，西医诊断：①妊娠呕吐；②葡萄胎待排除。中医辨证：脾胃虚寒、冲气上逆、胃失和降。治法：温中散寒，降逆和胃。拟丁蔻理中汤加藿香、半夏、陈皮，嘱煎汁少量频服，辅以补液。3 月 25 日下午二诊：今晨呕吐 2 次，涎唾甚多，仍觉胸闷；已有饥饿感，中午进稀饭不足一小碗，大便仍溏，脉象细滑。上方去陈皮，加山药 15 g，茯苓 9 g。嘱服 3 剂，继续补液。3 月 28 日三诊：药后未再呕吐，患者神色一新，病情大为好转，但仍觉脘闷不舒，夜寐不安，脉仍细滑。治法：培脾和胃，兼以安神。方药：太子参、炒白术、朱茯神各 9 g，木香、炙甘草、豆蔻壳各 3 g，干姜 2 g，法半夏 4.5 g，山药 15 g，朱茯神 9 g，酸枣仁 6 g，大枣 6 枚。嘱其停止补液，服 5 剂后，一般恢复正常。

温胆和胃汤（夏问心经验方）

【组成】姜半夏 15 g，茯苓 20 g，橘白 10 g，甘草 3 g，芦根 10 g，白芍 30 g，竹茹 10 g，黄芩 10 g，白术 10 g。

【功效】安胎止呕。

【主治】恶阻不已，呕吐苦水、血水，脉象滑数，舌红苔黄。

妊娠呕吐方（孙一民经验方）

【组成】扁豆衣 9 g，扁豆花 9 g，砂仁壳 6 g，豆蔻壳 6 g，吴茱萸 1 g，黄连 2 g，紫苏叶 3 g，广藿梗 6 g，陈皮 9 g，姜竹茹 6 g，建曲 9 g，谷芽 9 g，伏龙肝 30～60 g。或饭锅巴 60 g。

【功效】和胃止呕，助消化。

【主治】妊娠呕吐。症见妊娠早期，呕吐频作，脉滑，舌苔白。

【方解】妊娠呕吐为胃气上逆所致，轻者不必服药，若呕吐频作反应较甚者，则会影响母体健康及胎儿正常发育。治疗应和胃降逆，助消化止呕。方中扁豆衣、扁豆花、陈皮、广藿梗和中止呕；砂仁壳、豆蔻壳、紫苏叶安胎止呕；竹茹清胃止呕。吴茱萸、黄连一清一温，能泄肝和胃止呕；建曲、谷芽健胃助消化，合用和中安胎止呕。

【病例】郭××，女，33 岁。呕恶不食，头晕，目眩，周身无力，倦怠懒言。苔薄白，脉缓滑无力。此乃胃气不降，冲任之气上逆所致。治宜健脾和中，调气降逆，安胎。扁豆衣、扁豆花各 9 g，砂仁壳 6 g，陈皮、佩兰各 9 g，紫苏叶 3 g，竹茹 6 g，旋覆花（布包）、赭石（布包）、建曲各 9 g，谷芽 15 g，焦鸡内金 9 g。二诊：服上方 3 剂，呕吐减轻，已能少量进食，口干，睡眠不宁。治守原意。原方去旋覆花、赭石，加石斛、茯神各 9 g。三诊：服药 3 剂，诸症继减，呕吐渐轻，进食增加，头晕，睡眠差。治从原意出入。四诊：服上方 3 剂，呕吐止，诸症均愈，继服原方 2 剂，以巩固疗效，经随访未再复发。

生姜鸡肉汤（吴光烈经验方）

【组成】生姜（带皮，切片）60 g，伏龙肝（煎取澄清液，备用）60 g，童鸡（雌雄均可）1 只。

【功效】主补脾温胃，降逆止呕，益气生血。

妇科国医圣手时方

【主治】妊娠恶阻。

【方解】方中生姜性味辛温，系土中之根，秉地火之味而根于根，且因其味较胜，能化浊、降逆，故孙真人视为呕家之圣药。伏龙肝久经火炼，土味之甘已转为辛，土气之和已转为温，故其性味辛温，万物非土不生，人身五脏六腑非脾胃不养。本品能补脾胃，且能护胎。鸡肉甘温补脾缓胃、扶羸益气，三者合用，有补脾温胃、降逆止呕、益气生血之功，不但恶阻能平且体质也随之增强。

【现代研究】治疗 205 例，其中服药 1～2 剂见效者 87 例，3～4 剂见效者 112 例，4 剂后未见效者 6 例。有效率为 97％。

藿香二陈汤（宋光济经验方）

【组成】广藿香 9 g，陈皮 6 g，半夏 6 g，紫苏梗 6 g，砂仁 3 g。

【功效】健脾和胃，化生气血，滋肾固腰。

【主治】妊娠恶阻。症见胸闷痰多，恶心呕吐，神疲乏力，脉弦滑，苔薄腻。

【方解】方中藿香梗醒脾和胃；陈皮、半夏顺气和胃，降逆调冲；砂仁、紫苏梗顺气安胎；诸药合用，共奏健脾和胃，化生气血，滋肾固腰，充养冲任之效。

【病例】陈××，女，28 岁，1978 年 11 月 29 日初诊。早孕 50 日，恶心呕吐甚剧，头晕乏力，胃纳欠佳，腰酸腿软，形寒便坚，脉细滑，苔薄。方用藿香二陈汤加党参、白术、续断、桑寄生各 9 g，姜黄连 1.5 g。服药 5 剂，呕恶已减，腰酸腿软已瘥，纳有进步，腑气尚滞，脉细滑，苔薄黄。原方去广藿香、半夏、陈皮，加生地黄、瓜蒌子各 12 g，继服 5 剂而愈。

山萸乌梅汤（杨仲书经验方）

【组成】山茱萸 10 g，乌梅 10 g，山药 10 g，麦冬 10 g，天冬 10 g，炒杜仲 10 g，炒阿胶 10 g，菟丝子 6 g，炒砂仁 6 g。

【功效】酸收，滋阴，养血，补肾，安

胎气。

【主治】妊娠恶阻。症见妊娠后恶心，呕吐清水或酸、苦水，不思饮食，腰、腹疼痛，头昏、四肢乏力等。

【加减】伴咳嗽者，加五味子；咯血者，加生地黄、藕节；脾胃虚弱者，加焦白术；有明显热象者，加黄芩。

【病例】刘××，女，22 岁。婚后半年，停药 3 个月，反复呕吐食物及清水，早晨呕恶尤甚，头昏目眩，不思饮食，倦怠，时觉腰痛腹痛。经输液，西药治疗 3 日，恶心呕吐不止，而改用中药治疗。诊见面容消瘦少华，眼窝凹陷，唇淡而干，舌质淡红、苔薄白、中心微黄，脉细滑。即处以山萸乌梅汤原方，服 1 剂后诸症减，3 剂后诸症悉除而出院。

和胃止呕饮（王耀庭经验方）

【组成】广藿香 12 g，陈皮 12 g，竹茹 9 g，枇杷叶 9 g，生姜 3 g。

【功效】安胃和中，降逆止呕。

【主治】妊娠恶阻。症见恶心呕吐，口渴思凉，心烦便燥。

孕吐调冲汤（赵棣华经验方）

【组成】党参 30 g，茯苓 15 g，白术 15 g，甘草 6 g，半夏 15 g，陈皮 8 g，香附 12 g，豆蔻 12 g，生姜 6 g，大枣 12 g，柴胡 12 g，黄芩 10 g，白芍 15 g，牡蛎 30 g。

【功效】健脾化痰，疏肝理气，降逆止呕。

【主治】孕吐恶阻。证分三证，各证的共同主症，都有恶心呕吐，胸腹闷胀，头晕，心悸，气短，厌食，选食，疲乏，思睡等。胃虚证伴有呕吐，厌食更甚，食入即吐；肝郁证伴有。呕吐苦水，胁痛，面色苍暗；痰滞证伴有呕吐痰涎。

【方解】本方为香砂六君子汤和小柴胡汤变通后加白芍、牡蛎而成。香砂六君之总和，有补中益气，健脾除湿，降逆止呕，温中化痰，疏肝理气之效；小柴胡汤可使"上焦得通、津液得下，胃气因和"；白芍、牡蛎敛阴潜阳镇吐。诸药相伍，孕吐可平。

【病例】赵××，女，29岁。恶心呕吐10余日，逐渐加重，食入即吐，时吐苦水，伴心悸，气短，头晕，不能起床，脉略弦，苔白微黄，尿液试验阳性；诊断为早孕、孕吐，胃虚肝郁证。服上方剂，可少量进食而不吐；又服2剂，诸症若失。

第二节 先兆流产

寿胎四君汤（罗元恺经验方）

【组成】菟丝子25～31 g，续断16 g，桑寄生16 g，阿胶13 g，党参25～31 g，白术16～25 g，荆芥炭9 g。

【功效】补肾健脾，益气养血。

【主治】先兆流产和习惯性流产肾脾两虚证，症见阴道流血，腹痛，下坠感，腰痛等。

【方解】方中菟丝子补肾安胎，其多脂味辛，阴中有阳，守而能走。党参补气健脾而不燥，养血而不滋腻，能鼓舞清阳，振动中气而无刚燥之弊。阿胶、桑寄生滋肾安胎。诸药共奏补肾健脾，益气养血。

【加减】气虚甚者，加黄芪16～25 g；体寒者，加陈艾叶9～16 g；血虚者，加何首乌25 g，熟地黄19 g；气滞恶心呕吐者，加砂仁（后下）4.5 g，或陈皮6 g；有热者，加黄芩9 g，或女贞子、墨旱莲各16 g；腰痛甚者，加狗脊16～25 g；腰痛明显者，加白芍13 g，甘草6 g。

【用方经验】患者腹痛较剧而持续不止及下血过多或患者体弱有病都属难免流产，则应及早助其排出，以免流血过长过多，反而影响母体。习惯性流产由于流产3次以上，不仅肾气不固，且损伤气血，须在下次妊娠前服此方调理，使身体健壮后，始再受孕，可免再出现先兆流产或流产之弊。

【病例】黄××，女，32岁，文艺人员。主诉：停经2个多月，月经过期20多日时曾作小便青蛙试验阳性，现阴道有少量流血5日，色鲜红。腹隐痛及下坠感，腰微酸，1年前曾自然流产2次，后未生育。患者形体消瘦，平时头晕腰酸，本次孕后有轻度妊娠反应，且感疲倦，近来未注意休息，几日前出现流血，舌色稍淡，尖边稍红，脉细滑略弦。诊断：先兆流产（肾阴不足兼有肝经虚热证）。治则：滋肾健脾，益气安胎，佐以养肝清热止血。方用寿胎四君汤去白术加墨旱莲、女贞子各16 g，熟地黄19 g，白芍9 g，甘草6 g。服3剂后，阴道流血及腹痛已逐渐停止，但仍有腰酸及大便干结，后按上方去荆芥炭、白芍，改用桑椹、肉苁蓉各16 g，服4剂后诸症消失，舌脉亦正常。后按2诊方去墨旱莲，加山药16 g，续服6剂。俟后每周服药3剂，以兹巩固，至妊娠5个月后停药，后足月顺产一男孩。

滋肾育胎丸（罗元恺经验方）

【组成】续断10 g，白术10 g，阿胶10 g，鹿角霜10 g，杜仲10 g，枸杞子10 g，巴戟10 g，何首乌10 g，艾叶10 g，桑寄生10 g，砂仁6 g，吉林参10 g，菟丝子10 g，党参10 g，熟地黄10 g。

【功效】补肾健脾，养血培元，固气安胎。

【主治】防治先兆流产和习惯性流产，并可治肾虚不孕。

【方解】本方所治系脾肾两虚而致。肾主系胞，为冲任之本，肾虚冲任失固，蓄以养胎之血下泄，故阴道流血，色淡质稀；肾虚胎元不固，有欲堕之势，故腰酸腹痛下堕，或屡孕屡堕；肾虚髓海不足，外窍失养，则头晕耳鸣；肾虚阳亏，膀胱失其温煦，故夜尿数多。余候均为肾虚阳亏血弱之象。治宜补肾益脾，养血安胎。方中重用菟丝子，并率巴戟天、鹿角霜、续断、杜仲、桑寄生补

妇科国医圣手时方

肾气，温肾阳，固胎元；大量熟地黄，且率阿胶、何首乌、枸杞子补肾阴，益精血，养胎元；党参配白术，健脾气，资化源，安胎气，既益气助阳，又益气生血。三组药物配伍，脾肾同治，阴阳双补，使肾阳充足，精血旺盛，而能固胎育胎。艾叶止血安胎；少量砂仁，和胃安胎，其行气之功又可使诸补益之品补而不滞，滋而不腻。全方用药虽多，但多而不乱，共奏补肾健脾，养血安胎之效。

【临床应用】①辨证要点：孕后阴道流血，色淡质稀，或腰酸腹痛下坠，或屡孕屡堕，头晕耳鸣，神疲肢冷，舌淡苔白，脉沉无力。②临证加减：若阴道流血量多，加山茱萸、地榆炭以固冲止血；腹痛下坠明显，加黄芪、升麻益气升提。③适用范围：胎漏、胎动不安、滑胎、不孕症等；先兆流产、习惯性流产、流产后不孕等，证属肾阳虚者。④临床禁忌：实证忌服。

【注意事项】忌食萝卜、薏苡仁、绿豆、冷水等，须卧床休息。

滋肾安胎饮（罗颂平经验方）

【组成】菟丝子25 g，续断15 g，桑寄生15 g，阿胶（烊服）12 g，墨旱莲15 g，女贞子15 g，小白芍10 g，生甘草5 g，荆芥炭6 g。

【功效】滋肾健脾，益气安胎。

【主治】先兆流产肾阴不足兼有肝经虚热。症见阴道有少量流血，色鲜红，腹隐痛及下坠感，腰微酸；形体稍瘦，常有头晕腰酸，舌色稍淡，但尖边较红，脉细滑略弦。

【方解】生殖之精主要在于肾气充盛，肾气盛则冲任固，自无胎漏、胎动不安之虞。安胎的基本原则，重在补肾以固冲任。方中以菟丝子为君，可平补肾阴肾阳，它补而不燥，滋而不腻，为安胎之首选药物；寄生、续断、阿胶有补肾安胎养血止血之功。二至丸以清虚热，荆芥炭以止血，为臣佐之品，甘草调和诸药。

清热养阴汤（韩百灵经验方）

【组成】生地黄9 g，黄芩9 g，地骨皮9 g，知母9 g，麦冬9 g，白芍9 g，杜仲9 g，阿胶9 g，续断9 g，桑寄生9 g。

【功效】清热养阴安胎。

【主治】胎漏中属血热者。症见经常眩晕不安，心烦，发热，口苦咽干，喜冷饮，大便秘，小便赤，甚至腰腹坠痛，阴道流血而胎欲堕者。

【加减】流血多者，加地榆10 g；血虚热者，去黄芩，加龟甲10 g。

益气养血汤（韩百灵经验方）

【组成】人参9 g，黄芪9 g，升麻6 g，山药9 g，白术9 g，杜仲9 g，续断9 g，桑寄生9 g，熟地黄9 g，当归6 g，艾叶6 g，阿胶（烊冲）10 g，甘草6 g。

【功效】益气补血，固肾安胎。

【主治】胎漏中属气血两虚者。症见头眩气短，动则汗出，心悸，神疲倦怠甚至腰酸腹痛，小腹坠胀，阴道流血等。

【加减】流血多者，加炒地榆10 g，海螵蛸10 g等。

【方解】方中菟丝子、桑寄生、续断、阿胶为寿胎儿，其中菟丝子补肾养精；桑寄生、续断固肾系胎止痛；阿胶滋阴养血止血；当归补血活血，因其走而不守，如血多可去而不用；熟地黄、白芍滋阴养血填其虚；杜仲补肾安胎；白术健脾渊中益气，助生化之源。诸药同用补气又养血，固肾而安胎，胎元内有载养，胎气安和，自无漏血之患。

清热安胎饮（刘奉五经验方）

【组成】山药15 g，石莲子9 g，黄芩9 g，黄连3 g，椿皮9 g，侧柏叶炭9 g，阿胶（烊化）15 g。

【功效】清热凉血，养血安胎。

【主治】胎漏、胎动不安证属实热者。症见妊娠期阴道少量流血，血色深红或鲜红，或腰酸腹痛，胎动下坠，面赤心烦，或伴头痛发热，咽干口渴，溲黄便干，舌红苔黄，脉滑数。

【加减】出血量多者，加贯众炭10 g，棕楄炭 10 g、生地黄 10 g、墨旱莲 10 g。肝郁血热者，酌加炒柴胡 10 g、焦栀 10 g、白芍 10 g、炒川楝子 10 g、生地黄 10 g；外感热邪为患，加金银花 12 g、连翘 6 g、桑叶 10 g、淡竹叶 10 g。

【方解】方中以苦寒清肃之黄芩、黄连、石莲子清泄邪热。血液离经，犹长波之决，塞流堵漏势在必行，故以苦涩性凉之椿皮、侧柏叶凉血止血，其侧柏叶炒炭后尤能收敛止血。胎赖血以养，血去则胎失所养，故以阿胶、山药补益既伤之气血而"复旧"。刘奉五认为阿胶甘而微寒，其性黏腻，除有清热凉血，益阴安胎之用外，还能凝固血络而善于止血，可收标本同治之功。

【注意事项】气血亏虚或肾虚不固之胎漏、胎动不安者忌用。

【用方经验】先兆流产，属中医学"胎漏"或"胎动不安"范畴。刘奉五认为胎漏、胎动多因肾气不足或脾胃虚弱，血热伤胎而致，临床常可见身热，喜冷饮，食少，尿黄便干，小腹坠胀痛，腰酸痛，阴道出血色鲜红；舌质红，脉弦滑稍数。治当健脾清热，凉血安胎，方用经验方清热安胎饮。《本草备要》中曾说过白术、黄芩为安胎妙药。因为白术能健脾，脾健则能统血；黄芩苦寒能清胎热。在实践中刘老医生体会白术偏于温燥，而妊娠又多阴虚血热，所以用山药代替白术，取其味甘性平、健脾补肾，补而不热；石莲子，性味微苦寒，能健脾补肾，滋养阴液；黄芩、黄连清热安胎；椿皮味苦涩寒，收涩止血；侧柏叶苦涩微寒凉血止血，炒炭后又能收敛止血；阿胶本属甘平，刘老医生体会该药甘而微寒，有清热凉血，益阴安胎之功，又由于阿胶性黏腻，能凝固血络善于止血，对妊娠患者既可安胎又可定痛。古人曾用胶艾汤治疗妊娠下血，因为艾叶偏温弃而不用，代之以芩、连清胎热而安胎。总之本方健脾补肾。补而不热，清热而不伤正，收涩止血而安胎。

胎动不安方（王渭川经验方）

【组成】潞党参 30 g，白术 10 g，茯神

12 g，桑寄生 20 g，菟丝子 10 g，阿胶 10 g，半夏 10 g，厚朴 6 g，仙鹤草 10 g，制香附 10 g，杜仲 10 g，焦艾叶 10 g，生黄芪 60 g，广藿香 6 g，炒升麻 20 g。

【功效】益气化痰，止血安胎。

【主治】气虚痰滞，胞宫失调所致的胎动不安。症见腹胀痛或坠痛，下血，眩晕气紧，苔薄腻，脉濡滑。

【病例】梁××，女，32 岁，1970 年 1 月 15 日初诊。妊娠近 7 个月，因下火车提箱过桥，回家后忽觉腹痛坠，胎动不安，腹胀痛下血。体形肥胖，眩晕气紧。平时多痰，纳差，味苦，苔薄腻，脉濡滑。辨证属气虚痰滞，胞宫失调所致，上方每日 1 剂，连服 7 剂。1 月 22 日二诊，服药后腹部无冲动感，无下坠感，流血止，腹已不痛。饮食仍差，精力不足，动则心累，咳嗽痰稠，胸痞睡眠尚好，在上方基础上，去止血药，加橘红、百部等化痰药，再服 14 剂停药后，至 3 月 28 日，平安产一女。

健脾固肾安胎方（王渭川经验方）

【组成】潞党参 60 g，生黄芪 60 g，仙鹤草 60 g，炒白术 9 g，阿胶珠 9 g，地榆炭 9 g，桑寄生 15 g，菟丝子 15 g，五味子 12 g，血余炭 12 g，煅牡蛎 24 g，

【功效】健脾固肾，止血安胎。

【主治】先兆流产脾肾亏虚者。症见妊娠期间，阴道少量流血，色淡暗，腰酸，腹痛，下坠，头晕目眩，纳少，脘腹胀满，夜尿多，或屡孕屡堕，舌淡暗，苔薄白腻，脉沉细滑无力尺脉弱。

【加减】若脾虚夹痰浊，症见胸闷泛恶，呕吐痰涎，舌淡苔厚腻，脉缓滑，加瓜蒌 10 g，紫苏叶 6 g，橘红 10 g 以宽胸理气，化痰止呕。

【方解】药以党参、黄芪、仙鹤草为君，补肾健脾，益气安胎，臣以桑寄生、菟丝子、阿胶珠、白术补肾健脾化湿，益气安胎，佐以五味子益气生津，地榆炭、血余炭、煅牡蛎收敛化瘀，凉血止血。

胎动不安方（王渭川经验方）

【组成】潞党参30 g，白术10 g，茯神12 g，桑寄生20 g，菟丝子10 g，阿胶10 g，京半夏10 g，仙鹤草10 g，制香附10 g，杜仲10 g，焦艾叶10 g，厚朴6 g，生黄芪60 g，广藿香6 g。

【功效】益气化痰，止血安胎。

【主治】用于气虚痰滞，胞宫失调的胎动不安。症见平时多痰，纳差，味苦，脉濡滑，苔薄腻。

【加减】血虚甚者，加阿胶10 g以养血补血；胃气虚弱者，加六神曲10 g、茯苓10 g以益气健脾。

【方解】药以黄芪、党参为君，补肾健脾，益气安胎，臣以桑寄生、菟丝子、阿胶、仙鹤草、杜仲、焦艾叶补益肝肾，补虚安胎，佐以白术健脾化痰，安胎，茯神宁心安神，半夏燥湿化痰，香附、厚朴理气宽胸，广藿香芳香化湿，健脾和中。

止漏安胎方（卢国治经验方）

【组成】全当归13 g，生白芍13 g，焦栀子10 g，炒黄芩8 g，制香附10 g，阿胶10 g，细生地黄13 g，仙鹤草16 g，醋柴胡8 g，侧柏叶炭10 g，续断16 g，牡丹皮10 g，生甘草4 g。

【功效】养血，止漏安胎，疏肝清热。

【主治】胎漏，肝经郁热证。症见头昏目眩，面红潮热，口干欲饮，心中烦躁。五心灼热，后腰酸痛；大便秘结，小便色黄；胎漏下血，量多色紫等。舌淡红，苔黄薄，脉弦细小数。

【方解】方中全当归、生白芍、阿胶、续断，能够养血，填补肝肾，稳固胎元，以防流产，故为主药；细生地黄、仙鹤草、焦栀子、牡丹皮、炒黄芩、侧柏叶炭，凉血清热，止漏为辅；醋柴胡、制香附，疏肝解郁，条达肝气为佐；生甘草，调和诸药为使药。

【加减】伴有胁腹痛者，加川楝子10 g，炒青皮8 g。胎漏量多，有堕胎之势者，去醋柴胡，加棕榈炭13 g，芥穗炭6 g；腰痛者，加焦杜仲、何首乌各16 g。大便干燥，小腹胀痛者，加火麻仁16 g。服药后，郁热得解，胎漏消失，以逍遥散疏肝补血治之。

补血益气安胎汤（卢国治经验方）

【组成】当归身16 g，大熟地黄3 g，炒白芍13 g，焦杜仲16 g，大党参8 g，白术（土炒）10 g，桑寄生13 g，续断13 g，阿胶10 g，艾叶炭5 g，生甘草4 g，制香附10 g，生黄芪16 g。

【功效】补血益气，安胎止漏。

【主治】胎漏，气血两虚证。症见素体虚弱，面色苍白，头昏目眩，四肢困倦，不思饮食；胎动不安，小腹及后腰疼痛似临产之势，阴道下血，色淡，涓滴不止等。舌淡，苔灰薄，脉沉细小。

【方解】方中以大党参、土炒白术、生黄芪，补中益气，以增强摄血系胎之力；当归身、炒白芍、大熟地黄、真阿胶，滋阴养血，补充冲任之血而养胎元；七味同用，则气血双补为主；桑寄生、续断、焦杜仲，补养肝肾，加固冲任，以安胎为辅；制香附调理血气，以防补虚之滞；艾叶炭，止漏为佐；生甘草，调和诸药为使。

【加减】头目昏眩，心烦，骨蒸者，去大党参，加地骨皮10 g，鲜青蒿8 g。自汗不止者，加浮小麦20 g，煅牡蛎16 g。失眠入睡多梦者，加血丹参13 g，远志、柏子仁各10 g。气喘心悸者，加麦冬10 g，五味子8 g。

补肾健脾安胎方（卢国治经验方）

【组成】菟丝子20 g，大党参10 g，白术（土炒）10 g，续断13 g，焦杜仲16 g，桑寄生13 g，生黄芪10 g，阿胶10 g，砂仁8 g，云茯苓10 g，全当归13 g，大熟地黄13 g，艾叶炭6 g，生甘草4 g。

【功效】补肾健脾，安胎止漏。

【主治】胎漏脾肾双虚证。症见头昏身困，四肢清冷，消化不良，腰痛酸困疼痛；胎漏下血，色淡清稀等。舌淡，苔白薄稍滑。

脉沉细迟缓，两尺尤弱。

【方解】本方以寿胎丸、香砂六君子汤、当归补血汤三方加减变化而来。即可起到脾肾双补，气血来复，血止胎安之目的。方中菟丝子、焦杜仲、桑寄生、续断，补养肝肾，以加固冲任而系胎为主；大党参、炒白术、砂仁、云苓，健补中气，增补脾胃纳运功能，以生气血而护胎为辅；全当归、生黄芪，益气补血；大熟地黄、阿胶、艾叶炭，滋肾益血，止漏安胎为佐；生甘草，调和诸药为使药。

【加减】偏于肾虚腰痛者，去云苓、大党参，加补骨脂、枸杞子各 13 g。偏于脾虚中气不足者，去大熟地黄，加山药 13 g。小腹不温胀痛者，去云苓，加小茴香 8 g。大便稀溏尿频者，加益智 16 g，白果 13 g，乌梅 6 g。

【用方经验】服药胎漏已止，自觉症状缓解，可将上方 3 剂的量，共为极细末，加蜂蜜 10 g，炼为丸。温开水送服，每次 1 丸，每日 3 次。以护胎元。

安胎饮（徐志华经验方）

【组成】太子参 10 g，黄芪 10 g，当归 10 g，白芍 10 g，生地黄 10 g，白术 10 g，杜仲 10 g，续断 10 g，桑寄生 10 g，菟丝子 10 g，苎麻根 10 g。

【功效】补肾健脾。

【主治】先兆流产或习惯性流产。

【方解】本方用参芪、归芍、生地黄以补气血；杜仲、桑寄生、续断、菟丝子以补肾；白术、黄芩以安胎。由于习惯性流产是肾虚、气血不足所致，靠药物补虚非一时之功，故确诊怀孕之日起即应服安胎饮防治。

【病例】张××，女，38 岁。自然流产 3 胎，现停经 70 日，阴道流血 13 日就诊。妇科检查：子宫颈口未开，子宫体大小符合停经月份。妊娠试验阳性。诊断：先兆流产。其阴道流血量少色红无块，腰酸楚，下腹坠痛，晨吐纳差，舌质淡红，苔薄白，脉细数。拟补益气血，固肾安胎施治。煎服安胎饮，卧床休息。经治 1 个月出院。足月分娩一男婴。

固肾安胎饮（徐志华经验方）

【组成】桑寄生 9 g，当归 9 g，白芍 9 g，续断 9 g，苎麻根 12 g，杜仲 9 g，阿胶 9 g，炒祈艾 3 g，菟丝子 9 g，甘草 4.5 g，生地黄 12 g，生黄芪 12 g，党参 12 g

【功效】补气益血，固肾安胎。

【主治】脾肾不足之胎漏、胎动不安。症见妊娠早期阴道少量流血，色淡红质清稀，或黯如黑豆汁，腰腹酸痛，头晕耳鸣，体倦食少，心悸气短，小便频数，舌淡苔白，脉沉滑无力。

【加减】偏肾阴虚而见潮热、盗汗、心烦者，去祈艾 10 g，加墨旱莲 10 g、知母 10 g 以养阴清热；兼气滞胸闷恶心者，加砂仁 6 g、紫苏叶 10 g 以行滞安胎。

【方解】方中桑寄生、菟丝子、杜仲、续断补益肾气，固任安胎；黄芪、党参健脾补气，一则补气以载胎，二则补后天以资先天；当归、地黄、白芍养血和营以养胎；阿胶补血止漏安胎；祈艾、苎麻根收敛止血；甘草补中和药。诸药合用，重在补益肾气，固任安胎，兼以补脾养血，共奏补脾肾，固冲任，安胎元之效。

【注意事项】瘀热内结或血热所致之胎漏、胎动，均不宜使用本方。

【用方经验】使用本方的辨证要点是：孕后阴道少量出血，腰酸耳鸣，气短体倦，舌淡苔白，脉沉滑无力。本方可用治先兆流产、习惯性流产属于脾肾不足，冲任不固者。

安胎汤（尤昭玲经验方）

【组成】西党参 10 g，生黄芪 10 g，桑寄生 10 g，山茱萸 10 g，白术 10 g，紫苏梗 10 g，陈皮 6 g，大枣 6 g，苎麻根 12 g。

【功效】健脾补肾安胎。

【主治】脾肾两虚证。

【加减】口渴、心烦、夜眠欠安、舌红者，加栀子、黄芩、莲子心等；便秘者，加菟丝子 15 g；少量阴道出血无腹痛腰酸等不适者，加山药 20 g，莲子 20 g，阿胶 10 g 以健

妇科国医圣手时方

脾固胎，腹痛者，加白芍 10 g；若见出血伴腹胀，可选西洋参 6 g、黄芪 12 g、白术 10 g、山药 10 g 等；若见出血伴腰酸痛，可选菟丝子 10 g、苎麻根 10 g、金樱子 10 g、续断 10 g、桑寄生 10 g、山茱萸 10 g 等；若出血伴心烦、口苦、口干，可选钩藤 6 g、酸枣仁 10 g 等。

【方解】西党参补中益气，健脾益肺，既能补气，又能补血，亦有补气生津的作用，健运脾气以速生津血助膜载胎、固胎，为君药。黄芪甘温，温中健脾，益气升提助西党健脾摄胎、纳胎、载胎为臣药。白术健脾益气，燥湿利水，止汗，安胎，山药味甘、性平，归肺、脾、肾经，补脾胃、益肺肾。紫苏梗辛，温，理气宽中，止痛，安胎，用于胸膈痞闷，胃脘疼痛，嗳气呕吐，胎动不安。陈皮辛、苦、温，辛能醒脾，苦能健脾，温能养脾，具理气降逆、调中开胃、燥湿化痰之功，共助西党参、黄芪健脾益气安胎。桑寄生，其味苦甘，其气平和，不寒不热，能养血安胎气，补肾固胎。苎麻根味甘性凉，既能止血，又能清热安胎，历来视为安胎之要药。凡胎热不安、胎漏下血证用之多有良效。山茱萸酸、涩、微温，归肝、肾经。补益肝肾，涩精固脱。三药共用佐助健脾之药补肾固胎。大枣甘、温，归脾、胃经，补中益气，养血安神，为引经之药。

【注意事项】安胎谨记勿用大寒、大热、滋腻、淡渗之品，忌食辛辣发散碍胎之物。

【现代研究】现代药理研究证明白术具有抑制子宫收缩的作用。安胎汤在 IVF-ET 的移植后期，即移植后 1～12 日应用，起到滋补肾精，助膜长养功效，最大限度的减少因抽吸卵泡，导致颗粒细胞的过多丢失，颗粒黄体细胞数减少，对黄体的生成的影响，提高孕激素、HCG 水平，以加速子宫内膜长养，使之尽可能与种植胚胎发育同步，以提高胚胎种植率。

【用方经验】该方多用于预防及治疗妊娠后出现下腹及腰骶部酸痛、阴道少量出血等胎漏、胎动不安等先兆流产。对 IVF-ET 胚胎的种植，有很好的作用。确认妊娠后（继续）服药至 B 超看到胎儿心率时酌情停药。

以怀孕为目的前来就诊的多囊卵巢综合征患者，在排卵后即（黄体期）也可运用此方调理。除此之外，各类不孕患者倘若当月有生育要求，那么排卵之后皆可应用此方加减，助膜长养，既可避免早早孕期间因误诊误治伤胎，也可为受精卵着床打下良好的基础，起到调经安胎一举两得之用。

养血清热方（朱小南经验方）

【组成】当归身 6 g，生地黄 6 g，白芍 6 g，陈皮 6 g，紫苏梗 6 g，黄芩 6 g，香附 3 g，焦栀子 3 g，炒阿胶 3 g，藕节炭 3 g。

【功效】健脾养血，清热安胎。

【主治】素有脾虚，热邪直犯冲任、胞宫，内绕胎元，胎元不固，所致胎漏。

【加减】气血虚弱者，加白术、茯苓、黄芪以补气健脾。

【方解】当归、生地黄、白芍补血养血，陈皮、紫苏梗、香附，理气健脾宽中，黄芩、栀子、藕节清热凉血止血，阿胶补血。

【注意事项】虚寒证慎用。

【用方经验】胎漏症，古人很重视，因为有关母胎健康。《妇人大全良方》曰："妊娠经水时下，此由冲任气虚，不能约制……名曰胎漏，血尽则毙矣。"又曰："妊娠下血，因冷热不调，七情失宜，气血不和所致。若伤于胎，则痛而下血，甚则胎坠矣。"本方在胶艾汤的基础上，去艾叶，加用一系列清热凉血的药物，对脾虚有热证胎漏有一定的疗效。

【病例】王×，20 岁，已婚，教师。初诊：1956 年 8 月 21 日。患者陈述 2 个月前曾小产，流血甚多，身体尚未复原，最近怀孕又见红 3 次。近日头眩心烦，内热口干，胸闷不舒，腰酸，并有畏寒身热之象，按其脉为细滑，舌质绛而苔薄黄。流红，色鲜红，量不多。证属血虚内热所致胎漏，素体虚弱，冲任不固，除用药调治，外复应诸事谨慎，方能保全胞胎。治拟健脾养血、清热安胎法。用上方加减服 4 剂后，漏红已停，寒热已退，饮食亦逐渐恢复正常。复诊：11 月 1 日。面色萎黄，精神疲怠，今晨又复漏红，腰背酸痛，小腹并有隐痛。按其腹，摸得胎儿如 4 个月大，问感觉稍动否？回曰："尚觉能动。"切脉滑而无力，舌苔薄白。追询问其有否受寒？答："昨晚曾同房，今晨又红，血量尚少。"病因与上次不同，盖由房帏不慎，复受寒冷，冲任受损，引起胎元不固。治用温中健脾，固肾安胎法。陈艾炭 6 g，炒阿胶 9 g，黄芪 9 g，焦白术 6 g，仙鹤草 9 g，炮姜炭 2.4 g，白芍 6 g，大熟地黄 9 g，苎麻根 9 g，杜仲 9 g，炙甘草 2.4 g，服 2 剂，腹部不再隐痛，漏红亦止，经调理后，诸症次第就愈。本例患者，冲任受损后尚未复原，一月余又告怀孕，结胎不实，血虚热，遂 1 个月而流红 3 次，处方以养血清热为治，出血止。隔 2 个月余，复由房帏不慎，损伤胎气，因而见红，用胶艾汤（《金匮要略》方：地黄、川芎、阿胶、甘草、艾叶、当归、芍药）加减，因受寒气，加炮姜炭，复用杜仲、苎麻根以助系胞之力。至于归、芎为血中阳药，能动血，所以减去未用。怀孕后而有小产史者，以暂时禁欲最为上乘，张景岳曰："凡受胎之后，极宜节欲，以防泛溢，而少年纵情，罔知忌惮……必由纵欲不节，致伤母气而坠者为尤多也。"

保胎方（许润三经验方）

【组成】菟丝子 30 g，桑寄生 20 g，续断 10 g，阿胶（烊冲）10 g，党参 15 g，山药 30 g，生白芍 15 g，甘草 10 g。

【功效】补肾养血，固冲安胎。

【主治】先兆流产、习惯流产。症见妊娠期间，阴道少量流血，色淡暗，腰酸，腹痛，下坠，头晕目眩，夜尿多，或屡孕屡堕，舌淡暗，苔白，脉沉细滑尺脉弱。

【加减】出血稍多者，加荆芥炭 10 g；恶心呕吐者，加砂仁 4 g，半夏 10 g；便秘者，加制何首乌、桑椹各 15 g。

【方解】药以菟丝子、桑寄生、续断、阿胶补肾健脾，益气安胎，党参健脾益气，山药补肾养阴，白芍养血敛阴，甘草调和诸药。

养血补肾安胎汤（夏桂成经验方）

【组成】炒白芍、炒山药、山茱萸、桑寄生、菟丝子、杜仲、炒续断、苎麻根、太子参、炒白术、陈皮、紫苏梗。

【功效】养血补肾安胎。

【主治】先兆流产。

【加减】肾虚较重者，加补骨脂、巴戟天、鹿角霜、鹿角胶等。兼外感头昏，加桑叶 10 g、菊花 10 g；兼外感咳嗽，加杏仁 6 g、桔梗 6 g、生甘草 6 g；兼恶阻，加炒竹茹 10 g、制半夏 10 g、炙枇杷叶 10 g；兼纳呆脘痞，加佩兰 10 g、广藿香 10 g、炒谷芽、炒麦芽 10 g、焦建曲 10 g；兼尿频，加芡实 10 g、金樱子 10 g；兼失眠，加炒酸枣仁 10 g、茯神 10 g；兼腹胀、矢气多，加木香 6 g；兼便溏，加砂仁 10 g、炒防风 10 g、炮姜 10 g；兼烦热口干，加黄连 10 g、黄芩 10 g、钩藤 10 g、莲子心 10 g；兼神疲汗多，加党参 10 g、炙黄芪 10 g；兼胸闷气短，加佛手 10 g、郁金 10 g 等。

【用方经验】补养肾气为主，养血滋阴为辅，重在固本安胎，宁心安神，调节情志，重在心肾相济，稳固胎元。保胎患者大多卧床休息，活动减少，日久势必影响脾胃运化功能。因此，夏老师认为，保胎患者无论是否具有脾虚症状，均需适当加入健脾和胃之品，既可旺后天生化之源，以补养先天，又有利于心肾交济，还有助于药食的充分消化吸收。夏老师常加用党参、黄芪、白术、茯苓、砂仁、紫苏梗、佛手等，根据脾胃虚弱的轻重程度选择其中 1～3 味加入方中。

菟丝子安胎汤（班秀文经验方）

【组成】菟丝子 15 g，山药 15 g，太子参 12 g，桑寄生 12 g，续断 9 g，酒白芍 9 g，黄芩 6 g，炙甘草 6 g，砂仁 3 g，紫苏梗 3 g，陈皮 3 g。

【功效】补肾健脾，顺气安胎。

【主治】用于脾肾气虚，胎元郁滞所致胎动不安。症见少腹时痛，纳寐俱差，大便正常，小便较多，腰胀坠，倦怠乏力，舌质淡红，苔薄白，脉弦滑。

【加减】阴道出血色红，伴烦热，口干欲饮者，加生地黄15 g；素体亏虚，面色无华，少气乏力者，加党参20 g（或西洋参）；腹胀不欲饮食，少腹气窜不安者，加白术15 g、砂仁6 g。

【方解】君以菟丝子、山药补肾益精，安胎；臣以太子参、桑寄生、续断补益肝肾，益气养胎；佐以白芍敛营养阴，黄芩清热燥湿，养胎，砂仁、柴苏梗、陈皮理气宽胸，安胎，炙甘草调和诸药。

麦门冬玄参汤（班秀文经验方）

【组成】玄参15 g，墨旱莲15 g，麦冬12 g，覆盆子9 g，菟丝子9 g，阿胶（烊化冲服）9 g，白芍9 g，生地黄9 g，地骨皮9 g。

【功效】补肾养阴，益气固摄。

【主治】用于气虚阴亏，封藏不固的胎漏。症见妊娠月余，阴道出血，量少，色红，腰胀痛，精神不振，胃纳欠佳，大便干结，舌尖红，苔薄白，脉细数。

【加减】肾阳虚，加补骨脂、鹿角胶各10 g；肾阴虚，加女贞子、枸杞子、桑椹各10 g；血虚，加当归、何首乌各10 g；阴虚血热，加地骨皮、黄芩、生地黄各10 g；气虚，加生黄芪、党参、白术各10 g，炙甘草6 g。

【方解】方以玄参、墨旱莲为君，清热凉血养阴，臣以麦冬养阴生津，佐以菟丝子、阿胶补肾，养血，覆盆子补益肝肾，白芍敛营养阴，生地黄、地骨皮清热凉血，养阴生津。

参芪胶艾汤（裘笑梅经验方）

【组成】炒党参15 g，炙黄芪24 g，阿胶（另烊）12 g，艾叶炭1.2 g。

【功效】补气摄血，引血归经。

【主治】气血两虚之先兆流产，月经量多若崩。

【加减】若出血量多，或淋漓不净，酌加地榆炭、陈棕炭、仙鹤草、苎麻根炭各10 g；

肾虚腰背酸楚，加续断炭、狗脊炭、桑寄生各10 g；欲增强固涩之力，加牡蛎、龟甲、龙骨各30 g。

【方解】本方主用黄芪、党参大补元气，气旺则血有所依，胎有所荫；合阿胶之养血，使气血协调；佐少量艾炭，引血归经。是方补中有敛，使血循常道，则无漏泄崩中之虞。况气血是异物同源，两者相互依存，相互协助。按先贤之说"气为血之帅""调经宜先调气"，故方中以补气为主，无形之气得以速固，而防下陷，不致阴阳离决。

加味芎归散（裘笑梅经验方）

【组成】当归9 g，川芎1.2 g，党参12 g，黄芪9 g，三七末（吞）1.2 g。

【功效】补气摄血，散瘀生新。

【主治】妊娠跌扑，闪挫伤胎。

【方解】妊娠跌扑闪挫，有伤胎元。故方用党参、黄芪益气，当归养血，以保胎元；合少量川芎行血中之气；配三七祛瘀止痛。是方寓通于补，既能和营活血以疗胎伤，又能益气养血以保胎。如此配合，治伤而不损胎元，诚为两全之计。

【用方经验】傅青主说："妊妇有失足跌损致伤胎元，必以补气血，而少佐以行气祛瘀之品，则瘀散胎安矣。"加味芎归散，即是宗傅氏之说而制订的。此方之妙，在于既能祛瘀而不伤胎，又能补气血而不凝滞，故无通利之害，亦愈跌闪之伤。如治一李姓病员，妊娠五月，跌扑闪挫伤胎，腰酸腹胀下坠，阴道少量流血，精神倦怠。脉滑舌润。用加味芎归散，服药3剂，阴道出血即除，腰酸胀显著好转，下坠已无。此方之效，于此可见一斑。

保胎方（肖承悰经验方）

【组成】桑寄生10 g，炒续断10 g，菟丝子10 g，党参10 g，炒白术10 g，黄芩10 g，生山药10 g，炙甘草6 g，阿胶10 g，白芍10 g，莲房炭10 g。

【功效】补肾健脾，安固胎元。

【主治】先兆流产。症见妊娠后阴道少量出血，小腹疼痛，腰部酸痛。

【方解】本方以桑寄生、炒续断、菟丝子补肾系胞，益血固胎。党参、炒白术、生山药、炙甘草健脾益气，摄血安胎。其中山药健脾兼补肾，阿胶、白芍养血育胎，且有止血敛阴之能。黄芩清热安胎，又有预防胎热之功，与白术相配称为安胎圣药。莲房炭补血止血，为民间常用的单味安胎特效药；阿胶配炙草止血效果好，用以治疗胎漏效佳。白芍配炙草可缓拘急止腹痛，用以治疗妊娠腹痛显效。全方配伍应用，旨在使肾充脾强，气血旺盛，胎元自安。

【加减】胸闷嗳气，加紫苏梗 6 g 以宽中行气安胎；大便干燥，加肉苁蓉 10 g 补肾润便安胎；腰腹下坠，加炙黄芪 10 g 益气升提安胎；腰痛甚，加杜仲 10 g 强腰益肾安胎；纳呆，加砂仁 6 g 醒脾开胃安胎；口干心烦，加苎麻根 10 g 清热除烦安胎。

【用方经验】中药保胎当着眼于脾肾。因为肾为五脏之根，主命门而系胞胎，又为任脉之本，因任主胞胎，故胞宫及胎儿的妊养要依赖于肾。此外孕后胎儿正常发育，绝不能离开气血的濡养和载摄，然脾为气血生化之源，只有脾气健旺，气血充足，才能养胎护胎。一但肾气虚弱，胞宫任脉失养，不能维系胎元，或脾气不足，气血乏源，气不摄血，血不养胎，胎元不固，会导致流产的发生，故肾虚脾弱为本病发生的关键，采用补肾健脾、安固胎元之法进行保胎，保胎方选药甚精，每味药物既治病又安胎，且性多平润能补肾又固精，能健脾又益血，利于母利于胎，最终达保胎优生之目的。

【病例】王××，女，30 岁。停经已 63 日，随道出血 4 日，量少色暗，自觉腰酸，小腹下坠轻微疼痛。早孕反应不明显，既往月经规律，查尿妊免阳性。1 年前曾自然流产，舌苔薄白，脉细滑。诊为先兆流产，属中医胎动不安。采用保胎方治疗，每日 1 剂，1 周后超声波查示：子宫稍小于月份，未闻及胎心音，考虑"胚胎停止发育?"虽然如此提示，但患者服药后症状好转，服药 5 日阴道出血止，腰酸乃腰痛下坠消失，脉仍虚滑，

继服上药保胎。10 日后复查超声波，提示"活胎"，胎心音 164 次/min。为巩固疗效，再服前方 3 剂，后经追访，该患者至妊娠足月分娩一女婴，体重 3 500 g，身体智力发育均好。

益气清宫固冲汤（姚寓晨经验方）

【组成】太子参15 g，炙黄芪30 g，生地黄15 g，黄芩 12 g，贯众炭15 g，海螵蛸15 g，重楼30 g，

【功效】益气清宫，固冲止血。

【主治】适用于月经过多，经间期出血，崩漏、胎漏以及人流或产后恶露不绝等属气阴两虚，营热扰冲者。症见面色少华，头昏乏力，腰脊酸软，心烦口干，舌偏红，苔薄中剥，脉细数。若夹瘀血、湿热者亦可加减应用。

【加减】凡属气阴两虚，营热扰冲之妇科血证，使用本方均可收到明显效果。如夹瘀者，加煅花蕊石15 g，三七末5 g；气虚较著者，潞党参易太子参，加焦白术、炙升麻；阴虚较甚者，配合二至丸（女贞子、墨旱莲）、阿胶；胎漏者，加苎麻根、桑寄生、菟丝子。

【方解】妇科血证，其病机以气虚营热，虚实夹杂者居多。益气清宫固冲汤即据此而拟。方中炙黄芪补中益气、升举清阳，为益气摄血之要药；太子参甘苦微寒，既可补气，又能清热滋阴，为一味清补之品，西药合用共奏益气摄血，健脾固冲之功；生地黄功专清热凉血，滋阴降火，为营血分之要药；炒黄芩清热、安胎，两药相伍滋阴凉血，清热宁络；贯众炭为止血治崩漏之佳品，现代医学研究，贯众煎出液有收缩子宫的作用，且收缩子宫而收止血之效可与麦角称雄；海螵蛸味咸性温，功专收敛止血，为止血之良剂，两药合伍共奏解毒固涩之功；重楼缩宫而止血，使塞流与澄源并举。诸药协奏，益气清宫固冲也。

【注意事项】阳气亏虚，须温补者不宜使用本方。

【用方经验】取效之疾病，多属"虚、

热、瘀"使然，虚者，气阴亏虚；热者，营血有热；瘀者，瘀血阻滞，治当兼顾，澄源塞流，复其常，此为关键所在。系指妊娠期腰酸、腹痛，伴有少量阴道出血的病症。胎漏多因孕妇平素体虚。脾肾不足，气血虚亏，不能固养胎元；或肝肾不足，阴虚火旺，损伤胎元所致。姚氏治疗主拟健脾益肾补益气血，佐入清热养血安胎元。常选益气清营固冲汤合寿胎丸加减，使脾肾强健，气血充足，热清胎安。

【病例】周×，女，24 岁，1988 年 6 月 10 日初诊。产后 40 日恶露淋漓不断，西医诊断为子宫复旧不全。投宫缩剂及抗炎止血药不瘥。阴道下血色紫红小块，量不多，小腹隐痛，精神萎顿，头昏腰酸，舌质微紫、薄白苔，脉细数。此乃气阴两亏，瘀热阻胞，拟于益气养营、化瘀止血。处方：炙黄芪 30 g，潞党参 15 g，海螵蛸 15 g，贯众炭 15 g，生地黄 12 g，熟地黄 12 g，炒黄芩 12 g，重楼 30 g，煅花蕊石 15 g，三七末 5 g，炒续断 12 g，服药 6 剂，恶露得净，转拟健脾益肾，调补气血。半月后，康复如常人。

先兆流产方（孙一民经验方）

【组成】党参 18 g，黄芪 24 g，熟地黄 9 g，当归身 9 g，阿胶 12 g，白芍 9 g，续断 12 g，桑寄生 30 g，莲房炭 15 g，仙鹤草 15 g，黑升麻 6 g，黑杜仲 12 g。

【功效】补气养血，固肾安胎。

【主治】先兆流产。症见子宫出血量不超过月经量者，腰疼，腰酸下坠，妊娠试验阳性。脉滑，舌苔白。

【方解】方中熟地黄、当归身、阿胶、白芍滋阴养血；党参、黄芪补气升阳；续断、桑寄生、黑杜仲益肾固胎；莲房、仙鹤草、黑升麻升提，收涩止血。

补肾益气汤（沈宗华经验方）

【组成】党参 15 g，黄芪 15 g，升麻 6 g，白术 10 g，甘草 6 g，菟丝子 0 g，寄生 10 g，阿胶 12 g，续断 10 g，陈皮 10 g。

【功效】益气健脾，补肾安胎。

【主治】先兆流产。

【方解】方中菟丝子、桑寄生、阿胶、续断补肾固胎；党参、黄芪、白术、甘草、升麻益气健脾；甘草调和诸药。加陈皮理气止痛而不伤正。

【加减】阴道流血较多者，加仙鹤草、侧柏叶各 10 g，或云南白药 0.3 g（1/4～1/6 瓶，每日 2～3 次，冲服），并酌情加重升麻、黄芪的用量；纳呆者，加鸡内金、谷芽、麦芽；呕吐甚者，加紫苏梗 6 g，砂仁 6 g，竹茹 10 g；腹痛甚者，加白芍 10 g，佛手 10 g；有热者，加黄芩 10 g；便秘者，加火麻仁 10 g。

【用方经验】本方治疗先兆流产症状控制后仍可续服一段时间，以巩固疗效，同时也可消除患者之紧张心理。并嘱患者注意休息，避免房劳。

【现代研究】本方治疗先兆流产 29 例，其中 28 例治愈（症状基本消失，继续妊娠至分娩），1 例无效（症状减轻，最终流产），一般服药 5～10 剂见效。

安胎合剂（李衡友经验方）

【组成】菟丝子 12 g，党参 15 g，白术 10 g，山药 15 g，续断 10 g，桑寄生 10 g，熟地黄（或制何首乌）12 g，甘草 6 g。

【功效】健脾补肾，益气养血以安胎。

【主治】先兆流产。症见阴道下血，腰酸痛，小腹胀痛、恶心呕吐、纳差、脉滑等。

【方解】先兆流产的病因病机主要为脾虚肾亏，冲任不固，气血虚弱而致胎动不安。安胎合剂平补脾肾，药性冲和，多选用"静而少动，守而不走"之药。党参、白术、山药、菟丝子、熟地黄等健脾补肾，避免了当归、川芎的辛温走窜（因芎归在某种程度上有促进子宫收缩的作用）。方中以寿胎丸（其中阿胶较缺，故以熟地黄或制何首乌代之，如有阴道流血者，仍用阿胶）补肾兼养血，再合四君子汤以健脾益气，去茯苓之渗湿，加山药以养脾阴，共奏健脾补肾，益气养血安胎之功。

【加减】腰酸痛甚者，加杜仲、枸杞子；腹胀痛甚者，加炒白芍、陈皮；阴道下血者，加阿胶、仙鹤草、地榆炭；恶心呕吐者，加竹茹、陈皮或黄连、紫苏叶、砂仁等；偏阴虚胎热者，加生地黄、麦冬、黄芩；偏气虚胎寒者，加黄芩、艾叶炭等。

【用方经验】在症状消失或基本消失后，仍需继续给以调补脾肾，并卧床休息2～8周，在巩固疗效。特别是对习惯性流产患者，一般是安胎至妊娠3～4月后出院。

【现代研究】安胎合剂治疗先兆流产100例，痊愈（阴道出血停止，无腹酸腹胀，尿乳胶试验阳性或B超检查证明为活胎）98例，2例无效（反复阴道下血而致难免流产或不全流产而行刮宫术）。其中服药5剂以内者12例，5～10剂者51例，11～15剂者27例，16～20剂者8例，20剂以上者2例。

加味寿胎汤（施瑞兰经验方）

【组成】菟丝子15 g，续断15 g，桑寄生10 g，阿胶（烊化）10 g，太子参15 g，焦白术9 g，山药10 g，炙甘草3 g，白芍15 g。

【功效】滋肾健脾，养血安胎。

【主治】先兆流产。症见腰腹胀痛伴阴道流血，兼见脾肾亏虚之证。

【方解】先兆流产属中医学妊娠腹痛、胎动不安、胎漏、滑胎的范围。其病机与肾气的盛衰及后天脾胃的滋养有密切关系。方中菟丝子性柔润而多液，补而不腻，为方中主药；续断补肾安胎，有抗维生素E缺乏症的作用而有利于孕卵的发育；桑寄生除补肝肾外，有养血安胎的功效；阿胶能补血滋阴、养血安胎；加白术、山药补益脾胃。全方具有补肾气、固冲任、调气血、安胎的作用。

【加减】气虚者方中益气药加重用量；血虚者，加何首乌10 g、枸杞子10 g；阴虚者，加生地黄10 g、麦冬10 g、黄芩10 g、女贞子10 g、墨旱莲10 g；阳虚者，加杜仲10 g、巴戟天10 g，重用菟丝子30 g；情志不调者，加合欢皮10 g、珍珠母30 g；阴道流血过多，加仙鹤草10 g、侧柏叶炭10 g。

【现代研究】本方治疗先兆流产44例，治疗后症状消失，乳凝妊娠试验仍阳性，超声波示有羊水平段，检查有胎心音者43例；症状加剧，最后自然流产者1例。有效率为97.7％。有效病例平均疗程14.8日。其中28例单用中药治疗，平均止血时间3.7日，5例中药加黄体酮（平均总用量为60 mg，）治疗，平均止血时间为4.4日。随访15例已足月分娩。

加减泰山盘石散（龚志贤经验方）

【组成】党参12 g，黄芪12 g，当归9 g，阿胶珠9 g，炒杜仲15 g，续断15 g，桑寄生15 g，菟丝子6 g，土炒白术15 g，黄芩9 g，陈艾叶3 g。

【功效】益气血，补脾肾，固冲任，安胎元。

【主治】先兆流产（胎动不安）。症见妊娠之后7个月以内出现阴道流血，胎动下坠，或轻微腹部胀痛、腰酸等。

【方解】本方乃张景岳"泰山盘石散"加减而成。方用党参、黄芪、当归健脾培土，益气补血，固冲任，养胎元，并用杜仲、续断、桑寄生、菟丝子补肾固胎为主药；用阿胶珠、艾叶止血；黄芩、白术安胎共为辅佐，诸药配合，有补气血，健脾肾，固冲任，安胎元，止漏血之功效。

【加减】脾土虚、纳差，便溏者，加砂仁3 g，广藿香6 g，黄芩减为6 g；血热扰及胎元，胎动腹痛，舌红、口干者，加生地黄9 g，白芍9 g；小便黄赤者，加茯苓12 g；均去黄芪。

【病例】吴××，女，26岁。患者初因妊娠呕吐，故少食，形瘦弱。妊娠已4个月余，诊前1日因劳累致夜卧难安，小腹微痛胀，就诊当日早晨阴道来红少许。查舌质淡，苔白润，脉滑数，面淡少华。证系气血不足，脾肾两虚，劳力太过伤及胎气，致为胎动不安漏血证。拟补气血、健脾肾、安胎止血之剂疗之。方用加减泰山盘石散去黄芩，加姜炭3 g，水煎，每日1剂（3煎），3服。3剂，卧床休息3日。复诊：血已止，余症悉减。再用上方去陈艾炭、姜炭，加砂仁、茯苓、黄芩，共 5 例。后随访得知，眼上方后患者食欲大增，形渐胖壮，怀胎 10 个月，娩下一男婴重 3 500 g。

培育汤（赵松泉经验方）

【组成】桑寄生 12 g，菟丝子 12 g，续断 10 g，炒杜仲 10 g，太子参 10 g，山药 15 g，山茱萸 10 g，石莲子 10 g，芡实 12 g，升麻 6 g，大熟地黄 10 g，苎麻根 10 g，椿皮 10 g。

【功效】固肾安胎，滋阴养血。

【主治】先兆流产，习惯性流产。

【加减】肾阳虚加补骨脂 10 g、鹿角胶 10 g；肾阴虚加女贞子 10 g、墨旱莲 10 g、枸杞子 10 g、桑椹 10 g、生地黄 10 g；血虚加当归 10 g、何首乌 10 g、阿胶 10 g；阴虚血热减熟地黄，加地骨皮 10 g、黄芩 10 g、生地黄 10 g；气虚加生黄芪 10 g、党参 10 g、白术 10 g、炙甘草 6 g。

【病例】范×，16 岁。妊娠 4 个月，近半月来腹痛，阴道连续出血，血色粉红，量多，腰腿酸软、少腹坠痛，曾多次服药无效。昨夜腹痛转甚，血量增多，某院建议刮宫，患者不愿而转来治疗。患者面色苍白，体弱赢瘦，头晕目眩，精神萎顿，心慌气短，食欲不佳，腰痛如折，两腿酸软，少腹坠痛，阴道连续出血 3 日，血色暗红，量多，舌淡红，苔薄白，脉沉细而滑，尺脉无力。证属气虚血衰，冲任失养，不能摄血载胎。治予补气养荣，固肾安胎，方用黄芪 24 g，阿胶（烊化）、山茱萸各 18 g，白术 15 g，野台参、炒白芍、菟丝子、杜仲、桑寄生、炒续断、生地黄炭、黄芩炭、升麻各 9 g，炙甘草 3 g。服 5 剂后复诊，阴道出血已停 3 日，腰腹疼痛已除，余症亦减。予原方去黄芩炭，加山药 15 g，芡实 18 g，白扁豆 18 g，3 剂以善后。药后诸症痊愈，足月分娩一女婴。

【现代研究】用本方共治 76 例，痊愈 60 例，占 79%。

参寄汤（李友蕊经验方）

【组成】党参 15 g，黄芪 15 g，白术 10 g，

桑寄生 20 g，续断 15 g，杜仲 15 g，女贞子 12 g，苎麻根 20 g。

【功效】补脾益肾，固冲安胎。

【主治】流产。症见妊娠后阴道少量出血，不同程度的小腹胀痛或坠胀，或兼腰痛酸楚。

【方解】流产的发生多与气血虚弱，肾气不足，血分偏热，跌仆损伤有关，尤以强调肾虚者为多，但单纯肾虚导致流产虽然不少，而脾肾亏虚则是流产的关键。脾为后天之本，气血生化之源，载养胎元的冲任二脉，有赖气血濡润充养，促进胎胎的生长发育。若脾气方虚，化源匮乏，冲任脉虚，受胎不实，胞脉失养，胎元不固，便可形成流产。肾乃先天之根，冲任之本。冲为血海，任主胞胎，胞脉系于肾，肾气方虚，冲任不固，系胎无力，以致胎动不安或屡孕屡堕，鉴于流产的病理关键是脾肾亏虚，当以补脾益肾，固冲安胎为法，参寄汤中党参、黄芪、白术益气健脾，脾气旺盛，气血生化有源，胎元自得载养，胎动自安。桑寄生、续断、杜仲补益肝肾，肾气充盛，冲任不虚，系胎牢固，则无滑胎之虑。女贞子补肾益阴。苎麻根安胎止血，固系胎元。

【加减】胎气上逆呕恶，加陈皮 6 g、竹茹 10 g 或砂仁 6 g；气滞，加紫苏梗 10 g、合欢皮 10 g；胃热，加黄芩 10 g、黄连 10 g；血热，加生地黄 10 g、墨旱莲 10 g、侧柏叶 10 g，党参易太子参，酌减黄芪 10 g、白术 10 g 剂量；血虚，加熟地黄 10 g、阿胶 10 g、龙眼肉 10 g；阴道出血量多，加陈棕炭 10 g、艾叶炭 10 g、炮姜炭 10 g。

【现代研究】治疗流产 100 例，治愈时间，最短 9 日，最长 128 日，平均 56.1 日，治愈 91 例，好转 4 例，无变化 2 例，入院 2~10 日行清宫术终止妊娠 3 例，总有效率为 95%。

何胎汤（叶宝贵经验方）

【组成】黄芪 20~30 g，党参 20~30 g，白术 12~15 g，白芍 12~15 g，山药 12~15 g，地黄 12~15 g，炒杜仲 12~15 g，桑

寄生 12～15 g，砂仁 6 g，大枣 4～6 枚。

【功效】调补冲任，保元安胎。

【主治】先兆流产，证属冲任失调，系胎无力，胎气不宁者。

【加减】气血虚弱者，可加阿胶 10 g、黄精 10 g；阴虚内热者，重用太子参，地黄 10 g、白芍 10 g、白术 10 g（均用生），另加黄芩 10 g、牡丹皮 10 g、二至丸 6 g；脾肾亏损者，选加菟丝子 10 g、覆盆子 10 g、肉豆蔻 10 g、益智；胞宫虚寒者，可加淫羊藿 10 g、补骨脂 10 g、肉桂；外伤所致者，酌用当归 10 g、赤芍 10 g、三七粉 6 g；气滞者，可加豆蔻 10 g、陈皮 10 g，或佛手 10 g、预知子 10 g；纳呆者，宜加炒山楂 10 g、炒鸡金 10 g、炒白扁豆 10 g；出血较多者，选加地榆炭 10 g、黄芩炭 10 g、苎麻根 10 g，或仙鹤草 10 g、艾叶炭 10 g。

【现代研究】治疗 60 例，50 例有效（症状消失，继续妊娠至分娩）；10 例无效（当时症状消失，但 1 个月后复发并流产，或症状未能控制而流产者）；无效病例中症状未能控制而流产者均为流产 2 胎以上者。一般服药 5 剂左右效，其中 3～6 剂效者 31 人，7～9 剂效者 16 人，10 剂以上效者 3 人。

补肾安胎煎（宋光济经验方）

【组成】熟地黄 10 g，炒杜仲 10 g，炒续断 10 g，桑寄生 10 g，菟丝子 10 g，炒阿胶 10 g，苎麻根 10 g，血余炭 10 g，陈棕炭 10 g。

【功效】补气血，养肝肾，安胎。

【主治】先兆流产肾虚素胎无力者。症见妊娠早期，腰腿酸软，小腹疼痛有下坠感，曾有流产史，或阴道下血量少，甚则小便频数或失禁，尺脉沉滑，苔薄，舌淡。

【方解】本病为肾虚无力系胎之证。肾旺则胎安，故常在安胎方中加用炒续断、桑寄生以补肾固腰；菟丝子、阿胶、黄芪、白术等以补肾益气养血，乃取泰山盘石饮之意以补气血、养肝肾，以防滑胎。

【加减】脾虚，加炒党参 10 g、炒白术 10 g；呕恶，加姜半夏 10 g、姜竹茹 10 g；小便失禁，加益智 10 g、桑螵蛸 10 g。

温肾补脾安胎饮（张忠选经验方）

【组成】党参 15 g，白术 15 g，山药 12 g，陈皮 9 g，砂仁 6 g，白扁豆 10 g，炮姜 6 g，炒艾叶 6 g，续断 10 g，补骨脂 9 g，熟地黄 10 g，当归 6 g，炙草 6 g。

【功效】温肾补脾，固冲安胎。

【主治】胎漏。症见腰酸腹痛，小腹坠胀，或阴道流血，或有滑胎史，头晕耳鸣，尿频或失禁，或吞酸呕恶，腹满泄泻，舌质淡，苔薄白，脉沉弱。

【方解】本方证多因孕后肾阳不足，命火虚衰，而致阳气素虚，阴寒内盛，冲任不固，胎失所养故胎漏。方中党参、白术、山药、甘草益气健脾安胎；白扁豆补脾止泻，和中化湿；炮姜温中散寒，佐以止血；续断、补骨脂温肾安胎；陈皮、砂仁理气调中，和胃安胎；熟地黄、当归滋阴养血安胎；艾叶暖宫散寒，佐以止血。

【加减】腹胀泄泻者，去当归，加茯苓、天仙藤 15 g 利水渗湿；流血量多者，加阿胶 10 g、地榆炭 10 g 补血止血；腰痛腹坠甚者，加菟丝子 10 g、桑寄生 10 g、杜仲炭 10 g 补肾安胎。妊娠尿频者，加益智 10 g 温脾补肾固精。若屡有滑胎史，加鹿角胶 10 g 大补肾气。

苎根合剂（潘仲鹤经验方）

【组成】苎麻根 10 g，桑寄生 10 g，续断 10 g，绿心黑豆 10 g，莲子 10 g，白芍 10 g，茯苓 10 g，黄芩 10 g，阿胶 10 g。

【功效】健脾益肾，养血止血，安胎。

【主治】胎动不安。症见阴道出血，腰酸腰痛，小腹下坠，舌红苔黄。

【方解】苎麻根为方本主药，具有止血、安胎、利尿清热之功，归肝脾二经，配以续断、桑寄生补肾气以载胎，茯苓平补中气以系胎元，阿胶养血止血，白芍养血并缓急止痛。其中绿心黑豆一味安胎之力尤强，有平补肾气，健脾安胎之效。黄芩为清热安胎之

妇科国医圣手时方

圣药。综观全方，健脾益肾而不温燥，养血止血以安胎，意在冲任气血充盈，热清血止，胎元自固矣。由于本方性偏凉，故用之于气候偏热之如厦门地区尤为适宜。

【加减】气虚较甚，加党参 10 g、黄芪 10 g、白术 10 g；胃气上逆呕吐，加竹茹 10 g、紫苏梗 10 g、黄连 10 g；肾虚腰酸甚者，加菟丝子 10 g、杜仲 10 g；阴虚血热者，加墨旱莲 10 g、黑地榆 10 g；便秘，加火麻仁 10 g、草决明 10 g；无热象者，去黄芩。

【现代研究】①疗效标准：主要症状与兼症全部消失为痊愈；主要症状基本消失为显效；主要症状改善为好转；主要症状未改善或流产为无效。②治疗结果：本组 110 例，痊愈 51 例，显效 29 例，好转 23 例，无效 7 例；总有效率为 94%，其中服药在 3 剂以内占 54%，3 剂以上占 46%。

保元安胎饮（宋超典经验方）

【组成】黄芪 15 g，焦白术 15 g，熟地黄 15 g，杜仲 15 g，阿胶（烊化）15 g，续断 15 g，桑寄生 20 g，当归身 12 g，砂仁 6 g，鲜藕节 30 g，红糖 30 g。

【功效】固肾安胎，养血益气。

【主治】胎动不安。症见妊娠期间，胎动下坠，腰酸腹痛下血。

【方解】方中杜仲、续断、桑寄生固肾壮腰以系胎，阿胶、熟地黄滋养肝血，五药皆入奇脉以调补冲任二经。白术、砂仁健脾益胃，理气安胎；黄芪补气，归身养血，鲜藕节引药入肾，红糖甘温和胃。全方重在补肾气，养肝血，益脾气，以调补冲任，保元安胎。

【加减】气血虚弱者，倍黄芪，加太子参 10 g、大枣 5 枚为引；纳呆者，倍焦白术，加白扁豆 10 g；尿频者，加菟丝子 10 g、覆盆子 10 g、益智 10 g；阴虚内热者，加黄芩 10 g、白芍 10 g、女贞子 10 g、墨旱莲 10 g；下焦虚寒者，加花椒 6 g、巴戟天 10 g、菟丝子 10 g；气郁不舒者，加紫苏梗、制香附；伤触者，当归身易全当归，倍黄芪，加菟丝子 10 g、太子参 10 g；出血多时，加陈艾炭

6 g、白芍 10 g、仙鹤草 10 g、地榆炭 10 g。

【用药经验】治疗胎动不安，不可泥于古人"胎前清热安胎"为方之说。临症应注意的是：滋补肝肾，应防滋腻太过，须兼顾肝性条达的特点；温补脾肾，应防辛燥太过而耗气伤血，须兼顾妇女以血为本、以气为用的特点；调理脾胃，须兼顾气机升降，应防壅补太过而阻滞气机；补益气血，又当补气为主，补血为辅，盖气为血帅，"血非气不生"之故也。另外，炭剂止血，易生燥热，一般阴虚内势，宜养阴清热，切忌纯炭涩塞。若妊娠七、八月，气虚升提无力者，则又当少佐升麻之类，以保元安胎。

【现代研究】治疗 190 例初次婚孕者，一般 3 剂见效，最多 9 剂获愈。其中 3～6 剂痊愈者（症状消失）138 人，占 73%；6～9 剂痊愈者 52 人，占 27%。治愈后均予调解脾胃药。

平肝安胎汤（宋光济经验方）

【组成】蔓荆子 10 g，菊花 10 g，石决明 10 g，焦白芍 10 g，桑叶 10 g，炒白术 10 g，炒续断 10 g，桑寄生 10 g，火麻仁 10 g，小生地黄 10 g，姜竹茹 10 g，姜半夏 10 g，炒黄芩 10 g，炒陈皮 6 g。

【功效】理气化痰，平肝熄风，滋肾安胎。

【主治】胎动不安妊娠血虚肝旺者。症见头晕头痛，胸闷纳呆，腰酸便干，时有泛眶，烦躁口干，或者阴道出血，脉弦滑，苔薄。

【方解】方用陈皮、半夏，理气化痰，平肝熄风；续断、桑寄生、生地黄滋水涵木以安胎；以菊花、桑叶、蔓荆子等轻灵之品旨在养血平肝。因体亏而重镇药物多有呆胃坠胎之虞，故而慎用；黄芩、白术乃清热安胎之圣药，故常用。全方理气安胎化痰，平肝熄风滋肾，冀气顺痰化，水旺木养，其胎自安。

【加减】出血量多，加侧柏炭 10 g、地榆炭 10 g、陈棕炭 10 g、十灰丸 10 g；头痛甚者，加夏枯草 10 g、白蒺藜 10 g；寐差，加茯神 10 g、炒酸枣仁 10 g；口燥，加麦冬

10 g、石斛 10 g；若肝阳化风，风痰互结，加僵蚕 10 g、川贝母 10 g、石菖蒲 10 g。

补气益肾安胎方（陈惠林经验方）

【组成】炒党参 10 g，炙黄芪 10 g，阿胶 10 g，焦白术 10 g，黄芩 10 g，柴胡炭 6 g，仙鹤草 10 g，墨旱莲 10 g，杜仲 10 g，续断 10 g，桑寄生 10 g，苎麻根 10 g，荷蒂米炒 2 枚，大枣 30 g，当归炭 10 g，熟地黄炭 10 g。

【功效】补气摄血，益肾安胎。

【主治】妊娠早期漏红。另可随证加减治疗内热、腰酸、腹部坠胀、头昏、少寐。

【加减】伴有内热症状，症见心烦易怒、口干喜冷饮，舌红，脉数，加川石斛 10 g、杭白芍 10 g、沙参 10 g、麦冬 10 g；腰酸者，重用杜仲 10 g、续断 10 g、桑寄生 10 g；腹部坠胀者，坠为气虚，胀为气郁，治以补气升提配理气药，重用党参、黄芪，加大腹皮 10 g、炒枳壳 10 g、紫苏梗 10 g、桔梗 6 g、升麻 6 g；头昏多系肝肾不足，加黑豆皮 10 g、枸杞子 10 g、杭菊花 10 g；伴有漏红的少寐者，加茯神 10 g、炒远志 6 g、炒酸枣仁 10 g、首乌藤 10 g。

【用方经验】漏红用本方，方中柴胡黄芩和解郁热。陈氏常言，胎前多热，若热得解，动血之因则除，血即安止。

调补冲任方（王云铭经验方）

【组成】白术 9 g，黄芩 9 g，续断 9 g，人参 9 g（或党参 30 g），茯苓 15 g，莲子 15 g，砂仁 3 g，甘草 9 g，寄生 9 g。

【功效】调补冲任，安奠胎元。

【主治】妊娠肾虚腰痛、胎漏下血、血虚腹痛、不孕症愈后胎元不固等。

【方解】方中参、术、苓、草补气益脾胃，桑寄生，续断补益肝肾，莲子开胃进食，砂仁理气安胎，白术燥湿，黄芩清热，湿热一去，其胎自安。诸药合用，以收调补冲任，安奠胎元之功。

【加减】血热胎漏者，加阿胶（烊化，分 2 次服）30 g，地榆炭 30 g；气虚小腹重坠者，加黄芪 30 g，升麻、柴胡各 9 g；血虚腹痛者，加炒当归 6 g，黄芪 30 g，白芍 15～30 g；肾阳虚腰冷痛者，加巴戟天 9 g，鹿角胶（烊化，分 2 次服）9 g；肾阴虚腰酸痛者，加枸杞子 30 g，熟地黄 15 g；白带过多者，加芡实 30 g，海螵蛸 15 g；恶阻者，加陈皮、竹茹各 9 g。

【现代研究】治疗患者 48 例中，足月正常分娩、母子健康者 46 例；妊娠 7 个半月，因前胎盘突然流血，行剖宫产术而娩得一女婴，母子平安者 1 例；无效者 1 例。有效率为 95.83％。

仆伤安胎饮（郭焕章经验方）

【组成】茯苓 9 g，白术 15 g，黄芩 12 g，秦艽 12 g，焦艾叶 12 g，阿胶 6 g。

【功效】止血安胎。

【主治】孕妇跌扑，腹脐疼痛，胎动不安。

【方解】本方重在止血安胎，以苓、术健脾，益生化之源，黄芩清热安胎；焦艾叶、阿胶合用，有止血安胎之效；秦艽祛风止伤痛。

【用方经验】凡妊娠损伤，须安胎与治病并举，但必须慎重，药不可过于滑利峻破。

安胎和伤汤（林如高经验方）

【组成】生地黄 9 g，白芍 9 g，白术 9 g，当归 9 g，枳壳 6 g，朱砂 6 g，茯神 9 g，续断 9 g，木香 3 g，甘草 3 g。

【功效】镇静安胎，和伤止痛。

【主治】孕妇受伤。

【方解】孕妇跌扑闪挫，气血亏损，胎动不安，倘若只作外伤治理，断难奏效，且有因治而坠者，故必须用安神、补血、养血之药，暂勿用耗血之品，理气药物亦应慎用。本方用茯神、朱砂镇静安神；当归、生地黄、白芍补血和血；白术、甘草补脾益气，以生气血；续断补肝肾，且可增强安胎之效；木香、枳壳理气止痛。故本方有镇静安胎，和伤止痛之作用。

妇科国医圣手时方

益肾安胎汤（马大正经验方）

【组成】山药15 g，仙鹤草15 g，菟丝子12 g，续断12 g，杜仲12 g，桑寄生12 g，鹿角胶（烊冲）10 g，狗脊10 g，莲房10 g，仙茅6 g。

【功效】温肾，止血，安胎。

【主治】先兆流产、习惯性流产。症见妊娠期间，阴道少量流血，色淡暗，腰酸，腹痛，下坠，或头晕目眩，夜尿多，舌淡暗，苔白，脉沉细滑尺脉弱。

【加减】出血稍多，加荆芥炭10 g；恶心呕吐，加砂仁4 g，半夏10 g；大便秘结，加制何首乌、桑椹各15 g。

【方解】药以山药、仙鹤草为君，补肾养阴，补虚；臣以菟丝子、续断、杜仲、桑寄生补益肝肾，安胎，佐以鹿角胶补肝肾，益精血，狗脊、仙茅补益肝肾，莲房止血，化瘀。

健脾归经汤（田淑宵经验方）

【组成】黄芪、党参各15 g，升麻6 g，葛根10 g，龙眼肉20 g，山茱萸20 g，仙鹤草15 g，海螵蛸30 g。

【功效】健脾益气。

【主治】妇科血证。

【加减】临证加减：①脾虚兼热。即兼有口舌生疮、舌红脉滑数者，加黄芩、黄连、栀子等清热药。②脾虚兼阴虚。即阴虚生内热（虚热），手足心热、潮热盗汗，或烘热汗出，舌红少苔，脉细数者，加二至丸及槐花、地榆、大蓟、小蓟、紫草等凉血药。③脾虚兼有肝郁。兼有经前乳房胀痛、脾气急躁或心情抑郁，脉弦者，加逍遥散与理气药；若兼有肝郁化热出现心烦失眠，烦躁易怒，大便秘结，小便短赤者，加丹栀逍遥散或龙胆。④脾虚兼寒。即脾胃虚寒的，小腹冷痛不适，绵绵不休，喜温喜按者，则温经止血，加艾炭、炮姜炭、阿胶。⑤脾虚兼阳虚。症状如畏寒肢冷等，加附子、干姜。⑥脾虚出血过多，症见面色苍白，心悸气短

者，加当归补血汤、熟地黄、阿胶等。

【方解】本方用参芪为主药，黄芪、党参健脾补气；升麻、葛根升发脾阳，配伍山茱萸以壮元气，共奏补气升阳举陷之功，即"虚者补之，下者升之"之意；龙眼肉补脾养血；仙鹤草、海螵蛸收敛止血。

【用方经验】田老认为脾为系胎之梁，脾虚系胎无力便会流产，故调治胎漏、滑胎，以健脾益气，养血安胎为主。

【病例】赵×，女，19岁，2008年10月29日初诊。主述经血淋沥不断伴有腰困3个月。患者12岁月经初潮，周期以及量质尚可，近3个月来无明显诱因，月经淋沥不断，色暗红，月经7月29日来潮至今淋沥不断，伴有腰酸困，查其舌体胖大苔薄白，脉细，诊断：脾虚所致崩漏，治宜健脾益气，引血归经，予健脾归经汤加减治疗：黄芪、党参各15 g，升麻6 g，葛根10 g，龙眼肉、山茱萸各20 g，仙鹤草15 g，炒白术10 g，陈皮8 g，血余炭、棕榈炭各10 g，藕节炭30 g。7剂后血止，腰酸乏力好转，舌尖红苔白脉滑数，脉来有力。补脾获效，仍予补脾归经汤调治，2周后，月经来潮，行经5日后，血止，自此经血一直正常。

补肾安胎饮（杨宗孟经验方）

【组成】党参25 g，白术15 g，山药25 g，当归10 g，熟地黄25 g，山茱萸20 g，菟丝子20 g，桑寄生25 g，续断15 g，阿胶（烊化）15 g，甘草10 g。

【功效】补肾健脾，益气养血安胎。

【主治】脾肾亏虚，气血不足证。

【加减】阴道流血，加覆盆子10 g、艾炭10 g；腹痛甚者，加白芍10 g、甘草6 g；恶心呕吐，加砂仁6 g；血热，加黄芩10 g。

【方解】方中菟丝子性味辛、甘、平，归肝、肾二经，为安胎所首选。枸杞子滋补肝肾，与菟丝子合用能阴阳并补。续断、杜仲、桑寄生固肾壮腰以系胎。《本草备要》谓白术、黄芩为安胎对药，白术补益脾气，养阳明之脉而安胎；黄芩清热坚阴，止血安胎。黄芪、党参、山药健脾益气，既补气以载胎，

又补后天脾以资先天肾。阿胶为血肉有情之品，能养血止血安胎。砂仁行气和胃安胎，既可抑黄芩之苦寒，又使本方补而不滞。

【现代研究】中药可通过调整母胎免疫和提高内分泌功能而发挥安胎作用。菟丝子、白术、续断、杜仲、桑寄生等均含较多的锌和锰，其中续断、菟丝子还含有维生素E，通过补充人体必需的微量元素起到安胎作用。经临床观察，中药安胎疗效可靠，无明显不良反应，对子代发育、智力、遗传均无不良影响。

【用方经验】早期先兆流产病因多端，但与肾气不足关系密切，肾为先天之本，主藏精，司冲任，冲为血海，任主胞宫，肾气亏虚，冲任失固，胎元不实，胎失所系，而为胎漏、胎动不安。《医宗金鉴·妇科心法要诀》曰："孕妇气血充足，形体壮实，则胎气安固。若冲任二经虚损，则胎不成实，或因房劳伤肾，则胎气不固，易至不安。"《景岳全书·安胎总论》曰："盖胎气不安，必有所因，或虚或实，或寒或热，皆能为胎气之病，去其所病，便是安胎之法。"本病多由肾虚所致，治应补肾固冲安胎。

补肾固胎汤（王宝书经验方）

【组成】桑寄生15 g，续断肉15 g，菟丝子10 g，阿胶（烊化）10 g，炒黄芩10 g，炒白术10 g，炙黄芪10～30 g，潞党参10 g，陈皮10 g，炙甘草6 g。

【功效】补肾固胎。

【主治】先兆流产。症见孕后阴道小量出血，自感腰酸痛坠，小腹胀痛。检查示：乳晕着色，子宫体软，黑格氏征阳性，子宫大小与停经日数相符，宫颈口闭合，超声检查均提示羊水平段，胎心音反射波、妊娠免疫试验阳性。

【加减】临床辨证属脾肾两虚证者（症见腰酸胀痛，小腹坠痛，阴道漏红，量少色淡质清稀。神疲肢软，心悸气短，面色少华，小便频数以至失禁，舌质淡红，苔薄白，脉滑或沉细无力），加炒杜仲、益智各10 g以温肾固涩；重用参芪或生晒参6～15 g，或加

熟地黄、山茱萸10 g，枸杞子15 g，以益阴养血；或加炒酸枣仁、茯神、麦冬、五味子各10 g，以养心宁神；或加砂仁、广藿梗各10 g，山药15 g以调气益脾止泻；或加竹茹10 g，生姜（汁）、砂仁壳各6 g，和胃降逆止呕；或加仙鹤草15 g，艾炭、升麻炭各10 g，以升阳止血。心肝阴虚证者，症见腰酸腹胀，阴道出血，色紫红，主烦口苦，胸闷胁痛，心悸，夜寐不宁，恶心欲吐，大便干结，小便短赤，唇舌红苔薄黄，脉细数。主方去菟丝子、炙黄芪、党参、炙甘草，加细生地黄、藕节中15 g，女贞子、墨旱莲、麦冬各10 g，以养阴止血；或加杭白芍、枸杞子各15 g，甘草6 g，以养血缓急安胎；耿加西洋参6～10 g，鲜石斛10～15 g，育阴止血；或加生地黄10 g，黄连6 g，莲子心6～10 g，泻南补北以安神宁志；或加清竹茹、清半夏、生赭石各10 g，生姜汁10 g，以和胃降逆止呕；或加苎麻根10 g，仙鹤草15 g，以固冲止血；或加甘菊花、桑叶、蔓荆子各10 g，火麻仁6～10 g，以驱风解热。外伤冲任证者（如孕妇受外伤或负荷过重，腰痛酸坠，小腹胀痛，阴道出血色鲜红或深黯，或素有"癥瘕害"，屡孕屡堕，脉弦滑细尺弱）。舌苔薄白，方去菟丝子，加生牡蛎15 g，桂枝、赤芍、制香附各10 g，以行气调血散结；或去白术，加苍术、木瓜各10 g，厚朴3 g，蚕沙6 g，以行气祛湿；或加血余炭、苎麻根、棕榈炭、海螵蛸各10 g，以固涩止血。

【用方经验】本症诊断需排除"激经""妊娠尿血""胎死不下""葡萄胎"等。

【现代研究】痊愈：症状消失，兼症基本消失，观察2～3周后妊娠免疫试验阳性，超声波检查证实宫内正常妊娠。无效：症状依然，出血不止，堕胎流产或滞留流产。结果：用本方为基础辨证分型加减治疗109例先兆流产患者，痊愈101例，无效8例，治愈率为92.66%

生麦安胎饮（宋光济经验方）

【组成】生地黄12 g，炒杜仲2 g，炒续断9 g，桑寄生9 g，炒白术9 g，炒黄芩6 g，麦

妇科国医圣手时方

妇科国医圣手时方

冬6g，老紫苏梗6g，生甘草3g。

【功效】养阴清热，滋肾安胎。

【主治】先兆流产。症见妊娠早期阴道下血，量多色红，腰酸，腹痛，口干，便秘，舌红，脉细滑数。

【方解】本方是治疗妊娠先兆流产，安胎保胎之良方。方用生地黄、麦冬、甘草养阴清热以治本；黄芩配苎麻根清热凉血，止红安胎；杜仲、续断、桑寄生滋肾固腰以系胎防堕。全方共奏养阴清热，滋肾安胎之功。

【加减】如腹痛，加白芍10g；胎漏不止，加侧柏叶炭10g、陈棕炭10g、十灰丸10g；滑胎，加黄芪10g、党参10g、南瓜蒂10g。

【注意事项】南方妇女孕后常有用人参、龙眼肉安胎之俗，殊不知二药均性偏温热，对内热较甚之人服之反致堕胎，故临证需嘱患者忌服滋补辛辣之品。

【病例】王××，女，28岁。1983年8月18日初诊。妊娠2个月，漏红3次，昨因劳累又见阴道流血不止，量多色鲜，小腹疼痛，腰酸口干，便秘，曾有流产史，脉细滑而数，舌红苔薄。证属阴虚血热，扰动胎元。治宜上方加地榆炭、陈棕炭、苎麻根、瓜蒌子（打）各12g，侧柏叶炭9g。服药3剂，漏红已止，腹痛腰酸均瘥，大便亦启，唯胃纳欠佳，时有泛呕，脉细滑带数，舌红稍退，苔薄。原方去炭药，加党参、半夏、焦谷芽，继服5剂，后按原方出入间断服药月余而愈，至足月平产一女婴，母女俱安。

顺气安胎汤（宋光济经验方）

【组成】老紫苏梗10g，炒陈皮6g，姜半夏10g，木香6g，砂仁（后下）6g，炒白术10g，炒党参10g，川朴10g，佛手柑10g，炒续断10g，桑寄生10g。

【功效】健脾和胃，顺气化痰，补肾安胎。

【主治】胎动不安胃虚恶阻者。症见孕后胸闷腹胀，胃减纳欠佳，恶心呕吐，大便溏泄，时有腰酸腹痛，或偶有见红，脉细滑，苔薄腻。

【方解】本方由香砂六君子汤化裁而来，用于胃虚恶阻有较好疗效。方中苏梗顺气和胃安胎，配合陈皮、半夏、砂仁等药其效更捷。党参、白术健脾和胃，半夏化痰止呕，续断、桑寄生补肾固腰。全方健脾和胃，顺气化痰，补肾安胎，俾气顺痰化，津生血旺而养胎。

【加减】腰酸，加杜仲10g；见红，加侧柏叶炭、黄芩炭10g；腹痛，加苎麻根10g、焦白芍10g。

固肾安胎汤（王清华经验方）

【组成】白芍15g，甘草6g，续断12g，桑寄生15g，生龙骨30g，生牡蛎30g。

【功效】增补肾益气，养血安胎。

【主治】先兆流产。症见妊娠后阴道少量出血或无血，伴腰酸，小腹坠痛。

【加减】出血，加苎麻根15～30g，阿胶（烊冲）12g，仙鹤草15g。有热，加黄芩、生地黄10g；阴虚，加沙参15g，麦冬、女贞子、墨旱莲12g；气虚，加党参、山药各12g，黄芪15g；腰痛甚，加菟丝子、枸杞子各12g，杜仲10g；腹痛甚，倍白芍；恶心呕吐，加竹茹6g，紫苏梗10g。

【用方经验】固肾安胎汤对肾虚、气虚、血虚或外伤等多种原因所致的早期或晚期先兆流产甚至先兆早产或同一患者，不同时期反复出现的流产先兆，重复应用均有效。自然流产主要原因是胚胎发育不良，但孕妇的焦急情绪也能促使子宫收缩引起流产。因此在补肾治本的基础上，配以重镇安神的龙牡，并注意开导思想，消除紧张情绪，也是保胎成功的重要一环。

【现代研究】本组40例，都是不用黄体酮而用固肾安胎汤，36例痊愈，治愈率达90%。

九味安胎饮（刘进书经验方）

【组成】党参10～15g，炒白术10～15g，白芍10～15g，熟地黄10～15g，阿胶10～15g，山茱萸10～15g，续断10～

15 g，杜仲 10～15 g，砂仁 10～15 g。

【功效】益气养血，固肾安胎。

【主治】先兆流产气血两虚，肾气不足证。症见孕后阴道流血，腰微酸，腹微痛，伴头晕乏力，舌淡苔薄白，脉沉细。

【加减】气虚者，加黄芪 10 g；血虚者，加黄芩 10 g、墨旱莲 10 g，熟地黄易生地黄 10 g；肾亏腰酸者，加菟丝子 10 g、桑寄生 10 g；小腹痛者，重用白芍、砂仁；呕吐恶心者，加紫苏梗 10 g、竹茹 10 g；阴道出血不止者，加艾叶炭 10 g、棕炭 10 g。

【方解】方中党参、白术补气，杜仲益肾，砂仁和中，使诸药补而不腻，且能安胎。诸药相合，功能益气养血，固肾安胎。此外，还应慎起居，节房事，少劳作；重者要卧床休息，方可收到良效。

活血安胎汤（乐时珍经验方）

【组成】当归 9 g，川芎 9 g，桃仁 12 g，红花 6 g，川楝子 12 g，青皮 9 g，陈皮 9 g，焦楂炭 12 g，紫苏梗 12 g。

【功效】活血化瘀，顺气安胎。

【主治】先兆流产。症见妊娠后有少量阴道出血，且感腹痛腰酸，苔薄少津、舌质瘀暗边有瘀斑，脉细滑数。

【方解】方中桃仁、红花活血化瘀，当归、川芎养血行血，一般的益气、固肾、养胎之品，对本型并非相宜，因其不能推动瘀阻畅行，相反会使瘀滞而不得行，一不能使生化之气血畅行去营养胎儿，二不能使孕卵畅通运行，若有滞留，孕卵不得在胞宫内着床而易导致异位妊娠。气为血帅，血随气行，血药必须由气药推动，故选用性味苦寒之川楝子，理气清热安胎，青皮、陈皮破气化滞健脾，两者相配有助于推动气血运行；焦山楂可散瘀行滞，配伍上药可加强作用，且可开胃增加食欲，对有妊娠恶阻者更其相宜。待症情稳定可适当再加续断、寄生固肾之品，以巩固疗效。

凉血安胎方（刘惠民经验方）

【组成】荆芥穗 3 g，当归 9 g，黄芩 5 g，厚朴（姜汁炒）2 g，川芎 6 g，茜草 12 g，羌活 3 g，白术 12 g，杜仲 12 g，续断 15 g，砂仁 6 g，地榆 9 g，人参 5 g，艾叶 2 g。

【功效】益气凉血，固肾安胎。

【主治】先兆流产气虚血热，冲任不固证。症见阴道流血，血量不多，有时小腹隐隐作痛，有下坠感。舌苔薄黄，脉沉细而滑。

【方解】方中人参、白术、砂仁、厚朴健脾益气，当归、黄芩、茜草、地榆养血凉血，杜仲、续断配荆芥穗、黄芩、白术、砂仁固肾安胎。

益气固肾方（曹继新经验方）

【组成】党参 15 g，白术 12 g，炙黄芪 12 g，菟丝子 12 g，寄生 12 g，白芍 12 g，紫苏梗 10 g，木香 10 g。

【功效】益气固肾。

【主治】先兆流产。症见出血、腰酸、苔白、脉细等。

【方解】党参、白术、炙黄芪，意在补益"后天"，滋养"先天"。用益气补肾来达到补肾气以固本，益脾气以生精血的目的。

【加减】出血者，加地榆炭 12 g，仙鹤草 15 g，海螵蛸 20 g；形寒乏力属阳虚者，重用党参、黄芪各 20 g；腹痛者，加当归或当归炭 10 g，或艾叶炭 10 g；纳呆欲吐者，加陈皮 10 g，山药 12 g，姜夏、竹茹各 10 g；吐甚，舌红脉弦者，加赭石 20 g；胃寒口吐清涎者，加吴茱萸 6 g；便溏者，加扁豆 15 g；血止胎固，但舌红苔黄、阴虚夹热者，加生地黄、枸杞子、女贞子、黄芪各 12 g；口干思饮者，加鲜石斛或麦冬各 15 g；便秘者，加郁李仁 12 g。

【现代研究】应用本妊娠方治疗先兆流产 168 例，治愈（诸症消失，妊娠期已过 3 个月，情况良好，B 超检查胎儿正常）161 例；无效（阴道出血不止或量增，腹痛，腰酸加剧流产趋势不可避免或妊娠试验转阴，B 超检查胎儿死亡，终以清宫术处理者）7 例，总有效率 95.83%。

妇科国医圣手时方

自拟固冲安胎汤（胥受天经验方）

【组成】龟甲（先煎）15 g，菟丝子10 g，黄芪10 g，熟地黄10 g，黄芩5 g，白术6 g，阿胶（烊化）10 g，墨旱莲10 g，苎麻根10 g，桑寄生12 g。

【功效】补气养血，益肾固冲安胎。

【主治】气血两虚，冲任不固之胎漏。

【方解】方中黄芪、墨旱莲益气养血；黄芩、白术为安胎圣药，白术健脾摄血，黄芩苦寒能清胎热，二者合用，力专安胎；菟丝子、桑寄生滋补肝肾，固冲安胎；熟地黄性黏腻，能凝固血络，善于止血，又能养血安胎；苎麻根为民间常用治疗先兆流产之要药，具有凉血安胎作用；重用龟甲，系用血肉有情之品以填补肾精。诸药配伍，具有固冲益气，养血补肾之功，以达到安胎的目的。

【加减】气虚者，加党参10 g，黄芪倍用；血虚者，加何首乌10 g，熟地黄倍用；肾虚者，加枸杞子10 g，覆盆子10 g；血热者，加生地黄10 g，栀子6 g；恶阻者，加紫苏梗10 g，砂仁3 g，姜半夏5 g；腹痛者，加当归身5 g，白芍12 g；下坠者，加柴胡3 g，升麻5 g；腰痛者，加狗脊10 g，杜仲10 g；阴道流血者，加仙鹤草10 g，艾叶炭10 g。

【用方经验】本方具有调节孕妇的内分泌激素，促进胚胎正常发育，使孕妇气血调和，冲任旺盛，胎儿得以安固。药物平和，无不良反应，疗效较为满意。

加减安胎饮（靳文清经验方）

【组成】黄芪20 g，潞党参15 g，白术10 g，当归身10 g，焦杜仲15 g，续断15 g，桑寄生15 g，黄芩10 g，藕节30 g，侧柏叶15 g，炒蒲黄10 g，阿胶（烊）10 g，砂仁10 g，香附16 g。

【功效】安胎养气血，固冲任止漏。

【主治】胎漏。

【用方经验】妇女妊娠期间，阴道出血，点滴而下，称为"胎漏"。这种出血时有时无，没有规律（注意妇科检查，排除葡萄胎或宫外孕等）。一般稍有疲乏感，无其他症状。如果流血不止，易使胎动不安，或自觉小腹下坠，或小便频数。此等每易造成流产，应及早治疗。本病多因气血两虚，冲任二脉不能制约，也有因外伤碰跌而致者。

【病例】武××，女，26 岁。妊娠3 个月，阴道出血2 日。患者禀赋不足，面色黄褐，肌肉消瘦，一向纳食欠佳，精神萎靡，尤以孕后恶阻较重，进食频吐，更显面色憔悴，形容枯瘦夜不成寐。前天突然见红，未就医待其自行停止，延至今日出血量多，故求为诊治。察色按脉一派虚弱之象，先天既不足，而后天又欠调摄，故气血两虚，脾肾兼病。治以益气养血，调理脾肾而固冲任，予上方3 剂，出血止，继以调理脾胃药，补后天以资先天，获得精微充养，如斯则体渐健，方能使胎安无殒坠之虞。

第三节　习惯性流产

安胎防漏汤（班秀文经验方）

【组成】菟丝子20 g，覆盆子10 g，川杜仲10 g，炒白术10 g，棉花根10 g，熟地黄15 g，潞党参15 g，杭白芍6 g，炙甘草6 g。

【功效】温养气血，补肾固胎。

【主治】习惯性流产。

【加减】腰脊及小腹胀坠疼痛者，加桑寄生12 g，续断10 g，紫苏梗6 g，砂仁壳3 g；阴道出血，量少色红，脉细数者，加苎麻根15 g，荷叶蒂12 g，阿胶、黄芩各10 g。如出血量多色红，宜减去当归之辛温，再加鸡血藤、墨旱莲各20 g，大叶紫珠10 g；出血日久，淋漓暗淡者，党参加至30 g，花生衣30 g，鹿角霜30 g，桑螵蛸10 g。未孕之前，要预服此方 3～6 个月，以培养其根蒂；已孕之后，以此方随证加减。只要符合补养气血、固肾壮腰之要旨，自能足月产矣。

【方解】菟丝子辛甘平、覆盆子甘酸微温，二子同用，有补肾生精、强腰固胎之功；杜仲甘温，补而不腻，温而不燥，为肝肾之要药，能补肾安胎；当归、白芍、熟地黄俱是补血养肝之品，肝阴血足，则能促进胎元的发生；党参、白术、棉花根甘温微苦、能健脾益气、升阳化湿，既有利于气血的化生，更能升健安胎；甘草甘平，不仅能调和诸药，而且能益气和中，缓急止痛。全方有温养气血、补肾益精、

【用方经验】本病中医学属于"胎动不安""胎漏""滑胎"的范畴。其起病原因，既有男女双方先天的因素，又有妇女本身虚、实不同，但以本病而言，由于多次流产之后，冲任及肾气多属亏损，故临床所见，以虚证为多，本方着眼于肾虚为主、肾、脾、肝并治。

【病例】刘×，36 岁。以往曾孕 5 次，均流产。此次孕第 6 次，妊娠试验阳性，脉见微滑、两尺沉弱，舌淡，苔白。自述腰酸腿软，无阴道出血。因怕再度流产，精神极度紧张，据辨证确定为肾气虚损，遂投以上方。连服至孕 3 个月，后足月须产一女婴。婴孩无畸形，唯头发稀少，色黄。对于习惯性流产患者经保胎治疗后，多见婴儿发少，色黄。《素问·五脏生成》谓："肾之合骨也，其荣发也。"肾之精华在于发，故肾虚而发不荣。上例经随访，3 年后发已变多，变黑，与正常儿童无异，智力发育良好。

淮山药汤（班秀文经验方）

【组成】山药 25 g，太子参 15 g，鸡血藤 15 g，菟丝子 15 g，炙黄芪 15 g，枸杞子 9 g，覆盆子 9 g，茺蔚子 9 g，地骨皮 9 g，甘松 6 g。

【功效】滋养肝肾，补益气血。

【主治】肝肾亏损，气血两虚之滑胎。症见月经错后，色量质一般，经前乳房胀痛，腰胀膝软，平时心烦易躁，大便溏薄，有流产史，舌淡苔薄白，脉弦细。

【加减】胎漏下血者，加阿胶（烊化，分 2 次兑入）30 g，地榆炭 30 g，以清热养血止血；气虚小腹重坠者，加黄芪 30 g，升麻、柴胡各 9 g，以益气升提；血虚腹痛者，加炒当归 6 g，黄芪 30 g，白芍 15～30 g，以补气止血；肾亏阳虚腰冷痛者，加巴戟天、鹿角胶（烊化）各 9 g，以温补肾阳；肾阴虚腰酸痛者，加枸杞子 30 g，熟地黄 15 g，以滋补肾阴；白带过多者，加芡实 30 g，海螵蛸 15 g，以健脾燥湿；恶阻者，加陈皮、竹茹各 9 g，以理气止呕。

【方解】方中以山药为君，补脾益肾，养阴；臣以太子参、炙黄芪、鸡血藤、菟丝子补益气血，滋养肝肾；佐以枸杞子、覆盆子补益肝肾，养阴明目，茺蔚子、地骨皮清热凉血养血，甘松行气止痛，开郁醒脾。

固胎合剂（刘云鹏经验方）

【组成】党参、白术、熟地黄、山茱萸、枸杞子、续断、菟丝子、白芍、砂仁、阿胶、墨旱莲。

【功效】补益脾肾、固摄冲任。

【主治】习惯性流产。阴道少量流血，色淡红，腰酸，头晕乏力，面色不华，舌淡暗，苔薄白，脉迟弱无力。

【加减】腰酸者，加桑寄生 10 g、牛膝 10 g；出血多者，加黑地榆 10 g、茜草炭 10 g。

【方解】方中党参、白术健脾益气补后天，熟地黄、山茱萸、枸杞子养血益精补先天，菟丝子补肾安胎，白芍敛阴养血、缓解痉挛治腹痛诸药合用调补先天、后天脾肾功能旺盛则胎自无恙。

【注意事项】服用方法：每日 2 次，每次 100 ml，30 日为 1 个疗程。服至超过以往流产时间半月。治疗期间适当卧床休息，严禁体力劳动，保持心情舒畅，出现感冒及胃肠症状可对症处理。

【病例】药理研究证明：固胎合剂能抑制子宫平滑肌收缩，有对抗缩宫素及垂体后叶素收缩子宫的作用，与孕酮的保护作用相当，

并使雌二醇、孕酮及黄体生成素水平呈增加趋势。为临床应用保胎提供了依据。毒理研究证明：固胎合剂基本无毒，对胎儿无致畸作用，是安全的保胎药物。

【用方经验】刘云鹏认为，脾肾双亏是导致滑胎的主要原因，即使有内热亦为标证。治疗应以培补脾肾为主。因胎元系于脾肾，脾肾功能的盛衰关系到胎儿的生长发育，脾肾之气强则胎元固而孕育正常，脾肾之气弱则胎元不固而有滑胎之虞。固胎合剂重在补益脾肾、固摄冲任。

加味安奠二天汤（刘云鹏经验方）

【组成】党参30 g，炒白术30 g，熟地黄30 g，炒白芍18 g，桑寄生15 g，山药15 g，炒白扁豆9 g，山茱萸9 g，炒杜仲9 g，枸杞子9 g，续断9 g。

【功效】脾肾双补，止痛安胎。

【主治】习惯性流产，腰痛，小腹坠痛，舌淡苔薄，脉沉弱无力。

【加减】小腹坠者，加升麻、柴胡各9 g；坠甚者，可用补中益气汤，以升阳举陷安胎；小腹胀痛者，加枳实3 g，以理气止痛；小腹掣痛者，重用白芍、甘草，以和营止痛；胎动下血者，加阿胶12 g，棕榈炭9 g，赤白脂30 g，以固涩冲任；下血量多者，可用加减黄土汤，以止血固冲安胎；口干便结，舌红苔黄，有热象者，加黄芩9 g，以清热安胎。

【方解】本方是一首健脾补肾、安胎止痛的方剂，适用于先后二天俱虚的习惯性流产患者。方中党参、白术、白扁豆、山药、甘草健脾益气补后天；熟地黄、山茱萸、杜仲、枸杞子养血益精补先天，续断、桑寄生补肾安胎，治腰痛；白芍敛阴养血，缓解痉挛治腹痛。二天双补，脾肾旺盛，则胎自无恙。

【用方经验】本方用药主次分明，主药剂量重用是其特点。如方中重用参、术以补脾益气；重用熟地黄滋肾补血。我们于临床每用本方时。虽有加减，但主药剂量不变，重点突出，颇有效验。

固胎汤（刘云鹏经验方）

【组成】党参30 g，炒白术30 g，熟地黄30 g，炒白芍18 g，山药15 g，桑寄生15 g，炒白扁豆9 g，山茱萸9 g，炒杜仲9 g，枸杞子9 g，续断9 g，炙甘草3 g。

【功效】脾肾双补，止痛安胎。

【主治】滑胎（习惯性流产）。腰痛，小腹微痛略坠，舌质淡，或有齿痕，苔薄，脉沉弱无力。

【加减】小腹下坠者，加升麻、柴胡各9 g，以升阳举陷；小腹掣痛或阵发性加剧者，加枳实9 g，以理气止痛；胎动下血者，加阿胶12 g，墨旱莲15 g，棕榈炭9 g，以固冲止血；口干咽燥，舌红苔黄者，去党参加太子参15 g，或选加黄芩9 g，麦冬、石斛、玄参各12 g，以养阴清热安胎；胸闷纳差者，加砂仁、陈皮各9 g，以芳香和胃；呕恶者，选加竹茹、陈皮、生姜各9 g，以和胃止呕；畏寒肢冷，少腹发凉者，加制附片9 g，肉桂6 g，以温阳暖胞。

【方解】本方以党参、白术、白扁豆、山药、甘草健脾益气补后天；熟地黄、山茱萸、杜仲、枸杞子养血益精补先天；续断、桑寄生补肾安胎治腹痛；白芍敛阴养血，缓挛急、止腹痛。本方主药量重是其特点，如重用白术、熟地黄，乃求其力专也。

【用方经验】肾主藏精为先天之本，脾主运化为后天之源。胎元系于脾肾，肾精足则胎元得固，脾气旺则胎有所载，脾肾功能正常，胎孕自然无恙。本方调补脾肾，确保孕育正常。刘老数十年来，以此方治滑胎，疗效显著。临床除胚胎停止发育者外，一般都能见效，甚至滑胎有6～8次者，犹能获得正常分娩，且婴儿体格、智力发育良好。

【病例】毛×，女，24岁，1986年7月6日初诊。已妊娠3个月，头晕，睡眠不佳，有时呕吐，阴道流血已6～7日。腰酸腿软，经注射止血药物仙鹤草素，口服维生素等未效，某医院妇科诊为"先兆流产"。舌苔薄白，左脉大，右脉虚数。此脾肾两虚，治宜双补。方用党参30 g，炒白术30 g，云苓

10 g，甘草 6 g，熟地黄 30 g，山茱萸 9 g，黄芩炭 10 g，补骨脂 15 g，每日煎服 1 剂。于1988 年 6 月因产后便血亦来诊此：上次腹坠流血等症状服五剂即愈。于 1987 年 1 月顺产一女婴很好。

益气固肾清热汤（何子淮经验方）

【组成】党参 15 g，赤芍 15 g，白芍 15 g，炒黄芩 15 g，桑寄生 12 g，杜仲 12 g，苎麻根 30 g，南瓜蒂 12 g。

【功效】益气固肾，清热安胎。

【主治】习惯性流产。症见妊娠期，阴道少量流血，色鲜红，或腰酸，口干口苦，心烦，尿少，便秘，舌红，苔黄，脉滑数。

【加减】呕吐、口干、口苦者，加竹茹、黄连；下坠者，加升麻 6 g、黄芪 10 g；阴虚内热者，加生地黄、墨旱莲，去晒参，加太子参；失眠多梦者，加炒酸枣仁、茯苓、五味子；出血者，加黑地榆、茜草炭；头晕者，加天麻。

【方解】方中党参益气健脾；菟丝子、桑寄生、杜仲补肾固胎；赤芍、白芍活血养血；苎麻根清热安胎，炒黄芩清热止血。全方固肾健脾，清热止血，化瘀安胎，使肾固脾健，热清血止胎安。

【病例】严×，女，33 岁。初诊日期：1993 年 3 月。病史摘要：既往月经正常，末次月经：1 月 4 日，因停经 2 个多月，少量阴道流血伴腰酸入院。婚后 6 年，流产 4 次，均于妊娠 3 个月左右，难免流产而刮宫。入院时，子宫约妊娠 2 个多月大小。苔薄、舌质淡红，尖有瘀点，脉细滑。检查：夫妇双方染色体正常，血型：男方"O"型，女方："A"型。抗体效价阴性，尿 HCG 阳性。B超：提示早孕，胚芽 26 mm。血 KPTT 90″/94″（正常 53″/53″），封闭抗体 51.3%，细胞毒抗体 9.8%（正常值，封闭抗体：10%以上，细胞毒抗体 20%以上）。诊断：中医：滑胎（肾虚瘀阻胞络证）；西医：习惯性流产（免疫性因素引起）。治疗：入院先给予益气固肾、清热安胎中药。药用上方治疗，每日 1剂煎服。治疗 1 周后，阴道流血止，腰酸缓

解。妊娠 13 周，彩色超声：胎儿双顶径 20 mm，示胎龄相当于妊娠 9 周。多普勒检查：双侧子宫小动脉、子宫胎盘小动脉阻力偏高，血免疫指标：KPTT 157″/136″，明显高于正常。现代医学认为，KPTT 增高可引起血凝血栓形成，胎盘梗塞，影响胎盘功能。中医学认为瘀阻胞宫。故在上述中药方组中加丹参 15 g、桃仁 2 g、益母草 12 g、制生大黄 12 g，每日 1 剂煎服。妊娠 17 周，复查 B超示：双顶径 31 mm，相当于妊娠 4 周中位数。多普勒检查：子宫动脉、螺旋动脉阻力恢复正常。继服中药，同时加丹参注射液 21 g，加入 5%葡萄糖液 500 ml，静脉滴注，每日 1 次，共 10 日。妊娠 22 周，双顶径 46 mm，胎儿较孕月小，相当于妊娠 19 周。妊娠 37 周，双顶径 90 mm，胎龄基本与正常孕周同。中药服至妊娠 8 个月，妊娠 38 周，因妊娠高血压综合征、高血压伴蛋白尿＋而选择剖宫产，新生儿出生评分 9 分，体重 2 700 g，现婴儿情况好。

育肾健脾安胎汤（蔡小荪经验方）

【组成】菟丝子 12 g，炒杜仲 12 g，炒续断 12 g，桑寄生 12 g，炒党参 12 g，茯苓 12 g，苎麻根 10 g，紫苏梗 10 g，大生地黄 10 g，炒白术 10 g，本方系寿胎丸合四君子汤加味而成。

【功效】补肾，健脾，安胎。

【主治】习惯性流产。症见妊娠期间，阴道少量流血，色暗红，腰酸，纳差，消瘦，乏力，脘腹胀满，舌淡红，苔薄白，脉沉细无力。

【加减】肾阳虚，加补骨脂、鹿角胶；肾阴虚，加女贞子 10 g、墨旱莲 10 g、枸杞子 10 g、桑椹 10 g、生地黄 10 g；血虚，加当归 10 g、何首乌 10 g、阿胶 10 g；阴虚血热，加地骨皮 10 g、黄芩 10 g；气虚，加生黄芪 10 g、党参 10 g、炙甘草 6 g。

【方解】菟丝子为君，补肾益精固胎，续断为补肾安胎之要药，有抗维生素 E 缺乏症的作用，而利于孕卵的发育，配杜仲乃宗千金保孕丸法，则相得益彰；桑寄生除补肾外，

妇科国医圣手时方

233

兼有养血安胎的功效；党参、白术、茯苓四君子汤以补后天，助气血生化之源，脾气旺盛，肾精充足，冲任脉盛，则胎元血固；生地黄滋阴养血，又能渗泄胎热，苏梗顺气和中安胎。

【用方经验】习惯性流产，中医学属"滑胎"范畴。蔡师认为滑胎之因乃脾肾两虚所致，因胞脉系于肾，如素体肾气不足，冲任失固，气血失于温煦，胞脉失于濡养，不能荫育系胎；或脾虚中气亏损，无权化源，均能导致滑胎。对于此类患者，蔡师主张孕前培补脾肾，犹如播种先培土壤，土壤肥沃，利于种子生长发育，孕后育肾安胎为主、健脾为辅，防蹈覆辙。自拟育肾健脾安胎汤，治疗习惯性流产疗效显著。本方是由《医学衷中参西录》寿胎丸合四君子汤发展而来。方中菟丝子为君，补肾益精固胎，续断为补肾安胎之要药，有抗维生素E缺乏症的作用，而利于孕卵的发育，配杜仲乃宗千金保孕丸法，则相得益彰；桑寄生除补肾外，兼有养血安胎的功效；党参、白术、茯苓四君子汤以补后天，助气血生化之源，脾气旺盛，肾精充足，冲任脉盛，则胎元血固；生地黄滋阴养血，又能渗泄胎热，苏梗顺气和中安胎。全方功专补肾健脾，温而不燥，滋而不腻，气血和畅，而能寿胎保产。

【病例】范×，女，38岁，1993年1月3日初诊。结婚8年，曾流产5次，每次均妊娠2个月许而坠。平素腰酸较甚，便溏纳差，神疲乏力，面色少华。染色体检查正常。蔡师认为该病员脾肾较虚，胎前应培补脾肾。拟上方调治3个月，腰酸略减，大便转实。1993年5月基础体温呈双相，经水逾期未行，尿妊娠试验阳性，微泛恶，腰酸腹胀，脉细滑数，显然脾肾不足，胎元欠固，拟益肾健脾安胎汤加减，治疗至妊娠4个月许，诸症均除，于1994年2月顺产一女婴。

补肾固胎散（刘奉五经验方）

【组成】桑寄生45g，续断45g，阿胶块45g，菟丝子45g，椿皮15g。

【功效】补肾安胎。

【主治】肾气虚弱之习惯性流产。妊娠期间，阴道少量流血，舌淡暗，腰酸，腹痛，下坠，头晕乏力，夜尿多，舌淡暗，苔白，脉沉细滑尺弱。

【加减】小腹坠者，加升麻、柴胡各9g；坠甚者，可用补中益气汤，以升阳举陷安胎。

【方解】方中桑寄生、续断滋补肝肾，益肾安胎；阿胶块凉血固涩而止血，又能养血而安胎；菟丝子辛甘平微温，既补肾阳又能益肾阴，温而不燥，补而不滞，上述四药均为补益之剂。另加椿皮是取其性寒能凉血固涩止血之效，出血时可以止血，未出血时可以预防出血。

【用方经验】从药量上分析，本方补益剂每味药均为45g，共计180g，而清热固涩剂仅有15g，突出了补肾的主要作用以治其本，稍佐清热固涩之剂以治其标，治本为主，治标为辅。

加味三青饮（裘笑梅经验方）

【组成】桑叶30g，竹茹12g，丝瓜络炭6g，熟地黄30g，山药15g，杜仲15g，菟丝子9g，当归身6g，白芍15g。

【功效】清热凉血，滋阴补肾。

【主治】习惯性流产。

【方解】方中桑叶滋阴降火，能清血海之热；合竹茹清热止血凉血；丝瓜络炭既能清热，又能滋阴生津，止血安胎。以上三味均为妇女崩中动胎之要药。熟地黄滋阴，山药、杜仲、菟丝子补肾，当归身、白芍养血敛阴。诸药合用，共奏清热凉血补肾安胎之效。

【用方经验】"习惯性流产"临床上以阴虚内热证较多见。三青饮，意取桑叶、竹茹、丝瓜络三者色均青而名之。药入厥阴肝经，能清肝经之热，使相火静能安胎。此方实胜于四物、阿胶，惜乎未有发明，诚为可惜！盖习惯性流产，即屡孕屡坠，在中医学名曰"滑胎"。裘氏每遇此类孕妇，若脉弦滑，舌质红绛，为"阴虚内热"，势恐重蹈复辙，不能摄胎，故用加味三青饮，意在清热凉血，滋阴补肾，以保胎元。实践证明，此方效果良好。

第三章 妊娠病

妇科国医圣手时方

【病例】马×，素体虚弱，早孕50日，常感腰酸，偶有腹中隐痛，伴有纳减味淡，恶泛，曾先后流产三次，均在妊娠3～5个月之间。脉弦滑，苔薄，质红绛。患者情绪紧张，忧郁顾虑，又恐流产，要求保胎。治用加味三青饮，服药5剂，腰酸减轻，腹胀痛消失，惟胸闷，脉舌如前，前方加紫苏梗3g，白术9g，持续服药1个月余，后足月分娩。

补肾固冲丸（罗元恺经验方）

【组成】菟丝子10g，续断10g，阿胶10g，熟地黄10g，鹿角胶10g，白术10g，人参10g，杜仲10g，枸杞子10g，巴戟10g，当归头6g，砂仁6g，大枣5枚，何首乌10g，桑寄生10g。

【功效】补肾固冲，健脾益气，佐以养血。

【主治】习惯性流产。症见头晕腰酸疲乏，眼眶黯黑，舌淡黯或淡胖，脉细弱或弦细尺弱等。

【方解】习惯性流产之原因，主要在于肾气不固，封藏失职，因而屡孕屡堕，故防治之法，应以固肾为主。然肾气之滋长，又赖后天脾胃水谷之精气以滋养，故须辅之以健脾益气。妇女以血为主，经、孕、产、乳都以血为用。因此，除补肾健脾之外，仍须佐以养血，肾脾气血充沛，体质健壮，则胎元旺盛，便可发育生长。本方以菟丝子、人参为主药。菟丝子为补肾安胎之首选药物，味辛性甘平，归肾、脾、肝三经，能补肝肾，益精髓。人参（可用党参代）补而不燥，养血而不腻，能固气补血，二味合用，能补脾肾益气血以安胎，故宜重用之以为君，白术、何首乌、桑寄生、阿胶健脾养血为佐。肾脾为旺，胎得血养，俾得滋长。

【用方经验】防治本病，须于下次未孕之前，加以调摄，俾能增强体质，预防再次流产。并要求从最后一次流产时算起，避孕1年，使子宫能有休养恢复机会，同时用药调理体质，至再次妊娠时，则应绝对禁止房事，兼用安胎之法调养，以保证疗效。经调治后

再次妊娠期，为了巩固疗效，在生活上尽可能使其适当休息，解除其思想顾虑，并适当给予药物安胎。本药丸一般仍可服用，但有些孕妇会感到燥热，则可改用《医学衷中参西录》之寿胎丸合四君子汤加何首乌调理，如无先兆流产症状，可间日1剂，俟妊娠3个月后才停药。此外，尚有因胎元不正而致数堕胎者，如有近亲结婚，或夫妇双方患有某些遗传性疾病，或胚胎存在某些先天性缺陷者，则非一般安胎药所能奏效。故凡治疗滑胎者，应作多方面的检查，以资确诊。

温肾健脾汤（韩百灵经验方）

【组成】熟地黄15g，山药15g，五味子10g，菟丝子15g，巴戟天15g，补骨脂15g，杜仲15g，续断15g，桑寄生15g，赤石脂20g。

【功效】温肾健脾。

【主治】习惯性流产肾阴不足，命门火衰，冲任不固证。屡孕屡堕，面色晦暗无泽，唇舌淡润，精神疲惫；语言低微而细，呼吸气粗。头眩，健忘，腹冷，肢寒，月经清臭腥，白带清如水，腰酸腿软，尿频，夜间尤甚；四肢不温，六脉沉弱

【病例】患者婚前身体健康，月经正常。婚后不到5个月初妊，未足3个月间，无故流产。初不以为故，接着又发生3次流产，所以求医调治。有以为血虚气弱，胎失所养而堕者，投以补血益气之方；有以为脾虚中气下陷，气不载胎而堕者，投以健脾益气升陷之方；有以为血海伏热，热损胎元而堕者，投以清热凉血之方。汤丸药服百余剂，但病情不减，又继续发生2次流产。究其根本为肾阳不足，脾气虚故，投以温肾健脾渗湿方，使胎有载，子有血养，胎元安固。

保胎饮（刘茂林经验方）

【组成】黄芪15g，酒白芍12g，熟地黄12g，菟丝子12g，白术（土炒）12g，阿胶（烊化）10g，煨杜仲10g，补骨脂10g，驴外肾（冲）3g，当归6g，川芎6g。

妇科国医圣手时方

【功效】益气养血，补肾固胎。

【主治】滑胎。妊娠期间少量阴道流血，色淡红，质清稀，或小腹空坠而痛，腰酸，面色㿠白，心悸气短，神疲乏力，舌质淡，苔薄白，脉细弱。

【加减】血热者，熟地黄改生地黄12 g，加黄芩18 g；腰困痛者，加续断10 g；出血者，加苎麻根、焦艾叶各12 g；纳呆腹胀者，加陈皮、砂仁各9 g；恶心呕吐者，加竹茹6 g。

【方解】方用黄芪、当归、白芍、熟地黄、川芎、阿胶、白术补益气血，菟丝子、补骨脂、杜仲、驴外肾培补肾气。

【注意事项】每剂煎煮3次，约400 ml药汁兑匀，早晚空腹各服200 ml。连续服药至症状消失，停药观察10～15日，仍无症状者则不再服药。

【用方经验】驴外肾乃公驴之外生殖器，炮制方法为：取驴肾洗净，加水在锅中略煮片刻，取出切片，搽上酥油在火上炙黄脆，碾面装瓶备用。运用本方治疗滑胎148例，治愈（临床症状消失，足月生产）147例；无效1例。治愈率99.32%。

赵氏逐瘀汤（赵选卿经验方）

【组成】小茴香10 g，炮姜7.5 g，延胡索15 g，赤芍15 g，没药7.5 g，当归25 g，川芎10 g，肉桂10 g，蒲黄10 g，五灵脂10 g。

【功效】活血化瘀，温宫安胎。

【主治】血瘀之滑胎。症见屡孕腰坠，连续3次以上，少腹拘急疼痛，口干咽燥，漱水不欲咽，甚则小腹可扪及包块，面色晦暗，舌质瘀黯或有瘀斑，脉细滑或细涩。

【加减】如气滞血瘀甚而见经色紫黑、有血块者，加香附、祈艾、茜草根炭、川楝子以行气化瘀；如寒邪偏盛而见畏寒、肢冷者，加补骨脂、淫羊藿以温肾散寒。

【方解】本方治疗之滑胎，多因寒邪客于胞宫，寒凝气滞，经脉不通，以致瘀阻胞络，新血不生，胎失所养所致。治宜化瘀行滞，温宫散寒，养血安胎为法。方由王清任之少腹逐瘀汤加减化裁而成。方中小茴香、肉桂温肾暖宫，散寒通滞，使寒散血脉通利而有助于祛除瘀血；赤芍、没药、蒲黄、五灵脂活血散瘀，行滞止痛；川芎、延胡索为血中之气药，既可活血化瘀，又能行气止痛；当归补血活血安胎；炮姜温宫散寒，收敛止血。诸药合用，共奏活血化瘀，温宫散寒，养血安胎之效。

【注意事项】气血两亏或肾虚不固之胎漏、滑胎，均不宜使用本方。

【用方经验】使用本方的辨证要点是：屡孕屡堕，少腹拘急疼痛，面色晦暗，舌质瘀黯或有瘀斑，脉细弦或细涩。本方可用于先兆流产、习惯性流产、子宫内膜异位症、慢性盆腔炎、子宫肌瘤属血瘀阻滞者。

加味寿胎丸（李广文经验方）

【组成】续断30～60 g，桑寄生12～15 g，菟丝子9 g，阿胶（烊化）12 g，生杜仲12～15 g，生黄芩9 g，生白术9 g，香附子9～12 g，陈皮9 g，紫苏梗9 g，苎麻根9 g。

【功效】益肾气安胎元，养血滋阴清热，健脾理气。

【主治】习惯性流产。

【方解】方中续断、杜仲补肝肾固冲任，菟丝子益阴而固阳，寄生益肾养血，共奏益肾气安胎元之效；阿胶养血止血，黄芩、苎麻根养阴清热，凉血止血，以防血热伤胎；白术健脾以载胎，香附、砂仁、陈皮、紫苏梗理气安胎，使气虚能补，气滞能通，气血通调而胎自安。

【加减】若气虚重，加党参、黄芪各30 g；血热明显者，加生地黄15～30 g。

【现代研究】药理研究证明：续断含有大量维生素E，用大量安胎而无不良反应；杜仲有镇静镇痛作用；香附能抑制子宫收缩并提高痛阈，陈皮亦能抑制子宫收缩，二者堪称理气安胎之良药。

【用方经验】对治疗习惯性流产李氏有以下三点体会：①妊娠期治疗与非妊娠期治疗相结合。根据治病必求其本的原则，非妊娠期查清病因，适当调治，明确妊娠后尽早保胎治疗，防患于未然。②使用当归时应后下。当归有养血活血作用，用于保胎时有争议。李氏认为，当归有"双向性"。其非挥发性成分能兴奋子宫肌肉，使其收缩力加强；而其挥发油能抑制子宫收缩，使子宫弛缓，故妊娠期使用当归应后下为宜。③养心安神药的选用。滑胎患者再孕后往往精神紧张，心神不安，医者常在安胎方中加酸枣仁、远志、合欢花，以达养心安神之目的。但是，据现代药理研究，上三味药均有兴奋子宫使其收缩的作用，故不用为宜。可用珍珠母、煅龙骨代之。

固胎饮（李宏仁经验方）

【组成】白术15 g，黄芩5 g，熟地黄15 g，菟丝子15 g，当归身15 g，黄芪25 g，艾炭15 g，阿胶15 g，陈皮15 g。

【功效】益气健脾，补肾固胎。

【主治】习惯性流产。

【加减】呕吐者，加竹茹、砂仁、芦根各10 g；腰痛者，加杜仲、续断、桑寄生各10 g；流血者，加棕炭、柏炭各10 g；有下坠感者，加升麻、柴胡各10 g；失眠者，加柏子仁、酸枣仁、远志各10 g；纳呆者，加鸡内金、山药各10 g；眩晕者，加菊花、荆芥穗各10 g；便秘者，加天冬、麦冬、玄参各10 g；腹痛者，加白芍10 g、甘草6 g。

【用方经验】李氏认为习惯性流产以肾不载胎，脾失摄养最为关键。治则突出强调"益气健脾补肾固胎"，经30多年使用本方疗效颇佳，投之辄效。

【病例】张××，28岁。素体虚弱，三孕俱殒，今孕将近3个月，胎漏不已，色淡质稀，腹坠不舒，腰痛不适，两足乏力，面色萎黄，纳呆食少，眩晕，舌质淡，苔白，脉沉细。此系脾气虚弱，肾气亏损，治宜益气养血，补肾固胎。以固胎饮去黄芩，加菊花10 g，山药20 g，升麻10 g，杜仲25 g，3剂。药后妊妇漏红已止，腹坠若失，腰痛、眩晕减轻，以上方加减，又服3剂。之后，主方稍加调整，嘱患者每半月服1剂，至8个月停药，妊妇届期足月而产，母女康健。

安胎丸（赵振纲经验方）

【组成】当归10 g，川芎10 g，酒芍10 g，熟地黄10 g，菟丝子10 g，补骨脂10 g，杜仲10 g，续断10 g，阿胶10 g。

【功效】养血益气，提摄冲任，温固脾肾。

【主治】习惯性流产。症见小腹痛、阴道下血，腰痛，腹胀，腹坠。

【方解】本方以四物阿胶，瘀血能行，下血能止。杜仲、续断、菟丝子、补骨脂补肾养肝，固摄冲任。总之，此方补而不滞，行而不伐，系培补胎元，强壮督带，养血止漏的良药，用于习惯性流产较为适宜。

【加减】下血多，加艾炭、椿炭各10 g；血热，加黄芩、黄连各10 g；气虚脾弱，加党参、黄芪各10 g。

【病例】德××，女，25岁。结婚3年已流产3次，都是妊娠3个月左右，再孕将到3个月复又出现小便频数，轻度浮肿，继则腹胀下坠，牵扯腰痛，阴道流血，下肢浮肿两腿尤重等。查：面色苍白，虚浮气短，言语低微，脉象沉缓，舌苔薄白。证属脾肾两虚，气血不足，冲任失调，胎失所养。急应予养血健脾，益气补肾之法。经给安胎丸基本方加参芪连服12剂，诸症悉退。次后每月照原方服1~2剂，直到临产为止。足月生一男儿，母子健壮无恙。后又连生二胎而皆顺产。

安胎汤（邢子亨经验方）

【组成】当归9 g，炒白芍9 g，茯苓12 g，炒白术12 g，续断12 g，炒杜仲24 g，狗脊12 g，桑寄生14 g，炙黄芪15 g，阿胶（烊化）12 g。鱼鳔珠12 g，陈皮9 g，炙甘草6 g。

【功效】养血益气，补肾固胎。

【主治】习惯性流产。

【方解】方中当归、白芍养血益肝以养胎；黄芪、茯苓、白术、炙甘草补中益气以固胎；续断、杜仲、狗脊、桑寄生补任督之脉；阿胶、鱼鳔补血固胎。

【加减】若气虚，加人参9 g；出血，加

棕炭 12 g；血热，加黄芩 9 g，生地黄 12 g。

【注意事项】服药期间，忌烟酒，勿举重，禁奔跑。

【病例】李××，女，26 岁，1970 年 4 月 16 日初诊。连续流产 3 胎，皆在妊娠 3 个月左右，现又停经 2 个月，时感腰酸，食欲反常，有时呕吐，又恐流产，请求保胎。上方连服 10 余剂，以后每月间服 3～4 剂，胎儿发育良好，足月产男孩，母子均安。

固元保胎方（黄少华经验方）

【组成】党参 10 g，白术 10 g，茯苓 12 g，炙甘草 8 g，续断 12 g，杜仲 12 g，菟丝子 10 g，当归 10 g，陈皮 10 g。

【功效】益气固元，补肾养胎。

【主治】适用于习惯性流产。中医辨证为脾肾两虚、胎元不固者。

【方解】方中参、术、苓、草益气补中，以健后天化源而固中元之气，俾带脉固，胞胎不致下垂；辅以陈皮理气健脾，则补而不滞；杜仲、续断。菟丝子补肝肾、强腰膝以系胎元；当归养血和营。诸药合用，脾肾健固，胎居母腹，稳若泰山，实为保胎之良方。

【加减】阴道出血者，加阿胶 12 g，艾叶炭 3 g，生地黄炭 12 g，黄芩炭 10 g，地榆炭 12 g，墨旱莲 12 g；腹痛者，加紫苏叶或紫苏梗 2 g，川芎 6 g；纳呆者，加砂仁 6 g，炒谷芽（或麦芽）10 g；气虚下陷者，加炙黄芪 15 g，炙升麻 6 g，柴胡 6 g；热重者，加黄芩 10 g；恶心呕吐者，加半夏 10 g，砂仁 6 g。

【用方经验】滑胎乃胞宫气血失养所致，气虚不能摄血则血外溢，肾虚冲任不固而滑胎，然气血精液皆由后天之本脾所生化，脾虚生化无源，胞宫缺乏气血濡养而不能养胎，故其治当以健脾益气以固胎元，补肾固冲任以养胎之法。但在保胎治疗过程中，这类患者多反复阴道出血，此乃气不摄血之故。因此，在固元保胎方的基础上，又要选用阿胶、墨旱莲以及炭类药止血以涩其流。在分娩之前多数孕妇有胎动频繁不安，孕妇难以忍受，此乃胞宫气血不足，胎儿缺氧化致，故间断少量吸氧后胎儿即可安宁。如此，在临床上

数十年屡用屡验。自从 1987 年以来诊治了 20 例连续滑胎 3 次以上者，有的滑胎达 7 次之多；妊娠期少者 1 个月以上，多者 7 个月之久，经用本方加减均生贵子。

【病例】邹××，36 岁。结婚 10 年连续滑胎 6 次，屡治不效，于 1987 年 1 月受孕 33 日时又感阴道不适，且有少量血性分泌物，其色红，且有黄白相间之分泌物，初期自认为体虚，不视为怀孕，于是自服"独参汤"，血止，但感身体虚弱，乏力，约周后又感腹痛下坠，阴道又见红白相间之分泌物，伴面色㿠白，语音无力，纳呆恶心。胸闷，胃脘不适，舌淡苔白，脉细数，妊娠免疫试验阳性。于 1987 年 2 月以习惯性流产收入家庭病床治疗。辨证为脾肾两亏，冲任不固，治以益气固元，补肾养胎。方用固元保胎方连服 12 剂，精神好转，食欲增加，腹痛消失，但阴道仍有红白相间之分泌物，腰痛心悸，脘腹胀满，仍守健脾益气、养血止血保胎之法治之，拟方：太子参 15 g，白术 10 g，茯苓 10 g，炙甘草 6 g，当归炭 10 g，菟丝子 10 g，白芍炭 10 g，生地黄炭 10 g，黄芩炭 10 g，艾叶炭 3 g，阿胶（另包，烊化）10 g，墨旱莲 12 g。上方连服 48 剂后阴道出血已止，白带减少，稍有腹胀，舌淡红，苔白薄，脉细滑。仍用固元保胎方为主，若阴道出血，加阿胶（另包，烊化）10 g，艾叶炭 3 g，地榆炭 12 g，墨旱莲 12 g，或选加其他炭类药物。上方连服 4 月余，症状、体征消失，胎儿逐渐长大，于 1987 年 9 月经 B 型超声波检查提示"胎儿正常"。妊娠期到 8 个月后，胎动频繁，采用间断少量吸氧后胎儿安静。于 1987 年 10 月在武汉市第四医院产科行剖腹产分娩一女婴，母女平安。

保胎丸（张灿甲经验方）

【组成】杜仲 240 g，（糯米煎汤浸透，炒去丝）续断 60 g，山药（酒浸，焙干）180 g，制用法杜仲、续断共为细末，另以山药末作糊，调上药为丸如梧桐子大。亦可将 3 药共为散剂。每日空腹服 6 g，米饮送服。

【功效】健脾补肾固胎。

【主治】频惯堕胎。

【方解】本方在《本草纲目》杜仲下收载，云出《杨氏简便方》，无方名。《达生篇》名保胎丸，谢观《中国医学大辞典》名保孕丸，云出《千金方》，但查今《千金方·妇人方》中无。诸书经味虽同，但剂量不一，今所列以《本草纲目》为准。本方主要用于肾气不足，胎元不固之频惯堕胎证。若染淋毒，湿热内蕴，可加金银花、土茯苓等清热解毒药。方中杜仲、续断有壮肾固胎作用；山药补脾以资化源。

【病例】岳××之妻，患堕胎已2次，面色苍白，体虚无力，舌淡苔薄白，脉沉弱，现又妊娠2个月。处上方10剂，服毕诸症悉除。胎儿足月而生，康健无疾。

固肾保胎饮（钟益生经验方）

【组成】熟地黄30 g，当归15 g，黄芪24 g，阿胶（烊化）18 g，续断15 g，杜仲15 g，菟丝子18 g，桑寄生15 g，太子参30 g，白术15 g，陈皮6 g，陈艾6 g，炙甘草9 g。

【功效】扶正疗伤，止血止痛，固肾保胎。

【主治】习惯性流产、先兆流产。症见腹痛，腰胀，阴道少量出血；或胎动不安；或头晕耳鸣，面色㿠白，心慌气短，食欲不佳，精神困倦。

【方解】孕妇脾肾两亏，气血虚弱，不足养胎；或房事失度，或过度激动，或举重跌扑，以致伤胎，皆能引起流产。方中太子参、黄芪、白术、陈皮、炙甘草健脾益气；熟地黄、当归滋肾生血，使其血充气足，以增强保胎物质基础；续断、杜仲、菟丝子、桑寄生疗伤止痛，固肾保胎；阿胶、艾叶止血而不凝滞。诸药配合，共奏扶正疗伤，止血止痛，固肾保胎之效。

【加减】热者，加黄芩10 g，去陈艾；寒者，加吴茱萸6 g、生姜3片；恶心呕吐者，加豆蔻、砂仁各6 g；跌扑闪挫者，加白芍10 g、枳壳10 g；肝气不舒者，加香附、枳壳各10 g。

【注意事项】孕妇当禁攀高，勿举重，忌房事，莫动怒。

【病例】张××，女，39岁。曾怀胎2次，均先后流产。1981年3月2日来诊。已停经2个月余，尿妊娠试验阳性。症见腹痛、腰胀，阴道少量出血，恶心，气短，舌苔薄白，脉寸濡而尺滑。治宜健脾益气养血、固肾保胎。方用固肾保胎饮加白芍15 g，砂仁6 g。连服3剂，腹痛大减，出血停止。续服3剂而安。后顺产一男孩。

新胎元饮（于瀛涛经验方）

【组成】当归20 g，白芍10 g，熟地黄10 g，山药5 g，山茱萸10 g，泽泻15 g，茯苓10 g，党参5 g，白术10 g，杜仲炭15 g，续断10 g，甘草7.5 g。

【功效】补肾健脾，养血安胎。

【主治】滑胎。

【方解】本方用四君子汤以补后天，助气血生化之源，合当归、白芍以补养气血而安胎；以六味地黄合杜仲炭、续断，补先天之肾而安胎，使胎元得以系养。

【加减】若胎动不安，兼有胎漏下血，加艾叶炭10 g、阿胶10 g；血热者，加生地黄10 g、黄芩10 g；小便失禁者，加益智10 g、菟丝子10 g；胎动甚者，加菟丝子10 g、桑寄生10 g。

【用方经验】临证所见攀高跌扑而致血瘀或素有瘀积者不宜用本方。

【病例】郑××，女，31岁。1973年9月13日入院。婚后曾小产3次，经多方保胎治疗无效。本次就诊已妊娠3个月余，又出现腰酸，小腹下坠等症，恐其再滑胎，故住院保胎。症见腰部酸痛，小腹下坠而酸痛，小便频，舌质淡体胖，苔薄白，脉沉细。证属脾肾亏虚，冲任不固。治宜补肾健脾，养血固冲任。以新胎元饮，连服15剂，自觉症状消失，又观察1周出院：足月分娩一男一女（双胞胎）。

安胎验方（原明忠经验方）

【组成】当归10 g，川芎10 g，白芍20 g，

炙甘草9 g，熟地黄12 g，菟丝子15 g，续断12 g，炒杜仲10 g，阿胶（烊化）10 g，醋炒艾叶10 g，鹿角胶（烊化）6 g，补骨脂9 g。

【功效】温补肝肾，安胎固元。

【主治】滑胎。

【用方经验】滑胎多因肝肾两虚，命门火衰所致。故以补肝肾、益元阳之法而能取效。凡类此症者，以此方治之，多得效验。

【病例】孔××，女，30岁。妊娠3个多月，因阴道出血，小腹疼痛而用黄体酮治疗后诸症消失；天后因阴道有少量出血继而黄体酮治疗，1周后再次出血，量较多，约60 ml，用前法治疗无效。此时阴道不断出血已1旬，伴有腰酸痛，小腹隐痛及下坠感。去年春季妊娠3个月时曾流产。诊查：面色黄白，语言清晰，声音低弱，苔薄白，脉沉滑，右较有力、左脉无力，证属肝肾亏损，任脉不固，治以温补肝肾，安胎固元。予安胎验方，进药3剂后血止，腰酸痛、小腹坠痛均减轻。进药6剂腰腹痛基本消失。又进6剂，诸症消失。嘱其每月服药3剂，以防流产，后足月产一男婴。

益元安胎汤（周伯良经验方）

【组成】当归6 g，川芎6 g，黄芩10 g，白术10 g，杜仲8 g，续断8 g，生白术10 g，阿胶（烊化）10 g，菟丝子8 g，党参8 g，黄芪8 g，甘草3 g，生姜2 g。

【功效】益气养血，扶元安胎。

【主治】习惯性流产。胎动不安、胎位不正、难产及崩漏、不孕等病，胎前产后均可应用此方。

【方解】方中当归、黄芪补气生血，黄芪大补脾肺元气，以资生血之源，配合当归补血和营，阳生阴生，正旺血生。黄芩清热养阴，安胎止血，白术消瘀健脾，止汗安胎，二味均为安胎圣药。白芍、阿胶敛阴养血，止血安胎。党参养血生津，安神益智，续断、杜仲、菟丝子补肾安胎止崩，固其真元。川芎上行头面，下达血海助元阳之气开瘀通经。甘草调和诸药，缓急止痛，生姜温胃散寒，降逆止呕。此方养血活血，止血顺气，扶元

安胎，开血脉，通太阳，俾胎气安充而无阻滞之虞。

【加减】如胎漏下血时，去川芎，加艾炭10 g；火盛者，倍用黄芩以清热，痰盛者，则倍白术，加川贝母10 g；出现腿脚肿，加茯苓10 g、防己10 g；头痛，加芥穗10 g；气盛胎高出现胸闷，则加紫苏10 g、枳壳10 g、砂仁6 g、陈皮6 g。

【用方经验】本方是周伯良氏临床多年治疗滑胎（习惯性流产）有效方剂。①受孕之后宜分房静养，忌房事。若房劳太过，恐动相火，煎熬致生胎毒。谨戒饮食五味，使其脾胃调和，母之气血易生，平之形成必育。内调七情，外避风寒，起居安顺，不恃重力，不安逸多睡，不登高涉，是母无病、子亦安矣！②受孕之后禁用汗、下、利小便之法。③受孕之后每月服3剂益元安胎汤，时刻固其胎元，使胎儿安然无恙。

【病例】朱××，40岁。病史：患习惯性流产4次（每孕4～5个月时流产，曾延请数医诊治未效，此妊娠4个月小腹稍有不适，阴道流少量血，面色㿠白，精神不振，舌质淡红苔薄白，脉细无力。辨证属气血两虚证，治宜益气养血，扶元安胎，投益元安胎汤加枳壳6 g，每日1剂，水煎，分2次服。3剂后血已止，精神渐好，每月按上方加减服3剂，不再流产。后每次妊娠按此方加减调治，连生两子一女，均健在。

固胎汤（郑长松经验方）

【组成】菟丝子15～30 g，桑寄生15～30 g，龙骨15～30 g，牡蛎30 g，熟地黄15～30 g，山药10～30 g，白术10～20 g，续断15～30 g，杜仲10～15 g，阿胶（烊冲）10～12 g。

【功效】健脾益肾。

【主治】习惯性流产。

【方解】方中菟丝子益肾，为世医安胎之首选，禀气中和，善补而不峻，益阴而固阳；山药、白术为后天资生之要药，白术能补脾以资其健运，山药能益肾以封藏下窍；龙骨、牡蛎有敛涩之性，而长于戢阳固阴。据"阴

为阳守，阳为阴固"之理，将龙、杜参入方中，阴既益则阳遂和，阳既戢则阴自固；桑寄生、杜仲、续断俱入肾经，承载胎元；熟地黄、阿胶滋肾安胎，养血充营。全方功居健脾益肾，肾壮则先天之根不怯，脾健则后天之本雄厚，俾两天之气安奠，庶无胎元滑堕之虞。

【加减】若气虚，加黄芪 10 g、党参 10 g 以益气安胎；血虚，加白芍 10 g、何首乌 10 g 以养血安胎；阴虚有热，加黄芩 10 g、生地黄 10 g 以凉血滋阴；寒邪内踞，加炮姜 6 g、蕲艾叶 10 g 以温经散寒；带下，加海漂蛸 10 g 以收涩止带；漏红，加棕炭 10 g、椿皮 10 g 以止血安胎。

【病例】王××，女，28 岁，妊娠 4 次，前 3 次均于妊娠 3～4 个月之间流产。现停经 75 日，要求用中药保胎。既往经事尚准，素日带下量多，腰痛，劳后益甚。每届妊娠期常有尿频。刻下白带淋漓。诊见舌淡红苔薄白，脉虚弱，两尺脉按之欲绝。方用固胎汤原方治之。5 剂。近日又感尿频，带下如故。前方加桑螵蛸、黄芪各 15 g。迭进 22 剂，诸苦若失，堕期已过。因舌苔偏干，脉转滑象。方用固胎汤去龙骨、牡蛎、阿胶，加黄芩 12 g。3 剂药尽停服。及期顺产分娩，母子平安。

滑胎验方（刘独行经验方）

【组成】桑寄生 10 g，黄芩 10 g，当归 10 g，白术 10 g，杜仲 10 g，续断 10 g，狗脊 10 g，山药 10 g，菟丝子 10 g。

【功效】补益脾肾，泻肝中郁热，洁利胞宫。

【主治】胎滑不禁。

【用方经验】刘氏认为：人多知胎元摇坠，是肝脾肾统摄失职，殊不知风不吹波不起，补虚固损，诚为大法，然根害不除，难壮根本。所以，他主张调补固摄，不可失机，清肝利宫，不可不虑。根据泰山盘石饮、当归散、千金保孕丸三方之长取舍，化裁出一个既补脾肾，又泻肝中郁热并洁利胞宫的有效剂，临床屡用屡验。

【病例】张××，女，31 岁。结婚 8 年，连孕 3 胎，均在 4～5 个月内出现剧烈腰痛，腹胀，阴道流血，迭经中西药治疗无效，延续 2～3 周则滑胎。今又妊娠 4 个月，复出腰痛，连绵下血，腹痛甚频。西医诊断为"先兆性流产"。脉沉细数，舌淡尖红、苔白。予方：黄芩 12 g，桑寄生 18 g，当归 10 g，杜仲、续断、狗脊、菟丝子、山药各 15 g，水煎服。3 剂后前证尽隐，后守服 10 剂，体质转常，足月顺产一女婴。

加减安奠二天汤（郑侨经验方）

【组成】党参 10 g，白术 10 g，熟地黄 10 g，当归 10 g，白芍 10 g，续断 10 g，枸杞子 10 g，天冬 10 g，菟丝子 10 g，地榆炭 10 g，侧柏叶炭 10 g，甘草 6 g。

【功效】补肾健脾，益气生血，固脱止血。

【主治】气血不足，脾肾虚滑胎，胎漏证（包括先兆流产和习惯性流产）。

【方解】方中党参补中益气；白术补脾健胃；熟地黄补血滋肝肾；当归养血和血；白芍补血敛阴；续断补肝肾，止崩漏，枸杞子滋补肝肾益精；天冬滋阴生津；菟丝子补肝肾安胎；地榆炭、侧柏叶炭凉血，收敛止血；甘草和中养胃。

【加减】未见经血者，去地榆炭、柏叶炭，加山药、白扁豆。

【用方经验】如每至 3 个月或 5 个月流产者，可从 2 个月开始，每月服 3～4 剂，服至 7 个月止，即可至期而产。

【病例】张××，女，30 岁，工人。曾流产 2 次，现妊娠 48 日，腰酸腹痛，已流血 7 日多，心短心悸，疲乏，面色苍白，舌淡，苔薄白，体质消瘦，精神不愉，呼吸气促，语声低微，脉弦细数。症属脾肾虚，胎元不固滑胎证。治以补肾健脾，固胎止血法。

活血化瘀汤（郑长松经验方）

【组成】益母草 30 g，当归 30 g，赤芍 20 g，白芍 20 g，川芎 20 g，炒桃仁 15 g，蒲

黄（布包）10 g，五灵脂（布包）10 g，炮姜 6 g，木香 6 g，肉桂（后下）3 g，生甘草 3 g。

【功效】温经行气，养血活血，祛瘀生新。

【主治】堕胎后下血不止，时有血块，少腹作痛等有瘀滞蓄留之证者。

【加减】下血块多，少腹痛甚者（若无宿疾），可酌加生大黄 10 g、牛膝 10 g、红花 10 g 以助破瘀攻下，荡涤留滞之力；脾胃虚弱，素禀不足者，加山药 10 g、白术 10 g、陈皮 6 g 等以健脾益气，补虚扶羸；出血日久，阴虚发热者，加生地黄 10 g、牡丹皮 10 g、地骨皮 10 g、黄芩 10 g 等育阴凉血，解肌清热；肾气素虚，腰腿作痛者，加桑寄生 10 g、熟地黄 10 g、杜仲 10 g、续断 10 g 以强筋骨，利关节，滋补肝肾。

【方解】活血化瘀汤，系由生化场、四物汤、失笑散化裁而成。方中重用益母草、当归、赤白芍、川芎、桃仁以养血活血，祛瘀生新；其堕胎下血多伴少腹疼痛，故以失笑散活血行瘀，散结止痛；炮姜既能温经以助化瘀，又引诸药入营，散而能守，以防血出益甚；木香行气，肉桂温经，甘草调和诸药。临证配伍，共奏温经行气，养血活血，祛瘀生新之功。盖瘀去新生，血循常道，虽不止其血，其血必自止。

健脾补肾方（邢锡波经验方）

【组成】山茱萸 24 g，杜仲 24 g，生黄芪 15 g，菟丝子 15 g，桑寄生 15 g，续断 15 g，生山药 15 g，海螵蛸 15 g，炒白术 9 g，黄芩 9 g，棕榈炭 9 g，阿胶 6 g。

【功效】益气健脾，补肾安胎。

【主治】习惯性流产脾胃气虚，肾气不足证。症见屡孕屡堕，孕后阴道出血，伴有腹痛，少腹重坠感，腰酸。脉象微滑、重按弦硬。

【方解】肾藏精，胞脉系于肾，肾阴亏损或，旨阳衰微，以致冲任受损，易出现流产。本例系脾胃气虚，胎气失养，肝肾不足，胎本不固。在治疗中宜首先补肾，再调脾胃。补肾中重用杜仲，再配以菟丝子、续断、山

茱萸，以补肝肾安胎，待肾气已固，脾气渐升，胎气安敛后，仍用黄芪、白术补气健脾之药，使脾胃健运，输运水谷精微以营养全身，以固胎元。

补气养肝和胃方（邹云翔经验方）

【组成】东北人参 6 g，大白术 9 g，当归身 9 g，炒白芍 9 g，阿胶 9 g（烊化，冲入），陈艾炭 3 g，枸杞子 9 g，桑寄生 9 g，炮茯神 9 g，紫苏梗 2.4 g，干薤白 3 g，炒谷芽 9 g，小荷叶蒂 3 枚，鲜生姜 2 片，大枣（切开）5 个。

【功效】补气血，养肝肾，和胃安胎。

【主治】肝肾不足，气血虚亏之习惯性流产。症见屡孕屡堕，孕后少腹坠胀，阴道见红，腰府酸痛，头昏，泛恶欲吐，脉象滑大而数，舌苔薄白。

【方解】习惯性流产，《诸病源候论》称为"堕胎"，《医宗金鉴》称为"滑胎"。导致滑胎之主要原因，《诸病源候论》谓"气血不足，故不能养胎，所以至堕胎"。陈良甫谓"妊娠胎动不安者，由冲任血虚，受胎不实故也"。《医宗金鉴》认为与纵欲有关。冲为血海，任主胞胎，肾主藏精系胞，又主封藏。气血亏损，冲任不固，肾气虚弱，胎儿难得滋养，所以屡次发生堕胎。治疗当以健脾养肾，补气血，固冲任为主。所以重在健脾者，以脾为后天之本，气血生化之源。如脾不健，则生化无源，肾精无以资生，冲任无以资养。陈修园《女科要旨》之所以载丸之重用参、术、苓、枣。《景岳全书》之泰山磐石散中用参、芪、术、草，盖即此意也。如因纵欲而致滑胎者，孕后即宜节欲，以免震动胎儿。肝肾不足，气血亏损所致之滑胎，以人参、白术、谷芽大补元气，健运脾胃；当归、白芍、阿胶养血止血；枸杞子、桑寄生补脾肾，固冲任；艾炭止血安胎；茯神安神止呕；荷蒂、薤白、紫苏梗升举清气，和中安胎；姜、枣温中健脾，调和气血。本方由所以载丸、泰山磐石散和仲景之胶艾汤化裁而成，重在健脾胃，补气血，养肝肾，固冲任，安胎元。

养血补肾安胎方（邢子亨经验方）

【组成】当归9 g，炒白芍9 g，茯苓12 g，白术12 g，续断12 g，炒杜仲24 g，狗脊12 g，桑寄生24 g，炙黄芪15 g，阿胶10 g，鱼鳔珠10 g，陈皮9 g，炙甘草6 g。

【功效】补益任督，以固胎元。

【主治】连续流产多次，皆在相同月份，现又受孕，时感腰困，余无不适，脉象滑数。

【方解】流产多是任督脉虚，胎气不固，亦有因暴怒伤气，跌扑损血而伤胎流产者。所以初次受孕当注意保养，偶有不慎而至伤胎流产，每是下次怀孕时又在上次流产之期而流产，如连续流产数次即成习惯性流产，致成能怀孕而不能足月生子，遇此情况当先期保胎，必须在上次流产期前即服药保胎，服至上次流产期过后一个月，或更长一些时间，大致即可安然无恙。以上方剂，服用皆效，凡有流产史者，皆可服用，诚为保胎之良方，纵无流产史，孕妇有腰困，少腹下坠，胎动不安现象者也可服用。治习惯性流产，重在补血以养胎，补气以安胎，补肾以固胎，健脾和胃以滋母子之营养，使气固血旺，胎儿得养，则胎元自固，再能防患于未然，自无流产之虞。方中当归、白芍养血益肝，黄芪、茯苓、白术、炙草健中气以固胎，续断、杜仲、狗脊、桑寄生补任督以安胎，阿胶、鱼鳔补血以养胎。

养血补肾汤（刘惠民经验方）

【组成】人参3 g，当归6 g，川芎3 g，荆芥穗3 g，羌活3 g，厚朴1.2 g，续断6 g，杜仲12 g，白术9 g，砂仁5 g，桑寄生6 g，黄芩3 g，炙甘草1.5 g。

【功效】益气养血，补肾安胎。

【主治】连续流产多次，多在妊娠相同月份流产，平素食少体弱，精神倦怠，疲乏无力。现又妊娠，舌苔薄白，脉虚滑。

【方解】习惯性流产，中医称为滑胎。主要由肾气虚弱、气血不调、冲任不固所致。故治疗多以补气、养血、安胎为主，使气血调和，冲任得固，胎儿得保。本例为肾气不足、气血两虚所致之滑胎，故以益气养血、补肾安胎法，采用《景岳全书》泰山磐石散、验方保产无忧方综合加减，而治愈。

安胎饮（胡玉荃经验方）

【组成】菟丝子、续断、桑寄生、阿胶珠、焦生地黄、焦熟地黄、白芍、桑椹、黑杜仲、墨旱莲、炒黄芩、白术、百合、藕节炭、砂仁、甘草。

【功效】固肾养血，清热养阴，止血安胎。

【主治】先兆流产和习惯性流产。

【加减】若下血量多色鲜，用白芍10 g、黄芩炭10 g，并可加仙鹤草、海螵蛸各10 g加强止血功效；若小腹下坠明显，可少佐参、芪；若腹痛腹胀，可加紫苏梗、陈皮各10 g理气健脾安胎；若脾虚泄泻者，加党参、山药各10 g，加重白术用量；若心肝火旺，心烦易怒，加黑栀子10 g泻三焦之火；若失眠多梦，加酸枣仁10 g养心安神；若心悸口干，加麦冬、五味子各10 g；若大便干结，加柏子仁、炒草决明各10 g养血润肠；若抗心磷脂抗体阳性，或内有瘀滞，舌质暗，有瘀点瘀斑，酌加少量丹参、川芎、益母草各10 g。

【方解】方中寿胎丸补肾固冲以安胎，张锡纯言：菟丝子为安胎主药，"能使所结之胎善于吸取母气，此所以为治流产之最良药也。"黑杜仲补肾安胎又止血；焦生地黄、焦熟地黄养阴清热，补血止血而不滋腻；白芍养血收敛而止血；桑椹、百合滋阴补血，养胎育胎，百合又能清心安神，缓解患者的焦虑恐惧心理；黄芩、白术为安胎圣药，黄芩炒用清热安胎，又能止血而不寒；白术健脾益气安胎，《女科经纶》中张飞畴曰："古人用黄芩安胎，是因子气过热不宁，故用苦寒以安之。脾为一身之津梁，主内外诸气，而胎息运化之机全赖脾土，故用白术以助之。"墨旱莲、藕节炭凉血止血；砂仁既安胎，又顾护胃气，防他药滋腻之弊；甘草调和诸药，与白芍相合又能缓急止痛，防胎元殒堕。全方选药精当，配伍合理，固肾养血，清热养阴,止血安胎,使肾强而胎元稳固,热清而冲任安定。该方不但能固摄胎元,更重要的是养血益精,促进胚胎正常发育,利于优生。

【用方经验】临证可根据肾虚、血虚、血热等的侧重,通过调整药量或药味,改变组方的君臣佐使,从而使其功效侧重点有所改变。

保胎饮（张良英经验方）

【组成】菟丝子20 g,熟地黄20 g,桑寄生15 g,续断15 g,阿胶（烊化）15 g,党参20 g,白术15 g,茯苓15 g,杜仲15 g,黄芪20 g,海螵蛸20 g,山药15 g,制何首乌15 g,山茱萸15 g,当归10 g,砂仁6 g,甘草6 g。

【功效】补肾健脾。

【主治】习惯性流产。症见妊娠期间,阴道少量流血,色暗红,腰酸,纳差,消瘦,乏力,舌淡红,苔薄白,脉沉细无力。

【加减】虚热扰胎,加黄芩、黄柏、栀子各10 g等;出血量多,加生地黄榆、墨旱莲

各10 g等;胃脘不适,予紫苏梗、陈皮、砂仁、法半夏、公丁香、豆蔻、姜竹茹、生姜各10 g等;眠差,加炒枣仁、远志、知母各10 g等;大便不畅,用火麻仁、炒决明子、肉苁蓉、生何首乌各10 g等。

【方解】菟丝子、黄芪、白术、茯苓、熟地黄同为君药,健脾补肾,益气养血;桑寄生、续断、杜仲、山茱萸、女贞子、党参、山药同为臣药,桑寄生、续断助菟丝子补肾固肾,山茱萸、女贞子滋肾养阴,党参、山药健脾益气,在调补肾中阴阳时因加参芪则可调补肾气,用山茱萸、女贞子体现补阳不忘阴,滋阴不忘阳;阿胶滋阴养血止血,海螵蛸共为佐药;甘草调和诸药为使药。

【注意事项】上药浓煎400 ml,口服,每次200 ml,每日2次;每周3剂。

【用方经验】张教授主张滑胎再妊娠后无论有无流产症状,及早安胎,防患于未然,不仅能防止流产的再次发生,而且可以提高保胎成功率。临床观察,较西药黄体酮组,疗效更好。

第四节　异位妊娠

宫外孕Ⅰ号方
（山西医学院附属第一医院经验方）

【组成】丹参15 g,赤芍15 g,桃仁9 g。

【功效】活血化瘀。

【主治】输卵管妊娠破损后证属瘀血内停者。症见突发性剧烈腹痛,腹部拒按,有压痛及反跳痛,可触及界限不清包块,时有少量阴道流血,血色暗红,甚则四肢厥冷,头晕目眩,冷汗淋漓,或烦躁不安,舌正常或舌质淡,苔薄白,脉细缓,甚或脉微欲绝。

【加减】临证常加党参、黄芪、当归各10 g等以益气养血;面色苍白、四肢厥冷,冷汗淋漓者,可配合参附汤以益气回阳;阴道下血不止者,可加人参10 g、三七6 g、阿

胶10 g以益气化瘀止血;后期有血块形成者,可加三棱、莪术消癥破积聚（用量由少到多,逐渐增加。）

【方解】本方适宜输卵管妊娠破损后时间不长,病情不够稳定,有再次发生内出血可能的病证。少腹宿有瘀滞,冲任胞脉、胞络不畅,孕卵不能运行至子宫,而在输卵管内发育,以致脉络破损,阴血内溢于少腹。"离经之血即是瘀",瘀血阻滞不通,则腹痛拒按,可触及包块;脉络破损,血溢脉外,加之瘀血内阻,新血不得归经,故阴道流血,血色暗红;气随血泄,气血骤虚,故四肢厥冷,头晕目眩,冷汗淋漓,脉细缓或脉微欲绝。治宜活血化瘀。方中丹参一药三功,既可针对主要病机以活血祛瘀,又可养血安神以镇定神志,防治烦躁不安,且其寒凉之性

还能防瘀血化热。该药作用和缓，化瘀而不伤阴血，前人有"一味丹参饮，功同四物汤"之说，对血瘀兼有失血者甚为合拍，故重用为君。赤芍、桃仁活血祛瘀，行滞止痛，共助君药活血化瘀以消积血，为臣佐。其中赤芍尚可凉血，助丹参防瘀血化热；桃仁性善下行，润肠通便，不仅可防便秘而复使包块破裂，而且能引药下行兼为使药。全方用药仅三味，但活血化瘀之功著。瘀血消则通则不痛，瘀血散则血得归经而出血止，寓"以通为塞""通因通用"之妙。

【注意事项】密切观察病情变化，若有再次出血征象，做好抢救（休克）的准备；出血过多，或反复休克，或休克不易纠正者，非本方所宜。

【现代研究】宫外孕Ⅰ号方有增加血浆纤维蛋白的趋势和增加血液黏稠度的作用。动物实验表明，宫外孕Ⅰ号方无抗凝血作用，故其对宫外孕的止血和防止出血可能有一定意义。丹参能扩张周围血管及心脏冠状动脉，改善微循环、提高机体对缺氧的耐受能力、促进组织再生及修复能力、降低血压、改善心功能，并有抗凝血、镇静、镇痛、抗肿瘤、抑菌（金黄色葡萄球菌、铜绿假单胞菌、大肠埃希菌、变形杆菌、伤寒沙门菌、志贺菌属、结核分枝杆菌、真菌等）作用；赤芍解痉（胃肠痉挛）、兴奋子宫、镇静、镇痛、扩张心冠脉、抑胃酸分泌、抑菌（志贺菌属、伤寒沙门菌、铜绿假单胞菌、金黄色葡萄球菌、溶血性链球菌）、抑流感病毒；桃仁镇痛、镇静、解毒、通便、抗结核、抗炎（促炎性渗出物的吸收）。

【用方经验】辨证要点：孕后突然腹痛拒按，腹部有压痛及反跳痛，阴道少量流血，面色苍白，冷汗淋漓，脉细缓或脉微欲绝。适用范围：输卵管妊娠破损后时间不长，病情不够稳定，以及慢性盆腔炎、附件炎、输卵管积水、痛经等，辨证属血瘀者。

宫外孕Ⅱ号方
（山西医学院附属第一医院经验方）

【组成】丹参15 g，赤芍15 g，桃仁9 g，三棱3～6 g，莪术3～6 g。

【功效】活血化瘀，消癥杀胚。

【主治】输卵管妊娠未破损证属瘀血停滞者。症见停经后有不同程度的早孕反应，或下腹一侧隐痛，或阴道出血淋漓，妇科检查可发现一侧输卵管略有膨大或有软性包块、压痛，尿妊娠试验可为阳性，B超可探及一侧附件有囊性块物声像，或宫内无妊娠囊，舌正常，苔薄白，脉弦滑。

【加减】临证可加蜈蚣2条、全蝎6 g、紫草10 g以破血通络，杀胚消癥。

【方解】本方所治系因瘀血停滞而致。经期产后，余血未尽，不禁房事，感染邪毒，毒壅血瘀；或情志不畅，气郁血瘀。血瘀胞脉，孕卵不能运达胞宫，阻碍胞脉气血，故下腹隐痛，有包块、压痛；孕卵滞于宫外，生长受阻，则阴道出血淋漓；妊娠冲气上逆，胃气不和，故有早孕反应。脉弦滑为妊娠征象。治宜活血化瘀，消癥杀胚。方中重用丹参、赤芍为君，二药性味苦寒，长于活血祛瘀，其凉血之用可防血瘀化热，养血之功可使化瘀而不伤正。桃仁性苦平，助君药活血祛瘀行滞，又有润肠通便之功，防大便秘结使包块破裂，为臣药。三棱、莪术破血消癥，祛瘀止痛。其中三棱苦平辛香，偏入血分，长于破血通经，破血祛瘀力强；莪术苦辛温香，偏入气分，长于破气消积，行气止痛力强。二药相配伍，入气入血，消癥散结，共为佐药。全方药少力专，共奏化瘀消癥之功。

【注意事项】阴道大量出血、休克者，不宜使用本方。

【现代研究】本方能使血管扩张，血流量改变，促使单核吞噬细胞系的吞噬功能，且有镇痛、抑菌、消炎效能，同时还有提高血浆纤维蛋白溶解活性和血浆胶原酶活性的作用。这些可能对改善机体循环状况、控制感染、促进腹腔血液和腹中包块的分解、吸收起一定的作用。三棱有促进瘀血吸收作用，莪术能促进出血及血块的吸收，并有健胃、抗肿瘤作用。本方实验研究证明，能促进腹腔内血液及血块的吸收、舒血管、止血、镇痛等。

【临床应用】辨证要点：停经后有不同程

妇科国医圣手时方

度的早孕反应，或下腹一侧有隐痛、胀痛不适感，妇科检查可发现一侧输卵管略有膨大或有软性包块，有压痛，尿妊娠试验可为阳性，B超可探及一侧附件有囊性块物声像，或宫内无妊娠囊。适用范围：输卵管妊娠、输卵管阻塞之不孕症、慢性盆腔炎、痛经等，辨证属血瘀者。

消癥散（中医妇科学方）

【组成】千年健60 g，续断120 g，追地风60 g，花椒60 g，五加皮120 g，白芷120 g，桑寄生120 g，艾叶500 g，透骨草250 g，羌活60 g，独活60 g，赤芍120 g，归尾120 g，血竭60 g，乳香60 g，没药60 g局部外敷。

【功效】破瘀消癥。

【主治】输卵管妊娠破损后形成血肿包块者。症见腹腔血肿包块形成，腹痛逐渐减轻，腰骶胀痛，下腹坠胀或有便意感，阴道出血已止，舌质暗，苔薄白，脉细涩。

【加减】发热腹痛者，加金银花、大血藤以清热解毒；病程长，癥块难消者，加水蛭6 g、蜈蚣2条以破瘀软坚散结。

【方解】输卵管妊娠破损后，络伤血溢于少腹成瘀，瘀积成癥，故腹腔血肿包块形成；癥块阻碍气机，故腰骶胀痛，下腹坠胀。舌暗，脉细涩为瘀血内阻之征。治宜破瘀消癥。瘀积成癥，非化瘀消癥之品不能促其消散，故以赤芍、当归尾、血竭、乳香、没药协力当之，化瘀消癥。瘀血阻滞，不通而痛，故以羌活、独活、白芷、花椒、追地风、透骨草、千年健等芳香走窜之药辅之，一则通经络而止痛，二则借其走散通透之性以助消散血肿包块。病位处于冲任胞宫，冲为血海，属肝肾所主，故以艾叶、桑寄生、续断暖胞宫，补肝肾，强腰膝，调血脉。全方药多量重，且乘热外敷局部，可使药力直接作用于血肿包块之处而使其消散之。

【注意事项】休克期禁用。

【临床应用】辨证要点：输卵管妊娠破损后腹腔血肿包块形成，腹痛，腰骶胀痛，下腹坠胀，舌暗，脉细涩。适用范围：输卵管妊娠腹腔血肿包块形成者。

杀胚方（张良英经验方）

【组成】黄芪30 g，潞党参15 g，丹参15 g，赤芍12 g，桃仁12 g，三棱10 g，莪术10 g，紫草30 g，枳壳10 g，甘草6 g。

【功效】益气扶正、活血化瘀。

【主治】异位妊娠未破损期。症见有停经史及早孕反应，或有一侧下腹隐痛，或阴道淋漓出血，妇科检查可触及一侧附件软性包块，压痛，妊娠实验阳性或弱阳性，舌红，苔薄白，脉弦滑。

【加减】加蜈蚣、全蝎各6 g等加强活血化瘀作用。

【方解】方中黄芪、潞党参健脾益气，扶正祛邪；丹参、赤芍、桃仁活血化瘀杀胚；三棱、莪术活血消癥杀胚；紫草具有凉血解毒的作用，且杀胚效果较好，实验研究发现，它是通过抗绒毛膜促性腺激素作用，达到杀胚；枳壳行气除胀，可以避免因腹胀而影响保守治疗的效果；甘草调和诸药。全方合用起到益气扶正、活血化瘀杀胚之功。

【用方经验】中医药保守治疗异位妊娠未破损期，具有安全、无痛苦和保留生殖能力等优势，是目前临床治疗的首选治法之一。

【病例】唐×，女，25岁。2003年8月8日初诊：右侧输卵管妊娠经西药杀胚效果不明显来诊。平素月经正常，末次月经2003年6月10日。停经50日时经某医院测尿HCG阳性，B超示"右附件包块4.1 cm×3.2 cm，宫腔空虚"。确诊为右侧输卵管妊娠（未破损期）。住院给予西药杀胚治疗，治疗期间测HCG持续阳性，8月7日B超示右附件包块增大约5.0 cm×4.7 cm，遂自动要求出院。接诊时患者生命征平稳，阴道少量出血，右下腹部隐痛不适，乳房胀痛，自汗，大便稀；舌尖红，舌边有瘀点，脉沉细微弦。诊断：异位妊娠（不稳定型）证属气虚夹瘀，治宜补气活血化瘀，消癥散结杀胚，验方杀胚方加减：炙黄芪30 g，潞党参15 g，三棱10 g，莪术10 g，丹参15 g，赤芍12 g，桃仁12 g，紫草30 g，枳壳10 g，白术15 g，茯苓15 g，甘草5 g，每日1剂，3剂。并嘱患者若腹痛剧烈随诊。患者服药 3 剂后阴道流血停止，但仍感右下腹部隐痛不适，继用上方 3 剂后右下腹疼痛缓解，查尿 HCG 为弱阳性。再用上方 3 剂后尿 HCG 转为阴性。于 9 月 12 日月经来潮，持续 6 日干净，经量中等。后改用消癥散结治疗，于每次月经干净后连服 5 剂，每剂服 2 日。连续治疗至 2004 年 6 月复查 B 超示子宫附件未见异常。

郁结消散饮（杨家麟经验方）

【组成】丹参 15 g，红花 6 g，赤芍 12 g，木香 10 g，川芎 10 g，桃仁 10 g，延胡索 12 g，五灵脂 10 g，蒲黄 10 g，桂枝 6 g。

【功效】活血化瘀散结。

【主治】停经、腹痛、验血 HCG 阳性、B 超检查发现子宫一则有包块者。

【加减】大便秘结者，加大黄、肉苁蓉各 10 g；腰痛甚者，加枸杞子、杜仲各 10 g；腹痛甚者，加生黄芪、党参各 10 g；汗多脉沉伏者，加红参 6 g、山茱萸 6 g、龙骨、牡蛎各 20 g。

【方解】该方运用郁结消散饮加味，全方以活血化瘀散结为法。

【病例】杨×，33 岁。既往月经正常，于就诊前 25 日，忽然阴道流血淋漓不止，量时多时少，色紫暗，伴有血块，右少腹坠痛。经 HCG 化验为阳性，B 超检查，发现子宫右

侧有 3 cm×5 cm×5 cm 大包块，诊断为"陈旧性宫外孕"。其面色欠华，舌质暗红，苔薄自，脉弦缓。曾服中西药止血无效。拟备手术治疗，本人及家属不同意，要求应用中医药。投予郁结消散饮加味，服 5 剂药后，腹痛消失，仍见阴道少量出血，B 超检查包块明显减小。用上方做散剂，每次 15 g，每日 3 次，连服 2 周，腹痛减，血亦止，经 B 超检查包块消失，病告痊愈，经随访 3 个月，未复发。

三棱清宫汤（杨钟翰经验方）

【组成】京三棱 30～50 g，丹参 30 g，赤芍 209 g、香附各 209 g，延胡索 18 g，炒蒲黄 15 g，板蓝根 30 g，甘草 3 g。

【功效】行气活血。

【主治】陈旧性宫外孕。

【加减】腹痛重者，可加五灵脂、乳香、没药各 10 g；流血多者，加三七粉 6 g、茜草、海螵蛸各 10 g；气血亏者，加黄芪、当归、熟地黄各 10 g 等。

【方解】方中三棱、香附、延胡索、丹参、赤芍等活血行气止痛；炒蒲黄止将失之血，行瘀中之血；板蓝根清热解毒；甘草调和诸药。全方理气止痛，消癥止血，用治陈旧性子宫外孕，症见下腹包块、腹痛、流血者疗效颇佳。

第五节　妊娠期高血压疾病
（子肿、先兆子痫、子痫）

养血平肝汤（朱小南经验方）

【组成】紫贝齿（先煎）24 g，嫩钩藤（后下）18 g，天麻 2.4 g，黄芩 9 g，生地黄 12 g，郁金 9 g，远志 9 g，炒酸枣仁 9 g，青蒿 9 g，炒枳壳 4.5 g，焦白术 6 g，陈皮 6 g，茯苓皮 9 g。

【功效】平肝潜阳，养血。

【主治】子痫，先兆子痫。症见妊娠晚期

或临产前及新产后，头痛，眩晕，突然发生四肢抽搐，昏不知人，牙关紧闭，角弓反张，时作时止，伴颜面潮红，口干咽燥，舌红或绛，胎无或花剥，脉弦细而数。

【加减】如夹血瘀，则加丹参 15 g，以养血活血化瘀。先兆子痫和子痫，加羚羊角粉 0.3 g、全蝎粉 1.5 g、琥珀粉 4.5 g（分 2 次吞服）。

【方解】紫贝齿为君，平肝潜阳，镇惊安神，清肝明目。臣以钩藤清热平肝，息风定

惊，天麻熄风止痉，平抑肝阳。佐以黄芩清热燥湿，安胎，生地黄清热凉血，养阴生津，郁金、枳壳理气健脾，燥湿化痰，远志、炒酸枣仁养心安神，青蒿清热利湿，白术、茯苓皮健脾燥湿，新荟皮清肝通便。

【用方经验】用药原则，《医学心悟》对产痫之主张"胎气既下，以大补气血为主"。仅可作为参考，而不能偏执。朱老认为宜养血潜阳，平肝清热，用生地黄补血，酸枣仁、远志安神，复用陈、术、苓等健脾胃，郁金宽胸理气，药后效颇显著。

【病例】方×，30岁，农民，已婚。患者生第3胎后，即有手足抽搐，突然昏迷之症。1960年第4胎产褥期间，日前又告发作，突然人事不知，须臾自醒，头晕目眩，腰膝酸楚。家人恐其一再发作，引起危险，乃陪同前来就诊。初诊：8月3日。产后22日，恶露未净，胸闷头晕，日前突然闷冒不识人，少顷自复，舌质红而苔薄黄，脉象细数。证属产痫之象，血虚火旺，肝风上扰，以致发病。治宜养血平肝。给予上方治疗。时值盛夏，天气炎热，农村习俗，恐产妇受风，每将窗棂门户密关，闷不耐风，付方时叮嘱谓"产妇不宜直接受风，但宜使室内空气流通，稍开窗户，反而有益"。二诊：8月5日。服药颇效，头目渐清，昏冒未再发作，胸肋亦实，治当潜阳滋阴，平肝安神。紫贝齿（先煎）18g，嫩钩藤（后下）12g，茯神9g，远志肉9g，炒酸枣仁9g，青蒿9g，生地黄12g，制何首乌9g，郁金6g，白术6g，杜仲9g，甘草2.4g。本症经治疗后，产痫未再发作。产痫，为病势严重之证候，在分娩时或产褥期发作，症状一若子痫，惟一在妊娠期间发作，一在产期或产后发作。本例属产时流血较多，营阴下夺，阳越不潜，肝阳上扰，引起发作。时值炎暑，产妇卧踞床上，室内气温又高，乃属发病的诱因。治疗后改善居处情况，使室内空气流通。二诊时头目渐清，胸宇亦宽，说明浮阳渐降，而出现心悸失眠等血不养心之症状。治疗以补血滋阴，养血宁神为主，茯神、酸枣仁、远志与生地黄、何首乌并用，而仍用潜阳镇逆药以防肝阳复燃，惟用量较前已有减轻，并稍加宽胸

健脾药，以促进食欲，用后效验。

黄芪二术汤（朱小南经验方）

【组成】黄芪9g，生地黄9g，焦栀子9g，黄芩9g，汉防己9g，陈皮9g，茯苓9g，地骨皮9g，苍术6g，白术6g，炒枳壳6g，青蒿6g。

【功效】健脾利湿，束胎清热

【主治】主治妊娠肿胀，属脾虚湿热，兼有内热证。症见妊娠9个月后，面目水肿，按臂上皮肤时，按处成一凹穴，久而不起，胸闷气急，饮食无味，内热心烦，小便短少，大便溏薄，舌苔黄腻，脉浮紧。

【加减】脾虚甚者，黄芪可加至30～60g。

【方解】药以黄芪健脾补中，利尿，苍术、白术健脾燥湿，为君。臣以汉防己、茯苓健脾利水消肿，佐以生地黄、焦栀子、黄芩、地骨皮清热凉血，燥湿，陈皮、枳壳理气健脾，青蒿清热利湿。

防己黄芪汤加减（朱小南经验方）

【组成】黄芪9g，白术6g，茯苓（带皮）9g，防己9g，生地黄9g，黄芩9g，桑白皮9g，大腹皮9g，陈皮6g。

【功效】健脾利湿，清热安胎。

【主治】妊娠水肿脾虚湿热证。症见将产之时，面目浮肿，腹部胀大，胸闷气息，饮食无味，内热心烦，小溲短少，大便溏薄，脉紧，苔腻稍黄。

【加减】脾虚纳呆者，去茯苓，加木香、砂仁各6g；湿重下肢麻木者，加赤小豆、冬瓜皮各10g；肾亏腰酸者，去黄芩，加杜仲、续断各10g；胎胀气滞者，去黄芪，加香附、枳壳各10g；兼有内热者，加钩藤、青蒿、地骨皮各10g。

【方解】治疗用药以黄芪为君，因能补气健脾，促进运化，培土止泻，复有利水退肿之效，适合于脾胃虚弱者；其性甘温，对于湿阻者不甚相宜，所以用苍术、白术为臣，燥湿健脾，脾健则运化正常，水湿何从滞留？

栀、芩、蒿能清内热，生地黄滋阴凉血，复用陈皮、冬瓜皮、防己、地骨皮、茯苓皮等利水消肿，并加入枳壳一味，以疏通气机，束胎易产，用于将产的患者，颇为合拍。

【用方经验】朱小南指出脾主肌肉，司运化，虚则运化受阻，不能制水，水饮不化，湿淫流注肌肤，形成浮肿。《素问·至真要大论》有云"诸湿肿满，皆属于脾"，盖脾虚则湿阻。复因即将足月，胎儿成长，体积膨大，逼迫胸腹，感觉气促闷胀，又紧逼直肠，导致大便频数。胎热上炎，引起内热口燥。妊娠子肿，与脾的关系最为密切，其次为肾，至于影响肺，一般是水肿盛，上逆而引起气促而已。子肿病属于脾阳虚弱者，在发作前每有出现预兆现象。凡是妊娠后有身体怕冷，食欲不振，大便溏薄等脾胃虚弱证候，必须重视，加以及时治疗。服用香砂六君丸等温补脾胃，使能逐渐恢复正常，水湿得以正常排泄，每可阻止疾病的发展，使以后不发生水肿症状。

子痫治疗方（王渭川经验方）

【组成】羚羊角（磋末，吞服）2 g，生地黄30 g，麦冬10 g，牛膝10 g，生白芍12 g，紫石英10 g，沙参10 g，川贝母10 g，菊花10 g，僵蚕10 g，玉竹10 g，女贞子20 g，蜈蚣2条，乌梢蛇10 g，槟榔10 g。

【功效】育阴潜阳，镇肝熄风。

【主治】用于子痫，脉弦数而细，舌尖红绛。

【加减】若喉中痰鸣，酌加竹沥、天竺黄、石菖蒲各10 g清热涤痰。

【方解】方以羚羊角为君，平肝息风，清肝明目；臣以生地黄清热凉血，养阴生津；佐以麦冬、沙参、玉竹、女贞子以养阴生津，牛膝补益肝肾，白芍养血敛阴，柔肝止痛，平抑肝阳，紫石英镇心，安神，降逆气，暖子宫，川贝母清热化痰，润肺止咳，菊花清肝明目，僵蚕、蜈蚣、乌梢蛇以豁痰，祛风，通络，止痉，槟榔下气，行水。

【用方经验】每4小时服头煎药。服前先以铁称锤烧红入醋，就鼻熏之，稍得安静，

口不紧咬时投方煎服。从前人医案中所述妊娠昏厥之候，都属子痫。由于血虚生风，痰涎上潮，致卒倒无知，目吊口噤，角弓反张。此际多表现颧红发赤，阴虚阳越之象。醋炭能起镇痉作用，羚羊角散却是主方。但必除独活、防风等辛散之品，佐入竹沥、僵蚕、蜈蚣、祈蛇、川贝母，以养阴熄风，效果显著。也有因痰饮而起，必须辨证正确。妊娠期中，最不宜生气发怒。也有因风疾为怒所激动而成子痫的。由于妊娠至六七个月气血壅滞，津液不能流通，未免聚而为痰涎。加之盛怒，使肝旺生火，火并痰壅聚于包络，为痰所扰，其心亦不能自主，成此痫证。惟用大泻心肝之火，火熄则痰平，痰平诸羔悉愈。

加减钩藤汤（王渭川经验方）

【组成】钩藤30 g，茯苓10 g，党参30 g，桑寄生15 g，玄参10 g，沙参15 g，玉竹15 g，山药15 g，僵蚕9 g。

【功效】养阴益气，镇痉熄风

【主治】妊娠期高血压疾病阴虚气虚兼内风证。妊娠六七个月间，突发心腹疼痛，汗出，气短欲绝，目不见物，痉挛背强，舌质红绛，苔白，脉滑。妊娠八九个月，胎动不安，心腹疼痛，面目青冷，汗出气欲绝，产后发痉，口噤背强。脉滑，苔白黄，舌质红。

【加减】若邪热内闭，神昏谵语者，宜配合紫雪或安宫牛黄丸以清热开窍；抽搐甚者，宜配合止痉散以加强熄风止痉之功。

【方解】方中钩藤、僵蚕、桑叶清肝热熄风解痉；党参、茯苓则补气健脾；玉竹、沙参、山药、玄参、桑寄生育阴生津，有养阴益气，熄风镇痉，清肝热的作用。对阴虚气弱之子痫是对症的方剂。

【用方经验】当代名医王渭川老中医积60多年临床经验，认为子痫一证虽有产前、产时、产后之分，而病因病理却一样。主要病因是肾病导致肝阳亢盛，肝风内动。产前子痫多发于妊娠六七个月左右，突发抽搐或昏迷，以至死亡。所以，孕妇妊娠期至六七个月之间，自觉眩晕或眼见金星闪闪，倦怠呕

妇科国医圣手时方

吐，兼见下肢浮肿，发病后昏迷抽搐，当疑及本病。

加减羚羊角散（王渭川经验方）

【组成】羚羊角（锉末，冲服）3 g，川贝母9 g，百合9 g，玄参9 g，茯神9 g，杏仁9 g，僵蚕9 g，薏苡仁9 g，刺蒺藜9 g，甘菊花9 g，石菖蒲3 g。

【功效】镇痉熄风。

【主治】妊娠期高血压疾病胃闷反张肝风内动证。症见妊娠胃闷，角弓反张，人事不省，口角流涎，往往发于夜间。脉弦数，舌质红，苔白或黄。

【加减】抽搐甚者，宜配合止痉散以加强熄风止痉之功。

【方解】羚羊角平肝熄风，以镇痉，防风、独活散风邪，川芎、当归养血柔肝，治妊娠血虚生风；茯苓、酸枣仁养心血以安神，杏仁、木香调理气机，薏苡仁、五加皮、甘草舒筋挛，缓拘急，共起养血柔肝，熄风解痉之功。对妊娠血不养肝致肝风内动者宜。同时可去独活、防风、杏仁、木香，加生地黄、白芍、天麻、全蝎之类。

蠲饮六神汤加减（王渭川经验方）

【组成】橘红9 g，石菖蒲9 g，半夏9 g，胆南星9 g，柿蒂9 g，旋覆花9 g，茯神12 g。

【功效】祛湿化痰。

【主治】妊娠期高血压疾病痰滞经络气逆证。症见孕妇感冒伏湿，发热胸闷，痰滞气逆，胎动不安，神昏惊厥，苔薄白或薄黄，脉弦滑。

【加减】若邪热内闭，神昏谵语者，宜配合紫雪或安宫牛黄丸以清热开窍。

【方解】石菖蒲开窍醒神，化湿和胃，宁神益志，橘红理气宽中，燥湿化痰，半夏、胆南星燥湿化痰，柿蒂降逆止呃，止咳下气，旋覆花降气行水化痰，降逆止呕，茯神宁心安神。

【用方经验】本方用于临床，对痰滞经络气逆证妊娠期高血压疾病，有一定疗效。

子痫方（王渭川经验方）

【组成】羚羊角（磋末，吞服）2 g，生地黄30 g，麦冬10 g，牛膝10 g，生白芍12 g，紫石英10 g，沙参10 g，川贝母10 g，菊花10 g，僵蚕10 g，玉竹10 g，女贞子20 g，蜈蚣2条，乌梢蛇10 g，槟榔10 g。

【功效】育阴潜阳，镇肝熄风。

【主治】阴虚阳亢所致的子痫。症见突发抽搐，两目上翻，人事不知而厥，舌尖红绛，脉弦数而细。

【方解】用药前先用铁称锤烧红入醋，就鼻熏之，稍得安静，口不紧咬，再服药，醋炭能起镇痉作用，羚羊角散却是主方，佐入竹沥、僵蚕、蜈蚣、祁蛇、川贝母，以养阴熄风，效果显著。

术芪砂仁汤（何子淮经验方）

【组成】党参12 g，炙黄芪12 g，焦白术15 g，甘草6 g，紫苏梗9 g，冬瓜皮24 g，砂仁5 g，生姜皮5 g。

【功效】健脾渗湿，顺气安胎。

【主治】妊娠早期浮肿，但肿势不甚。症见头面遍身浮肿，皮色白润光亮，头眩而重，口中淡腻，四肢无力，易烦不安。甚至喘促小便短少，大便溏薄。舌苔白腻，脉象沉滑。

【加减】肿甚者，加防己10 g、冬葵子10 g、地骷髅10 g；气逆不安者，加天仙藤10 g、枳壳10 g；肾阳虚者，加肉桂6 g、狗脊10 g。

【方解】君以党参、炙黄芪益气健脾，臣以白术健脾燥湿，佐以紫苏梗行气宽胸，安胎，冬瓜皮利水消肿，砂仁化湿行气、安胎，生姜皮和脾、行水、消肿，甘草调和诸药。

温阳利水饮（何子淮经验方）

【组成】黄芪24 g，生白术30 g，肉桂3 g，砂仁3 g，泽泻9 g，党参、桑白皮12 g，狗脊12 g，通天草12 g，天仙藤6 g，枳壳6 g，灯心草3束。

【功效】温阳化气，培土利水。

【主治】妊娠高血压虚证。症见严重水肿，肢体困倦，病及诸脏，元气不振，或子迫产门，也有子死腹中。

【加减】必要时加淡附子 3 g，以温煦肾气。

【方解】以黄芪健脾补中，利尿，白术健脾益气，燥湿利尿，安胎，肉桂补火助阳，砂仁、枳壳化湿行气，安胎，泽泻利水消肿，渗湿，党参补气健脾，桑白皮泻肺平喘，利水消肿，狗脊祛风湿，补肝肾，强腰膝，通天草、灯心草利尿通淋，天仙藤理气，祛湿。

羚角琥珀散（钱伯煊经验方）

【组成】羚羊角、琥珀、天竺黄、天麻、蝉蜕、地龙。

【功效】镇肝定痉，熄风宁心。

【主治】心肝阳亢，风火交炽之子痫证。症见妊娠后期，或在分娩期间，突然发生头痛剧烈，头目眩晕，遂致昏迷，两目上窜，四肢抽搐，牙关紧闭，少顷渐平，继后复作。

平肝散（钱伯煊经验方）

【组成】黄芩 10 g，夏枯草 10 g，炒牛膝 10 g，白薇 10 g，当归 10 g，菊花 10 g。

【功效】平肝清热。

【主治】先兆子痫，此证往往在妊娠八九个月时期，发生头痛头晕，目花泛恶，血压较高等现象。

【方解】先兆子痫之主要原因，是由于母血供应胎儿，以致肝藏血少，肝阳亢越，内风暗旋，治疗方法，先以平肝熄风，清热宁心，使肝平心清，风熄火降，如此则不致形成子痫，达到足月平安分娩。故方用平肝散予以调理可获此效。

子气皱脚汤（卢国治经验方）

【组成】熟附片 7 g，土炒白术 16 g，云苓 13 g，生黄芪 16 g，木防己 16 g，木香 5 g，大腹皮 13 g，生白芍 13 g，全当归 13 g，真阿胶 10 g，生甘草 4 g。

【功效】补肾健脾，化气利湿，佐以安胎。

【主治】子气，皱脚。症见两下肢浮肿，或两脚肿胀，甚至足间出水，行走艰难，兼见消化不良，精神倦怠，腰困无力等。舌淡，苔白薄。脉沉细弱缓。

【加减】腰痛肢冷，手足不温者，加菟丝子 13 g，嫩桂枝 6 g。食欲不振，胃脘痞满者，加莱菔子 13 g，芡实 10 g。

【方解】子气与皱脚，多由于急劳过度，劳伤肾气，饮食不节，损伤脾肾阳气。肾气虚则阳不能化气而行水。脾阳虚，则水湿停聚，溢于肌肤，故见两下肢及足部肿胀。本方由真武汤、实脾饮、防己黄芪汤三方加减变化而来。方中以熟附片，补肾命，以温化寒水之气以利湿。三方中，都有白术，可见白术之健脾燥湿之能甚佳，和附片相配，共达补肾健脾之效，故为方中主药；云苓、木香、大腹皮，化气利湿；木防己，大辛苦寒，通行十二经，开窍泻湿消肿为辅；生黄芪，可以达表温分肉，实腠理，协同主辅药，以补虚消肿，生白芍和附片相配，能入阴而破结；和当归、真阿胶相配，能补血安胎为佐；生甘草，调和诸药为使。

【加减】腰腿疼困肢冷者，去木香，加补骨脂 13 g，焦杜仲 16 g，核桃仁 8 g。大便溏泻者，加煨肉蔻、大党参各 10 g。胃腹疼痛，不思食者，加淡吴茱萸 5 g。咳喘者，加五味子 8 g。

子肿妙方（卢国治经验方）

【组成】大党参 8 g，云苓 10 g，土炒白术 10 g，大腹皮 13 g，陈皮 7 g，桑白皮 8 g，全当归 13 g，生黄芪 16 g，生姜皮 4 g，生甘草 4 g，真阿胶 10 g，高丽参 3 g。

【功效】健脾化气，利水清肿，佐以安胎。

【主治】子肿。症见遍身俱肿，面色苍白，精神倦怠，口淡不渴，身重不宜转侧，心下悸动，喘促不能安卧；大便溏，小便短少等。舌淡，苔白滑。脉沉而无力。

妇科国医圣手时方

妇科国医圣手时方

【方解】子肿，多由于调节失宜，肺不通调水道，脾不制水，肾之关门不利，以致水湿之邪渗于皮肤，发为肿胀。治宜健脾利水，消肿安胎。本方以四君子汤、五皮饮加味组成，健补中气，以增强脾阳运化之能，以利水湿。方中用大党参、高丽参、生黄芪、土炒白术，健脾补中，以使气足，则脾运为主；桑白皮，泻肺通利水道；云苓、陈皮，运脾淡渗以利水；大腹皮，理无形之气，消胀以利水；生姜皮，味辛散水，与诸药相配，运脾化气，渗湿利水，消肿为辅；全当归、真阿胶，养血安胎，并防渗湿利水之药劫津为佐；生甘草，协助主药补气外，调和诸药为使。

滋阴潜阳子痫方（卢国治经验方）

【组成】大熟地黄13 g，生龟甲13 g，生牡蛎13 g，生白芍13 g，知母10 g，盐黄柏8 g，山茱萸10 g，嫩钩藤13 g，甘菊花8 g，焦酸枣仁16 g，羚羊粉（冲服）1.5 g，牡丹皮10 g，川贝母10 g，生甘草4 g。

【功效】滋阴潜阳，平肝熄风，佐以化痰。

【主治】子痫，肝肾阴虚证。症见平时头目昏眩，面色潮红，耳鸣心烦，大便多秘，小便色黄。病发作时，突然仆倒，不醒人事，颈项强硬，发热，四肢抽搐，牙关紧闭，少时则醒，不日则又复发等。舌红绛，苔黄厚。脉弦细数。

【方解】子痫多因素体肝肾阴虚，怀孕后血热气燥，复伤其阴。阴虚不敛阳，阳无所依，则肝风内动，风火相煽，助其君火亦不下济于肾水；君相二火炽盛，则筋脉失其所养。心阴被伤，易生痰涎，故见神昏不醒人事，四肢抽搐等。治宜平肝潜阳熄风。方中大熟地黄、生龟甲、生牡蛎、山茱萸、知母、盐黄柏，滋补肝肾阴液以舒筋，并能降敛浮游之火，即滋阴潜阳为主；羚羊粉、嫩钩藤、牡丹皮、甘菊花，平肝凉血，清热熄风，止痉为辅；川贝母，清化虚阳，煎灼津液所生之痰；焦酸枣仁，养血宁心，以敛心阳为佐；生甘草，调和诸药为使。

【加减】无痰者，上方去掉川贝母。高热不退者，去焦酸枣仁，加玄参16 g，金石斛2 g（另煎）。大便秘结者，加火麻仁16 g。头目昏眩耳鸣者，去川贝母，加牛膝16 g。服药后，热退四肢抽搐消失，神志清楚，可服知柏地黄丸。每次10 g，每日3次，淡盐水送服。

牡蛎龙齿汤（裘笑梅经验方）

【组成】牡蛎15～30 g，龙齿12～18 g，杜仲15～30 g，石决明15～30 g，制女贞子9～12 g，白芍9～12 g，夏枯草9～15 g，桑寄生9～15 g，茯苓9～12 g，泽泻9～12 g。

【功效】滋阴养血，平肝息风。

【主治】子痫或先兆子痫。

【方解】方中牡蛎、龙齿镇肝潜阳，更有安神之效；杜仲、桑寄生补肾养肝，且能安胎；女贞子、白芍滋补养血；夏枯草、石决明平肝熄风；配合茯苓、泽泻健脾利水。使营阴恢复而肝有所养，脾运得展而水湿自去。则浮肿，眩晕，痉厥诸症，可获痊愈。

【加减】水肿甚者，加车前草、赤小豆、猪苓各10 g；夹痰者，加竹沥、半夏、制胆星、石菖蒲、旋覆花（布包）各10 g。

茯苓导水汤加减（王秀霞经验方）

【组成】茯苓10 g、猪苓10 g、砂仁6 g、木香6 g、陈皮6 g、泽泻10 g、白术10 g、木瓜10 g、大腹皮10 g、桑白皮10 g、紫苏叶10 g、槟榔10 g。

【功效】健脾行气，利水消胀。

【主治】用来治疗子肿。妊娠数月，头面四肢浮肿，或遍及全身，皮薄光亮，按之凹陷不起，面色㿠白无华，神疲气短懒言，口淡而腻，脘腹胀满，食欲不振，小便短少，大便溏薄，舌淡体胖，边有齿痕，舌苔白润或腻，脉缓滑。

【加减】脾虚湿滞证，重用白术10 g、茯苓10 g、大腹皮10 g、陈皮6 g；肾虚湿滞证，加山药10 g、菟丝子10 g、杜仲10 g等；气滞湿郁证，加香附10 g等。

【方解】方中茯苓、猪苓、白术、泽泻健脾行水；木香、砂仁、紫苏叶醒脾理气；大腹皮、桑白皮、陈皮消胀行水；木瓜行气除湿；槟榔味苦，辛温，具有驱虫消积、行气利水之功效。《药性论》曰："宣利五脏六腑壅滞，破坚满气，下水肿。"王秀霞教授认为槟榔虽具行气利水之功效，但其作用太强，恐伤其母体胎儿，故去用。全方共奏健脾行气、利水消胀之功效，故常用来治疗子肿。

【用方经验】茯苓导水汤是《医宗金鉴》方，王秀霞认为妊娠肿胀乃因水湿内留所致，可不必因名色不同而有所拘泥，故采用茯苓导水汤治以和脾肺，而利水湿。

养阴除烦汤（韩百灵经验方）

【组成】知母9g，麦冬9g，黄芩9g，生地黄9g，白芍9g，茯苓9g，竹茹9g，淡豆豉9g，菖蒲9g。

【功效】清肝养阴，降逆除烦。

【主治】妊娠子烦属阴虚肝阳上扰证。症见妊娠后心烦不宁，坐卧不安或胸胁胀满，气逆喘促不得卧，口苦咽干，手足心热，潮热盗汗，面红唇焦，舌干红无苔，或微黄，大便秘，小便赤短，脉象弦细数。

子气方（徐敏华经验方）

【组成】①方：天仙藤10g，炒香附12g，陈皮9g，紫苏叶6g，甘草6g。②方：紫苏10g，大腹皮6g，党参10g，川芎9g，陈皮6g，白芍15g，当归10g，炙甘草6g。

【功效】养血安胎，理气化湿。

【主治】子气，以足胫肿胀为主者。

【方解】妊娠水肿，中医辨证称"子气""子肿"。其病因均由妊娠血聚养胎，脾虚土弱，制水无权，湿渍水溢所致。子气者以气遏水道，湿气下聚为重。治当顺气化湿为先，辅以养血健脾，故能取得较好疗效。

子肿方（徐敏华经验方）

【组成】①方：白术15g，茯苓皮15g，

陈皮9g，桑白皮9g，大腹皮9g，生姜皮9g，木香6g。②方：当归20g，川芎20g，白芍20g，白术10g，茯苓20g。

【功效】健脾养血，分利水湿。

【主治】子肿。

【方解】妊娠子肿其病因与妊娠子气类同，更以血虚脾弱、水湿流溢为主，治宜行水退肿，健脾养血。同时配以宣肺理气、益肾化气法，则肿胀自消。治疗中切忌逐水伐脾伤阴。

鲤苓汤（张达旭经验方）

【组成】红鲤鱼1条（250g左右），茯苓60g。

【功效】健脾利水消肿。

【主治】妊娠水肿。

【方解】方中鲤鱼性味甘平，入脾肾，利水消肿，且有安胎作用；茯苓归心脾肺三经，性味甘淡平，可渗湿利水，益脾和胃，宁心安神，治小便不利，水肿胀满。两药合用后，能加强健脾利水作用，故治妊娠水肿。

加味全生白术散（周世鹏经验方）

【组成】炒党参9g，焦白术9g，茯苓皮9g，陈皮4.5g，六神曲12g，大腹皮9g，黄芪皮9g，姜皮2片，炙甘草3g，大枣4枚。

【功效】腱脾助运。

【主治】子肿病。症见四肢，面目浮肿，面色萎黄，乏力，腹胀，纳减，舌胖苔白，边有齿印，脉濡。

【加减】兼腹胀甚者，加佛手片9g，焦枳壳（或枳实）9g；兼大便溏薄者，加炒白扁豆15～30g，煨木香4.5g，兼心悸失眠者，加炒酸枣仁6g，灯心草3g；兼见形寒腰酸、肾阳不足，水气泛溢之脾肾同病者，去大腹皮，加炒续断12g，制狗脊（或菟丝子）12g，并吞服济生肾气丸；兼见浮肿以下肢为甚（甚则趾间出水，胸胁胀满，脉细弦，苔薄白等肺气郁滞、水不得随气升降之脾肺同病）者，去党参、黄芪、六神曲、大枣、

加桑叶皮、紫苏叶（梗）、宣木瓜各9g，桔梗4.5g，天仙藤12g。

子气退肿方（王鼎三经验方）

【组成】当时12g，鸡血藤6g，香附6g，天仙藤15g，木瓜12g，泽泻12g，甘草4g。

【功效】理气和血，利湿消种。

【主治】妊娠子气气血瘀阻、水湿停聚证。症见妊娠3个月后下肢浮肿，小水清长，食少，苔薄腻，脉沉弦而滑。

【方解】方中香附、天仙藤理气行滞，天仙藤且有和血通络利水的作用，为方中之主药；当归、鸡血藤既能活血通络，又能补血而不伤胎元；泽泻、木瓜利湿消肿，甘草调和诸药。共奏理气和血，利湿消肿之功。本方源于《妇人良方》天仙藤散（天仙藤、香附、陈皮、甘草、乌药、生姜、木瓜、紫苏叶），彼以理气行滞药为主，此则行气活血利湿皆俱，似更合病情。

子肿健脾汤（王鼎三经验方）

【组成】党参9g，白术12g，带皮茯苓12g，车前子9g，泽泻9g，大腹皮6g，陈皮6g，生姜皮6g。

【功效】健脾行水。

【主治】妊娠子肿脾虚证。症见妊娠五六月后，小水不利，全身面目俱肿，面色浮黄，神疲乏力，四肢清冷，胸闷腹胀，纳食减少，大便溏薄，小便黄少，常有白带，舌苔白润，脉象虚滑。

【方解】方中党参健脾补气，白术、泽泻、车前子燥湿利水，腹皮行气利水，陈皮调气和中，姜皮温散水气。全方具有健脾理气、温中行水的作用。本方为全生白术散、四君子汤、五皮饮、五苓散加减化裁而来。前人治脾虚子肿惯用全生白术散，因白术散力薄效逊难以奏效。故引申加味而成此方。

子肿温肾汤（王鼎三经验方）

【组成】桂枝6g，巴戟天6g，薏苡仁9g，白术12g，茯苓（带皮）12g，甘草4.5g，生姜5g。

【功效】温肾利水。

【主治】妊娠子肿肾虚证。症见妊娠五六个月后，小水不利，全身面目俱肿，面色晦暗，心悸气短，下肢畏冷，腰胀腹满，舌淡苔薄白而滑，脉沉迟细滑。

【方解】方中巴戟天、桂枝温肾化气行水，生姜、茯苓、白术、薏苡仁温运脾阳以行水，甘草调和诸药，其奏温阳化气行水之功。本方由苓桂术甘汤、真武汤加减化裁而成。真武汤亦为治疗妊娠肿胀常用方。因方中附子有毒，不宜于孕妇；白芍敛阴又碍肾阳敷布和寒水输化，故皆去之。

养血潜阳熄风汤（马龙伯经验方）

【组成】桑寄生20g，夏枯草10g，秦当归10g，生地黄15g，川芎4.5g，生白芍12g，钩藤10g，北沙参10g，大麦冬10g，生甘草3g，七爪红10g，朱茯神12g，生龙骨20g，生牡蛎20g，犀角末（冲）1g。

【功效】养血熄风，潜阳镇痉。

【主治】子痫血虚风热证。症见子痫未发之前，面色萎黄，时有颧赤，头目眩晕，心悸气短，下肢及面目微肿，发则神昏卒倒，四肢挛急，牙关紧闭，颈项强急，口吐涎沫，脉息弦细而滑。

【加减】内热甚者，加生石膏（研，生煎）15g；有发热者，加柴胡4.5g；身畏冷者，去生地黄，加熟地黄12g；痉挛甚者，加羚羊末（冲）0.6g，或玳瑁代之；痰盛者，加天竺黄4.5g，竹沥水30g；神昏过久者，加石菖蒲6g。

【方解】子痫血虚风热证，系妊妇平素血虚，妊娠后期需要较多血量供养胎元，阴血益虚而阳扰于上，内风暴起，发为子痫。本方具有养血熄风，潜阳镇痉之功效，恰适其证。

止痉散（藏佩林经验方）

【组成】大海螺1个。

[制用法] 大海螺用火煅红取出（不可过煅）存性，研极细末。每次 5 g，黄酒送下，每日 2～3 次。

【功效】补肾养肝，熄风止痉。

【主治】子痫。

妊高征合方（张雅洁经验方）

【组成】①方：丹参 15 g，赤芍 15 g，葛根 15 g，玄参 20 g，大腹皮 20 g，猪苓 30 g。②号方：丹参 15 g，赤芍 15 g，葛根 15 g，玄参 20 g，生石决明 20 g，钩藤（后下）20 g，牛膝 10 g。

【功效】①方活血化瘀，理气行水。②方活血化瘀，平肝熄风。

【主治】妊娠高血压综合征。

【加减】如果患者出现肝风内动、抽搐昏迷等子痫症状时，需在②方中加入羚羊角粉（冲服）0.5 g，竹沥 30 g，并配合西药治疗。部分患者临产时血压显著升高时，加用硫酸镁肌内注射。

【方解】妊娠高血压综合征患者多数可见舌下静脉曲张，提示有瘀血的存在。因此，对本病的治疗应重在活血化瘀，兼以理气行水、平肝潜阳、清热熄风，恢复机体内的阴阳平衡，从而保证妊娠正常进行。本方服用方便，无副作用，对中、轻度患者可带药自服。

海蜇皮饮（吴熙经验方）

【组成】海蜇皮（漂洗净）120 g，荸荠（洗净，连皮用）350 g，黑木耳（清水浸泡 2～3 小时）10 g。

【功效】清热利水柔肝。

【主治】妊娠期高血压疾病阴虚肝旺者。

【加减】以上食物加水 750 ml，煎至 250 ml，空腹服，连服 7 日。

【方解】海蜇皮清热解毒、消肿降压、软坚化痰，荸荠清热止渴，利湿化痰，降血压，黑木耳补气血，润肺，止血。

养阴除烦汤（夏雨田经验方）

【组成】生地黄、麦冬、石斛、白芍、竹叶、黄芩、莲子、炙甘草。

【功效】养阴润燥，清热除烦。

【主治】孕后阴虚阳亢之证。症见头昏目眩。面红目赤，胸闷胁胀，肢体麻木振颤，舌质红，脉弦带数。

育阴熄风汤（夏雨田经验方）

【组成】山羊角（先煎）、钩藤（后下）、生地黄、白芍、石决明、黄芩、麦冬、沙参、川贝母、竹茹。

【功效】养阴、平肝，清热、熄风。

【主治】妊娠期肝风上扰，症见手足搐搦及昏厥。

【病例】张××，35 岁，农民。妊娠 7 个月，头昏头痛耳鸣（血压 156/100 mmHg），心悸气短，下肢浮肿，面红便干，脉弦而数，舌红少津。以育阴熄风汤去沙参，加菊花、石斛治疗，3 剂后证情有所改善，原方出入，续进数剂而愈。

妊娠高血压系列方（张雅洁经验方）

【组成】①方：丹参 15 g，赤芍 15 g，葛根 15 g，玄参 20 g，猪苓 30 g，大腹皮 20 g。②方：丹参 15 g，赤芍 15 g，葛根 15 g，玄参 20 g，生牛膝 10 g，钩藤（后下）20 g，生石决明 20 g。

【加减】若见肝风内动，抽搐昏迷等子痫证候时，加羚羊角粉 0.5～1 g，竹沥 30 g，冲服。

【功效】①方活血化瘀，理气行水。②方活血化瘀，平肝潜阳，清热熄风。

【主治】①方主治以水肿为主的妊娠高血压综合征；②方主治以高血压为主的妊娠高血压综合征。临床均可见头痛、头晕、眼冒金星、视物模糊、胸闷、胁痛、口干、心烦、四肢肿胀、小便短赤，多数患者舌质较红，或伴有舌下静脉曲张，脉象多见弦滑或弦细而数。

【方解】方中丹参、赤芍能活血化瘀；玄参、葛根可养阴清热；猪苓、大腹皮有理气行水作用；石决明、钩藤能平肝潜阳、清热熄风；配伍生牛膝补益肝肾，并能引药下行，促使机体气血通调，阴平阳秘，达到治疗目的。抽搐、昏迷时，还需加用羚羊角、竹沥以平肝熄风、清热化痰。

妇科国医圣手时方

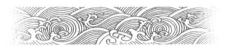

第四章 产后病

第一节　产后缺乳

健脾养血生乳方（朱小南经验方）

【组成】当归6 g，川芎4.5 g，白芍6 g，黄芪9 g，焦白术6 g，陈皮6 g，茯苓9 g，郁金6 g，路路通6 g，炒枳壳6 g，通草6 g，甘草6 g。

【功效】健脾养血，充养乳汁。

【主治】产后乳水不足，乳房无胀痛感，面色萎黄，头晕目眩，精神疲乏，多见于气血亏虚，乳汁不足的患者。

【加减】乳房胀痛甚者加王不留行、穿山甲以疏通乳络；肝肾亏虚，血少肠燥者，选加黄精、山药、肉苁蓉、杜仲、狗脊、黑芝麻以补养肝肾，润肠通便；气虚为主者，重加黄芪以补气生血；血虚为主者，选加何首乌、熟地黄、白芍、阿胶；若乳汁清稀如水，乳漏甚，伴随四肢清冷，脉沉微者，加干姜、炮附子（用药期间应停止哺乳）以温阳化气；食欲不振，大便溏泄者，加茯苓、山药、乌梅、干姜、砂仁等健脾涩肠；肾阳虚者，加补骨脂、鹿角片、肉桂、胡芦巴以温肾壮阳。

【方解】方中当归、川芎、白芍补血养血；黄芪合当归补气生血；白术、茯苓、陈皮健脾以充气血之源；郁金宽中解闷；枳壳行气除胀；路路通、通草乃性质缓和的通乳药。全方补养气血，以充生乳之源。

【注意事项】乳汁流出突然减少，而乳房胀痛者禁用。

【现代研究】当归对子宫平滑肌有松弛作用，抑制血小板聚集及促进红细胞的生成，抗氧化的作用，增强机体免疫力等。川芎具有保护血管内皮细胞、扩张血管、抑制细胞凋亡和肥大、调节免疫状态、抗血小板聚集和血栓形成等作用。

【用方经验】朱小南先生认为产后缺乳乃由于"气血虚弱，经络不调所致"，将气血虚弱列为产后缺乳的首要病机，十分重视补气血法对缺乳的治疗作用，气血足，化源生而乳汁自增，不必过分依赖通乳药，即能奏效。因脾胃为后天之本，后天气血赖之以养，脾虚则气血生化无源，表现为乳汁稀少。

舒肝理气通乳方（班秀文经验方）

【组成】当归12 g，白芍10 g，何首乌15 g，合欢花5 g，玫瑰花6 g，柴胡6 g，薄荷（后下）3 g，瓜蒌皮10 g，甘草6 g。

【功效】疏肝理气通乳。

【主治】暴怒伤肝，乳汁量少。

【加减】乳房胀痛甚者，加王不留行、穿山甲以疏通乳络；气虚为主者，重加黄芪以补气生血；血虚为主者，选加何首乌、熟地黄、白芍、阿胶；食欲不振，大便溏泄者，加茯苓、山药、乌梅、干姜、砂仁等健脾涩肠；肾阳虚者，加补骨脂、鹿角片、肉桂、胡芦巴以温肾壮阳。

【方解】本方为逍遥散之变方也。患者平素母乳喂养，因情志刺激而乳汁顿少，因而无脾虚血弱之虑也。故于肝郁血虚脾弱之方逍遥散中去健脾渗湿之白术，茯苓；加益养精血之何首乌；疏肝解郁之合欢花、玫瑰花、柴胡、薄荷；瓜蒌皮宽胸理气通乳。

【现代研究】当归对子宫平滑肌有松弛作用，抑制血小板聚集及促进红细胞的生成，抗氧化的作用，增强机体免疫力等。

【用方经验】乳汁乃气血花生，肝生血气并为女子之先天，肝主疏泄调畅气机，暴怒伤肝，肝失调达疏泄，致使乳汁不行。班老认为，以药饵养血柔肝，舒畅气机资助化源，开提肝木之气，则肝血不燥，柔肝之体，则肝血充足，乳汁化生有源。

哈氏通乳丹（哈荔田经验方）

【组成】炙黄芪12 g，野党参12 g，炒白术9 g，秦当归12 g，天花粉12 g，麦冬9 g，穿山甲6 g，王不留行9 g，钟乳石12 g，漏芦9 g，通草3 g，生麦芽15 g，甘草6 g，猪蹄1对（煎汤代水煎药）。

【功效】两补气血，舒郁通乳。

【主治】产后乳少难下，质亦清稀，而乳无胀痛，面色苍白，头晕目眩，体倦无力，肌肤不润，胃纳不佳，大便溏薄，脘痞不畅，多见于气血虚弱，兼有郁滞者。

【加减】失眠心慌者，加炒酸枣仁10 g、首乌藤10 g、女贞子10 g、远志6 g以安养心神；肝肾亏虚，血少肠燥者，选加黄精10 g、山药10 g、肉苁蓉10 g、杜仲10 g、狗脊10 g、黑芝麻10 g以补养肝肾，润肠通便；气虚为主者，重用黄芪以补气生血；血虚为主者，选加何首乌10 g、熟地黄10 g、白芍10 g、阿胶10 g；若乳汁清稀如水，乳漏甚，伴随四肢清冷，脉沉微者，加干姜6 g；若食欲不振，大便溏泄，加茯苓10 g、山药10 g、乌梅10 g、干姜10 g、砂仁6 g；肾阳虚者，加补骨脂10 g、鹿角片10 g、肉桂6 g、胡芦巴10 g以温肾壮阳。

【方解】方中人参、白术、黄芪健脾益气；当归、花粉、麦冬养血滋液；猪蹄补血通乳，诸药补气血，滋化源以治本；佐以王不留行、穿山甲通络；钟乳石、漏芦下乳；方中重用生麦芽，不仅鼓舞胃气而助消化，且能疏畅气机，以助肝用，俾中州得运，升降有权，则化源自滋，乳水自充。

【注意事项】乳房胀痛兼有外感表证者禁用。

【现代研究】穿山甲、王不留行可能通过促进小鼠卵巢的功能，使之升高雌、孕激素的基础分泌水平而增加乳腺组织中雌、孕激素受体的含量和激素、受体的亲和力等多种因素，引起乳房的生长发育，其机理有待进一步探讨。

【用方经验】哈荔田先生认为一般应以乳房柔软而无胀痛者为虚，虚者自当补而行，先生多从脾、胃、肾、肝四脏入手。因为乳汁资于血而化于气，其源在脾胃，其根在肾，其行在肝。虚证以补脾肾，益气血为主，参以理气通络之品，药以补中益气汤加味如党

参、白术、黄芪、天花粉、麦冬、王不留行、穿山甲、漏芦等；此外，用猪蹄煎汤代水煮药，尤其适用于虚证类患者，借血肉有情之品以补养气血，扶正以通乳。此外先生治本病又常以湿热毛巾敷两乳，并轻轻揉按以宣通气血，助乳脉通畅。

疏风养血通乳饮（哈荔田经验方）

【组成】刘寄奴12 g，王不留行12 g，漏芦12 g，穿山甲4.5 g，炒青皮4.5 g，续断12 g，当归12 g，白芍9 g，白薇9 g，海桐皮12 g，豨莶草9 g，威灵仙9 g，防风4.5 g，细辛1.5 g。

【功效】疏风养血，活络化瘀。

【主治】产妇感受风寒，两乳胀痛，关节酸楚，腰痛腹胀。多见于产后血虚，风湿夹瘀痹阻脉络，致血脉壅滞，乳管不畅者。

【加减】肝肾亏虚，血少肠燥者，选加黄精10 g、山药10 g、肉苁蓉10 g、杜仲10 g、黑芝麻10 g以补养肝肾，润肠通便；气虚为主者，重加黄芪、党参10 g以补气；血虚为主者，选加何首乌10 g、熟地黄10 g、白芍10 g、阿胶10 g以养血；若乳汁清稀如水，乳漏甚，伴随四肢清冷，脉沉微者，加山药10 g、砂仁6 g、干姜6 g、炮附子10 g（用药期间停止哺乳）；若食欲不振，大便溏泄，加茯苓10 g、山药10 g、砂仁6 g、乌梅10 g、干姜6 g以涩肠止泻；肾阳虚者，加补骨脂6 g、鹿角片10 g、肉桂6 g、胡芦巴10 g以温肾壮阳。

【方解】方中刘寄奴、青皮、王不留行、穿山甲、净漏芦行气活血，通络下乳；续断、当归、白芍、白糠补肾养血，滋液通乳；防风、海桐皮、威灵仙、豨莶草、细辛等疏风胜湿，宣痹通络。全方能针对病因，祛邪通络，俾血脉宣畅，乳水自行。

【注意事项】气血虚弱乳汁稀少者禁用。

【现代研究】现代药理研究证明低作用浓度下王不留行对母牛的乳腺上皮细胞确实有催乳作用。

【用方经验】哈荔田先生认为产后乳汁不行，因瘀血停留，气脉壅滞者，其乳必胀，

此外实证，实者不离疏而通，予理气化瘀，通络下乳，药如刘寄奴、穿山甲、王不留行、青皮等。若产时感寒，则气涩不行，血脉瘀滞，风湿瘀血稽留脉络，则关节酸楚、疼痛走窜，不通则痛，宜疏风胜湿，宣痹通络，药如防风、海桐皮、威灵仙、豨莶草、细辛等。

乳汁不通方（王渭川经验方）

【组成】沙参12 g，生地黄12 g，生白芍10 g，炒川楝子10 g，夏枯花10 g，川贝母10 g，水蛭6 g，土鳖虫10 g，王不留行24 g，茜草10 g，生蒲黄10 g，首乌藤60 g，阿胶10 g，蚕蛹20枚。

【功效】滋养肝肾，生津通乳。

【主治】体质虚弱，产后乳少甚至无乳，性急易怒伴有失眠等。

【加减】肝肾冲任气血虚弱者，加紫河车粉6 g、阿胶10 g等血肉有情之品；食少便溏者，加炒白术10 g以健脾助运化；乳汁量少者，加路路通、通草各10 g之淡渗以增强乳汁之分泌；产后多虚多瘀者，加鸡内金10 g、生三七6 g以活血化瘀，《金匮要略》有言，鸡内金可治血痹虚劳，又能化阿胶之补力不使胀满也。

【方解】方中沙参、生地黄、生白芍、川贝母养阴生津；炒川楝子、夏枯花清泻肝火；川贝母、水蛭、土鳖虫、王不留行、茜草、生蒲黄活血化瘀，化浊通络；首乌藤安神解郁；阿胶、蚕蛹养阴补虚。全方合用，共成滋阴生乳之剂。

【注意事项】乳汁流出突然减少，而乳房胀痛者禁用。

【现代研究】蚕蛹内含丰富的蛋白质，对体弱者有很好的补益作用。

【用方经验】王渭川先生认为产后缺乳者，辨证总属肝脾肾气血虚弱，冲任不足；本方则从调肝滋肾通络着手，以涌泉散合一贯煎出入运用；体质虚弱者，增血肉有情之品如紫河车粉、阿胶等。

发乳方（刘云鹏经验方）

【组成】党参30 g，黄芪30 g，当归15 g，炮穿山甲9 g，通草6 g，王不留行9 g，七孔猪蹄1只。

【功效】补气，活血，通乳。

【主治】产后气血虚弱乳少，质稀，色淡，脉虚无力，舌质淡红，舌苔薄。

【方解】方中党参、黄芪补气，气旺则乳汁亦旺，当归养血活血，血旺则乳汁自生，此三味药益气活血，则乳汁充盈，佐以炮穿山甲、通草、王不留行以通脉络利乳管。全方补益气血，通络下乳，适用于产后血虚弱的缺乳症。

益源涌泉饮（何子淮经验方）

【组成】黄芪12 g，党参12 g，当归9 g，熟地黄9 g，羊乳30 g，白术15 g，天花粉5 g，通草5 g，王不留行5 g，甘草3 g。

【功效】补气养血，佐以通乳。

【主治】产后气血虚弱所致缺乳。

【加减】情志不安者，少加柴胡，白芍以解肝郁；四肢麻木者，可少佐肉桂以鼓舞气血生长；食少者，加炒白术、鸡内金以健脾助运化；夜卧不安者，加酸枣仁、远志、首乌藤以安养心神；产后多虚多瘀者，加当归、续断、生三七以活血化瘀；腰部冷痛者，选加桑寄生、鹿角霜、杜仲、续断等。

【方解】方中重用党参、黄芪补气，合当归补气生血。当归养血和营合熟地黄以补血养阴；通草、王不留行通络下乳。诸药合用，共达补益气血，理气通乳之功，诸症告愈，乳汁自下。

【注意事项】产后有瘀血者禁用。

【现代研究】现代药理研究证明低作用浓度王不留行对母牛的乳腺上皮细胞有催乳作用，催乳散［由穿山甲（研末）5 g和维生素E 200 mg组成］治疗产后缺乳80例，每日3次，10日为1个疗程，结果痊愈56例，有效20例，无效4例。

【用方经验】何老认为乳汁由血所化，赖

妇科国医圣手时方

气以运行。本案因分娩失血过多，气随血耗，故产后乳汁过少；方中重用黄芪、党参补气，以资生血之源，即"阳生阴长"之意。气旺则血生，并能促进血液运行。方用四物汤以养血和营；可选用王不留行、穿山甲、通草、路路通、漏芦等理气通乳。

温阳益气通乳方（何子淮经验方）

【组成】黄芪12 g，党参15 g，当归12 g，山药24 g，羊乳30 g，白术15 g，炒白芍12 g，朱茯苓12 g，丹参12 g，大枣7枚，附子3 g，炙甘草5 g。

【功效】大补肝脾，温阳益气。

【主治】产后元阳难复，乳汁稀少，气血两亏，血不荣筋。

【加减】情志不安者，加柴胡10 g、白芍10 g以解肝郁；四肢麻木者，可佐肉桂10 g以鼓舞气血生长；食少者，加炒白术10 g、鸡内金10 g以健脾助运化；夜卧不安者，加酸枣仁10 g、远志6 g、首乌藤10 g以安养心神；腰部冷痛者，选加桑寄生10 g、鹿角霜10 g、杜仲10 g、续断10 g等。

【方解】方中重用党参、黄芪补气，合当归、羊乳补气生血；山药补任脉之虚；白术、茯苓、大枣、白芍抑肝扶脾；丹参、附子温通血脉。诸药合用，共达补益气血，温阳通乳之功，诸症告愈，乳汁自下。

【注意事项】产后有瘀血者慎用。

【用方经验】何老认为胃为卫之源，脾为营之本，补脾生化则补血，血足乳自增，血脉得养，经络疼痛改善，乳汁由血所化，赖气以运行。本案因分娩失血过多，气随血耗，故产后乳汁过少；方中重用黄芪、党参补气，以资生血之源，即"阳生阴长"之意。气旺则血生，并能促进血液运行。

通乳丹（罗元恺经验方）

【组成】黄芪30 g，当归12 g，麦冬15 g，木通10 g，桔梗各10 g，猪蹄（去毛、爪）1～2只。

【功效】益气补血，佐以通乳。

【主治】乳房发育不良，或乳头凹陷，乳房柔软无胀满感，乳汁甚少或全无，或量少而清稀。体质虚弱，面色无华，头晕目眩，短气，心悸怔忡，倦怠无力，饮食量少，大便溏薄或不畅。舌淡红、少苔或薄白苔，脉细弱。

【加减】头晕目眩、心悸怔忡者，加川芎10 g，熟地黄20 g，龙眼肉12 g。饮食量少，大便溏泄者，加茯苓25 g，陈皮5 g，鸡内金10 g，山药20 g。胸胁胀满，嗳气不舒者，加佛手10 g，橘红6 g，白芍15 g。腰脊酸疼，膝冷乏力者，加巴戟天、杜仲、续断各15 g，桑寄生20 g。恶露过期不绝者，加益母草30 g，鹿角胶12 g。口干渴者，加天花粉、玉竹各15 g。

通肝生乳汤（罗元恺经验方）

【组成】熟地黄20 g，白芍20 g，柴胡10 g，白术10 g，当归12 g，麦冬15 g，广藿香9 g，通草9 g，远志6 g。

【功效】疏肝解郁，通络下乳。

【主治】产后或在哺乳期间，情志抑郁，或愤怒伤肝，以致肝失条达，疏泄不利。乳脉受阻，乳汁壅滞，因而乳汁涩少，甚或不行而全无。临床上可见乳房胀痛，乳汁黄稠稀少。精神忧郁，胸胁胀满，饮食减少，睡眠欠佳，或多梦，或有微热，烦躁不宁。舌暗红或尖边红赤，苔薄黄，脉弦数。

【加减】乳房胀甚者，加青皮6 g，香附9 g，穿山甲12 g（以行气散结通乳）；微发热者，加白薇15 g，牡丹皮10 g，王不留行12 g（以清热通络）；大便秘结者，去白术、广藿香，加枳实15 g，大黄（后下）6 g，火麻仁25 g（以润肠行气通便）；口干渴者，去广藿香、远志，加天花粉15 g，丝瓜络12 g（以生津清热，止渴通络）。

通乳汁方（孙一民经验方）

【组成】路路通9 g，穿山甲9 g，王不留行9 g，通草6 g，鹿角霜9 g，赤小豆30 g，当归身9 g，漏芦9 g，瓜蒌15 g，炒枳壳6 g，桔梗 6 g, 郁金 9 g。

【功效】通乳汁, 理气, 解郁。

【主治】缺乳。症见产后乳汁不足, 或乳汁不行。

【方解】产后乳汁不足, 或乳汁不行, 因情绪不舒, 气机郁滞引起者, 治疗应以理气解郁通乳汁为主; 因气血两虚者, 治以补气养血, 助体力为法; 因食欲不振, 饮食减少, 消化不良, 乳无化源者, 治应助消化, 兼通乳为法; 因郁热而乳房红肿疼痛发炎者, 急以大剂量清热解毒之品频进。本方主要由通乳汁和理气两组药组成, 路路通、穿山甲、王不留行、通草、漏芦为通乳汁之主药; 瓜蒌、枳壳、桔梗、郁金理气解郁; 当归身养血; 赤小豆行水; 鹿角霜内托, 皆能协同通乳, 用猪蹄为引, 既可增加营养, 又有引经作用。方中加用猪蹄可显著提高疗效。

漏芦通乳汤 (熊寥笙经验方)

【组成】漏芦 9 g, 炒穿山甲 12 g, 炒皂角刺 6 g, 路路通 6 g, 炒丝瓜络 9 g, 当归 12 g, 川芎 9 g, 木通 9 g, 瓜蒌 15 g。

【功效】利窍通乳, 开结活络。

【主治】产后缺乳。症见新产妇女, 素体康健, 气血两盛, 而乳壅不通; 点滴全无, 膨胀难耐。

【方解】本方适用于气血盛而乳壅不通之产妇。方中漏芦、皂角刺、穿山甲、木通利窍通乳; 当归、川芎活血; 瓜蒌、丝瓜络、路路通开结活络。

【加减】气血俱虚, 无血生乳者, 去皂角刺、穿山甲、木通, 加黄芪 30 g, 党参 20 g (以大补气血)。

通乳汤 (周鸣岐经验方)

【组成】党参 15 g, 黄芪 20 g, 当归 15 g, 穿山甲 10 g, 王不留行 15 g, 通草 7 g, 丝瓜络 10 g, 路路通 7 g, 知母 10 g。

【功效】益气健脾, 活络通乳。

【主治】产后缺乳。

【加减】肝气郁滞者, 加柴胡 9 g, 青皮

7 g, 白芍 10 g。

【方解】方用党参、黄芪、当归益气养荣健脾; 穿山甲、王不留、通草、丝瓜络、路路通通乳活络; 知母生津润燥。

【病例】周××, 女, 27 岁。头胎产后 7 日乳汁不下, 曾服猪蹄汤、大虾汤, 乳汁仍不下, 用手按压流少量清水, 乳房无胀痛感觉, 面色苍白, 口干, 食少, 便秘, 舌质淡, 少苔, 脉虚细。服通乳汤 3 剂后, 下少量乳汁; 继服 3 剂, 乳汁增多, 可满足婴儿吸吮。

归芪通乳汤 (张忠选经验方)

【组成】黄芪 30 g, 当归 15 g, 川芎 10 g, 桔梗 10 g, 枳壳 6 g, 通草 6 g, 王不留行 12 g, 穿山甲 10 g, 瓜蒌 10 g, 漏芦 10 g, 川贝母 9 g, 党参 15 g, 丝瓜络 12 g, 甘草 6 g, 七孔猪蹄 (去爪) 2 个。

【功效】补气, 养血, 通乳。

【主治】缺乳。症见产后乳汁不行或少, 乳汁清稀, 乳房柔软而无胀痛, 面色苍白, 皮肤干燥, 食少体倦, 舌淡无苔, 脉虚或细。

【方解】方中参、芪补气益血; 当归、川芎补血活血; 桔梗、枳壳、川贝母理气开结通乳; 穿山甲、王不留行、漏芦、通草、丝瓜络活血通络下乳; 甘草益胃和中, 调和诸药。

催乳方 (侯福祥经验方)

【组成】当归 15 g, 黄芪 20 g, 瓜蒌 25 g, 穿山甲 (炙) 12 g, 王不留行 12 g, 路路通 10 g, 莴苣子 (炒) 25 g。

【功效】补气, 养血, 通乳。

【主治】产后乳汁不足。

【加减】血虚者, 重用当归, 选加白芍 10 g、生地黄 10 g、天花粉 10 g; 体弱者, 重用黄芪或加人参; 情志内伤或伴有乳胀者, 选加柴胡 10 g、青皮 10 g、白芷 10 g、漏芦 10 g、通草 6 g、木通 6 g; 乳房红肿微热者, 酌加金银花、连翘、蒲公英 10 g。

【病例】陈××, 女, 26 岁。患者半月前, 产一男婴, 乳汁不足逐渐减少, 但清稀

如水，乳房无胀感，纳足少寐，二便尚正常，主诉前胎曾乳汁不足。查体：见其人体虚胖，面色㿠白，乳房柔软，尚充盈，舌淡苔白，脉沉虚弱。证属产后气血虚弱所致乳汁不足。治宜补气养血，健脾通乳。以催乳加减药：炙穿山甲、王不留行各12 g，路路通、当归、通草各10 g，黄芪50 g，糖瓜蒌、炒苡苣子各25 g，生地黄、白芍各15 g，猪蹄汤煎药。3剂后，乳汁渐增，1周后，以原方又服3剂巩固疗效。

涌泉汤（靳文清经验方）

【组成】黄芪15 g，潞党参15 g，当归身15 g，白术15 g，陈皮10 g，香附15 g，柴胡15 g，瓜蒌（杵）30 g，莱菔子（杵）15 g，草豆蔻15 g，王不留行20 g，丁香6 g，蒲公英30 g（鲜品用70 g）。

【主治】产后乳汁缺少。

【用方经验】初产疗效好，在产褥中服药，取效尤为显著，如逾数月，则疗效递减；乳房发育不良者，疗效亦差；第一、第二产即乳汁缺少未治疗，到第三、第四产后再服引药，则疗效不佳；严重消化不良，不能纳谷，其疗效微小；患腹泻及消耗性疾病（如肺结核）效果不易取得；营养严重不良，体质屡弱者，取效不快；饮食配合有碍消化、吸收等机能，也不能获得很好疗效；好动肝气者，或过度忧思悲伤者，都会影响疗效。

【病例】陈××，女，23 岁。初产后半月，乳汁分泌不足，体质瘦弱，而色萎黄，食欲欠佳，脘腹憋胀，精神萎靡，睡眠亦不深，恶露已净，而乳房硬结累累，脉象细弱，舌淡润，给予上方加重益气养血、消肿通乳之品，3 剂后乳汁骤增，继服 3 剂，已源源不绝。

生乳汤（王耀庭经验方）

【组成】生黄芪30 g，当归15 g，川芎12 g，桔梗9 g，王不留行30 g，天花粉15 g，冬虫夏草15 g，甘草5 g，通草3 g。

【功效】益气养血，通络下乳。

【主治】产后乳汁少而清稀，或点滴皆无，乳房柔软无胀满感，倦怠乏力。

【注意事项】服药期间鼓励患者食鲶鱼、猪蹄或肉汤之类。

加减涌泉散（王季儒经验方）

【组成】生黄芪30 g，当归30 g，穿山甲10 g，王不留行12 g，漏芦6 g，通草5 g，白术10 g，陈皮6 g。

【功效】大补气血，疏通经脉。

【主治】产后无乳或乳少或清稀。

【方解】乳乃气血所化，上为乳汁，下为月经，产后无乳，或乳少，或清稀者，皆由气血不足，乏生化之源。治以大补气血，疏通经脉。古人云："穿山甲、王不留行，妇人服之乳常流。"盖二味有通经络，行血脉之力，使乳腺通畅，则乳汁可下，然必须先滋其化源，使乳汁充盈，则源远流长，庶无枯竭之虞。譬如上源无水，河道虽通，亦无水可下。黄芪、当归大补气血，为生乳之源，白术健脾，以助运化之机；穿山甲、王不留行、漏芦、通草疏通经脉；陈皮理气，与黄芪同用则补中有行，补而不滞，使乳汁之生机充沛，不似涌泉散之只疏通经道，而不助其生化之源也。涌泉散盖为单纯经络壅滞，乳腺不通者而设，如兼气血虚损乏生化之源者，必重用黄芪，其效乃彰。

益气养血催乳汤（王智贤经验方）

【组成】党参20 g，黄芪30 g，当归20 g，川芎10 g，白芍10 g，黑芝麻30 g，王不留行20 g，路路通 10 g，炮穿山甲 10 g，漏芦10 g。

【功效】补益气血，疏通乳络。

【主治】产后乳汁不足或全无。症见乳汁清稀，乳房无胀感，按之柔软，面色无华，唇舌色淡，神疲食少，终日倦怠，脉虚无力，亦可有便溏多汗者。

【方解】》方中党参、黄芪补气健脾，脾旺则气血皆旺，血旺则乳汁自生。当归、白芍补血生乳，川芎上下通行，以气运乳，以血化乳。黑芝麻补肝肾，润五脏，补益精液，养血舒筋，治病后虚羸，妇女缺乳，本品可用至 30 g，因含脂肪油，令人滑肠，泄泻便溏者，用量宜少。王不留行归肝胃经，下乳络甚好，产后乳脉不通，乳汁难下者，与炮穿山甲合用甚效，在气血不足之缺乳证中，乃必须之辅佐药。本品能通经活络，祛风行痹，日常用者主要是下乳。路路通可通行十二经，故有路路都通之称，为通乳常用之效品，配王不留行、穿山甲更效，本品还有祛风、利水、通经、止痛等作用。漏芦对乳痈引起乳汁不通者更效。炮穿山甲，乃通络活血、消肿、下乳之品，是一种良好的逐瘀活血，软坚散结药，不仅为通乳要品，也是治疗乳痈之要药。诸药合用，催乳甚验。

【病例】高×，女，36 岁。第 6 胎产后半月无乳。2 年前因腹部有肿物动手术 1 次，素日经来量多，第四、第五胎产后出血均多，乳汁不足。平日常有头晕目眩，动则心悸气短。本次产后，出血较多，就诊时周身无力，气短懒言，乳房不张痛，柔软若棉，形瘦面黄，唇舌色淡，语言低微，脉细无力。此乃素体虚弱，生产失血，致气血大亏，无源化乳。宜大补气血，疏通乳络。以原方加枸杞子 10 g，炙甘草 3 g，4 剂。二诊，乳汁始增，诸证有减：前方虽效，但不显著，故将黄芪、党参、当归之量，增大一倍。再服 4 剂。三诊，乳汁明显增多. 精神渐觉转佳，语言有力，脉转旺，舌较前微红。此乃气血转旺，乳汁始增，原方少留通乳之品，再进 4 剂，至此身体日益增强，乳汁基本满足婴儿需要。

涌泉散（苑荫芳经验方）

【组成】当归 20 g，川芎 10 g，生甘草 10 g，车前子 15 g，通草 15 g，穿山甲 15 g，漏芦 15 g，王不留行 15 g，枳壳 10 g，生芪 10 g，茯苓 15 g，人参 10 g，丝瓜络 10 g，路路通 15 g。

【功效】益气养血通乳。

【主治】产后气血虚弱致乳汁不足证。

乳汁不行方（卢国治经验方）

【组成】全当归 32 g，老川芎 15 g，穿山甲 5 g，王不留行 16 g，炒车前子（布包）10 g，生甘草 4 g。

【功效】活血调气，通行乳络。

【主治】产后乳汁不行。症见乳房作胀，有时胁痛等。舌淡，苔薄白，伴有小红点，脉弦细。

【方解】产后乳汁不行，多由于母体情怀不畅，气血壅滞而缺乳。或因气血不足以化生乳汁而量少。本方由玉露散加减化裁而来。方中以大剂量之全当归、老川芎活血调气，以通血脉为主药；王不留行、穿山甲通行乳络为辅药；炒车前子清肝肺气血之热，以利湿活络为佐药；生甘草调和诸药为使药。

缺乳针刺法（黄永生经验方）

【组成】涌泉穴。

【功效】开窍通乳。

【主治】产后乳汁不通。

【方解】①涌泉系足少阴肾经之井穴，具有开窍功能，产后乳汁不通乃乳窍闭，而乳房位于胸膺，上病下取，针刺涌泉穴，可使乳窍通，乳汁分泌。从生物全息学说角度认为，生物体任何一个相对独立的部分的每一点都和整体上的特定部位有着相关的病理学变化。所以，足掌部涌泉穴正是人体胸胁乳腺部在足掌上的相关点，因此，针刺其相关点，可疏通经络，治疗疾病。②本法治疗乳汁不通，应及早把握患者发病时间的情况下，针刺手法应用得当，在乳汁不通 1 周内效果显著，否则疗效较差。从本组病例观察到产后乳汁不通的起因与情绪、饮食、休息有关，故治疗期间使产妇做到心情舒畅，饮食有节，起居有常，对应用本法治疗产后缺乳提高疗效，有很大帮助，不可忽视。

【用方经验】本组 56 例产后缺乳，经用本法治疗后显效者 34 例，占 60.7%；有效 20 例，占 35.7%；总有效率 96.4%。

通乳汤 （陈雨苍经验方）

【组成】炙黄芪 30 g，当归 10 g，通草 10 g，王不留行（布包）15 g，七孔猪蹄 1 个。

【功效】益气通乳。

【主治】产后缺乳。

【加减】偏血虚者，加四物汤。偏气虚者，加四君子汤。偏气郁者，加四逆散。

加味通乳丹 （梁伯学经验方）

【组成】生黄芪 30 g，当归 12 g，麦冬 10 g，桔梗 10 g，丝瓜络 15 g，穿山甲 10 g，木通 10 g，漏芦 10 g，王不留行 10 g，黑芝麻 15 g，葱胡 5 个，甘草 3 g（黄酒为引）。

【功效】补气生血，通乳下乳。

【主治】产后气血两虚所致的乳汁缺少。

【加减】肝郁气滞者，去黄芪，加柴胡、青皮各 10 g；气虚者，加党参 10 g；便秘者，加瓜蒌 10 g；纳呆者，加鸡内金、生三仙各 10 g；夹痰湿者，加瓜蒌、半夏、陈皮、川贝母各 10 g。

第二节 产褥感染

解毒内消汤 （刘奉五经验方）

【组成】连翘 30 g，金银花 30 g，蒲公英 30 g，败酱草 30 g，冬瓜子 30 g，赤芍 6 g，牡丹皮 6 g，大黄 3 g，赤小豆 9 g，甘草节 6 g，土贝母 9 g，犀黄丸 9 g（分两次吞服）。

【功效】清热解毒，活血化瘀，消肿止痛。

【主治】产褥期感染邪毒，伴高热、寒战、下腹疼痛拒按、肛门坠胀，见于因热毒内蕴，腐肉蒸血而成脓，属于热毒壅聚者。

【加减】湿、热、瘀并重者，选加瞿麦、萹蓄、木通、车前子、滑石等（清导湿热下行兼活血化瘀）；下焦虚寒者，加橘核、荔枝核、小茴香、胡芦巴（以温经散寒）；下腹痛甚者，加川楝子、延胡索、五灵脂（以行气活血，化瘀定痛）。

【方解】本方重用连翘、蒲公英、金银花、败酱草清热解毒消痈；牡丹皮、赤芍清热凉血活血；大黄活血破瘀而又清热解毒，三者均能除败血生新血，消肿排脓；冬瓜子、赤小豆入血分，清热消肿排脓；甘草节、土贝母清热解毒消肿，另外配合犀黄丸以加强活血消肿，清热止痛之效。全方以清热解毒药与凉血药合并组成，以清热解毒为主，凉血活血为辅。

【注意事项】阴虚体质者慎用。

【现代研究】败酱复方制剂对混合菌液所致大鼠慢性盆腔炎有明显的治疗作用，其作用机制可能与改善血液循环和调节免疫功能有关。

【用方经验】盆腔脓肿系因热毒内蕴，腐肉蒸血而成脓。因脓肿部位深在，属于内痈范围。刘奉五先生认为治疗本病当重用连翘、蒲公英、金银花、败酱草等清热解毒药，清热解毒是针对毒热炽盛；凉血活血是针对气血壅滞。所以清解与活血并用最为相宜。但是必须在清热解毒的基础上凉血活血。而活血药不能用辛温助热的当归、川芎、桃仁、红花等，当用牡丹皮、赤芍等清热凉血活血药，若使用辛温活血药则能使毒热蔓延扩散。所以须用牡丹皮、赤芍等偏于苦寒的凉血活血药。用量又不宜过大，过大也可以使毒热扩散。

解毒通脉汤 （刘奉五经验方）

【组成】水蛭 6 g，虻虫 6 g，桃仁 10 g，大黄 6 g，牡丹皮 6 g，赤芍 6 g，生石膏 25 g，

栀子6g，黄芩9g，忍冬藤30g，连翘15g，延胡索6g。

【功效】活血化瘀，清热解毒，通脉止痛。

【主治】由于产后寒湿阻络，恶露不下，毒邪逆窜经脉，气血壅滞，湿毒热邪瘀阻脉道，见发热肢肿、疼痛难忍，郁久化热而致产后急性血栓性静脉炎。

【加减】湿、热、瘀并重者，选加瞿麦、萹蓄、木通、车前子、滑石等清导湿热下行兼活血化瘀；下焦虚寒者，选加乌药、小茴香、胡芦巴以温经散寒；下腹痛甚者，加川楝子、延胡索、五灵脂以行气活血，化瘀定痛。

【方解】方中水蛭、虻虫均入血分，化瘀血，蚀死血；另外加桃仁以活血化瘀；大黄苦寒入血分，化瘀血，清解血分毒热；赤芍、牡丹皮清热凉血，活血破血；用生石膏、连翘、栀子、黄芩清热解毒而散结；忍冬藤不但能清热解毒，尚能通血脉活络；延胡索行气活血止痛。全方针对产后急性栓塞性静脉炎的病理实质，既清热解毒，又活血通脉，且以清为主。

【注意事项】无瘀血者禁用。

【现代研究】现代药理研究证明，水蛭、虻虫及其配伍均有不同程度的抗凝血和抗血小板聚集作用，配伍后药效作用有所提高，经方配伍比例（4∶3）时，药效最优。

【用方经验】刘老医生认为产后血栓性静脉炎，是由于寒湿阻络，恶露不下，毒邪逆窜经脉，气血壅滞，堵塞血脉，郁久化热而致。湿毒热邪瘀阻脉道，则见发热肢肿、疼痛难忍。脉道被瘀血所阻，此种瘀血均属死血，非一般活血药所能散。所以抵当汤为主，根据本病的特点加味组成本方。

桂枝加附子汤（班秀文经验方）

【组成】北黄芪30g，制附子（先煎）10g，桂枝10g，当归身10g，白芍6g，生姜10g，大枣10g。

【功效】调和营卫，固表止汗。

【主治】产后自汗，筋脉拘急之证。

【加减】合并外感表证者，加荆芥10g、防风10g、桔梗6g、紫苏叶10g以辛温解表；燥热伤津者，选加西洋参10g、石斛10g、麦冬10g、淡竹叶10g等以清热解暑；血热有瘀者，加赤芍10g、牡丹皮10g等以凉血化瘀；夜寐不安者加酸枣仁10g、合欢皮10g、首乌藤10g等以安神解郁。

【方解】本方为桂枝加附子汤化裁，外加当归补血汤补血益气，黄芪兼可固表止汗。

【用方经验】仲景桂枝汤方为群方之冠，在表调和营卫；在里调和阴阳。产后营卫不调，阴阳不和，体虚自汗，用之神效。

解毒散热方（许润三经验方）

【组成】麻黄10g，蒲公英10g，连翘10g，紫花地丁10g，金银花10g，野菊花10g，重楼10g，半枝莲10g，苍耳子10g，鱼腥草10g，生甘草5g。

【功效】清热解毒，发散郁热。

【主治】高热无汗，精神萎靡，小腹疼痛拒按，恶露污浊，臭秽。多见于产后气血虚亏，热毒病邪乘虚而入，搏于胞宫胞脉者。

【加减】产后恶露不净者，加枳壳10g、益母草12g以促宫排露；合并外感表证者，加荆芥10g、防风9g、桔梗6g、紫苏叶10g等；燥热伤津者，选加西洋参6g、石斛10g、麦冬10g、淡竹叶10g等；血热有瘀者，加赤芍10g、牡丹皮10g等；若见盆腔脓肿，当用薏苡仁10g、附子10g、败酱草10g合大黄牡丹皮汤治之。

【方解】方中麻黄、苍耳子辛温发散；蒲公英、连翘、紫花地丁、金银花、野菊花、重楼、鱼腥草、生甘草、半枝莲，清热解毒；全方清热解毒，佐以发散之品，合《黄帝内经》"火郁发之"之名训，则诸证解矣。

【注意事项】高热汗出者禁用。

【现代研究】清热解毒药中紫花地丁、穿心莲、金银花、牛蒡子、鱼腥草等中药在对热性病及瘟疫治疗中起着关键性的作用。随着现代研究的不断深入，在治疗范围上有了较大的扩展，特别是对病毒性疾病的治疗显示出了较为强大的作用，已经成为进一步筛

妇科国医圣手时方

选有效的抗病毒药物的首选。

【用方经验】许润三教授认为产褥感染的诊治应注意产后"多虚多瘀"的特点，应掌握"勿拘于产后，勿忘于产后"的原则，若恶露未净者，应使瘀浊畅行，切勿一意壅补。产褥感染是产后急重症，临床上发展变化最为迅速。所以，诊治时贵在及时，果断，必要时应予中西医结合治疗。

化瘀利湿方（谢剑南经验方）

【组成】当归10 g，赤芍10 g，丹参10 g，泽兰10 g，乳香10 g，没药10 g，三七粉6 g，生蒲黄10 g，香附10 g，大血藤20 g，牡丹皮10 g，虎杖15 g，党参15 g，黄芪15 g，茯苓15 g，杜仲15 g，远志5 g，酸枣仁15 g，甘草6 g。

【功效】活血化瘀，清热化湿，佐以益气健脾。

【主治】妇女下腹痛，腰骶酸痛，白带量多，色黄，有臭味属湿热瘀结证。

【加减】若兼湿热，症主见少腹疼痛，带下色黄，口干，便结，加大血藤15 g、败酱草15 g、牡丹皮10 g、虎杖10 g；若兼寒湿，症主见少腹疼痛，遇寒加剧，加桂枝6 g、虎杖10 g、小茴香6 g；若兼肝气郁滞，症主见少腹疼痛，遇情志不舒，心烦，加柴胡10 g、白芍10 g、延胡索10 g、川楝子10 g；神疲乏力，头昏，加党参10 g、黄芪10 g；夜尿多，加益智10 g、台乌10 g、桑螵蛸10 g；若兼气血不足，症主见少腹隐痛，血虚甚，加四物汤（当归、川芎、生地黄、赤芍）以活血补血；燥热伤津者，选加西洋参10 g、石斛10 g、麦冬10 g、淡竹叶10 g等；血热有瘀者，加赤芍10 g、牡丹皮10 g、三棱10 g、莪术10 g等；夜寐不安者，加远志10 g、酸枣仁10 g、合欢皮10 g、首乌藤10 g等。

【方解】当归、赤芍、丹参、泽兰、乳香、没药、三七粉、生蒲黄、香附、大血藤、牡丹皮、虎杖活血化瘀，乳香、没药虽然也是活血药，但是乳香、没药入经窜络，走气分通瘀血，行血中之气最速、活血而不助热，

没有使毒热蔓延扩散之弊；党参、黄芪、茯苓健脾利湿；杜仲调补冲任；远志、酸枣仁养血安神；全方共奏活血化瘀，清热利湿之效。

【注意事项】无瘀血者禁用。

【现代研究】活血化瘀药能降低毛细血管通透性，减少渗出，抑制结缔组织增生，加强炎性物的软化吸收；大血藤、败酱草等清热解毒药对大肠埃希菌、淋球菌、葡萄球菌、变形杆菌、链球菌均有较强的抑菌作用。中药湿热敷可促进局部血液循环，改善组织营养状态，提高新陈代谢，有利于炎性渗出物的吸收和消退。中药保留灌肠能使药液高浓度地作用于局部，直达病所，增加药物效应，经直肠黏膜直接渗透至盆腔，有利于盆腔炎性物吸收，增厚组织松解。

【用方经验】谢老认为慢性盆腔炎的治疗往往采用中医综合治疗，以口服中药为主，配合中药保留灌肠及中药外敷。根据上述病机谢老自拟以活血化瘀为主的基础方盆炎方，方药组成为：当归、赤芍、丹参、泽兰、乳香、没药、三七粉、生蒲黄、香附等；中药保留灌肠方：大血藤、败酱草、虎杖、土茯苓、三棱、莪术、香附、蒲公英、紫花地丁。慢性盆腔炎为妇科常见病、多发病，往往由于急性期或无明显急性期，起病缓慢，患者往往不规则用药，或治疗时间不足，上述原因导致细菌产生一定的耐药性，同时因局部慢性炎症使药物不易吸收，因此一般抗生素疗效不佳。所以谢老主张采用中医全身和局部综合治疗，认为慢性盆腔炎患者，不管何种原因最后均可导致血瘀，临床可见湿热瘀阻、寒湿瘀滞、气滞血瘀、气虚血瘀等，而其中湿热瘀阻最为常见，而且临床往往不是单一病机，病程日久，又可见虚实夹杂。

柴枳败酱汤（刘云鹏经验方）

【组成】大血藤30 g，败酱草30 g，三棱12 g，莪术12 g，柴胡9 g，枳实9 g，制香附12 g，赤芍15 g，白芍15 g，丹参15 g，酒大黄9 g，牛膝12 g，甘草6 g。

【功效】清热利湿，化瘀止痛。

【主治】 妇女下腹痛，黄白带下稠黏，有臭味属湿热瘀结证。

【加减】 急性发热者，可合五味消毒饮（或选加大小承气汤等）；黄白带下有气味者，加黄柏、蒲公英、薏苡仁各 10 g；腰痛者，加乌药 10 g；夜尿多加益智、台乌、桑螵蛸各 10 g；若兼气血不足，症主见少腹隐痛，血虚甚，加四物汤（当归、川芎、生地黄、赤芍）以活血补血；血热有瘀者，加赤芍、牡丹皮、三棱、莪术各 10 g 等；夜寐不安者，加远志、酸枣仁、合欢皮、首乌藤各 10 g 等。

【方解】 方中大血藤、败酱草清热利湿，化瘀止痛为君药；三棱、莪术活血化瘀为臣药；柴胡枢转气机，透达郁热；香附疏肝行气；枳实配柴胡升清降浊，调理气机；赤芍、白芍敛阴活血；大黄酒制缓泻行瘀；丹参活血祛瘀，诸药行气活血共为佐药；甘草和中，与芍药同用，缓急舒挛止痛；牛膝利湿化瘀，引诸药直达病所。

【注意事项】 无瘀血者禁用。

【现代研究】 大血藤、败酱草等清热解毒药对大肠埃希菌、淋球菌、葡萄球菌、变形杆菌、链球菌均有较强的抑菌作用。

【用方经验】 刘老认为，小腹痛是血瘀，带下量多是湿阻，湿热瘀阻、气血逆乱导致月经不调。女子经期产后，或宫腔术后，血室开放，胞脉空虚，湿邪易乘虚而入，形成盆腔炎性疾病湿邪黏滞缠绵，因此其病程长，日久难愈；湿邪易从热化，阻滞气机，导致血瘀；妇女屡经经、孕、产、乳，易使机体处于血常不足，气偏有余的状态，尤其在经产之时，血液易于耗失，易致阴血不足，阳必失制，气必逆乱。加之现代快节奏的生活，更易导致妇女的肝郁气滞，气滞则血瘀。故刘师强调，湿瘀互结是本病的病机关键，湿热瘀结又常常使本病由实而虚。治病主张祛邪为先，认为祛邪即所以扶正。对盆腔炎的治疗刘老主张以除湿和化瘀为主，根据辨证，可在祛邪以后调肝脾，理气血以扶正。以往论寒凝血瘀者有之，论湿热血瘀者颇感不足，刘老从湿热瘀血着手，辨其虚实，调和气血，并以除湿化瘀贯彻始终，妙在除邪务尽，邪去则正自安。除湿化瘀，处以柴枳败酱汤；调肝脾、理气血，处以除湿化瘀方，此二方治疗盆腔炎性疾病疗效显著。

加减半夏泻心汤（刘云鹏经验方）

【组成】 半夏 9 g，黄连 6 g，黄芩 9 g，枳实 9 g，杏仁 9 g，陈皮 9 g，郁金 9 g，厚朴 9 g。

【功效】 清热除湿，和胃降逆，理气开痞。

【主治】 产后因湿热痰浊互结中焦而发热，胸脘痞闷，恶心呕吐，脉滑数，舌质红，舌苔黄厚或浊腻。

【方解】 本方是一首清热除湿，和胃降逆，理气开痞的方剂。方中半夏辛开散结，和胃降逆止呕；黄芩、黄连苦降，开气分之热结；郁金调理气机；枳实、杏仁、陈皮、厚朴苦辛化气，开气分之湿结。全方苦辛通降，治有形之实邪成痞，适用于产后因湿热痰浊互结中焦的急性发热症。

【加减】 发热恶寒，头痛鼻塞兼外感者，可选加柴胡 9 g，紫苏叶 9 g，荆芥 9 g 等，以轻宣解表。血瘀经络，舌质紫暗，小腹疼痛者，可选加当归 15 g，赤芍 9 g，蒲黄 9 g，五灵脂 9 g；腰疼者，加川牛膝 9 g，以活血止痛。小腹胀者，可加香附 12 g，以行气消胀。恶露不尽者，可加桃仁 9 g，红花 9 g，益母草 15 g，以活血祛瘀生新。呕吐痰多属热甚者，可加竹茹 9 g，芦根 30 g，以清热涤痰止呕。津液受伤，舌干口渴者，可选加石斛 15 g，玉竹 9 g，天花粉 9 g 等，以清热生津止渴。心慌气短，舌淡脉虚者，可加党参 15 g，甘草 6 g，以益气扶正。纳呆食少者，可加山楂炭 12 g，以消食化滞。小便不利者，可加滑石 18 g，通草 6 g，利膀胱，通小便。大便秘结者，可加大黄 9 g，以泻热通便。

芩连半夏枳实汤（刘云鹏经验方）

【组成】 半夏 9 g，黄芩 6 g，黄连 6 g，枳实 9 g，厚朴 9 g，陈皮 9 g，杏仁 9 g，郁金 9 g，当归 15 g，白芍 15 g，荆芥 9 g，益母草 15 g。

妇科国医圣手时方

【功用】清热除湿，调和气血

【主治】产后发热。

【方解】黄连、黄芩苦寒清热燥湿，半夏、陈皮和胃降逆止呕，枳壳、厚朴、郁金调理气机，杏仁宣肺利气，润肠通便加当归、白芍，益母草养血活血，并佐荆芥以辛散透表，全方取苦辛寒法，湿热两解，气血并调。

【病例】刘××，女，38周岁前足月顺产一男，前1日下午始发热，体温在39 ℃～39.5 ℃。不恶寒，但胸闷恶心，曾呕吐1次，小腹胀，时有疼痛，恶露未净，色暗量少，大便秘结。患者居处低洼，喜食辛辣厚味。舌质红，苔黄腻。脉弦滑数。查血常规：白细胞计数 $18×10^9$/L，中性粒细胞 $0.82×10^9$/L。证属湿热中阻，气血失调。治当清热除湿，调和气血。予上方2剂，1日服完。服药后，体温降至38 ℃左右，胸闷渐开，呕恶渐平，诸症均减轻。效不更方，再进药2剂，1日服完。药后体温正常，恶露干净。小腹已不胀痛，仅觉四肢酸软。脉弦软，舌质红苔薄黄，继用苦辛淡渗法，服药3剂后复查血常规：白细胞计数 $10×10^9$/L，中性粒细胞 $0.82×10^9$/L。住院5日，痊愈出院。

桂枝生化汤（何子淮经验方）

【组成】桂枝3 g、炒白芍15 g、炒荆芥子6 g、蔓荆子6 g、炒当归12 g、炒川芎6 g、益母草10 g、通草10 g、炮姜6 g、艾叶10 g、炙甘草6 g。

【功效】调和营卫，扶正祛邪。

【主治】产后腠理不密，风寒乘虚而入，郁而发热。

【加减】若血亏而兼见气虚发热者，可用当归补血汤益气补血，此为甘温除热之法；若恶露不尽，又当以行血祛瘀之药加人参之类，以固本补虚。饮食停滞之发热，其因为脾胃不健而致，宜健脾胃以化水谷，或少佐消导之品；若兼有外感，须弄清气血之虚孰轻孰重。气虚重者，用益气解表之法，可用人参10 g、黄芪10 g、桂枝6 g、炙甘草6 g、羌活6 g、防风6 g、川芎10 g、白芍10 g；血虚为主者，可用养血解表法，药用玉竹10 g、麦

冬10 g、白薇10 g、淡豆豉10 g、生葱6 g、桔梗6 g、炙甘草6 g、葛根10 g、薄荷6 g等。然不论气虚为主，血虚为主，兼外感发热者，都应以固本为主，少用解表发散之药，用药平和。

【方解】此方为桂枝汤合生化汤加减而成，虽有辛温解表之用，但有白芍敛阴而不伤元气，炒荆芥解表而理血分，蔓荆子体轻而浮，主升而散，清利头目，达邪外出；配合生化汤通滞和营，补血消瘀，而邪去正安。

【注意事项】无表证者慎用。

【用方经验】何老认为宿感不同，新产或产后发热忌用苦寒退热之品，尤忌峻汗，以免耗伤正气。本方一般服1～2剂，热除体复。产后外感发热证，往往可因解表后汗出不止，出现心悸、乏力、纳呆，或乳汁不下，甚则乳汁自然停止，此乃"汗为心液""乳血同源"之故。因此，对产后病的处理，用药必须十分谨慎。

柴胡四物汤（何子淮经验方）

【组成】熟地黄10 g，炒白芍15 g，炒当归12 g，炒川芎6 g，炮姜6 g，柴胡6 g，人参5 g，炙甘草6 g。

【功效】滋阴补血，升清解热。

【主治】产后腠理不密，风寒乘虚而入，郁而发热。

【加减】血亏而兼见气虚发热者，可用当归补血汤益气补血，此为甘温除热之法；恶露不尽者，又当以行血祛瘀之药加人参之类，以固本补虚。饮食停滞之发热，其因为脾胃不健而致，宜健脾胃以化水谷，或少佐消导之品；若兼有外感，须弄清气血之虚孰轻孰重。气虚重者，用益气解表之法，可用人参10 g、黄芪10 g、桂枝10 g、炙甘草6 g、羌活6 g、防风6 g、川芎10 g、白芍10 g；血虚为主者，可用养血解表法，药用玉竹10 g、麦冬10 g、白薇10 g、淡豆豉10 g、生葱6 g、桔梗6 g、炙甘草6 g、葛根10 g、薄荷6 g等。然不论气虚为主，血虚为主，兼外感发热者，都应以固本为主，少用解表发散之药，用药平和。

【方解】此证因去血过多，血少则阴虚，阴血虚而发热者，宜以四物汤为主，可少佐柴胡以升清解热，更加干姜以制地芍之寒，则滋而不腻，不碍胃阳。

【注意事项】无表证者慎用。

【用方经验】何老认为宿感不同，新产或产后发热忌用苦寒退热之品，尤忌峻汗，以免耗伤正气。本方一般服1～2剂，热除体复。产后外感发热证，往往可因解表后汗出不止，出现心悸、乏力、纳呆，或乳汁不下，甚则乳汁自然停止，此乃"汗为心液""乳血同源"之故。因此，对产后病的处理，用药必须十分谨慎。

桂枝四物汤（何子淮经验方）

【组成】熟地黄9g，炒白芍9g，炒当归9g，制何首乌12g，桂枝6g，白薇6g，党参12g，大枣7枚，炙甘草6g。

【功效】补益气血，调和阴阳。

【主治】产后乍寒乍热属于阴阳不和者。

【加减】血亏而兼见气虚发热者，可用当归补血汤益气补血，此为甘温除热之法；恶露不尽者，又当以行血祛瘀之药加人参之类，以固本补虚。饮食停滞之发热，其因为脾胃不健而致，宜健脾胃以化水谷，或少佐消导之品；若兼有外感，须弄清气血之虚孰轻孰重。气虚重者，用益气解表之法，可用人参10g、黄芪10g、桂枝10g、炙甘草6g、羌活10g、防风10g、川芎10g、白芍10g；血虚为主者，可用养血解表法，药用玉竹10g、麦冬10g、白薇10g、淡豆豉10g、生葱6g、桔梗6g、炙甘草6g、葛根10g、薄荷6g等。然不论气虚为主，血虚为主，兼外感发热者，都应以固本为主，少用解表发散之药，用药就于和平。

【方解】此证因去血过多，阴阳俱损，阴阳不和而寒热交作，故于四物汤，桂枝汤分别去芎、姜之散，而和其阴阳气血。

【用方经验】何老认为宿感不同，新产或产后十分天发热忌用苦寒退热之品，尤忌峻汗，以免耗伤正气。此方证之乍寒乍热，似寒热往来之少阳证，其实不是，此为产后大虚血脉不和之证，若误用小柴胡则不愈，但和其气血，俾气足血充，血行顺利则阴阳自和，寒热不作。制何首乌为治本证之要药。

辛凉泻热汤（哈荔田经验方）

【组成】金银花20g，生石膏（先煎）30g，淡竹叶6g，荆芥穗6g，天花粉15g，白薇12g，党参9g，鲜石斛12g，当归9g，红花4.5g，甘草6g。

【功效】辛凉泻热，沃焚救涸。

【主治】产后外感风寒化热。内传气分，成阳明经证。

【方解】方用金银花、生石膏、白薇等清泻其热；天花粉、石斛、党参等益气生津，甘草、粳米顾护胃气；少用荆芥穗疏其邪；再加当归、红花和血通瘀。

生化汤加减（王渭川经验方）

【组成】生地黄9g，白芍9g，地骨皮9g，牡丹皮9g，没药6g，桃仁9g，金银花9g，连翘9g，升麻9g，红花5g，柴胡6g。

【功效】清热，凉血，开窍。

【主治】产后数日，恶寒战栗，体温升腾，有脓性恶露，频频不绝，甚者谵妄昏迷，皮肤或显出血斑，面红目赤，口渴心烦，腹满硬而痛，大便秘结，小便短赤。脉滑大而数，舌红苔黄。

【加减】本方可同时与犀角地黄汤、神犀丹、紫雪丹之类合用。腹满便结者，可结合调胃承气汤。

健脾退热方（王渭川经验方）

【组成】泡参30g，鸡血藤18g，生黄芪60g，黄连8g，木香6g，赤芍6g，琥珀6g，槟榔6g，葛根9g，桔梗9g，秦皮炭9g，蒲黄炭9g，甘露消毒丹9g，茵陈12g，白头翁12g，炒北五味12g。

【功效】益气健脾，清热祛湿，行血化瘀。

【主治】脾气虚损，湿邪内伏，影响宫缩

妇科国医圣手时方

致产后发热。

【方解】气虚脾弱之发热，当益气健脾为主，藉达清热祛湿，行血化瘀的功效，促进子宫收缩，排出恶露。方以黄连、甘露消毒丹、琥珀末、白头翁清热，祛湿，解毒；泡参、黄芪益气补虚；木香、槟榔行气导滞；有表证，故用葛根解肌；心悸气紧，用五味子、鸡血藤敛养心气。

加味生化汤（夏桂成经验方）

【组成】当归15 g，益母草15 g，川芎6 g，炮姜6 g，桃仁9 g，山楂9 g，甘草5 g，金银花10 g，连翘10 g，败酱草15 g，贯众9 g。

【功效】活血化瘀。

【主治】产后血瘀发热，或寒热时作，恶露较多不畅，色紫暗而有瘀块，少腹阵痛拒按，腰酸而胀，胃纳差，身倦无力，舌质紫暗，苔薄黄，脉数虚大无力。

【加减】出现寒热往来者，加柴胡10 g，黄芩12 g，生姜3片，大枣3枚，赤芍、牡丹皮各9 g；胎盘胎膜残留引起感染者，加川牛膝10 g，瞿麦、冬葵子各9 g；纳欠，苔腻厚者，加大血藤 15 g，薏苡仁 30 g，制苍术10 g。

柴胡退热汤（于瀛涛经验方）

【组成】柴胡15 g，半夏15 g，党参20 g，黄芩15 g，甘草10 g，白芍20 g，当归15 g，川芎10 g，生地黄15 g，没药15 g，佳枝15 g，木瓜15 g，钩藤15 g，金银花（后下）20 g，琥珀粉（另包，冲服）5 g，朱砂粉（另包，冲服）5 g。

【功效】退热，化瘀。

【主治】产后高热不退，谵语妄言，抽搐。

【方解】本方适用于产后热入血室，寒热往来，烦躁不安，谵语妄言，舌红苔黄，脉数等。此病多由产后血室空虚，病邪乘虚而入，邪热与瘀血相搏，血室瘀阻，气血不通，正邪相争而致。方中小柴胡汤意在和解，扶正祛邪，使邪热得解；四物汤合没药、桂枝以养血化瘀，瘀去则热可除；增以金银花以助小柴胡汤清透邪热；热盛津伤，筋脉失养则四肢抽搐，故以钩藤、木瓜配白芍柔肝木而止搐；心主神明，败血冲心，则谵语妄言，故用朱砂、琥珀镇心安神。全方共奏和解退热，化瘀之效，更寓有疏透清里之意；

【加减】临证若邪毒感染，热入血室而发热，重用金银花，加蒲公英15 g，紫花地丁、野菊花10 g；外感表证未尽者，加防风10 g，荆芥10 g；恶露不下，小腹痛而拒按者，加延胡索10 g，丹参10 g，益母草10 g；热盛耗津，口渴甚者，加石斛10 g，天花粉10 g，沙参10 g；大便干结，数日不行者，倍用当归、生地黄10 g，加玄参10 g、麦冬10 g、火麻仁10 g；若热盛神昏，不省人事，同时送服（鼻饲）安宫牛黄丸或紫雪丹。若高热不退，病势危重者，频服小促其间，以增强药力。

【注意事项】在治疗过程中和愈后的一段时间内，应禁食生冷油腻、辛辣及不洁食物，防止过劳、感冒等。

【病例】王××，女，24岁，已婚。产后第5日发热，体温40 ℃～42 ℃，经用各种抗菌素治疗无效。1974年8月19日诊见：面色㿠白，两颧潮红，寒热往来，烦躁不安，舞蹈样抽搐，气息短促，时而太息，语言不清，口渴不食，喜冷饮，恶露已断，便秘溲赤，舌质绛，苔黑黄，脉洪数。腑下体温40 ℃。辨证为热入血室，败血冲心，治宜和解清热镇惊法。予以柴胡退热汤。1剂服尽，体温38 ℃。神志清醒，仍以原方加桑叶10 g，石斛15 g。5剂服后，大便通畅，体温接近正常，仍时有抽搐，继用柴胡退热汤加减，共服32剂，热退抽止，诸症悉除，随访1年，母子健康无恙。

钟氏产后退热方（钟礼美经验方）

【组成】①方：紫花地丁30 g，蒲公英30 g，金银花12 g，黄柏9 g，连翘9 g，当归9 g，益母草12 g，丹参9 g，桃仁9 g。②方：龙胆6 g，栀子9 g，鱼腥草30 g，柴胡9 g，当归9 g，阿胶9 g，生地黄9 g，丹参9 g，益母草12 g，③方：当归9 g，桃仁9 g，红花9 g，川芎9 g，麦冬9 g，玄参9 g，赤芍9 g，柴胡9 g，益母草9 g。④方：太子参15 g，白术9 g，茯苓9 g，当归9 g，黄芪9 g，熟地黄9 g，阿胶9 g，川芎9 g，升麻4.5 g。

【功用】①方清热泻火。②方清热利湿。③方化瘀清热。④方养阴清热。

【主治】①方主治实热证产后发热。②方主治湿热证产后发热。③方主治瘀热证产后发热。④方主治虚热证产后发热。

【方解】本方为系列方，辨证分型，热者清之，虚者补之，实者泻之，湿者利之，予以不同方药论治，为本方之特点。

【用方经验】应用本方治疗剖腹产产后发热28例，全部治愈。其中热退最快2日，最慢6日；腹痛消失最快5日，最慢8日；白细胞、中性粒细胞、淋巴细胞值在5~7日内恢复正常。

人参当归汤（弭阳经验方）

【组成】人参6 g，桂心6 g，当归9 g，生地黄9 g，麦冬12 g，白芍10 g，粳米30 g，淡竹叶3 g，大枣3枚。

【功效】益气养血，养阴清热，调和营卫。

【主治】产后发热。

【加减】产后外感发热，恶寒头痛，脉浮或浮数者，加防风、荆芥、紫苏叶各10 g；气阴两虚，口干咽噪，四肢乏力，午后热甚者，加沙参、玄参各15 g，女贞子12 g；高热持续，恶露黏稠臭秽，血液白细胞增多者，加金银花、连翘、败酱草各30 g；下腹疼痛拒按，脉沉弦，苔黄质红者，加牡丹皮15 g，炮姜炭、炒桃仁10 g。

【方解】产后发热之因有外感邪毒、血虚、血瘀三类。产后乃多虚多瘀之体，外感邪毒，极易发热。本方具有益气养血、养阴清热、调和营卫的功能。临证时随证加减，屡试屡效。

【现代研究】本组93例，年龄20~39岁；辨证属产后外感发热者45例，产后感染发热者48例。治疗后痊愈60例，好转28例，无效5例，总有效率为94.5%。一般服药6~15日。

清热解暑方（陈益昀经验方）

【组成】生石膏20 g，知母10 g，荷叶15 g，珍珠母15 g，犀角6 g，当归15 g，赤芍10 g，大黄炭10 g。水煎，送服紫雪丹。

【功效】清热解暑，辛凉透邪。

【主治】剖宫产后壮热不退，口干欲饮，汗多心烦，腹痛纳呆，恶心，大便秘结，恶露多；多见于产后血虚感暑邪，化热入里，阳明热盛的暑温病。

【加减】合并外感表证者，加荆芥9 g、防风9 g、桔梗6 g、紫苏叶9 g以辛温解表；燥热伤津者，选加西洋参6 g、石斛9 g、麦冬9 g、淡竹叶9 g等以清热解暑；血热有瘀者，加赤芍9 g、牡丹皮9 g等以凉血化瘀；夜寐不安者，加酸枣仁10 g、合欢皮10 g、首乌藤等以安神解郁。

【方解】因暑邪燥热伤津，故方中用生石膏、知母、荷叶以清热生津；珍珠母、犀角、紫雪丹清热安神除烦；当归、赤芍，大黄炭入血分以养血活血止血；全方清热生津，共奏气血双清之效。

【注意事项】阳虚便溏者慎用。

【现代研究】研究结果表明用知母、石膏、连翘、大青叶、大黄、牡丹皮研制而成知石清解注射液，对流行性出血热病毒、副流感病毒成明显抑制作用，对金黄色葡萄球菌与白葡萄球菌、乙型溶血性链球菌及变形杆菌、伤寒沙门菌、副伤寒沙门菌、志贺菌属等均有不同程度的抑制作用，且能全面增加机体细胞免疫功能，双向调节该单核巨噬细胞活性。

【用方经验】陈益昀教授认为产褥感染的诊治应注意产后"多虚多瘀"的特点，应掌握"勿拘于产后，勿忘于产后"的原则，产后病亦当以治病为主，在不影响治疗原则下，适当照顾产后之体虚，不能概认为"产后宜补""产后宜温"之说。总之，对于妊娠期和产褥期合并他病的治疗，应对疾病进行辨证施治，以治病为先，适当顾护胎元，勿忘产后，使邪去正安，才能收到预期的效果。

慢盆康（傅淑清经验方）

【组成】生黄芪15 g，丹参15 g，没药8 g，乌药10 g，延胡索8 g，大血藤15 g，败酱草10 g，忍冬藤10 g，蒲公英12 g，苍术8 g，生薏苡仁18 g，车前子10 g，甘草6 g。

【功效】益气化瘀，清热利湿。

【主治】患者产褥期内患者腹痛加重，带下色黄量多有异味；伴见神疲乏力，面色萎黄，头晕昏重，腹胀纳差，腰骶酸困，平素性情急躁易怒；多见于气虚血瘀，湿热下注者。

【加减】合并外感表证者，加荆芥、防风9 g、桔梗6 g、紫苏叶10 g等；燥热伤津者，选加西洋参9 g、石斛9 g、麦冬9 g、淡竹叶等；血热有瘀者，加赤芍9 g、牡丹皮9 g等；夜寐不安者，加酸枣仁10 g、合欢皮9 g、首乌藤12 g等。

【方解】生黄芪益气托毒外出；丹参、没药化瘀；败酱草、忍冬藤、蒲公英、大血藤清热解毒散结；乌药、延胡索、苍术行气化湿；生薏苡仁、车前子清热利湿。全方益气化瘀、清热利湿。

【现代研究】现代药理研究证明大血藤、大黄、薏苡仁、败酱草、野菊花等清热解毒利湿药，对多种球菌、杆菌有较强的抑菌作用，并能解热、镇静、镇痛。

【用方经验】傅淑清教授认为产后余血未尽，感受湿热邪毒或风冷乘袭，病邪日久不去而致湿热内蕴，气滞血瘀，冲任阻滞，寒湿内生，凝聚于下焦而成。病机归纳主要有瘀、湿、热、虚、寒五个方面，尤以瘀为主。病位主要责之冲任、胞宫，涉及肝、脾、肾。组方立足于益气化瘀、解毒利湿；药用生黄芪、丹参、没药、乌药、延胡索、大血藤、忍冬藤、蒲公英、苍术、生薏苡仁、车前子等。

化瘀利湿方（梁文珍经验方）

【组成】黄芪15 g，当归10 g，川芎6 g，

三棱10 g，莪术10 g，透骨草20 g，生蒲黄（包煎）10 g，制香附10 g，皂角刺10 g，大血藤15 g，土茯苓15 g，茯神10 g，首乌藤10 g，甘草6 g，生大黄（后下）5 g。

【功效】活血化瘀，清热利湿。

【主治】妇女腹痛，湿热瘀结兼脾气虚弱证。

【加减】合并外感表证者，加荆芥9 g、防风9 g、桔梗6 g、紫苏叶9 g等；燥热伤津者，选加西洋参6 g、石斛9 g、麦冬9 g、淡竹叶9 g等；血热有瘀者，加赤芍9 g、牡丹皮9 g等；夜寐不安者，加酸枣仁9 g、合欢皮9 g、首乌藤15 g等。

【方解】当归、黄芪、川芎补气生血以扶正；三棱、莪术活血化瘀兼健脾，张锡钝认为：诸化瘀药中，三棱、莪术久服可健脾胃；透骨草、生蒲黄、制香附行气活血；皂角刺、大血藤、土茯苓请解血中风热风毒；茯神、首乌藤安神；生大黄泄热解毒；甘草调和诸药兼凉血解毒；全方共奏活血化瘀，清热利湿之效。

【注意事项】无瘀血者禁用，阳虚便溏者慎用。

【现代研究】活血化瘀药能降低毛细血管通透性，减少渗出，抑制结缔组织增生，加强炎性组织的软化吸收；大血藤、大黄、薏苡仁、败酱草、野菊花等清热解毒利湿药，对多种球菌、杆菌有较强的抑菌作用，并能解热、镇静、镇痛。

【用方经验】梁文珍教授认为，慢性盆腔炎患者不管何种原因最后均可导致血瘀，而且临床往往不是单一病机，病程日久，又可见虚实夹杂。故主张慢性盆腔炎中药治疗活血化瘀为主。

燥湿化瘀方（陈慧侬经验方）

【组成】苍术10 g，黄柏10 g，薏苡仁20 g，三棱10 g，莪术10 g，延胡索10 g，两面针10 g，白术10 g，广藿香3 g，陈皮5 g，茯苓10 g，血竭5 g，水蛭3 g，白花蛇舌草12 g。

【功效】清热燥湿，活血化瘀。

【主治】妇女腹痛，湿热瘀结证。

【加减】血虚甚者，加四物汤（当归、川芎、生地黄、赤芍）以活血补血；合并外感表证者，加荆芥9g、防风9g、桔梗6g、紫苏叶9g等；燥热伤津者，选加西洋参6g、石斛9g、麦冬9g、淡竹叶9g等；血热有瘀者，加赤芍10g、牡丹皮10g、三棱9g、莪术9g等；夜寐不安者，加酸枣仁10g、合欢皮10g、首乌藤15g等。

【方解】苍术、黄柏、薏苡仁清热利湿；三棱、莪术、血竭、水蛭、两面针、延胡索活血化瘀；三棱、莪术久服可健脾胃；白术、陈皮、广藿香、茯苓健脾利湿；白花蛇舌草清热解毒。全方共奏活血化瘀，清热利湿之效。

【注意事项】无瘀血者禁用。

【现代研究】活血化瘀药能降低毛细血管通透性，减少渗出，抑制结缔组织增生，加强炎性组织的软化吸收。

【用方经验】陈慧侬教授认为慢性盆腔炎患者，经期产后，余血未尽，体质正虚，湿热之邪内侵直肠胞宫冲任，与血搏结作痛；或素有湿热内蕴，流注下焦，阻滞气血，瘀积冲任而成此病。治疗上采取清热除湿、活血化瘀、补虚止痛为原则，旨在补虚祛邪。在方药选择上运用理冲汤及二妙散进行化裁，结合疾病的转归，辨证论治，灵活配伍，对症下药，虚实并治，扶正祛邪。

止带固本汤（彭静山经验方）

【组成】山药15g，白芍20g，人参15g，炙黄芪20g，鹿角30g，龟甲15g，龙骨30g，牡蛎30g，五倍子15g，丹参15g，升麻3g。

【功效】调理冲任，止带固本。

【主治】妇女白带，久而不愈，渐致虚怯。

【加减】下元不固，致使白带多而日久耗损气血经络失调者（症见带下清冷量多，质稀薄或如锦丝状，终日淋漓不断，伴小便清长、夜尿多，腰酸、舌淡、脉沉细）宜用本方。如月经先期者，加当归10g、黄芩10g、

黄连10g；月经后期者，加香附10g、丹参10g；有瘀血者，加桃仁10g、红花10g。

【方解】本方以鹿角益气补虚，散瘀活血，亦可制成鹿胶，其补督脉，即补诸阳经也；龟甲能通任脉，养心益血，补肾调肝，人参、黄芪两味同可大补气血，使冲脉旺盛。十二经脉皆随之旺盛矣，加以山药、白芍入脾、肝、肾经以涩精气，敛阴血，补敛双施；龙骨、牡蛎、五倍子之强力收敛，可束带脉；升麻之升提中气可固冲脉。诸药合用，补、敛、固，何患带下之不止哉。

【注意事项】有表证者禁用。

【用方经验】彭静山认为，本病应从三方面立法：①补可扶弱；②涩可固脱；③调整经络。山药、人参、黄芪补也；白芍、龙骨、牡蛎、五倍子涩也；鹿角、龟甲、升提任、督，约束带脉；经络平衡，可助培元固本止带之功。

益气化湿方（胥受天经验方）

【组成】石膏15g，知母6g，党参10g，广藿香6g，佩兰6g，柴胡5g，陈皮3g，甘草2g，荷叶1角，粳米1撮。

【功效】益气解暑，芳香化湿。

【主治】暑期产后高热，伴头痛，肢体酸痛，口干，食欲不振，便秘者。

【加减】急性发热者，可合五味消毒饮。大便不下者，选加大小承气汤等；合并外感表证者，加荆芥9g、防风9g、桔梗6g、紫苏叶9g以辛温解表；燥热伤津者，选加西洋参6g、石斛9g、麦冬9g、淡竹叶9g等以清热解暑；血热有瘀者，加赤芍10g、牡丹皮10g等以凉血化瘀；夜寐不安者，加酸枣仁10g、合欢皮10g、首乌藤15g等以安神解郁。黄白带下有气味者，加黄柏10g、蒲公英15g、薏苡仁10g；腰痛者，加乌药10g；夜尿多加益智10g、台乌10g、桑螵蛸10g；兼气血不足，症主见少腹隐痛，血虚甚者，加四物汤（当归、川芎、生地黄、赤芍）以活血补血；血热有瘀者，加赤芍10g、牡丹皮10g、三棱10g、莪术10g等。

【方解】方中石膏、知母、党参、荷叶、

妇科国医圣手时方

粳米仿白虎加人参汤加减以益气解暑；广藿香、佩兰芳香化湿；柴胡枢转气机，透达郁热；陈皮理气燥湿；全方合益气解暑，芳香化湿之力。

【注意事项】无湿热者禁用。

【现代研究】研究结果表明用知母、石膏、连翘、大青叶、大黄、牡丹皮研制而成知石清解注射液，对流行性出血热病毒、副流感病毒成明显抑制作用，对金黄色葡萄球菌与白葡萄球菌、乙型溶血性链球菌及变形杆菌、伤寒沙门菌、副伤寒沙门菌、志贺菌属等均有不同程度的抑制作用，且能全面增加机体细胞免疫功能，双向调节该单核巨噬细胞活性。

【用方经验】胥老认为，产后病的诊治应注意产后"多虚多瘀"的特点，应掌握"勿拘于产后，勿忘于产后"的原则，产后病亦当以治病为主，在不影响治疗原则下，适当照顾产后之体虚，不能概认为"产后宜补""产后宜温"之说。本例产后高热，盖女子产后血室正开，湿热暑邪乘虚而入，一般致湿热瘀并重的局面，此例产后高热，当以解热化湿为先，继以活血化瘀之品投之，因活血化瘀之品有助热之嫌也，凉血化瘀之品又恐其助湿，故当以解湿热为先。总之，对于妊娠期和产褥期合并他病的治疗，应对疾病进行辨证施治，以治病为先，适当顾护胎元，勿忘产后，使邪去正安，才能收到预期的效果。

十全大补汤加味（张孝纯经验方）

【组成】生晒参9 g，炙黄芪30 g，焦白术10 g，云苓9 g，当归9 g，酒白芍9 g，熟地黄15 g，川芎4.5 g，肉桂3 g，炙甘草4.5 g。

【功效】大补气血。

【主治】产后弥月忽作寒战高热，腰酸背楚，恶露少而复多，无腹痛。

【加减】头痛身热者，加白芷、细辛以散热止痛；若发热不退，头痛如故，加连须葱、人参以扶正解表；产后败血不散，亦能作寒作热，时有刺痛者，败血也；但寒热无他证者，阴阳不和也。刺痛用当归，乃和血之药。若乃积血而刺痛，宜用红花、桃仁、当归尾之类。

【方解】本方为气血双补之剂，八珍汤双补气血，黄芪为补药之长，可大补中气；肉桂，鼓舞气血生长之意也；方中酒白芍、川芎可稍事散风寒之功也。

【注意事项】邪实者禁用。

【现代研究】研究结果。

【用方经验】张老认为，恶露虽多而腹不痛，必不是瘀；虽作寒热，而非休作有时，更与疟无涉；产后弥月，寒热交作，亦非血虚阳浮；此证为产后新虚，血气未复而感寒也。然产后感冒不可妄事疏散，傅氏曰"新产之妇，风易入而亦易去。凡有外邪之感，俱不祛风，惟大补气血以顾本逐邪""治者慎勿轻产后热门，而用麻黄汤以治类太阳证，又用柴胡汤以治类少阳证。且产母脱血之后，而重发其汗。虚虚之祸""谁知产后真感风感寒，生化中芎、姜亦能散之乎"。

祛风散瘀方（禹新初经验方）

【组成】党参9 g，柴胡9 g，法半夏6 g，当归尾10 g，生甘草4.5 g。

【功效】祛风散瘀。

【主治】分娩后寒热往来，口苦，少腹阵痛，脉弦滑，舌苔薄白，有瘀点。

【加减】本方为小柴胡汤加减方，口苦者加黄芩；少腹阵痛者，宜合用逐瘀之轻剂下瘀血汤（大黄、桃仁、土鳖虫）。产后多虚多瘀当重视瘀血；头痛身者，加白芷、细辛以散热止痛；若发热不退，头痛如故，加葱须、人参各10 g以扶正解表；产后败血不散，亦能作寒作热，时有刺痛者，败血也；但寒热无他证者，阴阳不和也。刺痛用当归10 g，乃和血之药。若乃积血而刺痛，宜用红花、桃仁、当归尾各10 g之类。

【方解】本方为小柴胡汤加减方，《药征》曰："人参（即今之党参）主治心下痞坚、痞硬、支结也，旁治不食、呕吐、喜唾、心痛、腹痛、烦悸。"本方用党参者，合半夏治默默不欲饮食，心烦、喜呕即此意也；柴胡之主治为寒热往来也；当归尾和血活血之品；生甘草调和诸药。

【注意事项】无表证者慎用。

【现代研究】现代医学研究，柴胡有很好的抗病毒作用。

【用方经验】禹老认为产后寒热往来，为柴胡汤证，当和解之，但柴胡用量不宜太大，因"亡血者勿汗"，产后阴血骤虚，勿犯虚虚之谬也，当以小剂量柴胡祛风解表。

柴佛和解方（龚志贤经验方）

【组成】川芎12 g，当归10 g，柴胡12 g，黄芩10 g，泡参18 g，法半夏10 g，陈皮10 g，艾叶6 g，炙甘草6 g，大枣10 g，生姜10 g。

【功效】和解表里，固正除邪。

【主治】产后外感风寒。症见产后恶寒发热，体温偏高，汗出，或无汗，头晕目眩，甚则头项强痛，肢体酸痛，口干口苦，胃纳欠佳，或恶心呕吐，或血虚瘀滞，小腹疼痛，恶露不尽，舌苔薄白或白腻，寸口脉浮弱，尺候不足，或寸口脉微浮紧，或现革脉，芤脉。

【加减】伤风者，加炒荆芥穗10 g，防风10 g；伤寒者，加紫苏叶10 g；恶露不尽者，去大枣，加益母草25 g，香附（醋炒）12 g；纳差者，加谷芽30 g。

【方解】此方乃仲景之"小柴胡汤"合"佛手散"加味而成。方中小柴胡汤和解少阳，以解表邪；川芎、当归和血补血行血；陈皮理气健脾；艾叶温经散寒止痛。全方共奏和解表里，固正除邪之功。

产后发热方（孙一民经验方）

【组成】芦根18 g，桑叶9 g，炒淡豆豉9 g，炒栀子6 g，黑荆芥穗9 g，赤芍9 g，醋柴胡5 g，甘草3 g，酒当归9 g，酒川芎6 g，泽兰9 g，桃仁9 g。

【功效】解表，清热，活血。

【主治】产后感冒发热恶寒者。症见产后发热，恶寒，头痛，流涕，脉浮，舌薄白。

【方解】产后发热，主要是产后阴血骤虚，阳易浮散，腠理不实，营卫不固，外感而导致发热。治疗应以解表清热加活血药。一般感冒，临床治疗不用血分药，而产后宜加血分药，以防邪陷血室。荆芥既能解表又走血分，为治疗产后外感发热之主药。方中桑叶、炒豆豉、荆芥穗解表；芦根、栀子、柴胡清热；赤芍、桃仁、泽兰、当归、川芎活血。

愈风方（孙朗川经验方）

【组成】荆芥4.5 g，牡丹皮6 g，茯苓9 g，半夏6 g，山楂9 g，益母草9 g。

【功效】疏风清热，和胃祛瘀。

【主治】产后伤风。凡症见轻症微寒热，头痛咽痛，食欲不振，舌质红，苔薄，脉浮，伴瘀下不畅者可用之。

【方解】本方适用于产后外感风热轻证，系根据产后多虚、多瘀特点而设。方以荆芥疏表祛风，理血散寒；茯苓、半夏健脾和胃；山楂行瘀健运；牡丹皮、益母草清热活血，去瘀生新。

【加减】如患者素健，表证明显者，去丹皮，酌加防风、柴胡、桑叶各4.5 g，薄荷3 g，连翘、淡豆豉（后下）各9 g；伴咳嗽者，加前胡、桔梗各6 g；咽痛不利者，加牛蒡、桔梗各9 g；胃脘胀闷者，加厚朴、陈皮各4.5 g，汗多者，加浮小麦30 g，麻黄根9 g；瘀血甚，小腹疼痛者，酌加丹参、泽兰、延胡索各9 g，台乌、当归各6 g。

自拟八仙汤（郭炎林经验方）

【组成】红花10 g，川芎10 g，当归12 g，赤芍12 g，桃仁12 g，制香附15 g，酒黄芩15 g，延胡索15 g，红糖（或黄酒）为引。

【加减】外感发热有表证者，可选加祛风解表药，以调和营卫，疏散表邪。属风寒者，用羌活9 g、防风9 g、白芷9 g、桂枝9 g、白芍12 g等。属风热者，用柴胡9 g、金银花12 g、荆芥9 g等。瘀血发热，小腹痛甚者，重用活血化瘀药，如当归、桃仁、红花、川芎等，并酌加益母草12 g、五灵脂9 g、蒲黄

妇科国医圣手时方

9 g、制乳香 9 g、制没药 9 g 等。属水亏阴虚者，选加生地黄 9 g、麦冬 9 g、玄参 9 g、知母 9 g、黄柏 9 g 以滋阴清热。伴见伤食者，选加山楂 9 g、六神曲 9 g、莱菔子 9 g、陈皮 6 g 等以和胃消食。如见神志不清，狂躁谵语，选加远志 6 g、石菖蒲 9 g、焦栀子 9 g 等以清热开窍，宁神定志。如见烦躁抽搐，选加僵蚕 9 g、全蝎 9 g、钩藤 9 g、玄参 9 g、焦生地黄 9 g 等以镇肝熄风，除烦增液。如见大汗不止者，选加炒地骨皮 9 g、黄芪 9 g、防风 9 g、党参 9 g 等以益气固表。亡阳者，加肉桂心 6 g、附子 9 g 等以回阳救逆。血虚发热者，去桃仁、红花、川芎，选加白芍 9 g、熟地黄 9 g、鸡血藤 12 g、地骨皮 9 g、牡丹皮 9 g 等以益阴养血，清解虚热。

兰芍生化益母汤（余莉芳经验方）

【组成】泽兰 15 g，赤芍 10 g，当归 10 g，川芎 5 g，桃仁 10 g，炮姜 3 g，制香附 10 g，益母草 15 g，生甘草 3 g。

【功效】活血化瘀。

【主治】剖宫产后发热，症见轻度或中度发热，汗出热不解，面色少华，神疲乏力，动则汗出，或稍有恶寒，头痛，手术切口无感染，乳不胀，腹不痛，恶露量少，无臭味，色不鲜，或淡或暗。

【方解】本方证为剖宫产后发热，多为产后恶露欠畅，血留胞中，瘀而发热，故方在生化汤的基础上加泽兰、赤芍、益母草组成，重在活血祛瘀。然药性平和，行而不峻，诸药相配，相得益彰，瘀血得除，热无所恋而日清。

【加减】气虚者，加太子参 10 g、黄芪 10 g；阴血不足者，加生地黄 10 g、白芍 10 g、地骨皮 10 g；虚热偏盛者，加青蒿 10 g、银柴胡 10 g、白薇 10 g；兼感风邪者，加荆芥 10 g、生葛根 10 g；兼风热者，加金银花 10 g、连翘 10 g、蒲公英 10 g；兼暑热者，加广藿香 10 g、佩兰 10 g、香薷 10 g。

第三节　子宫复旧不全

调补利湿方（朱小南经验方）

【组成】仙鹤草 12 g，椿皮 12 g，当归炭 9 g，黄柏炭 9 g、炒阿胶 9 g，黄芪 9 g，菟丝子 9 g，覆盆子 9 g，杜仲 9 g，续断 9 g，白术 6 g，陈皮 6 g，生甘草 6 g。

【功效】调补冲任，清利湿热。

【主治】刮宫后恶露连绵月余未停，头眩目花，腰酸不舒，胸闷心荡，兼有带下，略有秽丑气味，脉象细数；舌苔薄黄。证属冲任受损伤，固摄无权，阴虚火旺，湿热内蕴者。

【加减】产后恶露不净者，加枳壳，益母草各 10 g 以排出恶露；血热有瘀者，加赤芍、牡丹皮各 10 g 等；腰酸乏力者，加狗脊、山茱萸、生地黄、熟地黄各 10 g 以补肝肾强腰膝；腰酸、尾柱部冷痛者，加鹿角霜、龟甲

各 10 g 以温肾固托，调补冲任。

【方解】方中仙鹤草收涩止血，兼治脱力劳伤，又能强壮肾气以固摄冲任；椿皮、当归炭、黄柏炭活血止血兼清湿热以除瘀；阿胶养阴止血；黄芪合当归补气生血；菟丝子、覆盆子、杜仲、续断补养肝肾；白术、陈皮补土健脾以壮生化之源；生甘草除胞中之寒热邪气。全方清利湿热，收涩止漏，祛除邪毒，当然诸证解除。

【注意事项】有瘀血者禁用。

【现代研究】实验证明，仙鹤草粗制浸膏有增加血小板、促进血液凝固作用。临床上广泛应用于上消化道出血、功能性子宫出血、血小板减少性紫癜、手术出血等症。

【用方经验】朱小南先生认为人工流产手术后，倘若胞宫受损；冲任督三脉都发源于此，相应的亦受影响。冲任隶于肾，肾气虚弱，腰部出现酸楚或疼痛；督脉受损，尾骶

骨疼痛尤为突出,兼有精神疲倦,头眩目花,恶露连绵不断,又受湿热侵袭,恶露月余不断,兼有少量秽带,治用调养与清理湿热,攻补兼施。药如鹿角霜、龟甲、杜仲、生熟地黄、山药、巴戟天、仙鹤草、椿皮、当归炭、黄柏炭等。

加味四物汤(朱小南经验方)

【组成】大黄芪9g,焦白术6g,炒当归9g,川芎5g,白芍6g,熟地黄9g,杜仲9g,续断9g,狗脊9g,山药9g,陈皮6g,砂仁(后下)3g,桂枝2.4g。

【功效】充养气血。

【主治】产后子宫复旧不全,导致出血过多,暴虚而难能荣灌全身,一度昏厥。刻感畏寒气弱,恶露量少色淡。证属气血不足者。

【加减】夜寐不安者,加酸枣仁、首乌藤、远志各10g以安定心神;胃肠消化不健者,加四君子汤(人参、白术、茯苓、炙甘草)以补气益脾,以充气血之源。

【方解】方中黄芪合当归以补气生血;熟地黄、白芍、当归、川芎四味即四物汤补养气血以润灌全身;杜仲、续断、狗脊、山药补肝肾、固肾气以充养胞宫;白术、砂仁、陈皮健脾以养气血生化之源;桂枝温通经络以运行血液。故全方能够峻补气血。

【注意事项】伴有瘀血者禁用。

【现代研究】研究发现,四物汤对于急性失血状态下的动物,有促进红细胞增生作用。

【用方经验】现代妇科名医朱南孙总结其父经验认为:产后血晕多为阴血暴脱,气未有不随之而虚者,因此脑部及指梢首当其冲,难以正常供养,头眩指麻、甚至晕厥,治疗当以峻补气血为先。苦单纯用补血药,新血一时未能到达末梢,惟有稍加有行血功能行、使运行循环加速,广至巅顶,末至指趾,脏腑肌肉,均得充分荣溉而恢复正常功能,头可不晕,指可不麻。用当归、川芎补血、加桂枝温通经络、运行血液,黄芪补气以生血,复加健脾补肾之品而治愈。

加味生化汤(班秀文经验方)

【组成】益母草15g,山楂10g,当归10g,川芎10g,炮姜炭15g,炒续断10g,炙甘草6g。

【功效】养血化瘀。

【主治】产后恶露排出不畅,小腹隐痛,多见于血瘀者。

【加减】恶露少者,加红花、路路通各10g以活血化瘀;腹痛者,加延胡索10g以化瘀止痛;恶露多者,加小蓟、蒲黄炭各10g以化瘀止血;恶露多而臭者,去川芎、炮姜,加泽兰、小蓟、连翘、墨旱莲各10g以清化湿热;产后腰疼、腹痛、头疼者,易炮姜为生姜,加紫苏叶、荆芥各10g以辛温解表。

【方解】方中当归补血充脉;川芎活血行气,气行则血行;炮姜炭辛温入血分,助川芎温通瘀血;炒山楂、益母草温经化瘀;续断补肾化瘀;全方共奏补肾化瘀之功,恰合产后虚瘀夹杂病机。

【现代研究】药理研究证明:益母草对动物均有兴奋子宫平滑肌作用。

【用方经验】班秀文教授认为:妇女产后冲任虚损,气血不足,瘀血往往内滞,致新血不得归经,须除旧生新,药用生化汤加减如当归、川芎、桃仁、益母草等。

鸡丹四物汤(班秀文经验方)

【组成】鸡血藤20g,丹参15g,熟地黄15g,当归10g,白芍10g,山楂15g,续断10g,荆芥炭10g,大黄炭10g,炙甘草6g。

【功效】养血化瘀止血。

【主治】产后恶露量少,色淡,小腹隐痛,阴道流血不止或素体血虚,多见于血虚夹瘀者。

【加减】小腹坠胀隐痛者,加黄芪、升麻、白术、枳壳各10g等益气举陷;恶露多者,加阿胶、海螵蛸各10g以养血固冲;恶露有块伴有腹痛者,加炒蒲黄10g、三七6g以活血化瘀止痛;血虚明显者,加党参以益

妇科国医圣手时方

气摄血；血气臭者，加黄柏 10 g 以清热燥湿；食欲不振者，加生山楂 10 g。

【方解】方中鸡血藤、丹参、熟地黄补血益冲任，补中有行，补而不腻；白芍、炙甘草柔肝缓急止痛；续断补肾壮腰膝兼化瘀血，补血而不留瘀；山楂化瘀止痛；荆芥炭、大黄炭化瘀止血；全方具补血养血，化瘀止血之效。

【用方经验】班秀文教授认为：妇女产后冲任虚损，气血不足，瘀血往往内滞，致新血不得归经，须除旧生新。若患者素体血虚或出血较多，表现为头晕乏力、心悸耳鸣等，此为虚中夹实，宜补虚为主，佐以化瘀。药用鸡血藤、丹参、熟地黄、当归、白芍、山楂、续断等。

补益冲任方（班秀文经验方）

【组成】炙黄芪 20 g，当归 10 g，川芎 3 g，老姜炭 3 g，续断 10 g，小蓟 10 g，益母草 10 g，泽兰 10 g，山楂 15 g，大黄炭 10 g，炙甘草 6 g。

【功效】补益气血，调养冲任。

【主治】产后阴道流血不止，量多鲜红者。

【加减】小腹坠胀隐痛者，加黄芪、升麻、白术、枳壳各 9 g 等益气举陷；恶露多者，加阿胶、海螵蛸各 9 g 以养血固冲；恶露有块伴有腹痛者，加炒蒲黄 10 g、三七 6 g 以活血化瘀止痛；血虚明显者，加党参 10 g 以益气摄血；血气臭者，加黄柏 10 g 以清热燥湿。

【方解】方中黄芪、当归补气生血；续断补肾壮腰膝兼化瘀血，补血而不留瘀，引诸药入宫；川芎通行十二经脉之气血，少佐为引经药，合老姜炭以温经止血；小蓟合续断为续伤止血之佳品；益母草、泽兰、山楂化瘀止血；大黄炭凉血止血，全方具补益气血，化瘀止血之效。

【现代研究】药理研究证明：益母草、山楂等对动物均有兴奋子宫平滑肌作用。

【用方经验】班秀文教授认为：妇女产后冲任虚损，气血不足，瘀血往往内滞，致新

血不得归经，须除旧生新。若患者素体血虚或出血较多，方用当归补血汤补气生血，虽清血鲜红，因离经之血即是瘀血，故以活血止血为大法，多用益母草止血，并认为益母草止血时用量不超过 20 g，活血祛瘀时用量多为 30～150 g，他药如当归、续断、海螵蛸、小蓟、山楂、泽兰、大黄炭等。

化瘀止血方（班秀文经验方）

【组成】蜜黄芪 20 g，当归 20 g，川芎 5 g，杜仲 15 g，桑寄生 15 g，桃仁 5 g，益母草 15 g，刘寄奴 10 g，炒山楂 10 g，阿胶 10 g，炙甘草 6 g。

【功效】活血化瘀止血，调养冲任。

【主治】产后恶露不止，夹血块色暗红者。

【加减】恶露多者，加阿胶、海螵蛸各 10 g 以养血固冲或合用胶艾四物汤以止血补血；恶露有块伴有腹痛者，加炒蒲黄 10 g、三七 6 g 以活血化瘀止痛；小腹坠胀隐痛者，加黄芪、升麻、白术、枳壳各 10 g 等益气举陷；血虚明显者，加党参 10 g 以益气摄血；血气臭者，加黄柏 10 g 以清热燥湿。

【方解】本方为生化汤加减剂，生化汤为补中有行，化中有养之剂，是补血化瘀并重之方。方中黄芪、当归补气生血；川芎通行十二经脉之气血，少佐为引经药；桃仁、益母草、泽兰、阿胶、山楂化瘀止血；桑寄生、杜仲皆归肝肾经，均具有补益肝肾，强壮筋骨之功效；全方具补益气血，化瘀止血之效。

【现代研究】药理研究证明：益母草、山楂等对动物均有兴奋子宫平滑肌作用。

【用方经验】班秀文教授认为：妇女产后冲任虚损，气血不足，瘀血往往内滞，致新血不得归经，常用生化汤加益母草、鸡血藤、杜仲、续断之类治疗。

缩宫逐瘀汤（许润三经验方）

【组成】益母草 15 g，当归 10 g，川芎 10 g，生蒲黄 10 g，生五灵脂 10 g，党参 20 g，枳壳 10 g，

【功效】缩宫止血，逐瘀生新。

【主治】患者高热无汗，精神萎靡，小腹疼痛拒按，恶露污浊，臭秽，大便2日未解，舌红，苔黄，脉搏滑数有力。多见于产后恶露不绝或不全流产的患者。

【加减】血虚明显者，党参改用50 g；出血量多者，党参改用100 g；腹痛甚者，五灵脂改用15 g；下瘀血块多者，加三七粉（分冲）3 g；出血日久者，加桑叶20 g；血气臭者，加黄柏10 g；浮肿者，加生黄芪50 g，食欲不振者，加生山楂15 g。

【方解】方中益母草苦泄辛散，入血分，善于活血祛瘀调经，为妇科经产要药，故有"益母"之名，李时珍称之为"治胎衣不下"之良药；当归、川芎养血活血；蒲黄、五灵脂逐瘀止血，辅以枳壳行气活血，引药入宫；党参者，意在补气，增强胞宫收缩功能，它的性能虽与五灵相畏，但二药同用，往往能提高逐瘀之效，起到相反相成的作用。故本方具有缩宫逐瘀之效。

【现代研究】药理研究证明：益母草、枳壳和蒲黄对动物均有兴奋子宫平滑肌作用，并且蒲黄还有止血作用，能使凝血时间和凝血酶原时间缩短，使血小板数目增加。

【用方经验】许润三教授认为：妇女产后冲任虚损，气血不足，瘀血往往内滞，致新血不得归经，须缩宫逐瘀以除旧生新，药用当归、川芎、桃仁、益母草、枳壳等，以促进子宫复旧。

益气化瘀方（蔡小荪经验方）

【组成】党参10 g，生黄芪10 g，炒当归10 g，川芎10 g，白芍10 g，仙鹤草15 g，生蒲黄（包）12 g，赤芍10 g，桃仁10 g，益母草10 g，牛膝10 g，花蕊石15 g，败酱草10 g，桂枝3 g，续断12 g。

【功效】补养气血，活血化瘀。

【主治】堕胎后冲任损伤，气虚血瘀，瘀阻胞中，瘀血不清，下血不止。多见于瘀血内阻，气不摄血，血不归经，热邪内扰，迫血妄行患者。

【加减】瘀血块多者，加三七粉6 g、川芎、蒲黄炭、五灵脂各10 g以活血化瘀止血；下血气臭者，加黄柏10 g以清热燥湿；血虚明显者，加党参10 g以益气摄血；食欲不振者，加生山楂10 g。

【方解】党参、黄芪扶正为主，益气行血，增加子宫收缩力；当归、白芍、川芎、仙鹤草养血止血，增强补摄之力；蒲黄、赤芍、桃仁、益母草、牛膝活血行血，祛瘀生新；用仙鹤草、益母草配伍，止血不留瘀；花蕊石行瘀止血；败酱草清热解毒；桂枝温经通络，疗产后胞脉空虚，虚寒之邪，增强药力；续断使断伤得续，腰痛能止；全方益气扶正，祛瘀清解。

【注意事项】无瘀血者禁用。

【现代研究】药理研究证明：益母草，蒲黄对动物均有兴奋子宫平滑肌作用；蒲黄还有止血作用，能使凝血时间和凝血酶原时间缩短，使血小板数目增加。

【用方经验】蔡小荪教授认为：人为堕胎，冲任损伤，而成虚证，气虚而致血瘀，瘀阻胞中，瘀血不清，下血不止故本病以气虚夹瘀为主；治拟补虚祛瘀止血为要。气行则血行，调理冲任，祛瘀生新为大法。"瘀血不去，则血不循经"。方中以生化汤为基础，加入补气、清热之品。

化瘀清热方（夏桂成经验方）

【组成】马鞭草30 g，蒲黄炭（包）10 g，五灵脂10 g，炒当归10 g，续断10 g，益母草10 g，牡丹皮10 g，山楂10 g，泽泻10 g，桑寄生10 g，茯苓10 g，制苍术10 g。

【功效】化瘀清热。

【主治】患者剖宫产后，恶露月余未尽，量少色暗伴纳谷不馨，口干黏腻，舌质紫暗，苔黄腻，脉细滑略数，多见于瘀血阻滞，湿热内蕴，冲任失固患者。

【加减】燥热伤津者，选加西洋参9 g、石斛9 g、麦冬9 g、淡竹叶9 g；血热有瘀者，加赤芍9 g、牡丹皮9 g等；夜卧不安者，加酸枣仁9 g、合欢皮9 g、首乌藤15 g等。

【方解】方中马鞭草凉血破血、清热利湿以除湿化瘀；蒲黄炭，五灵脂为活血止血之对药；当归、牡丹皮、山楂共奏活血化瘀之效；益母草活血行水以去除恶露；泽泻淡渗以泄肾浊；续断、桑寄生补肾壮腰以强胞宫；茯苓、制苍术健脾利湿。

【注意事项】阴虚内热者禁用。

【现代研究】现代药理研究证明，马鞭草煎剂在浓度为 16 g/L 时，对离体大鼠子宫肌条及非妊娠及妊娠子宫肌条有一定的兴奋作用，马鞭草苷在较高浓度时，对子宫呈短暂的兴奋作用后呈持续的抑制作用。

【用方经验】夏桂成教授认为：产后恶露不尽日久者，定存在着诸虚不足，且旧血不去，新血不生，湿浊内碍，阻滞气机则脾运失健，诸虚难复，故抓住瘀血阻滞、湿热内蕴这一主要矛盾应用化瘀清热之法得立竿见影之效，药如当归、益母草、马鞭草、蒲黄炭、五灵脂、牡丹皮、山楂等。

四草汤（夏桂成经验方）

【组成】马鞭草 30 g，鹿衔草 15 g，茜草 15 g，益母草 15 g，海螵蛸 15 g，土茯苓 15 g，炒蒲黄（包煎）12 g，炒枳壳 15 g，焦杜仲 15 g，党参 15 g，白术 15 g，炙甘草 6 g。

【功效】活血化瘀，流通气血。

【主治】产后恶露不绝，复感染湿热邪毒，损伤冲任，有形之湿热邪毒与血搏结，使瘀血内阻，以至脉络损伤而血不归经，形体多虚多瘀，恶露排出不全，多见于湿热瘀阻，兼有脾肾气虚，冲任不固者。

【加减】湿热瘀阻蕴毒者，加大血藤 15 g、败酱草 12 g、蒲公英 12 g、土茯苓 15 g 等；若色黯有块，小腹刺痛，瘀血明显，加炒蒲黄 12 g、三七粉 6 g；伴有神疲乏力，舌淡胖、脉缓无力，兼有脾虚气弱者，加党参 12 g、白术 12 g；兼见五心烦热，口干而渴，大便干结，舌质嫩红，脉细数而兼有阴虚血热者，加墨旱莲 9 g、生地黄 9 g、麦冬 9 g 等；小腹坠胀明显者，加炒枳壳 9 g、柴胡 9 g；腰酸困者，加续断 9 g、焦杜仲 9 g 等。

【方解】方中马鞭草具有清热利湿、凉血破瘀之功，为方中之主药；鹿衔草化浊止血；茜草凉血祛瘀止血；益母草活血利水、调经

止血；海螵蛸收涩止血、止带；土茯苓解毒除湿；蒲黄化瘀止痛；枳壳行气宽中；杜仲强健腰膝；党参、白术、甘草健脾以充气血生化之源。

【注意事项】无瘀血者禁用。

【现代研究】现代药理研究证明：马鞭草煎剂在浓度为 16 g/L 时，对离体大鼠子宫肌条及非妊娠及妊娠子宫肌条有一定的兴奋作用，马鞭草苷在较高浓度时，对子宫呈短暂的兴奋作用后呈持续的抑制作用。

【用方经验】夏桂成教授认为：由于有形之湿热邪毒与血搏结，使瘀血内阻，血不归经，故其治疗决不可见血止血，当轻用收敛固涩或补益滋腻之品，而运用"通因通用"之法清利湿热、祛瘀解毒，所谓"源清则流自洁"不止血而血自止。

解毒行瘀方（裘笑梅经验方）

【组成】大血藤 30 g，败酱草 30 g，白花蛇舌草 15 g，贯众 15 g，蒲黄炭 12 g，牡丹皮 9 g，栀子 9 g，金银花炭 9 g，谷芽 12 g。

【功效】清热解毒，行瘀止血。

【主治】子宫内膜炎致产后恶露淋漓。

【加减】兼气虚下陷者，加党参 10 g、黄芪 10 g、升麻 6 g 以补中益气；肾虚者，加狗脊 10 g、续断 10 g、桑寄生 10 g 以壮腰强肾；瘀血症明显者，加益母草 12 g、当归 10 g、川芎 10 g 以缩宫逐瘀；气滞者，加香附 10 g、木香 10 g 以行气除滞；有包块者，加红花 10 g、三棱 10 g 以活血化瘀；月经量多者，加小蓟 10 g、茜草炭 10 g、三七粉 6 g 以化瘀止血；腰膝酸软，下腹坠胀者，加菟丝子 10 g、续断 10 g、巴戟天 10 g 以温补肾阳；下腹冷痛甚者，加桂枝 10 g、台乌 10 g 以温肾；带下量多，色黄者，加苍术 10 g、炒芡实 10 g、茯苓 12 g 以健脾利湿。

【方解】方中大血藤、败酱草、金银花炭清热解毒；白花蛇舌清热解毒、利湿消肿；蒲黄炭、贯众为止血治崩漏之佳品；牡丹皮、栀子清热凉血；谷芽健脾消食。

【注意事项】无瘀血者禁用。

【现代研究】现代医学研究：贯众煎出液

有收缩子宫的作用，且收缩子宫而收止血之效可与麦角称雄。大血藤、败酱草、赤芍、延胡索能改善微循环，降低炎症区毛细血管通透性，减少炎症渗出促进炎性渗出物的吸收，故有较强的镇痛、抗炎作用。

【用方经验】裘老认为：产妇身体虚弱，产程过长，产后宫腔内胎膜组织残留或产后感染等，均影响子复旧，导致恶露不尽而持续时间较长。子宫复旧不良主要责之肝、肾和冲任二脉，冲为血海，任主胞胎，二脉隶属于肝肾，肝藏血，肾藏精，因产时耗血伤精，多导致冲任虚损，肝肾不足，冲任虚损，影响子宫的收缩，使瘀血留腹中，随化随行；恶露又为血所化，若长期淋漓不尽，往往造成失血性贫血，急当去除病因。

震灵丹加减（裘笑梅经验方）

【组成】紫石英30 g，赭石15 g，禹余粮9 g，赤石脂9 g，补骨脂9 g，乳香4 g，炒贯众10 g，蒲黄炭9 g，续断炭10 g，狗脊炭10 g，炙椿皮10 g，荆芥炭6 g。

【功效】祛瘀血，生新血。

【主治】阴道流血持续或间歇不止，腰酸腹重胀，下肢酸软，食欲不振。

【加减】兼气虚下陷者，加党参10 g、黄芪10 g、升麻6 g以补中益气；肾虚者，加狗脊10 g、续断10 g、桑寄生10 g以壮腰强肾；瘀血症明显者，加益母草12 g、当归10 g以缩宫逐瘀；气滞者，加香附10 g、木香10 g以行气除滞；有包块者，加红花10 g、三棱10 g以活血化瘀；月经量多者，加小蓟、茜草炭、三七粉各6 g以化瘀止血；腰膝酸软，下腹坠胀者，加菟丝子10 g、续断10 g、巴戟天10 g以温补肾阳；下腹冷痛甚者，加桂枝10 g、乌药10 g以温肾；带下量多、色黄者，加苍术10 g、炒芡实10 g、茯苓12 g以健脾利湿。

【方解】方中紫石英《神农本草经》谓之"主心腹咳逆邪气，补不足，女子风寒在子宫，十年无子"，谓其能降逆气，暖宫补虚也，本方重用紫石英为君者，因其能暖宫补虚，逐瘀血而不伤正也，《素问·骨空论》：

"冲脉为病，逆气里急"，合赭石降冲脉之逆也，盖冲脉之气降则瘀血下矣；赭石苦寒，主治女子充任不和，恶露绵绵即《神农本草经》之"女子赤沃漏下"也；赤石脂禹余粮汤证曰：下利不止。《药征》：赤石脂，主治水毒下利，故兼治便脓血。《本草纲目》：禹余粮，手、足阳明血分重剂也。其性涩，故主下焦前后诸病。李知先诗曰，下焦有病人难会，须用余粮赤石脂；补骨脂乃肾之本经药物，肾为藏极而发之脏，本药具辛之通，热之行之性，为补肾温阳，生发肾气之佳品，于妇人则治血气虚冷，冲任不固；乳香活血而不助热；炒贯众为缩宫止血佳品，炒炭则止血之性更佳；蒲黄炭活血化瘀止血；荆芥炭收涩止血；续断炭治有所伤而漏血者，炒炭则效增；狗脊炭补肾壮腰，炒炭止血；炙椿皮收涩止血。

【注意事项】阴虚火旺者慎用。

【现代研究】现代医学研究，贯众煎出液有收缩子宫的作用，且收缩子宫而收止血之效可与麦角称雄。

【用方经验】裘老认为：患者人流后，冲任二脉受损，冲为血海，任主胞胎，二脉隶属于肝肾，肝藏血，肾藏精，因人工流产耗血伤精，多导致冲任虚损，督脉失司；影响子宫的收缩，使瘀血留腹中，随化随行，恶露又为血所化，长期淋漓不尽，当用震灵丹祛瘀生新，继用归脾汤气血两顾，气壮则能摄血，血和自然归经。

下瘀血汤加减（何任经验方）

【组成】生大黄9 g，桃仁9 g，土鳖虫4.5 g，金银花12 g，牛膝6 g，牡丹皮6 g，制香附9 g，生甘草4.5 g。

【功效】下瘀血。

【主治】流产后未有瘀血排出；阴道出血，色暗者。

【加减】若日久不愈而虚象明显，可用补虚化瘀之大黄䗪虫丸；若阴道流血量多，选加益母草12 g、当归9 g、贯众炭9 g以止血而不留瘀；下焦湿热重者，加苍术9 g、黄柏9 g以清热燥湿；气滞明显者，加厚朴9 g、

妇科国医圣手时方

枳壳9 g以行气除滞；若见瘀血块，选加三棱9 g、莪术9 g、川芎9 g等以活血化瘀。

【方解】方中下瘀血汤，《金匮要略》"产妇腹痛，法当以枳实芍药散，假令不愈者，下瘀血汤主之""此为腹中有干血著脐下，宜下瘀血汤主之，亦主经水不利"。方中大黄，观仲景之方，以利毒而已，故各陪其主药，而不单用也，合水蛭、虻虫、桃仁则治瘀血，故大黄破血散瘀也；桃仁主治瘀血急结；土鳖虫主治腹中干血；三药合用活血祛瘀也；生甘草、金银花清热解毒以除血中热毒，亦能透热转气；牛膝，《神农本草经》谓其能"逐血气，伤热火烂"，盖牛膝能引血下行，化炎上之热毒为润下，火者受伤之本，水者制火之资，使火随水而下，水抑火而平；牡丹皮凉血之品，清泄胞中热毒也；制香附，邹澍谓其治气多郁而不达之气，治血多下而不上之血。

【注意事项】无瘀血者慎用。

【现代研究】现代医学研究证明：桃仁、䗪虫确实有活血化瘀作用。

【用方经验】何老认为：产后瘀血，称为恶露，即胞宫内遗留之残血浊液，不得排出，停留不下，引起产后腹痛，甚至癥瘕，疼痛拒按。凡产后腹痛当先辨别胀甚于痛或痛甚于胀，胀甚于痛者为气滞，利其气则胀自消；痛甚于胀者属瘀血，化其瘀则痛自止。

凉血化瘀方（朱南孙经验方）

【组成】生地黄12 g，牡丹皮9 g，蒲黄（包）15 g，炒五灵脂（包）12 g，刘寄奴12 g，炮姜4.5 g，焦桂炭9 g，焦山楂9 g，仙鹤草12 g，益母草12 g。

【功效】清热凉血，活血化瘀。

【主治】产后湿热瘀并重者。

【加减】阴道流血量多者，选加益母草10 g、仙鹤草10 g、贯众炭9 g以止血而不留瘀；下焦湿热重者，加苍术9 g、黄柏9 g、白果9 g以清热燥湿；气滞明显者，加厚朴9 g、枳壳9 g以行气除滞；若见瘀血块，选加三棱9 g、莪术9 g等以活血化瘀。

【方解】本方为治产后湿热瘀并重者，所以活血药不能用辛温助热的当归、川芎、桃仁、红花等，当用牡丹皮、赤芍等清热凉血活血药，若使用辛温活血药则能使毒热蔓延扩散。所以须用牡丹皮、赤芍等偏于苦寒的凉血活血药。用量又不宜过大，过大也可以使毒热扩散。上方以失笑散、刘寄奴、炮姜、焦山楂化瘀；生地黄、牡丹皮、赤芍清热活血；益母草养血活血，合仙鹤草清热止血防崩，通涩并用。全方为凉血化瘀止血之妙用也，全方止血而不补血者，因其热瘀并重，恐补而留滞矣；全方凉血而又壮火者，仿止血而留瘀，少火生气，以气行血耳。

【注意事项】无瘀血者慎用。

【用方经验】朱老认为产后恶露，即胞宫内遗留之残血浊液，不得排出，停留不下，郁久化热，热瘀并重，治之当慎。

益气固涩方（朱南孙经验方）

【组成】太子参15 g，白术9 g，白芍9 g，煅牡蛎30 g，生黄芪12 g，女贞子12 g，墨旱莲12 g，苎麻根20 g，桑寄生12 g，玉米须20 g，桑螵蛸12 g，海螵蛸12 g。

【功效】益气平肝，滋阴固涩。

【主治】产后子宫复旧不全，气虚神疲而缺乳者。

【加减】若阴道流血量多，选加益母草12 g、仙鹤草12 g、贯众炭12 g以止血而不留瘀；下焦湿热重者，加苍术、黄柏、白果以清热燥湿；气滞明显者，加厚朴、枳壳各10 g以行气除滞；若见瘀血块，选加三棱、莪术各10 g等以活血化瘀。

【方解】太子参，黄芪滋阴益气之品也；白术和腰脐之血；本方用白芍以平抑肝气，以健后天之本；煅牡蛎、苎麻根、桑螵蛸、海螵蛸收敛固涩止血；女贞子、桑寄生、墨旱莲滋阴养精血；玉米须淡淡渗通乳。全方为肝脾肾三脏同调之剂，标本同治。

【注意事项】不明。

【用方经验】朱老认为：产后恶露不绝，责之虚瘀两端。脾肾重损，冲任不固，以致胞宫复旧不良，恶露淋漓不断。虚则补之，当用参、术、芪、寄、断等健脾益肾；二至九养阴涩冲；煅牡蛎、桑海螵蛸固涩冲任。

益气止血方（何子淮经验方）

【组成】藕节30 g，炙黄芪24 g，党参15 g，山药15 g，白芍15 g，阿胶12 g，焦白术12 g，当归9 g，升麻炭5 g，炙甘草5 g。

【功效】补中益气，补血止血。

【主治】产后恶露淋漓，色清淡白，属气虚者。

【加减】肾虚者，加狗脊9 g、续断9 g、桑寄生9 g以壮腰强肾；瘀血症明显者，加益母草12 g、当归9 g、川芎9 g以缩宫逐瘀；气滞者，加香附9 g、木香9 g以行气除滞；有包块者，加红花、三棱各10 g以活血化瘀；月经量多者，加小蓟9 g、茜草炭9 g、三七粉6 g以化瘀止血；腰膝酸软，下腹坠胀者，加菟丝子9 g、续断9 g、巴戟天9 g以温补肾阳；下腹冷痛甚者，加桂枝9 g、乌药9 g以温肾。

【方解】因胞宫属肾，肝主藏血，脾主统血，心主血，故产后恶露不绝者，不外乎此四端也。本方为标本同治之法，肝脾肾同疗；方中黄芪，党参，当归补气养血；藕节，阿胶补血止血之品也；山药补任脉之虚；白芍平肝扶脾也；白术健脾之运化；少佐升麻以补益气血，炒炭止血。

【用方经验】何老认为产妇身体虚弱，产程过长，产后子宫腔内胎膜组织残留或产后感染等，均影响子复旧，导致恶露不尽而持续时间较长。子宫复旧不良主要责之肝、肾和冲任二脉，冲为血海，任主胞胎，二脉隶属于肝肾，肝藏血，肾藏精，因产时耗血伤精，多导致冲任虚损，肝肾不足。冲任虚损，影响子宫的收缩，使瘀血留腹中，随化随行；恶露又为血所化，若长期淋漓不尽，往往造成失血性贫血，急当去除病因。

血竭化瘀汤加减（何子淮经验方）

【组成】炒川芎9 g，小蓟炭9 g，血余炭9 g，五灵脂9 g，当归15 g，白芍9 g，赤芍9 g，延胡索9 g，蒲黄9 g，血竭5 g，炮姜5 g，艾叶炭5 g，制大黄5 g。

【功效】活血化瘀。

【主治】产后恶露淋漓，夹有血块者；流产后淋红不断。

【加减】肾虚者，加狗脊9 g、续断9 g、桑寄生9 g以壮腰强肾；瘀血症明显者，加益母草12 g、当归9 g、川芎9 g以缩宫逐瘀；气滞者，加香附9 g、木香9 g以行气除滞；有包块者，加红花9 g、三棱9 g以活血化瘀；月经量多者，加小蓟9 g、茜草炭9 g、三七粉6 g以化瘀止血；腰膝酸软，下腹坠胀者，加菟丝子9 g、续断9 g、巴戟天9 g以温补肾阳；下腹冷痛甚者，加乌药9 g以温肾。

【方解】方中血竭化瘀而不伤新；配合制大黄逐瘀散滞不留后患，延胡索理气祛瘀、活血止痛，当归养血扶正，川芎、艾叶动中有守；血余炭、小蓟炭去瘀生新；实为除陈布新之剂。。

【注意事项】无瘀血者慎用。

【用方经验】何老认为产妇身体虚弱，产程过长，产后子宫腔内胎膜组织残留或产后感染等，均影响子复旧，导致恶露不尽而持续时间较长。子宫复旧不良主要责之肝、肾和冲任二脉，冲为血海，任主胞胎，二脉隶属于肝肾，肝藏血，肾藏精，因产时耗血伤精，多导致冲任虚损，肝肾不足。冲任虚损，影响子宫的收缩，使瘀血留腹中，随化随行；恶露又为血所化，若长期淋漓不尽，往往造成失血性贫血，急当去除病因。何老认为：用生化汤、失笑散等活血化瘀轻剂，有时难以奏效，当采用化瘀重剂，如血竭化瘀汤加减。

益气固护汤（何子淮经验方）

【组成】党参10 g，黄芪20 g，白芍20 g，白术20 g，鹿衔草15 g，阿胶珠9 g，续断9 g，远志9 g，升麻5 g，炙甘草5 g。

【功效】益气养血，固守胞络。

【主治】流产后淋红不断，产后恶露清稀，属于气血两虚者。

【加减】肾虚者，加狗脊9 g、续断9 g、桑寄生9 g以壮腰强肾；气滞者，加香附9 g以行气除滞；有包块者，加红花9 g、三棱

妇科国医圣手时方

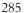

9 g以活血化瘀；月经量多者，加小蓟9 g、茜草炭9 g、三七粉6 g以化瘀止血；腰膝酸软，下腹坠胀者，加菟丝子9 g、续断9 g、巴戟天9 g以温补肾阳；下腹冷痛甚者，加乌药9 g以温肾。

【方解】本方宗李东垣补中益气汤方意而组成。重用黄芪益气升阳，中气足砥柱有权；重用白芍、白术养肝敛肝，补益肝脾；鹿衔草归肝脾两经，有补益止血之功；升麻引甘温之药上升，以补卫气而实其表；阿胶为血肉有情之品，可修补胞络之伤；加续断一味补肾养肝而复元阳，为诸药之后盾；远志既为引药，又辛温通利，振作心阳。心本血之总汇，升气举陷，则血自循经而回乡。胞络复旧，神采亦奕，既治标又疗本也。

【用方经验】何老认为：产妇身体虚弱，产程过长，流产后或产后子宫腔内胎膜组织残留或产后感染等，均影响子复旧，导致恶露不尽而持续时间较长。子宫复旧不良主要责之肝、肾和冲任二脉，冲为血海，任主胞胎，二脉隶属于肝肾，肝藏血，肾藏精，因产时耗血伤精，多导致冲任虚损，肝肾不足。冲任虚损，影响子宫的收缩，使瘀血留腹中，随化随行；恶露又为血所化，若长期淋漓不尽，往往造成失血性贫血，急当去除病因。

振元饮（何子淮经验方）

【组成】鹿角片10 g，炙龟甲10 g，巴戟天10 g，苁蓉10 g，熟地黄15 g，牛膝9 g，千年健9 g，钻地风9 g，狗脊9 g，当归15 g，桂枝15 g，附子10 g。

【功效】温补肾督。

【主治】产后或流产后腰骶酸痛者。

【加减】肾虚者，加狗脊9 g、续断9 g、桑寄生9 g以壮腰强肾；气滞者，加香附9 g以行气除滞；有包块者，加红花9 g、三棱9 g以活血化瘀；月经量多者，加小蓟9 g、茜草炭9 g、三七粉6 g以化瘀止血；腰膝酸软，下腹坠胀者，加菟丝子9 g、续断9 g、巴戟天9 g以温补肾阳；下腹冷痛甚者，加乌药9 g以温肾。

【方解】全方仿《证治准绳》龟鹿二仙胶

方立法。张子和"冲任督三脉同起而异行，一源而三歧，皆络带脉"。胞络受损，督脉波及，鹿善通督脉，龟善通任脉；巴戟天、肉苁蓉温补肾阳；合熟地黄、枸杞子补肾阴而强腰膝，阴阳并补，阳生阴长。又督脉总督一身之阳，下连及肾，上通于脑，肾气不足，则脑力亦亏，故常见记亿力衰退，精神不振，双补肾督则能获全效。当归活血养血，助诸药行，佐桂枝、牛膝领引诸药下行而达病所，附子温补肾阳，祛寒除湿，千年健、钻地风对腰骶作痛较有显放［产后亦可用］。此类病症纯属全虚，过于辛燥耗阴之品有弊，单独止痛更不会见效。治疗不可操之过急，否则欲速反不达。

【用方经验】何老认为：本证多在流产成人工流产半月后出现，以虚证（肾督亏损）居多。肾脏以系胞，流产胎坠，肾督受损，腰为肾之府，肾亏故腰骶酸痛。

大补阴丸加味（易聘海经验方）

【组成】熟地黄18 g，盐黄柏12 g，盐知母12 g，龟甲（先煎）60 g，蒲黄炭12 g，侧柏叶炭12 g，升麻9 g，甘草3 g。

【功效】补阴为主，升举冲任之阳气。

【主治】月经淋漓不尽；产后瘀血已去，经血不止者。

【加减】肾虚者，加狗脊9 g、续断9 g、桑寄生9 g以壮腰强肾；气滞者，加香附9 g以行气除滞；有包块者，加红花9 g、三棱9 g以活血化瘀；月经量多者，加小蓟9 g、茜草炭9 g、三七粉6 g以化瘀止血；腰膝酸软，下腹坠胀者，加菟丝子9 g、续断9 g、巴戟天9 g以温补肾阳；下腹冷痛甚者，加乌药9 g以温肾。

【方解】方中以熟地黄、龟甲为君药，滋补真阴，潜阳制火；臣以黄柏、知母泻火坚阴，滋阴润燥，且清肺热；佐以血肉甘润之品龟甲，既助主药填精补阴，又制黄柏苦燥之性；蒲黄炭、侧柏叶炭收涩止血；升麻引冲任之阳气上升，以益脾摄血；全方诸药配合，共奏培本清源，滋阴降火止血之功。

【注意事项】产后恶露不下者禁用。

夺命散合桃姜煎（郭志强经验方）

【组成】没药 10 g，血竭 3 g，桃仁 10 g，红花 10 g，泽兰 12 g，干姜 6 g，川芎 10 g，当归 15 g，黑荆芥 10 g，黑大豆 10 g，甘草 6 g。

【功效】活血理气，开窍醒神。

【主治】产后恶露不下或量少，少腹疼痛拒按，心胸满闷，烦躁不安，面色青紫，甚则突然神昏，唇舌青紫，两手握固，牙关紧闭。脉涩。多见于产后恶露过少，当下不下而成瘀滞，气血运行失度，血瘀气逆，并走于上，扰乱心神而致产后血晕的患者。

【加减】兼言语错乱，烦闷不安者，加琥珀粉 6 g、远志 6 g 以祛瘀定心。咳逆喘满，气促面赤者，加杏仁、苏木各 10 g 以祛瘀定喘。腹满胀痛，饱闷呕恶者，加半夏 10 g、陈皮 6 g 以和胃降逆。

【方解】方中没药、血竭、桃仁、红花活血化瘀以去积消癥，开窍醒神；辅以泽兰活血行水，使水行血畅，恶露得以排出；干姜、白芍、当归补养营血，调和阴阳，以强壮正气；黑荆芥胜湿止漏；黑大豆祛风除热，调中下气，解毒利尿以排漏解毒；全方化瘀消癥，攻补兼施。

【注意事项】无瘀血留滞者禁用。

【现代研究】血竭具有活血止血的药理作用，既能使处于高凝状态下的血液重新流通，又能使处于低凝状态下的血液在血管破口处凝固而使出血停止，可见血竭在治疗血症方面具有双向调节作用。川芎的有效成分川芎嗪和阿魏酸等具有清除氧自由基、减轻 Ca^{2+} 超载、保护血管内皮细胞、扩张血管、抑制细胞凋亡和肥大、调节免疫状态、抗血小板聚集和血栓形成和影响多种细胞因子的表达等作用，从而能针对多系统、多器官、多种病证发挥作用。

【用方经验】郭志强教授认为：产后恶露不下或量少而成瘀滞，少腹疼痛拒按，血瘀气逆，上扰心神而烦闷不安，头晕眼花，不能坐起，或心胸满闷，甚至神昏口噤、不省人事，当活血理气，开窍醒神，药用没药、

血竭、桃仁、红花、琥珀粉、远志等。

解毒镇痉方（杨宗孟经验方）

【组成】生大黄 20 g，丹参 50 g，生地黄 30 g，重楼 15 g，赤芍 15 g，僵蚕 10 g，蜈蚣 3 条，全蝎 10 g，红花 15 g，三七（研末服）5 g，荆芥炭 10 g。

【功效】凉血散血，解毒镇痉。

【主治】患者产后恶露始下甚少，病后如崩，色紫块大，气味腐臭，小腹刺痛；面、颈及躯干肌肉痉挛，痛甚，时则神昏；多见于新产血虚，阴亏火旺，复因摄生不佳，邪毒内侵，直迫血分，耗血伤筋，发为痉瘛者。

【加减】合并外感表证者，加荆芥 9 g、防风 9 g、桔梗 9 g、紫苏叶 9 g 等；燥热伤津者，选加西洋参 9 g、石斛 9 g、麦冬 9 g、淡竹叶 9 g 等；血热有瘀者，加赤芍 9 g、牡丹皮 9 g 等；夜卧不安者，加酸枣仁 9 g、合欢皮 9 g、首乌藤 9 g 等。

【方解】方中生大黄、丹参凉血止血以清宫达邪；生地黄、赤芍清热解毒，凉肝定痉；重楼清热解毒，消肿止痛，凉肝定惊；僵蚕、蜈蚣、全蝎平肝熄风定痉；红花活血通经，散瘀止痛；荆芥炭收涩止血；三七止血散瘀、益气生津；全方合用共奏凉血散血，解毒镇痉之效。

【注意事项】脾虚便溏者禁用。

【现代研究】实验表明：用 100% 僵蚕煎液 2 g 给小鼠口服，对由硝酸士的宁所引起的惊厥有明显的对抗作用。

【用方经验】杨宗孟教授认为：温热毒邪入犯女子，因心主血，藏神，为君主之官；肝藏血，舍魂，为将军之官。冲脉附于肝，胞脉属心而络于胞中。又肝为血海而主疏泄，为"女子之先天"，因行经、产乳而致正气不足，抵抗力降低，体内所伏邪毒伺机而动，外邪毒气侵入，直搏血分，耗血动血，以致高热、腹痛，阴中血出，带液量多等病变。由于邪毒炽盛，循胞脉攻于神府，扰乱心神，乃见神昏，意不识人之症。当此之时，亟当活血散血，凉血止血，以清解血分之热毒，消散血络之瘀滞；药如生大黄、制大黄或大

妇科国医圣手时方

黄炭、丹参、生地黄、牡丹皮、赤芍，尤其重施大黄与丹参等。

生化止血饮（王秀霞经验方）

【组成】当归20 g，丹参25 g，山楂15 g，泽兰15 g，炙甘草5 g。

【功效】活血化瘀，流通气血。

【主治】药物流产后阴道出血，属于"产后恶露不绝"。冲任虚损，形体多虚多瘀，恶露排出不全，多见于瘀血内阻，阻碍新血归经的患者。

【加减】气血虚弱者，加党参9 g、黄芪9 g、当归9 g、白芍9 g、川芎9 g以补气养血；瘀血重者，加桃仁9 g、红花9 g、川芎9 g、三棱9 g、莪术9 g以活血逐瘀；阴道出血不止者，选加益母草12 g、枳壳9 g、贯众炭9 g等。

【方解】方中当归活血补血；丹参、山楂活血化瘀；泽兰活血行水；炙甘草调和诸药。

【注意事项】阴道出血多者禁用。

【现代研究】本方药物经现代药理证实有抗炎抑菌的效果，并具有缩短出血时间，减少出血量及预防子宫腔感染的双重功效。

【用方经验】王秀霞教授认为：流产后冲任虚损，形体多虚多瘀，恶露排出不全，瘀阻冲任，瘀血停积，阻碍新血归经，以"虚""瘀"为主，瘀久化热而致。以扶正补虚，化瘀生新的原则治疗药物流产后出血，药用当归、丹参、山楂、泽兰、蒲黄、赤芍、桃仁、益母草、仙鹤草、益母草、花蕊石等，达到气血流通，血脉归经的作用。

紫柏汤（吕绍光经验方）

【组成】紫珠草15 g，侧柏叶炭15 g，地榆炭15 g，生地黄15 g，黑大豆30 g，海螵蛸15 g，阿胶15 g，党参15 g，生黄芪20 g，白术15 g，芡实15 g，炙甘草10 g。

【功效】凉血止血，健脾益气摄血。

【主治】患者产后恶露不尽出血，出血量多或经期延长，迁延不净，血色淡红，或伴纳少、疲乏、头晕、目眩、面色萎黄；多见于产后恶血不去，新血不生，后天之本虚弱者。

【加减】气血虚弱者，加党参9 g、黄芪9 g、当归9 g、白芍9 g、川芎9 g以补气养血；阴虚血热证者，加白芍9 g、麦冬9 g、北沙参9 g、女贞子9 g、墨旱莲9 g、龟甲9 g等；肝郁气滞者，加蒲黄炭9 g、炒五灵脂9 g、炒槐花9 g、茜草9 g、仙鹤草12 g。

【方解】方中紫珠草、侧柏叶炭、地榆凉血止血；黑大豆、生地黄、阿胶滋肾补血；海螵蛸补肾固摄；党参、生黄炭、白术、芡实、炙甘草健脾益气以健后天之本。

【注意事项】无瘀血者慎用。

【现代研究】药理研究表明，地榆炒炭后止血作用显著增强。

【用方经验】吕绍光教授认为：产后冲任虚损，形体多虚多瘀，恶露排出不全，瘀阻冲任，瘀血停积，阻碍新血归经，以"虚""瘀"为主，复加后天之本虚弱者，气虚不能摄血；药用紫珠草、侧柏叶炭、地榆炭凉血止血；黑大豆、生地黄、阿胶滋肾凉血补血；海螵蛸补肾固摄；党参、生黄芪、白术、芡实、炙甘草健脾益气以健后天之本。

缩宫止露汤（王自平经验方）

【组成】益母草30 g，三七粉3 g，蒲黄炭10 g，茜草炭15 g，贯众炭15 g，续断10 g，当归15 g，熟地黄15 g，黄芪20 g，白术12 g，炙甘草6 g。

【功效】活血化瘀，益气养血。

【主治】患者产后恶露不尽，下阴出血量增多，色紫暗有血块，伴有头晕，神疲乏力，面色萎黄，腰膝酸困，少气懒言，小腹隐痛，饮食及睡眠差；多见于脾肾不足，气血生化乏源，气虚血少，脉道不利者。

【加减】气虚者，加人参9 g、白术9 g；血虚者，加当归9 g、阿胶9 g；血热者，加牡丹皮9 g、栀子9 g以清热凉血；肝郁者，加柴胡9 g、香附9 g、郁金9 g以疏肝解郁；血瘀明显者，加水蛭6 g、虻虫6 g、莪术9 g、三棱9 g以活血化瘀；出血量多者，加升麻9 g、人参9 g、阿胶9 g以益气摄血；寒凝重者，加艾叶9g、肉桂6g以温经散寒；阴虚盗汗者，加山茱萸9g、麦冬9g、五味子9g、太子参以养阴止汗；形体肥胖或兼有痰湿者，加法半夏9g、白芥子6g以化痰除湿；湿热内蕴，恶露臭秽者，加金银花9g、败酱草9g、紫花地丁9g以清热解毒；纳差者，加陈皮6g、鸡内金9g以助消食；小腹坠胀者，加柴胡9g、升麻9g以升举内脏；夜寐不安者，加酸枣仁9g、远志6g以安神；小便频数者，加益智9g、金樱子9g以缩尿；大便干燥者，加肉苁蓉9g、火麻仁9g以润肠通便。

【方解】益母草苦泄辛散，入血分，善于活血祛瘀调经，为妇科经产要药，故有"益母"之名，李时珍称之为"治胎衣不下"之良药；三七既能止血，又可散瘀，止血而不留瘀，化瘀而不伤正；蒲黄甘平，入手足厥阴之血分，行血祛瘀以止血；茜草、贯众凉血化瘀，止血调经；枳壳行气活血，引药入宫；蒲黄、茜草、贯众皆以炭用，止血之功倍增；续断续断折疗筋伤；熟地黄、当归、黄芪养阴益气生血；白术、炙甘草健脾固本。本方重在缩宫止血，祛浊生新。

【注意事项】无瘀血者禁用。

【现代研究】现代药理研究益母草、蒲黄、茜草、贯众、枳壳等药物均含有多种兴奋子宫，加强宫缩的药理成份；子宫收缩一方面促进宫腔残留物的排泄，达到祛瘀生新而血止；另一方面，子宫肌收缩可压迫血管而止血。

【用方经验】王自平教授认为：妇女妊养胞胎，需消耗阴血；分娩时用力、出汗、产伤失血及产后哺乳又加重气血之损耗；气血亏虚，冲任失固，此既为妇女产后的特殊生理状态。本病的临床特点为产后恶露过期不止，淋漓而出说明经之血内瘀胞宫。无论气虚、血热或六淫为害，金刃产伤，证虽各异而机制均属气血虚衰，统摄无权，血瘀胞脉，冲任不固而恶露不断。此即本病之瘀，因虚所致也。

活血化瘀方（梁文珍经验方）

【组成】益母草10g，三棱10g，莪术10g，茜草10g，炒牡丹皮10g，焦山楂10g，当归10g，赤芍10g，川芎6g，续断10g，海螵蛸6g。

【功效】活血化瘀，益气养血。

【主治】患者药物流产后出血不止，属于"产后恶露不绝"。人为堕胎，冲任虚损，形体多虚多瘀，恶露排出不全，多见于瘀血内阻、阻碍新血归经者。

【加减】腰酸者，加川牛膝9g、桑寄生9g、杜仲9g、续断9g以补肾壮腰；腹痛明显者，加炒蒲黄9g以化瘀止痛；腹胀者，加制香附9g行气除胀；流血腥秽者，加败酱草9g、黄柏9g以清热解毒。

【方解】益母草苦泄辛散，入血分，善于活血祛瘀调经，为"治胎衣不下"之良药；三棱、莪术活血化瘀，久服可健脾胃。茜草、炒牡丹皮、焦山楂凉血化瘀，止血调经；当归、赤芍、川芎、续断养血活血，续断引药入宫，当归、续断合用，因胞宫、胞脉属肾，血症患者多有冲任损伤，调肝肾即调冲任；海螵蛸补肾止血。本方重在活血化瘀，祛浊生新。

【注意事项】阳虚血寒者慎用。

【现代研究】现代药理研究益母草、蒲黄、茜草等药物均含有多种兴奋子宫，加强宫缩的药理成份；子宫收缩一方面促进子宫腔残留物的排泄，达到祛瘀生新而血止；另一方面，子宫肌收缩可压迫血管而止血。

【用方经验】梁文珍教授认为：妇女以血为本，以血为用。故而机体常处于"阴常不足，阳常有余"状态。血症不愈，阴血愈虚，而化瘀药物又常耗伤阴血，故临诊他医常恐虚虚之弊而不用。瘀滞阻络，血不归经，离其常道而外溢，欲止其血，必通其道，此即"通因通用"。反之，见血止血，常事倍功半。正如唐容川《血证论》所云："瘀血不去而补之是助邪为殃。"

桃红二丹四物汤（赵荣胜经验方）

【组成】益母草10g，桃仁10g，红花10g，蒲黄10g，血余炭5g，牡丹皮10g，丹参10g，当归10g，白芍10g，川芎5g，

289

生地黄10 g，栀子10 g，乌梅10 g。

【功效】化瘀清热，养血止血。

【主治】产后恶露难净，少腹胀坠作痛，腰酸，头晕心慌，证属残瘀留滞，郁积化热者。

【加减】腹痛明显者，加炒蒲黄9 g以化瘀止痛；头晕心慌者，加阿胶9 g以补益营血；腰酸者，加川牛膝9 g补肾壮腰；腹胀者，加制香附9 g，枳壳9 g以行气除胀；流血腥秽者，加败酱草12 g、黄柏9 g以清热解毒。

【方解】益母草苦泄辛散，入血分，善于活血祛瘀调经，为"治胎衣不下"之良药；桃仁、红花、蒲黄、血余炭、牡丹皮、丹参活血化瘀使恶血去，新血生；当归、白芍、川芎、生地黄共成四物汤以养血补虚；栀子凉血解毒；乌梅、血余炭收涩止血。本方重在活血化瘀，养血生新。

【注意事项】无瘀血者禁用。

【现代研究】人工流产后恶露不绝，多由组织残留及感染所致。药理试验表明，活血化瘀药可加强子宫收缩，促使蜕膜与腔壁分离，清热药有抗菌消炎作用，故桃红二丹四物汤治疗本症甚为合适。

【用方经验】赵荣胜教授认为：人工流产后恶露不绝，多由组织残留及感染所致。药理试验表明，活血化瘀药可加强子宫收缩，促使蜕膜与腔壁分离，多能免除患者再行清宫术；产后恶露不绝，多属瘀滞阻络，血不归经，离其常道而外溢，欲止其血，必通其道，药如益母草、桃仁、红花、蒲黄、血余炭、牡丹皮、丹参、当归等。

解毒凉血方（李丽芸经验方）

【组成】益母草20 g，茜草15 g，天花粉15 g，蒲公英20 g，穿心莲15 g，金银花12 g，紫花地丁12 g，牡丹皮12 g，墨旱莲12 g，地榆12 g，生甘草6 g。

【功效】清热解毒，凉血止血。

【主治】产后恶露不尽伴阴道流血、少腹疼痛属于血热证者。

【加减】阴道流血过多者，可加海螵蛸9 g、金樱子9 g以收涩止血；阴道流血气臭，为瘀久化热者，加蒲公英12 g、白花蛇舌草12 g、牡丹皮9 g以清热解毒凉血；腹痛明显者，加炒蒲黄9 g以化瘀止痛；头晕心慌者，加阿胶珠9 g以补益营血；腰酸者，加川牛膝9 g补肾壮腰；腹胀者，加制香附9 g行气除胀；流血腥秽者，加败酱草12 g清热解毒。

【方解】益母草苦泄辛散，入血分，善于活血祛瘀调经，为"治胎衣不下"之良药；茜草活血化瘀使恶血去，新血生；天花粉引产；蒲公英、穿心莲、金银花、紫花地丁清热解毒；墨旱莲、地榆、生甘草滋阴凉血止血。本方重在清热解毒，凉血止血。

【注意事项】阳虚体质者禁用。

【现代研究】药物流产后恶露不绝，多由组织残留及感染所致。药理试验表明，活血化瘀药可加强子宫收缩，促使蜕膜与腔壁分离，清热药有抗菌消炎作用。

【用方经验】李丽芸教授认为：药物流产属于"堕胎"范畴。冲任之本在肾，胞络系于肾，药物流产使胎儿殒堕则必然损伤肾气。肾气虚弱不能固摄冲任导致堕胎后阴道流血不止，故本病属虚；然堕胎后，胞脉空虚，血室正开，外邪亦乘虚而入与余血相搏结而为病，或堕胎后瘀血留滞胞宫，瘀血不去，新血不得归经而为病，此两者皆属实证。临床上常虚实夹杂并见，须辨其虚实以治之，免犯"虚虚实实"之戒，药如益母草、牡丹皮、蒲黄、血余炭、丹参等凉血止血药。

双补气血方（陈大年经验方）

【组成】大熟地黄12 g，陈阿胶9 g，党参9 g，焦白术9 g，续断9 g，炒酸枣仁9 g，炮姜1.2 g，炒藕节4个，炙甘草3 g。

【功效】双补气血，温经止血。

【主治】产后恶露不绝虚证，遇劳则多，头晕目蒙，腰腿酸软，气血两虚者。

【加减】头晕目蒙兼四肢麻木者，可于四物汤中少佐肉桂以鼓舞气血生长；下焦气化不固者，加山茱萸9 g，龙骨20 g以固摄下焦；阴道流血过多者，可加海螵蛸9 g、金樱子9 g以收涩止血；阴道流血气臭者为瘀久化热者，加蒲公英 9 g、白花蛇舌草 15 g、牡丹皮 9 g 以清热解毒凉血；腰酸者，加川牛膝补肾壮腰；腹胀者，加制香附 9 g 行气除胀；流血腥秽者，加败酱草 15 g 清热解毒。

【方解】大熟地黄、陈阿胶滋阴壮水以养血；党参、焦白术、炙甘草补中益气以壮后天之本；续断补肾壮腰引诸药入宫；炮姜、炒藕节温经止血。全方奏双补气血，温经止血之功。

【注意事项】阴虚内热者禁用。

【现代研究】药理试验表明：补气药如党参等可加强子宫收缩，促使蜕膜与腔壁分离。

【用方经验】陈大年认为：恶露颜色淡红，伴有面色萎黄，头晕目眩，心慌气短，腰酸乏力，动则自汗，腹软不痛，舌淡苔薄，脉细无力等，多为冲任不固，气不摄血，常见于产妇身体虚弱，或产程过长，耗伤气血，或多产宫伤之患者；冲任之本在肾，胞络系于肾，肾气虚弱不能固摄冲任导致阴道流血不止，故本病属虚；产后胞脉空虚，血室正开，外邪亦乘虚而入与余血相搏结而为病，或堕胎后瘀血留滞胞宫，瘀血不去，新血不得归经而为病，此两者皆属实证。临床上宜各从其证，须辨其虚实以治之，免犯"虚虚实实"之戒。

妇科国医圣手时方

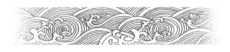

第五章 女性生殖系统肿瘤

第一节　宫颈癌

蜀羊泉散加味（夏桂成经验方）

【组成】蜀羊泉16 g，地榆10 g，白花蛇舌草30 g，半枝莲15 g，土茯苓30 g，苍术6 g，龙葵6 g，生薏苡仁15 g，五灵脂10 g，炒蒲黄（包煎）10 g，生黄芪15 g。

【功效】清热解毒，化瘀利湿

【主治】早期表现为接触性出血，白带绵下，或黄白带下；晚期则为不规则阴道出血，带下量多，如污水样或脓血样，有恶臭，下腹痛，腰骶痛。纳欠神疲，苔黄腻，脉小滑数之宫颈癌湿热瘀毒证。

【加减】脾胃失和者，上方去半枝莲15 g、龙葵12 g，加入炒白术9 g、六神曲9 g、党参9 g健脾益气；心烦失眠者，可加炙远志6 g、炒酸枣仁9 g养心安神；兼肝郁，尚有情志抑郁、善悲多虑，胸闷嗳逆者，加柴胡9 g、合欢皮9 g、娑罗子9 g疏肝行气解郁。

【方解】方中蜀羊泉、白花蛇舌草、半枝莲、龙葵能清热解毒；苍术、生薏苡仁能健脾利湿；土茯苓解毒利湿；地榆凉血止血；炒蒲黄、五灵脂化瘀止血涩带；生黄芪益气止血。全方共奏清热毒、化瘀利湿之效。

【现代研究】研究表明：蜀羊泉的成分白毛藤多糖能通过激活 caspase-3 抑制 bcl-2 表达从而抑制 SKOV3 细胞增殖，促进凋亡达到抗肿瘤的目的。

【用方经验】夏师认为：宫颈癌整体上为肾虚肝脾失调，阴阳气血不足，局部上则气血凝滞，湿热蕴结颇甚，坚肿结聚，热毒蕴结，证候特点是正虚邪实，寒热并存。治疗一方面补虚扶正，调理后天之本；一方面则化瘀通络、软坚散结、除湿解毒、清利浊热、抗癌消瘤等以攻邪。对中期体质较好者，可先攻后补，或友补兼施。对晚期体质较差者，大多宜补，或补中寓攻，配合外治，以延长生命。在辨证的前提下，结合应用抗癌的中草药如山豆根、蜀羊泉、白花蛇舌草等。

清解浊邪汤（何任经验方）

【组成】猫人参60 g，半枝莲12 g，枸杞子12 g，焦酸枣仁9 g，白毛藤15 g，金银花15 g，陈棕炭15 g，仙鹤草30 g，白芷9 g，生地黄15 g，熟地黄15 g，黄连9 g。

【功效】清解浊邪，补肾。

【主治】宫颈癌。

【加减】出血不多者，加紫珠草12 g、牛角腮20 g、藕节12 g清热解毒、凉血止血；出血量多者，加十灰丸6 g、地榆炭9 g、焦栀子、仙鹤草各10 g清热凉血，收敛止血；胃脘不舒者，加砂仁6 g、豆蔻6 g、焦六神曲9 g化湿行气消食；血压偏高者，加菊花9 g以平抑肝阳。

【方解】生地黄、熟地黄、枸杞子、焦酸枣仁补肝肾，扶正气；猫人参、半枝莲、白毛藤、金银花、黄连、白芷清热解毒，活血解毒；陈棕炭、仙鹤草止血。

清利解毒汤（柴松岩经验方）

【组成】瞿麦、连翘、金银花、蒲公英、瓜蒌、大青叶、生白芍、生地黄、车前子。

【功效】清热利湿解毒

【主治】阴道流血，味腥臭，少腹坠胀疼痛，口苦便干，小便黄赤频数，舌苔白厚黄腻，脉滑之湿热郁结成毒者。

【加减】便干及疼痛重者，重用瓜蒌9 g，加生大黄9 g；出血者，加黄芩炭9 g、仙鹤草12 g、阿胶9 g、三七6 g等。

【方解】金银花、连翘、蒲公英、大青叶清热解毒；车前子、瞿麦清热利湿；瓜蒌清热化痰散结；生地黄、生白芍养阴以防清利太过。

【用方经验】宫颈癌患者大多数有阴道流血，味腥臭，少腹坠胀疼痛，口苦便干，小便黄赤频数，舌苔白厚黄腻，脉滑等象。总观以上脉证是湿热郁结成毒所致，早期患者症状之不明显考虑是湿热尚轻之故。

二虫昆藻汤（陈明信经验方）

【组成】蜈蚣3条，全蝎6g，昆布24g，海藻24g，当归24g，续断24g，半枝莲24g，白花蛇舌草24g，白芍15g，香附15g，茯苓15g，柴胡9g。

【功效】消胀祛痛，活血止带。

【主治】宫颈癌。

【加减】本方佐服云南白药2g。脾湿带下甚者，加山药、萆薢各24g；中气下陷者，加黄芪15g，升麻、白术各10g；肝肾阴虚者，加生地黄、玄参各15g；便秘甚者，加火麻仁24g；腹胀痛甚者，加沉香6g，枳壳、延胡索各10g。

【方解】方中蜈蚣、全蝎、昆布、海藻、半枝莲、白花蛇舌草，能清热利湿，活血化瘀，软坚散结，六药同用，相得益彰，缺之一二，病易反复；当归、白芍、茯苓、续断扶正；香附、柴胡疏肝理气。本方能消胀祛痛、活血止带，故对宫颈癌有一定疗效。

【现代研究】以本方观察治疗了13例宫颈癌患者，治疗结果：1例存活20年，3例存活13年，4例存活8年，3例存活2年，2例存活半年。

宫颈癌方（张梦侬经验方）

【组成】丹参15g，黄芪15g，茜草15g，海螵蛸粉30g，南沙参30g，紫花地丁30g，蒲公英30g，楮实子3μg，制龟甲30g，东阿胶（烊化，分冲）30g，甘草10g，制白蔹10g，制乳香10g，制没药10g，皂角刺10g，白花蛇舌草60g。

【功效】败毒去腐，托里排脓，养血滋阴，抗癌。

【主治】宫颈癌。

【方解】本方用治癌之白花蛇舌草，佐以消肿败毒之蒲公英、紫花地丁；消肿破坚之皂角刺；补虚软坚之楮实子；治血枯血症，用去瘀生新之海螵蛸、茜草、丹参；消肿破坚，用定痛生肌之乳香、没药、白蔹；托里排脓之黄芪、南沙参、甘草；滋阴血消癥瘕之阿胶、龟甲为剂，攻补兼行

【病例】徐××，女，42岁。感小腹胀坠，继则漏下粉红色血性水液，秽浊腥臭，非经非带，淋漓绵延，渐转成脓样液体，坠胀更甚。确诊为宫颈癌，现已转移为子宫癌，前来就诊。推测病在子宫，常有脓血分泌物，是内有腐烂之处可知。以本方连服30余剂，脓液浊漏日见减少，坠胀亦平，停药近2个月，病状已基本消失，恐病复发，要求根治。上方去白蔹、皂角刺、乳香、没药、龟甲5味药，加金银花30g，生地黄、熟地黄各15g，炒白芍10g。按法续服10剂，50日服完（即2日1剂，休息3日），以巩固疗效。后经医院复查，已无癌肿迹象，以后病未复发。

解毒消癌汤（邢子亨经验方）

【组成】当归尾24g，赤芍12g，苍术12g，土茯苓60g，贯众12g，金银花15g，槐花12g，青木香12g，乳香10g，没药10g，生槟榔12g，生薏苡仁30g，冬瓜子30g，车前子12g，甘草9g，全蝎6g，大蜈蚣2条。

【功效】清热解毒，利湿祛邪。

【主治】宫颈癌。症见少腹下坠，憋胀疼痛，里急后重，形容焦枯，面色黧黑，阴道有分泌物，属癌症病变者。

【加减】若便干，加大黄9g；下焦湿热，加猪苓12g，滑石15g，半枝莲15g；出血多，加卷柏炭9g，莲房炭9g；身体虚弱，加生黄芪20g。

【方解】本病之因，多为湿热聚结于冲任胞宫，积久成毒，腐蚀组织，治当清热解毒以除病根，利湿以祛邪外出，方中归尾、赤芍活血；苍术化浊辟秽，除湿解毒；贯众、金银花、槐花解毒除湿热；乳香、没药逐瘀止痛；土茯苓、生薏苡仁、冬瓜子利湿清热；

青木香、生槟榔、车前子行气利水以开祛邪之路：蜈蚣、全蝎除湿毒而消癌；甘草解毒以和诸药，使秽毒得解，癌源无盘踞之所，则癌病可愈。

【注意事项】服药期间忌食辛辣。

【病例】韩××，女，45岁。1971年7月15日初诊。主诉停经4年，1周前发现少腹下坠，憋胀疼痛，里急后重，至圊无便，形容焦枯，面色黧黑，阴道无分泌物，大便干，小便黄赤，精神萎靡，食欲不佳，舌红苔薄黄，脉沉伏而数。妇科诊断为：宫颈癌Ⅱ期，菜花样型。拟上方连服10余剂，病情好转，上方加滑石12 g，槐花12 g，生卷柏12 g，继服4个月余，癌病痊愈，身体复康，现已10余年，身体健壮。

倒开花方（王庚贤经验方）

【组成】全当归30 g，阿胶珠30 g，冬瓜子24 g，红花24 g。

【功效】活血止血，散瘀消肿。

【主治】子宫癌。

血蛊回生汤（丁希海等经验方）

【组成】三棱20 g，文术20 g，黄独20 g，黄柏15 g，黄芩15 g，桂枝20 g，茯苓20 g，牡丹皮15 g，赤芍15 g，红花15 g，桃仁15 g，茜草20 g，白头翁20 g，半枝莲20 g。

【功效】清火解毒，活血化瘀，通经止血，利湿止带，软坚化积。

【主治】宫颈癌中晚期。

【加减】大便下血、里急后重者，去黄芩，加生地黄榆20 g，雅胆子14粒，用药汤或红糖水送服，每日4次。尿频、尿痛、尿血者，去桂枝、茜草，加夏枯草、白茅根各20 g，甘草梢25 g，服法同上。

【方解】方中黄芩、黄柏、白头翁清热、燥湿止带；黄独、半枝莲凉血活活血，清热解毒，散结消癥；三棱、文术、红花、桃仁活血软坚，消癥散结；桂枝、茯苓、赤芍、牡丹皮引血归经，利水消积。诸药合用，有清火解毒、活血化瘀、通经止血、利湿止带、

软坚化积之作用。

【现代研究】治疗患者34例，均经有关医院反复多次进行妇科阴道检查、宫颈刮涂片或活组织检查确诊后，再根据病变范围，确定期临床分期为Ⅱ、Ⅲ、Ⅳ期者。且患者具有早期接触性出血，月经延长或不规则，赤白带下，逐渐加重，气味腥臭，腹内包块，甚至大便下血、尿血。患者Ⅱ期7例，Ⅲ期16例，Ⅳ期11例。属原发癌患者25例，其中菜花型13例，溃疡型7例，结节型5例。复发患者9例，其中烤电复发者6例，手术复发者3例。在11例Ⅲ期患者中，直肠侵蚀7例，膀胱侵蚀4例。治疗给患者血蛊回生汤，每日1剂，10日为1个疗程，疗程间可停药1～2日，连续用药4～6个疗程观察结果。若患者有腹内癥瘕积聚及血蛊少腹肿块，服上药缩小缓慢或欠效者，可加用阿魏化积膏［三棱、文术、鳖甲、赤芍、红花各50 g，蓖麻子（去皮）75 g，加入芝麻油500 ml，文火熬至诸药焦黑，去药渣熬至滴水成珠后，加入阿魏20 g，乳香、没药、血竭、松香各25 g（共研成细末），加入芝麻油中，以槐枝搅匀，放于冷水中浸12小时，每50 g，为1帖，外敷患处，1周换药1次，可连用5～7周］外治之。疗效标准：临床治愈，经治疗阴道异常流血全止，异常恶臭带下消失，腹内无包块。无接触性出血，全身未发现异常淋巴结，细胞学检查3次以上为阴性，存活5年以上者；显效，临床症状和体征基本消失，细胞学检查不稳定或有异常淋巴结，存活3年以上者；好转，症状部分消失或减轻，细胞学检查无改善，存活1年以上者；无效指病情无明显改善或有改善而不持久，主要症状、体证、细胞学检查无变化，在1年内死亡者。治疗结果：34例患者中，临床治愈24例，占70.6%，显效5例，占14.7%。好转3例，占8.8%，总有效率为94.1%；无效2例，占5.9%。其中Ⅱ、Ⅲ期患者23例，临床治愈16例，显效3例，好转3例，无效1例。Ⅳ期患者11例，临床治愈8例，显效2例。无效1例。

妇科国医圣手时方

宫颈癌方（陈思平经验方）

【组成】杜仲 10 g，川芎 10 g，山茱萸 10 g，龟甲胶 10 g，煅龙骨 10 g，煅牡蛎 10 g，炒蒲黄 10 g，五灵脂 10 g，棕炭 12 g，白茅根 15 g，酒柿芍 12 g，木通 6 g，焦栀子 10 g，酒黄芩 10 g，焦地榆 10 g，白鸡冠花 15 g，升麻 3 g，三七（冲）3 g，炙甘草 6 g。

【功效】清热养阴，活血止血。

【主治】宫颈癌出血不止。

宫颈癌验方（陈延昌经验方）

【组成】土茯苓 30 g，贯众 20 g，苦参 20 g，生地黄榆 20 g，川牛膝 15 g，栀子 10 g，黄柏 10 g，薏苡仁 20 g，生黄芪 20 g，女贞子 20 g，枸杞子 15 g，枳壳 10 g，莪术 15 g，白花蛇舌草 30 g，白茅根 20 g，当归 15 g，昆布 20 g，海藻 20 g，重楼 15 g，山慈菇 15 g。

【功效】消瘀、软坚、散结。

【主治】宫颈癌晚期或术后、放疗后局部复发转移者。

李氏宫颈癌系列方（李景顺经验方）

【组成】①宫颈癌早期方：败酱草 30 g，土贝母 15 g，土茯苓 20 g，金银花 20 g，炒槐花 15 g，半枝莲 30 g，夏枯草 30 g，川楝子炭 15 g，五灵脂炭 10 g，青皮 15 g，生薏苡仁 30 g，甘草 3 g。②宫颈癌中晚期方：北沙参 20 g，石斛 20 g，黑木耳 6 g，太子参 20 g，女贞子 20 g，墨旱莲 30 g，白芍 20 g，金银花 20 g，败酱草 30 g，侧柏叶 15 g，黑栀子 10 g，茯苓 20 g，明党参 30 g，甘草 3 g，同时内服巴蜡丸（民间验方：巴豆去皮，黄蜡为衣，每服 5～6 粒，每日 1 次，10 次为 1 个疗程，大便溏薄者不可服）。③消癌丸：大枣（去核，每枚内加红砒 0.1 g，用菩秆火存性，研粉）20 枚，青黛 3 g，冰片 2 g，雄黄 3 g，炉甘石 6 g，枯矾 3 g，制乳香 3 g，制没药

3 g，麝香 1 g，共为细末。合匀，炼蜜为丸，每丸重 3 g。纳入阴道，每 3～4 日用 1 丸。④熏洗方：红花 6 g，白矾 6 g，瓦松 30 g，水煎，先熏后洗外阴部，每日 1～2 次，每次 30～60 分钟。

【功效】①方祛湿解毒，行瘀止血。②方滋补肝肾，佐清热解毒。③方活血散瘀，解毒消癌。④方清热解毒，活血消瘀。

【主治】①方主治宫颈癌早期，症见月经失调，白带多，微有臭味，有时少腹隐痛，或阴道不规则出血，或性交后出血。妇科检查可见宫颈轻度糜烂，或上有白色斑点。舌质暗红，苔薄黄腻，脉沉细而弦。②方主治中晚期宫颈癌，症见经断复来，或阴道出血时多时少，甚期血带混杂，或如米泔水样，奇臭难闻，少腹坠痛。妇科检查：子宫颈表面溃烂、坏死、脱落，有接触性出血，癌肿向外周浸润，可达盆壁或阴道中、下段。面色苍白，四肢浮肿，重者形体极度消瘦，或小便涩痛等。苔黄腻，舌质暗红，或光红少苔，或舌有瘀斑，脉沉细无力。③方主治中晚期宫颈癌，症见经断复来，或阴道出血时多时少，甚期血带混杂，或如米泔水样，奇臭难闻，少腹坠痛。妇科检查：子宫颈表面溃烂、坏死、脱落，有接触性出血，癌肿向外周浸润，可达盆壁或阴道中、下段。面色苍白，四肢浮肿，重者形体极度消瘦，或小便涩痛等。苔黄腻，舌质暗红，或光红少苔，或舌有瘀斑，脉沉细无力。④方主治宫颈癌。

【加减】白带多，加椿皮 15 g，海螵蛸 10 g；出血时，加墨旱莲、荆芥炭各 15 g；兼脾虚者，加莲子、山药各 10 g。

延年益髓丹（江西中医药方）

【组成】炙黄芪 15 g，焙水牛角 9 g，炙海螵蛸 9 g，生牡蛎 12 g，桑螵蛸 12 g，炒茜草 45 g，紫河车 6 g，黄鱼鳔 6 g，阿胶 6 g，鹿角霜 3 g，血余炭 3 g。

【功效】补气养血，助阳益阴，收敛止血。

【主治】宫颈癌晚期。症见精神疲乏，面包无华，四肢无力，舌淡红，苔薄白，脉缓。

【加减】出血者，加仙鹤草12 g、大小蓟各9 g；纳呆者，加砂仁6 g、鸡内金9 g、枳壳9 g；口干舌燥者，加大青叶9 g、地骨皮9 g、玉竹9 g；大便带血、里急后重者，加黄连9 g、生地黄9 g、赤芍9 g；尿血、尿痛者，加白茅根9 g、夏枯草9 g、栀子9 g。

【方解】本方适用于宫颈癌晚期气血阴阳俱虚者。方中重用黄芪大补肺脾之气，以资生血之源，固后天之本为主药；配以阿胶养血益阴，则阳得阴助生化无穷；龟甲滋阴益肾，以阴中求阳；鹿角霜、紫河车补肾壮阳，则阳生阴长；海螵蛸、桑螵蛸、黄鱼鳔、茜草、血余炭收敛固涩，祛瘀止血；水牛角解毒凉血止血；生牡蛎软坚散结以消肿块。诸药合用共奏补虚攻邪，解毒抗癌之功。

宫颈 I 号煎（肿瘤方剂大辞典方）

【组成】白花蛇舌草60 g，牡蛎、鱼腥草、白茅根30 g，丹参15 g，党参15 g，当归9 g，茜草9 g，白术9 g，赤芍9 g，土茯苓9 g，大枣5枚。

【功效】清热解毒，活血通络，益气健脾。

【主治】宫颈癌。症见带下赤白，气味腥臭，神疲乏力，舌暗或有瘀点，苔白，脉细涩。

【加减】出血多，加仙鹤草12 g、三七6 g、大蓟、小蓟各12 g；腹痛，加郁金9 g、延胡索9 g、乳香9 g、没药9 g；癌肿较大，加蜀羊泉9 g、夏枯草9 g、鳖甲20 g。

【方解】本方所治为宫颈癌中期证属热毒、瘀血内结胞宫，脾气虚弱者。方中重用白花蛇舌草清热解毒，散瘀消肿以抗肿瘤为主药；辅以鱼腥草、土茯苓解毒抗癌以助他药之功；丹参、当归、赤芍活血化瘀；牡蛎软坚散结；党参、白术、大枣益气健脾以增强免疫功能；白茅根凉血止血；茜草化瘀止血。诸药相合清热毒，祛瘀血，消坚积，健脾气，助生化，扶正增体力。

【现代研究】临床用本方治疗宫颈癌31例，近期治愈14例，显效8例，有效5例，无效4例，总有效率87.1%。

参芪三甲汤（中医癌瘤证治学方）

【组成】生黄芪60 g，党参30 g，薏苡仁30 g，料姜石30 g，丹参30 g，龟甲15 g，鳖甲15 g，牡蛎15 g，蛇蜕10 g，蜂房10 g，天南星10 g。

【功效】益气养血，解毒软坚。

【主治】宫颈癌晚期。症见身体消瘦，神疲乏力，面色无华，舌淡，苔白，脉沉细弱。

【加减】贫血明显，加当归9 g、鸡血藤12 g、阿胶9 g；赤带多，加仙鹤草12 g、大小蓟各9 g、血余炭9 g；癌瘤较大，加夏枯草12 g、蜀羊泉9 g；疼痛较剧，加郁金9 g、延胡索9 g、乌药9 g。

【方解】本方所治为宫颈癌晚期证属气血虚弱者。癌瘤晚期，正气大虚，邪毒炽盛，治宜补虚扶正为主，酌加软坚、化瘀、解毒之品。方中重用黄芪大补脾肺之气，以资生血之源，固后天之本以托毒抗癌为主药；辅以党参、薏苡仁补中健脾以助生化；丹参活血化瘀，瘀血祛则新血生；料姜石、龟甲、鳖甲、牡蛎软坚散结以消坚积；蛇蜕、蜂房、天南星均有解毒抗癌作用。诸药合用，扶正补虚以增强机体免疫功能，解毒软坚以抑制癌瘤的生长。

紫石英汤（庞津池经验方）

【组成】党参12 g，当归12 g，白芍12 g，黄芪15 g，鹿角片9 g，紫石英30 g，赤石脂5 g，炒阿胶（烊，冲）6 g，炮姜3 g。

【功效】益气养血，助阳益阴，收敛止血。

【主治】宫颈癌。症见白带多而臭，神疲乏力，面色无华，四肢不温，舌淡红，苔薄白，脉细弱。

【加减】中气下陷，去炮姜6 g，阿胶9 g，加白术9 g、升麻9 g、柴胡9 g；腹中积块明显，加夏枯草12 g、鳖甲20 g、生牡蛎20 g；赤带多，加仙鹤草12 g、生地黄9 g、牡丹皮9 g；白带多有腥臭味，加蛇床子9 g、黄芩9 g、椿皮9 g。

妇科国医圣手时方

【方解】本方适用于宫颈癌晚期气血阴阳俱虚者。癌瘤晚期邪气炽盛，正气大虚，治宜扶正为主，虚则补之，善补气者，求之于脾肺，善补血者，求之于肝肾。方中黄芪、党参大补脾气，以资生血之源，固后天之本；鹿角、紫石英补肾助阳以壮先天之本；当归、白芍、阿胶养血益阴，则阳生阴长，气旺血生；炮姜温经止血；赤石脂收敛止血；鹿角有活血散瘀消肿之功。诸药合用共奏补虚以扶正，托毒以抗癌之功。

【现代研究】临床用本方治疗宫颈癌 60 例，总有效率为 51.67%。

宫颈抗癌汤（实用中医妇科学方）

【组成】白花蛇舌草 30 g，土茯苓 30 g，半枝莲 15 g，黄药子 15 g，蒲公英 15 g，丹参 15 g，茵陈 15 g，黄柏 9 g，赤芍 9 g。

【功效】清热解毒，活血化瘀。

【主治】宫颈癌。症见带下色黄或如米泔，气味恶臭，少腹痛，口干或苦，舌质暗，或有瘀点，脉弦数。

【加减】少腹胀痛，加郁金 9 g、香附 9 g、柴胡 9 g；便秘，加大黄 9 g、枳实 9 g、厚朴 9 g；阴道出血，加仙鹤草 12 g、三七 6 g、大蓟 9 g、小蓟 9 g；结块难消，加牡蛎 20 g、鳖甲 20 g、夏枯草 12 g、三棱 9 g、莪术 9 g。

【方解】本方所治为宫颈癌辨证属热毒、血瘀者，适用于宫颈癌初、中期。方中白花蛇舌草清热解毒，消肿抗癌为主药；辅以半枝莲、黄药子解毒抗癌以助之；土茯苓、蒲公英、茵陈、黄柏清热祛湿，解毒；丹参、赤芍活血化瘀，通血脉。诸药相合，清热毒，化血瘀，消癌肿。

黄白散
（武汉医学院第二附院经验方）

【组成】雄黄 60 g，白矾 60 g，官粉 60 g，冰片 60 g，五倍子 60 g，大黄 30 g，藤黄 30 g，轻粉 30 g，桃仁 30 g，砜砂 3 g，麝香 1.5 g。研末，用带线棉球蘸药塞于阴道病灶处。每周 2 次。

【功效】清热解毒，渗湿敛疮。

【主治】宫颈癌。属湿热下注之病证，多见于宫颈癌初、中期。症见阴道分泌物增多，色自如米泔或浊黄或灰污，气味恶臭。

【方解】方中雄黄解毒燥湿，消肿抗癌；白矾解毒收湿，消瘀逐浊，合用以拔毒共为主药。辅以轻粉、藤黄、官粉解毒医疮，以毒攻毒；麝香、冰片辛香走窜，消瘀散肿；砜砂软坚消肿；桃仁、大黄活血化瘀；五倍子酸涩收敛。诸药合用共收解毒抗癌之功。

三蛭丸（《中医癌瘤证治学》方）

【组成】鸡内金、水蛭、三七、土鳖虫、白矾、三棱、莪术、红参、干漆、（炒）蛇床子各等份。

【功效】活血破瘀，消肿止痛，益气扶正。

【主治】宫颈癌中、晚期，证属瘀血内结，脾肾两虚。症见在性交或排便或活动后出血，或带多，气臭，疼痛严重，舌紫暗或有瘀斑，脉细涩。

【方解】方中水蛭破血逐瘀攻坚结，三七止血化瘀止疼痛，二药共收消肿抗癌之功为主药。辅以土鳖虫、干漆、三棱、莪术破血逐瘀，攻坚消积以助主药之功，破瘀之力甚强；久病多虚，用红参、蛇床子补脾益肾，固先、后天之本以扶正；鸡内金健胃消食以助生化；白矾收敛止血。诸药合用活血破瘀以祛邪，补脾益气以扶正，则坚积可消。

利湿解毒汤（山西省妇科经验方）

【组成】当归尾 20 g，赤芍 12 g，苍术 12 g，猪苓 12 g，青木香 12 g，土茯苓 60 g，乳香 10 g，没药 10 g，金银花 15 g，槐花 15 g，生薏苡仁 30 g，冬瓜子 30 g。

【功效】利湿解毒，活血化瘀。

【主治】宫颈癌中、晚期。症见少腹下坠，疼痛，带下色黄或如米泔，身体消瘦，舌紫暗，脉沉弱而数。

【加减】阴道出血，加贯众炭 9 g、卷柏

9 g、莲蓬炭 9 g；里急后重，加炒槟榔 9 g、白头翁 9 g、黄连 9 g；积块难消，加白花蛇舌草 12 g、半枝莲 12 g、生牡蛎 20 g、鳖甲 15 g；尿痛、尿血，加生地黄 9 g、大小蓟各 9 g。

【方解】方中重用土茯苓利湿解毒，消肿抗癌为主药。辅以金银花、槐花、生薏苡仁、冬瓜子清热解毒，消肿排脓以助主药之功。苍术祛湿浊；猪苓渗利湿热，使邪有所归；木香、当归尾、赤芍、乳香、没药理气行滞，活血散瘀以止痛。诸药相合，共奏清热解毒，活血化瘀，消肿散结之功。

参术椿皮丸（《江西中医药》方）

【组成】党参 9 g，白术 9 g，海螵蛸 9 g，椿皮 50 g，白芍 15 g，高良姜炭 6 g，黄柏 6 g，香附 6 g，萆薢 6 g，贯众 6 g，白芷 4.5 g，柴胡 3 g。

【功效】补气健脾，清热燥湿，疏肝理气，固下止血。

【主治】宫颈癌中、晚期。症见神疲乏力，面色无华，口干或苦，胸闷不舒，舌淡苔白，脉细弱。

【加减】血多，加仙鹤草 20 g、大蓟、小蓟各 10 g；结块难消，加白花蛇舌草 15 g、半枝莲 15 g；直肠转移，加生地榆 10 g、蒲黄 10 g；膀胱转移，加白茅根 10 g、栀子 10 g、大蓟、小蓟各 10 g。

【方解】本方所治为宫颈癌辨证属湿热证者。七情内伤，忧思郁怒，伤及肝脾，一则肝气郁结，气滞不畅，二则脾虚气虚弱，不能运化水湿，湿蕴下焦，郁久化热，至结于胞宫，而致本病。方中重用椿皮根清热燥湿，固下止血为主药；辅以贯众、黄柏、萆薢清热利湿以助之；柴胡、香附、白芍疏肝解郁，理气止痛以畅气机；党参、白术益气健脾以助运化；白芷化湿浊；海螵蛸、高姜炭收敛止血。诸药相合，行其滞，畅气机，补其虚，除湿热，则诸症自除。

白虎汤（湖北监利经验方）

【组成】鲜白英藤 30 g，山楂炭 30 g，土茯苓 30 g，大枣 30 g，鲜佛甲草 45 g，虎杖 15 g，制龟甲 24 g。

【功效】清热解毒。

【主治】宫颈癌初、中期。症见带下色黄，气味腥臭，口干苦，舌红苔黄，脉滑数。

【方解】本方适用于宫颈癌证属热毒壅盛者。脾虚湿盛，郁久化热，湿热内盛，蕴积成毒，下注冲任，侵淫胞宫乃成本证。方中白英藤清热利湿，解毒抗癌，对宫颈癌有效为主药；土茯苓、佛甲草、虎杖清热解毒以助主药之功；药味苦寒可伤胃，故加大枣以护之，并可补脾益气以固后天；山楂炭入血分能破气化瘀；制龟甲软坚破坚积。诸药合用共奏解毒抗癌之功。

【加减】出血，加仙鹤草 15 g、地榆 10 g、大蓟、小蓟各 10 g；腹痛，加延胡索 10 g、郁金 10 g、三棱 10 g、莪术 10 g；肿块难消，加鳖甲 15 g、牡蛎 15 g、夏枯草 12 g；神疲乏力，加党参 10 g、黄芪 10 g、白术 10 g、鸡血藤 12 g。

催脱钉（江希萍经验方）

【组成】山慈姑 18 g，砒霜 9 g，枯矾 18 g，麝香 0.9 g。外用。

【功效】清热解毒，活血消肿，蚀疮祛腐。

【主治】本方适用于宫颈癌初、中期尚未有转移者。症见白带量多有腥臭味，阴道流血。

【方解】宫颈癌多因气滞血瘀，热毒内蕴所致，久郁则结块，治宜攻邪逐瘀，外治作用直接，效果更佳，临证配合内服扶正祛邪之药则更好。方中山慈菇清热解毒，消肿散结以抗肿瘤；麝香活血消肿，通经达络以祛瘀；砒霜、枯矾蚀疮祛腐，解毒收湿以消瘤。诸药相合共奏解毒，祛瘀，消癌瘤之功。

【注意】一般在上药后 24 小时内，个别患者可出现轻度恶心、头晕、胃脘部不适、小腹下坠及阴道水样分泌物增多，严重者可出现一时性心慌，全身不适等症状。以上反应一般在 48 小时内自行消失，可以不作处理。

佛参汤（《中医癌瘤证治学》方）

【组成】丹参30 g、半枝莲30 g、白花蛇舌草30 g、柴胡12 g、白术12 g、蜈蚣2条、蜂房10 g、当归10 g、猪苓60 g、仙鹤草60 g、料姜石60 g、郁金15 g、娑罗子15 g、佛手15 g。

【功效】疏肝健脾，活血止血，清热利湿，软坚散结。

【主治】宫颈癌初期。症见胸胁胀满，少腹胀痛，口苦咽干，阴道接触性出血，白带增多，色黄，尿黄赤，舌暗，苔薄白或微黄，脉弦细。

【方解】七情内伤，伤及肝脾，肝气郁结，气滞血瘀；脾虚不运，湿浊内生，郁久化热，湿热下注，而致本证。方中柴胡、郁金、娑罗子、佛手疏肝解郁，理气止痛，以行气滞；丹参、当归、仙鹤草活血化瘀止血以祛瘀血；白花蛇舌草、半枝莲、蜂房、蜈蚣清热解毒，消肿散结以抗癌；猪苓渗利湿热，使邪有出路；料姜石软坚散结以攻坚积；白术健脾益气以助运化，从而湿浊无以内生。诸药合用，疏肝健脾以断邪之源，祛瘀解毒抗癌以攻已病。

【加减】疼痛重者，加延胡索9 g、乌药9 g、三棱9 g、莪术9 g；纳呆者，加莱菔子9 g、鸡内金9 g、山楂9 g；出血多者，加生地榆9 g、大蓟、小蓟各9 g。

复方石见穿煎
（《抗癌中草药制剂》方）

【组成】鲜石见穿30 g、鲜六月雪30 g、鲜墓头回30 g、鲜香附15 g。

【功效】解毒抗癌，疏肝解郁。

【主治】适用于宫颈癌初、中期，证属热毒内蕴，肝郁气滞者。症见情志郁闷，心烦口干，舌苔薄白，脉弦。

【加减】胸闷不舒，加郁金9 g、木香9 g、柴胡9 g、当归9 g；阴道出血，加仙鹤草15 g、大蓟9 g、小蓟9 g、茜草9 g；肿块难消，加白花蛇舌草15 g、半枝莲12 g、生

牡蛎20 g、鳖甲15 g；纳呆，加白术9 g、山楂9 g、鸡内金9 g。

【方解】七情内伤，伤及肝脾，肝气郁结，气机不畅；脾虚不足，湿浊内生，郁久化热，热毒内蕴，而致本证。方中石见穿消痛散肿，解毒抗癌为主药；辅以六月雪、墓回头消肿解毒以助主药之功；香附能疏肝解郁，理气止痛，以通畅气机。诸药合用，解毒解郁祛浊邪，消肿散结破癌瘤。

癌症六味汤（侯奉天经验方）

【组成】当归15 g、白芍15 g、龙眼肉15 g、黄芪30 g、陈皮10 g、甘草6 g。

【功效】补气养血，解毒消肿。

【主治】宫颈癌晚期气血虚弱、邪毒炽盛者。症见神疲乏力，身体消瘦，舌淡，苔白，脉沉细弱。

【方解】癌瘤晚期正气大虚，而邪气实甚，治宜扶正培本为主，酌加解毒抗癌之品，切忌攻伐太过。方中重用黄芪大补肺脾之气，以资生血之源；配以当归、白芍、龙眼肉养血和营，则阳生阴长，气旺血生；甘草益气补虚以助主药之功；陈皮理气健脾，并使补而不滞；诸药相合，共奏扶正培本以托毒，解毒抗癌以消之功。

【加减】崩漏，加仙鹤草15 g、大蓟9 g、小蓟9 g、茜草9 g；纳呆，加砂仁6 g、鸡内金9 g、枳壳9 g；腰腹疼痛难忍，加延胡索9 g、香附9 g、乳香9 g、没药9 g。

加味丹栀逍遥散
（《四川中医》方）

【组成】牡丹皮12 g、栀子12 g、白芍12 g、当归12 g、白术12 g、柴胡9 g、茯苓15 g、莪术15 g、夏枯草30 g、白花蛇舌草30 g。

【功效】疏肝解郁，解毒活血。

【主治】宫颈癌初、中期。症见白带多，色黄，精神抑郁，心烦口干，舌红，苔薄黄，脉弦

【方解】情志抑郁，肝失疏泄，肝气郁

结，气机不畅，脉络受阻，血行不畅，气滞血瘀，肝郁及脾，致脾土不和而致血虚，肝郁日久还可化热乃成本证。方中柴胡疏肝解郁，当归、白芍养血补肝，三药相合，补肝体助肝用为主药；白术、茯苓补中健脾为辅；牡丹皮、栀子清肝泄热；莪术破气中之血以攻坚消积；白花蛇舌草、夏枯草清火散结以抗癌。诸药合用，使肝郁得解，血虚得养，脾虚得补，气滞得行，瘀血得化，癌瘤得消。

【加减】腹痛，加桃仁、红花、郁金各9 g；肿块难消，加鳖甲 12 g、半枝莲 12 g、天南星 6 g。

蒲菊苓莲汤
（《实用中西医结合妇产科证治》方）

【组成】蒲公英30 g，金银花30 g，土茯苓30 g，半枝莲30 g，薏苡仁30 g，茵陈30 g，野菊花15 g。

【功效】清热利湿，解毒抗癌。

【主治】宫颈癌初、中期。症见带下色黄，气味腥臭，口干苦，舌红苔黄，脉弦数。

【方解】方中半枝莲清热解毒，消肿散结以抗癌为主药；蒲公英、金银花、土茯苓、野菊花均为清热解毒之要药，以为辅佐；茵陈清热燥湿；薏苡仁渗利湿热，使邪有去处。诸药合用清热解毒之力甚强，使癌消瘤散。

【加减】腹中积块明显，加夏枯草 12 g、生牡蛎20 g、白花蛇舌草12 g；赤带多，加仙鹤草12 g、生地黄9 g、牡丹皮9 g；神疲乏力，加黄芪9 g、白术9 g、鸡血藤12 g。

珠补汤（《中医癌瘤证治学》方）

【组成】生黄芪60 g，猪苓60 g，料姜石60 g，党参20 g，白术20 g，女贞子30 g，珍珠母30 g，补骨脂30 g，首乌藤30 g，骨碎补15 g，淫羊藿15 g，蜂房10 g，蜈蚣2条。

【功效】健脾补肾，软坚消肿。

【主治】宫颈癌晚期。症见阴道流血，头晕眼花，失眠耳鸣，神疲乏力，舌淡少苔，脉沉细无力。

【方解】癌瘤晚期正气大虚，邪气实甚，治宜扶正为主，辅以祛邪，切忌攻伐太过。方中重用黄芪大补肺脾之气，补气升阳，扶正托毒，料姜石既能补肾，又可软坚散结，二药合用补脾益肾，固先、后天之本，软坚散结，以消坚积共为主药；党参、白术补脾益气以助黄芪固中；女贞子、补骨脂、淫羊藿、骨碎补滋阴壮阳以助料姜石补肾；脾肾两虚影响及心，故加珍珠母、首乌藤以养心安神；脾虚水湿内聚故加猪苓以利湿；蜂房、蜈蚣解毒消肿以祛邪。诸药相合共奏补虚扶正以托毒，软坚消肿以抗癌之功。

【加减】直肠转移，加生地榆9 g、赤芍9 g、槐花9 g；膀胱转移，加白茅根9 g、大蓟9 g、小蓟9 g、栀子9 g；肺转移，加瓜蒌9 g、紫苏子9 g、贝母9 g。

蜀红汤（安徽医学院肿瘤科经验方）

【组成】蜀羊泉18 g，大枣 5 枚，党参5 g，茜草3 g。

【功效】清热解毒，祛瘀止血。

【主治】初中期。症见带下赤色或赤黄相杂，质地黏稠，气味腥臭，口干口苦，舌红，苔黄，脉弦涩。

【加减】癌肿较大加白花蛇舌草20 g、半枝莲20 g；出血多，加三七6 g、大蓟9 g、小蓟9 g；神疲乏力，加黄芪9 g、白术9 g、当归9 g；纳呆加鸡内金9 g、山楂9 g、莱菔子9 g。

【方解】方中蜀羊泉清热解毒，专攻宫颈癌，对癌瘤有明显的抑制作用为主药；红茜草既能活血化瘀以散血结，又能清热凉血以止血；大枣、明党参益气养阴以扶正，增强机体免疫功能。诸药相合，解毒散瘀以抗癌，益气养阴以扶正。

【现代研究】本方治疗宫颈癌45 例，近期治愈23 例，显效 4 例，有效 6 例，无效12 例。

椿甲丸（《中医癌瘤证治学》方）

【组成】蛇床子60 g，鳖甲60 g，龟甲60 g，生牡蛎60 g，仙鹤草60 g，蜂房30 g，椿皮30g，炒小茴香30g，全蝎30g。

【功效】清热解毒，滋阴软坚，活血止血。

【主治】宫颈癌初期。症见阴道接触性出血，白带多，味腥臭，少腹疼痛，四肢不温，舌淡红，苔白，脉沉细。

【加减】胸闷不舒，加柴胡9g、郁金9g、香附9g；赤带多，加生地榆9g、大蓟9g、小蓟9g。

【方解】癌肿多发生于正虚之人，妇女素体肾阳不足，复因七情内伤，伤及肝脾，肝气郁结，血瘀不行，脾虚湿聚，郁久化热，热毒内结，而致本证。方中蛇床子温肾壮阳以补虚强体，壮先天之本；小茴香既可暖肾以补虚，也可疏肝理气止痛治病之源；蜂房、全蝎清热解毒活血，消肿抗癌以攻邪；鳖甲、龟甲、生牡蛎软坚散结以消坚积；椿皮、仙鹤草收涩止血。本方攻补兼施，寒热并用，相反相成，共奏攻坚抗癌之功。

仙蕊汤（《中医癌瘤证治学》方）

【组成】生黄芪30g，仙鹤草30g，花蕊石30g，当归15g，党参15g，大蓟15g，小蓟15g，龟甲15g，鳖甲15g，贯众15g，紫石英15g，生牡蛎20g，白术12g，山豆根10g。

【功效】补气养血，滋阴软坚，凉血止血。

【主治】宫颈癌中、晚期证属气血两虚者。症见精神疲乏，面色、唇爪无华，舌淡少苔，脉细弱。

【加减】直肠转移，加槐花、赤芍、川连各10g；膀胱转移，加白茅根、栀子、夏枯草各10g；肺转移，加杏仁、贝母、瓜蒌各10g；白细胞下降，加鸡血藤、枸杞子各10g。

【方解】方中黄芪、党参、白术大补肺脾之气，以资生血之源；当归养血活血，与补气药合用则阳生阴长，气旺血生；紫石英温肝肾，通奇脉；龟甲、鳖甲、生牡蛎软坚散结以消积；山豆根、贯众解毒消肿以抗癌；大蓟、小蓟、仙鹤草、花蕊石凉血止血。诸

药合用补气养血，增强免疫功能以扶正；软坚散结，控制癌瘤生长以祛邪。

三甲榆蜂汤（《中医癌瘤证治学》方）

【组成】生黄芪60g，党参15g，龟甲15g，鳖甲15g，牡蛎15g，地榆15g，荷叶15g，茜草15g，蜂房10g，蛇蜕10g，全蝎10g，仙鹤草30g。

【功效】益气滋阴，软坚散结，清热止血。

【主治】宫颈癌中晚期。症见神疲乏力，手足心热，口干便燥，阴道流血，舌淡少苔，脉细弱。

【加减】腹中结块，加夏枯草、海藻、昆布各10g；肺转移，加杏仁、贝母、瓜蒌各10g；便血，里急后重，加槐花、赤芍、黄连各10g。

【方解】方中重用黄芪大补肺脾之气，补气升阳，扶正托毒为主药；辅以党参补中益气以助黄芪之功；龟甲、鳖甲、牡蛎既可滋养阴液以扶正，又可软坚散结以祛邪；蜂房、蛇蜕、全蝎解毒消肿，清热散结；地榆、荷叶、仙鹤草、茜草滋阴止血。诸药合用益气养阴，增强机体免疫功能以扶正，清热解毒，软坚散结抗癌消瘤以祛邪，补其虚而祛其积，故有较好的疗效。

愈黄丹（雷永仲经验方）

【组成】海龙1条，白花蛇3条，水蛭6g，虻虫6g，人指甲6g，黄连6g，乳香6g，没药6g，全蝎9g，蜂房9g，黄柏9g，牡丹皮12g，龙胆15g。

【功效】破瘀散结，清热利湿

【主治】宫颈癌早期浸润型，宫颈坚硬、接触出血者。

【加减】出血较多，加仙鹤草、大蓟、小蓟各10g；癌肿较大，加白花蛇舌草、半枝莲、生牡蛎各10g；疼痛，加延胡索、郁金、乌药各10g。

【方解】方中乳香、没药、水蛭、虻虫、

第五章 女性生殖系统肿瘤

妇科国医圣手时方

人指甲破血逐瘀，通络止痛以攻血结；白花蛇性善走窜，通经达络以助血行；黄连、黄柏、龙胆清热利湿；牡丹皮凉血止血；全蝎、蜂房攻毒止痛，消肿抗癌；海龙补肾壮阳，以鼓舞正气。诸药合用共奏破瘀散结，清热利湿之功。

【现代研究】本方治疗宫颈癌81例，其中Ⅰ期19例，Ⅱ期45例，Ⅲ期17例，结果治疗后3年存活率Ⅰ期15例，占78.95%。Ⅱ期10例，占22.22%。Ⅲ期5例，占29.4%。

藤苓汤（杭州市肿瘤医院经验方）

【组成】白毛藤12 g，土茯苓12 g，苦参12 g，干脐带12 g，半枝莲12 g，墓回头12 g。

【功效】清热燥湿，解毒抗癌

【主治】宫颈癌初、中期。症见带下色如米泔或浊黄，气味恶臭，舌质红，苔薄黄，脉滑数。

【加减】赤带，加仙鹤草、大蓟、小蓟各10 g；腹中结块，加生牡蛎、夏枯草、白花蛇舌草各10 g；疼痛，加延胡索、乌药、郁金各10 g；神疲乏力，面色无华，加党参、黄芪、当归、鸡血藤各10 g。

【方解】方中白毛藤、土茯苓清热解毒，消肿抗癌为主药；辅以苦参、半枝莲、墓回头清热燥湿，攻毒抗癌以增强解毒抗癌之力以助上药之功；脐带补气养血以扶正。诸药相合清热燥湿，解毒消肿以抑制癌肿，少佐血肉行情之品补气养血以扶正。

攻毒丸（《肿瘤良方大全》方）

【组成】蜈蚣100条，全蝎50 g，蜂房50 g，金银花50 g，血余炭50 g，苦杏仁50 g，猪牙皂12 g，马钱子12 g，轻粉18 g。

研末为丸，每日2～3次，每次0.3 g。

【功效】祛腐蚀疮，利湿解毒。

【主治】宫颈癌初、中期。症见带下赤白，有腥臭味，下腹部疼痛，口干或苦，舌暗，苔白厚或微黄，脉滑数。

【方解】方中蜈蚣、全蝎攻毒散结，通络止痛，金银花清热解毒，合用以清解热毒；苦杏仁、猪牙皂化痰导滞，祛湿除垢以消痰浊；蜂房、马钱子解毒抗癌，通络止痛，以抗癌止痛；轻粉祛腐蚀疮，下痰逐水以祛湿热，使邪有所归；血余炭止血而不留瘀。本方以祛邪为主，清热解毒以消肿，消痰导滞以除垢，取攻毒抗癌之意，故名攻毒丸。

托毒丸（北京市中医院经验方）

【组成】黄芪200 g，当归200 g，人参100 g，鹿角胶100 g，熟地黄100 g，紫河车100 g，山药100 g，金银花300 g。研末为丸，每日2次，每次6～9 g。

【功效】益气养血，扶正托毒。

【主治】宫颈癌晚期证属邪毒炽盛，气血虚弱者。症见身体消瘦，神疲乏力，唇爪无华，舌淡少苔，脉沉细弱。

【加减】阴道流血，加仙鹤草、生地黄榆各10 g；便血，加槐花、赤芍、黄连各10 g；尿血，加白茅根、大蓟、小蓟各10 g。

【方解】癌瘤晚期，正气大虚，而邪气实甚，此期体虚，不耐攻伐，故治宜扶正培本为主。善补气行。当求之脾肺，善补血者，当求之肝肾。方中人参、黄芪、山药大补脾肺之气，补气升阳，以资生血之源，固后天之本；熟地黄、鹿角胶、紫河车、当归补肾精，养血益阴，壮先天之本，与补气药合用则阳生阴长，气旺血生，阳得到阴助则生化无穷；金银花清热解毒，消肿抗癌。本方以补益为主，益气养血补脾肾，增强免疫功能，取扶正托毒以抗癌之意，故名托毒丸。

第二节 子宫肌瘤

消坚汤（蔡小荪经验方）

【组成】桂枝5 g，赤芍10 g，牡丹皮10 g，茯苓12 g，桃仁泥10 g，三棱10 g，莪术10 g，鬼箭羽2 g，水蛭5 g，夏枯草12 g，海藻10 g。

【功效】消癥散结。

【主治】下腹癥块，疼痛拒按，经行量多，有血块，经行下腹痛，舌质暗红或有瘀斑瘀点，苔薄腻，脉弦细涩之瘀血内停胞宫癥瘕者。

【加减】气血亏虚者，加炒潞党、炒白术、炒当归、大生地黄、川芎、白芍各10 g益气健脾养血；肝肾亏虚，腰膝酸软者，加杜仲、续断、覆盆子各10 g补肝肾，强筋骨；经期少腹胀痛者，加制香附、延胡索各10 g、血竭3 g行气通经止痛。更年期前后患有胞宫癥瘕应断其经水，促使癥块自消，每选用苦参10 g、寒水石30 g、夏枯草10 g，以平肝清热，消癥防恶变。

【方解】方以桂枝茯苓丸为主，桂枝辛散温通；牡丹皮、赤芍破瘀结，行血中瘀滞；茯苓渗湿下行；三棱、莪术逐瘀通经消积；鬼箭羽既有破癥散结之功，又有疗崩止血之效；水蛭破血消癥，《神农本草经》曰："逐恶血，瘀血，月闭，破血瘕积聚，利水道。"全方具有消癥散结的功效。

【注意事项】脾胃虚弱，不耐攻伐者慎用。

【现代研究】现代药理研究证实，桂枝茯苓丸具有抑制血小板聚集，降低全血黏度，缓解子宫痉挛、镇痛等作用；能改善微循环，增强机体免疫力，抑制慢性增生性炎症；具有扩张外周血管、降低血压、抗炎、利水等功效。现代临床广泛用于治疗妇科血瘀证、子宫肌瘤慢性盆腔炎及其他包块、子宫内膜不规则剥脱之功血、子宫内膜异位症、卵巢

囊肿、痛经等，特别是对子宫肌瘤有很好的止血作用。

【用方经验】蔡师认为，子宫肌瘤的成因，不外六淫之邪乘经产之虚侵袭胞宫、胞络，引起脏腑功能失调、气血不和、冲任损伤，以致气滞血瘀，血结胞宫，积久而成。蔡老擅长以桂枝茯苓丸化裁，活血化瘀、消坚散结治疗子宫肌瘤。蔡老在临床上治疗子宫肌瘤一般是随月经周期变化调治患者，月经后期（月经干净后），一般采用桂枝茯苓方，专以活血化瘀消癥。在月经前期和月经期采用化瘀调经，药物用补气养血，补益肝肾，行气止痛。蔡老认为子宫肌瘤是临床常见的难疗之疾，而临床应用桂枝茯苓方治疗，也需随月经周期不同而辨证施治，并随证加减。

芩连四物汤加减（刘奉五经验方）

【组成】黄芩90 g，马尾连90 g（或黄连末3 g），生地黄9～15 g，白芍9～15 g，当归9 g，川芎4.5 g。

【功效】清热燥湿，凉血固冲。

【主治】小腹癥块，触之疼痛，月经量多，或淋漓不尽，经色暗红，夹血块，带下量多，色黄如脓或赤白带兼杂；兼见心烦口渴，舌质暗红，或有瘀斑，苔黄，脉弦滑数之血热湿蕴癥瘕者。

【方解】方中黄芩、马尾连清热燥湿，生地黄、白芍、当归、川芎养血活血，调理冲任，通过脏腑功能的调整，促使整体功能的改善。

【加减】阴虚明显者，加玄参、麦冬、墨旱莲各10 g；寒湿明显者，加柴胡、荆芥穗各10 g；肾虚明显者，加续断、菟丝子、熟地黄、莲子各10 g；血热较重、出血多（或不规则）者，去当归、川芎，加地骨皮、青蒿、椿皮、海螵蛸、生牡蛎各10 g；出血不

止者，加侧柏炭、棕榈炭、贯众炭、阿胶各10 g；头晕、头痛，肝旺明显者，加桑叶、菊花、女贞子、墨旱莲各10 g、生龙齿、珍珠母各30 g；脾虚明显者，加太子参、山药、莲子、白术各10 g；湿热下注者，加瞿麦、车前子、木通各10 g；气滞疼痛明显者，加川楝子、延胡索、五灵脂、香附各10 g。

【注意事项】寒湿较甚者慎用。

【用方经验】本病的发生，从整体来看，是由于肝、脾、肾三脏功能失调，外因"寒气"客于子门，瘀血凝结，蕴久化热，与内湿相合，虾以留止，日益增大发为本病。所以在治疗上，改变了过去单纯针对局部癥块的活血化瘀消癥的方法，而是立足于整体，从清热燥湿，养血和血，调理冲任入手，选用芩连四物汤为主，随症加减。通过脏腑功能的调整，促进整体功能的改善。实践证明，不但临床症状有所改善，局部肿物控制发展或逐渐缩小，提高了疗效。为今后进一步治疗本病提供了新的线索。

橘荔散结丸（罗元恺经验方）

【组成】荔枝核（捣）150 g，小茴香100 g，橘核（捣）150 g，莪术100 g，制何首乌300 g，党参150 g，生牡蛎300 g，续断150 g，川楝子（捣）80 g，海藻200 g，乌药120 g，岗稔根300 g。研末为丸，每日3次，每次6 g。

【功效】行气散结，软坚敛涩，益气活血。

【主治】下腹癥瘕痞块，经期月经量过多，小腹胀痛，经前乳房胀痛，苔薄，脉弦涩，气滞血瘀者。

【加减】血块多者，加益母草、丹参各10 g活血化瘀通络；血色鲜红者，加墨旱莲、紫珠草各10 g清热凉血活血；血色淡红者，加艾叶10 g温经散寒。血量特多者，加五倍子、阿胶各10 g补血收敛止血，并给高丽参10 g咬嚼吞服或炖服，以益气摄血。

【方解】方中荔枝核、橘核、小茴香、川楝子、乌药理气散结，止痛消癥；莪术行气破血，攻逐积滞；海藻、生牡蛎软坚散结；党参补气益血健脾；续断补肾舒筋；制何首乌、岗稔根补血止血（兼月经过多者尤宜）；益母草活血调经，行血散瘀，能明显增强子宫肌肉的收缩力和紧张性。总观全方，能攻能守，寓补于攻，寄消于散，起到行气散结，软坚敛涩，益气活血之效。

【注意事项】阴虚火旺者慎用。

【现代研究】药理实验研究证明，橘荔散结丸有降低雌激素水平，抑制离体子宫平滑肌作用；具有轻度抗凝和抑制血栓形成作用；具有一定的促进体内同化功能的作用，可提高抗病能力，增强体质作用。

【用方经验】子宫肌瘤属中医学的癥瘕范畴，其形成不外正虚邪聚，虚实夹杂。罗元凯教授针对本病病因，借鉴《济生方》橘核丸和《景岳全书》之荔核散为基础，化裁成本方。用大队理气散结药配伍益气活血之品，消补结合，对子宫肌瘤有较好疗效。

消癥方（罗元恺经验方）

【组成】①莪术30 g，生牡蛎（先煎）30 g，生鳖甲（先煎）30 g，荔枝核（打）30 g，橘核15 g，五灵脂10 g，海藻15 g，何首乌30 g，小茴香10 g，乌药15 g，菟丝子30 g。②党参30 g，制何首乌30 g，岗稔根30 g，续断15 g，荔枝核（打）20 g，生牡蛎（先煎）30 g，橘核15 g，炒蒲黄9 g，白术15 g，益母草30 g，贯众20 g，血余炭10 g。

【功效】①方疏肝理气，化瘀散结。②方理气活血，补益脾肾。

【病例】余×，女，30岁。患子宫黏膜下肌瘤，子宫增大如妊娠9周，每月经血甚多，用卫生纸3～4包，惟周期尚准，持续时间约1周。由于长期出血过多，形成贫血。因为阴血亏损，阴损及阳，肾气亦虚，故除面色较苍白外，两侧颊部呈现成片的黯黑斑，边缘清楚。患者除感到月经过多的痛苦外，又觉得脸部难看。诊其舌则淡黯无华，脉象沉弦。治宜分月经期与平时两个阶段处理，攻补交替进行。平时着重于攻以散癥瘕；月经期着重于补涩以控制过多之经血，给以上2个处方周期服用。经过6个月治疗，月经已逐渐

妇科国医圣手时方

减少至正常，每次仅用卫生纸1包半，子宫肌瘤复检已缩小了一半，但不能彻底消散，面部黯黑斑已全退，达到了大大改善症状之目的。

【按语】子宫肌瘤属实中有虚之证。从病的本质来说，由于子宫体内长有肿瘤，是癥瘕之一种，乃属实证，治应消散；但因每次月经出血过多，出血过多是病之标。治法上应先控制其月经过多之标证，以减少耗损而巩固体质；进而消散其癥瘕以缓图其本病，惟癥瘕之消散，不能骤攻，只可缓图，治则必须攻补兼施，并宜按月经周期有规律地进行。因若顾攻坚散癥，则经血便会更多；倘只固补，则癥瘕不消甚则日益增大，反过来经血又会愈多，体质乃愈见虚弱，证候可更趋严重。此先后缓急不能不细加考虑者也。上列两方都用荔枝核和橘核，且作为主要药物。《本草纲目》谓荔枝核性味温涩，治疗疝气痛，妇女血气刺痛。橘核性味苦辛，治小肠及阴核肿痛。古书所言之疝气，可能包括今天所言之子宫肌瘤之类，阴核肿痛，虽指男子的睾丸，但与子宫肌瘤大致同一机制，故用此二味以散结。上述病例所以用大量菟丝子者，主要是针对其面之黯黑斑，《甄权本草》谓其久服去面黯，悦颜色。面黯，即面部之黯黑斑，菟丝子为之要药。面部黯斑，中医学认为是肾虚的表现，而西医学认为是肾上腺皮质功能低下使然。肾精充足，黯斑自然消退。子宫肌瘤需要服药的时间较长，如用汤药，天天煎煮很不方便，影响工作与学习，有些患者难于坚持，因而影响疗效，乃考虑将其制成丸剂，以便患者服用。最初以水泛为丸，患者服后虽有一定的疗效，但对胃有一定的影响，一些服后感到胃脘不适，其后改为熬煎浓缩，制成糖衣片，减少了对胃的刺激，服用更感方便。一方除对子宫肌瘤有一定效果外，对乳腺增生也有疗效。①方、②方交替运用虽能改善子宫肌瘤患者的症状，但对消散肌瘤尚不理想，有待进一步深入研究。

活血消癥方（哈荔田经验方）

【组成】醋柴胡6g，香附9g，厚朴9g，刘寄奴12g，紫丹参15g，瓦楞子15g，茜草9g，三棱片9g，苏木9g，赤芍9g，白芍9g，女贞子9g，甘草4.5g。

【功效】理气活血，化瘀消癥。

【主治】小腹硬块，月汛失调，经期延长，行经腹痛，量中色紫，夹有血块。脉细弦，舌苔白，舌边瘀紫。气滞血瘀，冲任失调之癥瘕。

【加减】腰酸腹坠，脘痞不舒之肝肾亏虚，气血阻滞者，加墨旱莲、当归、乌药、枳壳各10g益肝肾，行气血，化瘀积。月经正常，癥块较小者，减厚朴，加昆布、生牡蛎、秦当归各10g以软坚散结。经血量多，腰膝酸软者，加狗脊、墨旱莲、当归各10g等滋补肝肾理气活血。

【方解】柴胡、香附、厚朴行气解郁，行血中之气；北刘寄奴、赤芍、丹参、三棱、茜草、瓦楞子、苏木活血化瘀，软坚散结；佐以女贞子、白芍滋阴养血，破瘀而不伤血。

养血化瘀消癥汤（班秀文经验方）

【组成】当归10g，川芎6g，赤芍10g，白术10g，土茯苓20g，泽泻10g，丹参25g，莪术10g，香附10g，皂角刺15g，炙甘草6g。

【功效】养血化瘀，健脾利湿消癥。

【主治】因湿瘀所致之妇科癥瘕包块者。

【加减】久病体弱、面白神疲、四肢乏力者，去泽泻，加黄芪20g，以益气化瘀；肝郁气滞者，加柴胡6g，夏枯草15g，以理气疏肝，通络散结；寒湿凝滞者，加制附子（先煎1小时）10g，桂枝6g；湿热下注，带下阴痒者，去川芎，加马鞭草15g（或合二妙散），以清热利湿，活血通络。

【方解】本方由《金匮要略》当归芍药散加味而成。方中既有当归、川芎、赤芍辛苦温通，直入下焦胞脉血分，消散瘀积，又有白术、茯苓、泽泻健脾利湿，以绝湿源。方中以土茯苓易茯苓可增加解毒利湿之功，全方化瘀药与利湿药相配合，有化瘀利湿，调理气血的作用。重用丹参配当归养血化瘀，补而不滞，且一味丹参功同四物，活血而无耗血之虑。欲行其血，先调其气，故佐以芳香入血之香附行血中之气，散血中之郁，气行则血行。胞脉闭阻，久病入络，故选用皂角刺开关利窍，涤垢行瘀；莪术化瘀消癥，借皂角刺锋锐走窜之性引诸药直达病所；炙甘草补脾调和诸药。全方辛苦温通攻邪不伤正，共奏养血化瘀消癥之功。

【用方经验】班师认为，子宫肌瘤的病因以寒为主，病机以瘀着眼的观点。班师根据以寒为主，以瘀着眼对子宫肌瘤进行辨证论治：温凉并用，以温为主。治疗之时应以温性的药物为主。温性能开、能散、能行，有利于癥块的消散。子宫肌瘤瘀积日久，容易化热，致下焦伏火内生，故需配以凉药，既可牵制温药之性，使之无过，又能清下焦之伏火，概之为"温凉并用，以温为主"。常用方以当归芍药散出入加减，其中当归甘辛温，川芎辛温，白术苦甘温，白芍苦酸微寒，泽泻甘淡寒。全方以温药、阳药为主，符合温凉并用，以温为主的原则。

养血化癥汤（班秀文经验方）

【组成】鸡血藤 20 g，当归 10 g，赤芍 10 g，莪术 6 g，牡丹皮 10 g，益母草 10 g，夏枯草 10 g，海藻 10 g，水蛭 6 g，香附 10 g，王不留行 15 g，鸡内金 10 g。

【功效】活血化瘀，软坚消癥，佐以扶正。

【主治】妇科癥瘕寒凝血瘀证。

【加减】经行量多色暗夹块，加北刘寄奴、泽兰各 10 g 活血化瘀；出血期，加山楂炭、大蓟、小蓟各 10 g、三七 6 g 化瘀止血；如阳虚寒冷，四肢不温，面色苍白，小腹冷痛属寒凝血结积块者，宜加制附子 10 g、桂枝 10 g、小茴香 6 g 温化消积；如经将行则胸胁、乳房、小腹胀疼，血块排出后则胀疼略减之气滞血瘀者，加合欢花、玫瑰花、素馨花各 10 g 取三者芳香之味，入肝醒脾，理气解郁，消除气滞致瘀成块之因，增强活血化瘀之力；如骤然出血量多，或长期淋漓不断，色淡而质清稀，精神疲惫，面色淡白者则加黄芪、党参各 10 g 扶助正气，从而达到补气

行血消块之目的；若身体过于羸弱，减去牡丹皮之凉开，再加甘温之鹿胶 10 g，取其性味温柔，血肉有情，直达冲任，促进气血之恢复。

【方解】本方以苦甘温之鸡血藤、辛甘温之当归、甘平之鸡内金、辛甘平之王不留行为主药，能补血活血，补中有行，行中有补；莪术之辛温宣导血脉，破血化瘀；赤芍、益母草、牡丹皮性俱微寒，而益母草味又甘辛，取其既能活血散瘀，又能清冲任之伏火；夏枯草辛苦寒，能软坚消块，破瘀不伤新血；香附辛苦平，行气开郁，宣导血行。全方以辛甘温为主，寒温并用，辛甘同施，辛则能开能散，甘温则能补能行，寒则可清火郁之伏火，咸可软坚消块，促进包块之缩小或消失，在扶助气血中佐以攻伐之剂，标本兼治。

【注意事项】其他部位出血而无瘀血者慎用。

【用方经验】班老认为：妇科癥瘕是顽固之疾，在辨证论治时，首先要立足于时时顾护正气，慎用攻伐。还要注意"大积大聚，衰其大半而止"的原则。另外要正确处理治标与治本的关系，子宫肌瘤的包块是本，阴道出血量多时是标。班老常配用三七、益母草，化中有止血之品，防其大出血。在阴道大出血或淋漓难净之时，既投收敛止血之品以治其标，又要防其离经之血残留为患，常配大蓟、小蓟、茜根之类。同时还注意根据病情，药以辛苦温为主。

消癥汤（夏桂成经验方）

【组成】石打穿 10 g，五灵脂 10 g，丹参 10 g，炙土鳖虫 6～9 g，生山楂 12 g，炒当归 12 g，赤芍 12 g，生鸡内金 6 g。

【功效】活血化瘀，消癥散积。

【主治】可见腹中包块，或胀或痛，月经失调，行经量多，色紫红，有较大血块或经血偏少，色紫黑，有血块，胸闷脘痞，纳食较差，脉象细弦或细涩，舌苔黄白腻质边紫瘀。癥瘕血瘀证。

【加减】若伴小腹胀痛，腰酸，胸闷烦躁，黄白带下偏多，碘油造影查输卵管不通

者，加穿山甲片 6 g、天仙藤 15 g 活血化瘀。

【方解】消瘕汤是由活血化瘀、消积行滞的药物所组成。方中石打穿、地鳖虫是化瘀消瘕之主药，力量较强，但不峻猛，较之水蛭、虻虫、三棱、莪术等为缓和；丹参、当归、赤芍具是活血调经药，佐之可以化瘀消瘕，但又有一定的养血扶正的作用，生山楂、鸡内金有消积化滞的作用，亦可用治瘕瘕。瘕瘕者，非朝夕所形成，故缓缓消之为合适，本方是也。

【注意事项】湿热肝火偏甚，体阴不足，常有出血病患者忌用。

【用方经验】消瘕汤化瘀消瘕，药性平和。方中土鳖虫虽为虫类药品，但力量尚属缓和，宜于较长期服用。考瘕瘕之形成，除少数由邪毒所致外，一般均由脏腑气血失和，积渐而成，正如《中藏经》所说"积聚瘕瘕，皆五脏六腑真气失而邪气并，遂乃生焉"。因此，运用缓和的逐瘀消瘕药，是比较合宜的。关于方中应用生山楂、鸡内金者，乃取法于张锡纯《医学衷中参西录》之化瘀通经散。药用炒白术、天冬、生鸡内金三药。而此三药中，白术健脾燥湿，天冬滋阴养津。化瘀通经之主药者，在于鸡内金也。加用生山楂亦系张锡纯《医学衷中参西录》之意也。在临床具体应用时，常须结合补肾调肝、健脾和胃的扶正方法，才能提高治疗效果。必须指出的是，此方主治仅指慢性瘕瘕而言。

加味消瘕散（夏桂成经验方）

【组成】炒当归 10 g，赤芍 10 g，白芍 10 g，石打穿 10 g，五灵脂 10 g，蒲黄（包）6 g，制香附 9 g，花蕊石（先煎）15 g，血竭末（吞）4 g，琥珀末（吞）4 g，黄芪 10 g，党参 15 g。

【功效】化瘀消瘕。

【主治】下腹硬块，经行量多，周期失调，经色紫暗，有大小不等之血块，伴有腹痛，或不规则阴道出血，经期延长，小腹作胀，腰酸纳欠，舌质暗或有瘀点，苔正常，脉沉涩。

【加减】经行大便溏者，去当归，加炒白

术、六神曲各 10 g 健脾益气燥湿；心烦失眠者，加炙远志 6 g、紫贝齿 30 g、太子参 10 g 养心益气安神；经净之后，去蒲黄、花蕊石、琥珀末，加三棱、莪术、土鳖虫各 10 g 活血化瘀。

【方解】炒当归、赤芍、石打穿、琥珀活血化瘀消瘕；五灵脂、蒲黄、花蕊石、血竭活血止血止痛；白芍、香附疏肝行气解郁；黄芪、党参健脾益气。

【用方经验】子宫肌瘤的形成与整体功能失调有关，因此"养正则积自除"也应考虑到，从调补肾肝脾胃入手，兼用消症化瘀，或消瘕化瘀兼以调补肾肝脾胃比较稳妥，临床疗效以壁间肌瘤稍好，黏膜下肌瘤较差。

理气逐瘀消脂汤（裘笑梅经验方）

【组成】炒当归 9 g，赤芍 9 g，川芎 3 g，橘红 6 g，姜半夏 6 g，炙甘草 3 g，制香附 9 g，玄参 9 g，浙贝母 9 g，炒续断 9 g，炒枳壳 6 g，失笑散 12 g，生山楂 20 g，牡蛎（先煎）20 g，白花蛇舌草 12 g，莪术 6 g。

【功效】活血祛瘀，理气消脂。

【主治】月经周期不规律，经色紫暗有块，经期小腹疼痛拒按；形体肥胖，胸闷脘痞，腰酸，纳差；舌体胖大，或有瘀斑瘀点，苔腻，脉弦滑之气滞血瘀，痰湿蕴结者。

【加减】带下量多、色微黄者，加车前草、椿皮、白槿花各 10 g 清热止带；小腹胀痛者，加炒川楝子、炒延胡索、炒橘红各 10 g 以行气止痛；腹部凉，性欲淡薄者，可加助阳药，如黄芪、淫羊藿、菟丝子、肉桂、附子、吴茱萸、紫石英、鹿角各 10 g 等；输卵管不通者，可加威灵仙 10 g、蜈蚣 3 g、穿山甲 6 g，还可用穿山甲、贝母、鸡内金研末服，以软坚散结通管。

【方解】方中橘红、甘草、半夏（二陈汤去茯苓）、香附、山楂等理气化痰消脂；当归、川芎、赤芍、莪术、玄参、贝母、牡蛎、失笑散，活血祛瘀、消瘕止痛；其中白花蛇舌草一味消肌瘤，虽苦寒而无伤胃之弊。全方活血祛瘀、理气化痰消瘕止痛。俾气顺痰化瘀祛瘕消而痛止。

【用方经验】子宫肌瘤往往影响妇女的生育，导致不孕。《诸病源候论》曰："癥瘕之病其形冷结，若冷气入于子脏则使无子，若冷气入于胞络搏于血气，血得冷则凝，令月水不通也。"治疗时采用扶正为先，或祛邪为主，或扶正祛邪并进，随症施治。本方是为子宫肌瘤患者证属血瘀气滞、痰湿壅滞而导致不孕者所设。

化癥汤（徐志华经验方）

【组成】桂枝10 g，茯苓10 g，赤芍10 g，桃仁10 g，牡丹皮10 g，三棱10 g，莪术10 g，橘核10 g，槟榔10 g，鸡内金5 g，焦山楂15 g。

【功效】行气活血，化癥散结。

【主治】子宫肌瘤致经期延长，月经量多，小腹胀痛等。

【加减】月经量过多有血块者，加炒蒲黄10 g增加止血之力；下腹痛剧，加延胡索、制乳香、制没药各10 g以活血止痛；月经先后无定期，加紫丹参以和血调经；形体壮实者，可酌加昆布10 g、炮穿山甲6 g以软坚散结消癥；白带量多者，加椿皮以利湿止带。

【方解】徐老在《金匮要略》桂枝茯苓丸基础上易丸为汤加味而成化癥汤。方取桂枝走经络达营卫，温阳行气；牡丹皮、桃仁活血化瘀；赤芍行血中之滞；茯苓淡渗利于行血；三棱、莪术行气破瘀消癥；槟榔、橘核行气消胀散结；焦山楂、鸡内金消磨积滞，山楂炒炭煎有收敛止血之功，三棱、莪术同山楂合用善攻积聚，共奏活血化瘀消癥散结之功。

【注意事项】其他部位出血而无瘀血者慎用。

【用方经验】子宫肌瘤为少腹有形之邪，多因气滞血瘀蕴结于胞宫所致。瘀血内停，败血不去，新血不能归经，固见经期出血量多，经期延长，血瘀少腹而见癥块。瘤体局部瘀血凝结，阻滞经脉，此为病之本，标为月经过多，经期治疗注意止血不留瘀。徐老学古不泥于古，守法不囿于法，拟化癥汤以活血化瘀，软坚散结。全方无峻猛破血之品

却奏温通经脉，行气活血，化癥散结之效，令癥块缓除。

附桂消癥汤（何任经验方）

【组成】丹参15 g，猕猴桃根15 g，鳖甲15 g，夏枯草12 g，桃仁12 g，红花12 g，制香附9 g，川楝子9 g，预知子9 g，桂枝9 g。

【功效】行气活血，温经通脉，破瘀消癥。

【主治】寒凝气滞之妇科癥瘕。

【加减】气虚，加黄芪、党参各10 g益气生血；血虚，加阿胶珠、地黄各10 g补血和血；月经量多，加蒲黄、血余炭、茜草各10 g，凉血化瘀止血；腹痛者，加延胡索、五灵脂各10 g行气活血止痛；白带多，加白术、山药各10 g益气健脾燥湿止带；腰痛，加杜仲、续断各10 g补肝肾强筋骨；大便干结，加火麻仁10 g润肠通便；痰湿积滞之不孕者，加枳实、娑罗子、路路通各10 g等理气化痰。

【方解】方中丹参、桃仁、红花、鳖甲活血破瘀积之功效强，制香附、川楝子、猕猴桃根理气散结止痛，使气行则血行；与前四味配用，共为本方之主药；桂枝性温，功能温经散寒，通利胞脉；夏枯草、猕猴桃根散结消肿，与桂枝同为本方之佐药。诸药合用，共奏理气活血，温经通脉，破瘀消癥之功。

【注意事项】湿热癥瘕者慎用。

【用方经验】何氏认为：本病的主要病机是寒凝、气滞、血瘀所致，在治疗上主张以行气活血并重，佐以温经通脉、散结消癥为本病之治疗大法。在此原则上，随证加减。故本方在红花、桃仁、鳖甲活血化瘀药，以及夏枯草、香附、川楝子等行气药基础上加桂枝以温经通脉。

化癥汤（杨秉秀经验方）

【组成】生黄芪15 g，太子参15 g，丹参20 g，赤芍15 g，桃仁10 g，三棱10 g，莪术10 g，牡丹皮10 g，桂枝6 g，枳壳10 g，血竭6 g，石见穿15 g，大血藤15 g，败酱草15 g，六神曲15 g，鳖甲12 g，牡蛎30 g，夏

枯草 10 g。

【功效】活血化瘀，消痰软坚，佐以益气。

【主治】小腹癥块，经期月经量多，色暗，夹血块，或经期小腹刺痛，拒按；或经前乳房胀痛，胸闷不舒，面色晦暗，舌质暗红，或有瘀斑，脉弦涩之气滞痰凝血瘀之妇科癥瘕者。

【加减】肝气郁结者，可酌加柴胡、郁金、香附、川楝子各 10 g 以助疏肝行气；瘀滞重者，可酌加山楂、水蛭、王不留行各 10 g、三七 6 g、乳香 10 g、没药 10 g 以助活血祛瘀；兼夹热毒症者，可酌加黄芩、金银花各 10 g 以助清热泻火；兼见寒湿症者，可酌加小茴香 6 g 温经散寒；湿热下注者，可酌加山慈菇、虎杖、薏苡仁、赤小豆各 10 g 以助清热利湿；肾虚腰痛者，可酌加杜仲、续断、桑寄生、狗脊、桑枝、忍冬藤各 10 g；经期出血量多势急者，可去三棱、莪术各 10 g，加五灵脂、炒蒲黄各 10 g；经行腹痛者，加延胡索、葛根各 10 g；脾胃虚弱，正气不足者，可酌加党参、茯苓各 10 g 补脾益气；顽痰胶结，日久不去者，可酌加鸡内金、土贝母、北刘寄奴各 10 g、穿山甲 6 g 以助软坚散结。

【方解】方中以丹参、赤芍、桃仁活血化瘀；三棱、莪术逐瘀消癥；牡丹皮活血散瘀，兼清瘀热；桂枝温通经脉，枳壳行气化痰消积；血竭活血化瘀，止血生肌；鳖甲、牡蛎化痰软坚散结；夏枯草清热消肿散结；石见穿、大血藤、败酱草清热利湿，活血消癥；六神曲消痰积，护脾胃；生黄芪、太子参益气补虚生津，补而不燥，使气足行血有力，鼓舞活血化瘀、软坚消癥之力以消癥瘕。本方融补气、行气、化瘀、清热、利湿、消痰、软坚、散结之品于一炉，攻补兼施，气血兼顾，寒热并用，重在活血化瘀，使有形之癥块消于无形之中，诸证自愈。

【注意事项】阴虚火旺，常有出血者慎用。

【用方经验】癥瘕系妇科临床沉疴痼疾之一，以胞中结块为主要特征。《黄帝内经》曰："结者散之""留者攻之""坚者削之"。

杨师认为：攻法固然重要，但攻伐之品，用之过多过久，易耗伤正气，加之癥瘕多由渐而甚，积年累月，病程较长，用药非一朝一夕之功，需长期服药，故杨师强调临床治疗当采取攻补兼施，气血兼顾之法，扶正与祛邪并举，在破血逐瘀、化痰软坚散结的同时，补益气血、健脾护胃，使癥瘕得消而正气不伤，既可减轻攻邪药物的负面效应，又可增强患者体质，更耐长期用药，且正气充足，机体抗御和祛除病邪的能力也会大大提高，即所谓"养正积自除"。

消癥丸（杨秉秀经验方）

【组成】大黄 150 g，芒硝 200 g，桃仁 200 g，石见穿 150 g，桂枝 50 g，小茴香 50 g，核桃仁 100 颗。

【功效】清热除湿，化瘀散结。

【主治】治疗子宫肌瘤。

【方解】方中大黄入血分，下瘀泄热，破一切瘀血，下一切癥积；芒硝咸寒软坚，助大黄攻逐瘀热，推陈去积；桃仁活血祛瘀；石见穿活血化瘀、清热利湿、散结消肿；桂枝、小茴香温经散寒。

【用方经验】消癥丸取桃核承气汤之意，因子宫肌瘤病在下焦，瘀血内停是病机关键，活血逐瘀当因势利导，使邪有出路，引瘀血下行。本丸特点是借核桃仁以吸附水煎药，既缓诸药峻烈之性，以防逐瘀伤正，又可引药入胞宫。诸药合用，直达病所，导瘀血由肠腑而去，峻药缓攻，寒热并用，使肌瘤消而正不伤，渐收缓散之功。

消瘀化癥汤（沈仲理经验方）

【组成】党参 12 g，制香附 15 g，天葵子 15 g，紫石英 15 g，生贯众 30 g，半枝莲 30 g，木馒头 30 g，鬼箭羽 9 g，海藻 20 g，甘草 9 g。

【功效】清热化瘀，破瘀散结。

【主治】下腹硬块，疼痛拒按，月经量多，淋漓不尽，色暗红，挟血块；口渴心烦，舌质红，苔黄，脉弦数之癥瘕热瘀相结者。

【方解】方中贯众、半枝莲、海藻、鬼箭羽、天葵子化瘀软坚，清热散结，其中贯众、鬼箭羽既有破瘀散结之力，又有疗崩止血之效，对子宫肌瘤兼有出血过多者尤宜。党参、香附益气解郁，以助化瘀散结之力，紫石英重镇安神并疗痈肿，甘草解毒调和诸药。共奏清热化瘀，破癥散结之功。

【加减】气滞血瘀者，加当归、丹参、川楝子、延胡索各 10 g 行气活血止痛；经血过多者，去天葵子、海藻、三棱，加花蕊石、鹿衔草、三七 6 g、血竭 3 g 活血化瘀止血；阴虚火旺者，去党参、紫石英，加生地黄、熟地黄各 10 g 滋阴养血，炙龟甲、北沙参、白薇、桑寄生各 10 g 清虚热；经血过多者，去海藻、天葵子、木馒头，加水牛角、牡丹皮、紫草各 10 g 清热凉血止血；脾虚气弱者，去天葵子，加黄芪、白术、白芍、山药各 10 g 健脾益气；经血多瘀块者，加鹿衔草、炒五灵脂各 10 g 活血化瘀；小腹痛，加川楝子、延胡索各 10 g 行气止痛；腰疼痛，加桑寄生、狗脊各 10 g 补肝肾，强腰膝；乳房胀痛，加瓜蒌、路路通各 10 g 化痰散结通乳。

【注意事项】阳虚寒凝者慎用。

【用方经验】遇到子宫肌瘤患者，常用半枝莲、石打穿（或石见穿亦可）二味以化瘀消癥，并配合四物汤或逍遥散，辅以软坚散结之品，如海藻、三棱、炙鳖甲等药。

消瘤散结汤（沈仲理经验方）

【组成】生地黄 10 g，熟地黄 10 g，生白芍 15 g，生甘草 10 g，牡丹皮 6 g，蒲公英 15 g，半枝莲 30 g，三棱 20 g，石见穿 20 g，重楼 30 g，五灵脂 20 g。

【功效】养血化瘀，消瘤缩宫。

【病例】吴×，女，35 岁，已婚。初诊日期：1989 年 4 月 13 日。患者 3 个月前人流时发现子宫肌瘤，B超示子宫 55 mm×45 mm×42 mm，形态饱满，后部见相对低回声区域约 25 mm×28 mm，向后突出。平时无明显不适。月经史：13 岁初潮，末次月经：4 月 2 日，量中无腹痛。生育史：1—0—2—1。舌质暗红、苔薄白、脉细。检查：妇科检查：宫颈轻度糜烂，宫体后位，增大如妊娠 6 周大小，质中，无明显压痛，后壁不光滑。附件：阴性。诊断：中医：癥瘕（气滞血瘀证）；西医：子宫肌瘤。治疗：用中成药 "861 消瘤片" 配合消瘤散结汤药。疗程疗效：治疗 8 个月，于 1989 年 12 月 13 日复查 B超示：子宫 51 mm×49 mm×38 mm 内膜线清晰，宫区光点分布均匀，双附件未见明显异常，肌瘤消失而痊愈。

【按语】本方生地黄、熟地黄、白芍、牡丹皮养血化瘀；半枝莲、三棱、石见穿消瘤散结；蒲公英清热化瘀；重楼缩宫；五灵脂散瘀止痛；甘草和胃。辅以专治子宫肌瘤中成药 861 消瘤片。

血竭化癥汤（何子淮经验方）

【组成】血竭末（酒吞）、干漆（青烟）、制没药、五灵脂、穿山甲、桃仁、制大黄。

【功效】活血化瘀消癥。

【主治】癥瘕败瘀聚结证。

【加减】经水量少瘀血阻滞者，加虎杖、鸡血藤、番红花（土红花可代）各 10 g 以活血化瘀；经水量多者，去五灵脂、穿山甲、桃仁，加牡丹皮、制大黄炭、失笑散、槐米花各 10 g、三七（或云南白药）6 g、莲房、血余炭各 10 g 等活血止血；经痛剧烈，加制川乌、制草乌各 3 g、乌药、红木香、延胡索各 10 g 活血行气止痛；白带黄稠者，加龙胆、白槿花、薏苡仁、椿皮、重楼各 10 g 等清热利湿解毒。

【方解】血竭功兼补血、破血、止血之用，能攻补兼旅，散瘀生新，活血定痛；干漆破血散瘀，治日久凝结之瘀血；制大黄破积行瘀，攻下瘀；桃仁质重性降，祛局部瘀血；另加没药散血消肿；五灵脂行血中气滞；穿山甲散血通络。

【注意事项】脾胃不健，虚证者慎用。

【现代研究】研究表明，血竭对在家兔的体内和体外对从诱导的血小板聚集有明显的抑制作用；对胶原蛋白—肾上腺素诱导的小鼠体内血栓形成有明显保护作用；能明显缩短小鼠的出血时间和凝血时间。同时明显增加血浆中 cAMP 的水平，而降低血浆中 cGMP 的水平。因此，血竭具有活血化瘀和止血，收敛双向调节作用。另外对抗己烯雌酚引起的大鼠在位子宫收缩作用，说明其具有消炎镇痛作用。

【用方经验】癥瘕为血结气蓄为患，血结则非攻散不破；气蓄则又非疏理不行。破血消坚、理气化滞，为癥瘕的基本治法。血竭化癥汤，仿王肯堂《女科准绳》治妇女疝瘕久不消，身瘦，两胁烦闷，心腹疼痛方干漆散（干漆、木香、莞花、赤芍、桂心、当归、川芎、琥珀、大黄、牛膝、桃仁、麝香）。取干漆破血散瘀，治日久凝结之瘀血，削年经坚结之积滞（炒令去烟，或将漆纸烧灰存性入方，为常规炮制法）；制大黄破积行瘀，攻下瘀血，治女子经闭，瘀血癥瘕；桃仁质重性降，祛下部瘀血，另加没药散血消肿；五灵脂行血中气滞；穿山甲散血通络。而以血竭为君药，其功虽"补血不及当归、地黄，破血不及桃仁、红花，止血不及蒲黄、三七"，然一药而功兼补血、破血、止血之用，能攻补兼施，散瘀生新，活血定痛，与较多的攻积散瘀之品同用则较稳妥，且无后顾之忧。

非经期方（刘云鹏经验方）

【组成】当归9 g，川芎9 g，地黄9 g，小白芍9 g，桃仁9 g，红花9 g，昆布15 g，海藻15 g，三棱9 g，莪术9 g，土鳖虫9 g，丹参15 g，北刘寄奴15 g，鳖甲15 g，青皮9 g，荔枝核9 g，橘核9 g。

【功效】活血化瘀，消癥瘕。

【主治】子宫肌瘤的非经期治疗，常见症状为少腹痛，脉沉弦，舌质暗有瘀点，舌苔薄。

【加减】少腹胀者，选加木香9 g、香附12 g；腰胀痛者，可加乌药9 g、牛膝9 g，以理气活血止痛；脉弦硬，头昏眩者，可加夏枯草15 g、石决明18 g，以清热平肝；失血过多，心慌，气短者，可加党参15 g、黄芪18 g，以益气生血。

【方解】方中桃红四物汤养血活血，三棱、莪术破血消积，昆布、海藻软坚散结，土鳖虫、刘寄奴破血逐瘀，鳖甲散结消癥，丹参养血活血，青皮、荔枝核、橘核理气散结，气行则瘀血消散。全方祛瘀之中寓养血之意，持续服用或为丸缓图，常能收效。

【注意事项】有其他出血出血证而无瘀血现象者慎用。

经期方（刘云鹏经验方）

【组成】当归9 g，地黄9 g，白芍9 g，茜草9 g，丹参15 g，阿胶（烊化）12 g，刘寄奴9 g，益母草12 g，蒲黄炭9 g，紫草15 g，川芎9 g。

【功效】活血养血，调经消癥。

【主治】用于子宫肌瘤的经期治疗，常见症状为经来量多，或兼少腹疼痛，脉沉弦，舌质暗，舌苔薄，或有瘀点。

【加减】经来量多如注者，可选加赤石脂30 g、棕榈炭9 g、海螵蛸9 g、煅牡蛎30 g止血固冲；偏热者，可加炒贯众9 g、地榆炭9 g清热止血；偏寒者，可加炮姜炭6 g、艾叶炭9 g固涩冲任，引血归经；心慌、气短者，可加党参12 g、黄芪15 g益气摄血；气虚下陷，小腹坠胀者，可服补中益气汤加味，以益气升阳摄血；腰痛者，可加续断9 g、杜仲9 g补肾止痛；小腹胀，可加香附12 g、枳壳9 g（或加橘核9 g、荔枝核9 g）等，以理气消胀。

【方解】子宫肌瘤在经期往往出血量多，其治疗应以养血活血止血为法，本方当归、川芎、地黄、白芍养血活血，阿胶养血止血，丹参、茜草、刘寄奴、益母草、蒲黄炭活血止血，全方养血之中兼有活血之味，调经之时顾及消癥散结。

子宫肌瘤Ⅰ号片（庞泮池经验方）

【组成】白花蛇舌草30 g，木馒头30 g，两面针18 g，石打穿18 g，铁刺苓18 g，夏枯草15 g，生牡蛎30 g，三棱9 g，莪术9 g，党参9 g，白术9 g。

【功效】理气化瘀，软坚散结消积。

【主治】下腹癥块，疼痛拒按，经行色暗，夹血块，痛经；舌暗紫，苔白，脉弦涩之气滞痰凝血瘀者。

【加减】若经行必须停服，改用益气摄血的党参、黄芪、紫石英、花蕊石、牛角腮各10 g；若经前乳房胀痛，加逍遥丸，疏肝理气健脾，养血和血；若至绝经期加知柏地黄丸，益肾养精，调理冲任。

【方解】本方用两面针、铁刺苓、石打穿活血祛瘀；白花蛇舌草利湿消肿；三棱、莪术破瘀理气；夏枯草、生牡蛎软坚化癥；木馒头消块益肾；党参、白术益气健脾。

【注意事项】出血量多应加摄血之品，无瘀血者慎用。

【现代研究】药理研究表明，两面针有抗炎镇痛，止血以及抗肿瘤的作用。

【用方经验】方解子宫肌瘤属中医学少腹癥瘕范畴。《金匮要略》妇人篇亦有记载其病因病机"不外寒温不调，气滞血瘀，痰湿凝聚，结于胞宫成为癥瘕"。庞师认为其治法应理气化瘀，软坚化痰消积，所以擅用活血之两面针、石打穿、破血之三棱、莪术以化瘀，同时配伍行气和化痰软坚之品。

周期疗法方 1（钱伯煊经验方）

【组成】党参12 g，白术9 g，茯苓12 g，山药12 g，熟地黄12 g，白芍9 g，生牡蛎15 g，阿胶12 g。

【功效】益气健脾补肾。

【主治】月经先期或量多，经色淡红，有血块，或淋漓不止；头晕目眩，心悸气短；舌质淡，或有瘀斑瘀点，苔薄，脉弦细无力之脾肾两虚者。

【加减】偏于阳虚者，加鹿角霜、菟丝子各10 g补肾阳，益精血；阴虚有热，加墨旱莲、女贞子各10 g滋补肝肾清热养阴；若有赤白带下，加贯众、椿皮各10 g清热燥湿解毒；若腰痛剧烈，加狗脊、桑寄生各10 g补肝肾，强腰膝；有腹痛，偏于寒者，加艾叶、姜炭各10 g温经散寒；而偏于热者，加川楝子、木香各10 g行气止痛。

【方解】党参、白术、茯苓、山药健脾益气；熟地黄、白芍、阿胶以补肾养阴，养血补血；生牡蛎软坚散结。

周期疗法方 2（钱伯煊经验方）

【组成】太子参12 g，黄芪12 g，熟地黄12 g，白芍9 g，艾炭3 g，阿胶12 g，玉竹12 g。

【功效】补气养血为主，兼固冲任。

【主治】子宫肌瘤在行经期间，如月经量多，下腹不痛，或隐隐微痛者。

【加减】可以用三七末冲服，或三七根同煎。如有腹痛，可改用云南白药冲服。月经血量不多而淋漓不断，偏于热者，再加槐花炭、牡丹皮炭各10 g清热凉血止血；偏于寒者，则加百草霜、伏龙肝各10 g温经止血。若身体较弱，并无偏寒偏热现象，改用血余炭、陈棕炭各10 g收敛止血。腹痛血色紫黑者，再加蒲黄炭、五灵脂各10 g活血化瘀止痛。

【方解】太子参、黄芪健脾益气，以补生血之源；熟地黄、白芍补益肝肾，以资先天之本；艾炭以温经止血，阿胶养血止血；玉竹以滋阴生津。

周期疗法方 3（钱伯煊经验方）

【组成】生牡蛎15 g，生鳖甲15 g，生龟甲15 g，昆布12 g，海藻12 g，贯众12 g，土贝母15 g，夏枯草12 g。

【功效】养阴软坚。

【主治】下腹癥块，坚硬，疼痛拒按者。

【加减】若面浮肢肿，加党参、茯苓各10 g健脾益气行水；若头晕目眩，加制何首乌、枸杞子各10 g补肾益精；若心慌心悸，加麦冬、五味子各10 g清心益气养阴；若心烦失眠，加酸枣仁、莲子各10 g养心安神；若自汗盗汗，加生龙骨、浮小麦各30 g固表止汗；若胸闷痰多，加旋覆花、陈皮各10 g以行气化痰。

【方解】方中生牡蛎、昆布、海藻、土贝母软坚散结消癥；生鳖甲、生龟甲滋阴清热；贯众清热解毒软坚；夏枯草消肿散结。

【用方经验】子宫肌瘤，坚硬成形，其病

变特点，是月经先期量多，或淋漓不断，以致气阴两伤，冲任不固。故钱老对于子宫肌瘤的治疗，在经前或行经期间，以补气养阴为主，兼固冲任，主要控制月经，不使其如崩如漏；经净后，以软化肌瘤为主，故方中常用龟甲、鳖甲、牡蛎等软坚消癥。

理气消湿方（王渭川经验方）

【组成】潞党参30 g，鸡血藤18 g，生黄芪60 g，桑寄生30 g，补骨脂12 g，土鳖虫10 g，水蛭6 g，炒蒲黄10 g，大血藤24 g，蒲公英28 g，槟榔10 g，鸡内金10 g，琥珀末6 g，炒五灵脂12 g，砂仁10 g，生鳖甲24 g。

【功效】理气消湿，佐以化瘀。

【主治】少腹痞块，硬痛拒按，月经量多，色暗质稠，或挟血块，带下色黄，且有腥臭味，舌质暗，苔黄腻，脉弦滑数，湿热瘀阻之癥瘕。

【加减】精神抑郁，胸闷不舒者，加木香、枳壳、陈皮各10 g以疏肝解郁，行气消胀；小腹疼痛者，加川楝子、延胡索各10 g以行气止痛；经漏淋漓不止者，加血余炭、茜草各10 g以收敛止血。

【方解】方中潞党参、生黄芪健脾益气；大血藤、蒲公英、槟榔清热利湿散结；土鳖虫、炒蒲黄、炒五灵脂、水蛭、琥珀活血化瘀消癥；生鳖甲、砂仁、鸡内金以软坚散结；桑寄生、补骨脂以补肝肾。

消瘤方（朱南荪经验方）

【组成】生蒲黄15 g，丹参12 g，赤芍12 g，三棱12 g，莪术12 g，生山楂12 g，刘寄奴12 g，铁刺苓15 g，石见穿15 g，鬼箭羽15 g，炒枳壳9 g，小青皮6 g。

【用法】每日1剂，水煎2次，早晚分服。

【功效】活血化瘀，软坚消瘤。

【病例】陈×，女，35岁，工人。初诊：1991年2月12日。月初妇科普查，B超示：子宫浆膜下肌瘤5.6 cm×6.4 cm×5.4 cm。平素体格强健，婚后顺产1胎。经讯如常。

因惧手术，求中药治疗。末次月经1月20日。辨证为血瘀癥瘕，治以活血化瘀，软坚消癥。给予上方治疗。复诊：2月19日。取药后尚无不适，今日经转，经量如前，纳可，寐安，大便稍稀，脉沉缓，舌偏红，苔薄。继宗前法，上方加白术12 g，按原方案治疗继服。

【按语】患者以上方出入治疗8个月，1991年10月13日B超查，肌瘤已缩至2.5 cm×4.0 cm×2.4 cm。《妇科心法要诀》曰："治诸癥积，宜先审身形之壮弱，病势之缓急而论之，如人虚则气血衰弱，不任攻伐；病势虽盛，当先扶正；若形证俱实，当先攻病也。"本案实证实体，尚无出血崩漏之症，故单攻不补，方中生蒲黄可用至24 g，药后大便稀溏，配白术健固脾气。朱师喜用白术配莪术（处方"莪白术"）消散癥瘕积聚，一攻一补，颇有枳术丸之意。

肌瘤内消汤（肖承悰经验方）

【组成】党参15 g，桑寄生12 g，生何首乌12 g，牛膝10 g，鬼箭羽15 g，急性子12 g，夏枯草15 g，制鳖甲15 g，瓦楞子15 g，生牡蛎（先煎）30 g。

【功效】非经期治以活血化瘀，软坚消癥兼以益气。

【主治】下腹癥块，疼痛，月经量多，色暗，挟较多血块，平素带下量多，困倦，腰酸气短懒言；舌体胖大，舌边有齿痕，脉弦细或沉细或细滑之癥瘕气虚痰凝血瘀者。

【加减】癥块较大者，加荔枝核、大贝母、海藻各10 g软坚散结；疲乏无力，气虚者，加大党参用量，加黄芪10 g健脾益气；经血块较多者，加丹参、红花各10 g活血化瘀。

【方解】方中党参益气，桑寄生补肝肾养血，生何首乌调和气血，散结消肿，牛膝活血散瘀止痛，补肾强腰，并能引诸药下行胞宫胞脉，作用于病处；鬼箭羽、急性子活血化瘀、软坚散结且不峻猛；夏枯草散郁结、清郁热、消痰核；制鳖甲、瓦楞子、生牡蛎既能软坚散结又有化痰之功。

【用方经验】肖承悰认为气虚血瘀夹痰是子宫肌瘤的重要发病机制，本虚标实为其特点。组方于非经期以消癥为主兼以益气，用"肌瘤内消汤"。因患者常伴有月经量多或淋漓不断，严重者可继以贫血，故不宜采用大剂量的或峻猛的活血化瘀之品，恐引起阴道出血过多而加重贫血之弊。根据痰瘀互结为本病的重要环节，且遵《济阴纲目》"血症之内未尝无痰……故消积之中，尝兼行气消痰之药为是"。在治疗本病时，以软坚散结消痰药为主，此乃治疗本病特点之所在。

益气缩宫汤（肖承悰经验方）

【组成】党参15 g，太子参12 g，南沙参12 g，白术12 g，枳壳8 g，益母草12 g，生贯众12 g，花蕊石15 g，煅牡蛎15 g，煅龙骨15 g，炒蒲黄12 g。

【功效】经期以益气缩宫，祛瘀止血，兼以软坚散结。

【主治】下腹癥块，疼痛拒按。阴道不规则出血，量少色淡，倦怠无力，小腹空坠，面色少华，舌稍淡嫩，苔薄白，脉细无力之气虚血瘀癥瘕经期。

【加减】夜尿频数或不禁，加桑螵蛸、金樱子、五味子各10 g，固涩收敛；带下清稀，滑脱量多，加海螵蛸、金樱子、芡实各10 g，固涩止带；月经量多者，加三七粉6 g活血化瘀止血。

【方解】方中党参补益中气摄血，太子参平补气血，南沙参益气又滋阴，白术补中益气健脾和胃，枳壳破气消积、化痰消痞，益母草祛瘀生新、活血调经，生贯众清热解毒、散瘀止血，花蕊石化瘀止血，煅龙骨镇惊安神、收敛止血，煅牡蛎益阴潜阳、收敛止血、化痰软坚，蒲黄活血祛瘀止血。诸药配合共奏益气缩宫，祛瘀止血消癥之效。

【用方经验】肖师认为：子宫肌瘤可由寒邪侵袭胞宫，气血与寒邪结而不散，或肝郁日久，气滞血瘀引起。子宫肌瘤患者因病程长，出血多，气随血耗而气虚，气虚运血无力，最终造成气虚血瘀。当血瘀日久气机不利，遂生痰湿，痰瘀互结。经期月经量多或淋漓不断者，治疗以补气摄血为主，兼以消癥，用"益气缩宫汤"。因经期血海由满而溢，由溢而虚，血海空虚，血为气母，血虚则气亦不足。当补益气血，使气足而能摄血，并配合软坚消癥。

疏冲任软坚结方（姚寓晨经验方）

【组成】京三棱100 g，莪术100 g，血竭30 g，生山楂100 g，炙鳖甲100 g，陈海藻100 g，山慈菇60 g，生牡蛎200 g，炒六神曲60 g，青皮30 g。

【功效】丸剂以疏冲任，软坚结。汤剂以补脾肾，扶正气。

【主治】下腹癥块，疼痛；月经量多、色紫暗、夹血块；头晕目眩，腰酸腹坠，纳差便秘，口微渴；舌淡红衬紫，苔薄白，脉沉细之癥积胞宫，脾肾两虚者。

【加减】经后方用：潞党参15 g，生白术12 g，云苓12 g，大熟地黄15 g，生何首乌2 g，制何首乌2 g，淡苁蓉30 g，菟丝子15 g，紫石英12 g，沉香10 g（以补脾益肾，益气养血）；经间方用：潞党参15 g，生白术12 g，云苓12 g，大熟地黄15 g，肉苁蓉30 g，制香附12 g，陈皮6 g，青皮6 g，煨金铃子10 g，马鞭草18 g（以疏肝理气健脾）；经前方用：潞党参15 g，炙黄芪20 g，白术12 g，焦白术12 g，生地黄12 g，熟地黄12 g，山茱萸12 g，续断12 g，花蕊石15 g，贯仲炭15 g，海螵蛸15 g（以健脾益肾）。

【方解】方中三棱、蓬莪术破血消癥；生牡蛎、陈海昆、炙鳖甲、生山楂、炒六神曲、山慈菇软坚散结；青皮疏肝行气；佐以血竭活血止血。

【注意事项】其他出血证而无瘀血现象者慎用。

【用方经验】经云"任脉之为病……女子带下瘕聚"。究其所因，大多长期冲任受损，而陈垢宿瘀，积结有渐，"虚而受邪，其病则实"一旦形成肌瘤，转而阻滞冲任，经脉受冷，血不归经。姚师调治此症，习惯取丸消汤补之法，并根据月经周期，变换用方，而尤其赏用肉苁蓉一味，以本草载其补肾而善

妇科国医圣手时方

于消癥，临证引用，确有奇验。而消不损正动血，补不凝滞碍邪，最宜权衡斟酌，缓缓图功，庶获良效。

扶正软坚方（何嘉琳经验方）

【组成】桃仁 10 g、红花 10 g、三棱 10 g、莪术 10 g、炮穿山甲 6 g、半枝莲 10 g、猫爪草 10 g、海藻 10 g、昆布 10 g。

【功效】扶正软坚，散瘀消癥。

【主治】下腹癥块，疼痛拒按；经行量多，或淋漓不尽，色暗有血块，经间带下量多；胸脘痞闷，腰腹疼痛，舌质暗，或有瘀斑瘀点，苔腻，脉弦涩之痰凝血瘀者。

【加减】平时注意扶助正气，滋阴养血，药用当归、山茱萸、墨旱莲、白芍各 10 g 等。兼有肝郁者，加柴胡、香附、枳壳、佛手、青皮各 10 g 等；兼有肾虚者，加淫羊藿、胡芦巴、菟丝子、肉苁蓉各 10 g 等。

【方解】桃仁、红花活血化瘀；三棱、莪术、炮穿山甲破血消癥；半枝莲、猫爪草、海藻、昆布软坚散结。

【用方经验】子宫肌瘤的发病，多因肝、脾、肾三脏功能失调，致妇女月经过多，气血亏虚，血脉不畅，气机阻滞，痰凝水结，瘀血内结，流窜经络，阻于胞宫。气血瘀滞是本病发病关键。何师认为，子宫肌瘤患者由于月经过多，血不循经，溢于脉外而致气阴两虚，气血瘀阻，腹内结块。故治疗上要采用扶正软坚，散瘀消癥，止血不忘祛瘀，消瘤兼顾止血为原则，达到止血不留瘀、化瘀不动血的结果。

妇瘤Ⅰ号方（尤昭玲经验方）

【组成】黄芪20 g，白术15 g，莪术10 g，茜草10 g，山楂15 g，鸡内金20 g。

【功效】益气活血化瘀。

【主治】经期量多，经色先红后淡，夹血块，或淋漓不止；头晕目眩，心悸气短；舌淡，或有瘀斑瘀点，苔薄，脉弦细无力之气虚血瘀者。

【加减】月经量多者，加人参粉10 g 益气摄血；形寒肢冷，五更泄泻者，加伏龙肝、淫羊藿各 10 g 温阳散寒止血。

【方解】方中黄芪等益气补虚为全方君药，与山楂、鸡内金、白术等健脾行气，散瘀化痰，消食磨积，共达气足血旺、气行积消的作用；莪术等药破坚积，逐瘀通经，解心腹诸痛；茜草等活血化瘀，行血止血。诸药合用，共奏气行血行、血行瘀消之效。

【现代研究】现代医学认为：子宫肌瘤是最常见的妇科疾病，雌、孕激素均可促进其生长，雌激素增多是子宫肌瘤发生的主要原因。实验研究证明，运用益气化瘀法的尤氏Ⅰ号方能有效拮抗子宫肌瘤患者血清雌、孕激素水平的提高，从而对子宫肌瘤起到预防及治疗的作用。

【用方经验】尤昭玲等认为气虚血瘀是子宫肌瘤的主要病机，益气化瘀法为治则具有充分的理论和实践依据。正气不足是肌瘤发生的初始原因，气行则血行，气虚则血瘀，血瘀又导致耗气伤血，故益气可以固本培元，提高正气抗邪能力，局限病灶缩小；化瘀可以消癥，二者有机结合，从根本上达到治疗目的。

消癥汤（马大正经验方）

【组成】半枝莲 15～30 g，白花蛇舌草 15～30 g，皂角刺 12～30 g，石见穿 20～30 g，牡蛎 30 g，海藻 20～30 g，三棱 10～20 g，莪术 10～20 g，荔枝核 12～15 g，橘核 12～15 g，制乳香 4 g，制没药 4 g。

【功效】清热解毒，活血化瘀，消痰散结。

【主治】子宫肌瘤、卵巢囊肿、子宫内膜异位症、盆腔炎症性包块、陈旧性宫外孕、子宫内膜息肉等。

【方解】半枝莲、白花蛇舌草清热解毒；皂角刺、石见穿活血消肿；牡蛎、海藻化痰散结；三棱、莪术破血消积；荔枝核、橘核理气散结；制乳香、制没药活血止痛。诸药合用，共奏清热解毒，活血化瘀，消痰散结之功。

【加减】血热明显，加夏枯草、蛇莓各

10 g清热凉血；恶心欲呕，痰多胸闷者，加半夏、陈皮各10 g理气化痰止呕；下腹疼痛明显，加三七6 g，延胡索10 g行气化瘀止痛；下腹胀明显，加大腹皮、赤小豆各10 g行气利水消胀满；乳房胀痛明显，加山慈菇、漏芦各10 g清热消痈散结；倦怠无力，加生黄芪、黄精各10 g健脾益气；腰酸痛，加何首乌、续断各10 g补益肝肾；食欲不振，加山楂、鸡内金各10 g消食化积健胃；口苦干燥，加天花粉、天冬各10 g生津止渴；经量过少，加茺蔚子、王不留行各10 g活血通经；经量过多有块，经期去三棱、莪术、制乳香、制没药，加蒲黄炭、益母草各10 g活血通经止血，并吞服云南白药以止血。

【注意事项】素体亏虚，不耐攻伐者慎用或加减后使用。

【现代研究】半枝莲、白花蛇舌草具备的抗肿瘤、提高机体免疫力、提高自然杀伤细胞活性、抗血小板聚集、降低血黏度的作用。

【用方经验】在消癥专方中，马师经常加用夏枯草一味，《神农本草经》称其"主寒热、瘰疬、鼠瘘、头疮，破癥，散瘿结气……"大凡医家往往认为夏枯草味苦辛，性寒，虽走肝、胆经，但所治在上如头、耳、目、颈、乳诸痰火之疾。其实，夏枯草更擅治下部肝、胆经诸疾，可治经带淋漓，也可治妇科癌瘤结核。目前运用夏枯草治疗子宫肌瘤已屡见不鲜，用量大性寒伤胃是该药的弊端，用量过少又有鞭长莫及之感，剂量应掌握在15～30 g之间，为防止夏枯草伤胃，可与半夏相配伍，既可以和胃燥湿，以制夏枯草的寒性伤胃，又可协同夏枯草加强化痰散结之功，这是一组性味相左，功效特殊的药对。

吴氏肌瘤丸（吴熙经验方）

【组成】桃仁10 g，赤芍12 g，三棱10 g，香附12 g，红花10 g，川芎6 g，莪术10 g，鳖甲30 g，生地黄12 g，当归12 g，枳实12 g，北刘寄奴15 g。

【功效】行气活血化瘀。

【主治】下腹癥块，月经量增多，色暗红，挟血块，经期延长，周期缩短，腰腹疼痛或经期腹痛，舌质暗红，脉弦之气滞血瘀者。

【加减】痰湿重者，可加昆布、海藻各10 g，以消痰软坚散结；月经量多色淡红，或月经淋漓不净，伴头昏、心慌，乏力之气血亏虚者，加党参、黄芪各10 g，取其气为血帅之意；补气行气，血行不滞，加阿胶10 g养血止血；量多如注者，减少三棱、莪术、红花等活血破血药，加赤石脂、海螵蛸各10 g以止血；腰痛者，加墨旱莲、续断各10 g补肝肾，强筋骨。

【方解】桃仁、红花、赤芍活血化瘀；当归、生地黄以活血养血；三棱、莪术、刘寄奴行气破血活血；香附、川芎疏肝行气止痛；枳实、鳖甲以痰软坚散结。全方共奏活血行气软坚之功。

【注意事项】湿热较甚或阴虚火旺者慎用。

【现代研究】现代医学研究表明，桃仁、赤芍、当归这些活血药能缩短血液凝固时间，兴奋子宫肌肉，使之收缩加强。

【用方经验】子宫肌瘤的形成多为瘀血阻滞，积而不去，故治以活血消积。而妇女多有余于气，不足于血，又以血为用，血为气之母，血得以养，气行血畅，则癥瘕自消，故取吴氏子宫肌瘤丸以养血活血，祛瘀消癥。结合消瘤汤灌肠；方用桃仁、红花活血化瘀；昆布、海藻、鳖甲软坚散结，三棱、莪术行气活血。子宫肌瘤多为瘀血阻滞所致，而其主要症状为月经过多，因此既要止血，又不能单纯止血，当以活血止血为妙。所谓瘀血不去好血难安，专用止涩，则瘀血内攻，新血不得归经，故以当归、蒲黄粉、益母草等活血止血药治疗。同时，可用消瘤汤保留灌肠，配合口服药共同祛瘀消癥。

活血软坚散结方（李光荣经验方）

【组成】丹参25 g，赤芍15 g，五灵脂（布包）10 g，生蒲黄（布包）15 g，当归10 g，夏枯草12 g，穿山甲12 g，莪术10 g，生山楂30 g，黄芪30 g，香附10 g。

【功效】活血消癥，化痰散结，益气养血。

【主治】胞宫癥块，月经量多色暗，经期延长或淋漓不尽，面色晦暗血瘀之妇科癥瘕。

【加减】气虚明显，加党参、山药、炒白术各10 g益气健脾；血虚明显，加白芍、何首乌各10 g柔肝益肾补血；阴津不足，加石斛、麦冬、生地黄各10 g养阴生津；气滞，加乌药、川楝子各10 g行气止痛；热瘀，加贯众、凌霄花各10 g清热活血；寒凝，加桂枝、鸡血藤各10 g温经散寒；肾虚，加续断、桑寄生、菟丝子各10 g补肾益精；痰凝，加海藻、制天南星、半夏各10 g燥湿化痰软坚。

【方解】方中丹参、赤芍清热活血，莪术破血逐瘀、行气磨瘀，与赤芍、丹参相配，化癥之力更强，三药共为君药；夏枯草归肝胆经，清热散结平肝；生山楂助脾健胃，消肉食，并入血分，活血散瘀而消癥；穿山甲活血通络，配莪术、夏枯草逐瘀消癥；五灵脂、生蒲黄活血化瘀止血；黄芪补肺脾之气，走而不守，当归补血活血，气血旺盛易于瘀血消散，更加少量香附疏肝理气，利三焦，解六郁，气行则血行，气血旺盛且畅行则不易瘀滞。女子以肝为先天，肝主疏泄，方中诸药皆归肝经，既能直达病所，又能助肝之疏泄作用。

【注意事项】癥瘕过大，有恶化倾向者不宜。

【现代研究】子宫肌瘤形成后可以压迫盆腔造成盆腔瘀血，活血化瘀药可以改善局部微循环，从而明显缓解症状，调节子宫平滑肌收缩，达到调经的目的。同时，子宫肌瘤是由子宫平滑肌和少量结缔组织构成，活血化瘀药对子宫肌瘤的作用可能与其能改变结缔组织的增生有关。

【用方经验】妇科癥瘕患者均有不同程度的血瘀证表现：腹中癥块、舌质暗或有瘀斑瘀点，经血中血块大且多。李老认为即使有部分患者月经量过多，同样用以活血化瘀为主的中药，因为瘀血阻滞经络，血不归经，乃致诸症。在治疗上善用丹参、赤芍、五灵脂、莪术等活血化瘀药，使经血中血块缩小、减少，月经量亦随之减少至正常量，所谓

"活血而止血"。同时，李老认为妇科癥瘕多见虚实夹杂之证，用药时间较长，方药中加黄芪、当归养血，符合"养血积自除"的经旨。

化瘤汤（胥受天经验方）

【组成】柴胡5 g，赤芍10 g，白芍10 g，当归10 g，丹参15 g，青皮10 g，桃仁10 g，黄药子12 g，预知子12 g，香附10 g，枳壳10 g，甘草3 g。

【功效】行气活血化瘀消癥。

【主治】因肝气郁结，气血瘀滞，郁积胞宫而致子宫肌瘤。症见月经不调，经行少腹胀痛，经行色暗量多夹血块；或经行不畅，淋漓不净伴口干心烦，性躁易怒，经前乳房作胀，舌红苔薄，舌边有瘀点，脉弦涩。

【加减】若经期凝血下行，经量多，夹大量血块，经色暗红或黑，面色晦暗，肌肤甲错者，可加红花、三棱、莪术各10 g以活血化瘀，软坚消癥；经期腹痛明显，可加延胡索10 g行气止痛；经期淋漓不止者，可加炒蒲黄、五灵脂、血余炭各10 g活血收敛止血。

【方解】方中柴胡、青皮、香附、白芍、枳壳疏肝解郁，行气以通瘀滞；赤芍、当归、丹参、桃仁活血化瘀，疏解郁结；黄药子、预知子软坚散结。全方合用瘀者通，郁者达，结者散，坚者软，从而达到化癥之目的。

【注意事项】阴虚火旺者慎用。

【用方经验】胥受天老中医认为：恣食辛辣厚味，脾胃运化失常，以致湿浊凝聚成痰，痰阻气滞，血行不畅，痰浊与气血搏结，壅塞胞宫而成肌瘤。治以化痰软坚，活血散结。故常以健脾化痰与活血化瘀药物同用。

攻坚汤加味（班旭升经验方）

【组成】王不留行100 g，夏枯草30 g，生牡蛎30 g，紫苏子30 g，生山药30 g，海螵蛸20 g，茜草10 g，丹参18 g，当归尾12 g，三棱6 g，莪术6 g。

【功效】祛瘀消癥，软坚散结。

【主治】子宫肌瘤属瘀血癥瘕者。症见小

腹有包块，固定不移，肌肤少泽，月经延后或淋漓不断，面色晦暗，舌紫暗，脉沉涩。

【加减】偏重于脾肾气虚，腰膝酸困、白带增多者，加白术18 g，鹿角霜10 g；气血两虚，月经淋漓不断、劳累加剧者，加黄芪30 g，熟地黄24 g，三七6 g；血瘀胞宫，下腹部刺痛拒按者，加炒灵脂、生蒲黄各10 g，水蛭6 g；寒凝瘀阻冲任，少腹冷痛者，加肉桂、炮姜各6 g，小茴香、延胡索各10 g；气滞胞脉，痛无定处者，加香附、川楝子、荔枝核各10 g。

【方解】方中王不留行祛瘀消肿，行血通络，乃治冲任肿物之要药；夏枯草、生牡蛎软坚散结，消瘰疬结核，化血消癥；生山药补肾健脾，扶助正气；海螵蛸、茜草消酸化滞，止血止带；丹参、当归尾破瘀除烦，活血补血；三棱、莪术疗癥止痛，治诸积聚；紫苏子理气化痰，是开郁利膈之良剂。全方配伍严谨，标本兼顾，对各种肿物疗效颇佳。

【注意事项】有其他出血证而无瘀血现象者不宜用。

【用方经验】班师认为：血行瘀阻、气滞血脉、气虚血瘀是子宫肌瘤的主要原因。攻坚汤中王不留行为要药，归肝胃经，消肿止痛，功专通利，入血分，以通经散结，祛瘀消癥；夏枯草独入厥阴，消瘰疬结气；紫苏子性主疏泄，是开郁利膈之良药。诸药合用，能通经祛瘀，软坚散结，降气化痰，再辨别脏腑经络寒热虚实，配以相应方药，故对子宫肌瘤有较好疗效。

子宫肌瘤方（陈惠琳经验方）

【组成】三棱9～15 g，莪术9～15 g，当归9 g，丹参12 g，青皮9 g，陈皮6 g，枳壳9 g，乌药9 g，延胡索9 g，法半夏9 g，海藻9 g，昆布9 g，浙贝母9 g。

【功效】活血行气化瘀，软坚散结。

【主治】下腹癥块，疼痛拒按，情志抑郁，胸闷叹息，善悲多愁，经前乳房胀痛，小腹酸胀，苔薄，脉弦涩，血瘀气滞之癥瘕。

【加减】寒凝血瘀，加桂枝、细辛各6 g温经散寒；热灼血瘀加黄芩、大黄各10 g清

热凉血；体虚血瘀，加黄芪、白术、淫羊藿各10 g健脾益气温阳；气滞血瘀，加重三棱、莪术各10 g剂量，可用至30 g。月经量多者，经前1周停用子宫肌瘤方，改服固经摄血方（党参、黄芪、乌梅、菟丝子、仙鹤草、龙骨、牡蛎、地榆、十灰丸、墨旱莲、白及、阿胶等）为加强消散肌瘤的作用，配合服用海藻晶、小金片、夏枯草膏等中成药。并用皮硝局部外敷。

【方解】本方以三棱、莪术为主药，《医学衷中参西录》指出：“三棱、莪术性皆微温，为化瘀血之要药，以治男子痃癖女子癥瘕、月闭不通，性非猛烈而建功甚速。”又曰“若论耗散气血，香附尤甚于三棱、莪术”。当归、丹参活血化瘀；青皮、陈皮、枳壳、乌药理气止痛，海藻、昆布等软坚散结。

【注意事项】湿热内盛或阴虚火旺者慎用。

【用方经验】陈师认为：子宫肌瘤属顽症痼疾，绝非数剂获效。三棱、莪术等活血化瘀药终属攻伐之品，久用实有耗散气血之弊。子宫肌瘤患者常兼月经频发、崩冲淋漓，白带增多等症，常常导致去血过多，气血两虚，脏腑亏损。何况行气活血还需正气鼓舞，故而在治疗中必须重视扶助正气和调理冲任。

温宫消瘤汤（龙家俊经验方）

【组成】鹿角片（先煎）10 g，淫羊藿15 g，预知子10 g，三棱15 g，莪术15 g，浙贝母15 g，生牡蛎（先煎）40 g，白芥子10 g，川牛膝10 g，土鳖虫10 g，夏枯草20 g，石见穿20 g。

【功效】补肾助阳，活血化瘀，除痰散结。

【主治】下腹结块，触痛，月经量或多或少，经期小腹冷痛，经色暗红夹血块，腰膝酸软，眩晕耳鸣；舌暗，或有瘀点，脉沉细之肾虚血瘀者。

【方解】自拟“温宫消瘤汤”正是针对子宫肌瘤的病因病机，以补肾助阳、活血化瘀、除痰散结为治疗原则。方中鹿角片、淫羊藿温补肾阳；预知子疏肝理气，活血止痛，散

妇科国医圣手时方

瘀消结；三棱、莪术、土鳖虫散瘀消癥；大贝、生牡蛎、白芥子化痰散结；病久郁痰化热，又用石见穿、夏枯草清热散结；川牛膝引药下行。诸药合用，以补肾活血散结。

【加减】腰膝酸软，加杜仲、菟丝子各10 g，补益肝肾、强腰膝；月经量多，加阿胶（烊化）、陈棕炭各10 g，补血收敛止血；肝郁不舒，加制香附、郁金、合欢皮各10 g，行气疏肝解郁。

【注意事项】阴虚者慎用。

【现代研究】鹿角片、淫羊藿等补肾药中均含有一定量的雄激素、孕激素，可产生拮抗雌激素的作用，有效地调节雌孕激素比例，使子宫肌细胞停止增生；活血化瘀药能对子宫平滑肌起到扩张和调整作用，能促进纤维化组织软化和恢复吸收，调整某些内分泌失调。根据其长期临床经验，结合现代药理研究成果。

【用方经验】龙师在多年的临床实践中，观察到子宫肌瘤患者往往伴有形寒肢冷、腰膝酸软、头昏乏力、舌胖淡、尺脉弱等肾阳虚表现，且查血孕激素水平较低。雌孕激素比例失调。所以，本病乃本虚标实之症。明张景岳曰"命门为元气之根……五脏之阳非此不能发……"。命门即肾阳，肾阳不足，肝郁不发，横侮中土，脾运失控，生湿化痰，痰气郁结，气血循行不畅，久而痰、气、瘀聚胞宫，而成此证。正是针对子宫肌瘤的病因病机，以补肾助阳、活血化化瘀、除痰散结为治疗原则，以自拟"温宫消瘤汤"治疗本病。

疏肝活血方（印会河经验方）

【组成】柴胡9 g，丹参15 g，赤芍15 g，当归15 g，玄参15 g，夏枯草15 g，海藻15 g，昆布15 g，海浮石15 g，生牡蛎（先煎）30 g，牛膝15 g，川贝母粉（冲服）3 g。

【功效】疏肝活血，软坚散结。

【主治】小腹癥块，疼痛拒按；月经量多不止，色暗，经尽时可有黄带淋漓恶臭；平素胁肋胀痛，经前乳房胀痛，情志抑郁不疏；舌质暗，苔黄腻，脉弦滑数之气滞血瘀，湿热内蕴者。

【加减】胸软骨炎、乳腺增生者，加蒲公英10 g清热解毒、消肿散结；甲状腺肿瘤，加桔梗、小金丹各10 g化痰活血软坚；有烦躁汗出者，配服栀子豉汤清心解郁除烦；妇女更年期子宫肌瘤、月经量多者，加牛膝、泽兰、茺蔚子各10 g以活血调经；颈淋巴结炎去牛膝，加桔梗、枳壳各10 g理气化痰。

【方解】方中柴胡疏肝解郁，当归、赤芍、丹参理肝经之血瘀，以消血结；生牡蛎、川贝母、玄参是消瘰丸之主方，此丸对皮下结节性肿块有效，配伍夏枯草、海浮石、昆布、海藻育阴软坚，消积散结；牛膝引药下行。

【用方经验】印老依循经感传、气至病所概念出发，创立疏肝散结法以治疗子宫肿瘤，从而达到脉道以通，气血乃行的目的。考虑到足少阳胆经和足厥阴肝经循行过阴器，络属肝胆，子宫肿瘤与经络的分布位置和感传有密切关系。印老用柴胡、当归、赤芍、丹参等引经药达其病所，促使肿瘤消散。

术后1号方（庞泮池经验方）

【组成】党参9 g，黄芪12 g，白术9 g，白芍9 g，茯苓9 g，当归9 g，生地黄9 g，熟地黄9 g，补骨脂9 g，木香9 g，枸杞子9 g，鹿角霜9 g，龙眼肉9 g，陈皮9 g。

【功效】益气和胃，补益脾肾。

【主治】气虚证。症见白细胞下降，面包苍白，气促心慌，懒于行动，恶心呕吐，纳谷不香，胸闷，口渴不欲饮，大便溏薄，有时面浮肢肿，自汗；舌胖或有齿痕，苔薄或白腻，脉细小者。

【加减】胸脘痞闷，纳差者，加陈皮、半夏各10 g理气健脾。

【方解】其中党参、黄芪、白术、白芍、茯苓补中益气，健脾运胃。脾为后天之本，肾为先天之本，二者在生理上相互资助，相互促进，病理上相互影响，互为因果，故用熟地黄、补骨脂、枸杞子、鹿龟霜补益肾精；当归、龙眼肉补血益气；陈皮、木香理气醒脾。诸药相配，共奏使脾益肾，补气和胃之功。

术后 2 号方（庞泮池经验方）

【组成】生地黄 9 g，天冬 9 g，麦冬 9 g，天花粉 15 g，玄参 9 g，五味子 5 g，当归 9 g，白芍 9 g，枸杞子 9 g，墨旱莲 15 g，牡丹皮 9 g，阿胶 9 g，沙参 9 g，党参 9 g，地骨皮 9 g。

【功效】养阴生津，清热安神

【主治】阴虚证，症见白细胞下降、头晕失眠、心烦口渴、渴欲冷饮、有时牙宣、鼻衄、小便色赤、大便不通、烘热盗汗、纳少、精神倦怠、脉细小数、苔薄或剥、舌质红或绛。

【加减】气阴两虚者该方为：党参 9 g，黄芪 6 g，白术 9 g，白芍 9 g，天冬 9 g，麦冬 9 g，天花粉 15 g，五味子 5 g，枸杞子 9 g，牡丹皮 9 g，生地黄 9 g，鹿角霜 9 g，木香 6 g，佛手片 6 g 气阴双补。

【方解】其中天麦冬、天花粉、玄参、五味子、枸杞子滋养阴液，生津润燥，清心安神。阴虚者血亦不足，故用当归、白芍、阿胶补血养血，墨旱莲、牡丹皮清热凉血止血，地骨皮凉血退蒸。气血同源，阴阳互根，故加党参以补中益气，生津养血。诸药相配以收滋阴养血，生津润燥．清心除烦之功。

【用方经验】随着现代医学发展，多数妇产科肿瘤进行手术及放化疗。化疗耗伤人体正气，加之肿瘤日久，亦导致虚证，故在治疗期间患者可出现气虚之证。气虚日久，阳亦渐衰；阳损日久，累及于阴，终致阴阳两虚，故庞老擅用健脾益气，养阴生津，养血安神之品以提高患者生存质量，延长生存期。

愈癥散（吴熙经验方）

【组成】当归 10 g，赤芍 10 g，丹参 20 g，黄芪 20 g，鳖甲 20 g，生牡蛎 30 g，莪术 10 g，三棱 10 g，桃仁 10 g，茯苓 20 g，穿山甲 10 g，路路通 30 g，香附 15 g，土鳖虫 10 g。

【功效】理气活血，软坚散结。

【主治】小腹癥块，疼痛，如针刺状，按之益甚。经期延长，月经量少色暗或量多夹血块，经行不畅，舌质暗，脉沉细气滞血瘀之癥瘕者。

【方解】方中当归、赤芍、丹参活血化瘀；鳖甲、生牡蛎软坚散结；三棱、莪术、桃仁破血破气；穿山甲、路路通、香附、土鳖虫理气通络。全方共奏理气活血，软坚散结之效。

【加减】经期，去土鳖虫、莪术；经量多，加三七 6 g，海螵蛸、花蕊石各 10 g 活血化瘀止血；气虚者，加党参、白术各 10 g 健脾益气；血虚者，加熟地黄、何首乌各 10 g 益精补血；湿热者，加黄柏、败酱草、车前子各 10 g 清热燥湿；气滞者，加青皮、郁金各 10 g 疏肝行气；疼痛者，加延胡索、五灵脂、蒲黄各 10 g 行气化瘀止痛。

【注意事项】阴虚火旺者慎用。

健脾消肿溃坚汤（杨桂云方）

【组成】党参 12 g，制何首乌 15 g，紫石英（先煎）15 g，天葵子 15 g，木馒头 30 g，半枝莲 30 g，鬼箭羽 20 g，海藻 20 g，甘草 9 g。

【功效】益气健脾，滋阴养血，活血化瘀，软坚散结。

【主治】小腹癥块，疼痛拒按，月经先期，量多，或淋漓不尽，经色先红后淡，夹血块；头晕目弦，心悸气短；舌淡胖，舌边或有瘀斑瘀点，苔厚，脉弦涩无力之癥瘕气虚血瘀者。

【加减】气滞血瘀者，加三棱、丹参、金铃子、延胡索、制香附、当归各 10 g 行气活血化瘀；出血过多者，去天葵、海藻、三棱，加花蕊石 10 g、鹿衔草 10 g、三七 6 g、血竭粉 6 g 活血止血；阴虚肝旺者，去党参、紫石英，加生地黄、熟地黄、炙龟甲、北沙参、夏枯草、桑寄生、白薇各 10 g 以补肝肾，清虚热；脾虚气弱者，去何首乌、天葵子，加黄芪、山药、炙升麻、白术各 10 g 健脾益气。

【方解】方中半枝莲、海藻、鬼箭羽、天葵子化瘀软坚，清热散结。其中鬼箭羽，既有破癥散结作用，又有疗崩中下血之效，对出血过多者甚为适用；海藻和甘草相反之品，取其相反相成，以助消癥攻坚之效，诸药合用使肌瘤得消，正气得保。

【注意事项】寒湿较甚者慎用。

消瘤Ⅱ号方（张良英经验方）

【组成】党参15 g，黄芪30 g，升麻8 g，白芍15 g，白术15 g，浙贝母12 g，陈皮10 g，熟地黄20 g，鸡内金15 g，茯苓15 g，海螵蛸12 g，甘草5 g。

【功效】健脾益气固摄，佐以软坚散结。

【主治】经期量多，经色淡红，有血块，或淋漓不止；神疲乏力，气短懒言，心悸头晕；舌质淡，或有瘀点，苔薄，脉弦细。

【加减】胸脘痞闷食少者，加山楂、六神曲各10 g以健脾消食；腰痛者，加乌药、桑寄生、续断各10 g，补肝肾，强筋骨；月经淋漓不尽者，加炒蒲黄、五灵脂、血余炭各10 g活血化瘀止血。

【方解】方中党参、黄芪、白术以健脾益气；白芍、熟地黄以补肾益精；浙贝母、陈皮、鸡内金、海螵蛸以化痰软坚散结；茯苓以助其健脾利湿之力；佐以升麻益气升提。

【用方经验】子宫肌瘤具有虚实夹杂的特点，因此单纯补虚必致邪恋不去，而单纯祛邪势必进一步损伤正气，正气愈虚，无力祛邪外出，反可致积块日益增大。因此，在治疗时必须正确掌握扶正与祛邪的关系。月经期应以扶正为主，益气固摄，确保气血不再重伤，经净后虽可祛邪，但也应加入大剂量的黄芪、党参等益气扶正，使其攻邪不伤正，此外大剂量的益气药还能疏通血脉、破坚积，促使瘀积消散。

消瘤Ⅰ号方（张良英经验方）

【组成】炙黄芪45 g，党参30 g，川芎15 g，当归15 g，赤芍12 g，枳壳12 g，桂枝15 g，茯苓15 g，桔核12 g，浙贝母12 g，鸡内金15 g，荔枝核12 g，甘草5 g。

【功效】行气活血，软坚消癥。

【主治】子宫肌瘤非经期。

【加减】气血虚弱者，加黄芪、白术各10 g健脾益气；湿热明显者，加黄连、黄芩各10 g清热燥湿；血热明显者，加牡丹皮、栀子各10 g清热凉血；肝郁或经前乳房胀痛，小腹作胀者，加北柴胡、郁金各10 g疏肝行气止痛。

【方解】方中黄芪、党参以健脾益气；川芎、当归、赤芍、桂枝以行气活血祛瘀；枳壳、桔核、浙贝母、鸡内金、荔枝核以祛痰软坚，散结消癥；茯苓健脾利湿，并助诸药消散癥结。

【用方经验】治疗子宫肌瘤除活血化瘀之外，尚须注重配伍祛痰散结类药物，如浙贝母、鸡内金等，因为痰瘀二者，既是气血运行失常，脏腑功能失调的病理产物，又是一种新的致病因素，若不及时清除，则可使病情进一步加重，或者只注重其中一种，也难以取效。祛邪除了活血化瘀与祛痰散结之外，还应注意行祛瘀，又能行气开郁，前人称之为血中气药，实具通达气散结，中医学认为，气行则血行，气滞则血瘀，因此治疗子宫肌瘤，行气药切不可少，尤其川芎之类，既能活血气血的双重功效，此外尚可配伍行气散结之桔核、荔枝核等，使气血流通，癥瘕消散。

海藻消癥汤（秦方凯经验方）

【组成】丹参30 g，黄芪各30 g，桂枝10 g，牡丹皮10 g，赤芍10 g，当归10 g，香附子10 g，夏枯草15 g，海藻各15 g，浙贝母12 g，山慈菇12 g。甘草3 g。

【功效】活血化痰，散结消癥。

【病例】王×，女，35岁，已婚。1964年7月10日初诊。患子宫肌瘤6年。月经周期紊乱，经量多色红，有小血块，末次月经6月29日来潮，8日净，腰脊酸楚，腹闷痛，神疲乏力，情志抑郁，夜寐欠佳，白带量多，舌淡红、苔薄微黄，脉细弦。妇科检查：子宫颈轻度糜烂，子宫后位，子宫体如妊娠2个月大小，质硬，触及3个约2 cm结节，无压痛，附件正常。诊为子宫肌瘤。中医辨为癥瘕，证属气滞血瘀，瘀痰郁结，积聚胞中。

治以活血化痰，散结消癥；方用海藻消癥汤加减。处方：丹参、黄芪各30 g，海藻、夏枯草各15 g，山慈菇、白术各12 g，桂枝、当归、昆布、浙贝母、香附子、赤芍各10 g，大黄6 g，甘草3 g。水煎服日1剂，嘱连服20剂。7月21日月经来潮，经量中，色红，有少许小血块，无腹痛，5日净，精神转佳。妇科检查：子宫如妊娠40日大小。继服上方治疗10个月后。月经周期28～30日，经期4～5日，经量正常，其他症状消失。妇科检查：子宫正常大小。

【按语】子宫肌瘤属癥瘕范畴。秦老认为妇女癥瘕，乃因气、血、瘀、痰互为胶结凝聚而成。子宫肌瘤多因脾肾不足，气血失调，血行迟滞，水湿停蓄，瘀痰流结于胞中，积久成癥：癥积停聚，经脉闭阻，气机不畅，导致恶性循环，终成顽疾。治法上主张以活血化痰，散结消癥为主。常用经验方海藻消癥汤加减治疗。方中丹参、赤芍、牡丹皮、当归活血化瘀，海藻、浙贝母、山慈菇、夏枯草消痰散结，桂枝、香附子温经通络，黄芪、甘草补中益气且助海藻散结消癥。全方具有活血化痰，散结消癥，扶正祛邪之效。若伴经量过多者，则随证配伍清热凉血、补气摄血或化瘀止血之品，以减少经量。

加减桂枝茯苓丸（黄纯端经验方）

【组成】桂枝10 g，茯苓10 g，桃仁10 g，牡丹皮10 g，赤芍10 g，鳖甲10 g，卷柏10 g，蕲艾10 g，青皮10 g，续断10 g，黄芪10 g，生牡蛎30 g，黄柏6 g。

【用法】上药共研细末，蜜制成丸，每丸重10 g。每日3次，每次1丸，连服1.5～3个月为1个疗程。月经期停止服药。每个疗程后进行检查，如正常即可停药，未正常则继续第2个疗程。

【功效】活血化瘀消癥。

【病例】王×，女，43岁，教师。因月经先期10日，量多而就诊。孕5产3，妇科检查：子宫体增大如40多日妊娠大小，质硬，右侧卵巢如鸡蛋大；超声波检查：子宫体前后径6 cm，出波降低，呈针状，波型迟钝，

右侧卵巢4 cm×5 cm×3 cm。西医诊断为子宫肌瘤合并右侧卵巢囊肿。自诉头晕，四肢乏力，视其舌淡苔薄白，脉之弦细无力。此为气血虚弱，血瘀气滞，发为癥块。用加减桂枝茯苓丸连服1个疗程，经量减少，精神好转。再服1个疗程，经1年7个月后复查，妇科检查及超声波均正常。

【按语】根据现代医学药理作用来看，本方有：①通过改善血液循环，增强网状内皮系统的吸附功能和白细胞的吞噬能力，促进炎症渗出物的吸收，因而起消炎、消肿、化瘀消积等作用。②通过调节子宫平滑肌的收缩功能，促进蜕膜、瘀血及其他残留组织的完全排出，而起调经止血止痛等作用。故本方不但对子宫肌瘤有效，还可用于宫颈炎、附件炎和卵巢囊肿等病。加减桂枝茯苓丸治子宫肌瘤对血瘀偏寒弱者为宜，偏阴虚者效果较差。

益气消瘤丸（王明义经验方）

【组成】生黄芪50 g，醋小麦50 g，当归30 g，牡丹皮25 g，赤芍25 g，海藻25 g，桂枝20 g，昆布20 g，桃仁20 g，大黄20 g，穿山甲珠15 g，川贝母15 g，甘草15 g。

【用法】上药共研细末，炼蜜为丸，如绿豆大，早晚各服30 g。

【功效】补气生血，散瘀通络，消肿定痛。

【病例】易×，女，35岁，教师。不规则阴道出血2个月，淋漓不断，月经量多，色暗红有块，伴小腹胀痛，气短神疲，纳差，舌淡、苔白，脉沉涩。妇科检查：子宫体增大，子宫前壁可触及4 cm×5 cm大小肿物、质硬。B超探及子宫腔内有5 cm×5 cm结节块影，边缘欠清晰，提示子宫肌瘤。此为癥瘕（血瘀证），治宜益气化瘀，通络散结。消瘤丸加阿胶15 g，三七粉（冲服）12 g，每日2次，服药2日，血止。嘱服消瘤丸，加鸡内金30 g，研末冲服，治疗22日后诸症消失。经妇科检查和B超证实，肿块消失，子宫正常。

【按语】①子宫肌瘤，从中医看来，以气

滞血瘀为多见，治疗上多以活血、祛瘀散结为大法。作者在治疗中体会到，在祛瘀散结时应兼护正气，使瘀去而正不伤，做到攻中有补，补中有攻，攻补适当，才能获得良效。②方中生黄芪、当归补气生血，活血化瘀；昆布、海藻软坚散结消痰；桃仁、穿山甲珠、赤芍活血破瘀，消肿止痛；大黄泻火解毒，下有形之积滞；醋小麦、桂枝益气养心通阳；甘草调和药性。诸药相伍，补气生血，散瘀通络，消肿定痛，药症合拍，故疗效满意。加减变化：气虚者加人参、山药各 10 g；血虚甚者加阿胶 10 g；月经过多者加益母草 10 g；纳差者加鸡内金 10 g；腹痛甚者加五灵脂 10 g；肝郁者加柴胡、郁金各 10 g；出血多者加三七粉 6 g、地榆炭 10 g。

活血软坚汤（张传芳经验方）

【组成】丹参 30 g，泽兰叶 20 g，当归 12 g，川芎 12 g，白芍（或赤芍）12 g，三棱 10 g，莪术 10 g。

【用法】每日 1 剂，水煎 2 次，早晚分服。

【功效】逐瘀散结，养血调经。

【病例】吕×，女，52 岁。经量增多 2 年，妇科检查子宫有血压高而未能手术。西药保守治疗无效。症见头昏乏力，少寐多梦，腰痛，用基本方加续断、桑寄生各 10 g。用药 3 个月后月经量减少，妇科检查和 B 超检查子宫正常。

【按语】①中药治疗子宫肌瘤，能使多数患者月经量减少症状改善，部分病例治疗后肌瘤缩小，少数病例子宫或恢复正常。②中药方法简便，无明显副作用，不需复杂的设备条件，对年轻需保留子宫，或伴其他疾病而禁忌手术者，尤适于中药保守治疗。但从临床病例疗效看，子宫大小如妊娠 2 个月左右者，效果较好。黏膜下肌瘤及子宫肌瘤较大者，中药治疗效果不满意，仍以手术为宜。③有效病例多数于用药 3 个月以内月经量开始减少，因此用中药治疗 3 个月以上，症状无改善者，应分析原因重新考虑治疗方案。加减变化：气虚加党参、白术、伏苓、甘草

各 10 g；月经期加白芍药、仙鹤草、艾叶炭各 10 g；肾虚加续断、桑寄生各 10 g。

化痰散结汤（胥受天经验方）

【组成】苍术 10 g，白术 10 g，茯苓 10 g，半夏 10 g，天南星 10 g，香附子 10 g，桃仁 10 g，红花 10 g，黄药子 10 g，三棱 10 g，莪术 10 g，当归尾 12 g，丹参 12 g，陈皮 6 g，甘草 3 g。

【功效】化痰软坚，活血散结。

【病例】胡×，女，35 岁。1994 年 2 月 28 日初诊。患者妇科普查时发现子宫肌瘤。16 岁月经初潮，8～12/40～50 日，近年来，经量减少，色淡淋漓，10 日左右方净，形体渐肥胖，倦怠乏力，胸闷泛恶，嗜睡，舌苔厚腻，脉象濡滑。妇科检查：外阴经产式，子宫颈光滑，子宫体 50 日大小，B 超：子宫内见 3.5 cm×2.8 cm×2.6 cm 回声光团，提示子宫肌瘤。此属痰瘀夹杂，痹阻胞宫所致，治以化痰活血。处方：上方随症加减，连服 3 个月余，来院复查 B 超：子宫 7.1 cm×5.2 cm×4.2 cm 大小，宫内回声均匀，两侧附件无异常发现，续用健脾调经法调治月余后，月经恢复正常。

【按语】《丹溪心法》谓："凡人身上中下有块者，多是痰。"若恣食辛辣厚味，脾胃运化失常，以致湿浊凝聚成痰，痰阻气滞，血行不畅，痰浊与气血搏结，壅塞胞宫而成肌瘤。症见：月经愆期，甚或闭经，以行量少色淡红夹小血块，少腹隐痛不适，形体肥胖，倦怠乏力，胸闷泛恶，舌苔白腻，脉细滑。妇科检查：子宫增大。痰浊瘀阻，治疗须化痰软坚，活血散结。遣用苍术、白术、茯苓、香附子、半夏、陈皮、枳壳、红花、三棱、莪术、甘草、黄药子、山慈菇之品化痰活血，使脾运健，痰浊化，气血行，肿块消，从而达到化肌瘤之目的。

消癥方（郑绍先经验方）

【组成】生地黄 12 g，熟地黄 12 g，炙鳖甲 12 g，炒白芍 10 g，炒白术 10 g，当归炭

6 g，巴戟天 6 g，胡芦巴 6 g，炙穿山甲片 6 g，生牡蛎 20 g，连皮茯苓 12 g，炮姜炭 2 g，王不留行 10 g。

【功效】健脾补肾，软坚散结。

【病例】张×，女，46 岁。于 1991 年 8 月 4 日就诊。绝育 20 年，经行先期，量多如崩，略有小瘀块，腰尻酸楚，少腹痞胀，头晕乏力，面浮肢肿。脉濡细，苔薄质有瘀刺。本院于 1991 年 6～8 月 3 次 B 超均示：子宫肌瘤，子宫大小 71 mm×43 mm×68 mm，后壁见 32 mm×38 mm 较低回声，后方回声衰减。长期应用甲、丙睾酮及止血剂治疗，效不显著。给予滋肾降火清热化瘀结之方治疗，连服 21 剂，月经基本正常，随症加减，上症减轻。B 超示：肌瘤略有缩小。改用上方治疗，前后经治 7 个月，诸症均平，月经正常而行。1992 年 3 月 15 日 B 超示：子宫大小 67 mm×41 mm×65 mm，附件未见异常，盆腔未见肿块。

【按语】郑老认为子宫肌瘤以下三个类型为多见：一为湿热下蕴，阴络受损，瘀滞胞宫；或者前医投以性激素和止血等药，使涩之愈涩，结瘀更著，宿瘀祛，新血不宁。以破瘀润血，清热利湿之法治之。方选复元活血汤加减。二是情志怫郁，肝失疏泄，郁结化火，下迫冲任因而月经紊乱，漏红淋漓。以疏理清泄之法治之。方选丹栀逍遥散加减。三是病久失血过多而阴虚阳搏，迫血下走而经血妄行，法宜滋阴降火。方选三甲复脉汤加减。郑老认为肌瘤已成，尚须软坚散结，根据辨证分型在不同的选方加配入炙穿山甲片、昆布、海藻、生牡蛎、王不留行子各 10 g 等软坚散结之品。或虽有肌瘤存在，但因长期耗血过多，一临床出现肝肾亏虚、冲任二脉交损，必须病证相参，先以血肉充养，温通奇经，栽培精血，善用鹿角霜、龟甲、鳖甲、黄芪、熟地黄各 1 g。下元虚愈加用胡芦巴、肉苁蓉、巴戟天各 1 g 温摄以固下真，以收咸寒固肾、消瘀滞、疗癥瘕、凉心热、逐阴虚热蒸、填精以充八脉之气、温通交阴阳之虚之功，再以攻补兼施，通中有塞，塞中有通。

桂合香汤（李一冰经验方）

【组成】桂枝 10 g，赤芍 10 g，牡丹皮 10 g，海藻 10 g，夏枯草 10 g，三棱 10 g，莪术 10 g，木香 10 g，炒穿山甲 10 g，昆布 10 g，全蝎 5 g，茯苓 30 g，桃仁 6 g。

【功效】软坚散结，行气活血。

【病例】陈×，女，41 岁。1994 年 5 月 2 日初诊。自诉月经过多，经期时间延长 5 个月。病者近半年月经量多，经期延长，经血暗红，有瘀块，伴有腰腹胀坠感。查子宫增大，质偏硬，压痛（＋），舌淡暗，脉沉细缓。B 超检查盆腔：提示子宫多发性肌壁间肌瘤，前壁肌瘤 3.1 cm×2.5 cm，后壁肌瘤 2.0 cm×2.2 cm。辨为癥瘕，证属气滞血瘀，治以软坚散结，行气活血。按上方治疗。5 月 11 日二诊：患者服药 1 周，月经来潮，经量偏多，瘀块减少，腹痛减。舌暗红，脉沉细。因正值月经第 3 日，中药改用温经活血、止血法，用失笑散加味，处方：五灵脂 6 g，香附子、乌药、蒲黄各 10 g，海螵蛸 30 g，茜草根 15 g，益母草、赤石脂各 20 g，甘草 5 g。每日 1 剂，连服 3 剂。5 月 15 日三诊：月经干净无不适，舌脉如前，仍按上法内服中药治疗 2 个月复查，B 超提示子宫体缩小，肌瘤亦见缩小。4 个月后复查，肌瘤消失。临床症状消失，月经正常。

【按语】活血化瘀，消癥散结，是治疗子宫肌瘤的大法。但对体质虚弱者应配合用补益药物达到扶正祛邪的作用。

化瘀散结汤（王玉桂经验方）

【组成】桃仁 15 g，水蛭 15 g，制大黄 12 g，生牡蛎 20 g，鳖甲 20 g，龟甲 20 g，猫爪草 20 g，夏枯草 20 g，昆布 20 g，海藻 20 g。

【用法】每日 1 剂，水煎服。经净后开始服药，经期停药。另外可用大黄、芒硝各 100 g，香附子 200 g，拌米醋适量，炒热后外敷下腹部，药凉为度，每日 1 次。

【功效】活血化瘀，软坚散结。

妇科国医圣手时方

妇科国医圣手时方

【病例】徐×，女，46岁，干部。1986年7月21日就诊。半年来，月经量多，经色紫红，血块多，腹痛。妇科检查：外阴无殊，阴道畅，宫颈肥大，子宫体后位，增大如80日孕状，活动欠佳，双侧附件未见异常。B超提示：子宫增大为 9.7 cm×7.2 cm×5.3 cm，被膜尚光滑，子宫内部回声不均匀，内膜增厚尚居中，双侧附件未见异常。诊断为子宫肌瘤。因患者本人不愿手术，由妇科介绍服中药治疗。诊时舌质暗红，苔白，舌下静脉紫粗，脉沉弦。中医辨证属于癥瘕血瘀证，采用破血逐瘀，软坚散结的方法，用方加三棱、莪术各10 g。经净后开始服药10~15剂，经期停药，结合外敷。治疗2个月后，月经恢复正常，经量中等。妇科检查：子宫体如60日孕状，B超提示：子宫大小 6.1 cm×5.3 cm×4.3 cm，子宫回声较均匀。1年后随访，已断经3个月，身体健康。

【按语】本方以活血化瘀，软坚散结为治则，主治子宫肌瘤。临床有效率达94%，比一般方剂的疗效高，这与疾病的早期发现、早期治疗是分不开的，但使用水蛭、鳖甲、龟甲等血肉有情之品活血滋阴，以改善患者体质状况，促进疾病痊愈，亦为其重要原因之一。加减变化：血瘀甚者，加三棱、莪术各12 g；兼气滞者，加乌药、香附子各10 g；气虚明显者，加党参、黄芪各15 g；有痰湿者，加浙贝母、泽泻、车前子各15 g。

归甲宫癥汤（吴定言经验方）

【组成】当归12 g，炮穿山甲12 g，桃仁12 g，莪术12 g，香附子12 g，续断12 g，夏枯草12 g，怀牛膝12 g，王不留行、三棱各9 g，昆布15 g，薏苡仁30 g。

【功效】活血化瘀，软坚散结。

【病例】唐×，女，31岁。妇科医生。1973年7月16日来诊。主诉：婚后4年未孕，一年前即诊断为子宫肌瘤。月经周期、经期及经血量都正常，无自觉症状。妇科检查：外阴、阴道发育正常；子宫颈光滑，子宫体直位，如鸭蛋大，后壁突出如结节状，前壁在左颈部有鸭蛋大的肿块突出，活动、

质硬、压痛；附件阴性。脉弦，苔薄白。诊断为小腹癥瘕（浆膜下子宫肌瘤）。治以活血祛瘀，软坚散结，用归甲宫癥汤加红花，经期加用三棱注射液注射，服药40剂。于3个月后复查，子宫大小正常，前壁左颈部之肿块缩小如枣大。继续服药40剂，半年后怀孕，已足月顺产。6年后随访一切正常。

【按语】中医认为本病多因产后胞脉空虚或经期血室正开，邪气乘虚侵袭，致气血郁结；或因暴怒伤肝，气逆血留；或忧思伤脾，血虚气滞等，皆致瘀血留滞，渐积成癥。症见月经愆期，小腹疼痛拒按，或积块坚牢，固定不移。审因论治，当以攻为主，依据正气的盛衰，可攻补兼施，寓攻于补，或寓补于攻。治则以行气破血，软坚消积为主，或佐以扶脾、补肾、调肝，从而达到消癥散结之目的。

【加减】气虚加党参10 g或太子参10 g；血虚加鸡血藤、白芍各10 g；脾虚加茯苓10 g；肝肾阴虚加枸杞子、桑椹、墨旱莲各10 g。

化痰破瘀消癥汤（李春华经验方）

【组成】昆布15 g，海藻15 g，夏枯草15 g，白芥子15 g，瓦楞子30 g，三棱12 g，莪术12 g，蒲黄12 g，五灵脂12 g，甘草12 g。

【功效】活血化瘀，理气消癥。

【病例】宋×，女，40岁。1992年5月7日入院。患者月经量多1年，近3个月以来每月两潮。9日前在某医院经B超检查，诊为子宫肌瘤。入院时我院B超检查探及子宫前壁9 cm×7 cm×6 cm之包块，确诊为子宫肌瘤。症见月经先期，1个月两潮，量多有瘀块，带下量多，色黄黏稠，小腹胀痛，经前烦怒，胸乳胀痛，口干苦，舌淡红、苔腻色黄，脉弦滑。辨为肝郁血滞，痰瘀凝结，发为癥瘕。治宜疏肝解郁，破瘀消癥，投化痰破瘀消癥汤化裁。处方：柴胡15 g，白芍20 g，香附子、枳壳、昆布、海藻、浙贝母、三棱、莪术、五灵脂各10 g，败酱草、夏枯草、生黄芪、瓦楞子各30 g，甘草12 g。每日1剂，水煎，分3次服，行经期减三棱、莪

术，加炒蒲黄10 g、仙鹤草30 g；经间期加水蛭、白矾等药，共住院 138 日，服中药 109 剂，最后经妇科检查及 B 超复查，子宫肌瘤消失，月经恢复正常出院。

【按语】子宫肌瘤的形成除气滞血瘀为主要病机外，李老崇尚《丹溪心法》："痰挟瘀血，遂成窠囊"的理论，认为痰瘀凝积，相互搏结，壅阻冲任，结于胞宫是形成本病的主要病机。治疗上除行经期针对月经量多进行辨证治疗外，对于经间期（非经期）的调治，采用活血化瘀、理气消癥是治疗该病的根本举措。拟定上方为治疗本病的基础方，结合辨证，气滞血瘀加柴胡15 g，香附子10 g，卷柏30 g，丹参20 g；肝郁湿热加柴胡、白芍各15 g，枳壳10 g，败酱草、马鞭草各30 g；气血两虚加人参（党参30 g）、当归各15 g，黄芪30 g，鸡血藤20 g；阴寒凝滞加附子片30 g，桂枝、炮姜、小茴香各15 g。

加味桂枝茯苓汤（李德衔经验方）

【组成】桂枝15 g，桃仁10 g，赤芍10 g，牡丹皮10 g，茯苓15 g，鳖甲15 g，水蛭6 g，香附子 10 g，郁金 10 g，陈皮 10 g，半夏10 g，蒲公英15 g。

【用法】每日 1 剂，水煎 2 次，早晚分服。

【功效】理气活血，化痰消癥。

【病例】马×，女，25 岁。初诊日期：1982 年 6 月 25 日。1 年以来，患者右下腹疼痛，隐隐而作，按之益甚，少腹坠胀。近日夜寐多梦，纳差便溏。月事大致正常，经来量少 3 日而净。带下显多，色白黏稠（曾在某医院作超声波检查，报告右下腹可见一3.4 cm×4.1 cm×4 cm肿物）。舌苔白腻浮黄、质淡，脉沉滑。证属肝郁血滞，脏腑失调，痰湿凝滞，久成癥瘕。治宜理气活血，化痰消癥予上方治疗。以后七诊，均以上方为基础，随证加减，共服药132 剂，历时50余日，其后欣然来告，昨曾去某医院复查，肿物消失。

【按语】本例腹中结块胀痛，按之益甚，且病经年累月，必成一癥积。血瘀气滞故少腹胀，脉弦；脏腑失调，痰湿凝滞，故纳差、便稀、带下、苔腻浮黄；脉滑者，痰湿凝滞，蕴久化热之象也，故方以桂枝茯苓丸活血化瘀，消癥散结，香附子、郁金疏肝理气；陈皮、半夏化痰行滞；蒲公英清热消散；更加鳖甲软坚，水蛭破血消癥。李德衔老医生在临症时常以本方加减运用：癥积经年日久加鳖甲、水蛭、三棱、莪术；体虚加黄芪、党参、当归、鸡血藤；癥瘕初结未坚硬者加乳香没药、丹参、路路通、王不留行；气郁腹胀者加香附子、郁金、木香、乌药、川楝子；兼痰湿凝聚者加昆布、海藻、半夏、贝母、薏苡仁、冲天草；痰瘀凝聚，蕴而化热者加夏枯草、蒲公英。

活血化瘀方（赵尚久经验方）

【组成】丹参15 g，制乳香10 g，制没药10 g，当归10 g，黄芪15 g，甘草6 g，天花粉10 g，三七3 g。

【功效】活血化癥，通经止痛。

【病例】孙×，女，30 岁。小腹有块，行经量多腹痛，累服调经养血之剂不效。1975 年 8 月经省某医院妇科检查，诊断为子宫肌瘤。自诉：1 年多来，每次行经时，小腹刺痛难忍，拒按，扪之有块，约鸭蛋大，经来量多，有紫黑瘀块，或提前，或推后，素乱无期，全身消瘦，精神不振，唇焦口干，饮水不多，二便正常，舌质紫绛，苔白，脉沉弦细涩。此瘀血停滞，积于胞宫，结成瘀块，因而月经不畅，不通则痛。治当活血化瘀，通经止痛，拟上方 10 剂。复诊：药后腹痛大减，经量减少，色仍紫黑有瘀，小腹肿块未消，嘱继服原方坚持服 60 余剂后，自觉腹块已消，诸症亦平，复来长沙检查，瘤已消失。

【按语】本例由瘀血凝集胞宫，阻滞气血，结成瘀块，致有经行不畅，腹痛经乱等证。由于瘀血不去、新血不生，故消瘦疲困，瘀阻化燥，则唇焦日干，瘀不去，则瘀不散经不调，其痛不止，治以活血化瘀，仿张锡纯活络效灵丹法。用乳香、没药、三七化瘀、消癥、止痛，当归、丹参养血、活血、调经，黄芪、甘草益气、运血，天花粉润燥、生津。服药 70 余剂，气畅血行，痛消癥散。

妇科国医圣手时方

第三节 卵巢肿瘤

利湿散结方（哈荔田经验方）

【组成】山慈菇 9 g，昆布 12 g，海藻 12 g，冬葵子 12 g，车前子（布包）12 g，夏枯草 15 g，牡蛎粉（布包）24 g，王不留行 9 g，炒青皮 4.5 g，醋柴胡 4.5 g，穿山甲 4.5 g，牡丹皮 4.5 g，蒲公英 12 g，瞿麦 15 g，天仙藤 15 g。

【功效】软坚散结，清热利湿，破瘀通经。

【主治】少腹胀痛，触有硬快，两乳作胀，腰骶酸楚，经期超前，色紫有块。月经前后，带下量多，绵绵不已，色如茶比气味腥秽，口苦咽干，小便赤热，苔色略黄，厚腻少津，舌质暗紫，脉沉弦。肝经湿热下注，痰瘀阻滞胞脉之卵巢囊肿。

【加减】湿热较重者加龙胆、黄芩、黄柏各 10 g 以清热燥湿；少腹胀痛，坚块不移之瘀血较重者，加当归、桃仁、红花各 10 g 以活血化瘀软坚。

【方解】海藻、昆布、夏枯草、牡蛎等软坚散结，辅以穿山甲、王不留行破瘀通络，山慈菇、蒲公英、牡丹皮等清热凉血解毒，柴胡、青皮等疏肝理气行血，再加车前子、冬葵子、瞿麦、天仙藤等，清热利水，引邪下行，诸药针对病机共奏清热利湿、疏肝理气、溃坚破积之功。

【注意事项】卵巢囊肿非肝经湿热者慎用。

【用方经验】中医"带下癥聚"范畴，乃因湿热下注，痰瘀络阻，冲任失调所致。由于寒湿客于肠外，积久化热，湿热下注而为带，郁涩脉络，气血受阻，则痰湿瘀血（所谓"恶气"）搏结成块。遂以海藻、昆布、枯草、牡蛎等软坚散结，辅以穿山甲、王不留行破瘀通络，山慈菇、蒲公英、牡丹皮等清热凉血解毒，柴胡、青皮等疏肝理气行血，

再加车前子、冬葵子、瞿麦、天仙藤等，清热利水，引邪下行，诸药针对病机共奏清热利湿、疏肝理气、溃坚破积之功。

血竭消聚汤（何子淮经验方）

【组成】血竭末（吞）、桂枝、茯苓、桃仁、泽泻、葫芦、车前草、枳实、草豆蔻、砂仁。

【功效】破血消坚，理气化滞。

【主治】阴道指诊时可触及不坚而活动呈囊泡状块物，时聚时散，触痛不甚明显，自觉胀痛也不剧，时有带下量多色青，面色㿠白，精神郁闷不振，舌润苔薄，脉弦而滑。癥瘕郁滞证。

【加减】夹湿热较重者，加石韦、萆薢、赤小豆、玉米须各 10 g 清热利湿；痞块较大者加昆布、海藻各 10 g 软坚散结。

【方解】癥聚之初必因其寒滞，故本方的桂枝化气通阳而消其本寒，瘕聚之成必夹湿热为窠囊，故取茯苓、泽泻、车前、葫芦以下其湿热。另有血竭、桃仁活血散瘀，枳实、砂仁理气消水，全方共奏行滞消聚之功。

【注意事项】脾胃不健，虚证者慎用。

【现代研究】研究表明，血竭对在家兔的体内和体外对从诱导的血小板聚集有明显的抑制作用；对胶原蛋白—肾上腺素诱导的小鼠体内血栓形成有明显保护作用；能明显缩短小鼠的出血时间和凝血时间。同时明显增加血浆中 cAMP 的水平，而降低血浆中 cGMP 的水平。因此，龙血竭具有活血化瘀和止血，收敛双向调节作用。另外对抗己烯雌酚引起的大鼠在位子宫收缩作用，说明其具有消炎镇痛作用。

【用方经验】此证病机多为郁结气蓄。病因或为内伤七情之郁，忿怒伤肝，木失条达，或忧思伤脾，气机不畅，或痰湿停滞下焦，聚结成块。癥聚之初必因其寒滞，故本方的

桂枝化气通阳而消其本寒，瘕聚之成必夹湿热为窠囊，故取茯苓、泽泻、车前、葫芦以下其湿热。另有血竭、桃仁活血散瘀，枳实、砂仁理气消水，全方共奏行滞消聚之功。

外敷消痞膏（何子淮经验方）

【组成】麝香、公丁香、阿魏、细辛、五灵脂、肉桂、木鳖子。

【功效】活血化瘀，消痞散结。

【主治】败瘀聚结的包块型癥瘕和郁滞气蓄的囊胞型癥瘕，属实证者。

【加减】瘀血凝滞日久者加桂枝茯苓丸、血竭3 g、川芎10 g等活血化瘀；经血量多，伴有血块者，加制大黄炭、炙甘草、炒白芍、续断、小蓟炭、焦白术、炒党参、狗脊、藕节各10 g化瘀生新，引血归经。

【方解】本方取麝香、公丁香芳香浓烈，窜行经络；阿魏臭下恶气，散消痞块。凡药之性，香为天地之正气，臭为天地之恶性，大香大臭，均有行窜透性，而能破积聚，消痞块。细辛、肉桂温通经络，疏散气血；五灵脂行气活血；木鳖子消肿散结。

【注意事项】局部溃疡禁用，虚证者慎用。

【用方经验】凡药之性，香为天地之正气，臭为天地之恶性，大香大臭，均有行窜透性，而能破积聚，消痞块。取麝香、公丁香芳香浓烈，窜行经络；阿魏臭下恶气，散消痞块。其研细末外敷，作用局部痞块处，直达病所，其散痞消结之力则益倍。

行气豁痰方（刘奉五经验方）

【组成】瞿麦12 g，萹蓄9 g，木通3 g，车前子9 g，滑石15 g，黄芩9 g，乌药9 g，萆薢12 g，半夏9 g，礞石15 g，木香3 g，砂仁6 g

【功效】清热利湿，行气豁痰。

【主治】小腹隐痛，触及硬块，腰酸痛，白带量多、色黄有味，平时食纳不佳心烦易怒。舌苔白腻，舌质暗，脉沉弦。湿热下注，痰凝络阻胞脉之癥瘕。

【加减】湿热较重者，加半枝莲、龙胆各10 g以清热利湿；气虚较甚者，加黄芪、党参各10 g以健脾益气；阴血虚者，加玄参、生地黄各10 g以滋阴养血和血；腹痛者，加川楝子、延胡索各10 g以行气止痛。

【方解】方中瞿麦、萹蓄、车前子、滑石、木通、黄芩清热利湿；木香、砂仁、乌药行气泻水；半夏、礞石豁痰散结。

【注意事项】癥瘕寒湿证慎用。

【用方经验】本病的发生多因寒凉伤于卫气，水湿积聚不散而致。若病程日久，寒湿化热，煎熬水液，则逐渐黏稠如痰。因其病属气凝水聚，对于冲任二脉影响尚小，所以月经可以按时来潮。苦寒湿蕴久化热，也可以转化为湿热型。对于湿热证的治疗则采用清热利湿，行气豁痰的法则治疗。本方即八正散加减。方中瞿麦、萹蓄、车前子、滑石、木通、黄芩清热利湿；木香、砂仁、乌药行气泻水；半夏、礞石豁痰散结。因为病情缓慢，可以做成丸药久服，取其势缓而药力持久之特性。

散寒散结方（刘奉五经验方）

【组成】当归9 g，赤芍9 g，白芍9 g，熟地黄9 g，川芎4.5 g，柴胡4.5 g，荆芥穗4.5 g，昆布15 g，海藻15 g，白芷3 g，夏枯草9 g，藁本4.5 g，荔枝核12 g。

【功效】行气散寒，化痰散结。

【主治】少腹隐痛或下坠感，喜暖喜按，白带量多（或不多），色白清稀，脉沉细，苔薄白，舌质淡。卵巢囊肿偏于寒湿者。

【方解】方中四物汤养血扶正；柴胡、荆芥穗、白芷、藁本行气疏郁，升阳除湿；荔枝核温通下焦，引药直达病所，以行水散结；昆布、海藻、夏枯草软坚散结，全方共奏养血调和营卫，温化寒湿之功。

【注意事项】癥瘕湿热证慎用。

【用方经验】刘老认为本病的发生多因寒凉伤于卫气，水湿积聚不散而致。苦病程日久，寒湿化热，煎熬水液，则逐渐黏稠如痰。因其病属气凝水聚，对于冲任二脉影响尚小，所以月经可以按时来潮。对于其治疗应行气

妇科国医圣手时方

散寒，用到荆芥穗、白芷、藁本一类，同时应化痰散结，故而用到昆布、海藻、夏枯草。

消囊散结汤（杨秉秀经验方）

【组成】生黄芪15 g，太子参15 g，丹参30 g，红花15 g，桃仁10 g，茯苓15 g，北刘寄奴15 g，赤芍12 g，贝母10 g，川楝子6 g，穿山甲珠10 g，荔枝核15 g，皂角刺10 g，鸡内金10 g，桂枝6 g，败酱草15 g。

【功效】健脾益气，活血化瘀，软坚散结。

【主治】小腹癥块，疼痛拒按，月经量或多或少，色暗，夹血块。舌质暗，脉缓或弦涩。

【加减】血瘀重者，加三棱、莪术各10 g活血化瘀；痰湿重者，加白术、苍术各10 g健脾燥湿化痰。

【方解】以生黄芪、太子参、丹参、红花、桃仁为君药，补中益气、活血化瘀、消癥散结；以茯苓、北刘寄奴、赤芍、穿山甲珠、贝母、荔枝核为臣药，健脾散瘀、温经通络，行气散结，佐以皂角刺、鸡内金、败酱草，健脾行气、消肿散结；桂枝、川楝子为使，散寒行气。全方扶正祛邪，攻补兼施，调理气血，调节脏腑功能。

【注意事项】阴虚火旺者慎用。

【现代研究】现代医学研究表明，黄芪、太子参、茯苓、红花、败酱草能够增强机体免疫功能；丹参、红花、桃仁、刘寄奴、穿山甲、赤芍、桂枝、皂角刺能够改善微循环、抗血小板聚集及抗血栓形成；黄芪、桃仁、贝母、茯苓、北刘寄奴、穿山甲、赤芍、川楝子、桂枝、败酱草有抗菌、抗炎、抗肿瘤作用。

【用方经验】卵巢囊肿的成因主要是由于机体正气虚弱、风寒湿邪内侵、饮食劳倦、房劳多产、七情内伤、脏腑功能失调，以致寒凝痰结，气滞血瘀，积滞胞络，而致本病气虚、气滞、血瘀是其发病的主要环节。而瘀血是致病关键。针对本病之病机，杨师强调脾胃后天之本，标本兼治，以健脾益气、活血化瘀、行气散结、温经通络为法。

新当归芍药散（肖承悰经验方）

【组成】当归15 g，赤芍15 g，白芍15 g，白术15 g，茯苓15 g，泽兰15 g，枳实15 g，川牛膝15 g。

【功效】养血疏肝，健脾利湿，活血散结。

【主治】下腹癥块，坠胀不适，腰骶酸痛，平素带下量多，色白黏稠；月经量多，色暗夹血块，或有痛经；舌质暗，苔薄白，脉沉细之癥瘕肝郁脾虚，气滞血瘀，痰瘀互结者。

【加减】白带量多色黄，湿热内蕴者，加虎杖10 g、马鞭草10 g、白花蛇舌草10 g以清热利湿解毒；癥块较甚者，加生牡蛎30 g、炙鳖甲、路路通各10 g以软坚散结；阳虚者，加胡芦巴、巴戟天、桂枝各10 g、细辛3 g以温阳通经散寒。

【方解】方中白芍补肝血、柔肝体，使肝血充足，肝体得养，疏泄有序，为治本之品；赤芍泻肝活血，散结通络，能行血中之滞，与白芍相配，补散结合，以防白芍敛邪之弊；当归养血活血，配白芍以养肝疏肝；白术补气健脾，利湿消痰；茯苓甘淡渗湿补中，下行而利水湿，配白术可加强健脾、行湿祛痰的作用；泽兰辛散温通，活血祛瘀利水；枳实化痰消癥，破气散结；川牛膝既有补肝肾的作用，又有活血祛瘀散结之功，且能引诸药下行，是肖承悰教授治疗妇女癥瘕的常用引经药。诸药相配，做到了肝脾两调，气、血、水同治，扶正与祛邪并重，治标与治本兼顾，共奏养血柔肝、健脾化湿、活血祛瘀、祛痰消癥之功。

【用方经验】肖承悰教授对卵巢囊肿病机的见解为：卵巢囊肿为内含液体的囊性肿物，其囊肿的内容物均是病理产物，是瘀血夹痰之象，痰、瘀既是病理产物，又是致病因素，成为辨证与辨病相结合诊治疾病的根据。气血津液失调是卵巢囊肿的病机关键，肝血不足、肝郁脾虚是致病之本，气滞血瘀、痰瘀互结为标。治疗上宜祛邪与扶正并重。方用新当归芍药散，通过养血、柔肝、健脾，使瘀血能去，痰湿得化，标本兼治而使囊肿渐消。

活血化痰散结方（尤昭玲经验方）

【组成】党参 15 g，生黄芪 15 g，贝母 10 g，茯苓 10 g，连翘 15 g，夏枯草 15 g，赤小豆 30 g，薏苡仁 30 g，泽泻 10 g，泽兰 10 g，路路通 10 g，鸡内金 10 g，白术 10 g，甘草 6 g。

【功效】清热利湿，活血化痰散结。

【主治】下腹癥块，疼痛或疼痛不甚，腰骶部不适，月经量少，色暗红，夹血块，经期小腹刺痛，或经前乳房胀痛；白带量多，色黄，或有异味，外阴瘙痒；舌暗红或紫，苔黄腻，脉弦细之癥瘕气滞血瘀，湿热内蕴者。

【加减】血瘀较重者，加三棱 20 g，莪术 20 g，白芷 12 g，皂角刺 20 g，大血藤 30 g，败酱草 30 g，土鳖虫 12 g，水蛭 6 g，乳香 12 g，没药 12 g，石见穿 20 g 等保留灌肠。方中白芷、皂角刺、三棱、莪术、大血藤、败酱草、乳香、没药等加强其活血化瘀、清热解毒、消痈排脓之功。土鳖虫、水蛭，加强其破瘀消癥之功。

【方解】土茯苓、赤小豆、薏苡仁、泽泻、泽兰清热利湿，活血化瘀，配伍连翘、夏枯草以增强清热散结之功；贝母有化痰、散结、解毒之功；路路通疏肝气、利水道、通经络而达病所。鸡内金、白术健脾消食护胃。党参及黄芪健脾、补气升阳以扶正，方可使气血不受伤损。

【用方经验】尤昭玲教授认为卵巢囊肿主要病因病机是气滞血瘀、痰湿瘀结，治拟活血化瘀消癥，清热利湿化痰。尤教授善用药对，如赤小豆、薏苡仁。赤小豆性善下行，功擅清热利湿，使水湿或表热之邪下行从小便而出；薏苡仁淡渗利湿，味甘益脾，微寒清热，药性平和，不腻不烈，为清补利湿之品。两者合用，清热利湿之力倍增，使湿浊化而带下止。

利湿豁痰方（裘笑梅以验方）

【组成】重楼 10 g，蛇莓 12 g，马齿苋 30 g，土茯苓 20 g，车前子 13 g（包），皂角刺 15 g，贝母 15 g，生牡蛎 30 g，沉香曲 5 g，广木香 6 g，黄芪 12 g，炒当归 10 g。

【功效】利湿清热，豁痰软坚。

【主治】小腹癥块，月经先期量多，经期延长，小腹胀痛，腰酸带多，脉细弦，苔薄腻舌淡紫。痰湿瘀积之癥瘕。

【加减】小腹坠胀，子宫下垂者，加补中益气丸益气升提；若带下色黄，大便干结，口苦潮热之湿热壅滞者，加大血藤、忍冬藤、大青叶、半枝莲各 10 g 等清热解毒，化瘀散结。

【方解】黄芪、当归养血扶正，蛇莓、土茯苓、重楼、马齿苋、车前子清热利湿，沉香曲、广木香行气泻水，皂角刺、浙贝母、牡蛎豁痰散结，全方共奏利湿清热，豁痰软坚之功。

【注意事项】脾胃虚寒，津伤阴损者慎用。

【用方经验】因此本病的发生，多因寒凉伤于卫气，水湿积聚不散而致，若病程日久寒湿也可转化为湿热。对于湿热下注，痰湿阻络的患者，用黄芪、当归养血扶正，蛇莓、土茯苓、重楼、马齿苋、车前子清热利湿，沉香曲、广木香行气泻水，皂角刺、浙贝母、牡蛎豁痰散结，使痰湿除，湿热热清，脉络通利则囊肿自消。

加减苇茎汤（刘云鹏经验方）

【组成】芦根 30 g，桃仁 9 g，冬瓜子 15 g，薏苡仁 15 g，鱼腥草 30 g，败酱草 30 g，玄参 9 g，广木香 6 g，郁李仁 9 g。

【功效】清热解毒，利水逐瘀。

【主治】附件包块湿热证，胸脘痞闷，脉软滑或大滑，舌质红，舌苔厚腻。

【方解】本方清热解毒，利水逐瘀。方中桃仁活血祛瘀，冬瓜子、薏苡仁利水消肿，合芦根清热排脓，木香理气，鱼腥草、败酱草清热解毒，玄参、郁李仁清热养阴。全方祛瘀清热，适用于湿热所致的附件包块。

【加减】①包块按之软有囊性感者，是痰湿阻滞经脉，可加昆布15 g，海藻15 g以化痰软坚。②包块质坚者，是有瘀血，可加三棱9 g，莪术9 g以活血化瘀，消结通络。或加泽兰9 g，以活血利水散结。③小便短黄为湿热结于膀胱，可选加牛膝9 g，木通6 g，车前子9 g，滑石18 g，萹蓄9 g以通利水湿。

活血消癥方（谢剑南经验方）

【组成】柴胡10 g，当归15 g，赤芍10 g，丹参10 g，香附10 g，台乌药10 g，泽兰10 g，三七3 g，莪术10 g，牡丹皮10 g，败酱草30 g，山楂10 g，甘草3 g。

【功效】行气活血，祛瘀散结。

【主治】少腹癥块，坚定不移，疼痛拒按，平素腰痛，舌质暗淡，苔薄白，脉弦之癥瘕气滞血瘀者。

【加减】带下黄稠量多者，加萆薢、车前子、泽泻各10 g以利水渗湿止带；带下臭秽者，加土茯苓、苦参各10 g清热解毒燥湿；小腹痛者，加川楝子、延胡索、五灵脂、蒲黄各10 g以活血化瘀，行气止痛。

【方解】方中柴胡、香附、台乌药以疏肝行气；当归、赤芍、丹参、牡丹皮、泽兰以活血化瘀散结；莪术逐气分之血瘀，增强导滞之功；败酱草以清热解毒，散结消痈；加山楂以增强消癥结之功；佐以三七以防一派活血之药太过，而活血止血。

活血消癥方（王自平经验方）

【组成】当归15 g，丹参30 g，桂枝10 g，茯苓皮30 g，桃仁，9 g，穿山甲15 g，皂角刺20 g，三棱15 g，莪术15 g，车前子（另包）30 g，败酱草30 g。

【功效】活血消癥，行气利湿。

【主治】少腹癥块，偶尔疼痛，腰骶隐痛，白带量多，色黄，质黏稠，有异味，舌质暗红，舌体胖大，或有齿痕，苔薄黄，脉弦滑之癥瘕气滞血瘀，湿热内停者。

【加减】腹痛甚加香附、延胡索、制乳香、没药各10 g行气活血止痛；腰痛甚加狗脊10 g补肝肾，强筋骨；腰腹发凉加乌药10 g、小茴香6 g温肾散寒止痛；癥块较大可加泽泻、赤小豆各10 g泄浊利水；瘀血重，癥块质地较硬者加鳖甲、鸡内金、土鳖虫、夏枯草各10 g软坚散结；神疲乏力，脉沉细者加党参、黄芪各10 g健脾益气；白带黄稠，舌红苔黄腻者加半枝莲、黄柏、忍冬藤各10 g清热解毒利湿。

【方解】方中当归、丹参活血化瘀调经；桃仁、三棱、莪术、穿山甲、皂角刺破血消癥，软坚散结；茯苓皮、车前子利水祛湿；桂枝温阳化气通络；败酱草清热解毒，祛瘀止痛。全方活血消癥，行气利湿，正中病机。

【注意事项】阴虚火旺者慎。

【用方经验】王师认为卵巢囊肿病因病机主要是水聚血凝气滞，所以治疗时着重通经活血，利湿散结，同时也要注意扶助正气，气足则血行湿化气畅而病易愈。

祛瘀散结方（张镇经验方）

【组成】丹参20 g，北刘寄奴20 g，马鞭草20 g，炒王不留行15 g，山楂炭15 g，炒鸡内金15 g，三棱10 g，莪术10 g。

【功效】祛瘀散结。

【主治】少腹癥块，疼痛拒按，月经量多，或淋漓不尽，挟血块，经期下腹疼痛；舌暗红，苔薄，脉弦涩之瘀血阻滞者。

【加减】偏气滞者选加香附、预知子各10 g以疏肝行气；偏血瘀者选加延胡索、川芎各10 g活血行气止痛，乳香、没药各10 g活血止痛；偏寒湿凝滞者选加桂枝温经散寒，白芥子、炒小茴香6 g温肝散寒；偏湿热者选加忍冬藤、薏苡仁各10 g清热利湿，赤芍、牡丹皮、半边莲、土茯苓各10 g清热凉血解毒；偏肾虚者选加续断、桑寄生、狗脊、补骨脂各10 g补肝肾，强筋骨。

【方解】方中丹参、三棱、莪术活血化瘀，北刘寄奴、马鞭草活血化瘀、利湿散结，炒王不留理气助化瘀，山楂炭、炒鸡内金消滞生新。

【注意事项】其他部位出血而无瘀血者慎用。

【用方经验】张氏认为，妇女 20～40 岁间是事业拼搏、家庭操劳的主要时期，外忙内劳，耗血伤神，肝血失养，调达不利，久则气血不和瘀于冲任，积而成癥。且此时正为卵巢功能旺盛、生育高峰时期，多次流产（包括自然流产、人工流产、药物流产），古人比犹摘生瓜，以喻易伤藤蔓经脉，伤及冲任，余瘀内聚。更因工作、生计不得休养，正虚邪瘀，沉积下焦冲任胞脉，易患本病。尚有下焦湿毒感染，或着寒凝血，壅滞冲任，也成癥瘕。故卵巢囊肿一病，主要病因为气血瘀滞或/和寒湿邪阻。总治则是祛瘀散结以消癥。张氏认为血瘀是本病发生的重要环节，须据兼症灵活辨证施治，加减用药有所侧重，配外敷药芳香透皮而直至患处，内服外敷同施，提高疗效。

海贝消瘕汤（岑观海经验方）

【组成】海藻 15 g，浙贝母 12 g，昆布 15 g，桂枝 10 g，夏枯草 15 g，桃仁 10 g，赤芍 10 g，香附 10 g，牡丹皮 10 g，茯苓 15 g，三棱 10 g，甘草 6 g。

【功效】行气破积，消痰化瘀。

【主治】因新产，经行不慎，感寒湿风冷，凝滞血脉，留于经络，或情志内伤，脏腑失调，气血不和所致卵巢囊肿。

【加减】若气虚加红参、黄芪、白术各 10 g 健脾益气；血虚加当归、何首乌各 10 g 养血和血；肾虚加杜仲、菟丝子、巴戟天、续断各 10 g 补肝肾，强筋骨。癥瘕消失后，改用杜仲 15 g，菟丝子 15 g，熟地黄 15 g，续断 15 g，巴戟天 15 g，当归 12 g，白芍 10 g，川芎 10 g，桃仁 6 g 以补肾化瘀。

【方解】方中海藻、昆布、浙贝母、夏枯草、茯苓豁痰散结，三棱、桃仁、牡丹皮、赤芍活血祛瘀，桂枝、香附温经止痛，甘草和中且助海藻软坚散结。全方具有逐积消坚，祛瘀生新之效。

【现代研究】研究表明，浙贝母有抗肿瘤、镇痛抗炎、活血化瘀的作用。另外，海藻中的成分海藻多糖作为生物免疫反应调节剂通过增强机体的免疫功能而间接抑制或杀死肿瘤细胞，所以具有抗肿瘤的作用。

【用方经验】岑老认为，妇人癥瘕以气、血、瘀、痰互为胶结凝聚而成者最为常见。每以行气破积，消痰化瘀为治，取效迅捷。若体虚之人，则不可攻之过甚，损伤正气。

化瘀软坚方（沈仲理经验方）

【组成】大生地黄 15 g，赤芍 6 g，白芍 6 g，北刘寄奴 10 g，半枝莲 20 g，大血藤 20 g，败酱草 20 g，鸡内金 9 g，全当归 10 g，黄药子 10 g，泽漆 12 g，夏枯草 15 g，海藻 20 g，生甘草 6 g。

【功效】清热化瘀，软坚散结。

【主治】少腹胀痛，触之有块，带下量多，色黄气秽，经量多或量少，色暗，夹血块；舌质暗，苔黄腻，脉弦滑数之湿热内蕴，气滞血瘀者。

【加减】气虚者，加黄芪、党参、太子参、白术各 10 g 以健脾益气；阴虚内热者，加南沙参、北沙参、龟甲、制黄精、麦冬、白薇、玉竹、女贞子、墨旱莲各 10 g 以养阴清热；肝火偏亢者，加黄芩、川楝子、牡丹皮各 10 g 以清热泻火；腹胀便溏者，加煨木香、山药、秦皮各 10 g 以健脾燥湿；伴牙龈出血者，加山茶花、侧柏叶各 10 g 以凉血止血；有肝病史者去黄药子。

【方解】黄药子化痰散结、消肿解毒，为治疗瘿瘤、瘰疬、癌肿之要药；北刘寄奴破血消散，佐以大血藤清热解毒散结，泽漆化痰攻破；夏枯草、鸡内金有软坚之力，赤芍活血祛瘀，半枝莲善抗癌肿，海藻软坚消痰，生地黄、白芍、当归以养血和血，全方共奏清热化痰，活血软坚之效。

【现代研究】研究表明黄药子有抗肿瘤、抗菌和抗病毒的作用。

【用方经验】沈老认为卵巢囊肿的治疗应分为非经期和经期两个阶段。非经期治疗，以大剂量消痰软坚、清热化瘀之品攻伐瘀滞癥积，即所谓"坚者削之"之意。用药黄药子、北刘寄奴、大血藤、赤芍、半枝莲、夏枯草、海藻等。其中黄药子、北刘寄奴必用。同时，针对患者体质，调整阴阳气血平衡。经期治疗，沈老根据体质强弱，经量多少，经期以调理冲任为主，在调理的同时，不忘消散化癥，标本并治。同时，沈老用药未佐入虫类药物破瘀，以免引起经量过多，攻邪过度而伤正。沈师用药的另一特色是经常用海藻、甘草配伍，利用相反药物配伍的方法，增强其软坚散结的作用。

加味三棱丸（张良英经验方）

【组成】三棱12 g，莪术12 g，当归15 g，丹参15 g，乌药12 g，香附12 g，苍术10 g，茯苓15 g，法半夏12 g，陈皮10 g，鸡内金10 g，浙贝母15 g，甘草5 g。

【功效】活血化瘀消癥，化痰软坚散结。

【主治】下腹肿块，身体肥胖，胸腹满闷，月经失调，白带量多；舌体胖大，或有瘀斑瘀点，苔白腻，脉沉或滑。

【加减】乳房胀痛者，加郁金、橘核、预知子各10 g以疏肝理气；小腹痛者，加延胡索、炒蒲黄、五灵脂各10 g以活血化瘀，行气止痛。

【方解】活血行气以三棱、莪术、当归、丹参、乌药、香附各10 g等，燥湿化痰用苍术、茯苓、法半夏各10 g等，并用鸡内金、浙贝母各10 g软坚散结。

【注意事项】他处出血而无瘀血者慎用。

【现代研究】研究表明，三棱有镇痛、抗肿瘤、抗血小板凝集和抗血栓等作用，可广泛应用于妇科及癌症的防治。

【用方经验】其发病虽然不外乎邪气乘经产之虚侵袭胞宫，或因多产房劳，七情所伤，脏腑功能失调，冲任虚损等原因，但病机关键是气、血、津液失调，导致气血凝滞，痰湿互结，痰瘀交着，其核心是气（气滞）、血（血瘀）、痰（痰凝）、湿（湿停）互结为患，聚于盆腔内而形成囊肿。根据气血津液失调导致气血痰湿同病为卵巢囊肿的主要病机特征，治疗的关键在于气血痰湿同治，临床主要以活血行气，燥湿化痰，软坚消癥的原则治之。

益气消积方（姚寓晨经验方）

【组成】炙黄芪30 g，生牡蛎30 g，党参15 g，生地黄15 g，熟地黄15 g，丹参15 g，三棱15 g，莪术15 g，海藻15 g，昆布15 g，夏枯草15 g，黄药子15 g，山慈菇15 g，焦白术12 g，制香附12 g，川芎12 g。

【功效】益气化瘀，软坚消积。

【主治】小腹癥块，伴带下色白质稀，时有潮热，唇舌淡红脉弦滑之癥瘕痰瘀互结，气阴不足者。

【加减】带下色黄黏稠之湿热蕴结者，加萆薢、车前子、薏苡仁各10 g以清热利湿；带下清稀者，加山药、桑螵蛸各10 g以益气收涩止带；少腹疼痛者，加川楝子、玄参各10 g以行气活血止痛。

【方解】党参、黄芪、白术健脾补气匡正；生地黄、熟地黄滋肾益阴，所谓"粮草丰足，方可言战"；三棱、莪术、丹参、川芎化瘀消积，海藻、昆布、夏枯草、生牡蛎软坚散结；香附疏奇经之滞气，黄药子、山慈菇消胞络之痰癖。全方攻补相兼，组合有度，且抓住痰、瘀、虚三个病理特点。

生化汤加味（王少华经验方）

【组成】全当归10 g，川芎10 g，桃仁10 g，怀牛膝10 g，白芥子10 g，猪苓10 g，赤苓15 g，小茴香3 g，炙甘草3 g，广木香6 g，炮姜2 g。

【功效】温经化湿，祛痰化瘀。

【主治】寒湿内蕴，痰凝血瘀，阻于胞络致附件囊肿。

【方解】治妇科囊肿疾患，对于体形丰满者，据肥人多痰多湿的特点，每从瘀、痰着手。除体丰外，尚有面色浮黄，足跗浮肿等见症，方用生化汤加牛膝温经化瘀；白芥子以祛皮里膜外之痰；赤苓、猪苓渗利湿邪，药证相符。

桂枝茯苓丸合己椒苈黄丸
（刘云鹏经验方）

【组成】桂枝9 g，茯苓9 g，桃仁9 g，牡丹皮9 g，赤芍9 g，防己12 g，椒目9 g，葶苈子9 g，大黄（兑）9 g。

【功效】活血祛瘀，逐水化癥。

【主治】附件包块，按之有囊性感，常伴有少腹胀痛或少腹冷，脉沉软或软滑，舌质淡暗或舌边有瘀点，舌苔灰薄白。

【方解】桂枝茯苓丸为活血化瘀、缓消癥块之剂，主治寒湿凝滞，瘀血与水阻滞经脉而形成的癥块，己椒苈黄丸为攻坚决壅、分消水饮之剂，主治水走肠间的腹满，桂枝茯苓丸长于活血化瘀，己椒苈黄丸长于攻坚逐水，两方合用，共奏活血祛瘀，逐水化癥之效，适用于血与水结成的附件炎性包块。

【加减】①包块按之柔软者，可加昆布15 g，海藻15 g以行水消痰。②包块按之坚硬者，可加三棱9 g，莪术9 g以破血消积。③腹胀、腰痛者，可加乌药9 g，牛膝9 g以行气活血。④若大便溏者，可去大黄。本方用大黄不在于通便，而在于破血下瘀，也可减量同煎，使下泻力缓，而奏化瘀之效。⑤少腹寒痛者，可加良姜6 g，香附12 g，以温散寒邪。

卵巢癌方 （《实用抗癌验方》）

【组成】白毛藤25 g，两头尖25 g，当归25 g，生地黄25 g，熟地黄25 g，莪术15 g，生大黄15 g，熟地黄15 g，炒白芍15 g，鹿角胶（烊化服）15 g，水蛭虫10 g，虻虫10 g，鼠妇虫10 g，玉米须、牛角腮50 g。

【功效】养血活血，逐瘀攻毒。

【主治】中晚期卵巢癌，证属瘀毒内结，血虚者。症见小腹结块，积块坚硬，疼痛拒按，面色无华，身体消瘦，舌紫暗，脉沉涩。

【方解】本证多由妇人经期产后胞脉空虚，余血未尽，外邪侵袭，凝滞气血，瘀毒内停，日久成积，又瘀血不除，则新血不生而致血虚。故方用莪术、熟大黄、水蛭虫、虻虫、鼠妇虫、牛角腮行气破血，逐瘀通络，经络通，则新血生；生大黄荡涤凝瘀败血，引血下行；白毛藤清热解毒，利湿消肿；两头尖祛湿消肿；玉米须利尿泄热消肿；生地黄清热凉血，养阴生津；当归、熟地黄、白芍、鹿角胶益精填髓，滋阴补血。全方合用，共奏逐瘀攻毒，养阴补血之功。

【现代研究】药效学研究表明，白毛藤甾体皂苷可抑制宫颈癌；两头尖能够抑制小鼠S180和腹水型肝癌细胞DNA、RNA和蛋白质合成；莪术抗癌止痛，升高外周血白细胞，抑制CTX所引起的白细胞下降；大黄能够抑制多种肿瘤细胞生长，同时具有免疫促进作用；白芍促进巨噬细胞吞噬功能及诱导IL-2和IFN的合成分泌；现代药效学研究还证明，方中当归、熟地黄能促进骨髓造血干细胞增殖分化，具有补血功能。

【加减】疼痛剧烈者，加延胡索、郁金、乌药；神疲乏力者，加黄芪、党参、白术；癌块巨大者，加生牡蛎、鳖甲、穿山甲片；有淋巴结转移者，加猫爪草。

地鳖蟾蜍汤 （潘继明经验方）

【组成】土鳖虫15 g，蟾蜍15 g，土茯苓15 g，猪苓15 g，党参15 g，白花蛇舌草18 g，薏苡仁18 g，半枝莲18 g，三棱10 g，白术10 g，莪术12 g，甘草3 g。

【功效】活血化瘀，软坚化痰，清热解毒，益气固本。

【主治】中晚期卵巢癌，证属瘀血、痰浊、热毒蕴结并有气虚者。症见小腹积块，坚硬不移，疼痛如刺，神疲乏力，舌淡红，苔白，脉沉细；亦可用于不宜手术及放、化疗者；或用于各种攻伐疗法之后而余毒尚未完全逐出者。

【方解】本方所治卵巢癌，其病机特点为瘀血、痰浊、热毒蕴结。故方用土鳖虫、三棱、莪术行气破血，通络止痛，以逐瘀血；土茯苓、猪苓、薏苡仁利水渗湿，以祛痰浊；白花蛇舌草、半枝莲清热解毒，消肿排脓，以清热毒；蟾蜍解毒散结，以消坚积；党参、白术健脾补肺，益气生津，以固本扶正；最后以甘草调和诸药，全方诸药品合用，共奏

妇科国医圣手时方

活血化瘀，软坚化痰，清热解毒，益气固本之功。

【现代研究】现代药效学研究证实，方中猪苓、党参、薏苡仁等有提高机体免疫的作用；土鳖虫、蟾蜍、白花蛇舌草均有抗肿瘤活性；莪术不仅有抑制肿瘤生长之功能，而且还能升高白细胞，拮抗 CTX 所引起的白细胞下降之毒副作用；土茯苓具有预防化学致癌剂的诱癌作用。

【加减】积块较大者加鳖甲、生牡蛎各30 g；腹痛较重者加延胡索、郁金各10 g 等；有腹水者加车前子、天葵子各10 g 等；腰膝酸软者加女贞子、枸杞子、当归各10 g 等。

溃积汤（王金权经验方）

【组成】车前子（包煎）30 g，酒当归30 g，生牡蛎（先煎）30 g，滑石（包煎）15 g，海藻 15 g，昆布 15 g，鳖甲（先煎）15 g，荔枝核 12 g，川楝子 10 g，醋延胡索10 g，肉桂 6 g，熟附子 4 g。

【功效】化瘀软坚，渗湿抗癌。

【主治】卵巢癌气滞血瘀证。症见腹部胀满，疼痛，有包块，质硬，经水先后无定期，血下紫暗有块，舌质暗红或有瘀斑，脉弦。

【方解】本方所治卵巢癌是由于七情所伤，肝气郁结，气机郁滞，脉络受阻，血行不畅，气滞血瘀积久而形成。故治宜行气活血，软坚散积。方用荔枝核、川楝子、延胡索、肉桂舒肝行气，通畅气机，气行则血行，以助血瘀。肉桂又助当归调经止痛，补血活血，以逐血瘀；车前子、滑石、熟附子清热解毒，利水渗湿，以消囊肿之水湿；生牡蛎、海藻、昆布、鳖甲软坚散结，以消坚积；现代药理学研究表明：当归、海藻、昆布、鳖甲均能抗癌，并有增强机体免疫的功能；附子有加强细胞免疫和体液免疫的作用。因此诸药合用可达化瘀软坚，渗湿抗癌之功。

【加减】素有痛经病史，经水有血块者，加益母草、王不留行；腹部包块柔软者，加泽泻；包块硬者加乳香、没药；腹部有冷感且有不适者，加吴茱萸、炒小茴香各 6 g。

消卵巢囊肿汤（刘文圭经验方）

【组成】海藻 12 g，白芥子 10 g，三棱10 g，薏苡仁 20 g，桃仁 10 g，夏枯草 20 g，天南星 6 g，赤芍 12 g。

【功效】理气行滞，话血祛痰，化瘀散结，软坚消肿。

【主治】适用各种囊肿，尤其对卵巢囊钟、甲状腺囊肿效果显著，对子宫肌瘤、畸胎瘤、肝肾等囊肿也有一定的疗效。

【方解】方中三棱、桃仁、赤芍理气行滞、活血祛瘀，海藻、夏枯草、白芥子能消痰软坚、散结消肿，胆南星、薏苡仁化湿祛痰，白芥子与海藻配合能消除黏腻之阴邪，以上诸药配伍，能使痰湿化，气血通，囊肿消也。

【用方经验】卵巢囊肿为妇科常见良性肿瘤之一，本病特点多有小腹隐痛，或有胀感，或小腹有冰冷感，有的喜温，或月经不调，或不孕等，腹诊能触及包块，表面光滑，无压痛，推之动，有囊样感。今用此法治疗效果颇佳。

【加减】偏虚寒者加肉桂、炮姜各 6 g、鹿角胶 10 g；偏气虚者加黄芪、党参、白术各 10 g；偏血虚者加熟地黄、当归、阿胶各10 g；偏痰湿者加云苓、苍术、土茯苓各10 g；偏血瘀者加水蛭 6 g、土鳖虫、泽兰各10 g；偏气郁者加香附、郁金、橘核各 10 g；偏郁热者加牡丹皮、黄柏、大黄各 10 g；偏痛重者加延胡索、川楝子、乳香、没药各10 g、炮穿山甲 6 g；偏肾虚腰痛者加杜仲、枸杞子各 10 g 等。

【注意事项】如果突然出现小腹剧烈疼痛时，要及时做 B 超检查看其瘤子有扭转否，如有扭转要及时手术治疗。

第六章 妇科杂病

第一节　外阴白色病变

解毒消斑汤（班秀文经验方）

【组成】①内服方：杭白芍、北黄芪、鸡血藤各20g，苍术、黄柏各6g，地肤子、川楝子、凌霄花各9g，何首乌、土茯苓各15g。②外洗方：土茯苓60g，槟榔30g，忍冬藤30g，泽兰叶20g。③外敷方：鲜旱墨莲、鲜何首乌叶各适量。

【功效】以清热解毒，燥湿杀虫为主，佐以活血通络，双补气血。

【主治】外阴白色病变。

【加减】痒甚者加蝉蜕、白鲜皮各10g以祛风止痒。

【方解】方中用外洗药和外敷药重在清除秽毒，杀虫止痒；内服药则以清热燥湿，活血通络，调补气血之品为主；诸方合用，外治、内治，共奏祛邪消毒，通络散瘀，益气养血而消斑止痒之效。

【用方经验】班老认为本病的发生与湿热秽毒侵袭，阻遏经脉，气血输布失常，外阴失养而变白，湿浊秽毒壅遏于阴部而致瘙痒等密切相关。过去仅从阴痒论治较为局限，当佐以活血通络，调理气血以消除白斑为是。诸法合用，外治、内治，共奏祛邪清毒，通络散瘀，益气养血而消斑止痒之效。

五子衍宗丸合得生丹（刘奉五经验方）

【组成】覆盆子15g，菟丝子15g，枸杞子10g，车前子10g，五味子10g，柴胡6g，木香6g，当归10g，益母草10g，蒲黄10g，五灵脂6g。

【功效】滋补肝肾，祛斑。

【主治】外阴白斑。

【加减】肾阳虚者，加仙茅、淫羊藿各10g以温补肾阳；肝肾阴虚甚者，加桑寄生、山药、牛膝各10g以增强补肝肾之功。

【方解】方中覆盆子、菟丝子、枸杞子、车前子、五味子为五子衍宗丸的组成，滋补肝肾，添精补髓；柴胡、木香疏理肝气；当归、益母草养血活血；蒲黄、五灵脂补气活血。

【用方经验】中医学对于外阴白斑无明确的记载，刘老医生认为本病系因肝肾阴虚所致。由于先天性肾气不足，或病后肾气亏损，肾精不足以致阴器失养。肾阴虚肝阴亦不足，肝肾阴虚，故多见有头晕、急躁等症。厥阴之脉络阴器，阴器失养，以致外阴干枯，萎缩变白。目前多采用外治法。刘老医生体会外治法只能治其标不能治本，而采用滋补肝肾治本之法，虽收效较缓，但不易复发也疗效比较巩固。

清利消斑汤（哈荔田经验方）

【组成】蒲公英15g，玄参15g，生地黄15g，白鲜皮15g，地肤子15g，薏苡仁15g，沙参12g，麦冬12g，当归9g，苍术9g，茯苓9g，龙胆6g，苦参6g。

【功效】滋阴泻火，健脾利湿，清热解毒。

【主治】用于肝肾阴亏，肝火有余，肝脾不调，湿热下注所致的阴痒。症见外阴瘙痒，夜间尤甚，难以入寐，伴头晕目眩，干咳少痰，胶黏难咳，口苦咽干，腹胀纳少，食顷即泻，足胫水肿，妇检印象为"外阴白斑"，舌质淡，苔白腻，脉沉弦滑。

【加减】火盛者，加黄芩、黄柏各10g以滋阴降火。

【方解】方中玄参、生地黄、沙参、麦冬滋阴增液；蒲公英、白鲜皮、地肤子、苦参清热解毒、杀虫止痒；薏苡仁、龙胆清热燥湿止痒；苍术、茯苓健脾利湿；当归养血活血。诸药共用，奏滋阴泻火、健脾利湿、清热解毒之。

【用方经验】哈荔田教授应用此方临床效果显著，同时合用外洗方（蛇床子、紫荆皮、苦参各12 g，百部10 g，黄柏6 g，布包，开水冲泡，先熏后洗再坐浴）疗效更为满意。

健脾化湿汤（蔡小荪经验方）

【组成】生薏苡仁20 g，炒党参12 g，茯苓12 g，生黄芪15 g，炒白术10 g，怀山药10 g，海螵蛸10 g，蛇床子10 g。

【功效】健脾化湿，调冲止痒。

【主治】外阴白色病变，含女阴黏膜白斑、扁平苔藓、黏膜白癜风等。

【加减】痒甚者，加白芷、防风各10 g以祛风止痒。

【方解】方中用党参、黄芪、白术益气健脾，畅运脾机；茯苓、山药、薏苡仁健脾渗湿，濡养肌肤；白芷祛风散寒，解毒止痒；海螵蛸敛湿止痒；蛇床子杀虫止痒。此方内服可健脾化湿，调理冲任。

【注意事项】另外，可采用外治法，蔡氏治疗方法有干湿两种："湿"为煎剂熏洗，方以蛇床子、野菊花、蔷薇花、紫花地丁、鱼腥草、土茯苓、白芷、细辛等组成；"干"则以蔡氏祖传"爽明粉"，方以川芎、白芷、细辛、防风、蛇床子、黄柏等组成，以薄雾状喷施患处，喷后当即有凉爽舒适之感。

【用方经验】蔡小荪教授治疗本病，治分标本，内外并举。治病重脾气，先调经而治本。脾健肌肤得养，湿无所生，病源自消。经调则性激素分泌正常，外阴白斑病理基础不复存在。止痒为治标之法，临床以干湿两法外治，意在消除局部症状。蔡氏认为治疗本病必断根，不能因症状缓解而中止，以免复发，加深治疗难度。蔡氏内外合治本病，效果显著。

外阴白斑内服药方
（王渭川经验方）

【组成】沙参9 g，苍术9 g，何首乌15 g，党参60 g，黄精60 g，一支箭30 g，地肤子30 g，白鲜皮30 g，鱼腥草12 g，蛇床子12 g，鸡血藤18 g，无花果30 g，首乌藤60 g，续断24 g，羌活1.5 g。

【功效】养阴除湿止痒。

【主治】外阴白斑。

白斑外洗系列方（王渭川经验方）

【组成】①白斑外洗1号方：冬蒜杆60 g，瓜壳12 g，蛇床子30 g，向阳花柄60 g，蛇倒退30 g，陈艾30 g，地肤子30 g，闹阳花15 g，青蛙草60 g，铁扫把30 g，野菊花60 g。②白斑外洗2号方：青蒿9 g，夏枯花12 g，白菊花12 g，土茯苓12 g，地肤子12 g，蛇床子12 g，吴茱萸9 g，乌梅9 g，白蔹15 g，玄参12 g，六谷根30 g，墨旱莲12 g，地龙15 g，桑椹30 g，苦参30 g，无花果30 g，千里光30 g。

【功效】养阴除湿止痒。

【主治】外阴白斑。

外阴白斑洗方（夏桂成经验方）

【组成】白鲜皮、鸡血藤、淫羊藿、土槿皮各30 g，一枝黄花、艾叶、泽漆、苦参各15 g，花椒、野菊花各10 g，冰片（冲入）1 g。

外阴白斑膏：绿矾、白矾、轻粉、密陀僧各0.6 g，补骨脂2 g，五灵脂8 g。

【功效】去斑止痒。

【主治】外阴白斑。

止痒消风系列方（徐志华经验方）

【组成】①止痒消风散：木通6 g，炒苍术10 g，苦参10 g，知母10 g，荆芥10 g，防风10 g，当归10 g，牛蒡子10 g，大胡麻10 g，白鲜皮10 g，地肤子10 g，蝉蜕3 g，水煎口服。②苦参洗剂：蛇床子15 g，百部15 g，花椒15 g，土槿皮15 g，鹤虱15 g，苦参30 g，煎水熏洗。

【功效】燥湿清热，祛风止痒。

【主治】外阴瘙痒症，外阴白斑症。

【用方经验】若查有滴虫、真菌或外阴白斑、湿疹者，内服药应配合外洗方治疗。

【现代研究】庞××，女，28岁。外阴瘙痒伴外阴白斑2年。头晕心烦，带多色黄质稠。脉弦数舌尖红，苔薄黄。证属湿热下注，郁久生风，方用止痒消风散煎服，苦参洗剂外洗，经治3个月余，阴痒、白斑均消失。随访3年余，未见复发。

祛外阴白斑汤（钱平经验方）

【组成】生地黄15 g，山茱萸12 g，枸杞子15 g，山药20 g，补骨脂12 g，菟丝子12 g，当归12 g，黄柏10 g，生白芍15 g，生甘草6 g。

【功效】滋养肝肾，祛风止痒润燥。

【主治】外阴白色病变，局部干燥，皮肤破裂，色素减退或消失，伴瘙痒萎缩。

【加减】瘙痒重者加荆芥、防风各10 g以祛风止痒。

【方解】方中生地黄、山茱萸、枸杞子、山药、补骨脂、菟丝子滋补肝肾；当归、白芍养血活血；黄柏清热燥湿；甘草调和诸药。诸药合用，使肝肾充，湿热除，阴血足而风自灭，局部血运丰富而白色病变消失，外阴皮肤黏膜颜色正常。

【注意事项】合并外阴细菌感染者，应酌情使用外洗剂。

【现代研究】现代药理研究表明，方中诸药具有改善外阴局部皮肤血液循环的作用。补骨脂含有补骨脂素，具有促进皮肤黏膜血液循环、抗菌消炎的功效，同时具有促色素新生作用。

【用方经验】钱平教授结合自己多年的临证经验，抓住其肝肾不足的主要病机，治其根本，故收到较满意治疗效果。另外，钱平教授提出某些患者病变已久，需要持久治疗，必须做好患者的思想工作，增强其治疗信心。

滋水清肝饮加味（门成福经验方）

【组成】熟地黄25 g，山药25 g，山茱萸15 g，牡丹皮15 g，茯苓15 g，泽泻15 g，当归15 g，白芍15 g，柴胡10 g，栀子10 g，酸枣仁25 g。

【功效】调补肝肾。

【主治】外阴白色病变。

【加减】偏于阴虚有热者，用生地黄，加麦冬、枸杞子各10 g以滋阴清热；局部痒甚者，加藁本、姜黄、丹参各10 g等活血祛风；湿热较重者，加车前子、土茯苓各10 g清热利湿。

【方解】方中熟地黄、山药、山茱萸补益肝肾；当归、白芍养血活血；牡丹皮、泽泻、茯苓、栀子清热利湿；柴胡、酸枣仁归肝经。诸药合用，可奏调补肝肾之效。

【注意事项】外阴白色病变辨证非属肝肾不足者慎用。

【现代研究】现代药理研究表明，方中诸药具有扩张血管、改善局部组织营养、从而促使皮肤黏膜色素增加，使妇阴白斑痊愈的作用。

【用方经验】前阴为厥阴肝经循行的部位，肝为风木之脏，主藏血及主疏泄；肾藏精，开窍于二阴，精血同源，精血不足，外阴失于濡养，则或白或痒或痛。中医无"外阴白色病变"之名，据其临床表现及体征可属"阴痒""阴痛"等疾病范畴，这些记载最早见于《金匮要略·妇人杂病脉证并治》中，以前统称外阴白斑，其表现在皮肤黏膜，根本在脏腑气血的虚损，尤以肝肾为主，故治疗以滋水清肝饮调补肝肾，配合外洗，均收到明显效果。

阴痒洗液（洪家铁经验方）

【组成】蛇床子10 g，苦参10 g，白鲜皮10 g，秦皮10 g，地肤子10 g，蒲公英10 g，土槿皮9 g，儿茶6 g，莪术10 g，黄芩10 g，冰片5 g，香油适量。

【功效】杀虫止痒。

【主治】外阴白色病变。

【加减】外阴溃疡者，加煅牡蛎、石膏各20 g外用以敛疮。

【方解】方中苦参、黄芩、蒲公英苦寒清热燥湿；地肤子、白鲜皮、蛇床子、土槿皮、秦皮杀虫止痒疗癣；儿茶、莪术活血化瘀，取"治风先治血，血行风自灭"之意；冰片辛凉疏风止痒；香油解毒生肌。诸药合用，可达清热利湿、杀虫止痒的作用。

【注意事项】中药布包后煎汤趁热熏洗外阴，冰片研磨后置药包上外敷外阴 5 分钟，外敷后涂抹适量芝麻油。

【现代研究】现代中药药理表明，方中诸药具有抗滴虫、抑制真菌，并对多种病毒、细菌有显著的抑制作用，蛇床子有类激素样作用，可祛风燥湿杀虫，芝麻油解毒生肌，对局部皮肤有滋润营养作用，用于疥癣、皮肤皲裂。

【用方经验】洪家铁教授分析外阴白色病变患者的症状和体征，多因湿热内盛，热蕴阴部，与湿浊交结，日久入络生风或湿虫滋生而瘙痒不止；或阴血不足，不能滋养阴部，血虚而生风化燥，故出现瘙痒、皲裂、萎缩、变白。故治以"杀虫止痒"为主，临证佐以"清热、利湿、养血、祛风"，拟方阴痒洗液。考虑病变以外阴局部为主，全身症状不明显，因而采用熏洗与贴敷相结合的外治法局部外用，使药物直达病所而取得良好疗效。

活血通精汤（华良才经验方）

【组成】全当归 15～20 g，鸡血藤 15 g，川牛膝 15 g，制何首乌 30 g，益母草 30 g，补骨脂 20 g，肉苁蓉 20～30 g，黑芝麻 20～30 g。

【功效】活血通精，柔筋正色。

【主治】妇女外阴白色病变。

【方解】本病多有婚前长期手淫史。阴器乃宗筋之所聚，长期手淫或其他原因之不良刺激，造成精血瘀滞，筋脉失养，故萎缩变白。活血通精汤之当归、牛膝、制何首乌、益母草、鸡血藤五药活血通精为主，兼有益肾养肝之功。加入补骨脂、肉苁蓉、黑芝麻有驱白还色之功，诸药合用裨得血活精通，筋柔色正，病症痊愈。

【加减】月经中血块多加生蒲黄、五灵脂各 10 g。

【注意事项】治疗期间需禁房事，忌食辛辣刺激性食物、无鳞鱼类、醋，忌烟酒。

【病例】陈××，女，41 岁。自诉 2 年来阴部奇痒、灼痛。病始白带增多，后渐减少，近半年来白带全无。阴部疼痛日重，阴道干涩，房事困难，行房时和行房后阴道刺激。曾做病理切片检查：上皮变薄萎缩，高度角化，真皮胶原化。诊断为"外阴萎缩性白斑"。经中西医治疗不效。现查：外阴萎缩，会阴部陈旧性Ⅱ度撕裂。外阴、肛门周围皮肤及阴道口黏膜、阴蒂变白，阴道外口缩小、干燥、皲裂，阴道伸展力差，黏膜干燥、慢性充血。月经 $14\dfrac{5～7}{30±5}$，伴行经腰腹疼痛，经色紫暗，有血块。于 15～22 岁期间有频繁手淫史。曾顺产 2 个女孩，"人工流产"1 胎。2 年前带避孕环，后行输卵管结扎手术。舌质暗红有瘀点，少苔，舌面欠津，脉细涩。用活血通精汤加生蒲黄、五灵脂各 10 g。如法使用。治疗 1 个月，自觉阴部疼痛及干燥感和腰腹疼痛明显减轻。服药 21 剂时月经来潮 1 次，颜色较前转红，血块明显减少，可行房事，但仍有轻度刺痛。妇科检查：外阴部干燥、皲裂已除。阴道黏膜干燥已减，但仍显干燥，慢性充血。嘱继用原方 30～50 剂。3 个月后复诊：自述用药 50 剂，外阴干痛已除，月经及性生活基本正常。妇科检查：原外阴部、肛门周围皮肤及阴道口黏膜变白的部分颜色已经正常，阴道伸展较好，黏膜如常。为巩固疗效，嘱以原方 3 剂制成蜜丸，每服 10 g，每日 2～3 次。1 年后随访，未见复发。

千金散（高濯风经验方）

【组成】杏仁 15 g，雄黄 15 g，明矾 6 g，麝香 2 g，赤石脂 10 g。

【主治】阴蚀证（外阴白斑）。

【加减】若湿痒淋漓者，服龙胆泻肝汤。若溃破甚者，服逍遥散加金银花 10 g，连翘 10 g。若子宫脱垂者，服补中益气汤加栀子 9 g，牡丹皮 9 g（按语，本方系来自《肘后备急方》加入赤石脂而成。加入赤石脂之因"阴蚀虽系郁火，损伤肝脾致病，但肾为胃之关，开窍于二阴，肾不能辞其责，《肘后备急方》之方解毒祛湿有余，敛则不足，《千金要方》赤石脂散，治冷饮过度，致令脾胃气弱痰饮吐水无时；《本事方》云试之甚验。赤石脂下之精秘，上之髓盈，借其功外用质黏且补肾之性也"。并佐以辨证用内服药，肿疡湿痒，溃烂浸淫，口干内热，饮食无味，体倦发热，胸膈不利，少腹痞胀，带下赤白，在用本方之同时，服四物汤加延胡索9g，桃仁9g，砂仁6g，红花9g，莪术6g）。

【病例】王××，女，32岁。患阴蚀症5年之久。每于劳累之时，入房之后则发病，阴蒂阴唇及肛门奇痒难耐，越搔越痒，所搔之处，皮肤红而渗血。妇科检查：阴蒂、小阴唇、大阴唇及会阴部肛门周围有角化增厚之斑片，粗糙不平。阴道涂片镜检，未见真菌及滴虫。活体组织镜检，可见表皮层增厚，有角化不全，棘细胞层增厚。中医诊为肝经风热，日久导致肾虚不能荣于阴器。风邪客腠理，任脉虚阴部枯萎而成阴蚀症。经搽肤轻松膏。胎盘组织液注射、维生素B等无效，用本方涂搽，内服逍遥散加金银花10g，连翘10g。5年之疾而愈。

活血止痒去白方（陈玉琦经验方）

【组成】三棱30～40g，莪术30～40g，白鲜皮30g，苦参30g，蛇床子30g，何首乌40g，补骨脂30～40g，红花30g，大黄30g，白芷15g，益母草30。

【功效】活血化瘀，养血驱风，去白止痒。

【主治】外阴瘙痒，外阴皮肤变白，上皮角化外阴白色病变，包括增生型、萎缩型或混合型均可应用。

【用方经验】本法简便可靠，无痛苦，一般7～15日即可达到止痒目的，增生、萎缩、变白者亦可恢复到正常，病程长者需坚持治疗可得到痊愈。

阴痒外洗方（李祥云经验方）

【组成】蛇床子15g，苦参15g，百部

15g，白鲜皮15g，烟蒂20个，皂角刺15g，明矾9g。

【功效】清热解毒，除湿止痒。

【主治】外阴瘙痒，外阴湿疹，外阴炎，各种阴道炎，外阴营养不良症，外阴白斑等证。

外阴白斑症系列方（黄养民经验方）

【组成】①方（马紫膏）：生马钱子120g，紫草皮10g，白芷10g，重楼10g，当归10g，蜈蚣10条，芝麻油250ml。浸泡1周后，去渣，消毒后外涂阴部，每日3次。②方（内服方）：龙胆6g，生地黄10g，紫草15g，黄柏10g，金银花12g，炒白术10g，土茯苓15g，柴胡10g，薏苡仁15g，甘草6g，地肤子10g。

【功效】①方清热、活血、凉血、润燥、除湿、杀虫、止痒。②方活血润燥，杀虫止痒。

【主治】①方主治外阴白斑（血热增生证、血枯萎缩证）。症见外阴皮肤黏膜变厚、干、糙、中心发白，边缘粉白，奇痒不堪，夜间尤剧，影响睡眠，甚至抓破流水、灼痛，白带增多。因感染伴有尿道口灼热刺痛。或外阴皮肤黏膜变薄，干枯而脆，奇痒，容易裂开出血，灼痛，或有溃疡，阴蒂、小阴唇组织消失，阴道外口狭小，并出现情绪忧郁，月经失调，白带增多等。②方主治外阴白斑（血燥混合证）。症见外阴皮肤黏膜发白，局部可同时出现萎缩与增生病变，菲薄与粗糙夹杂而生，表面隆陷不平，颜色灰白不匀，甚至瘙痒脱屑，感到又痛又痒，心烦、失眠、带下多。

【现代研究】利用本方治疗外阴白斑19例。结果：基本痊愈（外阴黏膜恢复红润，奇痒消失，或小阴唇隆起，没有灼热疼痛，带下减少，体重增加）共5例，占26.23%；显效（外阴黏膜逐渐转红润，痛痒减轻，抓破溃烂敛口，能安眠入睡，带下减少）共6例，占31.57%；有效（外阴奇痒减轻，灼热痛疼感渐减，白斑颜色逐渐变浅红，菲薄渐变厚，粗糙转光润）共8例，占42.1%。

妇科国医圣手时方

治白方（张玉芬经验方）

【组成】①消白方：当归、丹参、赤芍、鸡血藤、紫苏、白芷、桂枝、蝉蜕、巴戟天、淫羊藿、女贞子、旱莲草。②治白外洗方：马齿苋、生蒲黄、当归、花椒、硼砂、白矾、蛇床子。③治白Ⅰ号：血竭、马齿苋、生蒲黄、樟丹、延胡索、枯矾。④治白Ⅱ号：血竭、生蒲黄、樟丹、蛤粉、白芷、铜绿。

【加减】气虚加黄芪、党参各10 g；口干咽燥加玄参10 g；带多色黄加土茯苓、薏苡仁各10 g；局部角化肥厚加三棱、莪术各10 g；非典型增生加白花蛇舌草、半枝莲各15 g。

【功效】①方活血化瘀，佐以补肾祛风通络，②方活血解毒杀虫，③方解毒杀虫止痛，④方解毒杀虫生肌。

【主治】①方主治外阴白色病变。②方主治外阴白色病变。③方主治外阴白色病变，局部肥厚角化者。④方主治外阴白色病变，局部菲薄萎缩者。

【用方经验】外阴白色病变主要症状为外阴以阴蒂部为主的痒、灼痛、刺痛、溢液，主要体征为阴蒂及大小阴唇萎缩。此外有的兼瘙痒所致的皮肤黏膜破损或感染，外观有不同程度的色素减退；大多常有水肿、皲裂或散在的表浅溃疡；有的伴有腰困、失眠、肢冷、白带增多。

【现代研究】用治白诸方治疗396 例，一般用洗剂30 剂以下即外阴瘙痒减轻或消失，占外洗人数的 62.5%；内服25～35 剂者占60.5%。痊愈（临床症状和体征全部消失）52 例，占18.2%；近愈（病变消失，临床症状消失，但表皮颜色较浅）91 例，占31.8%；好转（外阴瘙痒及疼痛明显减轻或消失，原白斑片转为粉红色或深红色，并有不同程度的色素生长或白斑片明显缩小）119 例，占41.6%；无效（经治疗后症状无改变或治疗初期有效，后又复发者）24 例，占8.4%。

白阴系列方（山西省中医研究所经验方）

【组成】①治白内服方：丹参、当归、赤芍、鸡血藤、牡丹皮、紫苏、白芷、桂枝、巴戟天、淫羊藿。②治白外洗方：马齿苋、艾叶、花椒、硼砂。水煎熏洗。③治白膏Ⅰ号：血竭、马齿苋、生蒲黄、樟丹、延胡索、枯矾。④治白膏Ⅱ号：血竭、生蒲黄、樟丹、蛤粉、白芷、铜绿。

【功效】①方温肾壮阳，活血化瘀，祛风止痒，温经通络。②方散瘀消肿，温经通络。③方解毒杀虫。④方解毒杀虫，祛腐生肌。

【主治】①方内服主治妇女外阴白色病损。②方外洗主治妇女外阴白色病损。③方主治妇女外阴白色病损，局部肥厚、角化或萎缩者。④方主治妇女外阴白色病变，局部病变面已显著好转，或用Ⅰ号膏后局部痛痒及有皲裂破溃者。

【加减】少气无力，头晕自汗或局部萎缩明显加黄芪12 g、陈皮6 g；口干舌燥，手足心热加女贞子、墨旱莲、枸杞子各10 g；局部肥厚，角化较甚加三棱、莪术各10 g；阴痒甚，带下加土茯苓、薏苡仁各10 g。

【现代研究】治疗 91 例，治愈（阴痒、阴痛消失，局部色泽复常，角化消失，萎缩恢复，弹性佳）5 例，占 5.49%；显效（阴痒、阴痛基本消失，局部色泽接近正常，角化、萎缩明显减轻，弹性基本恢复）14 例，占 15.39%；好转（阴痒、阴痛等症减轻，局部病变有所恢复）51 例，占 56.04%；无效21 例，占 23.08%。

外阴白色病变基本方（曹玲仙经验方）

【组成】仙茅12 g，淫羊藿12 g，熟地黄12 g，山茱萸12 g，鳖甲12 g，黄芪12 g，鸡血藤15 g，桃仁9 g，当归9 g，白芍12 g，柴胡9 g，荆芥9 g，乌梅9 g。

【功效】益肾养血，清肝利湿。

【主治】外阴白色病变。

【加减】湿热下注证。症见瘙痒难忍，湿疹累累，白带色黄，头痛目赤，舌苔薄黄腻，脉弦数者，基本方加龙胆泻肝丸以清利湿热；大便干结者，加当归龙荟丸以润肠通便；外阴皮肤溃破、疼痛，分泌物多者，加萆薢12 g、黄柏9 g、苍术6 g、牛膝9 g以燥湿；肾虚血亏，症见外阴瘙痒，头晕目眩，腰脊酸楚，神疲乏力，外阴色素减退，皮肤变薄者，基本方加何首乌12 g、枸杞子12 g、龟甲12 g、鹿角9 g以补肾养血。

【方解】方中仙茅、淫羊藿、熟地黄、山茱萸、鳖甲补肾、填精益髓；黄芪、鸡血藤、当归、桃仁益气养血活血；白芍、柴胡、荆芥、乌梅均归肝经，柔肝疏肝。

【注意事项】平时保持外阴皮肤清洁干燥，忌用肥皂或其他刺激性药物擦洗，避免抓伤破损。不食辛辣或刺激性食物。衣着宽大，勤换洗内裤，衣料以棉织品为宜。

【用方经验】曹玲仙教授应用此方多年，效果明显。应用内服方后，合用外洗方（茵陈30 g，蒲公英15 g，鹤虱15 g，重楼15 g，野菊花30 g，土茯苓30 g，黄柏12 g，牛膝9 g，苏木12 g，煎汤熏洗外阴）效果更为显著。

消白方（张玉芬经验方）

【组成】当归10 g，丹参10 g，赤芍10 g，鸡血藤10 g，紫苏6 g，白芷10 g，桂枝10 g，蝉蜕6 g，巴戟天10 g，淫羊藿10 g，女贞子10 g，墨旱莲10 g。

【功效】补益肝肾，活血止痒。

【主治】外阴白色病变。

【加减】气虚者，加黄芪、党参各10 g以益气；口干咽燥者，加玄参10 g以滋阴润燥；带多色黄者，加土茯苓、薏苡仁各10 g以清热利湿；局部角化增厚者，加三棱、莪术各10 g以活血化瘀；非典型增生者，加白花蛇舌草、半枝莲各15 g以解毒。

【方解】方中巴戟天、淫羊藿、女贞子、墨旱莲可补益肝肾；当归、丹参、赤芍、鸡血藤养血活血；紫苏、白芷、桂枝、蝉蜕达

表、祛风止痒。

【现代研究】近年来实验研究证实，当归、丹参、赤芍等活血化瘀药有明显改善外周循环障碍的作用，使血流速度增加，从而改善神经血管营养。

【用方经验】张玉芬教授认为，外阴白色病损根据其症状为色白、阴痒、灼痛、干裂，属中医学"阴痒""阴蚀""阴肿"范畴。西医认为是外阴深部结缔组织中神经血管营养失调所致，活血化瘀药有明显改善外周循环障碍的作用，使血流速度增加，从而改善神经血管营养。此方具有补益肝肾、活血化瘀的作用，故治疗此病有较好的疗效。

愈白汤熏洗方（王秀霞经验方）

【组成】补骨脂20 g，淫羊藿20 g，蛇床子15 g，白蒺藜15 g，防风10 g，白头翁30 g，白花蛇舌草30 g。

【功效】补肝肾，益精血，止痒。

【主治】外阴白色病变。

【加减】痒甚者，加蝉蜕、白鲜皮各10 g以祛风止痒；肾阳虚者，加仙茅各10 g以温补肾阳；肝肾阴虚甚者，加桑寄生、山药、牛膝各10 g以增强补肝肾之功。

【方解】补骨脂、淫羊藿温补肾阳；白蒺藜归肝经，可祛风以止痒；配合防风更添祛风止痒之效；蛇床子归肾经，温肾壮阳，祛风解毒杀虫；白头翁清热解毒、燥湿杀虫；白花蛇舌草清热解毒。诸药合用，具有补肝肾、益精血、止痒之功效。

【注意事项】水煎，分2次熏洗，28日为1个疗程，共3个疗程。

【现代研究】据报道，补骨脂内脂可促使皮肤色素复生；何首乌能增强细胞免疫功能；淫羊藿可促使动物核酸、蛋白质合成；白花蛇舌草有解毒抗肿瘤作用。

【用方经验】王秀霞教授认为，肝者，罢极之本，其经过腹而环阴器，主藏血，为甲木之脏；肾司二阴，主藏精、生髓、主水；肝肾不足，精血亏虚，阴部肌肤失养则变白、萎缩以致皲裂破溃，前者是因，后者是果，生风化燥，风动则痒，愈白汤具有补肝肾、

妇科国医圣手时方

益精血、止痒之功效。

归芍首乌左归饮加减
（杨家林经验方）

【组成】当归10 g，白芍15 g，何首乌24 g，熟地黄10 g，山茱萸10 g，山药15 g，茯苓10 g，枸杞子10 g。

【功效】滋肾养阴，养血润燥，祛风止痒。

【主治】外阴营养不良。

【加减】外阴瘙痒者，加苦参、白芷、白鲜皮或白蒺藜10 g以祛风除湿止痒；口干便结等阴虚内热者，加知母或地骨皮10 g以滋阴清热；月经提前量少者，去当归改用丹参，或加牡丹皮、赤芍各10 g以凉血活血；失眠心悸乏力者，加太子参、麦冬、五味子各10 g以益气养阴宁心安神。

【方解】方中熟地黄滋肾填精为主，山茱萸养肝肾而涩精，山药补益脾阴而固精，三药同用，三阴同补，加枸杞子滋肾阴而养肝血，佐茯苓、甘草益气健脾，加当归、白芍、何首乌养血补肾，既增强左归饮中熟地黄枸杞子补益肾精之效，又合中医"治风先治血，血行风自灭"之意。全方共用，可奏滋肾养阴，养血润燥，祛风止痒之功。

【注意事项】外阴白色病变非由肝肾阴虚、阴血不足引起者慎用。

【用方经验】杨家林教授认为，中医治疗本病的优势在从整体出发，调整脏腑气血，改善外阴肌肤营养而达到治疗效果。因而疗程较长，但对临床症状的改善见效较快，服药半月后多数病例即可明显减缓瘙痒症状。对于伴见的月经失调、失眠、心悸、口干便结、五心烦热等症亦同时得到改善。而外阴色泽的恢复则需要较长时日（5～6个月），故应鼓励患者坚持治疗，树立信心，不可急于求成或时断时续，影响疗效。同时，杨教授还认为，患者应注意饮食的宜忌及生活规律，这对巩固疗效防止复发至关重要。

第二节　外阴瘙痒

清热解毒汤（刘奉五经验方）

【组成】连翘15 g，金银花15 g，紫花地丁15 g，蒲公英15 g，黄芩9 g，瞿麦12 g，萹蓄12 g，车前子9 g，牡丹皮9 g，地骨皮9 g，赤芍6 g，冬瓜子30 g。

【功效】清热解毒，利湿活血，消肿止痛。

【主治】阴痒阴肿。

【方解】方中连翘苦微寒，清热解毒，消痈散结；金银花辛苦寒、清热解毒，消痈肿；紫花地丁苦辛寒，清热解毒，消痈肿，善于治疗毒；黄芩苦寒清热燥湿；地骨皮甘寒，清热凉血退热以去气分之热。瞿麦、萹蓄、车前子清热利湿；冬瓜子渗湿排脓，消肿止痛；佐以赤芍、牡丹皮清热凉血，活血化瘀。全方重在清热解毒兼能利湿，活血化瘀而又止痛。

【用方经验】地骨皮一般习惯用于阴虚发热，但是在刘奉五教授学医阶段曾看到他的老师治疗小儿食滞发热时，善用地骨皮，后来，通过再实践，体会到，此药不仅可用于阴虚发热，而且也可用于一般实证发热。不但能起到"热者寒之"的作用，而且又能保护阴津。若用于阴虚发热应与青蒿配伍，用于实热不必与其相配。

爽阴粉（蔡小荪经验方）

【组成】蛇床子30 g，防风9 g，白芷9 g，川芎9 g，黄柏30 g，枯矾9 g，土槿皮20 g。

【功效】清热利湿，杀菌止痒。

【主治】外阴瘙痒。

【方解】爽阴粉中蛇床子燥湿杀虫止痒，黄柏清热燥湿、杀虫止痒；土槿皮杀虫止痒、散风除湿；枯矾解毒消肿，收湿抑菌止痒；白芷、防风祛风止痒；川芎活血化瘀，祛风止痛。全方具有清热利湿，杀菌止痒的功能，对滴虫阴道炎，真菌性阴道炎反复发作者疗效颇佳。

【注意事项】上药共研细末，待外阴清洁后用气囊将粉末吹入阴道呈薄雾状，并外扑在外阴，每晚1次，7日为1个疗程。

【现代研究】现代药理研究表明，该方能抑制外阴炎症及其他毒性物质的形成与释放。蛇床子具有明显的抗真菌、抗病毒、杀滴虫的作用及性激素样作用。

【用方经验】蔡小荪教授认为，外阴瘙痒是由于忽视个人卫生而致阴痒；或者因年老体弱，久病不愈，肝肾不足，精血两亏，血虚生风化燥，阴部肌肤失痒而致阴痒。临床上常选用爽阴粉为主，内喷外扑，每每见效。

青马一四膏（裘笑梅经验方）

【组成】青黛30 g，鲜马齿苋120 g。

【功效】清热解毒，祛湿止痒。

【主治】外阴瘙痒症，湿疹。

【方解】青马一四膏，为师传方。《本草衍义》云："青黛乃蓝为之。有一妇人，患脐下腹上，下连二阴，遍满生湿疮，状如马瓜疮，他处并无，热挥而痛……寻以马齿苋四两，烂研细，入青黛一两再研匀，徐疮上，即时热减，痛痒旨去。"故治妇人热证之外阴瘙痒、湿疹，效较满意。又按《素问玄机原病式》云："诸痛痒疮，皆属心火。"马齿苋辛寒，能凉血散热，捣敷则肿散、疗根拔，绞汁服则恶物当下，内外施之皆得也。由此观之，两药相配，其清热解毒、祛湿止痒之功非浅也。

【注意事项】先将马齿苋捣烂，入青黛加芝麻油和匀，外涂患处。

清热解毒汤（裘笑梅经验方）

【组成】狼毒9 g，花椒9 g，蛇床子9 g，黄柏9 g。

【功效】清热解毒，燥湿杀虫。

【主治】外阴瘙痒症。

【方解】方中狼毒、花椒、蛇床子能解毒杀虫止痒；黄柏性味苦寒，疗诸疮痛痒，清下焦湿热；入少许枯矾，加强敛湿止痒之力。

【注意事项】煎汁，入少许枯矾，坐浴温洗。

蛇床子洗剂（裘笑梅经验方）

【组成】蛇床子9 g，五倍子9 g，苦参9 g，黄柏9 g，紫苏叶3 g。

【功效】清热化湿，杀虫止痒。

【主治】滴虫阴道炎、真菌性阴道炎之阴痒。

【方解】《神农本草经》云："蛇床子主恶疮，则外治之药也，外疡湿热痛痒浸淫诸疮，可作汤洗，可为末敷，收效甚捷，不得以贱品而忽之。"此药温中下气，苦能除湿，辛能润肾，甘能益脾，故其功用颇奇，内外俱可施治，而外治尤良；再入苦参、黄柏、五倍子取其清热而去湿，排脓水而制阴痒，疗疮而杀虫也；紫苏叶利气发散，促使诸药渗入，以冀奏效更捷。

阴痒汤（朱小南经验方）

【组成】金银花12 g，杜仲9 g，鸡冠花9 g，炒枳壳9 g，蛇床子9 g，黄柏9 g，茯苓9 g，陈皮9 g，生地黄9 g，焦白术9 g，山药9 g。

【功效】健脾益血，清热化湿。

【主治】阴痒之脾虚血少，湿热内蕴证。症见绝经后阴部瘙痒，带下连绵，坐卧不安，头晕心烦，情绪急躁，舌苔黄腻，脉浮数。

清热解毒除湿汤（韩百灵经验方）

【组成】生地黄9 g，黄芩9 g，黄柏6 g，茵陈9 g，金银花12 g，连翘9 g，苦参9 g，淡竹叶9 g，黄连9 g，百部6 g，甘草6 g。

【功效】清热解毒，利湿止痒。

【主治】外阴瘙痒，感染邪毒证。

【加减】症状重者可加用外用药：鲜猪、

鸡、牛、羊等肝，长3寸，用雄黄面撒在肝内，纳入阴道内半日，虫入肝内，取出立效。

【方解】方中用黄芩、黄连、黄柏及苦参、茵陈、淡竹叶，可清热燥湿以止痒；生地黄重在清热；金银花清热解毒；连翘透热解郁，使热邪得去；百部杀虫止痒；甘草调和诸药。

【用方经验】徐春甫曰：妇人阴痒，多属虫蚀所为。始因湿热不已，故生三虫在肠胃间，其虫蚀阴户中作痒，甚则痒痛不已，溃烂肿……"故此本方用于感染虫毒证阴痒，症见阴内外痛痒难忍，时流黄水，或流液，心烦不宁，口苦饮冷，时有寒热，便秘溺浊，阴内肿胀，苔黄腻，脉弦缓而数。使用本方内服时，多配合外用药，直达病所，疗效甚捷。

妇科洗方（刘云鹏经验方）

【组成】苦参30 g，蛇床子30 g，地肤子30 g，黄柏15 g，白鲜皮15 g，百部30 g，秦艽15 g，紫花地丁30 g，薄荷20 g，青蒿15 g，紫草15 g，枯矾10 g，甘草20 g。

【功效】清热燥湿，杀虫止痒。

【主治】真菌性阴道炎。

【加减】细菌感染者，可加金银花30 g，玄明粉30 g以清热燥湿，解毒杀虫。

【方解】方中苦参、蛇床子、地肤子、黄柏、白鲜皮、秦艽、百部清热燥湿止痒杀虫；紫花地丁清热解毒；薄荷辛凉散风热；青蒿除秽宣浊，有解热之功效；紫草清热凉血；枯矾敛湿止痒；甘草泻火解毒，较一般用量为大。

【注意事项】每剂药加水1 000 ml左右，浓煎20～30分钟，滤汁去渣，倒入净盆内，令患者先熏后洗，留100 ml药液，做阴道冲洗（自备阴道冲洗器），早晚各1次。

【现代研究】现代药理研究表明，苦参、蛇床子、地肤子、黄柏、白鲜皮、秦艽、百部对真菌均有抑制作用；紫花地丁对细菌有抑制功用；薄荷有止痒作用；紫草抑菌；枯矾有抗炎作用；甘草含葡萄糖，能增加阴道糖元，使其在阴道杆菌分解作用下变成乳酸，

致阴道呈弱酸性（pH在4.0～4.5间），使阴道内环境平衡，增强其阴道的自净作用。

【用方经验】中医学认为，真菌性阴道炎多因脾虚湿热下注或肝胆湿热下注所引起。湿热生虫化毒，以上洗方具有清热解毒、燥湿杀虫、凉血止痒消炎等功效，临床运用，疗效肯定。

解毒止痒方（班秀文经验方）

【组成】土茯苓30 g，槟榔10 g，苦参15 g，忍冬藤15 g，车前草15 g，地肤子12 g，甘草6 g。

【功效】清热利湿，解毒杀虫止痒。

【主治】阴痒肝经湿热证。症见阴部瘙痒，甚则痒痛，带下量多，色黄或黄白相兼，质黏腻，如豆腐渣样，或呈泡沫米泔样，其气腥臭，心烦少寐，口苦而腻，脉弦数或濡数。

【加减】体质瘦弱、纳食不馨者，减去苦寒之苦参、地肤子，防其犯胃，加炒山药15 g、炒薏苡仁15 g以健脾化湿；阴道灼热、痒痛交加者，加黄柏6 g、凌霄花9 g、火炭母9 g以加强清热化瘀之力。配用蛇床子、火炭母、首乌藤、苍耳子等药坐盆熏洗，内外并治，则其收效甚捷。

【方解】本方为祖传秘方。方中以甘淡平之土茯苓解毒除湿为主药，配辛苦温之槟榔燥湿杀虫为辅，佐以甘寒之车前草利湿清热解毒，苦参味苦性寒，能清热燥湿，祛风杀虫，地肤子清热利湿止痒，忍冬藤性味甘寒，清热解毒，与土茯苓相须为用，则利湿解毒之功倍增，甘草调和诸药。

【注意事项】治疗期间，禁食肥甘厚腻或辛香温燥之品，并适当节制房事。

【现代研究】据现代药理研究，槟榔、苦参、车前草、地肤子都对多种皮肤真菌有不同程度的抑制作用，苦参的醇浸膏在体外有抗滴虫作用，故本方能治疗真菌性阴道炎和滴虫阴道炎所致上症者。

【用方经验】班老认为，肝藏血而为风木之脏，肝脉绕阴器，肝郁化火，横逆犯胃，脾胃运化失职，湿热循经下注，蕴结于阴器，

久则化毒生虫，虫动则痒。治宜清泻肝火，解毒利湿杀虫。在治疗的全过程，本方紧紧围绕病机选方用药，标本兼顾，内外同治，药证结合，使阴痒得以消除。

清热化湿汤（哈荔田经验方）

【组成】盐黄柏6 g，金银花12 g，瞿麦穗9 g，海金沙9 g，车前子12 g，滑石块12 g，白萹蓄9 g，川草薢9 g，冬葵子9 g，粉甘草6 g，白檀香3 g，淮木通4.5 g，虎杖12 g。

水煎外洗方：蒲公英12 g，吴茱萸3 g，黄柏10 g，蛇床子9 g。

【功效】清热化湿。

【主治】阴痒湿热下注证。症见外阴瘙痒、尿频、尿痛，下赤黄带，气秽难闻者。

【加减】肝肾阴虚，阴部干涩者，加用养血滋阴、润燥生津之品，并配合知柏地黄汤煎服而不宜用冲洗方冲洗阴道。

【方解】方中瞿麦、萹蓄、草薢、冬葵子、海金沙、滑石、车前子利水除湿；黄柏、金银花、木通、虎杖苦寒清热、凉血解毒；白檀香入脾肺，理气止痛而利胸膈；甘草调和诸药。诸药共用，可清热化湿而止痒，获捷效。

【注意事项】因该病易复发，故症状、体征消失后还应用药以巩固疗效。

【用方经验】中医学认为本病的发生主要是由于湿热之邪下注于阴部，或素体脾虚气弱而生湿，湿浊下注所致。《女科证治约旨》谓："因思虑伤脾，脾土不旺湿热停蓄为郁而化黄，其气臭秽，致成黄带。"故湿热为带，咎在土虚木郁。故上述诸方中，均以清利湿热为主，主要选用外洗的方法，使药物直达病所。

阴痒外洗方（王渭川经验方）

【组成】苦参30 g，黄柏15 g，蛇床子60 g，鹤虱30 g，雄黄15 g，狼毒1.5 g。

【功效】除湿止痒。

【主治】阴痒。

【加减】瘙痒甚者，加白鲜皮、地肤子各

10 g以加强止痒功效。

【方解】黄柏泻火解毒，外用可治热毒疮疡；蛇床子燥湿、祛风、杀虫；苦参味苦性寒，清热燥湿，杀虫利尿；鹤虱清热解毒、杀虫，能治阴道毛滴虫引起的阴痒；雄黄杀虫，能治虫菌阴痒；狼毒亦可杀虫。

【注意事项】本药有毒，禁止入口。洗阴道时，用药水洗后再用温开水洗一次，防止阴道黏膜中毒。

【用方经验】本方亦可做阴道白斑外洗方。

念珠菌外洗方（司徒仪经验方）

【组成】黑面神3.2 kg，苦参3.2 kg，大飞扬3.2 kg，细叶香薷3.2 kg，地肤子1.6 kg，蛇床子1.6 kg（均为干药）。

外敷：冰硼散。

【功效】清热解毒，杀虫止痒，收敛除湿。

【主治】念珠菌性阴道炎引起的阴痒。

【加减】痒甚者，加黄柏10 g、龙胆6 g、白鲜皮10 g以加强清热解毒止痒之效。

【方解】方中地肤子清湿热，利小便，解毒疗疮；蛇床子燥湿杀虫；黑面神清热解毒，化瘀消积，收涩止痒；大飞扬清热解毒，祛风止痒；苦参泻火解毒，除湿利尿；细叶香薷疗疮解毒，外用专治皮肤湿疹疮毒。全方配伍有清热解毒，杀虫止痒之功，又加用冰硼散清热消炎解毒，故疗效较好。

【用方经验】水煎3次，弃渣存液，再浓至10 000 ml，并加入0.5%石炭酸50 ml备用。用时取100 ml加开水至1 000 ml，用棉花擦洗阴道3次，洗毕在穹窿周围散上冰硼散一匙，每日1次，7次为1个疗程。上药如果配合坐浴，效果更佳。

洁阴汤（钱平经验方）

【组成】苦参30 g，白鲜皮30 g，首乌藤30 g，龙胆15 g，黄柏15 g，紫草15 g，路路通15 g，僵蚕10 g。

【功效】清热解毒，祛风止痒。

妇科国医圣手时方

【主治】老年性阴道炎。症见外阴瘙痒，甚则坐卧不宁，阴道分泌物增多者。

【方解】方中苦参、黄柏、龙胆、白鲜皮、紫草均有清热解毒作用，首乌藤、僵蚕、路路通能祛风止痒。

【注意事项】本方药物加水3 000 ml，煎取药液倒入盆内，令患者坐在盆上先薰患处，待药温后，再坐浴15分钟，每日1剂，薰洗2次，7剂为1个疗程，将药液冲洗阴道更有效。

【现代研究】据药理研究，上述药物具有很广的抗菌范围，对大肠埃希菌、葡萄球菌、链球菌等都有抑制作用。黄柏外用还可促进皮下渗血之吸收。

【用方经验】老年性阴道炎是由于绝经后的妇女，雌激素水平下降，阴道壁萎缩，黏膜变薄，上皮细胞内糖原含量减少，阴道内的pH上升，使阴道自洁能力降低，致病菌容易入侵繁殖引起的炎症。应用清热解毒、祛风止痒之中药外洗，能有效缓解症状。

龙胆外洗方（马大正经验方）

【组成】龙葵30 g，龙胆15 g，苦参30 g，苦楝皮30 g，白鲜皮20 g，地肤子20 g，黄柏20 g，蛇床子30 g，苍耳子15 g。

【功效】清热解毒，杀虫止痒。

【主治】湿毒引起的外阴瘙痒症，真菌引起者疗效尤佳。

【加减】外阴完好未破溃且瘙痒甚者，加花椒5 g、百部15 g以杀虫止痒。

【方解】方中龙胆性苦寒，能泻肝胆实火，除下焦湿热，《药品化义》称："其气味厚重而沉下，善治下焦湿热，女人阴痒作痛，或发痒生疮，以此入龙胆泻肝汤治之，皆苦寒胜热之力也。"蛇床子燥湿、祛风、杀虫；苦参味苦性寒，清热燥湿，杀虫利尿；白鲜皮能治一切疥癞、恶风、疥癣、杨梅、诸疮热毒，与地肤子相配清除皮肤中湿热与风邪而止痒；龙葵清热、解毒、散结；苦楝皮是中医临床常用的一味驱虫药物，据《本草纲目》记载，该药具有杀灭疥虫之功效；苍耳子性甘温，有祛湿、杀虫的功效；黄柏泻火

解毒，外用可治热毒疮疡。

【注意事项】此方系洗剂，每剂用水多量，分煎3次，合而为一，待药液温或凉后坐浴，不拘次数。如患有真菌性阴道炎者，同时用冲洗器冲洗阴道，疗效更佳。

【现代研究】现代药理学研究证明，龙葵有效成分龙葵碱有抗核分裂作用，有消炎解毒、止血止带、祛秽生肌、增加食欲、兴奋神经等功效，从而可以刺激外阴局部皮肤感觉功能的恢复；苍耳子有抗真菌的作用；苦参、蛇床子、黄柏等药物能明显提高致痒阈，具有止痒的作用，对金黄色葡萄球菌、表皮葡萄球菌、肺炎链球菌、乙型溶血性链球菌、大肠埃希菌及白假丝酵母菌，均有不同程度抑制生长的作用，同时能抑制小鼠耳廓肿胀和大鼠足趾肿胀，从而具有抗炎作用。

【用方经验】《妇科经纶》中云："女人阴痒，多属虫蚀所为，始因湿热不已。"马大正教授在长期临床实践中精选药物，经临床长期使用，本方药确有简、便、廉、验之特点，值得临床推广。

二花一黄汤（门成福经验方）

【组成】金银花30 g，五倍子30 g，红花30 g，黄连15 g。

【功效】清热利湿，解毒止痒。

【主治】外阴皮炎，外阴瘙痒，外阴炎，硬化性萎缩性苔藓，外阴白斑，急性外阴溃疡，前庭大腺炎。

【加减】瘙痒甚者，加白鲜皮30 g以祛风止痒；若查清为滴虫或真菌引起者，加百部、鹤虱各30 g以灭滴杀虫；外阴白癜者，加生南星、生半夏、姜黄各15 g以解毒活血；外阴溃烂，痒甚，兼有白带量多、秽臭者，加蒲公英、鱼腥草各30 g、黄柏15 g清热解毒；外阴粗糙皲裂者，加鸡血藤、益母草30 g，玄参15 g以滋阴养血。

【方解】黄连清热燥湿，泻火解毒，是为君药；金银花、五倍子可清热解毒，是为臣药；红花可活血化瘀，为佐助药。全方共用，可清热利湿解毒以止痒。

【注意事项】每剂加水适量，煎煮2次，

合并 2 次煎液，分早晚各半外用，先熏后洗患处，或毛巾蘸药汁趁热敷患处，每日早晚各 1 次，每次 15～30 分钟。

【用方经验】用本方治疗各类外阴病 50 例，外阴局部症状全消者 36 例，自觉症状改善，但外阴局部白癜、皲裂症状仍存在者 6 例，治愈后复发者 8 例。

滋阴润燥止痒方（丁启后经验方）

【组成】熟地黄、制何首乌、山茱萸、麦冬、桑椹、火麻仁、女贞子、墨旱莲、白蒺藜各 12～15 g，牡丹皮 9～12 g。

【功效】养阴清热，润燥止痒。

【主治】阴痒肝肾阴亏，血燥生风证。

【加减】热重者，熟地黄易生地黄加赤芍以清热活血；痒重者，加僵蚕、防风以祛风止痒；带下夹血者，加茜草、阿胶以养血止血。

【方解】方中熟地黄、麦冬、制何首乌、女贞子、墨旱莲、桑椹、火麻仁、山茱萸滋补肝肾，养血润燥；牡丹皮、墨旱莲清热凉血；白蒺藜祛风止痒。全方养阴清热，润燥止痒。

【用方经验】丁老认为本病的发生主要与肝脾肾三脏功能失调，湿热内生或外感湿毒及气血亏虚、血瘀络阻有关。病理表现为湿热毒邪郁遏阴部致痒；肝肾不足、血燥生风致痒；气血不足、营卫不和致痒；气虚血瘀、肌肤失养致痒。临床惯用的清热解毒、滋养肝肾法已不完全符合临床实际。丁老根据多年临床经验总结了治疗妇科痒证四法，即清热解毒，利湿杀虫止痒法；滋阴润燥，祛风止痒法；补气活血，通络止痒法。本方即是滋阴润燥，祛风止痒法的运用。

清热渗湿汤（吕靖中经验方）

【组成】萆薢 15 g，薏苡仁 20 g，赤苓 12 g，黄柏 12 g，牡丹皮 12 g，通草 12 g，滑石 12 g，鹤虱 12 g，泽泻 10 g，白鲜皮 10 g。

【功效】清热除湿止痒。

【主治】糖尿病合并外阴瘙痒，症见体倦乏力，胸闷不适，腰酸困重，阴部瘙痒，时重时轻，夏季加重，带下量多，舌苔多黄腻，脉数者。

【加减】对于局部细菌感染者阴道瘙痒，多配合清热解毒祛湿中药煎汤熏洗，常用自拟经验方如下：黄柏 15 g，土茯苓 15 g，苦参 10 g，蒲公英 30 g，紫花地丁 20 g，水煎，外熏洗。每日 1～2 次。并且外洗方需夫妇共用。

【方解】萆薢、泽泻、赤茯苓、通草利水渗湿；滑石、薏苡仁清热利湿；黄柏泻火解毒，外用可治热毒疮疡；牡丹皮清热凉血；鹤虱清热解毒、杀虫，能治阴道毛滴虫引起的阴痒；白鲜皮能治一切疥癫、恶风、疥癣、杨梅、诸疮热毒。

【注意事项】本病控制血糖是首要任务。

【用方经验】吕老认为，对于糖尿病患者，由于尿液及阴道内糖分泌增多，导致尿道及阴道感染而致瘙痒者，属湿热者居多。其中，女性糖尿病患者，肥胖者最易发病。对此吕老首先考虑有无感染，并及时检验，对症辨证治疗。

老年阴痒方（姚寓晨经验方）

【组成】内服方：熟女贞子 15 g，墨旱莲 15 g，何首乌 12 g，山茱萸 12 g，炒赤芍、炒白芍各 10 g，炙龟甲（先煎）20 g，生薏苡仁 30 g，熟薏苡仁 30 g，土茯苓 30 g，老紫草 15 g，福泽泻 10 g。外用方：淫羊藿、蛇床子、老紫草、覆盆子各适量。

【功效】育阴填精，渗湿清热。

【主治】老妇阴痒。

【加减】痒重者，加僵蚕、防风各 6 g 以祛风止痒。

【方解】老年外阴瘙痒虚多实少，与青壮年以实为主有别。《素问·阴阳应象大论》有"年四十阴气自半"之说，下焦乃肝肾所司，肝肾精血亏损，累及任脉，故阴部枯萎瘙痒。方选山茱萸与何首乌相配以精血同补；炙龟甲滋阴填精与甘寒之紫草相伍，清润下焦，对老妇阴痒尤宜。又以生薏苡仁、熟薏苡仁同用，健脾渗湿，配以外治药润肤止痒，遂去邪毒。土茯苓解毒利湿；泽泻利水渗湿、泄热；赤芍、白芍相配，养血活血柔肝；终以二至丸（女贞子、墨旱莲）助气固精。

【注意事项】内服方水煎服，每日1剂，早晚各1次。外用方可水煎薰洗，并另将此4药各50g，为末，加凡士林调匀外用。上二方15日为1个疗程，停3日，再行第二个疗程。

【用方经验】阴痒一症，有湿浊郁火和精枯血燥之别，老年妇人尤以后者居多，姚氏辨老妇阴痒注重虚损而不忘虚实夹杂，在辨证中明察带下量之多寡，色之异常，细审局部有无灼热之感，并参合理化检查而立论。对老妇阴痒，倡导肖慎斋之说："肝经血少、津液枯竭，致气不能荣运。则壅郁生湿"在治疗中重在复阴律生化之机，参以燥湿之品。用药"柔"无呆补碍脾之忧，"燥"无苦寒沉降之弊，每获良效。

治假丝酵母菌汤（李淑英经验方）

【组成】党参15g，茯苓12g，牛膝12g，黄芪30g，苦参30g，黄柏9g，知母9g，干姜10g。

【功效】健脾除湿清热。

【主治】顽固性假丝酵母菌性阴道病。

【加减】阴痒者，加白鲜皮、重楼、土茯苓各10g以杀虫止痒；脓白带多者，加败酱草、牡蛎、大黄各10g以清热解毒；小腹坠胀隐痛，加柴胡、川楝子各10g行气止痛。

【用方经验】李淑英用治假丝酵母菌汤治疗顽固性假丝酵母菌性阴道病125例，治愈118例（94.4%），有效4例（3.2%），无效3例（2.4%），总有效率97.6%，治愈病例一般治疗1个疗程症状消失，两个疗程分泌物检查阴性，随访2个月无复发。

狼牙汤方（刘茂林经验方）

【组成】狼牙9g。

【功效】清热利湿，解毒杀虫。

【主治】滴虫阴道炎。症见外阴瘙痒者。

【方解】方中狼牙一味，性味苦寒，苦能燥湿，寒能清热，并有解毒杀虫之功，用以洗涤阴中，以收直接治疗局部之效。

【注意事项】用狼牙汤，先用消毒干棉球将白带擦干净，然后把狼牙汤1支（5ml）灌入阴道，再用特制带线消毒大干棉球塞入阴道，保留8小时，每日1次。

【用方经验】狼牙汤方首见于《金匮要略》，由狼牙一味药物组成。刘茂林教授认为，滴虫阴道炎症见外阴瘙痒者多因肝经风热，脾虚蕴湿，肾虚不荣，湿热邪毒入侵而成。狼牙汤能消热解毒，杀虫止痒，健脾燥湿，正中病机，故收效果。

苦蛇洗剂（宋清经验方）

【组成】苦参90g，蛇床子90g，龙胆50g，黄柏50g，枯矾30g。

【功效】清热燥湿，温肾杀虫，解毒止痒。

【主治】阴痒肿痛、白带量多、赤白带下、阴囊湿疹、疥癣瘙痒等。

【加减】痒重者，加僵蚕、防风各10g以祛风止痒。

【方解】苦参、黄柏清热燥湿止痒杀虫；枯矾敛湿止痒；据《神农本草经》记载："蛇床主妇人阴肿痛，除痹气……；龙胆主骨间寒热，惊痫邪气……杀虫毒。"诸药合用，可收解毒杀虫止痒的效果。

【注意事项】将诸药加水5000ml煎煮，取药液2000ml，每晚先用药液热气熏3～4分钟后，洗浴20分钟左右，半个月为1个疗程。轻者1个疗程，重者2～3个疗程可以痊愈。

【现代研究】现代药理研究表明，枯矾中含有硫酸钾铝，对蛋白质有凝固作用；黄柏中主要成分之一的黄柏碱，有广泛的抗菌作用；苦参中的苦参碱、金雀花碱及酮类对结核分枝杆菌及多种皮肤真菌有抑制作用；蛇床子对真菌有抑制作用。

【用方经验】阴痒是妇女常见病之一，此病多因湿热、虫蚀或肝肾阴虚所致，发病时瘙痒难忍，伴有烧灼似刺痛。宋清教授临床使用本方，疗效显著。

苦参复方（胡玉荃经验方）

【组成】苦参60 g，蛇床子30 g，地肤子15 g，土槿皮15 g。

【功效】清热利湿，解毒杀虫。

【主治】滴虫阴道炎。症见外阴瘙痒者。

【方解】苦参属豆科槐属植物，药用其根，性寒味苦，具有清热燥湿、消炎止痒、祛风杀虫的功效

【注意事项】外用药禁口服。

【现代研究】现代实验研究证明，苦参的有效成份有抗原虫（阴道毛滴虫、阿米巴原虫、蓝氏贾第鞭毛虫）的作用。

第三节　子宫内膜异位症

"内异"Ⅰ方（蔡小荪经验方）

【组成】当归10 g，丹参12 g，牛膝10 g，赤芍10 g，香附10 g，川芎6 g，五灵脂10 g，乳香、没药各6 g，失笑散12 g，血竭3 g。

【功效】化瘀止痛。

【主治】子宫内膜异位症。

【方解】当归、川芎辛香走散，养血调经止痛；赤芍清瘀活血止痛；丹参祛瘀生新；川牛膝引血下行；制香附理气调经止痛；延胡索、制没药活血散瘀，理气止痛；蒲黄、五灵脂通利血脉，行瘀止痛；血竭散瘀生新，活血止痛。

【注意事项】服药当于经前或痛前3～7日之内，过晚则瘀血形成，日渐增加，难收预期功效。

【用方经验】蔡氏认为子宫内膜异性症的痛经和其他瘀血性痛经不同。瘀血性痛经多咎于各种原因引起的经血排出困难，但当瘀血畅行或块膜排出，腹痛即见减轻或消失。本症之痛经则因有功能的子宫内膜异位于宫腔之外所致，即中医所谓"离经之血"。因而造成新血无以归经而瘀血不能排出之势。故本症痛经的特点是：经下愈多愈痛。治疗当守"通则不痛"之原则。拟法化瘀治本为之。选方用药不能专事祛瘀通下。应采取促使瘀血溶化内消之法。

"内异"Ⅱ方（蔡小荪经验方）

【组成】当归10 g，生地黄10 g，白芍10 g，香附10 g，大黄炭10 g，生蒲黄30 g，丹参10 g，花蕊石20 g，三七2 g，震灵丹（包）12 g。

【功效】化瘀止血定痛。

【主治】子宫内膜异位症，兼见月经量多者。

【加减】方中还常佐山羊血、茜草各10 g等，以加强化瘀止血之功。

【方解】本方当归、丹参祛瘀生新；香附理气调经，以助化瘀；蒲黄、花蕊石化瘀止血；大黄炭凉血泻火，祛瘀止血；三七化瘀定痛止血；生地黄、白芍凉血养血；震灵丹化瘀定痛，镇摄止血。其中蒲黄一味，常需据崩漏症情，超量用之，多则可达30～60 g。蒲黄专入血分，以清香之气，兼行气血，故能导瘀结而治气血凝滞之痛，且善化瘀止血，对本症经量多而兼痛经者尤为适宜。

【用方经验】蔡小荪教授认为本症之崩漏，乃因瘀血停滞，阻于经脉，新血不得循经所致，故治疗当谨守病机，仿"通因通用"之法，以化瘀澄清为主。选方用药不能纯用炭剂止血。

内异Ⅲ号方（蔡小荪）

【组成】云苓12 g，桂枝4.5 g，桃仁10 g，赤芍10 g，牡丹皮10 g，皂角刺20 g，

鬼箭羽20 g，石见穿15 g。

【功效】活血化瘀。

【主治】内膜异位症致瘀血留滞胞中，积瘀化热。

孕Ⅰ号方（蔡小荪经验方）

【组成】云苓12 g，石楠叶10 g，熟地黄15 g，桂枝2.4 g，小仙茅10 g，淫羊藿12 g，路路通10 g，公丁香2.4 g，川牛膝10 g。

【功效】育肾通络。

【主治】内膜异位症致不孕。

孕Ⅱ号方（蔡小荪经验方）

【组成】生地黄15 g，熟地黄15 g，云苓12 g，石楠叶10 g，鹿角霜10 g，淫羊藿12 g，巴戟天10 g，肉苁蓉10 g，墨旱莲12 g，女贞子10 g，怀牛膝12 g。

【功效】育肾温煦。

【主治】内膜异位症致不孕。

祛瘀化癥汤（裘笑梅经验方）

【组成】三棱9 g，生蒲黄9 g，苏木屑9 g，当归9 g，赤芍9 g，红花6 g，五灵脂6 g，川芎6 g，花蕊石、炙鳖甲各12 g，制乳香3 g。

【功效】活血化瘀，散结消癥。

【主治】子宫内膜异位症。

【方解】方中用三棱、生蒲黄、苏木屑、当归、赤芍、红花、川芎、花蕊石活血化瘀，制乳香、五灵脂行气止痛，炙鳖甲软坚散结。各药共用，达活血化瘀、散结止痛之目的。

【注意事项】每个月经周期服药15～20剂，服药应从月经完后开始。

【用方经验】子宫内膜异位症，中医古籍对此症少有记载，往往按痛经论治。而现代医学叙述，子宫内膜组织生长在子宫腔外的部位，称为子宫内膜异位症，科学地阐明了病因。根据血液流变学指标变化，此类血瘀症多显示血液动力异常，可通过全血黏度反映血液循环中血流量、流速及流态变化，可

根据红细胞电泳证实其血液流变性异常。门诊中，许多在西医院确认为子宫内膜异位的痛经患者，中医若按经行腹痛辨证，寒凝血瘀和气滞血瘀为多见，但根据西医学说追其病因，则离经之血便为瘀血，乃属中医癥瘕范围。因此裘氏妇科动态辨证，扩大因证施治临床范围，经前按寒凝、气滞、血瘀辨证用药，经后改用自创经验方"祛瘀化癥汤"，以软坚消积，在止痛与消积两方面同时收效。

琥珀散加减（夏桂成经验方）

【组成】琥珀粉、当归、赤芍、蒲黄、延胡索、肉桂、三棱、莪术，制乳香、制没药、陈皮等。

【功效】活血化瘀、消癥止痛。

【主治】子宫内膜异位症。症见经行腹痛，呈进行性加剧，经色紫暗，夹小血块，或经量过多，色紫红有大血块，腹痛拒按，痛甚则恶心呕吐，四肢厥冷，舌质暗，边瘀点，苔薄白，脉弦。

【用方经验】夏桂成教授认为：痛经发作期间，虽可分为各种不同证型，但在辨证的前提下，止痛乃为要务。①用药宜偏温：因经血亦得温则行，通则不痛，故需在方中选用肉桂、艾叶，甚则细辛、附子等一二味，即使属偏热证的痛经，仍需反佐一二味温热药物。由此可知，古人治痛经用药偏温，非专为寒证所设。②宜选既能理气化瘀又可止痛的药物，如乳香、没药、延胡索、五灵脂、石打穿、三七、钩藤、琥珀等。③配合使用镇静安神药物，痛经的患者心情紧张或对疼痛敏感，故安定心神亦显得非常必要，重用钩藤、紫贝齿、琥珀、延胡索等，可加强止痛效果。

内异止痛汤（夏桂成）

【组成】钩藤15 g，紫贝齿（先煎）10 g，当归10 g，赤芍10 g，五灵脂10 g，延胡索10 g，莪术10 g，肉桂（后下）3 g，全蝎粉15 g，蜈蚣粉（另吞）15 g，广木香5 g，续断10 g。

【功效】化瘀止痛。

【主治】血瘀痛经剧烈证。

蜕膜散（夏桂成经验方）

【组成】肉桂 5 g，五灵脂 10 g，三棱 10 g，莪术 10 g，白芥子 10 g，续断 10 g，杜仲 10 g，延胡索 15 g，牡丹皮 10 g，益母草 30 g。

【功效】活血化瘀，温阳止痛。

【主治】子宫内膜异位症所致痛经。

【加减】小腹冷痛明显者，加艾叶 10 g、吴茱萸 3 g 以温经散寒，甚者加制附子 6 g 以加强散寒暖宫之功；小腹胀痛明显者，加醋制香附 10 g、沉香粉 3 g（冲服）以理气消胀；小腹坠胀明显者，加黄芪 15 g、炙升麻 6 g 以升举阳气；小腹刺痛、经前黄带多者，加败酱草 15 g、薏苡仁 15 g、大血藤 15 g 以清热渗湿；出血量多者，加血竭（冲服）6 g、炒蒲黄（另包）10 g，或三七粉（冲服）1.5 g 以活血止血；痛甚者，加全蝎粉 1.5 g、蜈蚣粉（冲服）1.5 g 以通经止痛。

【方解】方中肉桂、续断、杜仲温肾阳；三棱、莪术、益母草、牡丹皮活血化瘀；延胡索行气止痛；白芥子散结止痛。

【注意事项】此方仅在经前 3 日服至经期结束，缓解痛经症状。治其本者需结合其月经周期选用他方。

【现代研究】现代药理研究表明，补肾活血中药可改善子宫内膜异位症动物模型的内分泌，抑制异位内膜存活。

【用方经验】夏老认为，子宫内膜异位症是肾阳不足为本，痰瘀互结为标。肾虚气弱，正气不足，经产余血浊液，流注于子宫之外，并随着肾阴阳消长转化而发作。其治疗当以活血化瘀祛瘀治其标，温肾益气治其本。并根据不同的证型而灵活选药。临床上使用蜕膜散加减本病，疗效显著。

罗氏内异方（罗元恺经验方）

【组成】益母草、牡蛎、土鳖虫、桃仁、延胡索、海藻、乌梅、乌药、川芎、浙贝母、山楂、丹参、蒲黄、五灵脂

【功效】活血化瘀。

【主治】子宫内膜异位症。

【方解】方中益母草、桃仁、土鳖虫、川芎、山楂、丹参活血化瘀；延胡索、乌药理气止痛；牡蛎、海藻、浙贝母软坚散结；蒲黄、五灵脂化瘀止痛；乌梅酸收，反佐以防上药过于走散，且有止血止痛，对于伴月经不调，如月经量多、经期延长及痛经者亦有治疗作用。

【现代研究】现代动物实验表明，该方有改善血瘀，抑制抗原抗体反应，调节机体免疫功能的作用。

【用方经验】罗元恺教授认为：月经期经血不循常道而行，部分经血不能正常排出体外，以致"离经之血"蓄积盆腔而成瘀。本病的成因即为瘀血恶血瘀阻于冲任、胞脉、脉络，阻碍两精相搏，致成不孕；瘀血壅于内，结成包块，发为癥瘕。瘀血阻络，气血涩滞，不通则痛。因而治疗原则以活血化瘀为主。

失笑散加味（罗元恺经验方）

【组成】五灵脂 10 g，蒲黄 6 g，大蓟 15 g，茜根 10 g，九香虫 10 g，乌药 12 g，广木香（后下）6 g，益母草 25 g，岗稔根 30 g。

【功效】活血化瘀，行气止痛。

【主治】气滞血瘀，阻滞胞中，恶血久积，冲任失调之痛经，属内膜异位症者。

【方解】方中以失笑散、三七、益母草等活血化瘀止痛为其主药，瘀既得化，通则不痛；佐以九香虫、乌药、广木香行气止痛，"气为血之帅""气行则血行"，故活血药常与行气药并用。又因血具有"寒则涩而不流，温则消而去之"之机制，上述行气药兼有温肾通达之功效，有利于子宫直肠陷窝处结节的吸收。同时还配用张仲景芍药甘草汤以缓急止痛。待瘀消痛止后，以扶脾养血而善其后，使气调血旺而无留瘀之弊。

血竭散（朱南孙经验方）

【组成】血竭粉（吞服）2 g，蒲黄（包

煎）15 g，莪术9 g，三棱9 g，延胡9 g，川楝子9 g，青皮6 g，柴胡6 g，生山楂10 g。

【功效】活血化瘀，软坚散结，扶正达邪，攻补兼施。

【主治】子宫内膜异位症。

【方解】本方以血竭破积血，生新血，消滞定痛为君，蒲黄活血祛瘀，善治瘀结腹痛为臣；佐以棱、莪、生楂，均为破血散瘀之佳品，功能消散积聚癥瘕，柴胡、青皮、延胡素、川楝子功擅疏肝理气止痛，又有健脾和胃，消积化滞之力，全方配伍，具有活血化瘀，软坚散结，行气止痛，扶正达邪之功效。

【加减】若经前乳胸胀痛，行经量少腹痛剧烈者，蒲黄宜生用；若经量多者，原方服至行经期即停止；经量少者，可加丹参、赤芍各10 g；痛甚者加炙乳香、没药各10 g。经量多且有瘀块者，去莪术、三棱、川楝子、延胡索，蒲黄宜炒用，并加五灵脂、仙鹤草、益母草、熟军炭各10 g，三七粉3 g。经量多伴有肛门坠胀、大便次数增多者，蒲黄宜炒炭用，并加煨姜炭、山楂炭、熟军炭、牛角腮各10 g。下元虚寒、少腹冷痛者，加胡芦巴10 g、炒小茴香6 g。脾虚纳呆者，加西党参、炒白术各10 g。伴有盆腔炎症者，加北刘寄奴、石见穿、大血藤、牡丹皮、蒲公英各10 g等。

【用方经验】朱氏治疗子宫内膜异位症，以本方为主方，随症加减，且配合破血祛瘀、消积散结药物灌肠治疗，灌肠方由丹参、石见穿各30 g，赤芍、三棱、莪术各15 g组成，煎取浓汁，每次100 ml，经净后第5日开始保留灌肠，每日1次，每月灌肠10日，3个月为1个疗程。

疏肝化瘀方（朱南孙经验方）

【组成】蒲黄12 g，北刘寄奴12 g，山楂肉12 g，五灵脂9 g，赤芍9 g，青皮6 g，血竭粉（分吞）15 g，三七粉（分吞）1.5 g，大黄炭4.5 g，炮姜炭4.5 g。

【功效】疏肝理气，活血化瘀。

【主治】子宫内膜异位症和膜样痛经气滞血瘀证。

【加减】经量过少加当归9 g，乳香、没药各3 g；经量过多加仙鹤草、益母草各12 g；有热象加蒲公英、大血藤各12 g，石见穿9 g。伴便溏加牛角腮（黄牛角中的坚骨）；出血经久，经量减少，出现虚寒现象加小茴香、胡芦巴、党参、白术各10 g。

痛经散（徐志华经验方）

【组成】当归10 g，白芍10 g，牡丹皮10 g，红花10 g，郁金10 g，香附10 g，川楝子10 g，莪术10 g，乌药10 g，延胡索10 g，川芎5 g。

【功效】理气活血，逐瘀止痛。

【主治】子宫内膜异位症。

【方解】子宫内膜异位症属中医学血瘀证范畴，是由于瘀血凝结胞宫胞脉，冲任受阻，不通则痛。方中当归、白芍、川芎、牡丹皮养血和血凉血；红花、莪术活血消癥；香附、郁金、川芎、乌药、延胡索疏肝解郁，行气止痛。

【加减】病甚加乳香、没药各5 g，生蒲黄10 g；经量多加陈棕炭、红重楼各10 g；有热者加黄芩、栀子各10 g；有寒者加白芥子10 g，炮姜3 g；盆腔包块加三棱、橘核各10 g。

【现代研究】治疗子宫内膜异位症患者30例，服药6个月经周期后，显效（痛经消失、月经量减少、结节消失或缩小）9例（其中受孕4例），好转（痛经基本消失，月经量减少，结节变软）18例，无效（症状和结节均不缓解或治疗好转后半年内重新复发）3例。

血竭化癥汤（何子淮经验方）

【组成】失笑散、制没药、当归、川芎、广木香、制香附、赤芍、白芍、血竭、五灵脂、艾叶等。

【功效】化瘀调冲。

【主治】经来腹痛，量时少时多，淋漓不断，色紫暗夹块，块下痛缓，舌边紫暗，脉沉弦或弦涩。多见于痛经之有瘀阻者，如膜样月经、子宫内膜异位症、"功血"。

【方解】活血化瘀为中医治则中的攻法之一，以血竭为主，配合其他活血化瘀药多用于外伤科疾病。应用妇科临床，古籍也有记载。如《医宗金鉴》夺命散用血竭配没药为末，吞服治疗胞衣不下；《丹溪心法》以血竭配滑石、没药，醋糊为丸吞服；或血竭配五灵脂为末，"消产后血块极好"。临床应用血竭配合活血化瘀药治疗血热瘀阻证妇科疾患，经临床实践，对炎症的疗效较好。可用于急慢性盆腔炎、附件炎、流产或人工流产后感染、子宫内膜炎所引起的腹痛及月经过多等。

内异崩漏解郁生新方 （何子淮经验方）

【组成】生黄芪20 g，制大黄10 g，龙胆9 g，牡丹皮15 g，半枝莲12 g，川连炭5 g，川柏炭5 g，芥菜花12 g，马齿苋12 g，蒲公英15 g，鱼腥草20 g，生甘草6 g，瓜蒌子12 g，血见愁15 g，莲房炭10 g。

【功效】解郁清泄腑热，荡涤实邪，使胞宫平复。

【主治】子宫内膜异位症的出血阶段。

【加减】有块加血余炭10 g，痛加大血藤20 g。

克痛汤 （许润三经验方）

【组成】党参15 g，赤芍12 g，川芎12 g，三七粉（分吞）2 g。

【功效】活血化瘀，扶正消结。

【主治】子宫内膜异位症。

【加减】月经期加琥珀粉（分吞）1 g，以增强活血之功；经后加黄精10 g，以补益肾精；平时加莪术、三棱各10 g，以活血化瘀。

【方解】党参益气；赤芍、川芎活血化瘀；三七活血定痛。

【用方经验】许润三教授用自制克痛汤治疗外在性子宫内膜异位症，疗效较好。

痛疾灵 （许润三经验方）

【组成】党参15 g，赤芍12 g，川芎12 g，枳实12 g，三七粉3 g，龙葵（分冲）15 g。

【功效】活血化瘀，开结消肿。

【主治】子宫内膜异位症。症见痛经，不孕，性交痛，大便坠胀，宫颈后壁有硬性小结节。

【方解】痛疾灵所治之证为瘀血内结，形成结节肿块，非一般活血利气药所能取效，故用党参、赤芍、三七、川芎益气活血化瘀；枳实、龙葵开结消肿，加强活血去瘀的功效，只有血脉通畅，经气调和，疼痛自然停止。

【加减】月经期去龙葵加琥珀（分冲）1 g，经后加黄精10 g，平时加莪术10 g，三棱10 g。

【用方经验】刘××，女，34 岁。1972年8月21日初诊。主诉：痛经2年，每次月经前3～4日小腹疼痛，逐日加重，尤其是月经期第1日疼痛难忍，往往需用哌替啶止痛，待月经来潮2～3日后，其痛方逐渐缓解。平时性感不快。月经前期肛门坠痛，大便时疼痛难忍，其他时间则无此感觉。已有1个男孩，6岁，未避孕。无妇产科手术史。经医院确诊为"子宫内膜异位症"。用炔诺酮治疗3个月，痛经有所减轻，三七粉（冲）1.5 g，当归10 g，但恶心呕吐，头痛，并于上月中旬突然发生子宫出血，血量较多，经治疗血止。妇科检查：宫颈后壁触及两个小结节，如黄豆大小，触痛明显。舌边有瘀点，脉弦细。辨证为瘀血内结，不得外泄，致成痛经，遂给痛疾灵汤剂内服。当月痛经减轻，次月痛经减其大半，第3个月痛经完全消失。继用上方治疗两月，其剧烈腹痛等主要症状结节消失。追访至1978年底未复发。

加味桂枝茯苓丸 （金季玲经验方）

【组成】桂枝10 g，茯苓10 g，桃仁10 g，牡丹皮10 g，芍药10 g，三棱10 g，莪术10 g，川楝子10 g，延胡索12 g，丹参12 g，夏枯草15 g，山慈菇6 g。

妇科国医圣手时方

【功效】活血化瘀，缓消癥块。

【主治】子宫内膜异位症，兼见月经量多者。

【加减】经血量多、经期去三棱、莪术、山慈菇、桃仁，加五灵脂、蒲黄炭、茜草各10 g、三七粉6 g、海螵蛸20 g以加强止血之功。

【方解】桂枝茯苓丸系著名的活血化瘀方剂之一，由桂枝、茯苓、芍药、牡丹皮、桃仁组成。方中桂枝，辛温通血脉而消瘀血，芍药，行血中之滞，缓挛急以止痛；桃仁、牡丹皮，破血祛瘀。癥块之成不仅因于血瘀，痰湿阻滞亦为因素之一，故用茯苓祛痰利水，使水去痰行，与前药共奏祛瘀消癥之效。加三棱、莪术、山慈菇、延胡索、川楝子、夏枯草，以增强活血止痛，消癥散结之力。诸药合用，可祛瘀血，生新血，通血脉，除阻滞，畅经络，开壅塞，祛邪以固本，下瘀不伤正。共奏活血化瘀，缓消癥块之功，从而使异位之子宫内膜形成的包块体积缩小或萎缩。

【注意事项】本方治疗子宫内膜异位症，月经量少者禁用。

【现代研究】现代药理研究表明，本文加味桂枝茯苓丸具有降低患者血液黏滞性和红细胞聚积性，改善局部血循环作用，有助于异位内膜出血的吸收，降低囊肿张力，促进局部粘连与结缔组织的松解，促进血肿包块吸收，异位结节消散。

【用方经验】中医学无子宫内膜异位症病名，其痛经、盆腔肿块、月经异常三大主要症状与中医的痛经、癥瘕密切相关。咎其病因病机，可归纳为经期、产后生活不节，感受六淫之邪，或七情所伤，或多次分娩、小产，或有某些先天缺陷，或医者手术不慎，或素体虚弱等因素均可导致冲任损伤及胞宫的藏泻功能异常。月经期经血虽有所泻，但不循常道而行，部分经血不能正常排出体外而逆行，以致"离经"之血蓄积，流注经脉、脏腑变成子宫内膜异位症，瘀血凝滞，不通则痛，瘀久积为癥瘕，形成结节、肿块。因此，瘀血是子宫内膜异位症的病理实质，而活血化瘀是治疗本病的基本法则。而本方可

活血化瘀，能缓消癥块，从而使异位之子宫内膜形成的包块体积缩小或萎缩。

莪棱合剂（司徒仪经验方）

【组成】三棱6 g，莪术6 g，丹参15 g，郁金12 g，赤芍15 g，鸡内金10 g，浙贝母15 g，当归10 g，枳壳12 g，鳖甲（先煎）15 g，水蛭4.5 g。

【功效】理气活血，化瘀消癥。

【主治】子宫内膜异位症。

【方解】方内莪术辛苦温，三棱辛苦寒，有破血行气、化瘀消癥止痛之效；丹参苦微寒，化瘀活血，调经止痛；郁金辛苦性寒，活血止痛而行气解郁；赤芍苦微寒，活血凉血通调血脉，去瘀滞而散结；鸡内金消食散结；浙贝母长于清火散结；水蛭破血逐瘀散癥；当归甘辛微温，补血活血，善治血滞疼痛；枳壳善行气散积，消痞止痛；鳖甲咸平，软坚散结化癥，共奏理气活血、化瘀消癥散结之效。

【注意事项】月经干净2～3日始服，每日1剂，至下次月经来停药。3个月为1个疗程。

【现代研究】据现代研究，活血化瘀法治疗确能改善机体的微循环障碍，改变血液流变的状态，因此可能改善子宫内膜异位症的血瘀证候而使症状与体征得到改善。

【用方经验】司徒仪教授认为，本病病因病机以气滞血瘀为主，故莪棱合剂本着理气活血、化瘀消癥散结的治疗大法，疗效显著。莪棱合剂应用于非经期间，而行经期宜配合使用化瘀止血止痛的方药，对症状的改善和对血瘀病机的进一步纠正上均起很大的作用。

消异汤（吴熙经验方）

【组成】莪术6 g，红花4 g，川芎3 g，当归6 g，赤芍12 g，五灵脂6 g，延胡索10 g，蒲黄15 g，鳖甲10 g，桂枝6 g。

【功效】活血化瘀。

【主治】子宫内膜异位症。症见经期腹痛，月经色黑、有血块及不孕等。

【加减】兼血寒者，加吴茱萸4 g以温经散寒；兼肾阴虚者，加女贞子12 g以滋养肾阴；兼肾阳虚者，加巴戟天12 g以温补肾阳；兼气血虚者，加黄芪30 g、黄精15 g以益气养血。

【方解】方中莪术、红花、川芎、当归、赤芍活血化瘀；五灵脂、蒲黄为失笑散，活血化瘀力专效果好；桂枝通阳散结；鳖甲软坚散结。

【注意事项】为了加强盆腔局部药物的浓度，可加用灌肠方，其组成是红花15 g、莪术10 g、赤芍15 g。每日1剂。浓煎为150 ml，保留灌肠，20日为1个疗程（月经期停用）。

【用方经验】根据中医学的理论，子宫内膜异位症应为血瘀证。由于瘀血阻滞，血不循经而出血，引起月经过多或淋漓不净。根据异位症的这一产生原理及中医异病同治的理论，异位症的治疗原则应为活血化瘀、调整经期、减少出血、增强自身抗病能力及辅以镇痛药物。

自拟温通汤（肖承悰经验方）

【组成】乌药15 g，肉桂6 g，吴茱萸10 g，肉苁蓉10 g，姜黄15 g，鬼箭羽15 g，马鞭草15 g，延胡索10 g。

【功效】温阳散寒，祛瘀通脉，行气止痛。

【主治】痛经，由子宫内膜异位症属寒凝血瘀证。

【加减】痛剧者，经前可酌加水蛭6 g、蜈蚣2条以通经止痛；腰骶酸痛甚者，可酌加牛膝15 g、续断15 g以温肾强腰；伴乏力、倦怠者，可加党参15 g、黄芪15 g以益气。

【方解】方中乌药温肾散寒、行气止痛；肉桂散寒止痛、温经通脉；吴茱萸散寒止痛；肉苁蓉补肾益精消癥，《神农本草经》记载主治妇人癥瘕；姜黄辛散温通，可使瘀散滞通而止痛，鬼箭羽、马鞭草活血化瘀消癥。全方共奏温经散寒、化瘀止痛之功，使寒气得散，瘀滞得化，气机通畅，而诸痛皆消。

【注意事项】子宫内膜异位症辨证属其他证型者慎用。

【现代研究】现代药理研究证明，吴茱萸有缓解平滑肌痉挛、松弛离体子宫平滑肌及镇痛的作用。

【用方经验】肖承悰教授认为阳气不足、寒凝血瘀是内异症盆腔痛的主要病机之一。虽然本病的基本病机是血瘀，但临床上不应概用活血化瘀行气之品，而应扶正与祛瘀并举。临床观察表明，采用温通法治疗子宫内膜异位症痛经，不但可以缓解疼痛症状，还可改善患者的生活质量。在治疗过程中患者乏力、腰酸痛、气短、手足欠温等不适症状得到改善，同时随着痛经症状的缓解，患者在日常生活、情绪、睡眠、正常工作、与他人关系五方面的生活质量指标均有不同程度的改善。

蠲痛饮（班秀文经验方）

【组成】丹参15 g，鸡血藤20 g，当归10 g，赤芍10 g，补骨脂10 g，白术10 g，土茯苓20 g，泽兰10 g，川芎6 g，血竭3 g，三七10 g，炙甘草6 g。

【功效】化瘀止痛，温肾利湿。

【主治】湿瘀互结之子宫内膜异位症。

【方解】此方以《金匮要略》当归芍药散加减而成，是治疗"妇人腹中诸疼痛"的著名方剂。方中鸡血藤、丹参、当归、川芎、赤芍补血行血，补而不滞，补中有行，恰合女子血常不足，易虚易瘀特征，以扶正祛邪；补骨脂、白术、土茯苓温肾健脾利湿，合泽兰既能化瘀，又能利湿，使湿祛瘀化，且药物甘淡平和，利湿而不伤阴；血竭、三七化瘀散结止痛；炙甘草合芍药即为《伤寒论》芍药甘草汤，缓急止痛。诸药合用，不仅沿袭了经方当归芍药散调和肝脾，化瘀利湿的功用，并加强了温肾化瘀，行气止痛散结的功效，可安全有效地抑制子宫内膜异位症临床症状。

【注意事项】辨证非属湿瘀互结者慎用。

【现代研究】现代药理学研究表明，当归芍药散有镇痛、抗炎、缓解平滑肌痉挛、降低血黏度、改善微循环及促排卵，促黄体功

妇科国医圣手时方

妇科国医圣手时方

能作用。

【用方经验】班秀文教授认为，湿瘀是子宫内膜异位症的常见和重要致病因素。湿瘀致病，其临床特点是经痛部位固定不移，经血夹块，病情缠绵难愈。根据子宫内膜异位症湿瘀致病的特点，在治疗中兼顾湿瘀两方面因素，将利湿药和活血化瘀药有机结合，才能解除湿瘀胶着之病势，使有形之癥积缓消于无形之中。

消异饮（李光荣经验方）

【组成】炙黄芪、丹参、生蒲黄、当归、三棱、莪术、皂角刺等。

【功效】益气活血，化瘀止痛，散结消癥。

【主治】子宫内膜异位症，属气虚血瘀证。

【加减】若气虚明显，可重用黄芪，或加党参、山药、炒白术各 10 g 等补中益气；兼血虚者，加白芍、熟地黄各 10 g 养血滋阴；血瘀明显者，可加益母草、泽兰、川芎各 10 g 等以加强活血祛瘀之力。

【方解】方中黄芪味甘性温，益气健脾，可升举阳气；丹参味苦微寒，归心、肝经，苦能泻能降，活血通经；生蒲黄味甘性平，归心、肝经，生用性滑，善于行血散瘀而止痛；三棱味苦性平，归肝、脾经，既可走血分，以破血中之结，又可走气分以行气消积而止痛；莪术味苦辛性温，归肝、脾经，辛散苦降温通，行气消积之力胜于三棱，亦可破血祛瘀；气虚者易见气滞，故加制香附理气，疏肝解郁，除三焦之气滞，气行则血行；皂角刺消肿，辛温无毒，其锐利可直达病所。

【注意事项】子宫内膜异位症辨证不属气虚血瘀证者慎用。

【现代研究】现代药理研究表明，消异饮能够调节机体内分泌及免疫功能。在抑制异位内膜生长或使其萎缩方面与丹那唑相似，而降低 E_2、IL_{-2} 水平，调节 6-ketoPGF$_1\alpha$、TXB$_2$ 平衡的作用优于丹那唑。且副作用小，对正常的子宫内膜无影响，不影响患者正常的月经周期。

【用方经验】李光荣教授认为，妇女因其经、带、产、乳的生理特点，形成了多虚、多瘀、多郁的病理特征。《医林改错》中有"夫血之行止顺逆，皆由气率之而行也"。气为血之帅，血为气之母，气行则血行，气滞则血凝。气虚运血无力，血行不畅，则瘀血内停；气郁，血行受阻，而致血瘀；血瘀反过来又阻碍气机，加重气滞，二者互为因果。瘀血日久渐成癥瘕，正如《血证论》中所述"瘀血在经络、脏腑之间，结为癥瘕"。李光荣教授认为，异位内膜即是离经之血，离经之血即为瘀血，且本病症见痛有定处，或可及结节包块，属"癥瘕"范畴。故治疗应以活血化瘀为主，并加用益气、行气之品，气行则血畅，瘀血可除，癥瘕可消。

丹赤饮（李光荣经验方）

【组成】柴胡、丹参、当归、赤芍、三棱、莪术等。

【功效】疏肝理气，活血散结。

【主治】子宫内膜异位症，属气滞血瘀证。

【加减】若痛经明显，加延胡索、川楝子各 10 g 以活血理气止痛或加用血竭活血散瘀止痛；经前乳房胀痛明显者，加制香附、橘叶各 10 g 以疏肝理气止痛；月经量多者，加生蒲黄、五灵脂各 10 g 以活血止血；若情志忧郁失眠多梦者，加合欢皮、远志各 10 g 以解郁、宁心、安神。

【方解】方中柴胡苦微寒，味薄气升为阳，能宣畅气机、散结调经；丹参味苦微寒，具有祛瘀止痛、活血通经、清心除烦的功能；《本草从新》云："当归和血，辛温散内寒，苦温助心散寒，为血中气药。治痿痹癥瘕及妇人诸不足，一切血证。"

【注意事项】子宫内膜异位症辨证不属气滞血瘀证者慎用。

【现代研究】现代药理学研究表明，柴胡既有直接的抗炎作用，又有免疫调节作用，柴胡多糖还能增强 NK 细胞的活性；丹参能改善微循环状态，抑制血栓形成；赤芍具有镇静、镇痛、抑制血小板凝集与抗凝作用；

莪术能增强毛细血管通透性，增强纤维蛋白溶解。

【用方经验】李光荣教授根据多年的临床经验认为，异位子宫内膜在性激素的周期性作用下，产生局部病灶的出血与坏死，类似中医的"离经之血"，亦即为瘀血。研究发现，血瘀既是引起 EM 临床症状和体征的主要因素，又是 EM 发生、发展的病理基础，因而治疗时应重视活血化瘀。根据形成血瘀的病因不同，研制出治疗气滞血瘀之方剂——丹赤饮，临床应用效果较好。

内异消（刘润侠经验方）

【组成】续断 15 g，淫羊藿 15 g，三棱 15 g，莪术 15 g，五灵脂 15 g，炒蒲黄 15 g，桃仁 15 g，红花 10 g，香附 10 g，当归 10 g，穿山甲 10 g，土鳖虫 10 g。

【功效】补肾益气，行气活血，化瘀散结。

【主治】子宫内膜异位症。

【加减】伴子宫寒冷者，加桂枝、艾叶各 10 g 以温经散寒；伴下焦湿热者，加大血藤、败酱草 30 g 以清热活血；伴气滞者，加柴胡、郁金各 12 g 以疏肝理气；伴痛经剧烈者，加乌药、炙甘草各 10 g、白芍 20 g 以缓急止痛；伴痰湿阻滞者，加浙贝母 10 g 燥湿化痰；伴输卵管不通者，加王不留行、路路通各 12 g 以疏经通络。

【方解】方中以三棱、莪术、桃仁、红花破血行气，化瘀散结；穿山甲、土鳖虫加强破血消瘀之功；续断、淫羊藿补肾益气，使气行则血行；蒲黄、五灵脂温阳散寒，活血化瘀；当归养血活血，使祛瘀而不伤正。诸药合用，共奏补肾益气、行气活血、化瘀通络，散结消癥之功，临床随证加减，使有形之实邪速去而不伤正，扶正而不留邪。

【注意事项】每日 1 剂，煎汁 200 ml，保留灌肠治疗，治疗后尽量保留药液较长时间。一般为 4～12 小时，月经期停用，3 个月为 1 疗程，观察治疗 2～3 个疗程。

【现代研究】现代药理研究表明，内异消与丹那唑、GnRH 有类似的效果，可通过降

低 EM 大鼠腹腔液中的 TNF-α 及异位内膜组织中的 VEGF 以达到抑制异位子宫内膜的生长发育。

【用方经验】子宫内膜异位症（内异症）属中医学"癥瘕""痛经""月经不调""不孕"范畴。多由情绪抑郁，气机不畅，气滞血瘀；或寒凝血脉，气血运行不畅，或脾肾气虚，推动无力，血液停滞所致。离经之血不能消散，流注经脉、胞宫，日久而成癥瘕；瘀血停滞，阻塞不通，不通则痛；瘀血不去，新血不生，冲任失调，胞宫失养致月经不调、不孕不育等。刘润侠教授从长期临床观察，此类患者大多本虚标实，本虚以肾气虚为主，标实以瘀血阻滞为主，可兼气滞、痰阻、寒凝等。基于本病肾虚血瘀的病机特点，刘教授治以补肾益气、行气活血、化瘀散结，创制内异消方，临床效果满意。

川乌温经汤（宋光济经验方）

【组成】制川乌、炒党参、独活、威灵仙、炒当归、焦白芍、川芎、肉桂、吴茱萸、姜半夏。

【功效】温经散寒，化瘀止痛。

【主治】痛经寒凝血瘀证，痛势较剧者。如膜样痛经、内膜异位症痛经亦多属此证。

【加减】血块多者，加制没药、益母草、失笑散（包煎）、炒丹参、泽兰各 10 g 等；夹湿者，加苍术、茯苓各 10 g；肾阳虚或妇检子宫发育不良者，加鹿角霜、紫石英、淫羊藿、巴戟天各 10 g 等；瘀血甚，加重当归、川芎的用量，或加益母草、延胡索、生蒲黄、桃仁、红花各 10 g 等；腹胀者，加小茴香、艾叶、香附各 10 g。

自拟温少汤（王法昌经验方）

【组成】炒小茴香 10 g，乌药 10 g，蒲黄 10 g，五灵脂 10 g，川芎 10 g，白芍 10 g，肉桂 3 g，香附 10 g，小清半夏 10 g。

【功效】温经散寒，活血祛瘀。

【主治】内异症经期感受寒湿之邪，或嗜食生冷，致经行少腹冷痛，得温则舒，伴恶

妇科国医圣手时方

心呕吐，舌苔白，脉弦紧者。

自拟消结汤（张丽蓉经验方）

【组成】黄芪、山药、内金、知母、三棱、莪术、生水蛭、地龙、桃仁、红花、延胡索、香附等。

【功效】破血散结，消癥止痛。

【主治】子宫内膜异位症属气滞血瘀证。

【方解】方中重用三棱、莪术以逐气分之血瘀，破血中之气滞，二药合用，增加破血散结之功效；生水蛭、地龙取其走窜之性，活血通络，促进病灶周围组织的血液循环，加速病灶的吸收消散；黄芪、山药、内金扶助正气，使祛邪而不伤正；桃仁、红花、延胡索、香附增加活血祛瘀，行气止痛的作用，合而达到破瘀消癥目的。

【加减】针对患者寒、热、虚、实的不同，依证进行加减化裁：①气滞血瘀证。经前或经期小腹胀痛或刺痛，腹痛拒按，经量或少或多，经血色暗或有血块，块下痛减，胸胁乳房胀痛，或有肛门憋坠，舌质紫暗或舌边有瘀点，脉弦。以消结汤治疗。对于腹痛难忍，每于经期必服止痛药者，于经期加用全蝎、蜈蚣各 3 g，增加散结止痛的效力。瘀血严重者，加用五灵脂、蒲黄各 10 g 以化瘀止痛。②寒凝血瘀证。经前或经期小腹冷痛，甚则牵连腰背，腹痛喜暖，得热痛减，经行量少，色暗或有瘀块，手足不温，或有便溏，舌暗苔白，边尖可见瘀点，脉沉紧或弦。以消结汤加吴茱萸、肉桂、小茴香各 6 g、乌药 10 g 温经散寒止痛。腰背痛甚者加狗脊、续断、补骨脂各 10 g。③热郁血瘀证。经前或经期下腹疼痛，拒按，月经先期，经血量多，色深红或有瘀块，或有心烦易怒，口干不渴，舌红苔黄或舌尖边有瘀点，脉弦滑。以消结汤加草河车、地锦草、白花蛇舌草各 10 g 清热解毒。大便不畅或干燥者，加大黄（后下）10 g 清热祛瘀。④气虚血瘀证。患者一般病程较长，经期或经后小腹疼痛，按之痛减，经血色暗或淡，伴有气短神疲，或有纳少便溏，舌淡苔白，脉细。以消结汤重用黄芪，加党参补益中气，减少三棱、莪术的用量。大便溏者，加白术、泽泻、葛根各 10 g。

异除痛汤（尤福珍经验方）

【组成】柴胡 10 g，花粉 15 g，当归 9 g，炮穿山甲 15 g，桃仁（打）15 g，红花 6 g，大黄（酒洗，后下）9 g，甘草 3 g，乌药 15 g，琥珀末（冲）1.5 g，黄糖（自加）适量。

【功效】活血祛瘀，理气养阴除痛。

【主治】子宫内膜异位症或子宫肌瘤病。

【加减】经痛剧烈，经中夹血块者，酌加延胡索 15 g，九香虫 12 g 以理气化瘀除痛；癥块大者，酌加山楂、三棱各 12 g，丹参 15 g 以破瘀消癥；高热，经红稠者，酌加忍冬藤，或大黄加量或加黄芩 12 g；低热者加牡丹皮、毛冬青各 15 g 以清热凉血；月经过多，经期延长者，加黄芪 15 g 以补气摄血，配合当归，养血不留瘀；口渴心烦，舌上少苔者，酌加太子参、山药、麦冬各 15 g 以养阴生津；里急不甚，大便无异常，可去大黄。

加味绀珠正气天香散（朱葆初经验方）

【组成】紫苏叶 10 g，五灵脂 9 g，乌药 6 g，青陈皮 6 g，小茴香 12 g，当归尾 18 g，制乳香 6 g，泽兰叶 10 g，川楝子 6 g，延胡索 18 g，吴茱萸 6 g，生香附 10 g。

【功效】理气调经止痛。

【主治】子宫内膜异位症致痛经。

【加减】瘀甚者加三棱、莪术各 9 g，丹参 15 g，小寒甚加艾叶 6 g，干姜 3 g；营虚者加桑椹 15 g，熟地黄 15 g。

【用方经验】①血赖气以行：妇人以血为本，但血赖气以行，"气运乎血，血本随气以周流"。然而气之在人，和则为正气，不和则为邪气。刘河间所创立的绀珠正气天香散的立意就在于此，全方以理气药为主，通过行气疏郁而达到调经止痛的目的，子宫内膜异位症引起的痛经，治疗也当以行气为主，气行则血行，气滞则血瘀。又观其病，是因瘀滞下焦，致使冲脉受损，任脉失通，督脉失

364

温煦。太冲脉承运受制，胞脉升降受阻而致，方取刘河间的绀珠正气天香散加入气味俱厚之品，取名为紫苏通异煎，用吴茱萸取代干姜，因其入肝经善解肝经之郁滞，能通中下两焦，温煦任、督两脉有良好的止痛作用。方中青陈皮同用，意在加强疏肝破气，散结消滞，加入小茴香、泽兰叶温元阳，入跷维两脉，疏通营血；乳香既能活血化瘀，又可行气散滞；川楝子、延胡索止痛祛瘀；五灵脂定痛善开癖积；当归为血中气药，用之能使血随气行而归其所归，养血颐冲任而推运血滞。②气行则血行：胞宫为奇恒之府，平时藏而不泻，月经期泻而不藏，定时将经血排出体外。服药的方法上也颇有一番讲究，以连服、顿服为主，得效以后再按常规的方法服用。意在加强药性，使药力持续，更使气机得以调畅。只有气行正常，方能血运灵活，而促使生理的及非生理的经血能在短短几天的排经之际得以彻底地排出体外，顿挫病势，即所谓"不通则痛，通则不痛"也。而在月经的周期之间，则予以温通宣瘀，推运冲任的方法，使经有所源，瘀除结开，任通冲盛，任、督、冲三脉运调，则月经自然恢复正常。

失笑归竭汤（林君玉经验方）

【组成】炒蒲黄8 g，五灵脂12 g，血竭3 g，三七粉（冲）1.5 g，当归10 g。

【功效】活血止痛，化瘀消癥。

【主治】子宫内膜异位症。

【方解】子宫内膜异位症类似中医气滞血瘀、癥瘕导致的痛经病症。患者每于盆腔检查时见到紫蓝斑痕、囊泡和结节等癥瘕现象。其剧烈腹痛等主要症状又与胞宫络脉瘀阻、不通则痛的病机有密切关系，故治疗必从活血化瘀、消除癥瘕入手。失笑归竭汤，取失笑散善治气滞不行，瘀血内停之功，辅以血竭、三七活血止痛止血，当归补血调经，主辅协同，共奏活血止痛、化瘀消癥之效。

【加减】经血过多者，加阿胶（烊化）10 g，京墨8 g；经血过少者，加益母草15 g，青皮5 g；伴见盆腔炎症而有热象者，加金银花12 g，牡丹皮10 g；病程过久而有虚寒见症者，加党参15 g，白术、巴戟天各10 g。

【现代研究】本方治疗子宫内膜异位症30例，痊愈（月经依期而潮，局部结节和硬块消失，经潮时腹痛，腰骶酸楚或肛门坠胀诸症消失，经血量正常）计12例，占40%；显效（痛经明显减轻，经血量正常，或结节和硬块缩小，触痛减轻，局部组织松软，或宫颈黏膜下紫色斑痕消失）计16例，占53.3%；无效（主要症状和盆腔检查依旧或加剧转作手术治疗）计2例，占6.7%。

复方大黄汤或片（王大增经验方）

【组成】生大黄6 g（醋制后下），桃仁9 g，鳖甲15 g，琥珀粉（分吞）1 g等。

【功效】化瘀通腑，软坚消癥。

【主治】子宫内膜异位症。

【方解】本方以生大黄为主药，有化瘀和通腑作用。生大黄能化瘀软坚，醋制后可加强化瘀作用。煎药时必须后下，否则无通腑作用且影响疗效。桃仁能祛瘀，常与大黄配合应用。鳖甲色青，入肝，仿《金匮要略》鳖甲煎丸治疟母之意，取其有化瘀软坚消癥作用。琥珀化瘀兼能镇静、止痛。全方起到化瘀通腑，软坚消癥的作用。

【加减】偏寒，加肉桂3 g，吴茱萸3 g，小茴香3 g。偏热，加大血藤15 g，败酱草15 g，牡丹皮9 g。偏痛，加炙乳香3～4.5 g，炙没药3～4.5 g，炒五灵脂9 g，三七片5片，每日2次吞服。气虚，加黄芪15 g，党参9 g，白术9 g。气滞，加延胡索9 g，川楝子9 g，枳壳9 g。肛门坠胀，里急后重感，加黄芪15 g，升麻9 g，木香9 g。软坚消癥，加三棱9 g，莪术9 g，海藻9 g，生牡蛎（先煎）30 g，夏枯草15 g。木馒头9 g。

经前内异1号方（王法昌经验方）

【组成】丹参30 g，赤芍10 g，五灵脂10 g，蒲黄10 g，三棱8 g，莪术8 g，牛膝10 g，香附10 g。

【功效】活血祛瘀，通络止痛。

【主治】内异症，血瘀于下焦致腹痛。

【加减】小腹疼痛较甚者，加血竭、土鳖虫；经行少腹胀重于痛者，加乌药；月经量多夹血块者，加茜草10 g。

子宫内膜异位症方
（赵树仪经验方）

【组成】桑寄生15 g，赤芍、白芍各10 g，淫羊藿10 g，续断10 g，补骨脂10 g，菟丝子12 g，丹参15 g，水蛭10 g，延胡索10 g。

【功效】补肾化瘀。

【主治】子宫内膜异位症，盆腔瘀血综合征，肾虚血瘀为主者。

【加减】气虚，加党参、黄芪各10 g；月经过多，去丹参、赤芍、水蛭，加炒蒲黄、大蓟、小蓟、茜草、仙鹤草、阿胶珠各10 g、生龙骨、生牡蛎各30 g；有热象，加败酱草、蒲公英、黄芩各10 g；输卵管阻塞粘连者，加莪术、三棱、冬葵子、土鳖虫、穿山甲、路路通、王不留行各10 g等。以上药物，根据患者具体情况，适当选择加减应用。

内异消散方（刘德傅经验方）

【组成】桂枝9 g，赤芍12 g，牡丹皮12 g，桃仁9 g，昆布12 g，三棱12 g，莪术12 g，炙鳖甲15 g，茯苓15 g，锁阳15 g，淫羊藿30 g，土鳖虫15 g，王不留行12 g，逍遥丸（包）12 g。

【功效】活血化瘀，软坚温肾。

【主治】子宫内膜异位症引起的痛经、肛门坠痛、性交痛、不孕等症。

【加减】随经期变化，另设经前方和经期方。①经前方：生蒲黄12 g，五灵脂12 g，丹参12 g，川牛膝12 g，制乳香9 g，制没药9 g，三棱9 g，莪术9 g，北刘寄奴15 g，三七片（吞）2片。水煎服，月经前服5～7剂。②经期方：蒲黄炭（包）12 g，五灵脂12 g，炒川柏12 g，花蕊石30 g，香附炭9 g，炒乌药9 g，炒川芎6 g，大黄炭6 g，炙黄连15 g，肉桂3 g。水煎服，月经期服3～7剂。气虚者，上3方中均可加黄芪、党参各15～30 g。

阴虚者，经期方中去肉桂，加侧柏、地榆各12 g，主方中去桂枝、淫羊藿、锁阳，加玄参12 g，麦冬、桑枝各9 g；便秘，加生大黄（后下）3 g，瓜蒌子（打）15 g，盆块明显，加花蕊石30 g，或皂角刺15 g。

【用方经验】刘氏根据子宫内膜异位症在经期前后的临床表现不同，分设经前、经期和经后3方，唯经后方软坚化瘀作用尤专，主治子宫内膜异位病灶，故单独列出为主方。据刘氏观察认为本组病例以寒证为多，占76.6%，故本方又为寒凝血瘀证而设，至于气虚血瘀或阴虚血瘀者均可按上方随症加减。疗效：60例患者治疗后，显效（主症基本消失，病灶明显缩小，或不孕者受孕）29例，占48.33%；好转（症状改善，盆腔触痛减轻，结节无明显改变）18例，占30%；反复（治疗后好转，停药后发作）11例，占18.33%；无效（症状、体征无改善）2例，占3.33%。总有效率为78.33%。

补肾祛瘀方（李祥云经验方）

【组成】淫羊藿12 g，仙茅12 g，熟地黄13 g，山药13 g，鸡血藤9 g，丹参9 g，香附9 g，三棱9 g，莪术9 g。

【功效】补肾祛瘀。

【主治】内异症属气滞血瘀，寒凝痰阻，肾气亏损，气血运行不畅者。

【方解】方中以仙茅、淫羊藿、熟地黄补肾益精为主药；辅以三棱、莪术、香附破瘀行气止痛；佐以丹参活血凉血，并制仙茅、淫羊藿、香附之温燥，又以鸡血藤养血活血。上药互相配合，补中有泻，相辅相成，是攻补兼施之剂。

【加减】阳虚加附片（先煎）10 g、肉桂6 g，阴虚加女贞子、地骨皮各10 g；气虚加黄芪、党参各10 g；血虚加当归、何首乌各10 g；经行量多加仙鹤草、阿胶各10 g；腰酸甚加杜仲、桑寄生各10 g；痛甚加失笑散、制乳香、制没药各10 g；赤带加墨旱莲、茜草各10 g；少腹部有包块加皂角刺、苏木各10 g。

经后内异 2 号方（王法昌经验方）

【组成】淫羊藿 10 g，巴戟天 10 g，桑寄生 15 g，桂枝 10 g，桃仁 10 g，茯苓 15 g，当归 10 g，赤芍 10 g，丹参 30。

【功效】补肾祛瘀。

【主治】内异症肾气虚损，冲任胞脉空虚，气血瘀滞阻络腹痛。

吴茱萸汤合抵当汤化裁（张志民经验方）

【组成】吴茱萸 8 g，党参 10 g，干姜 10 g，制附子 10 g，续断 10 g，虻虫 10 g，桃仁 10 g，延胡索 10 g，小茴香 10 g，花椒 10 g，制川乌（先煎）6 g，肉桂（后下）6 g，生大黄（后下）6～8 g，水蛭 15 g，丹参 15 g，川芎 15 g，当归 20 g。

【功效】温阳，活血化瘀。

【主治】内异症属阳虚寒瘀者。

【加减】经前发寒热者，加桂枝汤或柴胡桂枝汤；腰酸痛不减轻者，加鹿角胶 10 g，或鹿角霜 30 g；少腹寒痛不减者，加制草乌 6 g；呈上热下寒错杂者，加乌梅、黄连、黄柏各 10 g。此外，在下次月经前约 10 日。每晚吞服内膜异位粉 3 g，经净停服。不论经前、经潮期或经后，每晚临睡前用内膜异位粉，肛门灌肠方作保留灌肠 1 次。另以内异症少腹外敷方在每晚睡前，温敷少腹痛处。上述口服、肛门灌肠法，少腹温敷法等 4 种给药法不可缺一，否则影响疗效。若个别患者口服上述主方或异位粉后，胃脘不适，应作适当调整。

子宫内膜异位症保留灌肠方（赵树仪经验方）

【组成】丹参 15 g，赤芍 10 g，土鳖虫 10 g，水蛭 10 g，莪术 10 g，蒲公英 15 g，败酱草 15～30 g，延胡索 10 g，川楝子 10 g，冬葵子 15 g，没药 6 g，生黄芪 15 g。

【功效】化瘀消癥。

【主治】子宫内膜异位症。

内异丸（陈秀廉经验方）

【组成】炒当归、丹参、制香附、桃仁、牛膝、三七、血竭、莪术、王不留行、桂枝、皂角刺。

【功效】活血祛瘀，消癥止痛。

【主治】子宫内膜异位症、子宫腺肌瘤、痛经。

内异系列方（林永华等经验方）

【组成】①内异 1 号：丹参、赤芍、蒲黄、五灵脂、当归、香附、三棱、莪术、延胡索。②内异 2 号：丹参、赤芍、蒲黄、五灵脂、当归、香附、三棱、莪术、延胡索、党参、黄芪。

【功效】①方功用活血化瘀，行气止痛，破血散结。②方功用益气，活血化瘀，行气止痛，破血散结。

【主治】①方主治子宫内膜异位症之属气滞血瘀证者。②方主治子宫内膜异位症之属气虚血瘀证者。

【现代研究】观察治疗 85 例患者。其中 9 例病重者加用甲基睾丸素。治疗结果：痛经 76 例中。治后消失 17 例，减轻 52 例，无效 7 例。月经紊乱 30 例中，治后恢复正常 22 例。无效 8 例。性交痛 18 例中，治后消失 5 例，减轻 9 例，4 例无效。行囊肿穿刺抽液术 36 例中，治后消失 14 例，缩小 11 例，无效 11 例。行切除术 18 例中复发 3 例，均行第 2 次手术。不孕症 64 例中，剔除 3 例输卵管不通，7 例黄体功能不健全，计 54 例，经治后，足月妊娠 21 例，流产 2 例，无效 31 例。

脱膜汤（沙明荣经验方）

【组成】柴胡 10 g，当归 15 g，赤芍 15 g，白芍 15 g，牡丹皮 10 g，香附 15 g，郁金 12 g，白芥子 10 g，胆南星 10 g，陈皮 10 g，大黄 9 g，鳖甲 15 g，血竭 6 g，九香虫 10 g，三棱 10 g，莪术 10 g，白术 10 g，山茱萸

12 g, 甘草 10 g。

【功效】活血化瘀为主, 健脾益肾为辅。

【主治】子宫内膜异位症。

【加减】肝热炽盛者, 加黄芩、栀子、夏枯草各 10 g 清肝火; 气滞明显者, 重用香附、郁金、酌加木香 10 g 以理气行滞; 气血虚弱者, 加党参、黄芪、阿胶各 10 g 以益气养血; 气阴两亏者, 可加生脉散 10 g 以益气养阴; 肝肾虚惫、冲任失调者, 加巴戟天、菟丝子各 10 g 以温肾养精; 寒客胞宫者, 可去牡丹皮, 加艾叶 10 g、炮姜、肉桂各 6 g 以温经散寒。

【方解】方中赤芍、血竭、九香虫、三棱、莪术、柴胡、香附、郁金, 活血化瘀, 疏肝理气, 散结止痛兼能消癥; 当归、白芍养血柔肝, 调补冲任; 牡丹皮清泄肝经郁热; 大黄苦竣走下, 推陈致新, 下瘀开闭以利于炎症吸收; 鳖甲入厥阴经, 可软坚散结, 加白芥子、胆南星、陈皮利气化痰, 通经止痛; 配白术、山茱萸, 健脾益肾以补其虚, 使以甘草合其白芍可缓解止痛。全方共奏活血化瘀、疏肝理气、散结止痛之功。使肝郁得解, 郁热得除, 瘀血得化, 气血通畅, 以达"通则不痛"之效。

【用方经验】子宫内膜异位症是妇科常见病、多发病之一。可以引起经期腹痛剧烈、肛门坠胀、月经量多、经期延长、不孕等症状。沙明荣教授多年以来运用此方进行治疗, 疗效尚称满意。

第四节　女性性功能障碍

加减四二五合方 (刘奉五经验方)

【组成】覆盆子 15 g, 菟丝子 15 g, 五味子 6 g, 枸杞子 15 g, 蛇床子 15 g (包), 怀牛膝 15 g, 淫羊藿 10 g, 仙茅 10 g, 当归 15 g, 白芍 15 g, 熟地黄 30 g, 黄芪 30 g, 甘草 6 g。

【功效】益肾养血。

【主治】先天不足, 肾精亏损, 腰膝酸软, 性欲低下。后天失调, 血虚经少, 经期延期而行, 甚或闭经, 面色少华, 头晕心慌, 胸闷气短, 四肢无力, 性冷淡, 甚或性厌恶, 时有性交无法达到性高潮, 脉细弱, 舌苔薄白, 质淡。

【方解】方中五子衍宗丸补肾益精, 二仙汤补肾益阳, 怀牛膝补肾通经, 合用补肾阳能鼓动肾气, 补肾阴能增加阴液。四物汤去川芎加黄芪养血益气, 气为血帅, 以气带血使之阴生阳长。甘草调和诸药, 精血同源, 精能化血, 血能化精, 相互转化, 相互依存, 补肾温而不燥, 养血补而不腻, 阴阳调和, 精血充盛。该方有补气养血, 益肾生精之功。治疗男女性欲减退, 男子阳痿、不育、女子闭经、月经不调, 无排卵性不孕, 有抗衰延年之功。

【用方经验】四二五汤是刘奉五先生用毕生的经验创建的经验方, 疗效显著, 颇具影响。原主治血虚肾亏所引起的闭经、希恩综合征。本方是在四二五合方基础上加黄芪、甘草, 去川芎, 并适当增加一些药物用量而成, 能养血益阴、补肾生精。

滋阴奠基汤 (夏桂成经验方)

【组成】龟甲 15 g, 鳖甲 15 g, 山药 10 g, 熟地黄 10 g, 牡丹皮 10 g, 茯苓 10 g, 川续断 10 g, 菟丝子 10 g。

【功效】滋肾益精, 温肾助阳。

【主治】肾阴不足, 天癸衰少, 阴道干涩之性冷淡。

【方解】方中龟甲、鳖甲滋肾阴; 山药、熟地黄、茯苓补脾肾; 续断、菟丝子温肾阳; 牡丹皮可清因阴液亏损之虚热。

河车回春丸 (朱小南经验方)

【组成】淡附片 9 g, 肉桂 3 g, 巴戟天 9 g, 淫羊藿 12 g, 紫河车 9 g, 紫石英 (先煎）9 g，当归9 g，山茱萸9 g，女贞子9 g，狗脊9 g，肥玉竹9 g。

【功效】温养肝肾，填补奇经。

【主治】性欲低下，症见先天不足，肾气亏损，天癸匮乏，性欲淡漠，小腹虚冷，腰膝酸软，时或闭经，或婚后不孕。舌苔薄白，脉虚弱。

柔肝舒郁汤（郭志强经验方）

【组成】醋柴胡10 g，当归12 g，白芍20 g，木蝴蝶10 g，何首乌15 g，黄精15 g，白术15 g，山药15 g，炒杜仲10 g，淫羊藿10 g。

【功效】养血柔肝，理气解郁。

【主治】性欲淡漠，厌恶房事，或性交痛，胸胁、乳房胀痛，心烦易怒，善太息，或抑郁不乐；舌质正常或紫暗；脉弦或细弦。

【加减】烦躁不宁、少腹胀痛或经行腹痛者，酌加郁金10 g、青皮10 g、槟榔12 g以理气；郁闷不乐、夜多恶梦者，加玫瑰花8 g、合欢皮15 g以疏肝解郁；月经后期、量少、色暗红、夹有血块者，加丹参15 g、益母草15 g以活血化瘀。

【方解】方中柴胡归肝经，能疏肝，醋制后更增疏肝之效，配以木蝴蝶以理气解郁；当归、白芍养血柔肝；何首乌、黄精养血益精；白术、山药益脾胃；炒杜仲、淫羊藿温肾。

【注意事项】性功能障碍辨证非属肝郁气滞证者慎用。

【用方经验】郭志强教授认为，肝藏血、主疏泄、喜条达、恶抑郁。妇人行经、胎孕、分娩、哺乳皆以血为用。肝为藏血之脏，主疏泄以调节人体之血流。性兴奋、性活动亦皆以血为用。男女交媾，情意绵绵，乃气机条畅而能为。若情怀不畅肝气郁滞，疏泄不及，气血乖戾；或因男与女合，猝上暴下，女子五欲来至，男精已泄，久之伤肝，气机不畅，而恶交合；或久病大病、崩伤产劳之后，阴血亏损，肝阴不足，肝失血养，肝气郁滞，以致不思交合。故此病病机在于肝郁气滞，治疗上予以疏肝解郁，以达治疗目的。

参芪饮（郭志强经验方）

【组成】人参10 g（另煎），炙黄芪15 g，炙白术15 g，山药15 g，荜澄茄10 g，陈皮6 g，炙甘草8 g，菟丝子15 g，当归12 g，淫羊藿10 g。

【功效】健脾益气，佐以补肾。

【主治】性欲淡漠，性高潮障碍，或厌恶房事，体倦乏力，精神萎靡，气短嗜睡，面色萎黄，胃呆纳少；舌体胖大，质淡齿痕，苔薄白；脉细弱。

【加减】四肢不温、大便溏薄、形体虚羸者加巴戟天10 g、肉豆蔻12 g，炙白术改焦白术25 g以温肾健脾；月经量少、色淡质稀、性交时阴中干涩者，加熟地黄15 g、何首乌15 g、紫河车10 g、阿胶（烊化）10 g以养血益精。

【方解】方中人参、炙黄芪、炙白术健脾益气力强；山药、荜澄茄补脾肾；菟丝子、淫羊藿温肾阳；于一派温补滋养药中加入陈皮、当归，可行气活血，使补而不滞；甘草调和诸药。

【注意事项】性功能障碍辨证非属脾气虚弱证者慎用。

【用方经验】郭志强教授认为，素体脾气虚弱，或饮食不节、劳倦过度，损伤脾气、脾阳、中气下陷或中阳不振，以致倦怠萎靡，性欲淡漠。治以健脾益气，佐以补肾，可获良效。

清肝利湿汤（郭志强经验方）

【组成】广郁金10 g，龙胆12 g，栀子10 g，黄柏15 g，苍术15 g，黄芩12 g，生甘草10 g，川萆薢15 g，白芷10 g，川楝子10 g。

【功效】疏肝清热，利湿除烦。

【主治】性欲亢进，头痛耳鸣，目赤昏花，口苦咽干，烦躁易怒，胸脘满闷，乳房、小腹胀痛，带下量多，色黄稠黏，秽臭，阴部瘙痒；舌红，苔黄；脉滑数。

【方解】方中广郁金、川楝子归肝经，疏

肝解郁；龙胆、栀子、黄柏、苍术、黄芩清热燥湿；川萆薢、白芷利湿泻浊；甘草调和诸药。

【注意事项】性功能障碍辨证非属肝经湿热证者慎用。

【用方经验】郭志强教授认为，肝脉循少腹，绕阴器。湿热之邪，侵犯肝经，蕴积于下焦，引动相火，而致性欲亢进；或者湿热之邪稽留阴中，以致性交疼痛。治疗上予以疏肝清热、利湿除烦之法，可缓解症状。

第五节　不孕症

促排卵汤（刘云鹏经验方）

【组成】菟丝子20 g，枸杞子20 g，覆盆子10 g，北刘寄奴10 g，泽兰10 g，牛膝10 g，柴胡9 g，苏木9 g，生蒲黄9 g，赤芍15 g，白芍15 g，女贞子15 g，鸡血藤15 g，益母草15 g。

【功效】发育卵泡，调畅气机，促使卵巢排卵。

【主治】经前乳胀，或经期下腹疼痛，经色暗红、量少有血块，多见于肾精不足、肝郁血瘀（水不涵木）患者。

【加减】阴虚内热者，选加青蒿、地骨皮、知母、玄参各10 g以养阴清热；烦躁、胸闷、乳胀痛者，选加青皮、木香、制香附、王不留行、陈皮各10 g以理气消胀；痛经腹胀者，加延胡索、制香附、木香、川楝子各10 g以行气活血止痛；闭经者，选加三棱、莪术、茜草、当归、桃仁、红花各10 g以活血化瘀；性欲减退者，选加仙茅、淫羊藿、鹿角霜、肉苁蓉、山茱萸各10 g以温精补肾；肾阳虚者，加补骨脂、鹿角片、肉桂、熟附片、葫芦巴各10 g以温肾壮阳。

【方解】方中柴胡、白芍疏肝解郁、敛阴调经；赤芍、鸡血藤、益母草和血调经；北刘寄奴除新旧之瘀血；泽兰入厥阴经，能行血利水；牛膝为肝肾引经药，"以泻恶血"，引药下行，使瘀结消散，气血得以畅行；女贞子、覆盆子滋补肝肾，疗肾水亏虚；枸杞子滋补肝肾、填精补血；菟丝子温补三阴经，以益精髓，且其性柔润，故温而不燥、补而不峻，既益阴精，又助肾阳，使阳生阴长、

有促进性腺功能的作用。全方能够发育卵泡，调畅气机，促使卵巢排卵。

【注意事项】痰湿及虚寒性不孕者禁用。

【现代研究】实验研究证明，促排卵汤能增加卵巢重量和指数，有助于卵泡发育、成熟、排放，健全黄体功能。对不孕小鼠体重及子宫有增重作用，而对其增大的卵巢则可调节其恢复正常状态。有效改善小鼠体内激素水平紊乱状态，调整卵巢功能，诱导小鼠动情周期的出现，从而出现排卵。小鼠血清Ca^{2+}的检测结果提示，本方可提高小鼠血清Ca^{2+}的含量，明显增加其产卵能力。

【用方经验】刘云鹏教授认为胞宫与冲、任、督脉直接连属，并通过经脉与肾、肝、脾等脏腑间接络属，所以，胞宫受损，必然累及冲、任、督脉和肾、肝、脾等脏腑的气血运行与阴阳平衡，使虚者益虚。因肾主生殖。肾虚则生殖功能低下，不排卵而不孕。营血瘀滞于内，表现为痛经，经前乳胀。本病病机是肾虚血瘀，治以促排卵汤补肾养血活血。方中紫河车补肾填精，修复胞宫；加仙茅、淫羊藿振奋肾阳，促使排卵。全方在温振肾督、修复胞宫的同时，佐以化瘀生新之品，调畅冲任气血，两者相得益彰。

柴胡生化汤（刘云鹏经验方）

【组成】①经前方：柴胡12 g，香附子12 g，当归9 g，白芍9 g，郁金9 g，川芎9 g，炒栀子9 g，牡丹皮9 g，黄芩9 g，藿香9 g，砂仁9 g，薄荷9 g，益母草15 g，滑石18 g，甘草3 g。②经期方：当归24 g，川芎9 g，桃仁9 g，姜炭9 g，黄芩9 g，益母草

15 g，香附子12 g，滑石18 g，甘草3 g。

【功效】经前方疏肝理气，清热化湿；经期方活血理气，清热利湿。

【主治】不孕肝郁血瘀夹湿热证。

【方解】经前以疏肝开郁、理气活血为法，经期则以活血祛瘀为主。方用生化汤，加益母草、香附子等以活血理气调经，佐黄芩、滑石等清除湿热，辅以妇科丸以温通络脉。

【注意事项】经前服①方10剂，经期服②方6剂，水煎，分2次服，经净之日男女各服妇科丸1瓶，分3次服完，连服2个月。

【用方经验】本方为湖北著名妇科专家刘云鹏先生验方。刘老认为本证系肝郁血瘀而夹湿热所致。故治宜疏肝祛瘀与清利湿热并举，方能解其搏结之邪，邪去正安即可受孕。

益五合方（刘云鹏经验方）

【组成】当归10 g，川芎10 g，熟地黄12 g，白芍10 g，丹参20 g，白术9 g，茺蔚子12 g，香附10 g，覆盆子10 g，菟丝子20 g，枸杞子20 g，益母草15 g，车前子10 g，五味子9 g。

【功效】养血填精，调经种子。

【主治】卵巢功能低下所致女性无排卵性不孕。

【加减】腰酸怕冷者，加仙茅9 g、淫羊藿15 g以温阳补肾；纳差气短、大便不爽者，加党参15 g，黄芪15 g以助健脾益气之力；经前乳胀可加柴胡9 g、郁金9 g以疏肝开郁。

【方解】益五合方中当归、川芎、白芍、熟地黄养血活血；白术健脾以益生化之源；丹参活血养血；香附疏肝理气开郁，肝脾得调，则月经按时来潮；茺蔚子、益母草活血调经种子；五子衍宗丸补肾益精以种子。其中覆盆子滋补肝肾，疗肾水亏虚；五味子入五脏大补五脏之气，因其入肾，故补肾之力更强；车前子养阴益精，与四物汤合用以加强养血益阴之效；枸杞子滋补肝肾，填精补血；菟丝子平补三阴经以益精髓，其性柔润，不燥、不峻，既益阴精，又助肾阳，使阳生阴长，有促进性腺功能的作用。

【注意事项】于经净后开始服药，每日1剂，水煎，分2～3次服。

【用方经验】刘云鹏教授认为，排卵障碍的最大原因在于肾虚，肾-天癸-气血之间的平衡失调是引起排卵功能障碍性无排卵不孕症的主要因素。治疗多从补益肾精，养血活血，养胞助孕方面入手。肾虚是不孕症的基本病机，无论是先天禀赋不足，还是后天脾胃生化不足或各种疾病影响肾的功能最终均可导致肾虚。此方有养血填精调经种子的功效，使肾精充盛，肝血得养，气血得调，卵泡得以蕴育、生长，卵巢调节功能得以恢复，并促进卵巢排卵，自能孕育。

输卵管阻塞不孕方（许润三经验方）

【组成】①口服方：柴胡10 g，枳实12 g，赤芍12 g，生甘草3 g，丹参30 g，三七粉（分吞）3 g，穿山甲20 g，麦冬10 g，皂角刺10 g，路路通10 g。②热敷方：透骨草30 g，川乌10 g，威灵仙20 g，肉桂10 g，乳香20 g，没药20 g，当归20 g，红花10 g，丹参30 g，赤芍15 g。③灌肠方：丹参30 g，赤芍30 g，三棱15 g，莪术15 g，枳实15 g，皂角刺15 g，当归20 g，红花10 g，透骨草15 g。

【功效】疏肝理气，活血化瘀，润管通管。

【主治】输卵管阻塞所致不孕症，多有不同程度的乳胀、小腹疼痛、经前腹痛等。

【加减】兼见下腹痛、黄带多、质稠气秽者，加龙葵、蛇莓各10 g以清热解毒；经前乳房胀痛者，加蜂房、荔枝核各10 g以疏肝理气止痛；经期小腹冷痛或带多清稀、气腥者，加鹿角霜15 g、肉桂6 g以温经散寒；输卵管积水者，加大戟、土鳖虫、淫羊藿各10 g或荔枝核、泽兰各10 g活血利湿；输卵管结核者，加夏枯草10 g、蜈蚣2条以散结通经；子宫发育不良者，加山茱萸、紫河车各10 g温肾阳、助生长；面色苍白、舌质淡者，加黄芪、当归各10 g以益气养血。

【方解】输卵管阻塞为导致不孕症的主要原因之一，依据其临床表现，按照辨证施治的原则，采用具疏肝理气，活血化瘀作用的四逆散为基础方进行治疗颇为适宜。同时根据造影所见，输卵管粘连、堵塞属瘀血为患，又配用丹参、三七促使瘀血消散、促进粘连松解，以利输卵管恢复正常生理功能。本方还配用穿山甲、皂角刺、路路通等通管良药，使其远达输卵管炎症粘连、堵塞之区域，再加上麦冬养阴生津，能润能通，具有润管通管之功。

【注意事项】给药前患者均在经后3～7日进行输卵管通畅试验，证实为输卵管阻塞的患者，然后给予中药治疗。治疗方剂包括口服、热敷、灌肠3种，连用至月经来潮为1疗程。其中，口服方每日1剂，经期停服，热敷方将其药共轧成绿豆大颗粒，装布袋内，滴入少许白酒，蒸40分钟，敷下腹部，再在布袋上面压热水袋保温，温度维持在40℃左右，40～60分钟。每日1次、2日更换1袋，月经期间一般停用。灌肠方每晚1剂，浓煎200 ml，保留灌肠，温度以39℃左右为宜，每日1次。每灌肠10次，休息3～4日。经期停用。

【用方经验】本方经临床应用无不良反应，只有个别患者出现腹胀、肠鸣、便溏、尿频，一般经加用补脾益气药即纠正。还有极个别患者药后出现撕裂样剧烈腹痛，可能是出于药力通达输卵管粘连区域，使粘连松解所致。据临床观察，凡患者药后出现下腹剧痛的，大多见效快，疗程短。另参合外治可弥补内治之所不及。以行气活血、散结祛滞药为主，辅以气味俱厚、通经走络、开窍透骨、软化粘连组织之品，组成灌肠方、热敷方。通过临床观察，证明外治法确实可以补充内治法的不足。

育肾催孕方（蔡小荪经验方）

【组成】①孕1方：生地黄10 g，熟地黄10 g，云苓12 g，淫羊藿12 g，石楠叶10 g，制黄精12 g，路路通10 g，公丁香2.5 g，怀牛膝10 g，炙穿山甲片10 g，桂枝2.5 g。②孕2方：云苓12 g，生地黄10 g，熟地黄10 g，淫羊藿12 g，石楠叶10 g，紫石英12 g，熟女贞子10 g，狗脊10 g，仙茅10 g，鹿角霜10 g，胡芦巴10 g，肉苁蓉10 g。

【功效】补肾调经种子。

【主治】不孕症。

【加减】偏肾阴虚者，加龟甲、麦冬各10 g以滋肾阴；肾阳虚者，加附子10 g、肉桂6 g以温肾阳；肝郁者，加柴胡、白芍疏肝柔肝；痰湿阻滞者，加石菖蒲、姜半夏、白芥子、生山楂各10 g以燥湿化痰；寒湿瘀滞者，加艾叶10 g、吴茱萸6 g以温经散寒；湿热阻滞者，加败酱草、大血藤各10 g以清热活血；输卵管阻塞者，加皂角刺、月季花、广地龙、降香片各10 g疏经通络。

【方解】①孕1方中生地黄、熟地黄、淫羊藿、石楠叶、黄精、云苓育肾培元；牛膝、路路通、炙穿山甲片散瘀通络；公丁香、桂枝辛温通散。此方阴阳并调兼有通络的作用。既使阳施阴化，阴精成而利于外泄。②孕2方中用紫石英、熟女贞子、狗脊、仙茅、鹿角霜、胡芦巴、肉苁蓉侧重于温煦育肾，暖宫摄精，以利胞宫受胎。如陈士铎云："胞胎之脉，所以受物者，暖者生物，而冷则杀物矣。"

【注意事项】在每月经净后服孕1方7剂，继而服孕2方8剂。此外可选用乌鸡丸、河车大造丸等血肉有情之品同服。一般3～6个月可治愈。

【用方经验】蔡师认为：孕1方、孕2方组成宗中医学理论，旨在育肾通络、育肾温煦。从临床实践观察，此2方分别起到了促排卵、健黄体的作用。使肾气旺盛，真阴充足则"任脉通，太冲脉盛，月事以时下，故有子"。实为种子良方。

疏肝通络方（朱小南经验方）

【组成】香附子9 g，郁金9 g，白术6 g，当归9 g，白芍6 g，陈皮6 g，茯苓9 g，娑罗子9 g，路路通9 g，柴胡2.4 g。

【功效】疏肝解郁，通络开导。

【主治】不孕症，症见经前胸闷乳胀者。

【方解】本方为逍遥散化裁而来。用香附子、郁金、合欢皮开郁行气，蠲忿息怒，使肝木条达舒畅，逍遥在；归、芍养血敛阴；

术、陈、苓健脾悦胃，和中补土而令心气安宁；娑罗子、路路通能疏泄肝经的气滞，消除胸腹气胀；柴胡为厥阴的引经药，清疏郁热，消除烦躁。诸药合用，可达疏肝解郁，通络开导的效果。

【注意事项】本方宜于经前乳胀时服用，至经来一两日时停服，下次经前再服，用3～4个疗程，效果显著。

【用方经验】朱教授认为，经前有胸闷乳胀等症状者，十有六七兼有不孕症，盖乳房属胃，乳头属肝，情绪不欢，肝气郁滞，木横克土，所以经前有胸腹闷胀不宽，乳部胀痛等情，同时往往影响孕育。本方以逍遥散化裁，效果显著。

化湿调冲方（何子淮经验方）

【组成】生山楂 10 g，薏苡仁 12 g，姜半夏 10 g，茯苓 10 g，陈皮 6 g，矮地茶 10 g，泽泻 10 g，泽兰 10 g，苍术 10 g，大腹皮 10 g，生姜皮 6 g。

【功效】化湿调冲。

【主治】肥胖不孕。见内分泌失调所致的月经稀少，闭经，及无排卵型月经。

【加减】痰稠咯不畅，加用浮海石 30 g、天竺黄 10 g；带多，酌加扁豆花、白槿皮、川萆薢、鸡冠花各 10 g；水走皮间，肢体浮肿者，加椒目 3 g、肉桂 6 g。

【方解】湿阻血海，营卫不得宣通，经来稀少，甚则经闭；湿走肌肤，则形体日见肥胖。证由过食肥甘，水谷精气气化失常而致。本法根据家传经验，采取化湿利水，重用山楂消滞导积促进水谷气化，通利胞络，使血能填于胞宫，经水按时而下。

暖宫丸（何子淮经验方）

【组成】紫石英 30 g，鹿角片 10 g，肉桂 6 g，熟地黄 10 g，黑芝麻 10 g，艾叶 10 g，当归 10 g，菟丝子 10 g，石楠叶 10 g，细辛 3 g，荔枝核 10 g。

【功效】温肾摄精。

【主治】冲任不足、下焦虚寒而致的

不孕。

【加减】寒甚者，加淡吴萸 6 g、干姜 10 g 以温中散寒。

【方解】肾为先天之本，主藏真阴真阳，肾虚真阳不足，命门火衰，不能温煦胞络冲任，胞宫因之不能摄精成孕，治法宜温煦下焦，更宜以温养命门肾气为根本。本方以鹿角片、肉桂、石楠叶、艾叶、细辛温暖下焦而驱阴寒，以熟地黄、菟丝子、黑芝麻填补肾精，资化育之源；荔枝核疏肝肾之络；特别是紫石英一味，具有兴奋性腺的作用，可促成发育不良性卵巢成熟排卵，故能调整妇女的生殖机能而提高疗效。

【用方经验】冲任之脉为肝肾所主。妇人冲任不足，下焦虚寒由肾虚命火不足之故。《圣济总录》云："妇人所以无子，由于冲任不足，肾气虚寒故也。"肾为先天之本，主藏真阴真阳，肾虚真阳不足，命门火衰，不能温煦胞络肿任，胞宫因之不能摄精成孕，故治法宜温煦下焦，更宜以温养命门肾气为根本。正如缪仲淳云："女子系胞于肾、心胞络，皆阴脏也，虚则风寒乘袭子宫，则绝孕无子，非得温暖药，则无以去风寒而资化育之妙，加引经至下焦走肾及心胞，散风寒暖子宫为要也。"故处方以鹿角片、肉桂、石楠叶、艾叶、细辛温暖下焦而驱阴寒，以熟地黄、菟丝子、黑芝麻填补肾精，资化育之源；荔枝核疏肝肾之络；特别是紫石英一味，具有兴奋性腺的作用，可促成发育不良性卵巢成熟排卵，故能调整妇女的生殖功能而提高疗效。

调经种子汤（何子淮经验方）

【组成】熟地黄、当归、白芍、川芎、香附、党参、白术、菟丝子、续断各 10 g，紫石英 30 g，覆盆子 10 g。

【功效】补肾运脾，益气生血。

【主治】主治婚后多年不孕，平日月经量少而色淡，甚则经闭，为营血虚弱之象。

【方解】方以八珍汤大补气血为主，配以益肾化精之品，充先天不足，补后天虚赢，补肾运脾，益气生血，达到阴阳并补、气血俱生的目的。

【用方经验】朱丹溪云，妇人无子，是由血少不足以摄精所致。患者或因先天不足，以致冲任血海空虚，而不能摄精成孕。此种类型，往往因子宫内膜营养不良，或子宫内膜结核而引起月经过少，甚至经闭不孕。方以八珍汤大补气血为主，配以益肾化精之品，充先天不足，补后天虚羸，补肾运脾，益气生血，达到阴阳并补、气血俱生的目的。

导湿种玉汤（何子淮经验方）

【组成】苍术 10 g，白术 10 g，花椒目 10 g，肉桂 6 g，艾叶 10 g，姜半夏 10 g，香附 10 g，生山楂 10 g，车前子 10 g，川芎 10 g，青皮 10 g，陈皮 10 g，蛇床子 10 g。

【功效】导湿驱脂。

【主治】湿滞痰阻、子宫脂隔之不孕。

【加减】喉间多痰、咯痰不爽者，可加天竺黄 10 g，陈南星 10 g，海浮石 30 g 等以理气豁痰。

【方解】以苍术、白术、姜半夏、青皮、陈皮、香附、山楂燥湿祛痰，消脂理气；配肉桂、蛇床子、花椒目温暖脾肾，调整内分泌系统功能，运脾导湿。

【用方经验】朱丹溪云，妇人肥盛者，多不能孕育，以身中有脂膜闭塞子宫，月经不行。形体肥胖，脾虚运迟，痰湿内生，导致气机不畅，月经不调。名师朱小南曾云"血走脾经"，精不化血而变生痰湿，以致月经短少、经闭。故《济阴纲目》云："身体肥胖、子宫脂膜长满，经水虽调亦令无子，须服开宫之药，以消其脂膜。"朱丹溪治湿阻脂膜不孕以燥湿祛痰行气为法，方用二陈加二术、木香、香附、川芎、当归，或导痰汤。作者宗朱丹溪之治，在湿去痰消脂薄的前提下，配合养血调经，但决不能漫投厚味填精，或补肾助阳药，否则滋腻助湿，壮阳消阴，皆不适宜。

怡情解郁汤（何子淮经验方）

【组成】生地黄、白芍、玉竹、枸杞子、预知子、川楝子、合欢皮、绿梅花、麦冬各 10 g。

【功效】疏郁调肝，怡情和谐。

【主治】血虚肝郁之不孕。

【方解】方以开郁种玉汤，以逍遥散为基础，配加养津凉血之品。作者法以怡情解郁，以养阴补血之药，如生地黄、枸杞子、玉竹、白芍、麦冬为主，调整机体的内在环境，以治其本，佐以怡情欢畅之合欢皮、绿梅花、预知子、川楝子疏肝经之郁气，而治其标，不用柴胡、香附等辛温香燥之品重劫已伤之阴，对肝肾阴分不足之肝郁证患者，怡情解郁作用更为满意。

【用方经验】何子淮教授认为，血虚肝郁证不孕，多因阴血本亏于先，复由性情不畅，善感多郁，肝气郁结于后，疏泄失常，气血不和，冲任不能相资而致不孕。傅青主说，妇人有怀抱素恶不能生子者，是肝气郁结，治法必解四经之郁，以开胞结之门。本证只要在情怀欢畅、机体阴阳得以调整的基础上，孕育之机自然而至。故对不孕症的治疗，亦正如明万密斋所云的"但解开花能结子，何愁丹桂不成丛"。

仿一贯煎合血府逐瘀汤（王渭川经验方）

【组成】沙参 9 g，生地黄 12 g，当归身 9 g，枸杞子 9 g，女贞子 24 g，墨旱莲 24 g，桃仁 9 g，土红花 9 g，薤白 12 g，夏枯花 15 g，蒲公英 24 g，琥珀 6 g，车前子 12 g。

【功效】滋养肝肾，益血调冲，清湿。

【主治】不孕肝肾阴虚证。

【加减】兼血瘀者，加益母草 24 g、红泽兰 12 g 以活血调经；兼湿热者，加大血藤 24 g 以清热消炎；胸胁痛者，加柴胡 9 g 疏肝理气；四肢麻木，肌肉瘛动者，加蜈蚣 2 条、乌梢蛇 9 g 以搜风通络。

【方解】一贯煎养肝肾之阴，血府逐瘀汤通经调冲。

育麟珠（王渭川经验方）

【组成】当归60 g，枸杞子30 g，鹿角胶30 g，川芎30 g，白芍60 g，党参30 g，杜仲30 g，巴戟天30 g，淫羊藿30 g，桑寄生30 g，菟丝子30 g，胎盘60 g，鸡血藤膏120 g。研末为丸，每日3次，每次9 g。

【功效】补益脾肾，调经种子。

【主治】妇女不孕。

种子方（王渭川经验方）

【组成】鹿角胶15 g，肉苁蓉12 g，枸杞子12 g，巴戟天12 g，柏子仁9 g，杜仲9 g，牛膝3 g，小茴香9 g，桑寄生15 g，菟丝子15 g，覆盆子24 g，淫羊藿24 g。

【功效】补肾益精，调经种子。

【主治】妇女不孕。

正宫系列方（夏桂成经验方）

【组成】①育宫汤：当归10 g，川芎6 g，赤芍10 g，茺蔚子15 g，紫河车10 g，山药10 g，干地黄10 g，菟丝子10 g，肉苁蓉10 g。②束宫汤：人参10 g，鹿角胶（烊化）10 g，山药10 g，熟地黄10 g，白芍10 g，巴戟天10 g，菟丝子10 g，五味子6 g，金樱子10 g，茧壳7枚。③定宫汤：当归10 g，白芍10 g，茧壳7枚，紫河车10 g，山药10 g，干地黄10 g，续断10 g，菟丝子10 g，巴戟天6 g，蛇床子10 g，黄芪10 g，人参10 g。④举宫汤：黄芪15～30 g，党参15 g，白术10 g，陈皮6 g，菟丝子15 g，金樱子10 g，升麻5 g，柴胡5 g。⑤养宫汤：当归10 g，白芍10 g，茺蔚子15 g，紫河车10 g，山药10 g，干地黄10 g，菟丝子10 g，肉苁蓉10 g，龟甲15 g，鳖甲15 g，茜草15 g，山楂10 g。

【功效】①方功用补肾育功。②方功用补益肾气，收缩固宫。③方功用补益肾气，增强宫体能力。④方功用益气补肾，升举子宫。⑤方功用益气补肾，养宫填精。

【主治】①方主治不孕症，属子宫发育不良者。②方主治不孕症，属子宫松软或宫颈口松弛，子宫偏大者。③方主治不孕症，属非炎症或粘连所致的子宫前后倾斜、左右歪斜者。④方主治不孕症，属子宫位偏低或下垂Ⅱ度者。⑤方主治不孕症，属子宫内膜增生不良者。

【加减】①方偏阴虚者，加炙龟甲、鳖甲各15 g，女贞子、玄参各10 g以滋肾阴；偏阳虚者，加雀卵2枚、淫羊藿10 g、猫犬胎盘等以温肾阳。

夏氏抑抗汤系列方（夏桂成经验方）

【组成】①滋阴抑抗汤：炒当归10 g，赤芍10 g，白芍10 g，山药10 g，山茱萸9 g，甘草6 g，牡丹皮10 g，钩藤15 g，地黄10 g。②助阳抑抗汤：黄芪15 g，党参10 g，鹿角片（先煎）10 g，丹参10 g，赤芍10 g，白芍10 g，茯苓10 g，续断10 g，山楂10 g。

【功效】①方滋阴降火，调肝宁神。②方补肾健脾，温阳化瘀。

【主治】①方主治免疫性不孕症，属阴虚火旺证，症见月经先期，或正常，量偏少或多，色红有小血块，头晕耳鸣，心悸失眠，腰腿痠软，烦躁内热，口干。舌质红、苔黄腻，脉细弦数。②方主治免疫性不孕症，属阳虚瘀浊证。症见月经后期或正常，量色质一般，腰腿痠软，小腹有凉感，大便易溏，神疲乏力，小便清长或频数，脉细，舌质淡红，苔白。

【加减】①方兼湿热，伴少腹痛、带下量多、色黄白者，加败酱草、薏苡仁各15 g、碧玉散（包煎）10 g以清热利湿；兼脾胃薄弱、大便溏、腹胀矢气者，去当归、地黄，加炒白术10 g，砂仁（后下）3 g，煨木香5 g以健脾理气；兼心肝郁火，乳房胀痛、胸闷忧郁者，加炒柴胡5 g，黑栀子、合欢皮各9 g，绿萼梅3 g以疏肝解郁。②方兼湿热、少腹痛，黄白带下偏多，加败酱草、薏苡仁各15 g，五灵脂10 g以清利湿热；兼脾胃薄弱、脘腹痞胀、大便泄泻，加炒白术10 g，砂仁（后下）、炮姜各5 g以温脾阳。

妇科国医圣手时方

【方解】①方中含养精种玉汤，《傅青主女科》以四物汤去川芎加山茱萸，名曰养精种玉汤，有抗精子抗体转阴而达种玉之意。治疗阴虚者，应本着"酸甘化阴"原则，选用赤芍、白芍、山茱萸、当归、甘草为最好。经试用确为要药，用之有验。加牡丹皮、钩藤泻肝熄风，以防阴虚阳亢动风。②方阳虚者则应本着"气中补阳"的原则，选用黄芪、党参、鹿角片、茯苓、续断补肾健脾。用之临床亦有验，是助阳抑抗汤的主药。辅以赤芍、白芍柔肝，丹参、山楂活血祛瘀。

【注意事项】①方月经干净后开始服药，每日1剂，水煎2次分服。至排卵后，上方加续断、菟丝子、鹿角片（先煎）各10 g，续服7剂。②方一般在排卵期开始服药，每日1剂。水煎2次分服，至月经来潮停服。服药期间采用避孕套，戒烟酒，防感。

【用方经验】夏桂成教授认为，阴虚证，虽以补养肝肾为主，但必须与降火或清心肝之火相结合。滋阴抑抗汤，是从归芍地黄汤基础上加减而成，兼湿热、兼脾胃薄弱、兼气滞血瘀的，加入适量的针对性药物。少数属于阳虚证，我们从温土毓麟汤或健固汤基础上进退，把化痰浊调气血结合起来，针对不同的次症兼症而选用适合药物，从而取得较好的效果。

促排卵汤（罗元恺经验方）

【组成】菟丝子20 g，党参15 g，淫羊藿12 g，当归12 g，炙甘草6 g，枸杞子9 g，制附子9 g，熟地黄15 g。

【功效】温肾助阳，养阴种子。

【主治】肾阴阳两虚之不孕，症见婚久不孕，月经不调，或后期，或闭经，经质清稀而淡，腰酸耳鸣，神疲乏力，性欲淡漠，畏寒肢冷，小便清长，舌淡苔白，脉沉细弱。

【加减】如阳虚生寒而见少腹冷痛、阴寒宫冷者，加祈艾10 g、小茴香、肉桂各6 g以补火散寒；如性欲淡漠者，加仙茅、鹿角胶、锁阳各10 g以温肾益精。

【方解】本方所治之不孕足由于肾阳虚不能温养胞宫，兼肾阴不足，精血虚少所致，

肾阴阳两虚之证。治之温肾壮阳以暖宫，养血益精以助孕。方中菟丝子补益肝肾，益精血；巴戟天、淫羊藿温补肾阳，强壮腰膝；制附子温肾壮阳，补火散寒；上药合用，功效相得益彰，意在温补肾阳以暖宫助孕；因阳根于阴，故配伍熟地黄、枸杞子滋养肾阴，养血益精，使阴生阳长，共奏阴阳并补之效；更用当归补血和血而调经；党参、炙甘草补气健脾以生血。诸药合用，既温补肾阳，又滋养精血，阴阳并补，以达补火益精、养血助孕之效。

【注意事项】痰湿内阻或瘀血郁结之月经不调、闭经、不孕均不宜使用本方。

【用方经验】使用本方的辨证要点是：婚久不孕，月经后期，经色淡而稀，腰酸脚软，头晕耳鸣，畏寒神疲，舌淡苔白，脉沉细弱。本方可用治无排卵性不孕症、性功能衰退、子宫发育不良、男子阳痿、精冷属肾阳肾阴两虚者。

补肾种子方（罗元恺经验方）

【组成】金樱子18～30 g，菟丝子30 g，桑寄生24 g，熟地黄24 g，淫羊藿10 g，狗脊10 g，何首乌30 g，枸杞子15 g，当归12 g，党参20 g，白术10 g，炙甘草6 g，砂仁（后下）6 g。

【功效】补肾健脾，益气养血。

【主治】主治不孕症肾虚证。症见月经错后，量少，色淡，腰酸楚，怕冷，脉沉细，对于"幼稚型子宫"有促进发育的作用。

【加减】肝郁者，加香附10 g以疏肝解郁；属气滞血瘀的痛经者，加失笑散10 g以行气化瘀止痛。

【方解】本方治证或因先天不足，肾精不充，胞宫发育不良；或因房劳过度，暗耗肾精，冲任虚损，胞脉失养所敛；治宜补肾益气，调理冲任之法。方中重用金樱子温补肾，固精缩尿；菟丝子、淫羊藿温壮肾阳，补火生精；熟地黄、枸杞子滋养精血，养阴润燥；桑寄生、何首乌补益肝肾，养血生精；上药合用，既可温补肾气，又能滋养肾精，达到刚阳并补，气血两调的目的。先天不足，亦

可通过补后天以促进其生长，故用党参补脾气以化生气血；砂仁理中行气，和胃止呕，其用可使该方补而不滞。诸药合用，共达补肾益气，养血生精之效，使肾气充足，精血滋生，冲任得养而种子怀孕。

【用方经验】本方补肾益气，养血，平稳之至也，适用于肾虚证不孕症。症见月经错后，量少，色淡，腰酸楚，怕冷，脉沉细，对于"幼稚型子宫"有促进发育的作用，临床兼有肝郁者加香附疏肝解郁。若气滞血瘀的痛经，而致胞脉不畅，自难受孕，罗师以失笑散加味，先行气化瘀以治标，使气血和调，经行畅利，后用本方滋肾健脾，使精充血旺，则能摄精成孕。

补肾泻浊汤（梁文珍经验方）

【组成】菟丝子10g，枸杞子10g，淫羊藿10g，薏苡仁20g，金银花10g，紫花地丁10g，车前子10g，牡丹皮10g，泽泻10g，川牛膝10g，黄柏5g，怀牛膝10g，生甘草9g。

【功效】益肾化瘀，清热利湿泻浊。

【主治】免疫性不孕症，肾虚夹湿热证。

【加减】热甚者，加黄芩10g以清热；郁甚者，加郁金10g以行气开郁；瘀甚者，加桃仁10g以活血化瘀；湿甚者，加茯苓10g健脾渗湿；阳虚者，加鹿角胶10g以温阳；阴虚者，加北沙参10g以滋阴增液；脾虚者，加炒白术10g健脾益气。

【方解】菟丝子、枸杞子、淫羊藿甘润补肾而不燥烈；薏苡仁、泽泻、黄柏泄肾浊、燥湿邪而坚阴；车前子甘寒滑窍；金银花、紫花地丁清热解毒，配以牡丹皮、牛膝疏利冲任；甘草缓急止痛。全方消补共济，消利结合，共奏补肾泻浊之功。

【用方经验】梁文珍教授认为，肾主生殖，其精宜填不宜泻。肾虚瘀滞湿热者，益肾不可温燥，利湿不可苦泄，化瘀不可克伐。故选方补肾泻浊汤，以达益肾化瘀，清热利湿泻浊的目的。尤其是本方中菟丝子配枸杞子，薏苡仁配牡丹皮为本方之要药，常屡验效于临床。

桂仙汤（裘笑梅经验方）

【组成】淫羊藿15g，仙茅9g，肉桂末（吞）1.5g，肉苁蓉9g，巴戟天9g，紫石英15g。

【功效】温阳暖宫，填精益肾。

【主治】肾阳不足，子宫虚寒之不孕症。

【加减】肝郁气滞者，加香附、小茴香、延胡索、木香以疏肝行气；血虚者，加当归、丹参以养血活血；肾虚腰酸者，加狗脊、续断、菟丝子以补肾强腰。

【方解】方用淫羊藿、仙茅温肾壮阳，巴戟天、肉苁蓉补肾益精，肉桂补火助阳、温经通脉，紫石英镇心暖宫。诸药合用，旨在温肾而温心，心肾气旺而火自生，相火盛，冲任脉充，气血得润，子宫得暖，胞胎受荫。

【现代研究】现代动物实验证明，淫羊藿、仙茅、巴戟天、肉苁蓉等中药能使大白鼠垂体前叶、卵巢和子宫的重量增加，提高卵巢 HCG/LH受体功能。说明通过中药温阳补肾可以调节下丘脑-垂体-卵巢性腺轴功能，从而恢复正常排卵。

【用方经验】冲为血海，任主胞胎。盖血海空虚，胞宫虚寒，犹近寒之地，不生草木，重阴之渊，不长鱼龙，胞宫既寒，何能化育？致成不孕或经闭。药用淫羊藿、仙茅、巴戟天、肉桂、肉苁蓉、紫石英，旨在温肾而温心，心肾气旺而火自生，则相火盛，冲任脉充，子宫得暖，胞胎受荫，而寒自散使之氤氲化成，如春日温和之气，从而经转受孕。

蒺麦散（裘笑梅经验方）

【组成】白蒺藜9g，预知子9g，大麦芽12g，青皮3g，橘核3g，橘络3g，蒲公英9g。

【功效】疏肝理气消结。

【主治】不孕症肝郁证。

【方解】方中白蒺藜、青皮、预知子、橘核、橘络均有疏肝理气解郁散结之功，合蒲公英软坚消结，配大麦芽开胃健脾，合之为疏肝理气消结之剂。

妇科国医圣手时方

【用方经验】裘老认为，肝属木，性喜条达，肝气贵于舒畅而恶郁结。女子善怀多郁，易引起肝郁气滞而出现经、孕、产、育方面的多种病变。所以古人称"女子以肝为先天"，说明肝与妇女生理、病理的密切关系。蒺麦散是裘笑梅老教授的有效验方，主要适应于肝郁而致的乳癖、痛经、闭经、不孕等症，只要辨证确切，投之每有卓效。

保育灵（韩百灵经验方）

【组成】熟地黄25 g，白芍20 g，山茱萸15 g，龟甲15 g，续断20 g，桑寄生20 g，杜仲20 g，山药15 g，牡蛎15 g，牛膝15 g，牡丹皮15 g。

【功效】滋补阴精。

【主治】主治肾阴虚不孕。症见颜面潮红，头晕耳鸣，腰痛，足跟痛，手足心热，口干不欲饮，月经量少，色鲜红，少腹柔软不拒按，皮肤干枯不润，舌红无苔，脉细数者。

【加减】月经量多者，加炒地榆10 g以止血；输卵管不通者，加穿山甲珠、皂角刺各10 g以疏经通络；经闭者，加王不留行、通草各10 g以通利血脉；腰痛甚者，加狗脊10 g以温肾强腰。

【方解】方中熟地黄、白芍、龟甲滋补阴精，辅以续断、桑寄生、山茱萸、杜仲、牛膝温补肾阳，取阴中求阳之意；山药平补肺脾肾，牡蛎收涩；牡丹皮活血，使补而不滞。

【注意事项】服药期间忌酒、姜等辛辣耗阴之品。

【用方经验】本方适用于先天禀赋不足，肾气未充的原发性不孕及数堕胎后肾精亏损的继发性不孕，并见有一派阴虚证者。该方以滋补阴精为主，兼以阴中求阳，使肾气充实，阴平阳秘，达到摄精成孕之目的。本方久服，可治精血不足，无水舟停之经闭。

百灵调肝汤（韩百灵经验方）

【组成】当归10 g，赤芍10 g，怀牛膝12 g，通草6 g，川楝子10 g，瓜蒌10 g，皂角刺6 g，枳实6 g，青皮6 g，甘草6 g，王不留行12 g。

【功效】疏肝解郁，调经助孕。

【主治】不孕症肝郁气滞证，症见月经不调，经色紫暗稠黏，经期乳胀，小腹痛，性躁多怒，善太息，舌红苔黄，脉弦滑者。

【加减】腰酸膝软，耳鸣，记忆力下降者，加续断、桑寄生、杜仲、菟丝子各10 g等以补益肝肾；经行滞涩者，夹有血块者，加香附、丹参各10 g以疏肝理气，活血调经；胃纳减退，痰涎增多，大便偏溏者，加白术、茯苓各10 g健脾燥湿；肝郁化火而见两目红赤、口苦、小便黄赤、便秘者，加牡丹皮、栀子、瓜蒌各10 g以清热除烦、利气通便。

【方解】方中当归补血活血，调经止痛，"补中有动，动中有补，诚血中之气药，亦血中之圣药也"；白芍养血调经，平肝止痛，主归肝经，既可养肝血以补阴之不足，又可柔肝止痛泻肝之余；川楝子行气止痛，归肝经；枳实破气除热；妙用王不留行以活血通经，行血脉，性走行而不住；通草清热通气下乳；皂刺通气开闭，除乳胀；牛膝活血通经，补肝肾，引血下行。方中当归、白芍、牛膝三药合用，养血活血以和血，调经通络而无阻；川楝子、枳实疏肝理气，通行血运；王不留行、通草、皂角刺三药下达血海，走而不守，通郁散结，效果颇佳。

【注意事项】不孕辨证非属肝郁气滞者慎用或禁用。

【用方经验】韩老对婚久不孕，月经先后不定期，量或多或少，色暗，经前乳胀，胸胁胀满，善太息，精神抑郁，或性情急躁，舌红苔薄，脉弦，辨证属肝郁不孕者，立疏肝解郁、理血调经之法，此即种子先调经，调经必先疏肝，肝气调达，诸经通畅，胎孕乃成。纵观百灵调肝汤全方，看似仅为调经所设，却达助孕之功，此即"调经种子"之义。盖调畅周身之气机，疏通脏腑经络，血液运行流利，冲任气血调达，胎孕可成。古云："求子之心愈切，而得之愈难，……乃不期然而然之事。"调节情志，放松心情，并施以药物调理，得子并非难事。

通经下乳汤（韩百灵经验方）

【组成】当归15 g，白芍25 g，怀牛膝20 g，王不留行20 g，通草15 g，瓜蒌15 g，枳壳15 g，川楝子15 g，青皮10 g，皂角刺5 g，甘草5 g。

【功效】疏肝理气，通经下乳，通络调经。

【主治】女性不孕。

【加减】兼肾虚者，酌加续断、桑寄生、杜仲、熟地黄、山茱萸各10 g等；兼血瘀者，酌加桃仁、红花、姜黄各10 g等；兼肝郁火热者，酌加生地黄、牡丹皮、知母各10 g等；兼肝脾不和者，加丹栀逍遥散合用。

【用方经验】朱某某，女，29岁。婚后3年不孕。月经后期，经量涩少，经前乳胀，素善太息，少腹坠胀，胸胁胀闷，心烦呃逆，手足灼热，经期尤甚，经后诸症皆减。舌红少苔，脉弦滑有力。此乃肝郁气滞，郁久化热，胞脉受阻所致的不孕症。治以调经通络，佐以清热凉血。原方去瓜蒌、枳壳、青皮，加生地黄、丹皮、竹茹、栀子各15 g。服药3剂后，心烦乳胀大减，呃逆消失。上方去竹茹、牡丹皮、栀子，加枳实15 g，隔日服1剂。连服1个月余后，来信告之已怀孕，经随访知其怀一男婴。

补气化瘀方（班秀文经验方）

【组成】熟地黄15 g，当归10 g，白芍10 g，川芎6 g，续断10 g，菟丝子20 g，鸡血藤20 g，益母草10 g，炙甘草6 g，淫羊藿15 g，路路通15 g，穿破石20 g。

【功效】补益肝肾，养血化瘀。

【主治】输卵管不通不孕属肝肾亏损，胞脉瘀滞者。

【加减】瘀阻甚者，加莪术、王不留行、牛膝、泽兰、桃仁、红花各10 g以破积滞，加强疗效；兼见脾胃虚弱、面黄苔少者，可加党参、白术各10 g以益气健脾；兼见肾虚精亏、耳鸣腰酸楚者，加枸杞子、仙茅、川杜仲、续断各10 g以益肾精。

【方解】用四物汤以养血温经；以丹参、鸡血藤、益母草、北刘寄奴、路路通、穿破石、夏枯草、猫爪草活血通络。

【用方经验】班秀文教授认为，输卵管不通断绪的常见病因，与瘀血阻塞胞络有直接的关系。《妇人规》认为：其发病"总由血动之时，余血未净，而一有所逆，则留滞日积"而成，班老通过多年临床观察，认为该病多与冲任损伤，肝肾不足，局部炎症瘀阻有关，为虚实夹杂之症。治疗不可一味攻伐，以损精血；又不可单纯填补，使瘀更甚，当以攻补兼施，养血通络之法治之，使瘀血得除，新血滋生，冲任康复。

蠲痛种子汤（郑长松经验方）

【组成】丹参50 g，当归30 g，香附15 g，白芍15 g，补骨脂10 g，桃仁10 g，延胡索10 g，川楝子10 g，川芎10 g，川牛膝10 g，五灵脂10 g，制没药6 g，木香6 g，炮姜6 g。

【功效】理气活血，温肾暖宫。

【主治】适用于痛经，不孕症，属气滞血瘀者。

【加减】行经乳胀重者，加橘核、橘叶各15 g以疏肝气；经行腰痛者，加桑寄生15 g、续断15 g以温肾阳止腰痛；输卵管不通畅者，加皂角刺15 g、穿山甲10 g以通经络；黄体功能欠佳者，加淫羊藿15 g、巴戟天10 g以促进黄体功能。

【方解】经行腹痛是不孕症的常见症状之一。内有瘀血阻滞，经行势必腹痛。"痛则不通"，疼痛是内有瘀血的主要诊断依据。本方用香附、川芎、川牛膝、木香等配以丹参、当归、桃仁、白芍理气活血，五灵脂、没药、炮姜、延胡索温肾止痛。

【注意事项】于经前服药3～5剂，痛经程度较重而又月经量偏少者，可于经前用药8剂。

【用方经验】郑长松教授认为，经行腹痛是不孕症的常见症状之一。内有瘀血阻滞，其经行势必腹痛。痛则不通，疼痛是内有瘀血的主要诊断依据。本方以理气活血为主，并有温肾暖宫之力，适合于以气滞血瘀为主

妇科国医圣手时方

要病机的不孕症。随着痛经症状的改善，患者亦随即怀孕。

王氏脾肾两健汤（王培昌经验方）

【组成】大熟地黄、山茱萸、枸杞子、女贞子、盐巴戟、党参、土白术、覆盆子、淫羊藿、菟丝子各 10 g，砂仁 6 g。

【功效】补肾健脾。

【主治】主治脾肾亏，妇人婚久不孕，经水量少，或经水后期，腰酸脊困，白带清稀，终日体倦乏力，饮食少进，小便清长，房事淡漠，舌淡苔薄白，脉沉细或沉迟。

【方解】方中大熟地黄、山茱萸、枸杞子、女贞子、巴戟天、覆盆子、菟丝子、淫羊藿补肾益精；党参、白术益气健脾；配以少量砂仁于一派补益药中，可使补而不滞。

【注意事项】此药从经净后 1 周开始服用，每日 1 剂，早晚空腹服用，连服 10 剂。第 2 月照此服用，依此类推。

【用方经验】王教授认为，此类患者临床常可见到终日体倦乏力，食欲欠佳，乃是脾气升腾运化失司，人乏水谷精微之养而致。但究其根源，实为肾中水火俱亏。无肾中之水火，则脾气不能升腾运化。冲脉隶属于阳明，任脉属肾，冲为血海，任主胞胎，冲任虚损，故而不得孕。此证的治疗，应以补脾肾为主。此乃为先天促后天，后天养先天之理。补脾胃之气与血，正所以补肾之精与水也。终使中州输转如衡，冲任脉盛，调和适度，胞脉得养，自有受孕之机。

不孕组方（王培昌经验方）

【组成】①王氏补血填精汤：酒当归 10 g，酒白芍 10 g，大熟地黄 10 g，枸杞子 10 g，山茱萸 10 g，女贞子 10 g，黄精 10 g，肉苁蓉 10 g，炙甘草 6 g。②王氏养血促孕汤：当归 10 g，川芎 10 g，炒白芍 10 g，大熟地黄 10 g，覆盆子 10 g，菟丝子 10 g，女贞子 10 g，枸杞子 10 g，五味子 10 g，黑杜仲 10 g，怀牛膝 10 g，淫羊藿 10 g，黄精 10 g。

【功效】补肾养血促孕。

【主治】素体虚弱，或久病失血，从而致冲任血虚，胞脉失去血养，不能统摄，故不能成孕。

【用方经验】本证患者，多为素体虚弱，或久病失血，从而致冲任血虚，胞脉失去血养，不能统摄，故不能成孕。在治疗上宜大补肾水，佐以平肝、补血、填精之品。使用①方，即可起到这个作用。对于西医检查不排卵的患者，可在排卵期服用②方，能起到养血补肾促孕的作用。验之临床往往亦能取效。

王氏脾肾两健汤（王培昌经验方）

【组成】大熟地黄 10 g，山茱萸 10 g，枸杞子 10 g，女贞子 10 g，盐巴戟 10 g，党参 10 g，土白术 10 g，覆盆子 10 g，淫羊藿 10 g，菟丝子 10 g，砂仁 6 g。

【功效】补肾健脾。

【主治】主治脾肾亏，妇人婚久不孕，经水量少，或经水后期，腰酸脊困，白带清稀，终日体倦乏力，饮食少进，小便清长，房事淡漠，舌淡苔薄白，脉沉细或沉迟。

【方解】方中大熟地黄、山茱萸、枸杞子、女贞子、巴戟天、覆盆子、菟丝子、淫羊藿补肾益精；党参、白术益气健脾；配以少量砂仁于一派补益药中，可使补而不滞。

【注意事项】此药从经净后 1 周开始服用，每日 1 剂，早晚空腹服用，连服 10 剂。第 2 月照此服用，依此类推。

【用方经验】王教授认为，此类患者临床常可见到终日体倦乏力，食欲欠佳，乃是脾气升腾运化失司，人乏水谷精微之养而致。但究其根源，实为肾中水火俱亏。无肾中之水火，则脾气不能升腾运化。中脉隶属于阳明，任脉属肾，冲为血海，任主胞胎，冲任虚损，故而不得孕。此证的治疗，应以补脾肾为主。此乃为先天促后天，后天养先天之理。补脾胃之气与血，正所以补肾之精与水也。终使中州输转如衡，冲任脉盛，调和适度，胞脉得养，自有受孕之机。

王氏温脾汤（王培昌经验方）

【组成】肉桂 6 g，附子 10 g，砂仁 6 g，姜香附 10 g，陈皮 6 g，姜半夏 10 g，白苓 10 g，厚朴 10 g，吴茱萸 6 g，炙甘草 6 g，生姜 3 片，大枣 5 枚。

【功效】温补脾胃，兼理气。

【主治】主治脾胃虚寒化源不足之证，致原发性不孕症。妇人素有食少作呕之感，嗜倦欲卧，胸膈胀满，大便溏泄，带下绵绵不断，色白稠黏无味，经水量少不爽，色暗，久不受孕。舌淡红，苔薄白，脉沉迟或迟缓。

【方解】方中肉桂、附子、姜半夏、吴茱萸温脾益胃；姜香附、陈皮、厚朴理脾气；白苓、炙甘草、生姜、大枣健脾益气补血。

【注意事项】待月经干净后服用，早晚空心温服，隔日 1 剂，连进 3 剂。

【用方经验】此方妙在温补脾胃而又兼补命门与心包之火。气自旺而任带之脉有力，自可有妊。临床使用本方，只要辨证准确，每每可获良效。

舒肝健脾汤（王培昌经验方）

【组成】香附 10 g，砂仁 6 g，陈皮 6 g，半夏 10 g，党参 10 g，焦白术 10 g，云苓 10 g，当归 10 g，炒白芍 10 g，炙甘草 6 g，大枣 5 枚，生姜 3 片。

【功效】疏肝健脾。

【主治】不孕症，妇人少腹之间常有紧迫之感，每每经至前有明显的腰脊酸困之感，或见食纳不思，精神疲惫，带下量多，舌红苔白，脉细缓。

【加减】性急多怒者，加柴胡 10 g 以疏肝解郁；腹胀甚者，加沉香 6 g、乌药 10 g 以行气消胀。

【方解】方中香附、砂仁、陈皮疏肝解郁；党参、焦白术、云苓、半夏健脾益气；当归、炒白芍、炙甘草、大枣、生姜养血活血缓急。

【用方经验】本类患者亦为婚后多年不孕症，临床上西医妇科做人工周期无效。妇科检查多为"子宫后位"，或"子宫发育欠佳"。分析此症，多由脾胃素亏则腰脐之气不利而致带脉陷而拘急。带脉者系胞胎，带脉既急则牵动胞胎，力难胜任，一旦成孕，亦易坠落。为此临床治疗上必须大补脾胃气血而利腰脐，自有毓麟之妙理。

种子金丹（祝湛予经验方）

【组成】广木香 30 g，当归 30 g，赤芍 30 g，白芍 30 g，羌活 30 g，菟丝子 30 g，五味子 30 g，枸杞子 30 g，覆盆子 30 g，车前子 30 g，女贞子 30 g，韭菜子 30 g，蛇床子 30 g，紫河车 60 g，川续断 60 g，肉苁蓉 60 g，制何首乌 60 g，生地黄 60 g，熟地黄 60 g，益母草 90 g。

【功效】调补精血，滋养肝肾，疏通胞脉。

【主治】主治肾虚冲任亏损，或兼夹瘀夹湿不孕。

【加减】冲任亏损严重者，酌加以子名称的药物剂量，并加山药、山茱萸、杜仲各 10 g 以调补冲任；偏于肾阳虚者，加肉桂 6 g、附子 10 g、阳起石 30 g 以温肾阳；偏于肾阴虚者，加川牛膝、鹿角胶、龟甲胶各 10 g 以滋肾阴；子宫发育不良者，加仙茅、淫羊藿 10 g、海马 6 g、海螵蛸、龟甲各 10 g 促进子宫发育；夹瘀滞者，加炮穿山甲 3 g、花蕊石、桃仁、红花各 10 g 以活血破瘀；夹痰湿者，加茯苓、半夏、陈皮、石菖蒲各 10 g 以燥湿化痰。

【方解】先哲尝云："医之上工，因人无子，语男则主于精，语女则主于血……男以补肾为要，女以调经为先，而又参之以补气行气之说，察其脉络，究其亏盈，审而治之。"（《济阴纲目》）是方组成，即本此旨，以四物汤合五子衍宗丸加减化裁而成。四物汤去地黄加益母草、木香意在行气活血、养血调经；五子衍宗丸加韭菜子、女贞子、蛇床子、续断、紫河车、肉苁蓉意在补肾填精、温肾壮阳，俾肾气充足。胞脉者系于肾，肾气足则精血旺，冲任和调，月事以时下，阴阳合而妊子也。是方从肝肾入手，调气血，养肝肾，益精血，以补为主，补中寓通，动静相宜，生生不息。因此男女皆宜服之，实为一求嗣衍宗之良方。

【注意事项】共研细末，炼蜜为丸，每丸重 10 g。每日早晚各服 1 丸，月经期停服，经净再服。服完 1 料为 1 个疗程，有效者继续第 2 个疗程。

【用方经验】祝老认为不孕症与肝肾关系密切，因为肝主藏血，肾主藏精，主生殖，而胞脉又系于肾。据临证所见，不孕症患者多伴有月经不调，因此调经为种子之首务，正如《女科要旨·种子》中所云："种子之法，即在于调经之中。"祝老诊疗此证，即本此旨。凡属肾气不足，冲任亏损者，均用种子金丹治疗。由于本方配伍精妙，因此应用数十载均收满意效果。

助孕汤（祝湛予经验方）

【组成】广木香 10 g，当归 10 g，柴胡 3 g，香附 3 g，紫河车 9 g，羌活 9 g，益母草 9 g，白芍 9 g。

【功效】疏肝解郁，养血助孕。

【主治】肝郁不孕。婚久不孕，月经愆期，量时多时少，胸胁或乳房胀痛，常欲叹息，舌苔薄白，脉弦。

【加减】如兼实热而见口苦咽干、小便短黄者，加牡丹皮、栀子各 10 g 以清肝泻火；如兼血瘀而见腹痛、下血块者，加桃仁、红花各 10 g 以活血化瘀；如兼气虚而见食少、便溏、气短者，加党参、山药、黄芪各 10 g 以补气健脾。

【方解】本方治证是因情志不畅，郁结伤肝，气血失调，冲任不资所致。治宜疏肝解郁，养血调经以助孕。方中当归养血和营，活血调经；白芍、柴胡、香附疏肝解郁，理气止痛；木香行气通滞而止痛；益母草活血化瘀，调经止痛；羌活疏通血脉，祛风止痛；上药合用，既可养血柔肝，又能调畅气机。再配伍紫河车养血填精，以助孕育。诸药合用，以疏肝解郁，调畅气血为主，并能养血补虚，疏中有补，补而不滞，通而不峻，使经脉通畅，气血调和，血足精充，胞宫得养

而能以受孕

【注意事项】肾虚或癥瘕积聚而致之不孕，均不宜使用本方。

【用方经验】使用本方的辨证要点是：月经愆期，经量时多时少，胸胁胀痛，脉弦。本方可用治输卵管阻塞之不孕、月经后期属肝气郁结者。

温经逐瘀汤（李祥云经验方）

【组成】附子（先煎）9 g，肉桂 6 g，淫羊藿 12 g，三棱 9 g，莪术 9 g，紫石英（先煎）15 g，穿山甲（先）12 g，路路通 9 g，小茴香 4.5 g。

【功效】温经散寒，祛瘀通络。

【主治】寒凝瘀滞不孕。症见月经每每后期，经行量少，色暗夹血块，带多质稀，少腹冷痛，得温则舒，大便溏薄，小便清长。舌苔薄白，脉沉细。

【方解】附子、肉桂温经散寒止痛，疗下焦虚寒，凡气血寒滞者每多用之；三棱、莪术破血祛瘀，消瘀止痛，三棱为血药，莪术为气药，两药合用，增强活血化瘀之力；淫羊藿助阳补命门之火，除寒湿助孕育；紫石英温宫暖宫，治宫寒不孕之要药；小茴香归肝脾肾经，温中理气止痛；穿山甲、路路通配伍，破瘀散结通络，疏通输卵管。

理气山甲汤（李祥云经验方）

【组成】当归 9 g，柴胡 6 g，白芍 12 g，香附 12 g，乌药 9 g，泽兰 9 g，丹参 12 g，苏木 9 g，穿山甲 12 g，路路通 9 g，夏枯草 12 g。

【功效】理气活血，化瘀通络。

【主治】气滞血瘀不孕。经行不畅，经色紫暗夹血块，两乳胀痛，头痛且胀，心烦易怒，精神抑郁。舌紫暗，边尖有瘀点，脉细弦。

【方解】方中柴胡、白芍、香附、乌药疏肝柔肝，理气止痛；当归活血调经；泽兰活血祛瘀，散结除包块，但不伤正气，常配当归、丹参同用，为妇科活血化瘀之要药；苏

木活血散瘀，消肿止痛；夏枯草软坚散结；穿山甲消痛搜风通络，宣通脏腑，透达关窍，凡血凝血聚之癥瘕积聚皆能治之；路路通祛风通络，宣通脏腑，除血凝血聚之病，与穿山甲合用达到破瘀通络，疏通输卵管的目的。

导痰通络汤（李祥云经验方）

【组成】苍术9 g，白术9 g，浙贝母9 g，茯苓12 g，皂角刺12 g，夏枯草12 g，丹参12 g，赤芍9 g，穿山甲12 g（先煎），路路通9 g。

【功效】蠲痰化湿、祛瘀通络。

【主治】痰湿瘀阻不孕。症见月经后期，经行量少，渐至闭经，形体肥胖，头重体倦，胸闷嗜睡，性欲淡漠，带多质黏。苔白，腻脉滑。

【方解】苍术、白术，健脾燥湿化痰；茯苓，健脾渗湿利水；浙贝母，化痰散结；皂角刺，消肿排脓；夏枯草，清痰火散郁结，与浙贝母、皂角刺合用增强软坚散结之力；丹参、赤芍，活血祛瘀消瘀滞；穿山甲、路路通，破瘀散结通络，疏通输卵管。

益红汤（王佩英经验方）

【组成】益母草10 g，香附（制）10 g，当归10 g，泽兰叶10 g，杜仲6 g，续断（炒）6 g，杭白芍6 g，红花5 g，川芎5 g，橘红5 g，砂仁5 g。

【功效】益肾，活血化瘀，理气消滞。

【主治】不孕。

【用方经验】余××，女，29岁。患者婚后多年未孕，月经时迟时早，经来腹中微痛，少腹坠胀，经量一般，其色紫红，腰酸背胀。平素带下，外阴奇痒。脉濡，舌质紫绛，苔白腻。此属气滞血瘀、湿阻下焦，予以益红汤加苦参10 g，海螵蛸12 g；外用花椒、苦参各10 g，橘叶30片，煎汤熏洗。治疗3个月后得孕。

种玉汤（陈明信经验方）

【组成】香附、柴胡、当归、白芍、茯苓、牡丹皮、白术、桃仁、桂枝、枸杞子。

【功效】益肾健脾，调和冲任，化气生血。

【主治】女子不孕症。

【加减】肾阳不足，胞脉失于温养者，加巴戟天、鹿角霜、附片，温肾壮阳，暖养胞脉。肾阴虚损、冲任失于滋补者，加酸山茱萸、熟地黄各10 g，养阴益精，滋补冲任。肝郁气滞，胁痛乳胀有块者，加青皮、郁金、丹参各10 g，疏肝解郁、活血止痛。肝郁化火，血热妄行，色红量多者，减桂枝、桃仁，加栀子、生地黄、黄柏各10 g，清热泄火、凉血止血。痰湿内阻，升降失宜，胞脉闭塞，白带量多者，加苍术、半夏、萆薢各10 g，燥湿化痰、升清降浊。腰痛尤甚者，加续断、杜仲，壮腰强筋。气虚失固者，加黄芪、党参各10 g，益气固脱。

【方解】女子不孕的病理变化大抵有肾虚，精血不足；肝郁，冲任失调，痰湿，气机不畅。本方基于不孕病理，结合临床总结而出。方中既含疏肝理气，调和冲任，又寓益肾健脾，温润添精，更能升清降浊，燥湿化痰。

【现代研究】观察治疗不孕患者76例。服药6剂受孕者4例；30剂受孕者37例；30剂以上受孕者31例；无效4例。

调补冲任汤（陈沛嘉经验方）

【组成】大熟地黄10 g，全当归10 g，白芍15 g，桑椹15 g，桑寄生15 g，女贞子15 g，淫羊藿10 g，阳起石10 g，蛇床子3 g。

【功效】，滋补肝肾，温补冲任。

【主治】女子不孕症。

【方解】陈氏认为此病的病机多属冲任不足、肝肾两虚。故本方以滋养肝肾、温补冲任为主。方中熟地黄、桑椹、当归、白芍、女贞子滋阴养血补肝。阳起石、桑寄生、淫羊藿、蛇床子温补肾气。

【加减】如偏阳虚者可加鹿角霜10 g（或鹿角片10 g，粉3～6 g,），附子6 g；偏阴虚者加龟甲、柏子仁各10 g，玉竹、生地黄各15 g；气虚者加党参、黄芪各15 g；血虚者加

妇科国医圣手时方

黄精 15 g、白芍 10 g；湿热者加黄柏 6～10 g，椿根皮、泽泻各 10 g；宫寒者加吴茱萸 6 g、细辛 3 g、陈艾 5 g；痰湿者加苍白术、陈皮、半夏、山楂各 10 g；气滞者加香附、乌药和青皮、陈皮各 10 g，逍遥丸 15 g，包煎；血瘀者加穿山甲、皂角刺各 10 g，失笑散 15 g，包煎。

【病例】张××，女，34 岁，工人。结婚 7 年，初婚时曾流产 2 次，经多方治疗至今未孕。妇科检查：左侧附件炎。月经按月来潮，胃纳欠佳，神疲腰酸，畏寒肢冷，舌苔薄白、质淡，脉细弦。属肝肾不足，冲任失调，拟补益肝肾法，以调补冲任方主之。方用调补冲任汤加柏子仁、鹿角霜各 10 g。共 30 剂，隔日 1 剂，经来停服。3 个月后来告，已怀孕月余。10 个月后随访顺产一女婴。

舒肝养血调经汤（陈雨苍经验方）

【组成】香附 9 g，丹参 12 g，鸡血藤 15 g，柴胡 6 g，白芍 9 g，当归 9 g，川芎 9 g，熟地黄 12 g。

【功效】疏肝解郁，调理气血。

【主治】不孕症。

【病例】黄××，女，27 岁，工人。结婚 3 年，夫妻同居，配偶健康，尚未生育。17 岁月经初潮，周期多推迟 40～50 日，量少，色暗红，经行 2～3 日净，末次月经半月前。每逢经前小腹及乳房胀痛，经行减轻，经后则头晕耳鸣，腰酸膝软，神疲乏力，舌淡红苔薄，脉细。拟诊：①月经后期；②不孕症。证属经前肝虚肝郁，经后肝肾亏虚。治宜经前养血疏肝调经，经后滋养肝肾助孕。以舒肝养血调经汤加续断 15 g，菟丝子 10 g，取 4 剂。药后精神舒畅。又照上方随症加黑豆、女贞子、桑寄生等，服 11 剂。临床诸症悉减。后续以上方服 11 剂，患者怀孕。法转益肾安胎，以善其后。

助长发育汤（张兆智经验方）

【组成】生黄芪 30 g，鸡血藤 30 g，透骨草 15 g，当归 15 g，川芎 10 g。

【功效】补气血，充肾气。

【主治】不孕症。

【方解】方中党参、黄芪、四物汤（去白芍之阴柔）以助气血生长；透骨草活血调经，可使宫体发育成熟。

【病例】王××，女，24 岁。患者自幼体弱多病，婚后 3 年未孕，每月经信不调，或早或迟，量少色淡，腰腹疼痛，面色不华，形羸少气，脉沉细，苔白。妇科检查：子宫体后倾，偏小。辨证属禀赋不足，胞宫失养。治拟助长发育为法：黄芪、当归各 30 g，党参 20 g，透骨草、熟地黄各 15 g，川芎 10 g。另予公鸡 1 只炖服。每月 5 剂，经期给药，连续 2 个月怀孕。按：公鸡具有温中益肾、暖和胞宫之力，张氏曾自拟月季饮，以月季花 30 g，公鸡 1 只同炖服。

调经种子方（李振华经验方）

【组成】全当归 15 g，川芎 10 g，炒白芍 12 g，熟地黄 15 g，续断 12 g，丹参 15 g，菟丝子 12 g，延胡索 10 g，阿胶珠 10 g，香附 12 g，炒杜仲 10 g。

【功效】养血调经，行气活血，滋补肝肾，调补冲任。

【主治】不孕。

【方解】妇女不孕，多因肾气不足，血虚精亏，冲任失调，或肝郁失于疏泄，或脾虚湿痰内生。本为以四物汤为基础化裁而成。四物汤养血调经，和肝滋肾；川续断、菟丝子、炒杜仲补益肝肾，调补冲任；阿胶珠能补血止血，且能滋阴润燥，以增强四物汤之补血功效；丹参活血去瘀，调经清热；延胡索行气活血止痛，二药合用，则活血之力更强，瘀血不去，新血不生，因而更有助于补血之功效；香附理气解郁，调经止痛，通十二经气分，气行则血行，本方得此则全盘皆活，共奏养血调经，行气活血，滋补肝肾，调补冲任之功效。

【加减】气虚者，加黄芪、党参、白术各 10 g；月经先期属血热者，加黄芩 10 g，熟地黄改为生地黄；月经后期，下元虚冷者，加肉桂、炮姜各 6 g；阴虚有热者，加生地黄、牡丹皮、女贞子各 10 g；体胖湿痰阻滞者，加二陈汤。

【病例】张××，女，38 岁。结婚 15 年未孕，经多方治疗无效，已失去治疗信心。患者月经基本正常，经前小腹疼痛，但不甚剧，伴腰痛乏力。妇科检查：左侧输卵管不通，子宫后倾，舌淡红，苔薄白，脉弦细略沉。照上方连服 2 个月，月经至期未行。妊娠试验阳性，足月剖宫产一男婴，母子皆健。

李氏不孕方（李澍苍经验方）

【组成】丹参 9 g，生龙骨 15 g，生牡蛎 15 g，枸杞子 9 g，山药 12 g，墨旱莲 9 g，女贞子 9 g，续断 9 g，菟丝子 15 g，肉苁蓉 12 g，当归 9 g，何首乌 12 g，黑芝麻 12 g，熟地黄 9 g，茺蔚子 15 g，仙茅 9 g，龟甲 30 g，焦刺猬皮 30 g。

【功效】补肝肾，调气血。

【主治】不孕症。

【方解】何首乌、枸杞子、女贞子、墨旱莲、续断、菟丝子、黑芝麻平补肝肾，生精益髓，且续断有活络止痛、固精止崩的作用，具有补中有宣，行而不泄，补而不腻，行中有止之效；菟丝子尚可用于脾肾两虚，阴中有阳，既可补阴，又可补阳，乃平补肝肾之良药，又可促进胞宫发育；肉苁蓉、仙茅温肾壮阳，肉苁蓉配龟甲、龙骨、牡蛎既可滋阴潜阳，又能益肾安神；焦刺猬皮固精缩尿，收涩止血，行血化瘀；熟地黄、丹参养血和血；当归养血调经以促孕育；茺蔚子活血行瘀，共奏养血调经之效；山药健脾益阴，调和诸药，阴阳并治，相得益彰，气血得润，阴平阳秘。冲任调达，为孕育荫养准备物质基础。

【加减】肾虚宫寒，并见小腹冷痛，腰酸腹冷甚者，加阳起石 20 g、附子、肉桂各 6 g 以补肾温经散寒；肝郁气滞者，配以加味逍遥散，使其肝气调达，血脉流通，月经按期来潮而能有子。

【用方经验】①本煎剂用法，经行后期（卵泡发育期），以本煎液补肝肾，调气血，促进卵泡发育；排卵前期或排卵期，改用活血化瘀药物促使成熟卵子突破卵巢而排出；排卵后期（黄体形成期），以本煎液继以补肝肾，调气血，使黄体功能健全，分泌黄体素；月经前期（黄体退化期）及月经后期，改用活血化瘀药物，使子宫内膜脱落，形成正常月经，起到祛瘀生新的作用。②肾之阴阳失调，尤其是肝肾阴虚是不孕症最常见的情况，本煎液有补肝肾、益气血之功，是调理月经、治疗不孕的有效方药。

【病例】吕××，女，28 岁。患者 12 岁月经初潮，周期后错，50 日左右 1 次，甚至闭经，经行 6～7 日，经量少，色紫黑，腹痛，畏寒，白带量多而清稀。婚后 6 年未孕。平时经常腰酸腿软，小腹寒凉，头晕，身倦乏力。舌质淡红，苔白，脉来沉细尺弱。其配偶精液常规检查正常。检查：基础体温单相，内诊及其他辅助检查均正常。此为原发性不孕。证属肾亏血虚，寒客胞宫。治以补肾养血，温经散寒。服用李氏不孕方 3 个月后，月经周期恢复正常，基础体温双相，余症消失。后足月分娩一男婴。

不孕方（吴竺天经验方）

【组成】续断 12 g，狗脊 12 g，肉苁蓉 12 g，阳起石 30 g，香附 6 g，川楝子 9 g，柴胡 9 g，佛手片 9 g，山药 12 g，广木香 5 g，六曲 10 g，藿香 10 g，紫苏叶 10 g，当归 9 g，牛膝 10 g，大黄 9 g，鸡血藤 15 g。

【功效】疏肝调经，理气扶脾，益肾助阳，养血活血。

【主治】不孕症。

【方解】方中续断、狗脊、肉苁蓉、阳起石温肾助阳、壮腰；柴胡、香附、川楝子、佛手疏肝调经，理气和中；山药、广木香、六曲、藿香、紫苏叶醒脾理气，助运以化生气血；当归、鸡血藤、牛膝、大黄养血活血，祛瘀生新。此方集疏肝调经、理气扶脾、益肾助阳、养血活血于一剂。

【加减】带下加芡实、扁豆花、白薇各 10 g；瘀血加桃仁、红花、三棱、莪术各 10 g；有妇科炎症合并小叶增生者加用大血藤、败酱草各 10 g，穿山甲 6 g，鳖甲、牡蛎

妇科国医圣手时方

各 15 g；血虚加四物汤、大枣 5 枚。在益肾的基础上，根据证情，或佐以疏肝或佐以健脾，或侧重化瘀，守常通变。

乌黄二白丸（郭文德经验方）

【组成】大黄 3 g，川乌（先煎）3 g，白檀香 3 g，豆蔻 3 g，麸枳壳 3 g，天南星 3 g，草豆蔻 3 g，辽细辛 3 g。

【功效】活血化瘀，行气化滞，调理气机。

【主治】女性不孕。

【方解】方中川乌、细辛温经止痛，治寒邪入里，而暖宫。大黄攻积滞，活血祛瘀，佐以红花而通任。枳壳、檀香温中行气化湿阻而通经络。胆南星燥湿化痰，温经通脉。此方寒热并用，即凉血泄火更温中暖宫，互有牵制，不至太过，又行气与活血药并用，"气行则血行"重用调理气机，维持阴阳平衡。使其恢复正常生理功能，安能不孕！

于氏不孕方（于英奇经验方）

【组成】当归 15 g，白芍 20 g，炒白术 12 g，茯苓 12 g，香附 12 g，川楝子 12 g，牡丹皮 12 g，山茱萸 12 g，熟地黄 20 g，菟丝子 20 g，炒杜仲 12 g，枸杞子 15 g，延胡索 12 g，瓜蒌 10 g，川芎 9 g。

【功效】疏肝补肾；养精益血。

【主治】不孕症。

【方解】解郁着意养血疏肝。肝为藏血之脏，性喜条达，体阴而用阳。肝血充足，疏泄有度，则肝气条畅，自无郁结之患。故解郁重在养其血而伸其郁，顺其性而舒其气，以柔济刚，从不过用香燥理气之品。以当归、白芍、枸杞子、生熟地黄滋补肝肾，又选香附、瓜蒌舒畅肝气。郁久化热酌加川楝子、牡丹皮之类，以解郁清热而不伤阴为度。每加茯苓、白术以健脾益气。不用柴胡，以免伤阴。待阴血充足，遂复舒畅条达之性。补肾重在培补精气。人身阴阳，本为一体。以阳求阴，以阴求阳，不妄用大寒大热之品。肾阴虚者，每以生地黄、枸杞子、山茱萸、

玄参滋阴清热，少佐菟丝子、鹿角霜以温肾气。肾阳虚者，选用鹿角、巴戟天、肉苁蓉、炒杜仲、菟丝子、肉桂等温肾壮阳，必配山茱萸、熟地黄、当归、枸杞子以养精血。阴阳两虚者，每以鹿角胶配鱼胶，意使阴得阳助而泉源不竭，阳得阴助而生化无穷。

【加减】①血瘀：轻者加赤芍 15 g，重者加蒲黄、五灵脂、炒没药各 12 g。②湿热：带下色黄加车前子 10 g，炒黄柏 12 g，蒲公英 20 g。阴痒、阴肿加茵陈 20 g，龙胆 12 g。口干苦、小便黄加炒栀子 12 g。③肾阴虚去杜仲加龟甲 12 g，鹿角霜 14 g。④肾阳虚加鹿角霜、巴戟天各 12 g，肉桂、花椒各 6 g。

【用方经验】①肝郁肾虚是不孕症的主要病理，90%患者均不同程度存在肝郁肾虚症状。在此基础上，或兼湿热、瘀血、脾虚的病理变化。因肾藏精，主生殖，肾中精气充盛是孕育的保证。若肾脏精气亏少，冲任失养，则血少不能摄精成孕。婚久未孕，忧虑日久，或肾精不足，肝血亏损，肝气偏旺。肝气郁结，气血失调，冲任不得相资，难以摄精成孕。肝气郁结，气机不畅，使气滞血瘀。肝气横逆克脾，或肾阳不能温煦脾阳，使脾虚失运，水湿内停。女子肝郁，最易化热，湿热相合，下注而为带下。瘀血、湿热阻滞气机，更难受孕。由此看来，在不孕症的病机中，虽然也可见到脾虚、瘀血、湿热等病理变化，但都是以肝郁肾虚为根本而发生发展的。②本法对输卵管不通、盆腔炎、湿热血瘀证、肾虚痰湿证、原发性闭经疗效差，其原因除与不孕症的某些类型如原发性闭经较难治愈外，可能还与本方重在调补脏腑、祛邪之力较弱有关。

石英毓鳞汤（李广文经验方）

【组成】紫石英 15～30 g，淫羊藿 12～15 g，花椒 1.5 g，川芎 6 g，续断 12～15 g，川牛膝 12～15 g，菟丝子 9 g，枸杞子 9 g，香附 9 g，牡丹皮 9 g，赤芍 9 g，白芍 9 g，肉桂 6 g，当归 12～15 g。

【功效】益肾调经，固冲任。

【主治】肾虚不孕。

【方解】此方专为促使排卵而设。方中紫石英为主药，用以温补肝肾；淫羊藿补肾壮阳；花椒专入督脉，温肾补火；菟丝子、续断补肾阳，调阴阳；枸杞子补肾养肝而生精血；当归、白芍补血养阴调经脉；川芎、赤芍养血活血；加香附理气；用肉桂补阳温中通经脉；配牡丹皮凉血活血消瘀，且制约温热药之燥性；伍川牛膝活血通经，功专于下。诸药合用，共奏温肾养肝，调经助孕之效。

【加减】①月经周期为 2～3 个月，子宫为正常 2/3 大小，或性欲偏低者，紫石英改为 60～100 g，淫羊藿 30 g，每日 1 剂。发现基础体温上升 3 日后停药，不怀孕者，下个月经周期，照前方法再服药。②继发闭经者，紫石英改为 60～100 g，偏于精亏阴不足者，枸杞子改为 20～30 g，加女贞子 15 g，熟地黄 30 g，山茱萸 15 g，山药 30 g；偏于气虚阳不足者，菟丝子改为 20～30 g，加黄芪 30 g，补骨脂 12 g，熟附子 6 g，月经先期偏热者，加黄芩、生地黄、地骨皮各 10 g；月经后期，量少，腹疼，气滞血瘀者，加青陈皮、红花、泽兰叶各 10 g。③兼肝郁症者，加柴胡、郁金、佛手各 10 g。④食欲不佳者，加鸡内金、焦三仙各 15 g，⑤输卵管通而不畅者，加蒲公英、穿山甲、路路通各 15 g；完全不通者，用外用方配合治疗（常用药物为：透骨草、地龙、三棱、莪术、蜈蚣、海藻、皂角刺、丹参等）。

【注意事项】令患者自来诊的第 2 日开始自测基础体温连续 3～5 个月。月经干净后第 4 日来院通水造影，月经周期第 8～16 日，B 超监测排卵 3～5 次，连续 2 个月经周期，确定是否排卵。凡基础体温单相，B 超监测 3～5 次未发现卵泡者，均在月经周期第 7 日开始服药。月经规律者服 6 剂，延长者服 7～12 剂。治疗 2～4 个月经周期即结合基础体温与 B 超检查对照 1 次。

【现代研究】临床上所见排卵功能障碍的不孕症患者，都有不同程度的肾虚表现。方中的主要补肾药对促使排卵确有疗效。如紫石英用于卵巢功能低下的妇女，经阴道细胞涂片查卵巢功能，发现雌激素水平升高，用于无排卵性月经的妇女，可使原基础体温由单相型变为双相型（说明排卵）。动物实验及临床证实，此药确有兴奋卵巢功能、提高性欲的作用。淫羊藿也有明显的上述作用。温肾药物加养血活血药可以促使排卵，已被证明。

【用方经验】该方不仅可以促使排卵，而且可使黄体功能健全，故除治疗不孕症外，尚可治疗各种因排卵障碍而致的月经病。即凡因肾虚或肾虚血亏所致的月经后期、月经先后不定期、继发性闭经者（包括未婚者），均可应用本方，使其排卵功能恢复而月经如期。甚至功能性子宫出血患者，在血止后没有贫血的情况下，也可应用此方；有贫血者，先纠正贫血再用之，亦有效。

【病例】吴×，女，32 岁。间断性闭经 15 年，结婚 13 年未孕。14 岁月经初潮，开始尚规律，18 岁之后数月 1 行，自 20 岁月经停闭（最长时间 9 个月），用黄体酮治疗则经来，药停则经止。体重逐渐增加，性欲低下。近 2 年又患高血压病，白带量多，质稀如水，舌质淡红，苔薄白，脉沉细。妇科检查：子宫为正常的三分之二大小，余（－）。诊断：①原发性不孕症。②继发性闭经。属肾虚血亏证。治宜益肾养血，调经助孕。方用石英毓麟汤，改紫石英为 60 g。服 18 剂后，阴道有血性分泌物，且伴有乳胀。继服上方 33 剂，月经来潮。爱人查精液正常，嘱继服上方。半年后怀孕。

四新毓麟汤（李广文经验方）

【组成】紫石英 15 g，党参 15 g，续断 15 g，淫羊藿 9～15 g，黄芩 9 g，徐长卿 9 g，菟丝子 9 g，当归 9 g，白芍 9 g，白术 9 g，云苓 9 g，炙甘草 9 g，熟地黄 12 g，花椒 1.5 g，鹿角霜 6 g，川芎 6 g。

【功效】补气养血益肾，补冲任。

【主治】原因不明的不孕症。指夫妇有正常性生活，2 年以上未曾受孕，妇方有排卵规律，输卵管通畅，周围无粘连，无肌瘤或子宫内膜异位症，男方精液检查正常。

【方解】本方是毓麟珠以川断易杜仲（因后者常缺），新加黄芩、徐长卿、紫石英、淫羊藿四味而成，故名四新毓瞵汤。原方毓麟珠（亦为自拟方）有补气养血益肾的作用，是治疗不孕症的要方。加紫石英、淫羊藿使肾气更足，冲任二脉更加充盛。徐长卿有抗过敏作用，黄芩对免疫功能有一定影响，其用意在于减少抗精子抗体的产生。甘草有类激素作用，故用量亦应适当增加。

通任种子汤（李广文经验方）

【组成】香附9g，丹参30g，赤芍9g，白芍9g，桃仁9g，红花9g，川芎6g，当归12g，连翘12g，小茴香6g，络石藤9g，炙甘草6g。

【功效】活血祛瘀，消炎止痛。

【主治】输卵管梗阻性不孕症。

【方解】输卵管阻塞一般是由输卵管炎症引起的。疏通输卵管就是通任脉，故方名"通任种子汤"。方中丹参、桃仁、红花、赤芍，活血祛瘀，消炎止痛；当归活血补血；川芎活血行气；加香附理气，更增活血祛瘀之力；白芍补血敛阴，缓急止痛；连翘清热解毒散结，促使炎症消散；小茴香归肝经，理气止痛；络石藤通络活血，消肿止痛；炙甘草既能缓急止痛，又可清热解毒。诸药合用，共奏活血祛瘀，消炎止痛之效。本方活血祛瘀药，不仅可以消除输卵管炎引起的少腹疼痛症状，而且可以使炎症消退后输卵管复通，此可由输卵管造影术证实。

【加减】少腹痛重者，加延胡索、生蒲黄各9g；有包块者，加三棱、莪术各9g；腹胀者，加木香、陈皮各9g。

【病例】张×，女，30岁。继发不孕6年（无子女），在某省级医院做输卵管通水3次，均不通，后来我院治疗。令服中药，每日1剂，连服3日，停服1日。服24剂后，输卵管通水证实已通畅。2个月后，诊为早孕，后足月顺产一男孩。

助孕汤（孙一民经验方）

【组成】月季花6g，玫瑰花6g，丹参15g，当归9g，生地黄9g，白芍9g，柴胡

6g，香附9g，紫苏梗6g，桔梗6g，淫羊藿9g，鹿衔草9g。

【功效】调经助孕。

【主治】结婚数年，久不孕育。症见月经不调，久不孕育者。

【方解】本方理气血，调月经，皆可调整内分泌功能。理气活血对消除子宫输卵管炎症及不通现象也有一定作用。气调血顺，各方面功能正常即可受孕。方中月季花、玫瑰花调经助孕；丹参、当归、生地黄、白芍为四物汤加减，养血活血；柴胡、香附、紫苏梗、桔梗疏肝理气解郁；淫羊藿、鹿衔草补肾阳，可调整内分泌而助孕。

通经通窍汤（张兆智经验方）

【组成】当归30g，三棱15g，莪术15g，制香附15g，川芎10g。

【功效】祛瘀畅气通窍。

【主治】不孕症之因于输卵管闭塞而子宫体发育正常的不孕症患者。

【方解】此类患者多因冲任两脉不畅，胞宫闭塞而致不孕。其闭塞之因，或气或瘀，或痰或湿，故其治又有祛瘀通窍、化痰通窍、补气通窍、畅气通窍、温经通窍、凉血通窍之分。但总是为通经通窍，通经者，使冲任通畅，胞脉无阻，通窍者，使胞门开启。经窍俱通，然后阴阳交媾，方可成孕。方中三棱、莪术、当归、川芎活血祛瘀通经，香附理气开郁通窍，经通、窍通，阴阳交媾，即可成孕。

【病例】陈××，女，23岁。患者婚后4年未孕，每月痛经，痛状严重，面色苍白，冷汗淋漓。经来量少色紫，伴有瘀块，性欲淡漠，时感两乳胀痛，经前为甚。脉细涩，舌质有瘀点。妇科检查：左侧输卵管炎症，宫颈轻度糜烂，子宫体后倾，大小正常。辨证属气机不畅，瘀血内蓄，闭塞胞宫。治拟通经通窍，理气化瘀为法。处方：生黄芪30g，月季花20g，三棱、莪术、香附、当归各15g，柴胡10g。清水煎服，加黄酒少许。另用公鸡1只炖服，并用八珍益母丸500g，善后。每月5剂，连服2个月，不久即知其

有孕。

疏闭通瘀汤（贝润浦经验方）

【组成】当归9 g，桃仁9 g，三棱9 g，莪术9 g，王不留行9 g，土鳖虫9 g，红花9 g，穿山甲9 g，泽兰9 g，路路通9 g，虎杖15 g，马鞭草15 g。

【功效】逐瘀疏通。

【主治】输卵管阻塞不通。症见经行逾期，量少色黑，腹中酸痛，舌有青紫瘀点，脉来弦涩。

【注意事项】在内服此方同时，用皂角刺、苦参各15 g，败酱草30 g，赤芍12 g，浓煎至100 ml，俟药温适宜时保留灌肠，每晚1剂。再用皂角刺、白花蛇舌草各30 g，透骨草、羌活、独活、乳香、没药各15 g，红花12 g，分2包用纱布包扎放入蒸锅蒸半小时，取出敷双侧下腹，每日临睡敷1小时，每包药可重复使用3次，疗程3个月。

【病例】任××，34岁。结婚8年未孕，经子宫输卵管碘油造影术，提示双侧输卵管阻塞。经行逾期，双侧少腹刺痛，经量涩少有块而色黑，舌青紫边有瘀点，脉弦涩。予疏闭通瘀法内服、灌肠、外敷，方药如上。经治3个月后经期渐准，舌紫渐退。又治2个月，经输卵管通液复查，左侧输卵管畅通，右侧通而欠畅，药停2个月，告停经有孕，后产一子。

温肾疏通方（贝润浦经验方）

【组成】熟地黄9 g，肉苁蓉9 g，淫羊藿9 g，巴戟天9 g，锁阳9 g，菟丝子9 g，乳香9 g，没药9 g，北刘寄奴9 g，当归9 g，川芎9 g，穿山甲9 g。

【功效】温肾补阳，疏通卵道。

【主治】输卵管闭塞不孕多年，中西药物治疗不效，或病史坎坷兼有其他慢性疾病，证属肾阳虚，在排卵期。

【病例】杜××，38岁。婚后12年未孕，经妇科检查诊断为子宫偏小，输卵管粘连及无排卵性闭经，此外还罹患内脏下垂、神经

症、慢性肠炎等病。形体消瘦，面色㿠白，眠食俱差，大便溏薄，腰酸膝软，偶有白带如水，经事常三四个月1行而量少色紫，少腹两侧时有刺痛，舌淡边有瘀点，脉来细沉。中医辨证为肾阳虚衰，卵道瘀阻，治以温补肾阳，疏通卵道。药用：熟地黄、肉苁蓉、紫石英、淫羊藿、仙茅、巴戟天、菟丝子、锁阳、牛膝、北刘寄奴、穿山甲、当归、淡菜各9 g，间日1剂，若逢经行，改用温阳化瘀通经之品。平时用"坎离砂"温敷少腹两侧，并配合电疗。每晚用蛇床子、皂角刺、牛膝、丹参各15 g，煎汁100 ml保留灌肠。如此积极治疗8个月，诸羔好转，经事依期而临。1年后经停有孕，后喜生一子。

疏肝通络汤（贝润浦经验方）

【组成】柴胡6 g，赤芍6 g，白芍6 g，郁金6 g，桃仁6 g，延胡索6 g，预知子9 g，川楝子9 g，橘叶9 g，橘核9 g，鸡血藤9 g，制香附9 g，乌药9 g，牛膝9 g。

【功效】疏肝通络。

【主治】输卵管粘连或闭塞不通，证属肝郁失达，肝络不畅。症见少腹两侧排卵期胀痛，平时心烦善怒，胁肋不舒，嗳气便秘；经前两乳胀痛，痛不可近，经行量少，脉弦。

【注意事项】内服此方同时，可配合灌肠和外敷治疗，其方法同前方。

【病例】童××，女，30岁。婚后5年未孕，经输卵管通液检查为"闭塞不通"。因婚后与小姑合住一处，常有龃龉，郁怒不欢。遂致经事凌乱，胁肋痞塞，两乳定期胀痛，少腹时有气块攻起，舌苔薄，脉弦细。证属肝郁气结，经水不调，是以不孕。治以疏肝解郁，畅达冲任，选用本方治疗，月经期去川楝子、橘叶、橘核、鸡血藤、赤芍、白芍，加红花、月月红、莪术各6 g，当归、丹参各12 g。平时加用上述灌肠、外敷方药。经前后调治年余，月汛甫准，后喜得一女。

二丹四物汤（徐志华经验方）

【组成】牡丹皮10 g，丹参10 g，当归

10 g，白芍 10 g，生地黄 10 g，香附 10 g，茺蔚子 10 g，延胡索 10 g，怀牛膝 10 g，郁金 10 g，川芎 5 g，月季花 5 g，玫瑰花 5 g。

【功效】活血化瘀，通经散结

【主治】输卵管阻塞不孕症，经期用本方。

【用方经验】每月平时服通经散 10 剂，经期服二丹四物汤 5 剂，连服 3 个月为 1 个疗程、疗效尚满意。如月经量少加红花 10 g。

【病例】董×，女，32 岁。第一胎宫外孕手术，术中发现双侧输卵管呈条索状增粗，作通液术试验，输卵管阻塞不通，至今 5 年未孕。月经周期延后，最少色紫暗有血块，下腹痛，腰酸楚。脉象弦数，舌质淡红尖有紫点。为气结血滞，胞脉瘀阻，通行不畅。治法：活血化瘀，通经散结。处方：经期，二丹四物汤加红花 10 g，5 剂。平时服通经散加上土鳖虫 10 g，10 剂。经治半年，共服通经散 45 剂，二丹四物汤 25 剂，月经正常后怀孕，足月分娩一男婴。

活血化瘀汤（吕云钊经验方）

【组成】当归 20 g，丹参 30 g，金银花 30 g，白花蛇舌草 30 g，赤芍 15 g，炮穿山甲 15 g，川楝子 15 g，三棱 15 g，连翘 15 g，川芎 12 g，红花 12 g，桃仁 12 g，乌药 12 g，甘草 6 g。

【功效】活血化瘀，理气通络。

【主治】输卵管粘连阻塞不通所致的不孕症。症见经来腹胀痛，紫黑血块较多等。

【方解】本方首选活血化瘀之品佐以疏肝理气之剂，如当归、赤芍、红花、桃仁、三棱、炮穿山甲等活血化瘀直达输卵管粘连的病所，兼有郁热者加白花蛇舌草、金银花等加强清热消炎通闭之力。

【加减】兼寒湿客于胞宫，下肢冷痛者加艾叶、吴茱萸各 6 g 等；白带多者加车前子、薏苡仁、萆薢各 10 g；气虚者加黄芪、党参各 10 g。

【病例】刘×，女，30 岁。20 岁结婚，婚后生一女婴已 6 岁，至今数年未孕，多方治疗罔效。输卵管碘油造影诊断为：双侧输卵管粘连。刻诊：月经后期，38～42 日 1 次，

经来下腹胀痛，紫黑血块较多；经期 3～5 日净。舌苔白，舌质紫暗，脉沉涩而弦。辨证：气滞血瘀客于胞宫，经脉不通。治拟：理气活血逐瘀通络。当归、炮穿山甲、三棱各 15 g，丹参 20 g，金银花、白花蛇舌草各 30 g，赤芍、红花、桃仁、乌药、香附、川楝子各 12 g，檀香 10 g，甘草 6 g。服药 10 剂后，诸症好转；上方加减服药 35 剂，诸症消除。输卵管碘油造影已复通。后以十全大补丸和女宝补气养血，调补种任而善其后。半年后追访，已受孕 3 个月。

活血通络汤（贺清义经验方）

【组成】桃仁 10 g，当归 10 g，赤芍 10 g，三棱 12 g，莪术 12 g，昆布 12 g，路路通 18 g，地龙 18 g，川芎 6 g。

【功效】活血化瘀，通经活络。

【主治】输卵管不通。

【方解】本症多因气血不足或术后致痰湿阻塞，气滞血瘀等，不能摄精成孕。方中桃仁、当归、赤芍、川芎活血化瘀；三棱、莪术消癥散结，破输卵管之癥结；路路通、地龙、昆布软坚散结通络；配枇杷叶、川贝母、草蔻燥湿祛痰，疏通胞脉；加柴胡、川楝子、香附疏肝理气，调理气机；菟丝子、生地黄、枸杞子、紫河车大补气血，增添肾气；再以良姜、乌药、肉桂温中散寒，以养胞脉。故本方加减能祛除输卵管脂膜异常壅积，从而达到恢复输卵管畅通之效。

【加减】痰湿阻滞者加枇杷叶、川贝母、草蔻各 10 g；肝气郁滞加柴胡 6 g，川楝子、香附各 10 g；肝肾阴虚者加菟丝子、生地黄、枸杞子各 2 g，紫河车 10 g；寒凝胞脉加良姜、乌药各 10 g，肉桂 6 g。

【病例】杨××，女，29 岁。婚后 5 年未孕，性生活及男方精液常规检查正常。平素月经错后，经来小腹疼痛，量少色黯，有血块，两乳时常作胀，情志易波动。曾在市医院及地区中心医院检查，确诊为输卵管不通。行通液术无效。舌质暗，边尖光有瘀斑。用活血通络汤加柴胡、川楝子、香附。服药 48 剂，妇查输卵管通畅。1 年后随访，生一子。

妇透 1 号方（庞泮池经验方）

【组成】桃仁 500 g，皂角刺 750 g，败酱草 750 g。

【功效】活血化瘀，消肿通脉。

【主治】输卵管阻塞性不孕症及慢性盆腔炎。

【方解】桃仁活血化瘀，临床常用于瘀血凝聚，经络受阻的痛经、闭经、不孕症等；皂角刺消肿排脓，对因盆腔炎症引起的粘连性输卵管阻塞，可有温通消肿、败脓去障的作用；败酱草清热解毒，活血消痈排脓，祛瘀止痛。3 药配合，功专化瘀消肿，去障通脉。通过关元、八髎穴位，直接导入奇经，加强内服药的效果。

【注意事项】上药加水 6 000 ml，浓煎 2 000 ml，每次 10 ml 用于理疗，阴极放入八髎穴，阳极放关元穴。经净 3 天开始，每月 10 次。本方为临床经验积累，开始应用于慢性盆腔炎患者，有些患者，脾胃虚弱，口服药有时不能长期服用，即使能服用，经过肠胃后，作用减弱，疗效不理想。古籍常有内外并治之法，乃考虑进行局部理疗，即使药量稍大对全身影响亦小，不易伤正。取关元、八髎 2 穴，关元位正中线脐下 3 寸，属任脉。《素问·上古天真论》："任主胞脉。"《十四经发挥》："任之为官妊也，行腹中为妇人生养之本。"关元穴主治遗尿遗精、阳萎、月经失调、崩漏、不孕，有强壮作用；八髎《素问·骨空论》："主治腰骶酸楚、月经失调等症。"以上二脉，直接走奇经八脉，药物导入后，使肾气充沛，瘀阻将化，卵管通畅，粘连吸收，在应用慢性盆腔炎患者临床有疗效后，始移用于配合输卵管阻塞之不孕患者。

【病例】朱××，女，37 岁。结婚 2 年半，继发不孕 2 年（婚后曾流产 1 次）。经期如常，量偏多，色暗夹块，临经乳胀，平素腰膝酸软，经行加剧，带下绵绵，苔薄白，脉细，妇科检查无异常，子宫输卵管造影：双侧输卵管间多部完全阻塞，基础体温双相，证属气滞血瘀，脉络阻塞，除服通管汤外，加用理疗 3 个疗程，每次经净后 10 次，连续

3 个月。治疗 4 个月后怀孕。

通管汤（庞泮池经验方）

【组成】当归 9 g，熟地黄 9 g，赤芍、白芍各 9 g，川芎 9 g，桃仁 2 g，红花 9 g，生茜草 9 g，海螵蛸 12 g，制香附 12 g，路路通 9 g，石菖蒲 9 g，生薏苡仁 2 g，皂角刺 9 g，败酱草 15 g，大血藤 15 g。

【功效】活血化瘀，清障滞，通胞络。

【主治】因盆腔炎症引起的输卵管阻塞性不孕症（经输卵管造影明确诊断者）。

【方解】本病病机主要为瘀阻，根据《石室秘录》："任督之间，倘有癥瘕之证，则精不能施，因外有所障也。"由于疮瘕积聚，阻于脉络，以致精不得施，婚后无子。癥瘕之成，大都为血滞或血瘀，故本方首先选用桃红四物汤为基础，四物汤养血活血，加入桃仁、红花，专功活血化瘀，以上 6 味药，皆归肝经，化瘀除滞；但活血必须行气，气机运行，以助活血，故用制香附、路路通、石菖蒲理气通络；加入皂角刺、生薏苡仁以消积通障。方中生茜草、海螵蛸 2 药，即《素问·腹中论》的四乌贼骨-藘茹丸，原方治血枯经闭。藘茹即茜草，活血行瘀，海螵蛸咸寒以软坚散结，达消积通络之效。本病病期较长，大量攻破，易耗正气，故用并不峻烈之活血消积而不伤正气之药；同时瘀久常易化热，加入败酱草、红藤，清热凉血，散瘀通络。全方走肝肾血分，缓消瘀积，可以久服。

【加减】由于患者体质、症状有所不同，需随证加减。①经前期下腹刺痛，烦躁易怒，脉弦，苔薄边暗，有肝经气郁者，上方去熟地黄，加柴胡 6 g、郁金 9 g。②平素腰膝酸软，小腹隐痛，经行有块，脉细无力，舌质暗淡，肾元不足者，去大血藤，加菟丝子 11 g、淫羊藿 9 g。③口渴咽干，大便燥结，脉细数，舌质红，有阴虚内热者，去熟地黄，加生地黄 9 g、牡丹皮 9 g、黄芩 9 g。④临经形寒肢冷，腹痛喜热熨，脉细舌淡有寒者，去败酱草、大血藤，加肉桂 5 g、炮姜 5 g、小茴香 6 g。再如患者肾元不足，基础体温反映

不能排卵或黄体不足者，可能通管Ⅰ号方。用上方时可配合中药穴位离子透入（用妇透1号方），每次经净后理疗10次，每日1次，每次透入20分钟，10次为1个小疗程，3个小疗程为1个疗程。

【病例】王×，女，39岁。婚后8年未孕，经期正常，色鲜夹紫色血块，经行小腹胀痛，经前乳房作胀，烦躁易怒，脉弦细，苔薄舌暗红，妇科检查无异常，子宫输卵管造影：双侧输卵管完全性梗阻，基础体温呈双相曲线，男方精液检查正常，证属肝经气滞，胞脉瘀阻。服通管汤3个月，每日1剂。并辅助中药穴位离子导入（每次经净后理疗10次，共3个疗程），治疗40日，有早孕反应，小便妊娠试验阳性。

益肾活血通管汤（庞泮池经验方）

【组成】熟地黄9g，当归9g，川芎9g，桃仁2g，红花9g，菟丝子12g，淫羊藿9g，肉苁蓉9g，鹿角霜9g，制香附12g，败酱草15g。

【功效】补益肝肾，促排卵，养血活血，通胞脉。

【主治】因盆腔炎引起输卵管阻塞性不孕症，黄体功能不全患者。

【方解】输卵管阻塞性不孕症的主要治法为活血化瘀通管，一般用通管汤。但部分肾虚患者，临证有腰膝酸软，基础体温表现为黄体功能不全（为基础体温上升呈梯形，黄体期升温不高，黄体期短等），若一味攻积，易患虚虚之误。因此采用周期给药，卵泡期投以活血化瘀之通管汤，排卵期及黄体期则适当减少攻药力量，酌加补肾之品，攻补兼施，则应用益肾活血通管汤。本方以归芎地芍四物汤养血活血，桃仁、红花活血化瘀，佐以制香附行血中之气，败酱草凉血散瘀通络。以上各药皆走肝经，因其肾虚，则任督之，癥瘕难消，故加菟丝子归肝肾二经，以补肾益精；肉苁蓉咸温入肾，专事补肾；淫羊藿温肾助阳，专归肝肾二经；鹿角霜补虚温肾，活血消肿，走肾经督脉，以上各药因补肾力强，均可治因肾虚而致的腰膝酸软等

症。且肝肾得补，加上活血化瘀之药，癥瘕易消，阳精得施，阴血能摄，可望胎孕。

【加减】本方适用于排卵黄体期，即基础体温开始上升，如升温呈梯形，或迟迟不能上升，或黄体升温不高者。同时临床亦需加减应用，乳房胀痛加柴胡6g，路路通9g；少腹痛加延胡索15g；小腹冷痛去败酱草，加桂心6g，小茴香6g。

【注意事项】因曾经流产，冲脉亏虚，肾元受损，以致任督癥瘕积聚，胞脉瘀阻，输卵管阻塞而难再受孕。如一味攻瘀，则虚者更虚，任督之癥瘕难以消除；患者腰膝酸软，带下绵绵，但又有经前乳胀腹痛，虚实夹杂，若强调补肾，则瘀积难除，投益肾活血药，攻补并施，不久受孕。可见同一病症，亦须细加辨证，方可奏效。服通管汤及益肾活血通管汤时需坚持测基础体温，以便按时交替服药，如基础体温上升超过14日以上，停服上二方观察，以防可能受孕而殒胎。

【病例】朱××，女，37岁。1983年10月31日初诊。主诉：1981年结婚，同年4月妊娠，9月24日小产，后未怀孕。经期如常，量偏多，色暗夹块，临经乳胀。平素腰膝酸软，经行加剧，带下绵绵，腹胀嗳气，得矢气较舒，脉细，苔薄。妇科检查：外阴（－），阴道（－），宫颈光滑，宫体前位，正常大小，双侧附件（－），白带常规（－）。1983年10月23日子宫输卵管造影，24小时后，盆腔未见碘油，提示：双侧输卵管间质部完全阻塞。患者基础体温双相，上升呈梯形。证属肝郁肾虚，胞脉瘀阻不通，精不得施。治宜益肾疏肝，活血通管，按月经周期疗法交替应用通管汤及益肾活血通管汤加减。服药1个月，经量正常，服药3个月，理疗10次（如妇透1号方，穴位离子透入）。腰酸减轻，乳胀渐瘥。1984年2月停经38日，基础体温上升超过14日未下降，血液生化HCG检查提示早孕。

温润散精汤（黄绳武经验方）

【组成】党参15g，白术12g，茯苓15g，甘草6g，当归10g，川芎9g，熟地黄20g，

白芍15 g，枸杞子15 g，菟丝子15 g，鹿角胶15 g，花椒6 g，紫河车30 g。

【功效】填精养血，温肾益气。

【主治】子宫发育不良不孕。

【方解】不孕之因，多在肾虚，或肾阳不足，命门火衰，造成宫寒不孕；或肾阴不足，精血亏少，不能摄精成孕。本方用熟地黄、枸杞子、菟丝子补肾养血，温润添精；鹿角霜、龟甲补养任督；淫羊藿温肾助阳；花椒温督脉，生少火；四物汤养肝血；香附辛窜暖宫，宣畅气机；党参、白术健脾益气补后天以养先天；紫河车峻补营血，以胞补胞。全方共奏填精养血，温肾益气之功。

【加减】若肾阳虚，腰酸，小腹冷痛，脉沉迟者，可酌加巴戟天10 g，淫羊藿10 g，仙茅10 g；血虚者加阿胶15 g；阴虚火旺者加牡丹皮10 g，龟甲30 g，女贞子15 g。

【病例】栾××，女，24岁。1983年9月11日初诊。结婚近3年未孕，以往月经周期、量、色均正常，近几个月来，月经错后10余日，量少，色红，有小血块，无腹痛，每经前1日头面浮肿，见红后浮肿消退。较一般人怕冷，妇检：子宫核桃大小，附件（一），舌质淡，苔薄白，脉沉细，两尺弱，此脾肾阳虚，宫寒不孕，治宜：温补脾肾，温润添精。上方加龟甲20 g，花椒4.5 g，香附10 g，白芍12 g。服20剂，症状减轻，舌质淡红，苔薄白，脉细，继服上方，先后调治近3个月，怀孕。妇检：宫颈着色，子宫近鸭蛋大，质软，妊娠试验阳性，诊断：早孕。次年顺产一男婴，母子康健。

性衰益肾方（陈惠林经验方）

【组成】仙茅9 g，淫羊藿9 g，肉苁蓉9 g，覆盆子9 g，巴戟天9 g，大枣9 g，金刚丸9 g，阳起石12 g，锁阳12 g，桑寄生12 g，菟丝子12 g，党参12 g，熟地黄12 g。

【功效】温肾益精。

【主治】因肾阳阳不足引起的胞宫发育不良，卵巢功能低下，排卵障碍等原因而致不孕症。

【方解】人之肾阴肾阳充足是促进胞宫发育，有益于受孕的根本。性衰益肾方中仙茅、淫羊藿、阳起石、锁阳，温肾阳；肉苁蓉、桑寄生、菟丝子、覆盆子、巴戟天、熟地黄，填肾精；党参、大枣，健脾益气以充肾气；金刚丸，为融温肾阳，填肾精于一体的有效中成药，临床可酌情用河车大造丸、乌鸡白凤丸、玉液金丹、妇科金丹、妇宝宁坤丸等替代。以上药物合用共奏温肾益精之功。

【加减】如情志不畅、肝气郁滞、乳房作胀者加逍遥丸、香附、鹿角片各10 g等；形体肥胖，痰湿内盛者加莱菔子、生山楂、半夏、茯苓各10 g等；湿热瘀滞损伤冲任者去阳起石、锁阳加黄柏、栀子、败酱草各10 g等；经血瘀阻聚为癥瘕者去熟地黄，加血竭、没药各10 g。

【用方经验】如由子宫发育不良、卵巢功能低下，或过多服避孕药及性激素，使丘脑-垂体-卵巢之间内分泌功能平衡失调，排卵障碍等原因，而致不孕者，陈老认为此多属肾虚证，因而选用被现代医学研究证实有促性腺功能作用的仙茅、淫羊藿、巴戟天、阳起石、锁阳、鹿角等中药。临床证明，性衰益肾方有促进卵泡发育之功。本方尚有触发排卵的功能。还能使黄体功能好转而妊娠。

妇科乳胀方（陈惠林经验方）

【组成】当归9 g，茯苓9 g，白术9 g，香附9 g，山楂核9 g，荔枝核9 g，枳壳9 g，川楝子9 g，鹿角片9 g，木香顺气丸9 g，牡蛎12 g，柴胡6 g，青皮4.5 g，生姜4.5 g，甘草3 g。

【功效】疏肝养血，理气调冲。

【主治】因情志不舒或暴怒伤肝而致经前乳胀及婚后不孕症。

【方解】肝为一身气机疏泄之中枢，藏血，主疏泄，宜条达。冲为血海，冲脉附于肝。若因情志不舒而致冲任失调婚后不孕，可以疏肝养血理气调冲之法治疗。本方由逍遥散加减而来，逍遥散乃疏肝解郁代表方剂，方中所增之香附、青皮、枳壳、川楝子、木香顾气丸加强其疏肝理气作用；山楂核、牡蛎、荔枝核、鹿角片则协助以软坚散积消乳房肿胀结块。上药合用共奏疏肝养血理气调冲软坚散结之功效。

妇科调理方（陈惠林经验方）

【组成】党参12 g，黄芪12 g，白术12 g，续断12 g，桑寄生12 g，狗脊12 g，茯苓9 g，当归9 g，白芍97 g，炙甘草4.5 g。

【功效】调补脾肾。

【主治】因脾肾不足而致精血两虚，胞脉失养而不孕。

【方解】脾为后天之本，气血生化之源；肾为先天之本，藏精主生殖。温补脾肾，气血双调，既补先天，又补后天，滋水涵木，使胞脉得养，血海得充，方可调经助孕保胎。方中党参、黄芪、白术、茯苓、甘草，健脾益气，当归、白芍，养血柔肝；续断、桑寄生、狗脊、壮腰补肾助孕安胎。上药合用共奏调补脾肾，助孕安胎之功效。基础体温双相欠佳，示黄体不足者加鹿角霜、覆盆子、补骨脂；有流产史者加炙升麻、苎麻根。

坤宝三号（刘琨经验方）

【组成】柴胡、白芍、郁金、橘叶、黄芩、炒栀子、丝瓜络各10 g。

【功效】疏肝清热，理气通络。

【主治】黄体功能不健所致女性不孕症。

【方解】以柴胡为主药，疏肝解郁兼有退热之功；橘叶疏肝理气，宽胸散结；丝瓜络上行通乳活络，配行气化瘀之郁金，使经脉不因气郁而滞。炒栀子泻三焦郁火，除烦热、姜炒之后能和胃止呕；加用黄芩，以添清热之功而免热迫血行之弊。白芍养血柔肝，缓急止痛。

【用方经验】本品对消除经前肝郁诸症，尤对肝郁化热证疗效明显；对于各证皆有的气郁胀痛诸证及情志改变等疗效显著，通过疏肝解郁，以促进黄体功能，治疗不孕症，妊娠率为30%。总有效率为96.7%。

不孕方（朱曾柏经验方）

【组成】白芥子、焦山楂、茯苓、半夏、旋覆花、羌活、苍术、青皮、陈皮、当归、川芎、路路通、预知子、柴胡、郁金、香附（制）各10 g，甘草6 g。

【功效】化痰消脂，疏肝行气。

【主治】不孕之因于脂膜壅塞，痰湿盘踞子宫者。

【方解】白芥子不仅善行皮里膜外之痰，且善祛胞宫停积之痰，加之本品辛温利气，对通散凝聚之痰，功专力宏。本品常用量一般较轻，主要是畏其辛温之性使然。果若痰湿凝结不散，轻剂则无济于事，到少要用30 g，再与旋覆花、青皮、陈皮、羌活为伍，其化痰利气之功更宏。痰湿之躯服后，反觉胸腹快利舒畅。焦山楂化痰驱脂活血，与归、芎相伍，化散痰瘀甚效（妇女以血为用，不孕之症，往往痰瘀相兼）。半夏和胃以化痰湿，茯苓淡渗、健脾宁心以化痰。方中香附、苍术、半夏为伍，是《万氏妇人科》（明代医学家万密斋著）治痰湿不孕和闭经的有效方"苍莎导痰丸"方义。欲孕而难孕，势必导致气机郁结，故用郁金、柴胡、青皮、陈皮、制香附解郁疏肝以化痰。肝气舒启，脾胃升降正常，又有助于精微之运化而不滋生痰湿。预知子性味平和，疏肝理气，除烦利尿，"食之去痰水"崔禹锡《食经》。路路通不仅"通行十二经"《本草纲目拾遗》，通利经水，而且也祛痰通络，利水除湿作用，其性平淡，故可重用以通闭。对于平时呕恶甚者，半夏量酌情加大，并加生姜和胃以散痰水之气。诸药合用，痰祛脂消，肝气条达，自可孕育。

【加减】若腹部凉冷，性欲淡漠，是脾肾气虚、痰湿壅塞，应选加黄芪、淫羊藿、菟丝子、肉桂、熟附片、巴戟天各10 g、炒吴茱萸6 g、鹿角片、紫石英各10 g等。

启宫丸（张忠选经验方）

【组成】半夏120 g，苍术120 g，香附120 g，六神曲60 g，陈皮60 g，茯苓60 g，菖蒲60 g，昆布60 g，海藻60 g，益母草90 g，川芎30 g。

【功效】燥湿化痰。

【主治】痰湿不孕。症见婚后多年不孕，

形体肥胖，月经量少，带下量多，头晕心悸，面色㿠白，胸闷泛恶，苔白腻，脉滑。

【方解】本方证多因体肥之人，素有痰湿，痰湿壅阻气机，冲任阻滞，脂塞胞中，不能摄精而不孕。方中半夏、陈皮、茯苓、苍术健脾燥湿化痰，菖蒲芳香化浊，利窍除湿；昆布、海藻软坚散结，行水消痰；六神曲健脾消滞；川芎、香附理气活血通经，益母草活血祛瘀调经。

补肾种子汤（张忠选经验方）

【组成】人参10 g，黄芪12 g，白术12 g，丹参12 g，阿胶（另烊化）9 g，艾叶9 g，当归9 g，熟地黄12 g，菟丝子12 g，续断12 g，桑寄生12 g，补骨脂10 g，鹿角胶9 g，益母草15 g，枸杞子12 g。

【功效】温肾生精，益脾化血。

【主治】肾虚不孕症。症见精神疲倦，腰酸腿软，头晕耳鸣，性欲淡漠，舌淡苔薄白，脉沉细无力。

【方解】本方证多因肾气不足，精亏血少冲任失养，血海不足，故不孕。方中黄芪、人参、白术补脾益气；熟地黄、阿胶滋阴补血；丹参、当归养血活血调经；艾叶温宫散寒；枸杞子、鹿角胶、菟丝子补肾益精血，续断、桑寄生、补骨脂温补肝肾，调冲任；益母草善于调经活血，祛瘀生新，为妇科良药。诸药共奏既温养先天肾气以生精，又培补后天脾气以化血，使精充血足，胎孕乃成。

解郁种子方（王庆兰经验方）

【组成】柴胡、当归、白芍、香附、白术、郁金、益母草、丝瓜络、合欢皮各10 g，炙甘草6 g，大枣5枚。

【功效】疏肝理气，调和冲任。

【主治】不孕（肝郁气滞证）。

【方解】方用柴胡、郁金，香附疏理肝气，调畅气机；当归、白芍养血和营，调理冲任；益母草养血活血调经，合欢皮理气安神，丝瓜络疏络通经，白术、甘草、大枣健脾益气，制木气偏胜。共奏疏瀹气机、养血

调经之功。

【病例】郭×，女，29岁。结婚五载，未受孕。平素多愁易郁，加之久婚不孕，心情更加感郁烦闷。自述婚前迄今经前均感乳房胀痛，心情烦燥易怒，经行稍舒，月经量少色紫，时夹血块。兼见胸闷，常喜太息，纳呆，夜寐梦多，舌红苔薄，脉弦细。治宜疏肝解郁，调和冲任，予解郁种子方加减：柴胡、当归、郁金、炒白术、合欢皮、益母草各10 g，香附12 g，白芍、茯苓各15 g，小麦30 g，炙甘草6 g，大枣5枚，嘱其每于经前服药至经净，且告以开情畅怀，调摄性情。经服药30余剂，终于受孕。

益精种子方（王庆兰经验方）

【组成】大熟地黄（砂仁拌）20 g，当归身9 g，炒白芍9 g，续断（盐水炒）10 g，阿胶10 g，杜仲10 g，黄芪9 g，丹参9 g，制香附6 g，川芎6 g，泽兰叶6 g，陈皮4 g，延胡索6 g。

【功效】补益肝肾，摄精养胎。

【主治】不孕（肝肾精血不足证）。

【方解】方用四物汤补肾益精养血，女子以血为本，血旺则冲任脉盛，合阿胶滋阴养血，续断、杜仲补益肝肾，更入黄芪益气健脾以滋化源，少佐陈皮、香附疏肝理气，延胡索、丹参、泽兰叶和营调经。诸药配伍，肾精得补，肝血得养，经血调和，胞宫充养则自能受孕。

【病例】洪×，女，32岁。结婚8年，未孕，月经恒多延期，量少色淡，经时心悸少寐。平素常头晕目涩，腰膝酸软，面色少华，舌淡红，脉沉细，证为精血不足，肝肾亏损。治宜补益肝肾，摄精养胎，予益精种子方减去泽兰叶、陈皮、延胡索。连服30余剂，月经渐调，神爽，诸症均减，继服近3个月，受孕，顺产一女婴。

育麟奇效汤（王庆兰经验方）

【组成】荠菜花15 g、补骨脂10 g、紫石英30 g、艾叶3 g、黑豆90 g、鸡蛋3枚、当

妇科国医圣手时方

归 10 g、益母草 10 g。

【功效】补肾暖宫，调冲任。

【主治】不孕（胞宫虚寒证）。

【方解】本证由肾阳不足，命门火衰所致。方用荠菜花、补骨脂、紫石英温肾壮阴。以培先天之本，艾叶、黑豆补肾暖宫祛寒，鸡蛋补肾育胞，取其以卵补卵之意，少佐当归、益母草养血活血调经，诸药合用，补肾虚，壮肾阳，暖胞宫，调冲任。

【用方经验】邹×，女，27 岁。结婚 4 年，未孕。妇检：幼稚型子宫。自诉经来恒多延期，色淡量少，经后腹痛，喜暖喜按，腰膝酸楚，寡欲神疲，畏寒怯冷，舌淡红苔润，脉沉细。证属肾虚宫寒，治宜补肾暖宫，用良麟奇效方加减：荠菜花 15 g，艾叶、炙甘草各 3 g，紫石英 30 g，补骨脂、菟丝子、肉苁蓉、益母草、当归各 10 g，黑豆 90 g，另取鸡蛋 3 枚，先将鸡蛋煮熟去壳，再与上药同煎 20 分钟，先食鸡蛋，后服药汁。经行时 1 日 1 剂至经净。此方加减间歇服药近年，乃顺产一男婴。

通脉大生浸膏片（卓启墀经验方）

【组成】杜仲 30 g，桑寄生 30 g，紫河车 30 g，续断 30 g，菟丝子 60 g，荔枝核 15 g，枸杞子 15 g，肉丛蓉 15 g，鹿角霜 15 g，砂仁 15 g，艾叶 24 g，茯苓 24 g，当归 24 g，山药 24 g，何首乌 24 g，乌药 15.5 g，车前子 6 g。

【功效】补肾养血。

【主治】妇女肾阴阳两虚偏重于阳虚的不孕症，闭经，稀发月经，排卵障碍性异常子宫出血（促排卵作用）。

【方解】本方系已故中医妇科专家卓雨农的"通脉大生丸"加减改制而成，适用于肾虚冲任亏损的不孕症，经闭等病。此方以杜仲、续断、桑寄生、菟丝子、肉苁蓉、鹿角霜、紫河车、何首乌补肾填精；当归养血活血，补益冲任，艾叶温中散寒；乌药理气行滞；砂仁和中理气，温暖肝肾；山药补脾益肾；茯苓健脾和中。本方补肾养血，温而不燥，补而不滞。

【病例】李×，女，30 岁。已婚 5 年不

孕。月经量少，于 1981 年 11 月 28 日初诊，妇科检查，子宫发育欠佳；4 cm×5 cm×3 cm，脉弱，苔薄淡黄，诊断：原发不孕。属肾虚冲任不足，治拟养肾补益冲任：方用通脉大生浸膏片，每日 3 次，每次 5 片，于1982 年 1 月 4 日再诊，已停经 40 日，晨尿妊娠试验阳性。

调经种子酒（秦继章经验方）

【组成】当归 45 g，西红花 10 g，桑寄生 30 g，肉桂 10 g，白干酒 1 000 ml。

【功效】补肾暖宫。

【主治】不孕肾虚宫寒证。

【方解】不孕的病因病机为肾气不足，冲任失调。本方用当归补血活血；寄生补肝肾以养血；红花助当归活血化瘀以通经；肉桂壮阳并有引火归源之功，本方之妙在于取白酒辛甘走窜之性温经通脉，活血化瘀。诸药合用使肾气旺盛，精血充沛，任通冲盛，月事如期，自能摄精受孕。

【病例】丁××，女，31 岁，已婚。1984 年 3 月 18 日就诊。婚后 5 年未孕，以往月经正常，后因经期涉水致月经 40～43 日一潮，量极少，色暗有块，经期小腹冷痛，得热较舒，平腰膝酸软，畏寒怕冷，疲乏无力，舌暗尖有瘀点，苔白，脉沉迟，妇检：外阴发育正常，阴道通畅，宫颈光滑，子宫体大小正常，两侧附件无异常，诊为不孕症，服调经种子酒 3 个月，月经正常，于 1984 年 12 月随访，已受孕 2 个月。

子宫内膜异位症不孕辨证方
（戴德英等经验方）

【组成】①痛经证方：丹参、赤芍、淫羊藿、莪术。腰酸加杜仲、菟丝子；血瘀加四物汤；气虚加四君子汤；经量多加蒲黄、震灵丹；输卵管阻塞或不通畅加穿山甲、路路通。②月经过多证方：党参、黄芪、熟地黄、丹参、夏枯草。经期去莪术，加化蕊石、牛角腮；痛甚者加失笑散。

【功效】①活血化瘀，消癥通络，温肾养

精。②方益气养血调经，活血化瘀。

【主治】①方主治子宫内膜异位症属痛经证者，症见经前或经期下腹胀痛拒按，肛门坠痛，甚则泛恶呕吐，四肢清冷，经下不畅，色黯有块，不孕，苔薄，舌质暗，脉小弦或弦者。②方主治子宫内膜异位症属月经过多型者，症见经行量多如崩，色暗或紫红，有血块，下腹胀痛，头晕乏力，腰酸耳鸣，不孕，苔薄，舌质暗而胖，脉细弦者。

【方解】本病血瘀肾虚是基本病理，但以瘀为主，治疗宜采用活血化瘀，温肾养精之法。已知活血化瘀药有改善子宫微循环，促进血肿包块吸收和刺激骨髓造血作用，能提高红细胞及血小板表面电荷而达到解聚作用，并能促进细胞再生，抑制肿瘤生长，增强吞噬细胞功能，且有抗炎镇痛及防止粘连作用。温肾药淫羊藿等有调节女性激素的作用，并对基础体温有调整作用。

通卵受孕种育丹（韩玉辉经验方）

【组成】当归10 g，炒蒲黄10 g，荔枝核15 g，干姜8 g，川芎8 g，延胡索15 g，赤芍10 g，肉桂4.5 g，小茴香3 g。

【功效】温经暖宫，活血行气。

【主治】寒凝瘀滞之不孕。症见多年不孕，月经不调，经行腹痛，经量时多时少，胸胁胀痛，下腹可扪及包块，舌暗或边有瘀点，脉弦涩。

【加减】肝气郁结而见胁痛乳胀、常喜叹息者，去干姜、肉桂、小茴香，加青皮、郁金、牡丹皮、香附各10 g以疏肝解郁；如体胖痰多，胸脘闷胀者，加白术、车前子、法半夏、茯苓各10 g以化湿除痰；如血瘀明显、少腹疼痛、瘀块较多者，加乳香、没药各10 g、炮穿山甲3 g、王不留行10 g以活血化瘀；如湿盛白带下较多者，加土茯苓、薏苡仁、槟榔各10 g以化湿止带。

【方解】本方治证或因寒邪凝滞，血脉不通，瘀血内阻；或因肝郁气滞，胞脉不通，癥积内结所致。治宜温经散寒，暖宫行滞，活血理气为主。方由佛手散、失笑散、导气汤三方复合加减而成。方中当归补血活血，

调经止痛；川芎、蒲黄、延胡索、赤芍活血化瘀，行气止痛，散结消癥；荔枝核理气散结，消除癥瘕；干姜、肉桂、小茴香温经散寒、补火助阳，温暖胞宫。诸药合用，共奏温经暖宫，活血化瘀，理气行滞之功，使气行瘀散，癥瘕消除，胞脉畅通则易于摄精受孕。

【注意事项】肾阴虚有热或气血不足之不孕，均不宜使用本方。

【用方经验】使用本方的辨证要点是：月经不调，经行腹痛，下腹有包块，舌暗苔白，脉细弦。本方可用治输卵管阻塞之不孕属寒凝瘀滞者。

治不孕方（邹云翔经验方）

【组成】柴胡（炒）18 g，白芍（炒）12 g，党参（炒）18 g，白术（炒）9 g，佛手9 g，干荷叶9 g，薏苡仁（炒焦）9 g，陈皮（炒）4.5 g，广藿香6 g，广木香3 g，干姜3 g，大枣5个。

【功效】疏肝解郁，益气健脾。

【主治】肝郁脾虚之不孕。症见婚后多年不孕，月经不调，少腹经常隐隐作痛，下腹微寒而胀，胸胁痞闷，大便溏薄，舌苔薄白，脉细弦。

【加减】如兼血虚而见心悸、眩晕、月经量少者，去木香、薏苡仁，加当归、桑寄生、鸡血藤各10 g以养血调经；如兼血瘀而见经行腹痛、有血块者，去荷叶、藿香，加丹参、鸡血藤、益母草各10 g以化瘀调经。

【方解】本方为治不孕症之经验方。其所治证是由于情志不畅，肝气不舒，更兼脾气不足，使气血失调，冲任不资所致，故立疏肝解郁，健脾益气之法治疗。方出《太平惠民和剂局方》的逍遥散加减而成。方中柴胡、佛手疏肝理气以解郁；白芍既可养血和肝以调经，又能条达肝气以解郁；党参、白术健脾补气，使脾气旺而不受肝侮；荷叶芳香升阳，辟秽化浊，且助柴胡疏肝；薏苡仁健脾和中，以助党参、白术补脾；陈皮、广木香理气行滞以止痛；藿香芳香化湿以理脾；再配少量干姜、大枣温中补虚，调和脾胃。诸

药合用，既可疏肝解郁，又能健脾补虚，使肝脾调和，气血畅通，冲任得养而易于孕育。

【注意事项】肝肾阴亏或血瘀寒凝之月经不调或不孕，均不宜使用本方。

【用方经验】使用本方的辨证要点是：婚后不孕，月经先后无定期，胸胁痞闷，体倦食少，舌苔薄白，脉细弦。本方亦可用治月经先后无定期、带下病、慢性肝炎、慢性结肠炎属肝郁脾虚兼湿者。

排卵汤（赵松泉经验方）

【组成】柴胡 6 g，白芍 10 g，赤芍 10 g，泽兰 10 g，益母草 10 g，鸡血藤 10 g，怀牛膝 10 g，北刘寄奴 10 g，苏木 10 g，生蒲黄 10 g，女贞子 10 g，覆盆子 10 g，菟丝子 10 g，枸杞子 10 g。

【功效】疏肝理脾，疏通经脉，补肾益精，温阳排卵。

【主治】因不排卵或卵巢功能不良所致的不孕症，多表现有月经后错，稀发、量少、或闭经等症。

【加减】阴虚有热者，加青蒿 10 g、地骨皮 10 g、生地黄 10 g、玄参 10 g、知母 6 g 以滋阴清热；心烦起急、乳胀胸闷者，加青皮 10 g、橘叶 6 g、王不留行 10 g、香附 10 g、广木香 10 g 以疏肝理气；闭经日久者，加当归 10 g、桃仁 10 g、红花 10 g、茜草 10 g、三棱 10 g、莪术 10 g 以活血化瘀；性欲减退者，加仙茅 10 g、淫羊藿 10 g、肉苁蓉 10 g、山茱萸 10 g、菟丝子 10 g、鹿角霜 10 g 以温肾暖宫；痛经腹胀者，加川楝子 6 g、延胡索 6 g、香附 10 g、广木香 6 g 以行气止痛；纳差浮肿者，加山药 15 g、茯苓 12 g、焦三仙各 10 g、草蔻 6 g、白术 6 g 以健脾利湿；肥胖者，加茯苓 12 g、半夏 10 g、陈皮 10 g 以行气利湿；眠差者，加制何首乌 12 g、炒酸枣仁 12 g、远志 10 g、茯苓 10 g 安神定志；腹寒肢冷者，加桂枝 10 g（或肉桂 3 g）、橘核 10 g、荔枝核 10 g、吴茱萸 6 g 以温经散寒；湿热下注者，加炒知母 6 g、黄柏 6 g、败酱草 12 g、草河车 10 g、鸡冠花 10 g、椿皮 10 g 以清热燥湿。

【方解】柴胡疏肝解郁；白芍敛阴柔肝，

二药有推陈至新而调经的作用；赤芍通经行血，配生蒲黄行瘀化滞，有增强子宫收缩作用；鸡血藤补血活血，疏通经络以治血枯经闭，与益母草相伍调经，既化瘀又生新；用苏木祛瘀理气以破血；合北刘寄奴更增祛瘀通络之效，佐泽兰入厥阴肝经血分，疏肝气以和营血。用牛膝宣导下行为主，走而能补，既能益肝肾又可强筋骨，在方中有引诸药下行，使气血得以畅行之作用。以上诸药意在疏肝肾之郁，补肝肾之精，使气舒精足血畅，则月经自调。全方组合既建立了月经周期，又起到了温煦生化排卵功能的作用。

【用方经验】赵老运用本方治疗 250 例原为月经失调不孕的妇女都已怀孕。说明本方具有促进排卵的功能，有推广实用的价值。

调冲促孕汤（赵松泉经验方）

【组成】当归 10 g，熟地黄 10 g，白芍 10 g，太子参 10 g，巴戟天 10 g，菟丝子 10 g，枸杞子 10 g，淫羊藿 10 g，山茱萸 10 g，覆盆子 10 g，制何首乌 10 g，山药 15 g，紫河车粉 3 g，鹿角霜 10 g。

【功效】滋肾益气，补血生精。

【主治】肾精不足，冲任虚损，精神萎靡，腰腿酸软，月经失调，幼稚子宫及卵巢功能低下，久不受孕，或多次滑胎小产。

【加减】偏气虚者，太子参易党参 12 g，加黄芪 15 g 以补气；血虚者，加阿胶 15 g 以养血；阳虚者，加附子 9 g、肉桂 3 g、补骨脂 10 g、仙茅 10 g 以温肾阳；阴虚内热者，加龟甲 15 g，生地黄、牡丹皮、女贞子各 10 g 滋阴清热；月经量少者，加益母草 12 g，鸡血藤、川芎各 10 g 以养血活血；月经量多者，加茜草炭 6 g、海螵蛸 15 g、侧柏叶 10 g 以止血；形寒肢冷者，加桂枝、胡芦巴各 10 g 以温经散寒；腹冷者，加乌药、小茴香各 10 g，吴茱萸 6 g 以温中散寒；纳少者，加白术、甘松各 10 g，豆蔻 3 g 健脾温肾行气；便溏者，加茯苓 13 g、焦薏苡仁 15 g 以健脾渗湿；白带如水者，加芡实 15 g、海螵蛸 15 g 以收涩止带。

【方解】方中当归养血调经，以通气血；白芍敛阴柔肝，通顺血脉，川芎疏肝气以活血；熟地黄滋补肾阴；参芪补气养胃以滋化源；菟丝子、枸杞子、覆盆子、何首乌填精益髓；肉苁蓉、巴戟天、淫羊藿峻补命门，从阴引阳；紫河车血肉有情大补奇经；鹿角是血肉之精，通督脉，振兴阳气以阴。

【注意事项】按月经周期，凭基础体温序贯服药，排卵前服3～6剂，经期服8剂，每月共服6～9剂，每剂服2次，早晚各温服1次。3个月为1个疗程。

【用方经验】本方为赵松泉教授经验方，方用四物去川芎，养血力专；太子参、山药健脾益气；肉苁蓉、巴戟天、菟丝子、淫羊藿、山茱萸、覆盆子、制何首乌、紫河车粉、鹿角霜均为滋肾壮阳，填精益髓之品，治疗肾精不足，冲任虚损的不孕症效好。

暖宫壮阳汤（胥受天经验方）

【组成】当归10 g，附片10 g，淫羊藿10 g，干姜6 g，肉桂10 g，菟丝子10 g，川芎10 g，乌药10 g，木香6 g，吴茱萸10 g，炙甘草6 g。

【功效】温肾壮阳，散寒暖宫。

【主治】不孕症，证属寒客胞宫。临床表现为：月经后期或经闭，经行不畅，痛经，并伴形寒畏冷，手足欠温，面色㿠白等症。

【加减】兼阳虚寒瘀者，可加丹参、红花以活血化瘀；小腹冷痛者，加炒艾叶、紫石英以暖宫散寒。

【方解】故方中以肉桂、附片补命火、温肾阳、散阴寒；干姜、吴茱萸温中暖肝；淫羊藿、菟丝子温肾益精，补冲任之虚；当归、川芎养血和血；乌药、木香行气止痛；炙甘草益脾补虚。诸药合用，"离空当照，阴霾自消"，则自能受孕矣。

【用方经验】本方乃胥受天老中医经验方。功具振阳气，散阴寒，暖胞宫。主治"月经后期或经闭，经行不畅，并伴形寒畏冷，手足欠温，面色㿠白冲任不足，肾气虚寒之不孕。"经水者阴水也，喜温而恶寒。寒则血泣而阻胞脉。温则去寒而通血脉。若寒凝血泣，邪客胞宫而致不孕。胥氏认为，此类患者治疗须用辛温大热之品，即"离空当

照，阴霾自消"。故自拟暖宫壮阳汤振阳气，破阴寒以暖胞宫。

种子丸（章庸宽经验方）

【组成】制附子15 g，白及15 g，细辛15 g，石菖蒲50 g，当归50 g，生晒参50 g，五灵脂15 g，山茱萸15 g，白蔹15 g，炒白术50 g，制香附30 g，陈莲蓬（烧炭）50 g。研末为丸，每日2次，每次20丸，经期停服。

【功效】温肾暖宫，补气化瘀。

【主治】虚寒兼瘀之不孕。症见婚久不孕，月经不调，小腹冷痛，腰酸脚软，性欲淡漠，白带清稀，小便清长，夜尿频多，舌淡苔白，脉沉细或沉迟。

【加减】如腰酸自汗者，加鹿角胶以补肾填精；肾阴虚者，去制附子，加生地黄、石斛各10 g以补养肾阴；性欲淡漠者，加淫羊藿、巴戟天以补肾助阳；经行腹痛者，加益母草10 g以活血化瘀。

【方解】本方治疗之不孕，皆因肾虚宫寒兼血瘀内阻所致。如《圣济总录》所云："妇人所以无子者，冲任不足，肾气虚寒也。"治宜温肾助阳，散寒暖宫，佐以补元气，化瘀滞。方中制附子为大辛大热之品，功能温肾壮阳，暖宫祛寒；细辛入肾，温肾散寒止痛，助附子祛散阴寒丽复阳气；生晒参、白术大补元气，健脾和胃，以资气血生化；当归补血和营，调理月经；山茱萸补益肝肾，敛精种子；香附疏肝调经；五灵脂活血化瘀，散结止痛；白及、陈莲蓬炭收敛止血；白蔹解毒生肌；石菖蒲芳香通窍，化湿行滞。诸药合用，共达补肾助阳，暖宫散寒，补益气血，化安种子之效。方中制附子、白及、白蔹相伍，人参、五灵脂同用，历来视作禁忌，现章氏以相畏药相配一方，有其一定特色，可供参考。

【注意事项】肝郁血热之不孕症，不宜使用本方。

【用方经验】使用本方的辨证要点是：婚久不孕，宫寒阴冷，小腹冷痛，腰酸畏寒，舌淡苔白，脉沉细。本方可用治子宫发育不良性不孕属虚寒者。

妇科国医圣手时方

第六节 盆腔淤血综合征

下瘀血汤（马大正经验方）

【组成】制大黄10 g，桃仁10 g，土鳖虫10 g。

【功效】活血化瘀。

【主治】盆腔瘀血综合征。

【加减】腹痛甚者，可加延胡索、蒲公英、香附以行气止痛；瘀血难下者，可加水蛭、虻虫、三棱、莪术等以加强活血化瘀之功。

【方解】方中有大黄一味，具"将军"之性，可破瘀血，行积滞，合桃仁、土鳖虫二味，攻治下焦之瘀血，有"斩关夺门之力"。瘀血属于下焦者，活血化瘀药物之中佐以大黄一味，可导诸药下行，较单纯活血药物更胜一筹。

【用方经验】对于一般经水下而不畅者，能用轻剂者，即不用此，以免峻攻过伐。若闭经日久，B超检查子宫内膜已逾8 mm，而其他活血剂效不佳时，可使用该方。对于输卵管阻塞所致的不孕症，此方加三棱、莪术、三七、大血藤、败酱草、石见穿、皂角刺、炮穿山甲等，往往可以取得比较满意的疗效。

化瘀汤（尤昭玲经验方）

【组成】炙黄芪30 g，人参10 g，当归15 g，白芷15 g，茯苓12 g，白术10 g，香附10 g，九香虫10 g，郁金10 g，乌药10 g，水蛭10 g，甘草10 g。

【功效】益气活血。

【主治】盆腔瘀血综合征。

【方解】方中重用黄芪，取其益气之功，其与人参同为君药、共奏益气活血作用；当归为血中之气药，辛香走散，养血活血；水蛭味咸专入血分、活血搜剔、消瘀血无形、

益气、化瘀共举，动、植物药并用，使本方具有较好的改善微循环障碍及血液流变学的作用。

【现代研究】现代药理研究表明，黄芪具扩血管，降低血小板黏附，改善微盾环作用；当归改善微循环、调整平滑肌张力、降低血液黏度的作用已被众多研究及临床所验证；水蛭可改善血管舒缩状态、降低血液黏度、改善微循环。

【用方经验】尤昭玲认为血瘀是盆腔瘀血综合征的基本病理改变，气虚存在于其病变过程之中。据其病变特点，益气化瘀为法，揉合八珍汤、当归芍药散、少腹逐瘀汤等方剂组成化瘀汤，对盆腔瘀血综合征总有效率达100%。

贴脐方（姚寓晨经验方）

【组成】蛇床子10 g，莪术10 g，水蛭6 g，吴茱萸6 g，丁香6 g，红花10 g，杜仲10 g。

【功效】活血化瘀。

【主治】盆腔瘀血综合征肾虚血瘀证，症见下腹部疼痛、腰骶部酸胀疼痛、白带量多、月经色黑或有血块者。

【方解】方中蛇床子、吴茱萸、丁香、杜仲温肾；莪术、水蛭、红花活血化瘀。

【注意事项】盆腔瘀血综合征患者往往在久坐、久立或劳累时加重，故本研究认为在治疗过程中，应建议患者避免过劳，不宜久坐、久立，适当锻炼将有助于病情的好转。

【用方经验】姚寓晨名老中医较早应用中药经皮给药法治疗本病，姚老认为妇科疾病的发病特点多为局部发病，部位固定不移，病灶距体表较近，外治用药更易发挥作用，特别是中药经皮给药法中的贴脐疗法，在慢性妇科疾病中占有重要地位。脐，即神阙穴，属任脉，为冲脉循行之地，乃经脉之海，又

与督脉相表里，故冲任督"一源三歧"，三脉经气相通，内联十二经脉，五脏六腑、四肢百骸，药物通过脐眼吸收，可以通经贯络作用于全身，再者脐离盆腔最近，中药贴脐可以通过经络和体表两种途径作用于患病部位。采用中药贴脐治疗盆腔瘀血综合征疗效非常显著，且以其无痛、方便、价廉等优点深受广大患者青睐。

第七节　子宫脱垂

扶正固托汤（朱小南经验方）

【组成】①内服方：潞党参9 g，山药9 g，焦白术9 g，白芍6 g，升麻2.4 g，五味子4.5 g，丹参9 g，大熟地黄9 g，陈皮6 g。②熏洗方：川黄柏9 g，金银花9 g，蛇床子12 g，炒枳壳2 g，五倍子9 g。

【功效】扶正固托。

【主治】子宫脱垂。

【加减】肾虚者，加杜仲10 g、续断10 g、狗脊10 g、五味子6 g以益肝肾。

【方解】内服方中党参、山药、白术益气健脾；升麻升阳举陷；五味子、熟地黄温肾填精；丹参活血；陈皮理气。

熏洗方中黄柏、金银花清热解毒；五倍子、蛇床子温肾杀虫；炒枳壳理气化滞。

【注意事项】子宫脱垂后，子宫体与衣裤等摩擦，表层破碎而受感染，引起肿痛、糜烂和白带增多者，应合用熏洗方清热解毒。

【现代研究】据近代实验，扶正固托汤能使宫体收缩，促进子宫的血液循环，改善局部营养，从而使子宫韧带恢复韧性。

【用方经验】朱教授认为本病为身体虚弱，中气不足，肾气不固，胞络松弛所致。盖脾为后天之本，气血之源，脾气虚弱，纳运不健，则中气不足；肾为先天之本，并系胞，肾气受损，胞络松弛，子宫易脱垂。产后未曾满月，过早操劳，或患咳嗽，以致腹压骤增，为引起发作的诱因。治疗应以补脾肾，升提固脱为主，惯用成方为补中益气汤（李东垣方：黄芪、人参、甘草、白术、陈皮、当归、升麻、柴胡），但该方偏于补中气，对肾虚未能兼顾，而本症患者无有不腰酸者，下垂越深则腰越酸，说明胞络与肾经有密切联系，故其治疗乃用脾肾兼顾法。至于子宫脱垂后，子宫体与衣裤等摩擦，表层易致破碎而受感染，引起肿痛、糜烂和白带增多。此种症状即薛己《女科辑要》所云："肝经湿热。"一般可服龙胆泻肝汤（《太平惠民和剂局方》）：龙胆、柴胡、泽泻、车前子、木通、生地黄、当归尾、栀子、黄芩、甘草）并用熏洗方医治，候湿热症状消失，自行调养升陷。

外治法经验方（哈荔田经验方）

【组成】炒枳壳12 g，透骨草9 g，五倍子9 g，小茴香6 g。

【功效】祛湿消肿，通络固脱。

【主治】子宫脱垂。

【加减】子宫脱垂较严重者，加桑寄生、升麻、金樱子各10 g以增强固脱之力；因外露摩擦破溃有分泌物者，加桑螵蛸10 g、金银花12 g、连翘6 g、蒲公英15 g清热解毒；兼见白带，阴痒者，加蛇床子10 g、马鞭草10 g、枯矾3 g、清半夏10 g、刺猬皮10 g杀虫止痒。

【方解】方中炒枳壳理气通络；透骨草祛风除湿；五倍子温肾固脱；小茴香理气散寒。

【注意事项】用法将本方4味药布包，温水浸泡15分钟后，煎数沸，趁热先熏后洗，然后将子宫脱出部分，轻轻还纳，卧床休息。另可用五倍子、石榴皮、生枳壳、蜂房各等份，配成坐药纳入阴中。

【用方经验】哈老认为，妇科外治法的研究有着广阔的前景，它既可提高妇科病的临床疗效，也是妇科基础理论研究的一个途径。

妇科国医圣手时方

妇科外治法的研究有待于进一步深入发展。

熏洗汤（夏桂成经验方）

【组成】乌头 10～20 g，五倍子 10～20 g，醋 60 ml。

【功效】温肾杀虫。

【主治】子宫脱垂。

【加减】如无五倍子，可用乌梅代替。可配合乌及散阴道塞药。生川乌 10 g，白及 10 g，共研细末和匀。以纱布包川乌白及粉剂 10～15 g，做成带线纱球，于熏洗针灸后塞入阴道深部。以后每隔 7 日换药 1 次，一般用药 5 次，塞药后熏、针可继续进行。如纱球掉出，可加大纱球，或增填纱布，务使药球固定在阴道深部。亦可配合针灸，益气升阳。

【注意事项】高温气候，注意烫伤，严寒期注意保暖；坐熏的高度，以患者舒适为度；药渣药液应倾入粪缸内，防止牲畜误食中毒。妊期、经期及子宫不规则出血时，不宜塞药。

【用方经验】子宫脱垂由于肌肉裂伤，肌纤维断裂所致者，必须手术治疗；阴道前后壁膨出的治疗效果较子宫脱垂为差，亦需手术修补；对年老体弱，肌肉松弛，早婚多产，脾肾亏虚等所致子宫脱垂，单用内服药治疗，效果不理想。夏氏认为采取综合治疗措施，防治子宫脱垂及其反复发作效果较好，特别是对子宫脱垂Ⅱ～Ⅲ度者，尤为重要。

加减补中益气汤（王渭川经验方）

【组成】党参 24 g，鸡血藤 18 g，生黄芪 60 g，白术 9 g，当归 9 g，炒升麻 24 g，柴胡 9 g，大血藤 24 g，蒲公英 24 g，琥珀末（冲服或布包煎）6 g。

【功效】升提益气。

【主治】子宫脱垂，面色苍白畏冷，疲惫，心悸气短，大便溏薄，小便频数，舌淡、苔光薄、脉虚细。

补中益气汤加减（蔡小荪经验方）

【组成】炒党参 12 g，生黄芪 12 g，炒白术 g，云苓 12 g，炙升麻 4.5 g，荷蒂 7 只，煅牡蛎 30 g，菟丝子 9 g，覆盆子 9 g，丹参 9 g。

【功效】补中益气。

【主治】子宫脱垂，证属中气下陷者。

【方解】柴胡一物不仅有轻清升散又有疏泄退热抗菌之功，因此在临床上是一味实症、虚症均可运用的药物，与升麻相配，因其升提阳气而相得益彰，使子宫颈有回复之力；与参、芪为伍益气加升提，一托一提。《本草求原》言荷蒂有"安胎、止崩、健脾"之功。

【现代研究】现代药理证实，柴胡能促进平滑肌收缩；对细菌、病毒有良好的杀伤作用，因此，其在治疗阴挺中的作用值得重视。荷蒂有扩张血管、增加血液循环作用，与丹参同用，有利于脱垂的子宫回复。

【用方经验】《类证治裁》云："妇人阴中挺出数寸，如菌如芝，因损伤胞络，或临产用力所致。以升补元气为主，补中益气汤。"或云：阴挺用补中益气汤，此乃常法，不足为谈。确是，常法在处方用药、医嘱等细微之处，医者临床各有心得。一般常习用补中益气汤，但处方时多重视黄芪、升麻之升提功用。"升"意，又有清热抗菌之功，故升、柴宜齐头并进。笔者还认为阴挺患者，除用药治疗外，嘱其卧床静养十分重要，尤在病之初起，若服药不已又劳作不停，则几乎无效。总之，阴挺之治，中医内服外治均以Ⅱ度为限，Ⅲ度之症当以手术更为简捷有效，此乃中、西医各有所长，各有所宜也。

补中益气汤加味（何子淮经验方）

【组成】党参 15 g，炙黄芪 15 g，焦白术 15 g，熟地黄炭 15 g，山茱萸 6 g，乌梅炭 6 g，柴胡 6 g，枳壳 30 g，升麻 9 g，刺猬皮 12 g，炙甘草 6 g。

【功效】补中益气，升提固涩。

【主治】阴挺。

【加减】当以补气升提，佐以收敛解郁，并应防止外邪侵袭。常用补中益气汤加刺猬皮、海螵蛸、乌梅炭、车前草、龙胆等，每有良效。

【注意事项】平时的生活调理非常重要。

【用方经验】子宫脱垂是经产妇的常见疾病，都是起于产后养息不慎，一旦致病则甚难复原。本证治以补中益气升提固涩法，能改善症状，缓解病情，减轻痛苦，但总难以根治。特别是对病程已久，年龄较大的经产妇，疗效更不易巩固，故现代医学有主张采用手术根治的，必要时可考虑采纳。

调补冲任方（谢海洲经验方）

【组成】黄芪30 g，党参15 g，白术15 g，炙甘草10 g，当归10 g，升麻3 g，柴胡3 g，枳壳15 g，炒续断15 g，巴戟天10 g，炙龟甲15 g，金樱子10 g，炙乌梅10 g。

【功效】补中益气，调补冲任，升举清阳。

【主治】中气下陷，冲任失固所致的子宫脱垂。阴中有物脱出（突出），过劳则突出加重，或久脱不复，小腹下坠，四肢乏力，少气懒言，面色少华，腰酸腿软，小便频数，舌淡苔薄，脉沉细或虚细。

【方解】患者素体脾胃虚弱，或因分娩所伤等因素导致。脾主中气，脾虚则中气不足而易下陷，故小腹下坠，子宫脱垂；脾主四肢，脾虚气血生化乏源，则见四肢乏力，少气懒言，面色少华，肾藏精而系胞，腰为肾之府，肾虚则冲任不固，带脉失约，亦易导致子宫脱出，腰酸腿软，小腹下坠；肾与膀胱相表里，肾虚则膀胱失约，故小便频数；舌淡苔薄，脉沉细或虚细，均为气虚或肾虚之象。治宜益气升提，补肾固脱为法。方中重用黄芪补中益气，升举清阳，正合"下者举之"的治疗原则，伍党参、白术、炙甘草则更增强益气升提之力；合当归则补气生血，气血双补。《本草纲目》云："升麻引阳明清气上行，柴胡引少阳清气上行，此乃禀赋素弱，元气虚馁，及劳役饥饱、生冷内伤，脾胃引经最要药也。"阳明中土为万物之本，阳明清气即长养之气，脾胃中土得升麻之升发，则长养之势向上不息；少阳清气即风木春生之气，得柴胡之升发，则春生之气萌发。故使以少量升麻、柴胡寓于补气诸药相合，用

以升举下陷之阳气，则有事半功倍之效。李东垣云："黄芪、人参、甘草、当归身、柴胡、升麻乃辛甘发散，以助春夏生长之用也。"诸药伍用，即补中益气汤（《脾胃论》）去陈皮（以党参代人参）而为益气升阳之剂。炒续断善能补肝肾，益冲任；巴戟天善走肾经血分，能温肾助阳，强阴固精，《本草汇》称其"为肾经血分之要药，善补助元阳则胃气增长，诸虚自退"；炙龟甲纯阴，"气味厚浊，为浊中之浊品"，善补任脉之血，长于补肝肾，固冲任。三药相合，增强补肝肾，益冲任之功。金樱子味酸而涩，功专固敛，善敛虚散之气，固滑脱之关；炙乌梅增强收敛固脱之力；枳壳力薄而性缓，本以理气宽中、消胀除满为长，重用则有升提之功。三味伍用，收敛固脱、升提并举，与益气升阳诸品相合，补中益气，调补冲任，升举清阳之效显著增强。综观全方药物组成，以补中益气汤化裁为主方，重在益气升阳；辅以补肝肾、益冲任、固带脉；佐以收敛固脱、升提并举之法，则有事半功倍之效。

【用方经验】子宫脱垂为妇人阴中有物下坠，甚则挺出阴户之外者，中医称之为"阴挺"。由于本病大都发生于产后，故又有产后下物如钵、子肠不收等不同名称。气虚、肾虚，因虚致陷，因陷致脱，甚至滑脱不收，因虚致脱是本病的基本病因病机。但在临床上如见湿热症状明显者，即标本同病，标证显露时又当急则治标。

蝉蜕黄柏外洗汤（胡玉荃经验方）

【组成】蝉蜕15 g，黄柏12 g。

【功效】收敛复旧，燥湿清热。

【主治】子宫脱垂。

【加减】若因子宫脱垂摩擦而感染，阴道壁膨出溃破者，加五倍子3 g、白及12 g以祛腐生新、收敛止血。加水400 ml，浓煎取汁100 ml，用棉球蘸药液涂于患处，每日3次，连续治疗1周。

【方解】方中黄柏燥湿清热，蝉蜕有清透消肿之功，不仅能使脱垂的阴道壁炎症吸收，溃疡面愈合，而且对膨出的阴道壁有明显收

敛复旧作用。

【现代研究】现代研究表明，蝉蜕具有使子宫脱垂及会阴局部炎症吸收、肌肉弹性功能改善的作用。

第八节　宫环出血

补肾健脾止血方（许润三经验方）

【组成】熟地黄10 g，山茱萸10 g，菟丝子15 g，续断15 g，白术20 g，茯苓15 g，生黄芪30 g，太子参15 g，当归10 g，生白芍15 g，仙鹤草30 g。

【功效】补肾健脾，调理气血。

【主治】上环后月经延长。

【用方经验】许老认为，上环后月经过多原因有三：其一，素体肾虚，上环后胞宫受损，并伤于肾，使肾失封藏，冲任不固。其二，冲任损伤、瘀血滞留胞宫、新血不守。正如前人所说："恶血不尽，则好血难安，相并而下，日久不止。"其三，异物压迫，造成胞宫气血运行受阻。血不循经而外溢，依上机制，许老师主张治疗上应抓住肾虚、血瘀、气血失调的特点，采用补肾固冲、调气和血、活血化瘀之法，使冲任固，瘀血清。气血调畅而达到止血目的。待月经来潮，则改用活血化瘀，理气养血之法，使内存瘀血随经血而出。许润三老师治疗上环后月经过多，辨证治疗有独到之处，验之临床，确有疗效。

安冲止血汤（李光荣经验方）

【组成】益母草15 g，蒲公英15 g，败酱草15 g，当归10 g，大黄炭10 g，蒲黄10 g，柴胡10 g，香附12 g。

【功效】清热散结，活血祛瘀，理气止血。

【主治】妇女上环后阴道出血。

【加减】血热者加栀子10 g，生地黄15 g；气滞血瘀者可加三七粉（冲）3 g，延胡索10 g；气虚者加白术10 g，黄芪15 g；出血量多者可加仙鹤草30 g，藕节炭10 g。

【方解】妇女上环后阴道出血的原因，大多数医家认为"血热""血瘀"是引本症的主要因素。血热、血瘀及气虚三者在上环后月经失调之病机方面相互联系，相互影响。故治疗应以安冲止血为主，意在促使子宫内膜尽快恢复，提高机体的适应性及凝血功能，以达到止血之目的。安冲止血汤组成旨意在于清热散结，活血祛瘀，理气止血，方中蒲公英、败酱草、大黄炭清热散结；当归、益母草、蒲黄活血祛瘀止血；柴胡、香附理气疏热。全方热瘀同清，气血同治。见出血之症，并未急于止血，而是治病求本，清热散结，活血祛瘀即本方之宗旨也，热邪除，瘀血祛则胞宫、冲任自安，出血之症可止。

【现代研究】方中益母草具有较强的收缩子宫的作用，便于子宫血管迅速闭塞而适用于各种子宫出血，蒲黄有收缩子宫，缩短凝血时间的作用。

【用方经验】放置IUD后阴道出血，现代医学认为其主要病因为IUD损伤子宫内膜血管、异物反应和凝血功能改变所致。李光荣教授认为，中医辨证可分血热、气滞血瘀及气虚三证。因放置IUD后部分患者情绪紧张抑郁，致肝气郁结，气郁化火热扰冲任，而血热妄行；肝郁气滞，血行不畅，胞脉冲任瘀阻，血不循经而外逸；若素体虚弱或出血日久，则会造成气虚血少，冲任不固，无以统血而出血；气虚运血无力，血运受阻也可导致血瘀出血。故血热、血瘀及气虚三者在病机方面相互联系，相互影响。治疗应以清热凉血、疏肝理气、活血化瘀、健脾益气为主。安冲止血汤集上法于一身，意在促使子宫内膜尽快恢复，提高机体的适应性及凝血功能，以达到止血之目的。

宁环片（尤昭玲经验方）

【组成】女贞子9 g，墨旱莲12 g，生地黄9 g，炒蒲黄12 g，三七6 g，牡丹皮9 g，茜草9 g，山茱萸9 g，仙鹤草15 g，续断9 g，甘草6 g。

【功效】滋阴补肾，化瘀止血。

【主治】主治宫环出血阴虚血瘀证，症见宫内置环后出现经行时间延长，或经量多于以往月经量，经色暗红，有血块或经行不畅，潮热颧红，咽干口燥，手足心热，舌红，苔少，脉细数。

【方解】方中女贞子苦甘性平，墨旱莲苦酸而凉，二者皆入肝肾，具补肝益肾、凉血止血之功，《摄生众妙方》云其"女贞子"，主治妇人经期延长、淋漓不尽等。蒲黄为"蒲之精华所聚"，味甘性平入肝，味甘而无峻烈之弊，性平无寒热之偏。因其体轻气香，故能"通经脉、消瘀血"，"导瘀结而活气血凝滞"。"炒用则涩，调血而且止也"，故该药"血之滞者可行，血之行者可止"。三七味甘微苦，性温，归肝胃二经，"善化瘀血，又善止妄行……化瘀血而不伤新血，允为理血妙品。"其化瘀之力，前人有"一味三七，可代《金匮》之下瘀血汤，而较用下瘀血汤尤为稳妥也"之誉；而其止血之功则更为突出，不论内服外用均有殊效。

【现代研究】实验证明，宁环片对小鼠能明显缩短凝血、出血时间，延长小鼠热痛板反应时间及减少扭体次数，证实该方有较好的止血、镇痛作用。

【用方经验】尤昭玲教授自20世纪80年代一直从事本病发病机理及中医药防治的研究。从流行病学调查，本病临床多分为肝郁血瘀、气虚血瘀、阴虚血瘀三证。宁环片主要由女贞子、墨旱莲、炒蒲黄、三七等药物组成，具有滋阴补肾、化瘀止血之功效，临床用于阴虚血瘀证宫环出血病疗效显著。

宫环止血汤（尤昭玲经验方）

【组成】党参12 g，黄芪12 g，茜草10 g，仙鹤草30 g，三七6 g，香附6 g，蒲黄炭10 g，甘草6 g。

【功效】益气化瘀止血。

【主治】宫环出血气虚血瘀证。

【方解】方中以党参、黄芪为君药，两者皆善归脾经，两者配伍，补中益气作用更强，气虚得补，气固血止；茜草、仙鹤草、三七、蒲黄炭既能祛瘀，又可止血。仙鹤草有良好的止血作用；三七养血止血；蒲黄凉血止血。上述四药配伍，相须为用，相辅相成，活血化瘀而不动血，调经止血而不留瘀，故对于出血而有瘀者，用之如桴鼓相应，共为臣药；香附为佐药，佐助君、臣药益气摄血，化瘀止血；甘草调和诸药，为使药。诸药合用能起到益气化瘀止血之功。

【注意事项】月经周期延长者于月经第3日开始服用；月经过多者于经前2日开始服用。

【现代研究】现代药理研究证明茜草能缩短家兔凝血，有一定止血作用，此外，对多种细菌有抑制作用，仙鹤草可使血小板增加，出凝血时间和凝血酶原时间缩短，对纤溶系统具有显著的抑制作用；蒲黄有促进凝血作用，能使家兔凝血时间明显缩短。

【用方经验】宫环止血片为尤昭玲教授通过数10年临床研究，在《普济方》二神散基础上加味而成的经验方。治疗宫环出血有较好的疗效，至于其机制有待进一步研究。

环安散（刘瑞芬经验方）

【组成】茜草15 g，白芍15 g，地榆、海螵蛸各30 g，蒲黄12 g，三七3 g，黄芩炭9 g，党参18 g。

【功效】祛瘀清热，调经止痛。

【主治】妇女宫内节育器致月经异常。

【方解】上环后月经失调与"血热妄行"或"瘀血内阻"有关，治疗当祛瘀清热，调经止痛，故拟有祛瘀清热止血调经功效的环安散。方中茜草、蒲黄、三七、黄芩炭、地榆活血祛瘀，清热止血；海螵蛸收敛止血；白芍、党参养血益气。全方攻补兼施，以攻为主，即"祛瘀生新"之意也。

妇科国医圣手时方

三地汤（吴熙经验方）

【组成】生地黄15 g，生地榆30 g，地骨皮10 g，白芍10 g，黄柏10 g，黄芩10 g，炒栀子10 g，黄芪15 g，续断10 g，杜仲10 g。

【功效】养阴清热，凉血止血。

【主治】放环后子宫出血。

【方解】放环后易于出血者，原因之一是素体阴虚血热之体，血得热则动，妄行外溢。故拟本方以养阴清热，凉血止血，益气固肾，澄源塞流同用。方中生地黄、地骨皮、白芍养阴清热；黄柏、黄芩、炒栀子、生地榆凉血止血；黄芪益气摄血；续断、杜仲固肾。本方标本兼治，寒温并用，所以能收到满意效果。

【用方经验】放环后易于出血者，原因之一是素体阴虚血热，血得热则动，妄行外溢。原因之二是宫内异物刺激，浅则络脉受损，甚则冲任亦伤，脉络伤则血外溢。此与《女科经纶》所谓"血属阴，静则循经荣内，动则错经妄行"合拍。故拟本方以养阴清热，凉血止血，益气固肾，澄源塞流同用，所以能收到满意效果。

安宫饮（沈万生经验方）

【组成】苎麻根30 g，山茱萸30 g，煅龙骨50 g，煅牡蛎50 g，补骨脂12 g，赤石脂12 g，阿胶珠12 g，海螵蛸12 g，茜草根12 g，炒白芍15 g，桑寄生10 g，荆芥炭5 g。

【功效】补肾固冲，安宫止血。

【主治】妇女上环后阴道出血。

【加减】素体阳虚内宫寒者，选加炒艾叶、炮姜各5 g；偏阴虚内热者，酌加地骨皮12 g，女贞子10 g；兼瘀血内滞者，加用三七粉（吞服）3 g，酒制大黄9 g；热毒内侵者，加用土茯苓30 g，地榆15 g。

【方解】本病的原因可能与放环时操作不当，损伤胞络；或手术时消毒不严，邪毒乘虚入侵血室客于胞宫；或节育环位置不当，节育环型号与宫腔大小不适应等因素密切相关。初时血络受损，胞脉不利，血不归经；

出血既久，必然累及冲任，乃至肝肾冲任虚损，失其固摄，经血失约，终致淋漓难尽。部分人工流产后放环者，因胞络损伤较甚，故放环后并发出血的概率相对较高。有些患者放环后房事过早过频，也可导致冲任受损，出血淋漓不尽。本病的主治不宜因袭常法，一味塞流，专事止涩，而应详审病机，细辨虚实，圆机活法。安宫饮立方旨意源自张锡纯"固冲汤"，但在具体用药上多有发挥，尤其是处方中配伍了几组药对，使其功效相得益彰。方中重用苎麻根、山茱萸，其安宫固冲、拯危救逆之力甚佳；补骨脂、赤石脂合用，补肾固摄，力达病所；配伍桑寄生、煅龙骨、煅牡蛎则固摄止血；阿胶珠、炒白芍药入血分，和血柔络，兼能调经；海螵蛸、茜草根入奇经而敛血，行瘀滞而无流弊；少佐荆芥炭消风宁血，升提清阳。诸药配伍，具补肾固冲，安宫止血之功效。

【用方经验】临证所见，部分患者药后血止，但月经周期仍不规则，或下次行经又淋漓不绝。此乃出血虽止，但气血未复，冲任未调。故尚须补气血，调冲任，还旧复原，以资巩固。同时，宜嘱患者善将息，远房事，调情志，妥为调摄。

环宁安冲汤（丁启后经验方）

【组成】生地黄20 g，茜草12 g，山药15 g，白芍15 g，生龙骨、生牡蛎各30 g，海螵蛸15 g，白头翁15 g，地榆15 g，椿皮15 g，仙鹤草15 g，甘草6 g。

【功效】养阴清热化瘀，益气收敛止血。

【主治】宫环出血。

【加减】湿热甚者，加败酱草以清热利湿。

【方解】方中生地黄配茜草清热凉血祛瘀止血；白头翁、地榆等清热凉血，解毒除湿；龙骨、牡蛎、海螵蛸固涩止血止带；山药、白芍滋阴而固元气，白芍配甘草缓急止痛。全方清热凉血祛瘀，解毒除湿止带，益气养阴固本，缓急止痛止血。

【现代研究】现代药理研究表明，环宁安冲颗粒具有抗炎、镇痛、抑菌和缩短出、凝血时间的作用。

【用方经验】"节育器副反应"相当于中医妇科学的"月经先期""月经过多""经期延长""带下病"等范畴，现临床也称"宫环出血"。丁启后认为，从"瘀""热"，辨证是治疗节育器副反应的关键。立方依据是：环为有形之物搁置子宫腔，必碍气机，胞宫内气血瘀滞不畅，瘀久化热，热迫冲任，致月经量多，经期延长，带下有血；瘀热湿毒内阻，致带多而臭，腰腹坠胀痛；日久必耗伤气阴。本证应属瘀热湿毒内蕴、阴血耗伤为主的虚实夹杂证。

清热祛瘀缩宫汤（刘润侠经验方）

【组成】女贞子15 g，墨旱莲30 g，炒蒲黄10 g，益母草10 g，马齿苋30 g，土茯苓15 g，薏苡仁 30 g，五倍子 15 g，炒贯众30 g，生甘草6 g。

【功效】清热活血。

【主治】育龄妇女上环后引起的经漏，临床表现为月经过多，经期延长或经间不规律出血。出血血色紫暗，污浊，夹有血块，且伴有黄带，腰骶酸痛或困痛，脉多弦滑或滑数，舌质红苔黄腻。

【加减】兼气虚者，加生黄芪15～30 g、升麻6 g以益气；湿热甚者，加败酱草15 g、龙胆10 g以清热利湿；气滞者，加香附10 g、川楝子10 g以理气行滞；瘀甚者，加三七粉（冲服）3 g以活血化瘀。

【方解】方中女贞子、墨旱莲清热凉血、止血；马齿苋、土茯苓、五倍子、薏苡仁清热燥湿利湿；炒蒲黄、益母草活血祛瘀止血；生甘草调和诸药。全方清热而不伤阳，利湿而不伤阴。

【现代研究】现代药理研究表明，主要均有收缩子宫，抗感染之效。用之可抗感染，改善子宫内膜局部的血运障碍及炎症，促使子宫收缩达到调节月经、止血的作用。

【用方经验】本病从其病因来看，由于上环金刃损伤致正气虚弱，湿热之邪乘虚而入，留滞胞宫，扰动血海，阻碍气机，致血热血瘀而出现经漏。故中医辨证论治应以清热活血为主，自拟清热祛瘀缩宫汤，疗效显著。

益气清宫汤（胡玉荃经验方）

【组成】党参15 g，黄芪15 g，黄柏15 g，川楝子22 g，炒栀子15 g，金银花30 g，蒲公英30 g，白花蛇舌草30 g，炒薏苡仁30 g，巴戟天15 g，菟丝子30 g，益母草30 g，香附10 g，贯众炭15 g，炮姜10 g，甘草6 g。

【功效】益气、清热、固肾、调经。

【主治】妇女带环出血、腹痛。

【方解】方中党参、黄芪、薏苡仁益气健脾；川楝子、栀子、黄柏清肝热；金银花、蒲公英、白花蛇舌草清热解毒；益母草、香附、贯众炭逐瘀理气、止血调经；巴戟天、菟丝子温补肾阳；炮姜可防寒凉伤经。诸药共用使本方具有坚固中州、充足肾气、祛除瘀血、流通经脉、摄血归经之功，以使崩漏停止、腹痛消失。

【注意事项】妇女带环出血、腹痛者，需排除节育环环位下移、流产、子宫黏膜下肌瘤、子宫恶性病变等。子宫出血、腹痛停止后仍需巩固服药，以7～10日为佳。

【用方经验】胡玉荃教授认为，妇女带节育环出血、腹痛的病机属气虚下陷、肾虚固摄无权、肝经湿热、脾虚水湿及邪毒瘀阻胞宫所致。本方具有坚固中州、充足肾气、祛除瘀血、流通经脉、摄血归经之功，可使崩漏停止、腹痛消失。

凉血清海汤（马大正经验方）

【组成】水牛角（水浸，先煎）30～45 g，生地黄（切碎黄酒浸）15～45 g，生白芍15～45 g，牡丹皮炭9 g，桑叶、仙鹤草各30 g，海螵蛸10～20 g，阿胶（烊）10 g，荆芥炭10 g。

【功效】清热凉血止血。

【主治】上环后经量过多。

【加减】血热夹瘀者，加三七（调冲）3 g、益母草12 g、云南白药胶囊4粒（分2次吞服）以活血化瘀；血热气虚者，加党参15～30 g以益气；血热气虚肝郁者，再加香

妇科国医圣手时方

附炭6 g、柴胡5 g以疏肝解郁；血热肾虚者，加墨旱莲30 g、女贞子12 g、山茱萸20 g以滋阴养阳；血热脾肾两虚者，加党参15～30 g、炙黄芪15 g、墨旱莲30 g、女贞子12 g以健脾益肾；血热肾虚湿热者，加墨旱莲20 g、槐花20 g、地榆30 g、贯众炭30 g以清热利湿；血热肾虚夹瘀者，加墨旱莲30 g、三七（调冲）3 g、益母草12 g以养肾化瘀；血热阴伤者，加川石斛20 g、天冬15 g以滋阴增液；脾胃偏寒者，生地黄减量或改为生地黄炭，白芍用炒，另加香附炭10 g以温胃。

【方解】凉血清海汤来源于唐孙思邈著的《备急千金要方》中的犀角地黄汤加味而成。其中水牛角、生地黄滋阴清热；生白芍可凉血止血；牡丹皮炒炭增强止血功能，也可以防止瘀血形成；桑叶清热，《重庆堂随笔》称之为肝热妄行之崩漏要药；海螵蛸收敛固涩；仙鹤草止血；阿胶养血止血；荆芥炒炭后止血力更强，胜过生品。九味药物共同组成凉血止血的方剂。

【现代研究】动物实验证明，水牛角、生地黄具有明显缩短出血时间的作用，桑叶促使血液凝固。

【用方经验】放置宫内避孕器是月经过多发病的比较重要的原因。58例功能性子宫出血患者治愈54例，治愈率高达93％，子宫内膜炎患者治愈率次之，其余病因所致者又次之。由此可见，清海凉血汤是治疗宫环出血患者中血热证月经过多的一张疗效极高的方剂。

止崩汤（何国兴经验方）

【组成】生地黄炭10 g，熟地黄炭10 g，党参10 g，阿胶珠15 g，莲房炭15 g，鸡冠花炭15 g，山茱萸9 g，当归身9 g，五倍子9 g，黑升麻3 g，五味子3 g，黑芥穗6 g，仙鹤草12 g，茅根炭60 g。

【功效】补肾健脾，清热止崩。

【主治】妇女上环后月经过多症。

【方解】中医认为放置节育环后月经过多，多因血热损伤冲任，热迫血行而致经血流溢无度；或素体虚弱，中气不足，气虚摄纳无权，冲任不能制约经血所致。止崩汤用生地黄炭、熟地黄炭、党参、山茱萸、当归身、阿胶珠、黑升麻、五味子补肾健脾，益气摄血，调补冲任；莲房炭、鸡冠花炭、五倍子、黑芥穗、仙鹤草、茅根炭清热祛瘀，凉血止血。纵观全方，是"妙在全不去止血……，补中又有收敛之妙"，补气补血补肾补脾之用。

和血化瘀汤（张春玲经验方）

【组成】当归20 g，生地黄20 g，黄芪20 g，菟丝子20 g，鸡血藤20 g，益母草20 g，赤芍10 g，川芎10 g，茜草10 g，桃仁10 g，红花6 g，甘草6 g。

【功效】养血活血，健脾补肾，祛瘀止血。

【主治】妇女上环后月经过多症。

【方解】节育环虽为计划生育之必需，但毕竟非人体内固有之物，异物被植入体内，必然会干扰和阻滞人体气血的正常运行。和血化瘀汤方中当归、生地黄、鸡血藤养血活血；黄芪、菟丝子、甘草健脾补肾，以建根本；益母草、赤芍、川芎、茜草、桃仁、红花活血祛瘀。全方攻补兼施，标本同治，祛瘀不伤正，扶正不留瘀，故用之能效。

扶正解毒汤（胡玉荃经验方）

【组成】党参15 g，黄芪15 g，黄柏15 g，炒栀子15 g，巴戟天15 g，川楝子12 g，金银花50 g，蒲公英50 g，白花蛇舌草50 g，炒薏苡仁50 g，益母草50 g，淫羊藿10 g，香附10 g，炮姜10 g，甘草6 g。

【功效】健脾益气、补肾温阳、清热解毒、调经止血。

【主治】带环所致的月经过多（带环崩漏）。

【方解】带环导致月经量多，临床比较常见。患者常有月经先期、经量较多、面色萎黄、心烦易怒等证候，究其病因病机，常与脾肾不足，瘀血热毒搏结于胞宫所致，故治疗当益气健脾、益肾温阳、清热解毒、活血止血为大法。党参、黄芪、甘草健脾益气，气旺则能摄血统血；巴戟天、淫羊藿、炮姜温阳补肾；黄柏、炒栀子、金银花、蒲公英、白花蛇舌草、炒薏苡仁、益母草、香附清热解毒、调经止血。本方验之于临床，疗效显著。

妇科国医圣手时方

参考文献

[1] 何国梁. 实用妇科方剂 [M]. 广州：广东科技出版社，1997.

[2] 吴大真，乔模. 现代名中医妇科绝技 [M]. 北京：科学技术文献出版社，2003.

[3] 王惟恒. 月经病千家妙方 [M]. 北京：人民军医出版社，2011.

[4] 张方胜. 中华传世医方·上卷（一、二）[M]. 北京：科学技术文献出版社，1999.

[5] 黄瑛，达美君. 专科专病名医临证经验丛书·妇科病 [M]. 北京：人民卫生出版社，2002.

[6] 黄瑛，达美君. 专科专病名医临证经验丛书·妇科病 [M]. 2 版. 北京：人民卫生出版社，2006.

[7] 尤昭玲，文乐兮. 妇科临床方剂学 [M]. 北京：人民军医出版社，2009.

[8] 刘兰芳. 当代妇科名医名方 [M]. 北京：金盾出版社，2009.

[9] 雷磊. 妇科良方大全 [M]. 太原：陕西科学技术出版社，2006.

[10] 尤昭玲，雷磊. 妇科病特色方药 [M]. 北京：人民卫生出版社，2006.

[11] 尤昭玲，文乐兮. 妇科临床方剂学 [M]. 北京：人民军医出版社，2009.

[12] 崔应珉，陈明，谢辉. 中华名医名方薪传·妇科病. 郑州：河南医科大学出版社，1999.

[13] 隋殿军，王迪. 国家级名医秘验方 [M]. 长春：吉林科学技术出版社，2008.

[14] 杨思澍. 中国现代名医验方荟海 [M]. 武汉：湖北科学技术出版社，1996.

[15] 柴国剑. 中华当代名医妙方精华 [M]. 吉林：长春出版社，1993.

[16] 杨景海，李元文，靳奇，等. 实用中医效验新方大全 [M]. 北京：中国国际广播出版社，1991.

[17] 单书健，陈子华. 古今名医临证金鉴·妇科卷（上卷）[M]. 北京：中国中医药出版社，1999.

[18] 尤荣辑，刘学文. 现代新方剂学 [M]. 上海：上海中医学院出版社，1991.

[19] 北京中医医院等. 刘奉五妇科经验 [M]. 北京：人民卫生出版社，1982.

[20] 朱南孙，朱荣达. 朱小南妇科经验选 [M]. 北京：人民卫生出版社，2005.

[21] 陈少春. 何子淮女科经验集 [M]. 杭州：浙江科学技术出版社，1982.

[22] 罗颂平，许丽绵，邓高丕. 中医妇科名家医著医案导读 [M]. 北京：人民军医出版社，2006.

[23] 李僖如. 妇科疾病古今效方 [M]. 北京：科学出版社，1998.

[24] 吴熙. 吴熙妇科溯洄 [M]. 厦门：厦门大学出版社，1997.

[25] 任健. 中国历代名医名方全书 [M]. 北京：学苑出版社，1996.

[26] 裘笑梅. 裘笑梅妇科临床经验选 [M]. 杭州：浙江科学技术出版社，1982.

[27] 裘笑梅. 裘氏妇科临证医案精粹 [M]. 杭州：浙江科学技术出版社，1992.

[28] 滕秀香. 柴松岩妇科思辨经验录 [M]. 北京：人民军医出版社，2009.

[29] 汤叔良. 女科方药指要 [M]. 天津：天津科学技术出版社，1994.

[30] 谭异伦. 月经病效方 300 首 [M]. 北京：科学技术文献出版社，2002.

［31］王渭川. 王渭川临床经验精选［M］. 西安：陕西人民出版社，1979.

［32］马大正. 马大正中医妇科论医案集［M］. 北京：中医古籍出版社，2006.

［33］陈子杰，薛菲菲. 名医妙方［M］. 北京：北京科学技术出版社，2007.

［34］柯新桥，郝建新. 新编妇科秘方大全［M］. 北京：北京医科大学、中国协和医科大学联合出版社，1993.

［35］黄荣宗，阮时宝，吴大真，等. 名医妙方精华千首［M］. 北京：北京科学技术出版社，1991.

［36］庞国明，贾一江，韩建涛，等. 实用专病专方临床大全（第二集）［M］. 北京：中国中医药出版社，1997.

［37］程爵棠. 名老中医秘方验方精选［M］. 北京：人民军医出版社，1995.

［38］邓铁涛. 名师与高徒：第三届著名中医药学家学术传承高层论坛选粹［M］. 北京：中国中医药出版社，2008.

［39］黄素英，方松春. 上海名老中医医案精选［M］. 上海：上海科学技术出版社，2010.

［40］黄荣宗，阮时宝，吴大真，等. 名医妙方精华千首［M］. 北京：北京科学技术出版社，1991.

［41］夏桂成. 中医临床妇科学［M］. 北京：人民卫生出版社，1994.

［42］夏桂成. 中医临床妇科学［M］. 2版. 北京：人民卫生出版社，2007.

［43］夏桂成，谈勇. 妇科方药临证心得十五讲［M］. 北京：人民卫生出版社，2006.

［44］施杞. 上海历代名医方技集成［M］. 北京：学林出版社，1994.

［45］程宝书，高润生. 新编汤头歌诀（修订本）［M］. 哈尔滨：黑龙江科学技术出版社，1990.

［46］孙世发. 中医妇科病良方［M］. 北京：金盾出版社，2006.

［47］米一鹗. 卫生部国家中医药管理局评定首批国家级名老中医效验秘方精选（续集）［M］. 北京：今日中国出版社，1999.

［48］吴军. 名老中医屡试屡效方［M］. 北京：人民军医出版社，2010.

［49］王渭川，李友梅. 王渭川妇科治疗经验［M］. 成都：四川人民出版社，1981.

［50］邸若虹，李永健. 中医防治月经病百家验方［M］. 北京：人民卫生出版社，2009.

［51］郝建新. 妇科病效方311首［M］. 北京：科学技术文献出版社，2003.

［52］庞保珍. 不孕不育名方精选［M］. 北京：人民军医出版社，2011.

［53］吴艳华. 妇科病验方［M］. 广州：广东科技出版社，2005.

［54］齐元富，柳长华. 肿瘤病实用方［M］. 北京：人民卫生出版社，1999.

［55］哈荔田. 哈荔田妇科医案医话选［M］. 天津：天津科学技术出版社，1982.

［56］刘炳凡. 奇效验案［M］. 长沙：湖南科学技术出版社，1992.

［57］董建华，王永炎. 中国现代名中医医案精粹（第4集）［M］. 北京：人民卫生出版社，2010.

［58］杜怀棠. 中国当代名医验方大全［M］. 石家庄：河北科学技术出版社，1990.

［59］宋乃秋. 历代民间偏方［M］. 呼和浩特：内蒙古人民出版社，2008.

［60］文秀英. 内分泌疾病效方280首［M］. 北京：科学技术文献出版社，2000.

［61］倪兴华，庞振中. 古今名医名方秘方大典［M］. 北京：中国中医药出版社，1993.

［62］高春媛，陶广正. 中医当代妇科八大家［M］. 北京：中医古籍出版社，2001.

［63］刘学华，何贵翔. 中医临床处方手册·中医妇科处方手册［M］. 北京：科学技术文献出版社，2006.

［64］北京医学院第一附属医院妇产科《中西医结合治疗妇产科常见病经验汇编》编写组.

中西医结合治疗妇产科常见病经验汇编［M］. 北京：人民卫生出版社，1979.

［65］梅全喜，毕焕新. 现代中医药药理手册［M］. 北京：中国中医药出版社，1998.

［66］耕耘，李蓉. 国家级名老中医验方大全［M］. 奎屯：伊犁人民出版社，1999.

［67］冯泳. 临床常用方剂手册［M］. 贵阳：贵州科技出版社，2001.

［68］黄素英. 蔡氏妇科临证精粹［M］. 上海：上海科学技术出版社，2010.

［69］黎小斌，李丽芸. 妇科病效验秘方［M］. 北京：化学工业出版社，2011.

［70］夏桂成. 中医妇科理论与实践.［M］. 北京：人民卫生出版社，2003.

［71］董建华. 中国现代名中医医案精华［M］. 北京：北京出版社，1990.

［72］湖南省中医药研究所. 湖南省老中医医案选［M］. 长沙：湖南科学技术出版社，1980.

［73］何子淮. 各家女科述评［M］. 杭州：浙江省科技情报研究所，1982.

［74］刘建忠，徐汉. 临床各科效方荟萃·产科病效方443首［M］. 北京：科学技术文献出版社，2002.

［75］班秀文. 班秀文妇科医论医案选［M］. 北京：人民卫生出版社，1987.

［76］张丰强，郑英. 首批国家级名老中医效验方精选［M］. 北京：国际文化出版公司，1996.

［77］杨柱星. 中国名老中医祖传奇方［M］. 南宁：广西民族出版社，1992.

［78］周南. 妇科病验方500首［M］. 南宁：广西科学技术出版社，2003.

［79］班秀文. 班秀文临床经验辑要［M］. 北京：中国医药科技出版社，2000.

［80］夏桂成，实用妇科方剂学［M］. 北京：人民卫生出版社，1997.

［81］张丰强，郑英. 首批国家级名老中医效验秘方精选［M］. 北京：国际文化出版公司，1996.

［82］张大伟. 妇科病良方1500首［M］. 北京：中国中医药出版社，1998.

［83］邓铁涛. 中华名老中医学验传承宝库［M］. 北京：中国科学技术出版社，2008.

［84］单志群. 妇女疾病中医防治要诀［M］. 北京：海天出版社，2001.

［85］刘云鹏. 妇科治验［M］. 武汉：湖北人民出版社，1982.

［86］杨叔禹，黄源鹏. 千家单偏验方［M］. 福州：福建科学技术出版社，2008.

［87］金家浚，蒋维宇. 中医百家方论荟萃［M］. 重庆：重庆出版社，1994.

［88］周蜻，苗晓玲，陈林兴. 中医妇科常见病诊疗常规及云南名医诊治特色［M］. 昆明：云南科技出版社，2006.

［89］马馨，林锦堂. 中国传统医学宝库·验方经典［M］. 长春：吉林音像出版社，2004.

［90］李国俊，杨贵霞，王万玲，等. 围生医学临床指南［M］. 天津：天津科学技术出版社，2008.

［91］唐光华. 急危重症［M］. 北京：中国中医药出版社，2008.

［92］盖国忠. 急症临床诊治［M］. 北京：科学技术文献出版社，2006.

［93］任健. 中国历代名医名方全书［M］. 北京：学苑出版社，1996.

［94］王焕华. 常见综合征中医治疗［M］. 北京：人民卫生出版社，2003.

［95］姚美玉. 中医妇科家珍·王秀霞教授经验总结［M］. 北京：人民军医出版社，2010.

［96］何清湖. 千病诊疗要览［M］. 北京：世界图书出版公司，1997.

［97］江苏新医学院. 中药大词典（上册）［M］. 上海：上海人民出版社，1977.

［98］李莉. 中国现代百名中医临床家丛书·班秀文［M］. 北京：中国中医药出版社，2007.

［99］班秀文. 跟名师学临床系列丛书·班秀文［M］. 北京：中国医药科技出版社，2010.

[100] 徐福宁. 当代著名老中医秘验方单方选 [M]. 北京：中国中医药出版社，1993.

[101] 郭志强，张宗芳. 中医妇科治疗大成 [M]. 石家庄：河北科学技术出版社，1997.

[102] 王哲，孙振高. 不孕不育症名家医案导读 [M]. 北京：人民军医出版社，2008.

[103] 刘华喻，清和杨辉，黄霖. 妇科病中医辨治及验方 [M]. 广州：羊城晚报出版社，2005.

[104] 翟凤霞，刘蔚霞. 胡玉荃妇科临证精粹 [M]. 北京：人民军医出版社，2011.

[105] 潘佩光. 奇难杂症验方 [M]. 广州：广州出版社，2003.

[106] 叶任高，徐洪波. 实用民间验方精选 [M]. 北京：人民军医出版社，2003.

[107] 赫丽莉，赵文静. 中国妇产方药全书 [M]. 哈尔滨：黑龙江科学技术出版社，1998.

[108] 白炳森，姜卫周. 当代最新中医验方集成 [M]. 北京：中国中医药出版社，1993.

[109] 温茂兴. 中医学概论 [M]. 北京：高等教育出版社，2003.

[110] 秦世云. 临证要方 [M]. 北京：中医古籍出版社，2005.

[111] 刘敏如等. 中医妇产科学 [M]. 北京：人民卫生出版社，2001.

[112] 刘道清. 中国民间神效秘方 [M]. 石家庄：河北科学技术出版社，2004.

[113] 蔡玉华. 实用男女病性病临床手册 [M]. 北京：中国医药科技出版社，1996.

[114] 黄煌. 方药心悟·名中医处方用药技巧 [M]. 南京：江苏科学技术出版社，1999.

[115] 刘典功. 妇科百家临证争效献秘招 [M]. 北京：科学技术文献出版社，2010.

[116] 余瑾. 实用中西医结合—妇产科学 [M]. 北京：北京医科大学、中国协和医科大学联合出版社，1997.

[117] 王惠珍，江素茵. 妇科辨病专方治疗 [M]. 北京：人民卫生出版社，2000.

[118] 徐志华，张文康，梁文珍. 中国百年百名中医临床家丛书徐志华 [M]. 北京：中国中医药出版社，2001.

[119] 司徒仪，杨家林. 妇科专病中医临床诊治 [M]. 北京：人民卫生出版社，2005.

[120] 胡熙明. 中国中医秘方大全·下·妇产科分卷·儿科分卷·肿瘤科分卷 [M]. 上海：文汇出版社，1989.

[121] 丛春雨. 近现代二十五位中医名家妇科经验 [M]. 北京：中国中医药出版社，1996.

[122] 刘鲁明，杨宇飞. 肿瘤科中西药物手册 [M]. 北京：人民卫生出版社，2003.

[123] 中国中医药报社. 中国当代名医名方录（修订本）[M]. 北京：北京科学技术出版社，2008.

[124] 王利平. 女病最新专方专药685 [M]. 北京：学苑出版社，2001.

[125] 门成福. 门成福妇科经验精选 [M]. 北京：军事医学科学出版社，2005.

[126] 熊辅信，寸树芬. 中药现代研究荟萃 [M]. 昆明：云南科技出版社，2002.

[127] 施杞，贝润浦. 家庭实用中医全书 [M]. 上海：上海知识出版社，1992.

[128] 肖承悰，贺稚平. 现代中医妇科治疗学 [M]. 北京：人民卫生出版社，2004.

[129] 王致谱，陆寿康，伊广谦，等. 现代方剂手册 [M]. 福州：福建科学技术出版社，1988.

[130] 哈孝贤，哈小博. 金匮妇人篇集义 [M]. 北京：中国医药科技出版社，2007.

[131] 苏维霞，梁亚奇. 月经病名医秘验绝技 [M]. 北京：人民军医出版社，2005.

[132] 黎烈荣，刘佩云. 中西医结合治疗难治妇产科病的良方妙法（修订版）[M]. 北京：中国医药科技出版社，1997.

[133] 路玉滨. 妇科病 [M]. 北京：中医古籍出版社，2000.

妇科国医圣手时方

妇科国医圣手时方

[134] 姜玉石. 性爱与健康 [M]. 哈尔滨：黑龙江人民出版社，2006.

[135] 李晓晨，陈平，梁亚奇. 不孕症名医秘验绝技 [M]. 北京：人民军医出版社，2005.

[136] 王道瑞. 祝谌予 [M]. 北京：中国中医药出版社，2006.

[137] 田维君，魏桂芝. 阳虚证治 [M]. 第二版. 南昌：江西科学技术出版社，1996.

[138] 蔡小苏. 中华名中医治疗囊秘 [M]. 北京：文汇出版社，2000.

[139] 王发渭，郝爱真. 新编中医老年病临床手册 [M]. 北京：金盾出版社，1999.

[140] 高新彦，袁惠霞. 古今名医妇科医案赏析 [M]. 北京：人民军医出版社，2006.

[141] 杨增良. 谢海洲临证妙方 [M]. 北京：人民军医出版社，2009.

[142] 曲京峰，古今药方纵横上 [M]. 北京：人民卫生出版社，2010.

[143] 吕仁和，赵进喜. 糖尿病及其并发症中西医诊治学 [M]. 2 版. 北京：人民卫生出版社，2009.

[144] 谢文英，李素领，车志英. 异病同治临证经验集萃 162 味中药的奇方妙用 [M]. 第二军医大学出版社，2007.

[145] 王富春. 性养生大成 [M]. 长春：长春出版社，1995.

[146] 吴大真，车念聪，王凤岐. 现代名中医结石囊肿治疗绝技 [M]. 北京：科学技术文献出版社，2006.

[147] 巴音吉日嘎拉，松元米春，西中川骏，等. 穿山甲，王不留行对未性成熟小鼠乳腺实质发育的影响 [J]. 中国兽医杂志. 2007, 43 (2)：40 - 41.

[148] 李楠，高学军，关力. 中药王不留行对奶牛乳腺细胞增殖及泌乳的影响 [J]. 中国畜牧兽医，2011, 38 (6)：45 - 48.

[149] 史凯凯，段徐华，杨静. 败酱复方对混合菌液所致大鼠慢性盆腔炎的治疗作用 [J]. 数理医药学杂志，2006, 19 (2)：169 - 171.

[150] 周卫，宿树兰，刘培，等. 蒲黄—五灵脂药对不同提取物活血化瘀效应的比较研究 [J]. 南京中医药大学学报，2010, 26 (3)：211 - 213.

[151] 梁进权，宓穗卿，王宁生. 水蛭—虻虫配伍的抗凝血和抗血小板聚集的作用 [J]. 中药材，2009, 32 (9)：1347 - 1350.

[152] 梁新武，王春成. 浅析清热解毒药与抗病毒之间的关系 [J]. 辽宁中医药大学学报，2009, 11 (8)：28 - 29.

[153] 匡继林，尹香花. 谢剑南教授治疗慢性盆腔炎经验 [J]. 中华现代临床医学杂志，2005, 3 (22)：2385 - 2386.

[154] 杨文. 自拟妇宁汤内服灌肠治疗慢性盆腔炎 65 例临床观察 [J]. 中医杂志，2001, 2 (9)：549.

[155] 黄缨. 刘云鹏治疗盆腔炎性疾病的经验 [J]. 湖北中医杂志，2011, 33 (6)：20 - 21.

[156] 白世庆，刘艳红. 知母的药理研究与临床应用 [J]. 中国现代药物应用，2007, 1 (4)：66 - 67.

[157] 高晓静，项豪华. 傅淑清诊治慢性盆腔炎经验 [J]. 中国民间疗法，2010, 18 (8)：9.

[158] 李爱林，李建军，周燕飞，等. 中西医结合治疗盆腔炎包块 30 例临床分析 [J]. 浙江中西医结合杂志，2003, 13 (2)：105.

[159] 杨宗正. 仙鹤草的临床应用 [J]. 浙江中医杂志，1984, 7 (7)：326 - 328.

[160] 张跃林，刘茹，李军等. 部分补益剂对小白鼠失血性贫血治疗的实验观察 [J]. 陕

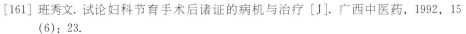

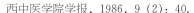

参考文献

妇科国医圣手时方

西中医学院学报，1986，9（2）：40.

[161] 班秀文. 试论妇科节育手术后诸证的病机与治疗 [J]. 广西中医药，1992，15
（6）：23.

[162] 王晓卫. 王自平教授治疗产后恶露不绝经验 [J]. 中医研究，2006，19（2）：
42-44.

[163] 王隆卉. 蔡小荪治疗人流后合并症经验 [J]. 辽宁中医杂志，2005，32（2）：160.

[164] 张涛，李万，阮金兰. 马鞭草化学成分对大鼠离体子宫平滑肌条作用的研究 [J].
中国中医药科技，2011，8（5）：313.

[165] 姚凤竹. 红藤败酱汤加减治疗慢性盆腔炎 84 例 [J]. 实用中医药杂志，2007，23
（10）：626.

[166] 舒冰，周重建，马迎辉，等. 中药川芎中有效成分的药理作用研究进展 [J]. 中国
药理学通报，2006，22（9）：1043-1046.

[167] 米红霞，刘吉平. 白僵蚕应用研究进展 [J]. 广东蚕业，2010，44（1）：46-48.

[168] 吕绍光，郑姜钦，陈元萍. 紫柏汤对各种子宫出血的疗效观察 [J]. 福建医药杂志，
1996，18（2）：3-4.

[169] 梁文珍. 活血化瘀法治疗妇科血症 202 例分析 [J]. 安徽中医临床杂，1995，7
（3）：12-13.

[170] 赵荣胜，丁元珍. 桃红二丹四物汤妇科临床运用举隅 [J]. 安徽中医学院学报，
1994，13（1）：41-42.

[171] 黎小斌. 李丽芸教授治疗药物流产后阴道流血不绝经验 [J]. 福建中医，1999，30
（5）：14.

[172] 杨旭东，张杰，吴英俊. 白毛藤多糖抑制人卵巢癌细胞增殖作用及其机制研究 [J].
长春中医药大学学报，2011，27（4）：521-522.

[173] 叶玉妹. 蔡小荪活用桂枝茯苓方治疗妇科癥瘕经验 [J]. 中医文献杂志，2007，1：
36-38.

[174] 罗清华，冯金英，陈碧云. 橘荔散结丸治子宫肌瘤 150 例临床体会 [J]. 新中医，
1990（8）：26.

[175] 卢慧玲. 班秀文治疗子宫肌瘤的经验 [J]. 湖北中医杂志，1994，2（16）：4-5.

[176] 班秀文，班兆根. 试论子宫肌瘤的治法 [J]. 中国医药学报，1995，10（4）：
53-55.

[177] 徐慧. 杨秉秀主任医师治疗子宫肌瘤经验 [J]. 辽宁中医杂志，2008，35（12）：
1816-1817.

[178] 杨晓宇，姚琳. 龙血竭的药理作用及临床应用 [J]. 黑龙江中医药，2011，24
（2）：265.

[179] 马春玉. 两面针的药理作用与临床应用 [J]. 吉林中医药，2007，27（1）：50.

[180] 曾菲英，刘文苓. 肖承悰教授治疗子宫肌瘤经验述要 [J]. 中医药学刊，2004，22
（4）：587，594.

[181] 姚寓晨，姚石安，汤叔良. 姚寓晨女科证治选粹 [M]. 南京：南京出版社，1992.

[182] 胡晓珍. 浙江中医杂志 [J]. 2008，43（1）：25.

[183] 冯光荣，陶文静，尤昭玲. 益气化瘀法对子宫肌瘤患者血清雌、孕激素水平影响的
研究 [J]. 中医研究，2009，22（7）：52-53.

[184] 刘弘，李光荣. 活血软坚散结法治疗子宫肌瘤疗效观察 [J]. 中国中医药信息杂志，
1998，5（9）：40-41.

[185] 曾真，沈小珩. 陈惠林治疗子宫肌瘤的经验——附 239 例临床资料分析 [J]. 上海中医药杂志，1995 (12)：3-5.

[186] 杨桂云. 中医中药治疗子宫肌瘤 54 例临床观察 [J]. 江苏中医杂志，1984，5 (1)：26.

[187] 苗晓玲，张良英. 张良英教授辨治癥瘕经验集萃 [J]. 云南中医中药杂志，2008，29 (10)：1-2.

[188] 杨晓宇，姚琳. 龙血竭的药理作用及临床应用 [J]. 黑龙江中医药，2011，24 (2)：265.

[189] 乔江，杨秉秀. 消囊散结汤治疗卵巢囊肿 78 例临床观察 [J]. 中国医师杂志，2006，8 (6)：851.

[190] 胡瀞月. 肖承悰教授论治卵巢囊肿的经验 [J]. 北京中医药大学学报，2004，11 (1)：33-35.

[191] 言慧，尤昭玲. 尤昭玲教授治疗卵巢囊肿的经验介绍 [J]. 中医临床研究，2011，3 (8)：81-82.

[192] 王自平，翟凤霞，刘传真. 内服外敷治疗卵巢囊肿 120 例小结 [J]. 河南中医，1994，14 (2)：105-106.

[193] 王燕，李莉，彭俊芳. 补中益气汤治疗缺乳 60 例 [J] 中国中医药现代远程教育，2010，8 (8)：95.

[194] 张明发，沈雅琴. 浙贝母药理研究进展 [J]. 上海医药，2007，28 (10)：459-461.

[195] 刘凤艳，钟红茂，范洁伟，等. 海藻多糖药理作用研究新进展 [J]. 广东医药，2005，15 (3)：81-83.

[196] 张海谋，袁金玉. 黄药子的药理和毒理研究进展 [J]. 医药导报，2009，28 (4)：490-492.

[197] 苗晓玲，张良英. 张良英教授辨治癥瘕经验集萃 [J]. 云南中医中药杂志，2008，29 (10)：2.

[198] 戴仕林，吴启南，殷婕. 中药三棱的现代研究进展 [J]. 中国民族民间医药，2011，20 (1)：63-64.

[199] 陈旦平. 蔡小荪治疗外阴白色病变的经验 [J]. 中医杂志，1997，38 (4)：205-206.

[200] 李宗颖，李顺景，门成福. 外阴白变煎加熏洗治疗外阴白色病变 57 例 [J]. 河南中医，1997，17 (5)：301.

[201] 张新. 补骨脂外用治疗外阴营养不良 [J]. 中医杂志，2002，43 (5)：332.

[202] 赵继红. 门成福治疗妇科病经验 [J]. 中医杂志，2008，49 (7)：89.

[203] 洪家铁，张丹. 中药外治外阴白色病变经验介绍 [J]. 黑龙江中医药. 2011，40 (02)：36.

[204] 张玉芬. 以活血化瘀为主治疗外阴白色病变 286 例小结 [J]. 北京中医，1986 (5)：37-38.

[205] 王玉梅，刘丽伟，刘雅超. 愈白汤熏洗治疗外阴白色病变 36 例 [J]. 中医药学报，1998 (01)：22.

[206] 杨家林，归芍首乌左归饮治疗外阴营养不良 64 例 [J]. 辽宁中医杂志，2008，35 (4)：507.

[207] 胡文金. 妇科洗方合霉菌胶囊治疗霉菌性阴道炎 67 例 [J]. 中国中医药信息杂志，1998，5 (1)：29.

[208] 雷丽红，马大正，孙云龙. 龙胆外洗方治疗外阴瘙痒体会 [J]. 现代中西医结合杂志，2005，14 (19)：2569.

[209] 丁丽仙. 丁启后教授治疗妇科痒证的经验 [J]. 贵阳中医学院学报，1994，16 (1)：16.

[210] 姚石安. 姚寓晨诊治老年妇科病的经验 [J]. 中医杂志，1988 (12)：18-19.

[211] 吴心芳，李淑英. 健脾除湿法治疗顽固性霉菌性阴道炎 [J]. 四川中医，2004，22 (10)：67.

[212] 刘茂林，赵云芳，李玉香. 狼牙汤治疗滴虫性阴道炎 100 例疗效观察 [J]. 国医论坛，1993 (5)：13.

[213] 胡玉荃，张晓丹，吕玉玲，等. 苦参治滴虫性阴道炎、尖锐湿疣 [J]. 中医杂志，1996 (1)：5.

[214] 王隆卉，蔡小荪. 蔡小荪教授治疗子宫内膜异位症经验介绍 [J]. 新中医，2007，39 (6)：7.

[215] 王金生，罗杏娟. 裘笑梅老中医治疗妇科疾病经验 [J]. 中国中西医结合杂志，1999，19 (4)：230.

[216] 徐传花，夏桂成. 夏桂成治疗子宫内膜异位症所致痛经的经验 [J]. 中国中医药信息杂志，2003，5 (10)：70.

[217] 王俊玲，罗元恺，欧阳惠卿，等. 罗氏内异方治疗子宫内膜异位症的临床观察 [J]. 中国中西医结合杂志，1997，4 (17)：238.

[218] 许润三. 克痛汤治疗外在性子宫内膜异位症 [J]. 上海中医药杂志，1982 (12)：15.

[219] 金季玲. 加味桂枝茯苓丸治疗子宫内膜异位症 95 例 [J]. 辽宁中医杂志，1994，21 (6)：271.

[220] 司徒仪. 莪棱合剂治疗子宫内膜异位症 58 例临床观察 [J]. 中医杂志，1995，36 (5)：297.

[221] 潘芳，肖承悰，林立佳. 温通法治疗子宫内膜异位症痛经 32 例 [J]. 中国中医药信息杂志，2005，3 (12)：65.

[222] 潘芳，肖承悰. 温通法治疗子宫内膜异位症及子宫腺肌症疼痛临床研究 [J]. 山东中医药大学学报，2011，35 (2)：132-134.

[223] 李卫红，李莉. 从湿瘀论治子宫内膜异位症 [J]. 广西中医学院学报，2008，1 (11)：12.

[224] 郭永红. 李光荣治疗子宫内膜异位症经验 [J]. 中国中医药信息杂志，2009，5 (16)：87.

[225] 艾莉. 消异饮治疗子宫内膜异位症 36 例 [J]. 中国中医药信息杂志，2003，4 (10)：60.

[226] 刘艳巧，刘润侠. 内异消保留灌肠治疗子宫内膜异位症临床观察 [J]. 浙江中医学院学报，2003，5 (27)：34.

[227] 刘艳巧，刘润侠. 内异消治疗子宫内膜异位症实验研究 [J]. 中国中医急症，2003，4 (12)：351.

[228] 郭志强. 女性性功能障碍的中医治疗 [J]. 中国医药学报，1995，4 (10)：41.

[229] 马灵芝. 促排卵汤对高雄激素所致不孕小鼠的实验研究 [J]. 河北中医，2004，26 (7)：554-556.

[230] 罗爱鄂，杨俊娥. 刘老验方益五合方治疗无排卵性不孕症的临床观察 [J]. 湖北中医杂志，2009，31 (9)：13.

妇科国医圣手时方

[231] 夏桂成. 辨治妇女免疫性不孕症 50 例 [J]. 中国医药学报，1990，6（5）：43.

[232] 张玉珍，罗颂平. 罗元恺教授论治不孕不育症学术经验介绍 [J]. 新中医，2002，4（34）：7.

[233] 梁文珍. 补肾泻浊汤治疗免疫性不孕症 78 例 [J]. 新中医，1998，30（4）：44.

[234] 王金生. 桂仙汤治疗女子不孕症 45 例 [J]. 浙江中医学院学报，1999，5（23）：24.

[235] 汪辉东，马小青. 韩百灵辨证治疗不孕症的经验 [J]. 中国医药学报，1995，4（10）：31.

[236] 韩延华，刘淑君，王春梅. 韩百灵治疗肝郁不孕学术经验概要 [J]. 辽宁中医杂志，2006，8（33）：928.

[237] 钟以林. 班秀文教授养血通络法调治月经病的经验 [J]. 广西中医药，1992，6（15）：18.

[238] 郑其国. 蠲痛种子汤治愈痛经不孕 23 例探讨 [J]. 浙江中医杂志，1992，27（10）：470.

[239] 王金权. 王培昌老中医治疗不孕症经验介绍 [J]. 山西中医，1991，1（7）：14 - 15.

[240] 李德新. 祝湛予运用种子金丹治疗不孕症 98 例 [J]. 浙江中医杂志，1999，3：282.

[241] 胥京生. 胥受天老中医治疗不孕症的经验 [J]. 辽宁中医杂志，1985（7）：6 - 8.

[242] 马大正. 盆腔炎症和盆腔瘀血综合征的经方治疗 [J]. 江西中医药，2005，9（36）：39.

[241] 尤昭玲，张烨，李克湘. 化瘀汤治疗盆腔瘀血综合征 60 例疗效观察 [J]. 中国中医药科技，1998，5（5）：311.

[243] 伦中恩. 姚寓晨贴脐治疗肾虚血瘀证盆腔瘀血综合征的辨证用药特点研究 [J]. 辽宁中医杂志，2010，3（37）：436.

[244] 王玉香，张吉金. 哈荔田教授妇科病外治法经验琐淡 [J]. 新中医，1995，27（1）：11 - 12.

[245] 曲京峰. 蝉蜕 [J]. 山东中医药大学学报，1999，1（23）：57.

[246] 经燕. 许润三临证经验拾萃 [J]. 中医函授通讯，1994（4）：21.

[247] 李光荣，徐瑞安. 安冲止血汤治疗放置宫内节育器后阴道出血 39 例 [J]. 广西中医药，1992，15（6）：9 - 10.

[248] 付灵梅，尤昭玲，雷磊，等. 宁环片止血、镇痛作用的实验研究 [J]. 中国中医药科技，2004，5（11）：280.

[249] 王若光，雷磊，付灵梅，等. 尤昭玲教授论治宫环出血的经验 [J]. 新中医，2002，1（34）：12.

[250] 匡继林，尤昭玲，刘丽文. 宫环止血汤治疗宫内节育器放置后子宫异常出血 30 例总结 [J]. 湖南中医杂志，2004，3（20）：24.

[251] 吴丕中. 三地汤治疗放环后子宫出血 30 例 [J]. 湖北中医杂志，1987（5）：15.

[252] 张睿，丁丽仙，胡春. "环宁安冲汤" 治疗节育器副反应临床经验举隅 [J]. 现代中医药，2011，4（31）：8.

[253] 樊静，王艳，翟婷婷. 环宁安冲颗粒治疗节育器副反应的实验研究 [J]. 贵阳中医学院学报，2007，4（29）：61.

[254] 刘润侠，聂丹丽，孙万森. 清热活血为主治疗上环后经漏 58 例临床观察 [J]. 中医研究，1993，3（6）：21 - 22.

[255] 马大正. "凉血清海汤" 治疗经量过多 100 例报道 [J]. 上海中医药杂志，1998（4）：38 - 39.

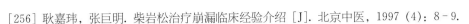
[256] 耿嘉玮,张巨明. 柴岩松治疗崩漏临床经验介绍 [J]. 北京中医, 1997 (4): 8-9.

[257] 刘筱茂. 刘茂林治疗青春期崩漏的经验 [J]. 陕西中医函授, 1998 (5): 12-13.

[258] 刘芳. 姚寓晨妇科病证治法用药经验 [J]. 广西中医药, 1995, 18 (4): 3-24.

[259] 吴中秋,田淑霄. 田淑霄教授自拟健脾归经汤治疗出血性妇科病的临床经验 [J]. 河北中医药学报, 2011, 26 (3): 31-32.

[260] 赵玉清,田艳红,刘辉. 陈益昀主任中医师治疗崩漏经验介绍 [J]. 中华实用中西医杂志, 2005 (18): 1433-1444.

[261] 王丹. 王耀廷妇科临床经验拾萃 [J]. 辽宁中医杂志, 2007, 34 (12): 1693-1694.

[262] 王素霞,何嘉琳. 何嘉琳治疗更年期功血经验 [J]. 浙江中西医结合杂志, 2011, 21 (9): 593-594.

[263] 韩永梅,冯光荣,柴华. 王自平教授从瘀论治崩漏经验 [J]. 河南中医, 2003, 23 (5): 22-23.

[264] 游志恒,万焱,朱聪明. 门成福教授治疗崩漏症验案选介 [J]. 陕西中医, 2008, 29 (7): 860-861.

[264] 胡向丹,黄健玲,黎小斌. 李丽芸教授治疗崩漏的经验 [J]. 中国中医急症, 2010, 19 (7): 1167-1168.

[265] 黄素英. 蔡小荪诊治月经病之思路 [J]. 中医文献杂志, 2003, 21 (1): 34.

[266] 华苓,吴育宁,张巨明,等. 益肾健脾养血通利法治疗多囊卵巢综合征的临床观察 [J]. 中国中西医结合杂志, 2003, 23 (11): 819-82.

[267] 廉印玲. 郭志强教授治疗卵巢储备功能下降引起闭经的经验 [J]. 黑龙江中医药, 2004, 15 (3): 154.

[268] 赵瑞华. 李光荣治疗继发闭经的经验 [J]. 中华中医药杂志, 2006, 21 (8): 490-491.

[269] 王晓静,贾淑霞,程荬俊,等. 陈益昀教授治疗闭经的经验 [J]. 中华实用中西医杂志, 2006, 19 (4): 388-389.

[270] 张元. 夏桂成教授调周法治疗原发性痛经的经验 [J]. 陕西中医学院学报, 2009 (6): 17-18.

[271] 王静. 夏桂成教授运用调周法治疗面部痤疮的经验 [J]. 吉林中医药, 2007, 27 (6): 5-6.

[272] 景彦林. 夏桂成教授运用调周法治疗乳腺增生经验 [J]. 中医药导报, 2005, 11 (7): 7-8.

[273] 殷燕云. 夏桂成教授治疗月经病经验 [J]. 四川中医, 2004, 22 (12): 3-4.

[274] 谭庆. 痛经的中医学病机及其辨证要点 [J]. 中国临床医生, 2010, 38 (2): 18-20.

[275] 周佩云. 蔡连香主任治疗继发性痛经临证经验 [J]. 中国中医药现代远程教育, 2010, 8 (15): 5-6.

[276] 倪慧玲. 杨宗孟教授治疗痛经证经验 [J]. 长春中医学院学报, 2005 (3): 8-9.

[277] 赵可宁. 初探夏桂成防治更年期综合征特色 [J]. 南京中医药大学学报(自然科学版), 2000, 16 (3): 178.

[278] 于智敏. 女性更年期综合征治疗中的中成药合理选用 [J]. 中级医刊, 1998, 33 (8): 10.

[279] 夏桂成,陆启滨. 更年1号新方治疗更年期综合征120例 [J]. 中国医药学报, 1995, 10 (4): 8.

妇科国医圣手时方

[280] 金鸿献. 黄美珍. 妇女更年期综合征的中医治疗 [J]. 云南中医药学报, 1998, 12 (4)：22.

[281] 张艳, 陈霞. 治疗围经期综合征经验 [J]. 湖南中医杂志, 2007, 23 (1)：37-38.

[282] 陈霞, 詹群, 益坤钦. 对绝经综合征患者性激素影响的临床研究 [J]. 江苏中医, 2004, 25 (5)：14-15.

[283] 李学爽, 白建敏, 胡家才, 等. 更年康汤治疗更年期综合征 200 例 [J]. 中医杂志, 2001, 42 (1)：57.

[284] 贾淑霞, 张军旗, 陈颖, 等. 陈益昀治疗更年期综合征经验 [J]. 山东中医杂志, 2007, 11：84-785.

[285] 申宝林, 张玉芬治疗多囊卵巢综合征经验介绍 [J]. 山西中医, 2011 (3)：6-7.

[286] 石晶, 姚美玉. 王秀霞教授治疗多囊卵巢综合征经验介绍 [J]. 新中医, 2008, 40 (10)：6-7.

[287] 蔡爱华, 盛玉凤治疗多囊卵巢综合征的经验 [J]. 现代中西医结合杂志, 2004, 13 (11)：1488-1489.

[288] 王素霞, 何嘉琳. 何嘉琳治疗多囊卵巢综合征经验 [J]. 浙江中医杂志, 2011, 46 (10)：710-711.

[289] 胡达坤. 坐药法治疗霉菌性阴道炎 40 例报告 [J]. 云南中医杂志, 1990 (6)：16.

[290] 公真, 夏亲华. 中西医结合治疗急性盆腔炎 105 例 [J]. 现代中西医结合杂志, 2007, 17 (10)：1470-147.

[291] 罗元恺. 盆腔炎的中医治疗 [J]. 新中医, 1990 (3)：17.

[292] 刘洪玲. 银翘红酱解毒汤联合西药治疗急性盆腔炎 38 例 [J]. 吉林中医药, 2006, 26 (7)：34.

[293] 王耀廷, 莱萌, 杨宗孟, 等. 止痛化癥胶囊治疗慢性盆腔炎 316 例 [J]. 上海中医药杂志, 1989 (3)：2-3.

[294] 邱乐霞. 银甲丸治疗慢性盆腔炎的临床观察 [J]. 四川中医, 1993, 11 (10)：39.

[295] 黄兰英. 黄桂灌肠剂治疗慢性盆腔炎 100 例 [J]. 江苏中医杂志, 1996, 17 (9)：17.

[296] 潘秀群, 陈济民. 何氏定呕饮治疗妊娠恶阻 70 例 [J]. 中国中医药科技, 2007, 14 (3)：218.

[297] 严宇仙. 何氏女科祖传定呕饮治疗妊娠恶阻 72 例 [J]. 中国中医药科技, 2009, 16 (2)：93.

[298] 严宇仙. 何子淮妊娠病辨证治疗经验 [J]. 中华中医药杂志, 2008, 23 (5), 412.

[299] 冯桂玲, 尤昭玲. 尤昭玲 "安胎汤" 临床应用经验 [J]. 辽宁中医杂志, 2012, 39 (3)：414-415.

[300] 陆启滨. 夏桂成教授安胎临证经验探析 [J]. 南京中医药大学学报, 2012, 28 (2)：188-190.

[301] 吴中秋, 田淑霄, 田淑霄教授自拟健脾归经汤治疗出血性妇科病的临床经验 [J]. 河北中医药学报, 2011, 26 (3)：31.

[302] 王慧. 杨宗孟教授治疗先兆流产 75 例临床观察 [J]. 社区中医药, 2009 (23)：19.

[303] 刘颖. 固胎合剂治疗滑胎的临床研究 [J]. 湖北中医杂志, 2000, 22 (3)：16.

[304] 翟凤霞. 名老中医胡玉荃教授保胎经验浅析 [J]. 中国中医药现代远程教育, 2011, 9 (13)：125.

[305] 姜丽娟, 卜德艳, 赵文方, 等. 张良英教授自拟保胎饮治疗习惯性流产的临床研究

[J]. 云南中医中药杂志, 2011, 32 (11): 1 - 3.

[306] 王燕, 李莉, 彭俊芳. 补中益气汤治疗缺乳 60 例 [J]. 中国中医药现代远程教育, 2010, 8 (8): 95.

[307] 夏泉, 张平, 李绍平, 等. 当归的药理作用研究进展 [J]. 时珍国医国药, 2004, 15 (3): 164 - 166.

[308] 舒冰, 周重建, 马迎辉, 等. 中药川芎中有效成分的药理作用研究进展 [J]. 中国药理学通报, 2006, 22 (9): 1043 - 1046.

[309] 班秀文, 叶惠燕. 暴怒伤肝断乳治验 [J]. 广西中医药, 1987 (04): 44.

[310] 司徒仪. "念珠菌外洗方" 治疗念珠菌性阴道炎 [J]. 新中医杂志, 1983 (03): 58.

妇科国医圣手时方

图书在版编目（CIP）数据

妇科国医圣手时方 / 雷磊主编. -- 长沙 ： 湖南科学技术出版社，2024.9

（国家级名老中医临证必选方剂系列丛书 / 彭清华总主编）

ISBN 978-7-5710-2166-5

Ⅰ．①妇… Ⅱ．①雷… Ⅲ．①中医妇科学－时方－汇编 Ⅳ．①R289.53

中国国家版本馆 CIP 数据核字（2023）第 072762 号

FUKE GUOYI SHENGSHOU SHIFANG

妇科国医圣手时方

总 主 编：彭清华

主 编：雷 磊

出 版 人：潘晓山

责任编辑：李 忠

出版发行：湖南科学技术出版社

社 址：长沙市芙蓉中路一段 416 号泊富国际金融中心

网 址：http://www.hnstp.com

湖南科学技术出版社天猫旗舰店网址：

http://hnkjcbs.tmall.com

邮购联系：0731-84375808

印 刷：湖南省汇昌印务有限公司

（印装质量问题请直接与本厂联系）

厂 址：长沙市望城区丁字镇街道兴城社区

邮 编：410299

版 次：2024 年 9 月第 1 版

印 次：2024 年 9 月第 1 次印刷

开 本：710mm×1000mm 1/16

印 张：27

字 数：698 千字

书 号：ISBN 978-7-5710-2166-5

定 价：99.00 元